GENETIC COUNSELING FOR

HEREDITARY TUMORS

遗传性肿瘤遗传咨询

陆国辉 主编
张 学 主审

北京大学医学出版社

YICHUANXING ZHONGLIU YICHUAN ZIXUN

图书在版编目（CIP）数据

遗传性肿瘤遗传咨询 / (美) 陆国辉主编．—北京：北京大学医学出版社，2021.6

ISBN 978-7-5659-2398-2

Ⅰ．①遗… Ⅱ．①陆… Ⅲ．①肿瘤学—医学遗传学—研究 Ⅳ．① R730.231

中国版本图书馆 CIP 数据核字 (2021) 第 059720 号

遗传性肿瘤遗传咨询

主　　编： 陆国辉

出版发行： 北京大学医学出版社

地　　址：（100191）北京市海淀区学院路 38 号 北京大学医学部院内

电　　话： 发行部 010-82802230；图书邮购 010-82802495

网　　址： http：//www.pumpress.com.cn

E - mail： booksale@bjmu.edu.cn

印　　刷： 北京金康利印刷有限公司

经　　销： 新华书店

责任编辑： 袁帅军　　**责任校对：** 靳新强　　**责任印制：** 李　啸

开　　本： 889 mm × 1194 mm　1/16　**印张：** 35　**字数：** 1060 千字

版　　次： 2021 年 6 月第 1 版　2021 年 6 月第 1 次印刷

书　　号： ISBN 978-7-5659-2398-2

定　　价： 298.00 元

编委名单

主　编

陆国辉　教授　美国南卡罗莱纳州大学医学院，南方医科大学附属珠江医院

主　审

张　学　教授　哈尔滨医科大学，北京协和医学院

副主编（按姓名汉语拼音排序）

贝锦新　刘艳辉　卢光琇　罗丕福　史艳侠

顾　问

顾　江　教授　汕头大学

编　委（按姓名汉语拼音排序）

贝锦新	教授 / 研究员	中山大学肿瘤防治中心，华南肿瘤学国家重点实验室
崔　倩	助理研究员	广东省人民医院
崔　勇	教授 / 主任医师	国家卫生健康委中日友好医院
丁培荣	教授 / 主任医师	中山大学肿瘤防治中心
杜　娟	研究员	中信湘雅生殖与遗传专科医院
高　敏	教授 / 主任医师	安徽医科大学第一附属医院
高　阳	主治医师	中山大学中山眼科中心
龚　畅	主任医师	中山大学孙逸仙纪念医院
贺　静	助理研究员	中信湘雅生殖与遗传专科医院
侯巧芳	主任医师	河南省人民医院
黄　蓬	教授	中山大学肿瘤防治中心
黄神姣	教授 / 主任医师	广州市妇女儿童医疗中心
姜　武	主治医师	中山大学肿瘤防治中心
李小毛	教授 / 主任医师	中山大学附属第三医院
李永红	副主任医师	中山大学肿瘤防治中心
李　智	教授 / 主任医师	广东省人民医院
利　婧	主治医师	中山大学附属第一医院
梁燕华	教授 / 主任医师	南方医科大学深圳医院
林　戈	研究员	中信湘雅生殖与遗传专科医院
刘艳辉	教授 / 主任医师	广东省人民医院
卢光琇	教授 / 主任医师	中信湘雅生殖与遗传专科医院
卢　蓉	教授 / 主任医师	中山大学中山眼科中心
陆国辉	教授	美国南卡罗莱纳州大学医学院，南方医科大学珠江医院

罗丕福	客座教授 / 主任医师	延安大学，牡丹江医学院
史艳侠	教授 / 主任医师	中山大学肿瘤防治中心
睢瑞芳	教授 / 主任医师	北京协和医院
孙文靖	教授	哈尔滨医科大学
谭跃球	研究员	中信湘雅生殖与遗传专科医院
田欣伦	教授 / 主任医师	北京协和医院
田艳涛	教授 / 主任医师	中国医学科学院肿瘤医院
王必然	高级研究员	美国 Memorial Sloan Kettering Cancer Center
王　华	教授 / 主任医师	湖南省妇幼保健院
王侃侃	教授 / 研究员	上海交通大学医学院附属瑞金医院
王沂峰	教授 / 主任医师	南方医科大学珠江医院
文　斌	主任医师	广东省妇幼保健院
席　惠	副主任医师	湖南省妇幼保健院
徐克成	教授 / 主任医师	暨南大学附属复大肿瘤医院
徐丽丹	教授	哈尔滨医科大学
徐艳文	教授 / 主任医师	中山大学附属第一医院生殖中心
许艺明	助理研究员	东莞市妇幼保健院
薛　恺	副主任医师	上海交通大学医学院附属瑞金医院
严提珍	副研究员	柳州市妇幼保健院
杨兴坤	副主任医师	南方医科大学附属佛山市妇幼保健院
杨　勇	教授 / 主任医师	中国医学科学院皮肤病医院
曾　浩	教授 / 主任医师	四川大学华西医院
曾思聪	副研究员	中信湘雅生殖与遗传专科医院
张　成	教授 / 主任医师	中山大学附属第一医院
张克强	教授 / 主任医师	湖南省肿瘤医院
张　彦	主任技师	广东省妇幼保健院
郑　健	教授 / 研究员	中山大学肿瘤防治中心
周承志	教授 / 主任医师	国家呼吸系统疾病临床研究中心， 广州医科大学附属第一医院
周　清	主任医师	广东省人民医院
朱惠娟	教授 / 主任医师	北京协和医院

致　谢（按姓名汉语拼音排序）

邓海怡　高欣宜　郭　洁　何玮璇　Jessica Yeung　简舒欣　柯钰婷　李劭源
梁业飞　林婉宜　刘蔚翔　刘文杰　彭兴旺　孙婷婷　Victoria Lu　温毅骏
X-Wei Dong　叶　爽　喻瑾怡　张光林　朱七五

主编简介

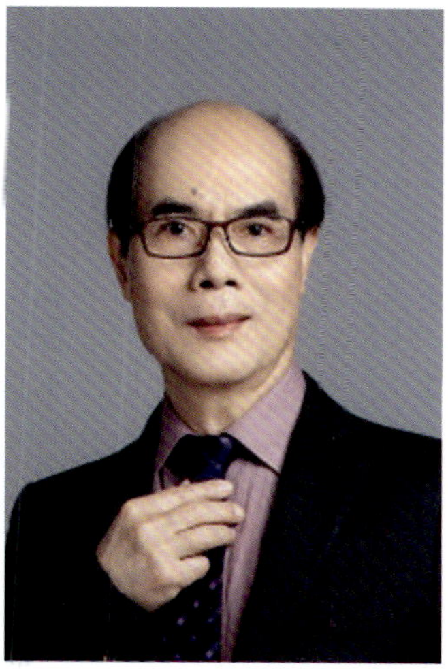

陆国辉（Gary Lu），美国医学博士。美国南卡罗莱纳州大学兼职教授、南方医科大学附属珠江医院返聘教授；中国遗传学会遗传咨询分会委员，广东省精准医学应用学会等多个学会及分会顾问；2017年“科学中国人”年度人物（封面人物）。中国产前遗传病诊断和临床遗传咨询开拓者之一。2017年在南方医科大学南方医院建立中国首个孕产前遗传性肿瘤遗传咨询门诊。

1982本科毕业于原中山医学院医疗系，1983年初赴美国南卡罗莱纳州医科大学研究院留学，攻读学位；先后在美国波士顿大学、南卡罗莱纳州医科大学、耶鲁大学、康州大学完成博士后工作；1996年获得美国医学遗传学会（American Board of Medical Genetics, ABMG）执照，成为美国医学遗传学院（American College of Medical Genetics, ACMG）专家委员；1996年任教于美国南卡罗莱纳州大学医学院遗传咨询研究班，并同时参与开拓美国遗传性肿瘤检测及其遗传咨询领域。

原美国MD Anderson肿瘤中心首位有ABMG认证的肿瘤细胞遗传诊断主任，为美国MD Anderson肿瘤中心建立综合性MICM分子病理[细胞形态(morphology)、免疫生化（immunochemistry）、细胞遗传（cytogenetics）、分子遗传（molecular genetics）]诊断系统，研发以“LULU”命名的骨髓瘤细胞富集仪；2014年发现*IGH/EPOR*融合基因相关新型急性B淋巴细胞白血病；2015年建立具有*MYC/BCL2*癌基因“双重打击”新型弥漫性大B细胞淋巴瘤（diffuse large B cell lymphoma）细胞株；2014年提出与治疗相关性肿瘤发生相关的“silent clonal cytogenetic abnormalities”新概念及其临床应用。

主编产前遗传病诊断和遗传咨询两大领域国内首部专著:《产前遗传病诊断》(2002年第1版，2020年第2版）和《临床遗传咨询》（2007年）。在*Cancer*, *Cancer Letter*，*Leukemia*等权威肿瘤SCI杂志发表论文70余篇。参编美国*The MD Anderson Manual of Medical Oncology*（2010年）和*The Principles of Molecular Diagnostics and Personalized Cancer Medicine*（2013年）等临床肿瘤精准医学权威性专著。

主审简介

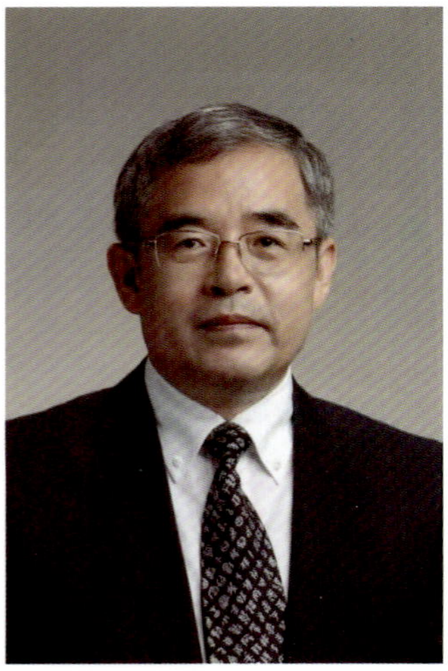

张学，医学遗传学教授，博士生导师，中国工程院院士。现任哈尔滨医科大学校长，中国医学科学院基础医学研究所 - 北京协和医学院基础学院医学遗传学系主任、长聘教授。主要从事单基因病和基因组病的分子遗传学研究，发现家族性反常性痤疮和 Marie Unna 型稀毛症等单基因病的致病基因和先天性全身多毛症等基因组病的致病 DNA 重排。在 *Science*、*Nature Genetics* 和 *Am J Hum Genet* 等杂志发表系列高水平论文。2001 年获国家杰出青年科学基金，2007 年入选教育部长江学者特聘教授，2014 年以第一完成人获国家自然科学奖二等奖，2017 年获全国创新争先奖和何梁何利奖，2019 年当选中国工程院院士。先后担任中华医学会医学遗传学分会主任委员、中国医师协会医学遗传医师分会会长、《中华医学遗传学杂志》主编、国家卫生健康委员会罕见病诊疗与保障专家委员会主任委员、国务院学位委员会学科评议组成员、中国学位与研究生教育学会副会长、中华预防医学会副会长、*Am J Hum Genet* 等国际杂志编委。

序一

我国是个肿瘤大国，每年均有数百万新发的肿瘤患者，严重影响了我国国民的健康素质，政府和医疗机构均为此付出了巨大的努力，在肿瘤的治疗、防控领域都投注了大量心血。遗传性肿瘤患者是众多肿瘤患者中比较特殊的人群，他们可携带来自亲代的肿瘤变异基因，从而使自己对某类或某些肿瘤变得更加易感，但这也为患者的遗传性诊断、遗传咨询和产前诊断干预提供了医学上的证据。但遗传咨询，尤其遗传性肿瘤的遗传咨询在我国的发展还在初级的阶段，相关从业人员还非常稀缺，陆国辉教授这部《遗传性肿瘤遗传咨询》专著不但及时填补了国内该领域的专业空白，也为相关从业人员提供了一套可用于临床实践指导的工具书。

对陆国辉教授的深刻认识在于去年新冠疫情中他逆风而行主编《产前遗传病诊断》第 2 版巨著的出版，给我印象最为深刻的是其治学严谨与医者仁心的人格品质。同为医者，虽研究方向有异，但在救死扶伤、践行人道主义精神的道路上却有数不尽的共同话题，实属欣慰。陆国辉教授也在遗传病的产前诊断、遗传咨询、遗传性肿瘤的诊断与遗传咨询方面有很深的造诣，这是众多相关患者的福音。

在 40 余年的从医生涯中，陆国辉教授为无数的患者解决了健康生育的问题，他的梦想之一是希望通过遗传咨询和产前诊断为遗传性肿瘤的家族实现“无癌”宝宝的诞生，这是个人伟大的梦想，也是人类医学发展的必然方向。

陆国辉教授集合了国内在肿瘤的临床学和病理学，以及临床遗传学领域的相关专家学者之所长，包括他在全球顶尖的 MD Anderson 肿瘤中心任职的 20 余年的肿瘤遗传咨询经验写成此书。从遗传性肿瘤的发病机制及病理诊断展示了遗传咨询的重要性。这就是该专著的重要特点。

2020 年对于我国和世界人民而言都是非常特殊的年份，举国上下都在与危害人类健康的新冠病毒作斗争。这也类似于肿瘤患者机体与有害因素的抗争，即肿瘤微环境里微生物对肿瘤发生、发展及治疗作用的影响。后者也是近年来临床肿瘤研究的热门课题。

实现“健康中国”目标需要一个长期的过程，期望这一专著的出版能成为推动该目标实现的重要助力器。

中国工程院院士

2021 年 6 月 29 日

序二

从人类疾病的类别和发生率的角度而言，肿瘤，尤其恶性肿瘤是大病、恶病，迄今人们依然谈癌色变。如何尽早防控，尽早干预，从而降低恶性肿瘤的发病率和死亡率，减少恶性肿瘤对国民健康、家庭危害以及对国家医疗资源的消耗，减轻恶性肿瘤导致的家庭和社会的经济负担，既是医疗工作者思索和实践的问题，更是实现“健康中国”的重要举措之一，是需要全社会共同关注和参与的伟业！

21世纪，医疗卫生的重要特征是：人口问题、遗传学问题、计算机技术的应用和医疗体制改革。可以看出，遗传学对于疾病，特别是肿瘤的发生、发展、预防、诊断与治疗等有重要的意义。

庞大的肿瘤患者人群中，就有一类患者携带某种基因的变异，使得自身对某种或某些肿瘤易感易发，个体又可以将这样的变异基因往后代传递，这种具有易感性和遗传性的肿瘤就是遗传性肿瘤或者有遗传因素或遗传倾向的肿瘤。例如，女性常见的乳腺癌，患者人群中约有10%所患的是遗传性乳腺癌。

遗传性肿瘤是一类可防可控的疾病，通过对遗传性肿瘤患病风险的测算，以及产前诊断或胚胎植入前遗传学检测（PGT）等手段可有效阻断这种变异基因往后代传递，从而生育“无癌”宝宝。我国对于遗传性肿瘤的防控工作起步较晚，尤其是伴随遗传性肿瘤相关的遗传咨询工作，更是需要拓荒。作为一名妇产科医生，多年的临床经历和面临众多的肿瘤患者，深感遗传咨询工作对于这些肿瘤防治的重要性。有幸的是，由陆国辉教授2002年出版的《产前遗传病诊断》第1版和2020年出版的第2版，以及2007年出版的《临床遗传咨询》都有许多关于遗传性肿瘤的遗传咨询和防控措施的论述。诚然，倘若有一本集合当今迅猛发展的基因组学、病理学、临床医学和伦理学等学科为一体的专著，必将成为众多肿瘤科医师、儿科医师、内科医师、妇产科医师等医疗工作者的必备参考书。我想，这应该是陆国辉教授联合国内外优秀学者夜以继日编撰这部《遗传性肿瘤遗传咨询》的初衷吧！

本书从微观的DNA检测到病理检查，再到临床肿瘤体征的发现和判断，从不同的维度展现遗传性肿瘤的生物学特性、遗传规律、诊断要素和干预措施，贯穿始终的遗传咨询和伦理原则，以促进遗传性肿瘤的规范化管理和有效防控。我们相信这是一部难能可贵的专著，可以认为是中国的遗传性肿瘤防控事业新起点和新征程的集结号！

阅读此书可以发现，陆国辉教授将自己所擅长的产前诊断技术、遗传咨询技巧和遗传性肿瘤等领域的特长均融入其中，值得称道！这也是最重要的、最有意义的基础研究与临床实践的转化。在我国肿瘤专科、临床遗传专科、孕产前诊断和临床遗传咨询专科快速发展之际，以专著的形式为从业人员提供专业性指导，实乃善事。

衷心期望本专著可以承载历史重任，为中国肿瘤防控事业发挥光热，为实现“健康中国”贡献力量！

中国工程院院士

中国医学科学院，北京协和医院

郎景和

2021年6月2日

序三

我国人口众多，肿瘤发生率较高，每年的新增肿瘤病例已成为我国医疗卫生行业健康发展的巨大挑战。我国肿瘤患者数量庞大，这已经成为实现“健康中国”宏伟目标需要攻破的堡垒。

散发性肿瘤是多基因疾病，由特定的驱动基因导向，与其他多个功能不同的基因相互作用，导致相关蛋白功能失调，在环境里致癌物质的诱导下，并受肿瘤微环境影响而产生；其发病机制复杂，给肿瘤的预防和诊治带来挑战。相北之下，遗传性肿瘤呈家族传递，患病数约占全体肿瘤总数的5%~10%。像遗传性乳腺癌这样的遗传性肿瘤，虽然也属于多因素疾病，与肿瘤发生的微环境息息相关，但其发生是因固有的肿瘤基因变异所导致，在患者的家族里有源可循。

因此，遗传性肿瘤是可防可控的疾病，但真正要把遗传性肿瘤的防控做好，需要有多学科专家组成的团队，相关的肿瘤遗传咨询也必不可少。然而，与狭义遗传病的遗传咨询不一样，遗传性肿瘤遗传咨询有其独特的挑战性，将成为临床遗传性肿瘤防治密切相关的重要分支，但其有关内容的研究在我国尚为少见，富有专业性的遗传咨询师更是欠缺。

为了推动我国遗传性肿瘤防治的发展，促进我国遗传性肿瘤临床遗传咨询的专业化和规范化，早年毕业于中山大学中山医学院的旅美学者陆国辉教授，心系民众健康，组织有丰富专业知识和经验的国内团队，撰写我国首创的《遗传性肿瘤遗传咨询》这一专著。

本书的编写早有其历史基础。陆国辉教授早已分别于2002年和2007年主编出版了《产前遗传病诊断》和《临床遗传咨询》，开拓性地纳进遗传性肿瘤及其遗传咨询内容，并在2017年初率先在南方医科大学南方医院开设孕产前肿瘤遗传咨询门诊，为国内首举。遗传性肿瘤更是他于2020年主编出版的《产前遗传病诊断》第2版里新颖而重要的一章。陆国辉教授结合包括在全球顶尖的MD Anderson肿瘤中心工作的20年旅美肿瘤遗传咨询经验，继续开拓和推动我国的遗传性肿瘤遗传咨询领域，成绩斐然，实在是名副其实的肿瘤遗传咨询开拓者。

这一专著集临床肿瘤学、肿瘤病理学和医学遗传学三大领域学者编写，从遗传性肿瘤发生的基础到肿瘤组织细胞病理和分子病理诊断技术的应用，从肿瘤遗传咨询门诊的规范性，特别是对遗传性肿瘤患者及其家属的心理咨询和伦理应用，到肿瘤的临床诊治、监测管理指导和孕产前筛查诊断，紧密连贯，加上经典的临床案例分享，内容新颖、实用。

期待即将出版的这部专著，能成为推动我国的遗传性肿瘤遗传咨询工作者案头必备的工具书，助力“健康中国”目标的达成。

中国科学院院士

宋尔卫

2021年3月30日

前言

在本人主编的《产前遗传病诊断》第2版清样校稿期间，十分遗憾得知“肿瘤遗传学之父”Henry T. Lynch 于 2019 年 6 月 2 日与世长辞，享年 91 岁，即时联想他在 2013 年最后主编的专著：*The Principles of Molecular Diagnostics and Personalized Cancer Medicine*。本人能有幸被邀请独自参编书中的第 15 章 *Cancer Cytogenomics*，而之后该著作于 2017 年被国内学者译成中文，并被誉为肿瘤精准医疗的“圣经”，深有感触，我当即下决心编著本书《遗传性肿瘤遗传咨询》，也借此缅怀 Dr. Lynch。

随着中国人口老龄化和城市化进程的加速，恶性肿瘤已经成为中国居民主要的死亡原因。肿瘤的预防与控制是改善国民健康水平的重要举措，《健康中国行动——癌症防治实施方案(2019—2022 年）》的出台更进一步加速了我国肿瘤防控工作的进程，预防为主、防治结合的方针已经成为近期及将来工作的重点。

恶性肿瘤的发生通常伴随基因的变异。据目前的文献资料估计，遗传性肿瘤患者占恶性肿瘤患者总数的 5% ~ 10%，并且有升高的倾向。遗传性肿瘤患者可表现为致病基因变异的家族传递性，从而将肿瘤的易感性逐代传递下去，通常呈现出孟德尔的常染色体显性遗传规律。这突出了遗传咨询在遗传性肿瘤防控中的重要桥梁作用：将临床肿瘤学、肿瘤分子病理学、医学遗传学和孕产前诊断学串联在一起，促进遗传性肿瘤患者的早诊治、携带者的监测和管理，以及孕产前肿瘤易感基因遗传学筛查和诊断对相关肿瘤的防控。近几年随着基因组学技术的迅速发展和临床应用，临床肿瘤遗传咨询工作逐步得到认知和重视，使越来越多的遗传性肿瘤基因携带者看到能中断遗传性肿瘤往下代传递的希望。

本人于 1991 年开始在美国耶鲁大学和康州大学博士后培训期间，专注于唐氏综合征（Down syndrome）的急性巨核细胞白血病和血液肿瘤分子病理的研究，深知胚系基因组的改变与肿瘤发生的关联。随之于 1996 年在南卡罗莱纳州大学遗传咨询研究班的教学期间，参与当年的肿瘤遗传咨询领域的开拓，一直揣怀着助力遗传性肿瘤家族成员生育健康宝宝的梦想。随后于 2008 年开始，我在美国 MD Anderson 肿瘤中心任职多年，积累了更丰富的遗传性肿瘤检测诊断经验。忆往年，本人在既往的二十年内先后组织编写的《产前遗传病诊断》《临床遗传咨询》等专著，都有遗传性肿瘤及其遗传咨询章节。本人在国内的具体临床实践工作可追溯自 2016 年初回母国继续发展遗传性肿瘤的防控，并于 2017 年初在南方医科大学南方医院等开设的肿瘤遗传咨询门诊，帮助遗传性肿瘤家庭生育其所希望的“无癌”宝宝，深感荣幸。

遗传性肿瘤的遗传咨询尤其具有特殊性，虽然遵循经典的孟德尔遗传规律，但在实际的遗传咨询工作中需要更多考虑对肿瘤患者和易感基因携带者的人文关怀和伦理，这对从业人员的专业性也提出了更高的要求。相关专著在国内奇缺，这也是本人继 2020 年主编出版的《产前遗传病诊断（第 2 版）》之后，组织国内外肿瘤领域从业人员进行我国首部《遗传性肿瘤遗传咨询》专著编写的重要原因。

本专著分 5 篇，共 25 章。开篇的第一章“肿瘤临床遗传咨询”，以一个令人难忘的临床案例开始，深入浅出地描述与遗传性肿瘤遗传咨询息息相关的重要内容：遗传性肿瘤高度怀疑根据、遗传性肿瘤的高度异质性、遗传性肿瘤遗传咨询模式、肿瘤遗传咨询门诊和孕产前遗传性肿瘤基因筛查诊断、指导肿瘤家族成员健康生育及其伦理，4个经典案例穿插其中。其他章节的编写内容包括与遗传性肿瘤发生发展基础理论、遗传性肿瘤实验室诊断技术、遗传性肿瘤的生殖干预和占全书主要篇幅的临床遗传性肿瘤，体现了遗传性肿瘤遗传咨询的多学科要求及其相互交叉的特点。

临床遗传性肿瘤的编写包括不同系统的主要常见肿瘤，重点描述肿瘤的主要临床表现、遗传方式与相关致病基因、临床诊断依据、主要病理特征、治疗与预后，也把近年来肿瘤学科领域高度关注的肿瘤相关微生物组纳进其中，家族性儿科肿瘤的编写是其中一大亮点。与肿瘤遗传咨询密切相关的内容包括相应肿瘤患者的早诊治、肿瘤变异基因携带者的筛查诊断及其监测、相关肿瘤防控的健康管理、有生育能力和需求的家族成员，特别是基因携带者的孕产前基因筛查诊断及其伦理，着重强调了肿瘤遗传咨询门诊的规范性，并将51个经典临床案例渗透其中。最后的“癌症治疗的生命观”一章为本专著的特别约稿，描述多个令人感动的真实故事，体现了从事遗传性肿瘤遗传咨询工作人员的专业性和医学人文为职业刚需。

中国的遗传性肿瘤临床工作虽然起步较晚，但本专著的准备之初，得到了张学院士的支持、鼓励和指导，这奠定了本书成功出版的基础，同时也得到了临床肿瘤学、医学遗传学、分子病理学、孕产前诊断学等领域里众多学者的一致呼吁与支持，并受到了国内相关领域专家的高度赞誉，特别是以5位副主编为核心的编写团队在具有历史性严重的全球新冠疫情中逆风而行、敬业付出，对此表示衷心感谢！

在本书的编写和出版过程中，有幸得到原科技部部长徐冠华院士10年来的指导、鼓励和支持，更有钟南山院士、郎景和院士和宋尔卫院士亲自为本书作序，多年的同仁学者原汕头大学副校长兼医学院院长顾江教授和美国MD Anderson肿瘤中心工作共事的肿瘤学及肿瘤病理专家谈东风老师的鼎力支持，为本书锦上添花，在此表示由衷的感谢！对国内外业内的其他同事的支持和付出说一声：感恩有你。

诚然，尽管我们尽了最大的努力，基于水平限制和时间仓促，书中难免存在不恰当之处，恳请有关专家和同道不吝赐教。

此时此刻，重温朱自清的《春》：“盼望着，盼望着，东风来了，春天的脚步近了。”

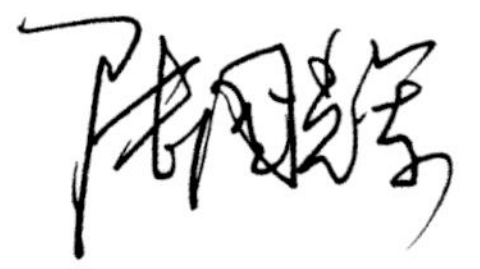

2021年2月28日

目录

特邀章稿

第一篇

遗传性肿瘤遗传咨询门诊

第1章

肿瘤临床遗传咨询

遗传性肿瘤遗传咨询是在对遗传性肿瘤认知的过程中，为相关肿瘤患者、肿瘤基因变异携带者及其家属提供完善的肿瘤防控和健康管理咨询服务。这一过程关系到肿瘤患者家族里各成员复杂的个体化健康管理，包括：①肿瘤的发生和发展的基本专业知识；②肿瘤基因变异在家族里往后代传递的概率；③家族成员肿瘤基因检测的结果解读及相关指导；④相关肿瘤在基因变异携带者不同年龄段发生的风险；⑤对已发病患者的临床诊治和康复指导；⑥对基因携带者的肿瘤发生及其预防管理指导；⑦心理咨询及其方法和技巧；⑧相关伦理和法律等。总之，需要解决的问题错综复杂，需要包括临床肿瘤科、肿瘤病理科、医学遗传科、产前诊断科、生殖科和最近几年受高度重视的遗传咨询科的多科共同配合。

目前遗传性肿瘤在中国业内还处于初级的认知阶段，网络上的相关知识也存在不少错误。另外，规范性的遗传性肿瘤遗传咨询基本空白，这是中国临床遗传咨询面临的又一大挑战。南方医科大学南方医院于 2017 年 2 月 15 日启动了首个孕产前遗传性肿瘤遗传咨询门诊，为不少来自全国各地有需求的肿瘤患者及其家属解决了很多问题，使肿瘤患者能够得到专业的指导，帮助他们减轻或者放下沉重的心理精神压力，从中也总结了具有中国特色的遗传性肿瘤遗传咨询经验。

近年来，随着国内遗传病检测技术的迅速发展，老百姓对“遗传性肿瘤”概念有一定的了解，然而，由于网络上相关知识良莠不齐，人们对“遗传性肿瘤”对后代产生的影响有一些错误理解，从而造成极大的恐惧心理；因此，遗传性肿瘤的遗传咨询师首先需要明确咨询者所担心的肿瘤是属于遗传性、非遗传性或者散发性。图 1-1 展示了典型的临床案例，从专业咨询到心理咨询均体现出肿瘤遗传咨询的重要性。

临床案例一

如图 1-1，患者某女士（先证者）Ⅱ -2，29 岁，在丈夫的陪同下，长途跋涉来到某医院挂号孕产前肿瘤遗传咨询门诊。咨询过程中，我们了解到先证者结婚不久，正计划生育；由于身上多年的黑斑，她和丈夫担心有遗传风险而在某公司接受了基因检测，把检测结果带来咨询。

我们首先详细了解了先证者的发病史。先证者从幼年期开始发现皮肤有不同大小的黑痣，小黑痣首先出现在双大腿内侧，随着年龄增长而增多变大，累及身体和四肢其他部位，但面部和其他外露部位正常。我们仔细检查全身皮肤，与先证者所阐述的基本一样，在小腿和大腿的黑痣呈片状，其严重程度实在令人担忧，导致先证者一直表现出重度的“遗传”和“恶性”焦虑感。

在整个咨询过程中，先证者明确否认颅神经损伤，表示：“没有头痛、头晕”“大学成绩不错，刚毕业不久，现在的工作、生活和睡眠都好。”

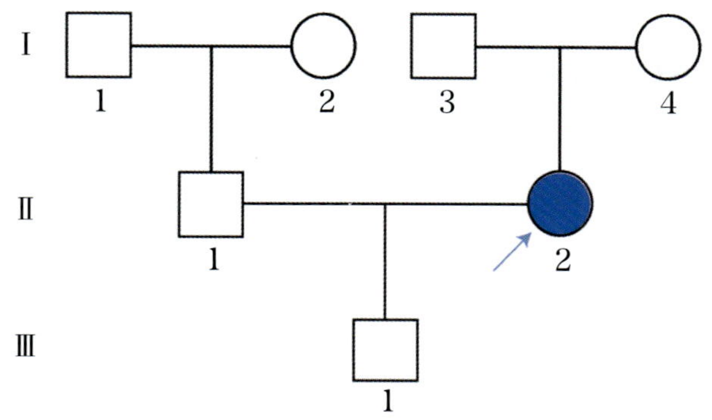

图 1-1 先天性巨黑色素细胞痣患者（Ⅱ-2）家系图
——临床案例一
（本案例由陆国辉提供）

从交流中，我们也能感觉到先证者的思维灵活，神经检查正常。夫妇俩都是独生子女，没有皮肤黑色素痣的家族史（图 1-1）。结合所提供的临床资料分析，先证者的皮肤疾病是先天性巨黑色素细胞痣（giant congenital melanocytic nevi，GCMN）。这与基因检测报告里所描述的有遗传风险的“神经性皮肤黑色素病”是不一样的疾病。GCMN 的基因变异属体细胞性，通常与合子形成后 *NRAS* 基因变异相关，并非遗传性，也不是恶性[1]。

固然，在缺乏规范性的遗传咨询服务而没有弄清楚疾病的遗传性质之前，就使患者接受基因检测，其结果是不仅使患者浪费近万元人民币的检查费用，而且给患者带来额外的精神和心理压力。这就是在下文第三节里所描述的“直接遗传学检测模式”的弊端。

经过一个多小时的细致耐心咨询，先证者终于把心里的“石头”放下，心情轻松地回家；之后安心做好生育计划。一年半后，先证者怀孕时，第一时间告之“我怀孕了”。分娩后，也是第一时间发来信息报喜：“是一个男孩，皮肤非常好，”深有感触含泪而言，“当我第一眼看到白白的宝宝时，我第一个就想起您。”孩子出生后，先证者一直与我们保持咨询沟通，满 3 个月时，她发来白嫩可爱的小孩视频和照片，并寄语：“当时您的诊断真是‘上帝视角’，给我信心，不然我都不敢怀孕。”

如何把良性肿瘤和恶性肿瘤区别开来，如何把遗传性和非遗传性肿瘤严格区分开来，如何进行健康指导和疾病监控，这是助力有需求的患者能放心生育“无癌”宝宝相关肿瘤遗传咨询的关键点，这需要有临床肿瘤学、肿瘤分子病理学、医学遗传学、遗传咨询学和孕产前诊断学等“五位一体”知识和经验。没有规范性遗传咨询结合的盲目基因检测会给受检者和社会带来重大的经济和心理压力。

遗传性肿瘤遗传咨询必不可少，但与单基因遗传病的遗传咨询比较，有其独特性，将是临床遗传性肿瘤息息相关的专科。然而，这项服务在国内各地区尚欠缺，或者不完善，尽管早在 2007 年在《临床遗传咨询》里有单独一章提出[2]，继之又在 2020 年的《产前遗传病诊断》第 2 版里继续拓展内容[3]，但仍然远不能满足中国相应专业的发展和社会科普的基本需求。因此，期待本书作为中国第一本遗传性肿瘤遗传咨询专著，将这一新领域在国内规范性地开拓和发展，助力我国 2021 年 5 月 31 日宣布的“三孩生育”政策，帮助可防可控的遗传性肿瘤家庭生育更多的健康宝宝。

（陆国辉）

第一节　遗传性肿瘤高度怀疑根据

目前，中国的新发肿瘤患者约占全球的 1/4[4]，被诊断发现的遗传性肿瘤患者越来越多。2020 年全球肿瘤报告也重点指出，遗传性肿瘤是影响人群健康和社会经济发展的重要因素之一[5]。

遗传性肿瘤（hereditary tumor）是指肿瘤基因发生胚系（germline）变异后，能往后代传递而导致相关家庭成员发病的肿瘤，约占肿瘤人群总数的 5% ~ 10%[6]。最常见的遗传性肿瘤是乳腺癌，其相关的重要致病基因是 *BRCA1* 和 *BRCA2*[7-9]（尽管还有其他多种不同的致病基因，见第 12 章）。美国明星 Angelina Jolie 于 2013 年 5 月对外公布接受双侧乳房切除手术，其目的是降低她所携带的 *BRCA1* 致病性变异导致的乳腺癌发生的风险。这一消息轰动全球，产生“朱莉效应”（Jolie Effect），这一事件对遗传性肿瘤的防控诊治及其遗传咨询产生深远的影响[10-12]。从此，遗传性肿瘤的防控受到进一步的重视，并且发展得越来越规范。

遗传性肿瘤有如下共同的特点，可以视为高度怀疑遗传性肿瘤的依据[13-16]：

（1）在同一个家族中，不同辈分的成员里出现多个或者同一种肿瘤的患者。例如，在患有Lynch综合征的家族里，通常会出现多个男性结直肠癌患者、多个女性结直肠癌或子宫内膜癌患者。

（2）肿瘤发病的年龄小，通常在50岁以前或者更年轻时发生肿瘤。部分遗传性肿瘤甚至在出生时就发生，例如视网膜母细胞瘤。

（3）同一种肿瘤可以发生在不同的肿瘤相关综合征。例如，遗传性乳腺癌除了可以发生在常见的遗传性乳腺癌/卵巢癌综合征外，也可以发生在Li-Fraumeni综合征、Cowden综合征等。

（4）同一患者患有多个或双侧性肿瘤，几乎所有的双侧性视网膜母细胞瘤都是遗传性。

（5）十分罕见的肿瘤，例如男性发生的乳腺癌。

（6）明确的相关肿瘤基因胚系变异。

通常使用外周血检测而确定的胚系肿瘤基因变异是遗传性肿瘤确诊的重要依据。然而，每种特定遗传性肿瘤的诊断有其不同的诊断标准，这将在本书里各临床肿瘤章详细描述。

这里特别需要提出的是，发病年龄较早是遗传性肿瘤综合征的特征之一，因此大多数基因检测都集中在年轻的肿瘤患者上。但是，最近发现相当比例的老年肿瘤患者有肿瘤基因胚系致病性变异（pathogenic variant, PV）[17]。

随着老年肿瘤患者数量的持续增加，临床医生应了解和掌握年轻人群和老年人群的基因/基因组肿瘤风险评估（genetic/genomic cancer risk assessment, GCRA）标准[17]。鉴定肿瘤易感基因是否具有胚系致病性变异，对于当前肿瘤的精准治疗，原发癌的筛查和预防，以及用于鉴定家庭肿瘤高风险的成员及其有计划跟进监测等都非常重要。通常，对于患有早发型肿瘤和（或）有肿瘤家族史的患者，建议进行胚系易感基因的检测。但是，最近的国际指南指出年龄较大的患者中常见的一些肿瘤，例如上皮性卵巢癌、胰腺癌、转移性前列腺癌和乳腺癌等，建议不需要考虑年龄，均进行相关胚系肿瘤易感基因检测。这样，老年肿瘤患者的基因/基因组肿瘤风险评估可能会面临挑战：①对有混合型克隆性造血（clonal hematopoiesis）检测的解释；②包括自主、非恶意和有利等原则的伦理应用；③患者健康状况的评估；④并发症的发现和处理；⑤医疗保险缺乏等。在遗传咨询、肿瘤筛查和降低基因变异携带者肿瘤发病的健康管理过程中都应考虑这些因素[17]。例如，家族性腺瘤性息肉病、Lynch综合征相关子宫内膜癌、遗传性乳腺癌等都可以发生在老年人群，遗传咨询时需考虑到上述情况[18-21]。

（陆国辉　杨兴坤）

第二节　遗传性肿瘤的高度异质性

遗传性肿瘤复杂多变，而且遗传性肿瘤具有高度的异质性，包括遗传异质性和临床异质性[3]。遗传异质性（genetic heterogeneity）是指同一种肿瘤可以由多个不同的肿瘤基因及其不同致病性变异导致发病，而临床异质性指的是同一个肿瘤综合征可以发生多种不同的肿瘤[22,23]。

表1-1所列的遗传性肿瘤发生在人体各系统部位[3]，体现出高度的临床异质性和遗传异质性，但这只是部分病种的示例而已，具体内容请参考相关章节里肿瘤的描述。对于能在狭义遗传病发生的相关肿瘤将在第24章描述，如具有胚胎瘤（肾母细胞瘤、肝母细胞瘤、神经母细胞瘤、横纹肌肉瘤等）风险的Beckwith-Wiedemann综合征，具有基底细胞癌或毛母细胞癌风险的多发性家族性毛发上皮瘤（multiple familial trichoepithelioma, MFT），具有恶性黑色素瘤、鳞状细胞癌和基底细胞癌风险的着色性干皮病（xeroderma pigmentosum, XP），肾细胞瘤和肾嗜酸细胞瘤风险的Birt-Hogg-Dubé综合征等。第23章里的多发性神经纤维瘤和结节性硬化复合症，以及第21章里介绍的含Y染色体物质的Turner综合征相关肿瘤，Y染色体的丢失相关肿瘤等也是其中的部分。

（陆国辉）

表 1-1 肿瘤综合征相关肿瘤及其基因和终生发生风险

肿瘤综合征 / 肿瘤	肿瘤高发位置	基因	肿瘤终身发生风险（%）					
			乳腺癌	子宫内膜癌	卵巢癌	结直肠癌	前列腺癌	其他癌症
遗传性乳腺癌 / 卵巢癌综合征	乳腺，卵巢	*BRCA1*	46 ~ 87		39 ~ 63		<16	
	胰腺，前列腺	*BRCA2*	43 ~ 84		16 ~ 27		20	胰腺癌：7
	乳腺，胰腺	*PALB2*	20					
	乳腺	*RAD51A*						
	卵巢，乳腺	*RAD51C*						
	乳腺	*BARD1*						
	卵巢，乳腺	*BRIP1*	20					
Lynch 综合征	卵巢，结肠直肠	*MLH1*		25 ~ 60	4 ~ 12	52 ~ 82		胃癌：6 ~ 13；小肠癌：3 ~ 6
	子宫内膜，胰腺，胃	*MSH2*		25 ~ 61	4 ~ 13	52 ~ 83		胃癌：6 ~ 13；小肠癌：3 ~ 6
	卵巢，结肠直肠	*MSH6*		16 ~ 71		10 ~ 69		
	子宫内膜，乳腺，胰腺	*PMS2*		15 ~ 20				
共济失调毛细血管扩张症	乳腺，胰腺，血液	*ATM*						
遗传性乳腺癌 / 结直肠癌	卵巢，结肠直肠	*CHEK2*	25					
Cowden 综合征；PTEN 错构瘤综合征；Bannayan-Riley-Ruvalcaba 综合征	乳腺，结肠直肠，子宫内膜	*PTEN*	77 ~ 85	19 ~ 28		9 ~ 16		
家族性腺瘤性息肉病；衰减型家族性腺瘤性息肉病；Gardner 综合征	结肠直肠，胰腺，胃	*APC*		<15		93		
遗传性弥漫性胃癌综合征	乳腺，胃	*CDH1*	39 ~ 52					胃癌：56 ~ 83

续表

肿瘤综合征 / 肿瘤	肿瘤高发位置	基因	肿瘤终身发生风险（%）					
			乳腺癌	子宫内膜癌	卵巢癌	结直肠癌	前列腺癌	其他癌症
幼年型息肉病综合征	结肠直肠，胃	*BMPR1*						胃癌：< 20
遗传性血管性毛细血管扩张	结肠直肠，胃，其他	*SMAD4*				40 ~ 50		胃癌：<20
Li-Fraumeni 综合征	总体早发风险	*TP53*						
黑色素瘤 / 胰腺癌综合征；黑色素瘤癌症综合征	胰腺，皮肤	*CDKN2A*						胰腺：<17； 黑色素：28 ~ 76
MUTYH 相关息肉病	结肠直肠	*MUTYH*				3 ~ 10		
Peutz Jeghers 综合征	乳腺，结肠直肠，子宫内膜，胰腺，胃，卵巢	*STK11*	45 ~ 50	9	18 ~ 21	39		子宫颈癌：10； 胃癌：29； 胰腺：11 ~ 36； 肺癌：15 ~ 17； 小肠癌：13
视网膜母细胞瘤	视网膜	*RB1*	26					
遗传性混合息肉病	结肠直肠	*SCG5*, *GREM1*						
遗传性卵巢癌风险	卵巢	*RAD51D*						
黑色素瘤 / 胰腺癌综合征；黑色素瘤癌症综合征	胰腺，皮肤	*CDK4*						
Nijmegen 断裂综合征	乳腺，前列腺	*NBN*						
神经纤维瘤病	皮肤，神经	*NF1*						
少齿结直肠癌综合征	结肠直肠	*AXIN2*						
多发性内分泌腺瘤病	甲状旁腺，垂体，胰腺	*MEN1*						
抗聚合酶相关综合征	结肠直肠	*POLE*, *POLD1*						
von Hippel-Lindau 综合征	肾，胰腺，生殖道	*VHL*						
Turcot 综合征	脑，结肠直肠	*APC*, *MLH1*, *PMS2*						

第三节 遗传性肿瘤遗传咨询模式

首先需要明确的是，没有专业及规范的遗传咨询，遗传性肿瘤的遗传学检测必将给患者及其家属带来难以承受的负面压力和痛苦，直接影响患者的诊治及其家属（肿瘤基因变异携带者和非携带者）的心理健康[3]；然而，目前国内所用的遗传性肿瘤遗传咨询模式比较简单，需要进一步提高专业性和规范性，这需要多个专科共同探讨，不断完善。

遗传性肿瘤遗传咨询的应用，反映在如何建立并且能更好地把遗传性肿瘤遗传咨询与遗传学检测结合在一起的模式，有利于遗传性肿瘤的诊治和防控。

自从1990年发现*BRCA1*基因和随后*BRCA2*基因的发现以来，国外的遗传性肿瘤领域已发生了巨大变化，在传统的对单基因疾病进行一对一的遗传咨询门诊的基础上，开拓了其他能提供遗传咨询服务的多种“替代模式”，使患者的遗传咨询门诊与遗传学检测有效地结合[24]。然而，遗传学检测和遗传咨询的“替代模式”难以像设立在遗传咨询门诊能与咨询者面对面沟通的传统遗传咨询模式那样全面[24]。

“替代模式”可以减少患者亲自预约的次数或减少门诊等待时间，能增加咨询者对遗传学检测的接受度，也可以为更多患者提供遗传咨询服务。但是，目前这样的“替代模式”不能适合所有患者或临床医生的需求，或者不能被所有患者或临床医生接受[24]。传统遗传咨询模式仍然是必不可少，特别在遗传性肿瘤遗传学检测中发挥重要作用，这对于家族里还没有发现其他肿瘤患者，或需要更多情感支持的个体来讲尤为重要。

在决定采用哪种模式时，应从每位利益相关者的角度出发来评估每种模式的利弊。随着二代测序检测技术的不断发展及应用，由于对肿瘤基因胚系变异检测的需求不断增加，新的令人满意而接受的替代模式将会出现，从而使遗传咨询师能够在不同情况下体现其重要作用，将遗传咨询整合到肿瘤学领域，探索能为临床遗传服务新模式，这包括：①在遗传学检测之前有遗传咨询服务的四种“替代模式”：电话遗传咨询模式、远程遗传咨询模式、小组遗传咨询模式和嵌入式遗传咨询模式；②在遗传学检测之前没有遗传咨询服务的三种替代遗传学检测模式：主流化遗传学检测模式、直接遗传学检测模式和肿瘤优先遗传学检测模式[24]。

一、电话遗传咨询模式

电话遗传咨询模式（Telephone Genetic Counseling Model）完全通过电话提供遗传咨询服务，并且在预约之前为患者邮寄相关疾病咨询的资料。

通过电话遗传咨询可以为患者提供对疾病知识的了解。已有经验说明电话遗传咨询在解决咨询者的社会心理和咨询需求方面的作用不逊于传统遗传咨询[25-27]，电话遗传咨询还具有明显的成本优势[26]。通常，接受电话遗传咨询的患者对遗传咨询的满意度高，认为遗传咨询很方便，但咨询咨询所花的时间与满意度密切相关。然而，电话遗传咨询难以使咨询者保持注意力，难以获得高水平的情感支持，而且难以及时发现新问题[28]。大多数女性对电话遗传咨询感到满意，但通过这种遗传咨询方法而使咨询者接受遗传学检测的概率比较低。实践经验表明，种族、肿瘤带来的困扰、当事人感知到的基因变异导致肿瘤发生的风险等因素，会影响患者寻求遗传学检测的决定，通过电话遗传咨询后而寻求遗传学检测的概率通常比传统遗传咨询的低[29,30]。

二、远程遗传咨询模式

远程遗传咨询模式（Telegenetic Genetic Counseling Model）是通过视频提供远程的遗传咨询。

咨询者对使用这个遗传咨询模式通常感到满意，这特别适合于有寻求信息而不是谋求情感支持的咨询者[31]。与传统遗传咨询相比，远程遗传咨询对于咨询者所需要了解的疾病知识、咨询满意度以及对于有焦虑和抑郁心理解决需要方面，没有显著差异。远程遗传咨询在满足咨询者所期待的需要和促进个人情绪控制方面的效果，通常比电话遗传咨询的好，但仍然比不上传统遗传咨询[32]。

经过远程遗传咨询，可以降低咨询者的焦虑、抑郁和对肿瘤发生及其发展的担忧等心理压力[33-35]。远程遗传咨询的总成本，包括遗传咨询服务、远程遗传设置和支持的费用，比外出定点的传统遗传咨询的（包括遗传咨询服务、出行时间、里程等）要低[36]。

三、小组遗传咨询模式

小组遗传咨询模式（Group Genetic Counseling Model）是患者与具备丰富专业知识的不同专科人员组成的小组会议沟通，之后进行或者不进行简短的与遗传咨询师的一对一遗传咨询。

经过小组遗传咨询会议沟通，然后进行个性化的遗传咨询，在对肿瘤知识、风险评估和遗传咨询满意度等方面都不劣于传统遗传咨询[37,38]。与传统遗传咨询一样，小组遗传咨询能增加咨询者个人情绪的自我控制感，减少因肿瘤引起的困扰，降低抑郁症的发生[38]。患者对小组遗传咨询的满意度通常不错，但许多女性更喜欢使用一对一的传统遗传咨询而不是小组遗传咨询[38,39]。小组遗传咨询模式显示出节省时间的优点[38,40]，并具有成本优势[37,41]。小组遗传咨询和传统遗传咨询在咨询者后续的基因检测决定方面没有大的差别[37]。

四、嵌入式遗传咨询模式

嵌入式遗传咨询模式（Embedded Genetic Counseling Model）是把遗传咨询师组合到肿瘤门诊提供遗传咨询，并在肿瘤门诊过程提供基因检测咨询。此外，遗传咨询师还能提供其他服务，包括遗传风险评估，适当的遗传检测推荐及其基因检测分类，还能给临床医生提供遗传专业知识教育。

此模式能提高肿瘤患者的转诊率和随访率，如果遗传咨询师和肿瘤专科医生能在同一天和同一肿瘤门诊就诊，其结果更好[42,43]。对乳腺癌遗传咨询来讲，除了提高肿瘤患者转诊率外，还能减少患者预约遗传咨询的时间，从而缩短遗传咨询程序。重要的是，由此缩短了的遗传咨询预约时间而能增加患者乳腺癌手术前进行遗传学检测的机会，从而缩短了乳腺癌患者的治疗时间[43]。

五、主流化遗传学检测模式

主流化遗传学检测模式（Mainstreaming Genetic Testing Model）通常是在临床遗传医师支持下，让非临床遗传医师开单为肿瘤患者做遗传学检测。如果遗传学检测结果呈阳性或意义不明，通常转诊回临床遗传医师。

目前，已经有比较成熟的主流化遗传学检测模式研究，并且都评估了 *BRCA1* 和 *BRCA2* 基因的遗传学检测[44-49]。患者对主流化模式的满意度很高，在肿瘤科就诊时就很愿意选择遗传学检测[46,47]。Bednar 等通过对肿瘤诊所的研究发现，有超过一半的卵巢癌患者通过医生门诊接受了遗传学检测[45]。通过这种模式得到遗传学检测阳性结果之后的遗传咨询转诊率，及其遗传咨询患者的就诊率都高[49]。该模式能把患者预约时间缩短了 3/4，而医疗费用降低了 12/13[46]。Yoon 等通过验证方法进行评估，显示主流遗传学检测模式可以降低肿瘤患者的社会心理压力，遗传学检测后的遗传咨询可以明显减少患者的心理痛苦，但也还需要随后的心理咨询支持。患者的精神和心理困扰通常归因于他们的肿瘤诊断，大多数癌基因携带者因为肿瘤发生风险而苦恼，约半数患者经常担心再次患癌[47]。

六、直接遗传学检测模式

直接遗传学检测模式（Direct Genetic Testing Model）指的是能为患者提供遗传学检测，而没有遗传学检测前与遗传咨询师面对面的交流讨论，但可以提供基因检测相关书面文件或者其他资源来代替常规的遗传咨询[50-64]。

这种模式通常产生不良后果，包括没有必要的预防性手术，没有必要的检测及其带来的心理困扰，甚至因错误的检测结果而导致不当的医疗管理[50]。本章开篇描述的案例就是很好的例子（图 1-1）。

已有对 *BRCA1/2* 变异高发的 Ashkenazi 犹太血统人群提供侧重于 *BRCA1/2* 变异的直接遗传学检测的研究[51-64]。*BRCA1/2* 变异高发种族人群的携带者和非携带者，对直接遗传学检测模式的满意度通常都很高，并且大多数人会向同圈子里的其他人推荐这种遗传学检测模式[51,63]。所有被检测出有 *BRCA1/2* 变异的妇女都会接受检测后的一对一的传统遗传咨询[51,63]，并且对家族成员的 *BRCA1/2* 变异携带者筛查，降低肿瘤发生风险的预防性手术的依从性很高[52]。*BRCA1/2* 变异携带者在遗传学检测后所产生的心理困扰程度显得更高[51,63]。然而，*BRCA1/2* 变异携带者的苦恼程度能随着时间延续而变化，这对于预防性手术后的妇女显得更明显[52]。接受检测后遗传咨询的患者，包括 *BRCA1/2* 变异携带者和具有家族史的非携带者，能提高肿瘤遗传学方面的知识水平[63]。如果遗传学专家能为 *BRCA1/2* 变异携带者提供更长时间的遗传咨询，更能使携带者接受降低风险的乳房切除术或乳腺 MRI 检测[53]。值得一提的是，如果能在检测前提供与遗传咨询师一起进行的遗传咨询，能提高受检者的肿瘤相关知识水平和满意度[54]。

七、肿瘤优先遗传学检测模式

肿瘤优先遗传学检测模式（Tumor-First Genetic Testing Model）是把遗传学检测作为病理检查流程的一部分，这种模式适用于遗传性结直肠癌[65-74]。

此模式首先对肿瘤组织样本进行基因筛查，然后根据肿瘤基因筛查结果提供遗传咨询。这样的模式通常把免疫组化染色检查和（或）对肿瘤组织的微卫星不稳定性检测等作为Lynch综合征的初步筛查检测。

筛查结果异常的筛查后遗传咨询的转诊率高[65-74]；当肿瘤遗传咨询师直接参与筛查方案制订时，以及患者具有Lynch综合征相关其他特征时，遗传咨询转诊率会增加[65,68,74]，大多数接受遗传咨询的患者都会预约门诊[65,66]。

值得提出的是，通过传统遗传咨询门诊途径直接向患者披露肿瘤筛查检测结果，患者的满意度很高，其焦虑程度在收到检测结果后并没有马上改变，并且大部分肿瘤患者会同时选择遗传咨询和遗传学检测[75]，患者对肿瘤遗传学检测的态度也普遍积极[76,77]。当肿瘤晚期患者进行肿瘤组织基因检测而确定潜在的可治疗靶标时，患者对肿瘤检测通常表现积极的态度。

目前使用的以上7种遗传性肿瘤遗传咨询的替代模式各有优点和不足之处，在选择使用哪种模式时，首先需要确定替代模式使用的目的，其次确定所选用模式对患者的影响。

1. 替代遗传咨询模式。总的来讲，以上含有遗传咨询的四个替代遗传咨询模式（Alternative Genetic Counseling Model）都可以改善患者获得遗传咨询服务的机会。但是，这不一定意味着能增加传统遗传咨询和遗传学检测的接受度。其具体比较总结如下：

（1）电话和远程遗传咨询模式都能通过免除或减少因为遗传服务所需的外出，但仍然能扩大遗传咨询师的服务范围。尽管有这个优点，采用远程和电话模式，患者对进行传统遗传咨询和遗传学检测的接受率较低。通过电话遗传咨询的遗传学检测接受率低的原因可能与种族和特定肿瘤给患者所带来的高困扰或高遗传性肿瘤风险有关。

（2）小组遗传咨询模式可以通过提高遗传科诊所的效率，并能使遗传咨询师亲自见到更多患者，从而改善患者获得遗传咨询服务的机会。但是，患者在小组遗传咨询之后采纳遗传学检测的概率不确定。

（3）嵌入式遗传咨询模式可以提高传统遗传咨询推荐率，并在预约期间改善患者获得传统遗传咨询和遗传学检测的机会。因此，与其他的模式相比，嵌入式遗传咨询模式似乎可以改善患者对传统遗传咨询和遗传学检测的接受度。

尽管能改善患者获得遗传咨询服务，在是否采用替代遗传咨询模式时，考虑患者的感受至关重要。电话、远程和小组遗传咨询模式可以改善患者的肿瘤相关知识和获得社会心理指导。然而，尽管患者对这些替代模式感到满意，某些患者仍然喜欢传统遗传咨询模式。因此，应该为患者提供传统遗传咨询选择，这对于那些在遗传学检测过程中寻求情感支持的患者更为重要。

2. 替代遗传学检测模式。值得指出的是，取消检测前与遗传咨询师一对一的遗传咨询，替代遗传学检测模式（Alternative Genetic Testing Model）无疑会影响患者对遗传信息的获取而带来不少弊端，但也有其适用情况。

通常，替代遗传学检测模式更适用于遗传性肿瘤高风险人群，其适用情况总结如下：

（1）检测结果为阳性或者意义不明的患者，没有能够得到及时或者根本没有被推荐进行遗传咨询。

（2）对于没有肿瘤家族史的案例，遗传学检测阴性的患者通常不太可能接受必要的检测后遗传咨询。

（3）如果有遗传咨询师或懂得遗传知识专业人员的协助，可以提高患者对遗传咨询和胚系遗传学检测的接受度，这表明在实施肿瘤优先遗传学检测模式时需要提供相应的遗传咨询服务，加强心理咨询辅导。

（4）除了那些遗传学检测结果阳性的患者外，阴性或意义不明结果的患者也会从检测后的遗传咨询中受益，因为他们可能误解检测结果而增加苦恼。

（5）对于为了靶向疗法而进行的基因检测来说，肿瘤优先模式可以简化遗传学检测流程，可以确保所有患者平等，而且能快速地获得基因信息。但是，由于肿瘤组织的 DNA 测序可以识别胚系和体细胞致病性变异，因此该模式既可以为治疗提供基因信息，又可以识别具有遗传性肿瘤风险的患者，从而需要遗传咨询参与而确定有针对性的基因遗传学检测。

（6）通过替代遗传学检测模式而发现胚系基因异常结果的个体，对检测后遗传咨询的追踪率很高；这可以使遗传咨询师提供信息和支持，以及讨论其结果在家族成员身上的临床意义，从而为高风险遗传性肿瘤家族成员提供防控管理指导，这证明了遗传咨询在遗传性肿瘤诊断的重要性[78,79]。

（陆国辉　杨兴坤）

第四节　肿瘤遗传咨询门诊

临床遗传咨询（clinical genetic counseling）是医学遗传的必备亚专科[80,81]。遗传咨询是信息交流或教育的过程，是临床遗传咨询师（clinical genetic counselor）、临床遗传医师（clinical geneticist）和临床遗传实验室诊断医师紧密组合成“三联系统”（图 1-2）[80]。没有临床遗传咨询，医学遗传的开展就谈不上规范，精准医学就难以得到开拓和推进[81]。鉴于恶性肿瘤对人类身心健康带来的严重危害及影响，中国 10 年前具有指导性和开拓性的《临床遗传咨询》专著已经突出遗传性肿瘤和肿瘤遗传咨询的重要性[82]。在美国，临床遗传从业人员有着严格的资质要求和明确的职业规范。经过十几年的发展，亚洲部分国家和地区的临床遗传咨询在医学院校教育培养以及临床服务中也已经取得了比较大的发展[83,84]。尽管国家卫生健康委员会已制定医学遗传科住院医师规范化培训管理办法并实施，然而，与美国等其他国家相比，中国的遗传咨询的学位型教育和服务有待进一步提高和规范化。分子诊断检测技术的发展日新月异，二代测序技术在遗传性肿瘤诊断、个性化用药等方面的应用日益广泛，更需要大量熟练掌握遗传咨询知识和技能的专业人员，用通俗易懂的语言，为咨询者提供专业的指导和咨询服务，然而，遗传咨询专业人员的缺乏会成为医学遗传专业发展的瓶颈。据统计，2018 年全球已有近 7000 名经过正规培训的遗传咨询师[85]。中国的肿瘤临床遗传咨询在最近几年有一定程度的发展，短期的遗传咨询培训班也偶然纳入简单的遗传性肿瘤遗传咨询内容，但专业性的遗传性肿瘤遗传咨询门诊稀缺难求，远远落后于迅速发展的遗传性肿瘤检测筛查需求。

与单基因疾病的遗传咨询相比，遗传性肿瘤（例

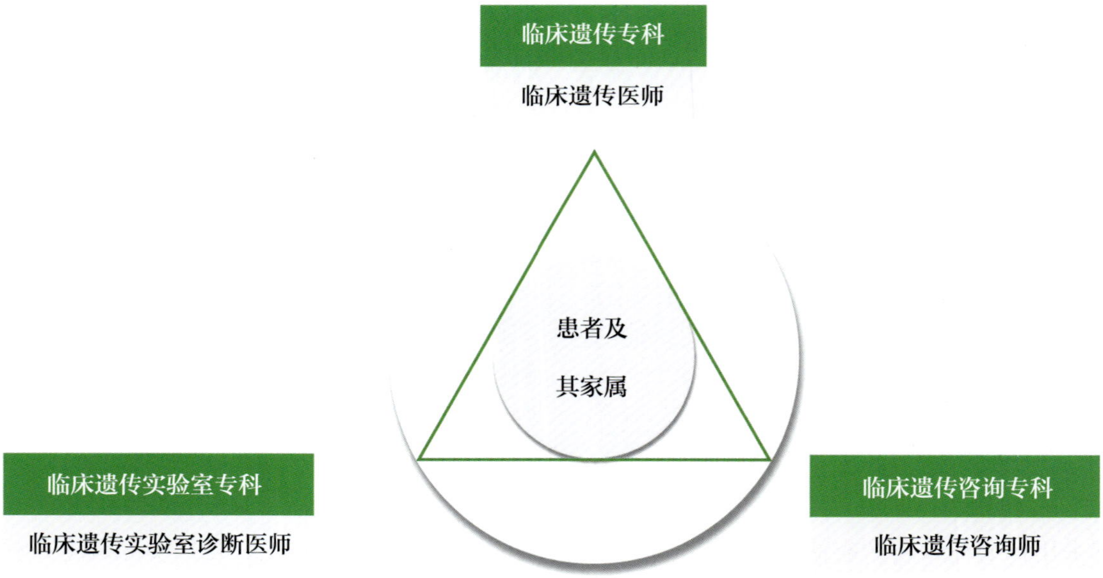

图 1-2　以患者及其家属为中心的遗传学检测“三联系统”

由临床遗传医师或者临床专科医师、临床遗传实验室诊断医师和临床遗传咨询师组成

如遗传性乳腺癌、遗传性卵巢癌）的遗传咨询因其独特的内容，特别是高度的临床异质性和遗传异质性（见本章第二节），同一种遗传性肿瘤可以由多个不同肿瘤基因及其不同变异导致同一种癌症的发生，同一个肿瘤基因的变异可以导致多种不同肿瘤的发生，同一个肿瘤综合征可以导致不同系统的遗传性肿瘤的发生，使得相关遗传咨询显得更加复杂，更具有挑战性[86]。因此，有人认为如果没有专业的遗传性肿瘤遗传咨询配合，就不可贸然开展遗传性肿瘤检测或者筛查，以免给遗传性肿瘤患者及其家属带来极端严重的心理压力甚至意想不到的自杀死亡事故发生，因此，非常有必要将心理咨询治疗适当地融入遗传咨询中去[87]。

肿瘤遗传咨询的最终目的是降低肿瘤的发生率和死亡率，防控遗传性肿瘤的发生，减轻给社会和家庭造成的精神负担和经济压力[87]。

临床遗传咨询师应当根据特定肿瘤以及其他相关肿瘤在家族中发生的特点，即上述的遗传性肿瘤的高度临床异质性和遗传异质性进行资料收集，例如以结肠癌发生为主的 Lynch 综合征患者，其家族成员根据性别也可以发生子宫内膜癌、卵巢癌、胃癌、肝胆道癌、泌尿道癌、脑中枢系统癌、小肠癌、皮脂腺癌和肺癌等[88]，累及多个不同系统，临床遗传咨询师应为肿瘤患者及其家属提供对不同肿瘤的相关知识认识，包括变异肿瘤基因传递给下一代的概率，以及肿瘤基因变异携带者一生中在不同年龄段的肿瘤发生风险、临床管理和预防措施等信息。肿瘤患者及其家人通常会产生对肿瘤死亡的恐惧心理，加上遗传性肿瘤能往家族下一代传递，心理咨询及遗传咨询技巧，以及较长的咨询时间是肿瘤遗传咨询师在门诊经常面临且颇具挑战性的内容。临床遗传咨询师需要与患者及其医生密切沟通合作，制订实验室基因检测方案并解释检测结果。因此，遗传咨询师在肿瘤患者和临床医生之间，以及肿瘤患者和基因检测实验室之间起到了必不可少的桥梁作用。由于肿瘤遗传咨询是一个连续性复杂的过程，下述的各方面的内容有必要进行重点介绍。

一、门诊所需要的资料准备

根据采用传统遗传咨询或者其他遗传咨询模式（见本章第三节）的不同，做好肿瘤遗传咨询门诊前的准备，围绕遗传性肿瘤高度怀疑依据，收集咨询过程中需要的资料[89-91]：

1. **肿瘤家族史**。先证者的肿瘤种类，包括良性还是恶性，相关肿瘤在家族各成员身上发生的具体情况等。信息至少来自三代成员，包括父母、兄弟姐妹、子女、姨、舅、叔、姑、侄女、侄子、祖父母等。

2. **家族中肿瘤患者信息**。包括肿瘤患者性别、发病或者诊断年龄、死亡年龄和死亡原因，以及其他成员的年龄和健康状况。

3. **临床资料**。包括患者的住院和（或）门诊病历，各项临床实验室检查报告或者基因筛查 / 检测报告；影像检查报告（例如结肠镜检查结果）等。另外，分子病理检查报告非常重要，是遗传性肿瘤诊断的“金标准”，也包括病理活检和手术标本检查的病理诊断报告。

4. **肿瘤基因检测报告**。注意收集提供检测单位所用检测平台和所检测的基因信息，以便对检测结果做准确性的判断。

需要注意因为咨询者对家族史了解不多而出现的遗传咨询回避。在遗传咨询时，在征得患者同意的前提下，要求其带上陪同人员，可以是家人或者知心朋友。在遗传咨询过程中会讨论很多问题，陪同人员可以帮助倾听和思考问题。带上家庭成员有助于提供更多家族史的信息。

二、门诊咨询内容

在遗传咨询期间，首先需要关注的是咨询者的临床转诊原因及对其临床资料的了解，遗传咨询师将讨论以下内容[90,92-95]：

1. **需要解释咨询者与先证者的关系**。

2. **咨询者的肿瘤家族史**。遗传咨询师将根据家族史绘制家系图谱，包括至少三代直系亲属，记录患肿瘤的家庭成员的性别、肿瘤类型，以及肿瘤诊断年龄。根据家族史分析和先证者的临床表现特征，归纳高度怀疑遗传性肿瘤的依据，从而提供是否可能患上特定类型遗传性肿瘤的解释。

3. **通过家族史分析，提供肿瘤基因检测及其家族成员携带者验证必要性的咨询，帮助评估肿瘤发生的风险**。特别注意的是，先证者的一些家族成员对已明确的基因致病性变异检测的必要性不理解，认为万一被确认是基因变异携带者时产生肿瘤发生风险的恐惧心理而拒绝必要的基因检测；对此必须给予耐心的解释：一方面，对肿瘤基因变异携带者有相应的预防措施；另一方面，如果证实未携带肿瘤基因变异，罹患相同肿瘤的风险就极低了。

4. **解释肿瘤基因检测的必要性、优点、准确性和局限性，并且提供合适的基因检测策略**。制定肿瘤筛查和监测方案，选择合适的预防措施、诊断和治疗方案。

5. **肿瘤基因检测结果解释后患者及其家属的情绪、心理和社会后果的心理咨询**。对儿童肿瘤患者进行遗传咨询时（详见第10章），特别需要其家长的参考意见以及考虑孩子患病对家长的影响。被诊断出患有肿瘤的儿童的父母通常对遗传咨询/检测表示兴趣，但最后是否进行相关基因检测需要由患儿父母决定，部分患儿的父母会拒绝相关的基因检测。鉴于这种不确定性，遗传咨询师应该具有权衡家庭参与决策过程的咨询技能，权衡在儿童患者人群中进行基因检测的利弊。父母对基因检测技术的接受能力高有利于儿童肿瘤的治疗[94]。

6. **提供遗传信息隐私保护相关的法律信息**。

7. **伦理委员会信息**。与遗传性肿瘤检测相关的伦理十分重要，既反映了遗传咨询原则执行的重要性，也需要充分体现患者及其家属的自主原则（见本章第六节）。

8. **社会肿瘤患者关爱组织的介绍**。近年来，关爱肿瘤患者及其家属的社会组织在中国不断规范和发展，在经济和心理等各方面提供支持和帮助，这是提高肿瘤患者诊治效果必不可少的社会因素，已经有不少令人感动的经验[95]。

在肿瘤遗传咨询服务完善的国家，遗传咨询师还为咨询者提供与基因歧视相关的法律保护信息。

在遗传性肿瘤诊断明确的情况下，遗传咨询需要针对患者、肿瘤基因携带者分别提供诊治、监测和预防保健管理措施（包括预防性切除手术）的指导，有生育需求的则提供避免相关遗传性肿瘤在后代发生的孕产前肿瘤基因筛查诊断指导，但在这一过程中可能存在伦理应用的挑战。

遗传性肿瘤相关的咨询内容多而复杂，因此，遗传咨询门诊通常需要30～45分钟甚至更长的沟通时间。

三、咨询门诊后事宜

遗传咨询师对咨询者进行咨询后，根据不同的个案情况还有很多事情需要跟进[90,94]，主要包括：

1. **遗传咨询摘要**。这是给咨询者的咨询沟通总结。通常，这份报告的复印件将提供给咨询者及其医生。

2. **提供咨询者家族史相关的书面总结报告**。在特别情况下，咨询者及其家属可能有资格参与相关肿瘤科研项目。遗传咨询师可提供有关研究信息，并帮助他们做必要的安排。

3. **先证者基因检测的选择**。遗传咨询师需要提供帮助，协调检测细节，包括与提供规范性基因检测的实验室沟通，医疗保险报销，以及想办法节省检测费用等。

4. **基因结果解读**。得到基因检测结果后，及时与咨询者一起准确解释检测结果，明确基因变异的致病性或者肿瘤发生的风险，帮助其理解结果的临床意义，必须注意明确“意义不明”不等于“没有意义”。

二代测序（next generation sequencing, NGS）技术可以同时检测多个肿瘤易感基因。尽管使用此技术有许多好处，包括时间和正确率，但也必须考虑其不足和局限性。应该选择针对已知临床资料的最佳基因包，以最大限度地减少意义不明变异的数量。使用含低度遗传外显率或者新发现的而没有可操作性检测方案的基因进行检测会带来结果解读问题。遗传咨询师是遗传性肿瘤风险评估团队的重要组成部分，可帮助医疗团队选择最合适检测方法并能解释复杂的检测结果。遗传咨询师了解患者家族病史后，应为患者及有患病或者肿瘤基因携带的家庭成员解释检测结果的临床意义[96-99]。对“次要发现”的基因变异的规范临床管理是基因检测新时代的重要遗传咨询内容（见本章第六节）。

肿瘤发病家族史及其肿瘤的临床诊断资料，是基因检测结果准确解读的基本需求。图1-3展示的是一个典型的案例。

临床案例二

如图1-3所示，先证者（Ⅲ-6），男，30岁，因家族性腺瘤性息肉病和无精症来咨询。先证者已行结肠镜检查，病理检查诊断为家族性腺瘤性息肉病。先证者的父亲（Ⅱ-3）在47岁诊断为结肠癌，手术治疗后康复良好，伯父（Ⅱ-1）在40余岁也诊断为结肠癌，52岁手术后去世。先证者的一个同胞（Ⅲ-5）和伯父的三个子女（Ⅲ-1, Ⅲ-2, Ⅲ-3）也患有腺瘤性息肉病。同时，先证者的体格检查和精液分析确诊为先天性输精管缺如。

经过首次遗传咨询，先证者了解到①家族

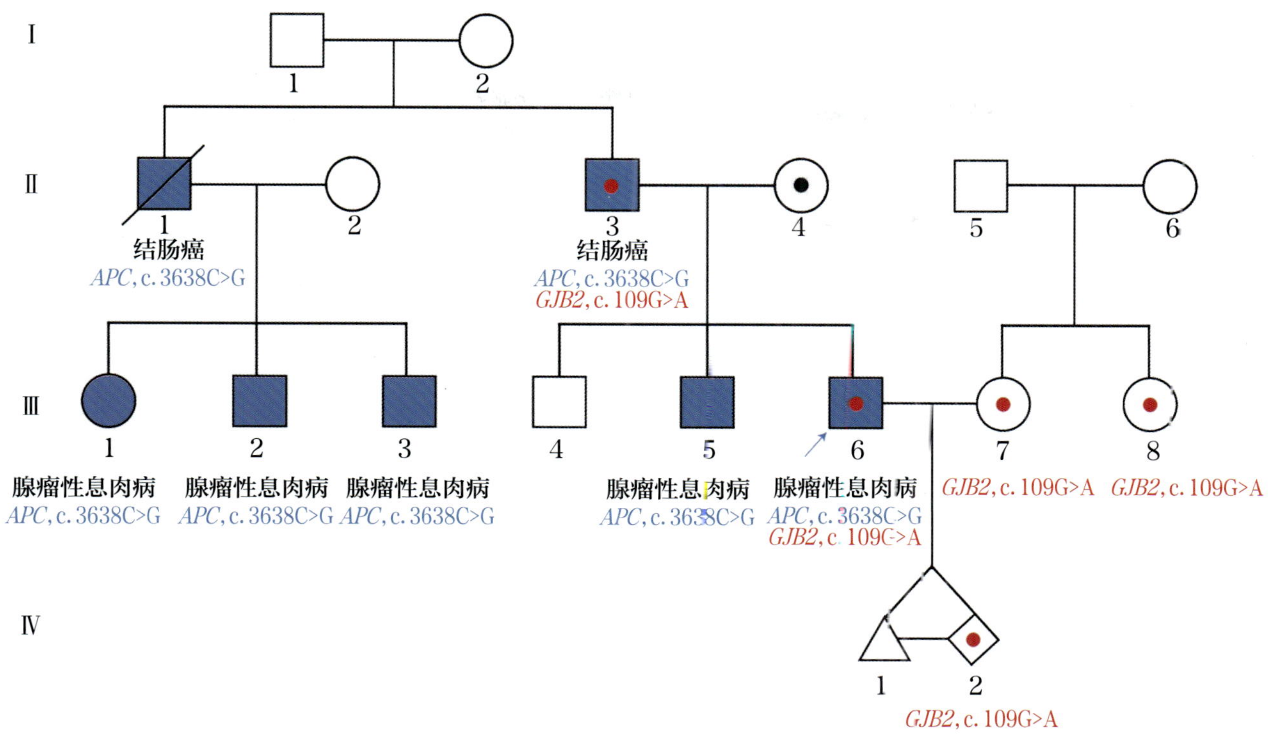

图 1-3 同时有家族性腺瘤性息肉病、遗传性耳聋和先天性输精管缺如相关基因变异的家系图——临床案例二

（本案例由徐艳文提供）

性腺瘤性息肉病（familial adenomatous polyposis, FAP）的主要临床表现为结肠和直肠存在多发性的腺瘤性息肉[100]，大部分患者在 30 ~ 40 岁患结肠癌[101]。家族性腺瘤性息肉病的发生与 *APC* 基因变异相关，遗传模式属于常染色体显性遗传。自然妊娠能把变异基因往下代传递而发病的概率是 50%。②先天性输精管缺如的发病与 *CFTR* 基因变异相关，属于常染色体隐性遗传，如果女方不携带该基因变异，则在经辅助生殖技术助孕后其子代有 50% 的概率是 *CFTR* 基因变异携带者[102]。

经过基因检测，发现先证者不仅有与腺瘤性息肉病和先天性输精管缺如相关的基因变异，还有与耳聋相关的基因变异，分别是 *APC* c.3638C>G，*CFTR* 5T/5T（家系图中未显示），*GJB2* c.109G>A。经过分析，*CFTR* 5T/5T 纯合变异和 *GJB2* c.109G>A 变异的致病性明确，其中的 *CFTR* 5T/5T 纯合变异与先证者临床表型无精症相关的先天性输精管缺如诊断相一致[102,103]。然而，*APC* 基因 c.3638C>G 变异，为无义变异，预测可能会导致编码相关蛋白过程提前出现氨基酸的终止密码，但这个变异没有在相关临床病例中被报道过，也没有在参考人群基因数据库中收录。综合考虑先证者的临床表现，判断该变异为“2 类 - 可能致病”。然而，根据家族里多个家族性腺瘤性息肉病和结肠癌的家族史分析，*APC* 基因 c.3638C>G 变异的致病性基本可以肯定，但需要对先证病的家族成员进行基因检测进一步验证。同样，先证者的 *CFTR* 基因 5T/5T 纯合变异，和 *GJB2* 基因 c.109G>A 杂合变异，如果女方也携带同一个基因变异，男女子代有耳聋患病风险，而男性子代则有先天性输精管缺如的风险。因此，需要对女方进行 *CFTR* 和 *GJB2* 基因检测。

经过对先证者的两个同胞进行 *APC* 基因 c.3638C>G 变异验证检测，肠镜检查发现有息肉的一位同胞（Ⅲ -5）的 *APC* 基因 c.3638C>G 变异是阳性，而另一位同胞（Ⅲ -4）没有相关临床表型，基因检测结果未发现 *APC* 基因变异。女方（Ⅲ -7）基因检测证实没有携带 *CFTR* 基因变异，但携带了 *GJB2* 基因 c.109G>A 杂合变异。另外，女方的妹妹（Ⅲ -8）也是 *GJB2* 基因变异杂合子，但两姐妹均无耳聋的表型。患者的父亲有 *APC* 基因 c.3638C>G 杂合变异、*CFTR* 基因 5T 杂合变异（图中未显示），以及 *GJB2* 基因

c.109G>A 杂合变异；先证者的母亲（Ⅱ-4）携带 *CFTR* 基因 5T 变异（图中未显示）。

基因检测后的遗传咨询中，结合患者的临床表现、家族史，以及变异的分类和相关亲属的变异检测，遗传咨询的医生首先向患者告知 *APC* 基因 c.3638C>G 杂合变异的致病性明确。另外，医生对 *GJB2* 基因相关疾病进行了详细的解释。*GJB2* 基因变异可表现为常染色体隐性遗传性耳聋 1 型或常染色体显性遗传性耳聋 3 型。在双方携带 *GJB2* 基因变异的情况下，自然妊娠子代是 *GJB2* 基因变异携带者的概率是 50%，*GJB2* 基因纯合变异的概率是 25%。其中，常染色体隐性遗传性耳聋 1 型的临床表现主要为语前非渐进性的轻度至中度的感音神经性听力损伤，而常显遗传性耳聋 3 型的临床表现主要为语前高频性渐进性听力损伤[104,105]。携带 *GJB2* 基因 c.109G>A 杂合变异的儿童听力正常、患有轻中度耳聋和重度耳聋的概率相似，而纯合变异更容易导致轻中度耳聋或重度耳聋[106]。故主诊医生建议再次生育时可考虑选择行胚胎植入前遗传学检测（preimplantation genetic testing, PGT）。

经过生殖医学中心的接诊医生专业的介绍，耐心的解答，该夫妇俩选择行单基因疾病胚胎植入前遗传学检测（preimplantation genetic testing for monogenic disease, PGT-M），在胚胎中同时检测 *APC* 及 *GJB2* 变异基因，通过宫腔内移植基因型正常的胚胎，以阻断 *APC* 及 *GJB2* 变异基因的垂直传递风险，这也符合尊重患者自主权，以及有利于子代的伦理原则。鉴于男方患有 *CFTR* 基因 5T/5T 纯合变异导致的先天性输精管缺如，而女方没有携带 *CFTR* 基因变异，因此该夫妇的子代均为 5T 杂合变异携带者，但不会有先天性输精管缺如的发生，不需要排查该基因。经过促排卵、囊胚活检和胚胎诊断，患者获得 1 枚可移植胚胎，为无 *APC* 基因变异但有 *GJB2* 基因父源杂合变异。于 2019 年 9 月移植 1 枚胚胎，单绒毛膜单羊膜囊双胎妊娠，其中一胎（Ⅳ-2）有胎心，另一胎（Ⅳ-1）未见胎心而早期流产，但非基因变异所致。

二代测序技术在遗传性肿瘤的基因检测越来越多，检测到的“意义不明”变异十分普遍，测序结果的解读至关重要，对于“意义不明”的测序结果不能排除致病性的可能，这是随之的肿瘤遗传咨询过程的常见挑战。以下是一个典型的案例。

临床案例三

如图 1-4 所示，先证者 Barbie 女士（Ⅱ-3），52 岁，白种人，由于女儿（Ⅲ-3，32 岁）的子宫内膜癌诊断而在医院做了与子宫内膜癌相关的基因检测，基因检测结果发现其女儿有 *MLH1* 胚系致病性变异，基因变异来自父亲（Ⅱ-2），父亲健在，祖父母分别于 42 岁和 60 岁时病逝，病因不明。结合先证者女儿的 *MLH1* 致病性纯合变异和脑部胶质母细胞瘤（glioblastoma）手术史，确诊为 Turcot 综合征[107]。

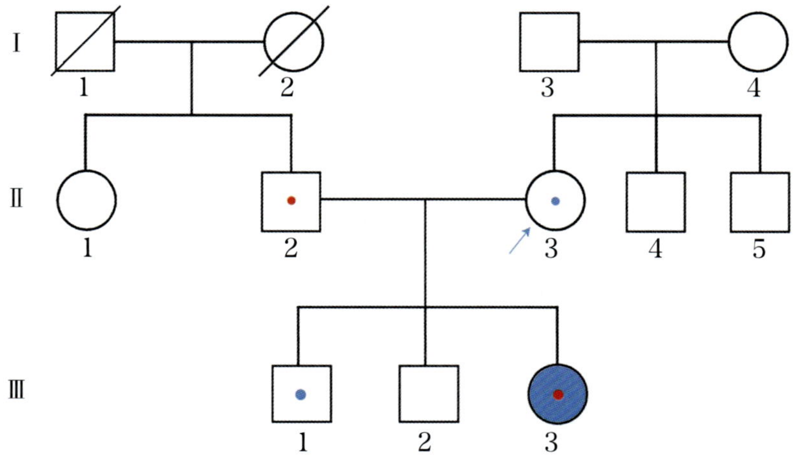

图 1-4 Turcot 综合征、家族性腺瘤性息肉病家系图——临床案例三

（本案例由陆国辉提供）

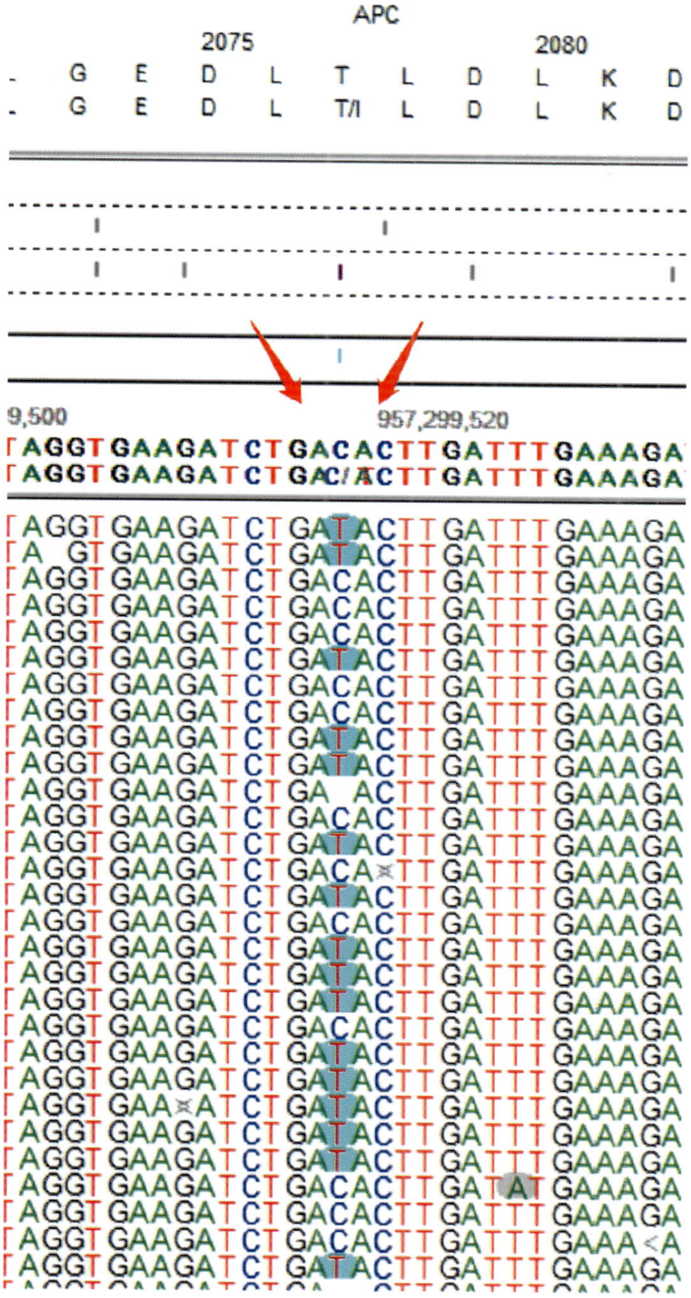

图 1-5 *APC*“意义不明”变异 c.6230C>T——临床案例三

与此同时，Barbie 的基因检测发现 *APC* 基因 [OMIM: 611731]/5q22.2 变异 c.6230C>T （图 1-5），她的儿子（Ⅲ -1）也发现有同样的 *APC* 变异，但是 Barbie 的父母没有发现 *APC* 变异，Barbie 的 *APC* 变异属新发性（*de novo*）。经过细致的基因变异分析和肿瘤基因数据库的查询，把 *APC* c.6230C>T 暂定为“意义不明”变异。遗传咨询过程得知 Barbie 平常有大便稀烂异常，但她的儿子健康。

APC 是与家族性腺瘤性息肉病相关的基因，当年已经发现与 FAP 相关的 *APC* 变异数超过 700 种，其中 30% 属无义变异，移码变异占 68%，而大片段的缺失占 2%。大约 25% 患者的 *APC* 变异属新发性，没有家族史。考虑 Barbie 女士经常大便稀烂的临床表现，尽管 *APC* 变异被定为“意义不明”，随之也对 Barbie 提供常规的遗传咨询和包括每年肠镜检查的健康管理指导，没有发现肠息肉和其他消化系统临床异常。但在

1 年后的常规肠镜检查时发现结肠内有 3 处腺瘤性息肉而进行活检，息肉数在 30 ~ 40 个，引起临床医生的高度重视而对肠息肉的定期监测。第二年的肠镜检查发现息肉病变增多而手术，术后病理检查发现息肉数明显增多，并显示小片状变化。

患者手术治疗后 2 年内的临床表现没有改善，而且腹痛便血明显，肠镜发现原手术部位周围肿块而再次手术，病理检查发生癌变（图 1–6）。鉴于 Barbie 明确的结肠癌诊断，以及她儿子也有相同的 *APC* 变异，此变异的"意义不明"值得高度质疑初诊为家族性腺瘤性息肉病。相关 *APC* 编码的蛋白质功能试验在进行中，以确定其变异的致病性。在此同时，也需要对她携带同样变异的儿子（Ⅲ–1）提供规范性的结直肠癌监测管理咨询，两年后肠镜检查发现小片状肠息肉，最后确诊为家族性腺瘤性息肉病。

5. **家族成员基因检测、风险评估和预防措施**。根据检测结果和家系分析，继续为咨询者选择家族成员进行相关基因检测，提供肿瘤发生风险评估分析，以及如何避免相关肿瘤在下一代发生的孕产前指导，包括胚胎植入前遗传学检测和相关伦理沟通。

肿瘤遗传咨询是一个连续性的服务过程，如果咨询者及其家属有任何问题或者相关肿瘤在家族里发生新变化，应该及时与遗传咨询师沟通联系。

完整的肿瘤遗传咨询除了常规的基因检测前和检测后结果解释外，还体现在肿瘤患者的临床管理过程中不同阶段沟通指导，例如用药、肿瘤治疗的进展、复发、耐药、治疗相关性白血病（therapy-related leukemia）等（图 1-7）[108]。

四、考虑肿瘤基因检测的因素

遗传性肿瘤基因检测是患者及其家属由于各种原因而做出的个人决定。这是包括伦理在内的一个复杂的决定，最好能让咨询者及其家人、医生和遗传咨询师共同参与讨论。决定进行遗传性肿瘤基因检测的主要因素包括：

（1）个人或家族病史分析表明存在遗传性肿瘤的可能性。

（2）基因检测将能清楚地显示特定的致病性变异，从而帮助诊断。

（3）检测结果有助于相关遗传性肿瘤的早期预防（包括预防性的婚前或孕前筛查）、规范性的产前诊断，以及对于患者的临床管理，包括降低遗传性肿瘤发生风险的措施，例如预防性手术、药物治疗、筛查或改变生活方式等。

（4）除非是可能在儿童期发病的肿瘤（详见第 10 章和第 11 章），通常不主张对未成年人（18 岁以下）开展肿瘤基因检测。对有肿瘤家族史而致病性肿瘤基因变异明确的未成年人的基因检测，应在对其父母以及未成年人进行规范的遗传咨询并签署知情同意书的前提下，由咨询者做出决定。

五、遗传性肿瘤基因检测前、后需要了解更多的遗传性肿瘤基因检测信息

值得注意的是，遗传性肿瘤基因检测的决定和检测结果告知受到许多因素影响，患者社会背

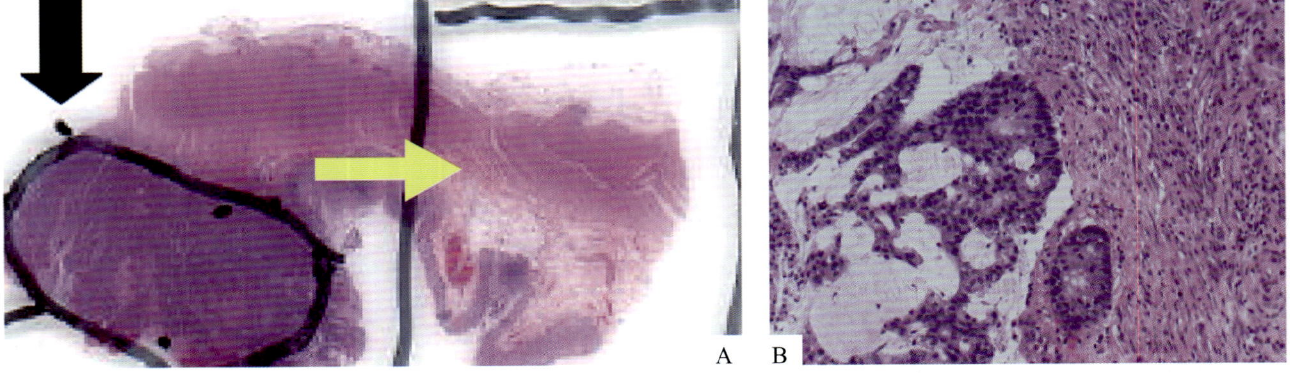

图 1–6 Turcot 综合征结肠癌病理表现——临床案例三

图 A，病理标本，黑色粗箭头所指部分为癌组织，黄色箭头所指的是癌旁正常形态组织；图 B，HE 染色（40×）镜下显示腺细胞癌

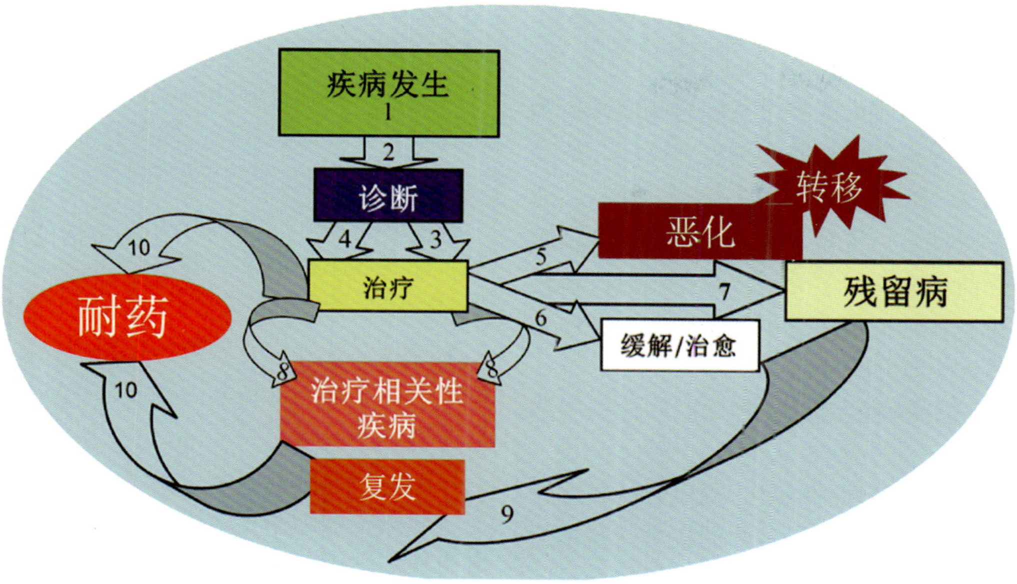

图 1-7 遗传性肿瘤遗传咨询的 10 个阶段 [108]

景是重要因素之一。受过多年教育的患者比较容易接受向亲属透露检测结果，而有虔诚的宗教信仰和受过较少教育的患者则通常不希望临床医生把检测结果告知家属。因此，了解患者的社会背景可以知道他们对遗传信息透露的态度，并能帮助临床医生在与患者讨论检测结果对亲属的影响时提供有效的咨询 [109]。

因为遗传性肿瘤基因检测涉及咨询者及其每位家族成员，还需要考虑如下因素以提供完善的遗传咨询 [87,90,97-99]：

1. **基因检测存在局限性，咨询者及其家属需要明白阴性结果的意义**。

2. **检测阳性结果可导致受检者情绪变化问题，主要包括沮丧、焦虑或内疚感**。

（1）阳性结果意味着携带相关肿瘤基因的变异，这可能给受检者带来负面的情绪。

（2）部分无症状的肿瘤基因变异携带者可能认为自己罹患肿瘤而产生恐惧。

（3）肿瘤基因变异携带者能往下一代传递该变异导致后代发生肿瘤而产生罪恶感，引起紧张。

（4）肿瘤基因变异携带者觉得有义务告诉家人基因检测阳性结果，同时又害怕信息的告知会给家人带来心理压力，不敢透露结果而产生虚假的安全感。

3. **阳性结果、阴性结果和意义不明结果的解释**。肿瘤基因变异的分类及其解读，与孟德尔遗传病的基本相同，但需要注意解释致癌物（carcinogen）对肿瘤发生的重要影响。

4. **基因检测成本相对高**。目前的肿瘤基因检测成本相对昂贵，假如保险不支付，受检者需自己承担检测费用而感到经济压力。

5. **歧视和隐私问题**。部分人害怕阳性结果带来的基因歧视，另外，部分人也许会担心遗传信息的隐私性。在不同国情和不同基因歧视法律管理下，基因信息的隐私必须得到法律保护。

随着肿瘤基因二代测序技术的广泛应用，在严格的实验室建立和质控前提下，不少以往没有发现的基因变异被检测出来，包括肿瘤基因的缺失、扩增、新发变异或者嵌合体等。检测结果的准确解读是肿瘤基因检测具有挑战性的瓶颈，专业性规范化管理始终是临床基因检测的关键，这也是肿瘤遗传咨询所面临的专业挑战 [89,90]。

特别值得注意的是，在获得遗传性肿瘤基因检测阳性结果后，遗传咨询师第一时间需要做的是与受检者的医生沟通交流检测结果，互相配合妥善安排好受检者的遗传咨询门诊。阳性结果报告只能当面给受检者并加以详细的咨询解释，并且注意咨询技巧，最大限度地减轻携带者的心理压力和恐惧感或者罪恶感；肿瘤遗传咨询门诊应该有家属或者知心朋友参与。

六、肿瘤基因变异携带者肿瘤预防健康管理咨询

遗传性肿瘤家族成员或经过基因检测而确定为肿瘤易感基因变异携带者，属于罹患肿瘤的高风险个体，要降低这一高危群体的相关肿瘤发病率，遗传咨询师需要对该群体进行定期监测和管理，及时预防、发现癌前病变并尽早处理，改善预后及减轻患者经济负担。在进行预防管理前，需要对肿瘤基因变异携带者进行充分的评估[110]。

（一）首先需要确定遗传性肿瘤家族成员中的携带者

一个家族发现遗传性肿瘤后，很重要的是通过基因检测，确定携带相应变异基因的成员，这是遗传性肿瘤预防和健康管理的前提。然而，由于对肿瘤的恐惧，不少的患者家族成员拒绝简单而费用不高的验证性基因检测，从而失去必要的肿瘤预防健康管理咨询及其防控措施的收益[111]。然而，能说服家族成员接受必要的基因检测需要耐心专业和心理咨询，以及咨询技巧。

基因检测需要实施知情同意原则，对高危个体应详细告知罹患肿瘤的实际风险，及监测预防（见下文）过程中可能带来的效果、心理压力及经济负担等，在权衡利弊之后再做出决定[112]。

（二）肿瘤基因变异携带者对肿瘤风险管理指南的依从性

携带者对管理指南的依从行为对于相应的肿瘤防控服务改善和成本效益都非常重要。临床肿瘤遗传学研究证明，基因变异携带者的依从率与肿瘤监测和（或）降低癌症发生风险的预防性手术，以及随后发现的肿瘤成正比关系，依从率高，进行肿瘤基因检测率高，接受降低风险手术的高，后续的早期肿瘤诊治的概率高[113]。对不同的肿瘤，需要实施针对性干预以改善肿瘤风险管理的效果。此外，需要在卫生专业人员和广泛的社区中进行有关肿瘤遗传学的进一步教育，以确保及早发现变异携带者。

（三）根据不同的遗传性肿瘤类型提供不同的风险管理指南

根据不同遗传性肿瘤类型选择不同的预防监测方法，该方法要有合适的敏感性和特异性。例如乳腺癌和卵巢癌的预防性手术，结直肠癌的常规性肠镜。已经有实用而且有效的遗传性乳腺和遗传性结直肠癌的肿瘤风险管理指南[114,115]。

然而，肿瘤的风险管理效果与肿瘤的临床表型相关，对于有典型的癌前病变或早期无明显症状的肿瘤，一般有较好的预后改善；而相对那些临床上病程短、进展快的肿瘤，监测管理效果一般欠佳。

（四）预防监测的起始年龄

需要根据肿瘤发生的年龄提供预防检测方案。对于能在儿童期就发生的遗传性肿瘤，就需要在出生时就开始检测。对于成年期发生的肿瘤，通常，家族里首发肿瘤患者的发病年龄越低，遗传性肿瘤的可能性越高，包括基因检测在内的携带者监控管理需要尽早实施[116,117]。

（五）心理咨询

遗传咨询师除了给患者专业的遗传咨询外，同时也应给肿瘤基因变异携带者更多的心理支持和沟通，防止他们产生过重的心理压力及负担，同时就心理调整、合理生活方式、营养、预防和早期诊断等方面提供建议和帮助，防止和延缓相关遗传性肿瘤的发生，提高肿瘤高风险者的生活质量[118]。对于已经诊断患有癌症孕妇的案例，事关两条生命，心理咨询具有特殊的挑战性，咨询的方法和技巧显得特别重要。

（六）预防性手术

预防性手术治疗对多种遗传性肿瘤来说是一种可选择的预防手段，但效果在不同肿瘤中存在较大的差异，疗效有待进一步评估和随访[119]。然而，治疗前应充分与患者进行沟通和仔细斟酌，慎重考虑后再选择手术。

（七）携带者生育健康管理

遗传性肿瘤是可防可控的肿瘤，这与如何避免致病性变异基因往后代传递息息相关，也就是如何指导有生育能力携带者的生育健康管理。

以 *BRCA1/2* 致病性变异携带者为例，生育问题在 *BRCA1/2* 变异携带者的管理和咨询中显得至关重要[120]。在这种情况下，需要关注的有四个方面：①一般而言，女性失去受孕能力的平均年龄是 41 岁，因此建议 *BRCA1/2* 基因携带者在 40 岁时进行预防性双侧输卵管卵巢切除术不会影响自然怀孕的机会。相反，如果选择的手术年龄为 35 岁，则应考虑在手术前进行卵母细胞冷冻保存。②已经有临床研究结果说明，*BRCA1/2* 基因变异携带者的卵巢储备能力实际上比正常人降低，而且基因的变异能影响卵巢促排的反应。③乳腺癌

在 40 岁之前发病并不罕见，而疾病诊断后能保持生育力的携带者经常可见；所以，年轻的健康携带者进行卵母细胞冷冻保存处理的策略值得考虑。当卵巢刺激能产生更多质量好的卵母细胞时，可以考虑在年轻年龄阶段选择性地进行该手术。④对 *BRCA1/2* 基因变异携带者可以考虑胚胎植入前遗传学检测，这一措施适合在能产生高质量卵母细胞的年轻年龄段进行。

（陆国辉 席惠 徐艳文 杨兴坤）

第五节 遗传性肿瘤的产前诊断和遗传咨询共性

这里描述的遗传性肿瘤的产前诊断和遗传咨询可以适用于各种遗传性肿瘤综合征，所以，主要包括如下要点[109,110,121]：

（1）遗传性肿瘤的遗传方式通常属常染色体显性遗传，除了个别特殊肿瘤，患者或者相关肿瘤基因变异携带者将致病性变异基因传递到下一代的概率是 50%，但携带者一生中各年龄段肿瘤的发生风险率因不同遗传性肿瘤而异。

（2）在一个家族里发现遗传性肿瘤先证者后，必须根据家系具体情况，正确地从每一代中选定家族成员进行相关肿瘤基因检测而确定肿瘤基因变异携带者，然后给予相应的肿瘤遗传咨询。

（3）规范性的肿瘤遗传咨询是遗传性肿瘤基因检测的先决条件，以避免基因检测给家庭或者个体带来对肿瘤的恐惧心理、精神压力甚至自杀事件的发生，因此，遗传性肿瘤遗传咨询中的心理咨询显得特别重要，尤其对家族中有多个患有不同种类遗传性肿瘤的家族成员。

（4）除了儿童期发生的遗传性肿瘤外，遗传性肿瘤基因检测通常只限于成年人（通常是 18 岁以上）；在没有经过规范性肿瘤遗传咨询或者未能取得家长同意并且签署书面知情同意书的情况下，不主张对未成年人的遗传性肿瘤基因检测。

（5）遗传性肿瘤的诊断及其基因检测的重要目的之一是避免相关的肿瘤传递给下一代。在对有明确先证者的家族中的生育期成员、肿瘤基因变异携带者或期望生育的患者给予孕产前遗传咨询和相关基因诊断建议和指导，帮助其制订合理的生育计划，降低人群的遗传负荷；在基因变异明确的情况下，遗传性肿瘤的产前诊断已成为现实，包括第三代试管婴儿和产前基因检测，可减少遗传性肿瘤的发病率，提高人口素质[120,121]，但需充分讨论相关肿瘤发生的风险、检测技术的局限性和获益。

（王华 杨兴坤）

第六节 孕产前遗传性肿瘤筛查诊断的伦理

目前我们国家的遗传性肿瘤孕产前筛查诊断的伦理仍然有待于规范性地建立和执行。遗传性肿瘤的发生将对患者、家庭和社会带来与一般单基因遗传病不一样的严重的经济压力，并在心理上导致恐惧或者有罪感，而遗传性肿瘤孕产前遗传学筛查检测能有效地防控遗传性肿瘤在后代中的发生。因此，规范的伦理原则建立和执行显得尤为重要和迫切。

由于遗传性肿瘤的发生会给个人和家族带来重大影响，并且具有可防可控性，遗传性肿瘤可以在儿童期发生（例如视网膜母细胞瘤），而在成年期发生遗传性肿瘤的发生风险随着年龄的增加而升高，因此，孕产前遗传性肿瘤筛查诊断应该有其伦理应用的特殊性。患者或者孕妇及其家属的自主原则应该基于相关遗传性肿瘤基因变异的致病性及其外显率。所以，是否允许含肿瘤基因胚系致病性变异的受精胚胎移植或者胎儿出生是目前争论的焦点。

在医学伦理学的基本原则中，患者或者孕妇及其家属的自主（autonomy）原则是遗传性疾病筛查诊断伦理的核心，而自主原则是基于对患者及其家属的有利（beneficence）和尊重（respect）[122-124]。

自主原则是个体对自身健康和医疗案例的决定权，根据专业人员提供的临床相关信息，患者或者其有代表权的个体以自身的价值观做出知情同意（informed consent），然后做出决定。在临床医学实践中，患者具有独立行为能力，应该受到人格的尊重，患者的基本权利不能受到干涉．而对因为疾病或者生理状况影响导致独立行为能力受限的个体需要给予特别的保护。

有利原则要求医疗方面的诊治行为对患者确有帮助，体现在医学行为能够给患者带来最大可能的益处，而不侵犯患者的权利。遗传性肿瘤的基因检测服务应以患者的利益为重，使患者及其家属得到最大的好处，减少其在精神上、肉体上和经济上承受的压力和病痛，最大限度地使他们受益。

尊重原则是要求医务人员尊重患者，保护患者的疾病临床信息。遗传信息，临床检查结果和疾病的诊断是患者的隐私，应该受保护和保密，在没有经过患者或者其有代表权个体的许可，不得让任何第三方查询而泄露患者私隐。

另外，无害原则也是医学伦理学的一个重要原则。无害原则包括主观的不伤害意图和客观的低伤害结果。根据无害原则，属于适应证范围的、对患者有利的诊疗行为符合无害原则，而对患者无益的、不必要的或者禁忌的医疗行为则违背了无害原则。

在孕产前遗传性肿瘤筛查诊断中，首先需要明确的是美国医学遗传学会（American College of Medical Genetics, ACMG）提出来的“偶然发现”（incidental finding, IF）这一重要概念[125,126]。“偶然发现”是指在临床基因筛查检测时，有意或者偶然发现到的原来检测指征无关，但临床上可见明显异常表型相关的基因变异结果，例如在对单基因病案例进行基因检测发现遗传性肿瘤基因致病性变异，如 *BRCA1/2* 基因；后来把“偶然发现”改名为“次要发现”（secondary finding, SF）[126]。根据美国 2016 年 ACMG 指南，目前已经明确提供了 59 个“次要发现”基因[126]，不管基因检测的临床指征是什么，这些基因代表了在确认致病性变异时应向临床医生报告的“次要发现”基因[125,126]。然而，针对在患者身上发现此类基因致病性变异时，是否应该为患者提供遗传咨询以及对于全外显子测序中的“次要发现”的反馈是有争议的话题。

2013 年 ACMG 曾提供了 56 个基因的列表，其中包括 25 个肿瘤易感基因[125]，并说明不管检测的临床指征是什么，这些基因代表了在确认致病性变异时应向临床医生报告的“最少”的“次要发现”，而且建议应该把哪些“次要发现”基因变异反馈给患者[126]。ACMG 所建立的基因列表得到进一步更新，包括可通过其他诊断方法能检测到与疾病相关的基因，和导致高度外显疾病发生的基因，从而可能使受检者从对疾病医疗干预中受益[125]。然而，当年 ACMG 建议的发布受到了批评，因为无论患者偏好如何，原来所定的 56 个“次要发现”基因都要求被报告时，一些人认为这些指南违反了现有的基因检测伦理规范和患者的自主权[127,128]。后来的修改，允许患者选择不接受附带的检测发现，但 ACMG 成员和临床遗传学家之间关于应该如何把“次要发现”基因反馈给患者的争论仍在继续。

随着全外显子组测序（whole exome sequencing, WES）检测在临床上的应用，对“次要发现”基因变异的反馈建议变得更加常见，并且对其处理的原则得到不断完善[129]，并且于 2016 年把 56 个基因更新为 59 个（表 1-2）[126]。ACMG 于 2021 年 5 月对“次要发现”基因进行修正，在原来 2 版的 59 个的基础上，多加了 14 个而更新为 73 个，并且对“次要发现”基因的临床应用做了相应的规范[130,131]。

特别值得注意的是，在进行遗传性肿瘤学检测时，包括多个不同的家族性肿瘤易感基因或者肿瘤基因组异常的肿瘤基因包的广泛使用可以检测出“次要发现”基因，并提示了需要解决的医学、伦理和法律等重要问题。经过医学专家（包括肿瘤学家，临床和分子遗传学家）、伦理学家、律师、患者代表和心理学家组成的多学科组进行伦理反思讨论，提供信息指南和材料，对 60 个“次要发现”肿瘤易感基因进行了独立评估和分类（表 1-3）[132]；其评估和分类的主要标准是：①基因筛查方法和相关肿瘤预防策略的“可操作性（actionable）”；②风险评估（严重性，外显率和疾病发生的年龄）；③已发表数据的证据，把“次要发现”基因分为三类。第一类，包括 36 个基因，这些基因的致病性明确，已有“可操作性”的筛查或预防策略，因而建议把结果报告发给处方医生和患者；第二类，所包括的 5 个基因，具有明显致病风险，也有现成“可操作性”的筛查或预防措施，但是目前还没有足够的文献数据或证据以制定指南指导干预措施及说明其真正益处，需要经过充分的分析而决定告知信息；第三类，共有 19 个基因，具有中等肿瘤发生风险，但目前其筛查和预防策略有限或者不存在，所以，不建议向患者提供有关“次要发现”基因的信息[132]。

建立对这些“次要发现”肿瘤易感基因的管理指南，能为临床医生和实验室标准化临床实践提供新见解[132]。下面是 2018 年对肿瘤相关的“次要发现”基因的处理建议：

（1）如果事先获得关于“次要发现”基因的书面知情同意书，应告知患者有“可操作性”筛查和预防管理方案的“次要发现”遗传性肿瘤易感基因，即一类基因。

（2）对于与原来进行遗传学检测的指征无关，但在检测时发现的一类“次要发现”基因，实验室应将其报告给临床医生。

（3）在每次采集标本进行遗传性或者体细胞性外显子组，或基因组的遗传学检测之前，应向患者说明基因检测中有“次要发现”基因的可能性。

（4）具有医学遗传学资格的卫生专业人员（肿瘤遗传学家、医学遗传学家、肿瘤学家和妇产科医师、接受肿瘤遗传学培训的遗传咨询师）必须提供知情同意而充分告知“次要发现”基因相关的肿瘤信息。

（5）必须尊重患者的自主权，尊重患者希望知道，或者不想知道“次要发现”基因的愿望。即使已经获得先前的同意，也可以允许患者随时拒绝了解这些“次要发现”基因。

（6）必须为患者提供可分享的“次要发现”基因信息的支持。

（7）应该收集一份具体的知情同意书，说明患者是否希望获得“次要发现”基因的信息。在按照原来临床指征作基因检测而计划发出初步分析结果时，需要确认患者是否愿意知道与原来检测目的不一样的“次要发现”基因结果，即需要患者确认同意。

（8）信息和知情同意必须注明“次要发现”基因对患者亲属的医疗健康影响。需要提供标准化的风险评估和健康管理咨询支持。

（9）必须由具有医学遗传学资格的医生向患者告知“次要发现”基因结果，这样的医生应该是有能力进行症状前诊断的多学科团队的成员。

（10）对肿瘤组织进行与治疗相关的体细胞基因分析时，建议患者签署与“次要发现”的胚系基因变异相关信息的知情同意书。

需要注意的是，在孕产前遗传性肿瘤筛查诊断，对这些“次要发现”基因变异的致病性评估，应该结合患者的临床表型及其家族史，按照 ACMG 制定的标准进行解读，按致病、可能致病和意义不明分类[133,134]。

表 1-2 59 个“次要发现”基因及其遗传信息

临床表型	发病年龄	基因名称	遗传方式
遗传性乳腺癌 / 卵巢癌综合征（hereditary breast and ovarian cancer syndrome）	成人	*BRCA1* *BRCA2*	AD
Li-Fraumeni 综合征（Li-Fraumeni syndrome）	儿童 / 成人	*TP53*	AD
Peutz-Jeghers 综合征（Peutz-Jeghers syndrome）	儿童 / 成人	*STK11*	AD
Lynch 综合征（Lynch syndrome）	成人	*MLH1* *MSH2* *MSH6* *PMS2*	AD
家族性腺瘤性息肉病（familial adenomatous polyposis, FAP）	儿童	*APC*	AD
MUTYH 相关息肉病（*MUTYH*-associated polyposis）；多发性结直肠腺瘤 / 家族性腺瘤性息肉病Ⅱ型 /（adenomas, multiple colorectal, FAP type 2）；常染色体隐性结直肠腺性息肉病伴毛细血管瘤（colorectal adenomatous polyposis, autosomal recessive, with pilomatricomas）	成人	*MUTYH*	AR**
幼年型息肉病综合征（juvenile polyposis syndrome）	儿童 / 成人	*BMPR1A* *SMAD4*	AD
von Hippel-Lindau 综合征（von Hippel-Lindau syndrome）	儿童 / 成人	*VHL*	AD
多发性内分泌腺瘤病 1 型（multiple endocrine neoplasia type 1）	儿童 / 成人	*MEN1*	AD
多发性内分泌腺瘤病 2 型（multiple endocrine neoplasia type 2）	儿童 / 成人	*RET*	AD

续表

临床表型	发病年龄	基因名称	遗传方式
家族性甲状腺髓样癌（familial medullary thyroid cancer, FMTC）	儿童 / 成人	*RET*	AD
PTEN 基因错构瘤综合征（hamartoma tumor syndrome）	儿童	*PTEN*	AD
视网膜母细胞瘤（retinoblastoma）	儿童	*RB1*	AD
遗传性副神经节瘤 / 嗜铬细胞瘤综合征（hereditary paraganglioma-pheochromocytoma syndrome）	儿童 / 成人	*SDHD* *SDHAF2* *SDHC* *SDHB*	AD
结节性硬化复合症（tuberous sclerosis complex）	儿童	*TSC1* *TSC2*	AD
WT1 基因相关威尔姆斯瘤（WT1-related Wilms tumor）	儿童	*WT1*	AD
神经纤维瘤病Ⅱ型（neurofibromatosis type 2）	儿童 / 成人	*NF2*	AD
Ehlers-Danlos 综合征血管型（Ehlers-Danlos Syndromes vascular type）	儿童 / 成人	*COL3A1*	AD
马方综合征(Marfan syndrome), Loeys-Dietz 综合征(Loeys-Dietz syndromes)，家族性胸主动脉 / 脉夹层瘤（familial thoracic aortic aneurysms and dissections）	儿童 / 成人	*FBN1* *TGFBR1* *TGFBR2* *SMAD3* *ACTA2* *MYH11*	AD
肥厚型心肌病（hypertrophic cardiomyopathy），扩张型心肌病（dilated cardiomyopathy）	儿童 / 成人	*MYBPC3* *MYH7* *TNNT2* *TNNI3* *TPM1* *MYL3* *ACTC1* *PRKAG2* *GLA* *MYL2* *LMNA*	AD XL AD
儿茶酚胺能多态性室性心动过速（catecholaminergic polymorphic ventricular tachycardia）	儿童 / 成人	*RYR2*	AD
心律失常性右室心肌病（arrhythmogenic right ventricular cardiomyopathy）	儿童 / 成人	*PKP2* *DSP* *DSC2* *TMEM43* *DSG2*	AD
Romano-Ward 长 QT 综合征Ⅰ，Ⅱ，Ⅲ型（Romano-Ward Long QT Syndromes，Types 1, 2, 3），Brugada 综合征（Brugada syndrome）	儿童 / 成人	*KCNQ1* *KCNH2* *SCN5A*	AD

续表

临床表型	发病年龄	基因名称	遗传方式
家族性高胆固醇血症（familial hypercholesterolemia）	儿童	*LDLR* *APOB* *PCSK9*	SD SD AD
Wilson 病（Wilson disease）	儿童	*ATP7B*	AR**
鸟氨酸转氨甲酰酶缺乏症（ornithine transcarbamylase deficiency）	新生儿（男），儿童（女）	*OTC*	XL
恶性高热易感性（malignant hyperthermia susceptibility）	儿童 / 成人	*RYR1* *CACNA1S*	 AD

注：为了简单起见，把一些可能显示半显性（semi-dominant，SD）遗传的基因当作常染色体显性（AD）；XL：X- 连锁；AR**：常染色体隐性，尽管携带者的风险可能会增加，但建议只关注具有双等位基因变异的个体

表 1-3　60 个“次要发现”肿瘤基因列表

类别	基因名
一类	*BRCA1, BRCA2, TP53, STK11, MLH1, MSH2, MSH6, PMS2, APC, MUTYH*（hmz），*BMPR1A, SMAD4, VHL, MEN1, RET, PTEN, SDHD, SDHAF2, SDHC, SDHB, TSC1, TSC2, CDKN2A, EPCAM, SDHA, MET, CDH1, PALB2, BAP1, TMEM127, CDK4, NF1, TERT, POT1, TERF2IP, MAX*
二类	*POLE, POLD1, AXINE2, PBRM1, MSH3*
三类	*GREM1, NTHL1, FLCN, MC1R, MITF, HOXB13, CYLD, ACD, MDH2, EPAS1, BRIP1, BARD1, NBN, ATM, RAD51C, RAD51D, FH, CDC73*（*HRPT2*）*, CHEK2*

hmz：纯合（homozygous）

单基因病胚胎植入前遗传学检测（PGT-M），即对单基因疾病基因携带者的胚胎植入前进行筛查检测，从而选择没有疾病表型的胚胎进行移植，以避免异常胚胎的妊娠。相当部分的遗传性肿瘤属于成年后发病的疾病，而 PGT-M 过程复杂，患者需要经历促排卵、取卵手术、胚胎活检和胚胎移植等系列操作，有卵巢过度刺激综合征的风险，而且胚胎活检的远期安全性尚有待证实；因此，在决定是否对遗传性肿瘤基因进行 PGT-M 前，应根据相关疾病临床表型的严重程度、是否有有效的干预措施，以及干预的成本等综合考虑[135]。当病情不严重，或者传递概率不高时，需谨慎做出符合伦理原则的决定。

在做出符合伦理标准的决定前，对相关遗传性肿瘤基因变异致病性及其外显率的解读和确定是重中之重。基于这一致病性及其外显率结果，为当事人提供相关肿瘤的专业性和心理咨询，让他们充分知情并签署书面同意书做决定。图 1-8 示例了一对夫妇的流产胎儿同时携带常染色体隐性遗传甲基丙二酸尿症相关的 *MUT* 基因致病性纯合变异，以及“次要发现”的与遗传性乳腺癌 / 卵巢癌综合征发生相关的 *BRCA1* 基因变异，在进行 PGT-M 时，应该结合遗传性肿瘤基因变异的致病性及其外显率灵活实施伦理原则的案例。

BRCA1 基因变异导致的遗传性乳腺癌 / 卵巢癌综合征属于成年后的迟发性疾病，其遗传方式是常染色体显性遗传，携带 *BRCA1* 变异的个体把变异的基因往后代传递的概率是 50%，患乳腺癌和卵巢癌的终生平均风险分别为 65% ~ 85% 和 39% ~ 44%[136]，即不是全部携带者都患病，但患病风险随着年龄的增加而增加，在规范性的预防健康管理情况下，早期发现的乳腺癌患者也有较长的治疗后生存期，因此 *BRCA1* 基因变异者是否需要进行 PGT-M，需要根据个体不同的情况，经过规

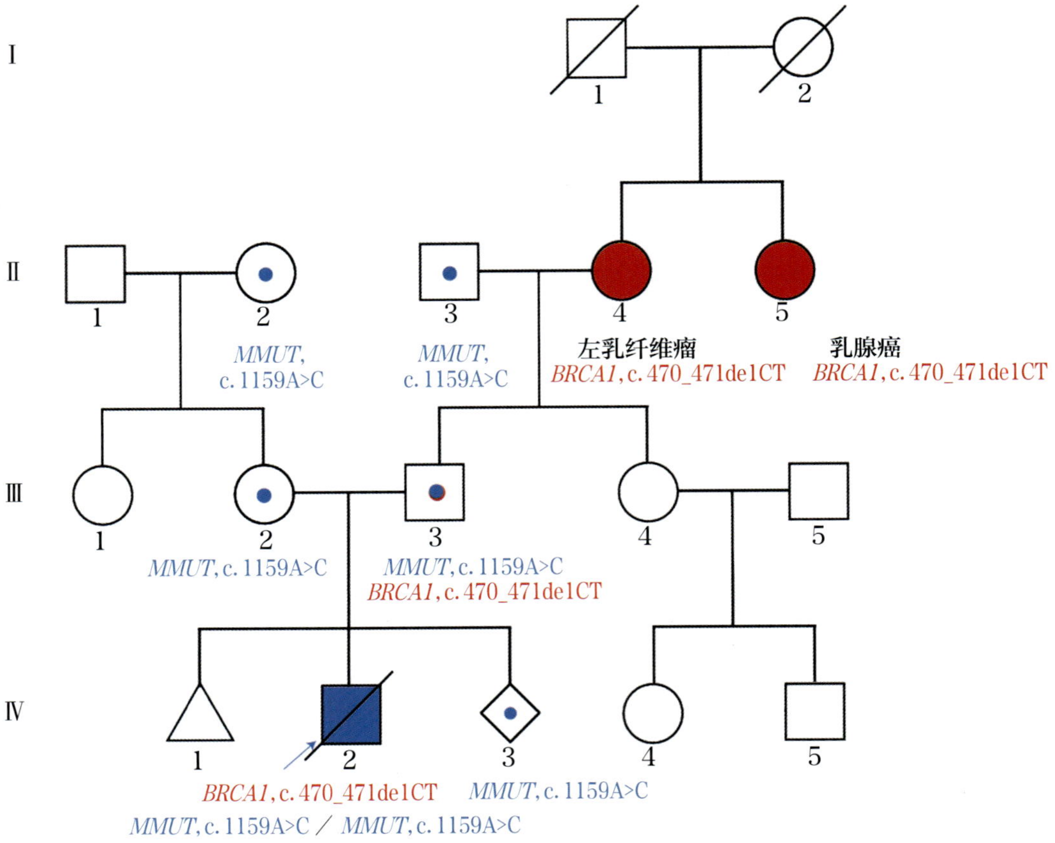

图 1-8 同时携带 *MMUT* 和 *BRCA1* 致病性变异基因家族——临床案例四

（本案例由陆国辉提供）

范性的临床咨询，充分进行利弊分析，作个体化处理[135]。本例患者在 *MMUT* 基因变异进行 PGT-M 的基础上，再筛查具有明显致病性的 *BRCA1* 基因变异，以降低子代患有遗传性肿瘤的风险，符合伦理上有利于子代的原则。

临床案例四

如图 1-8，夫妇俩（Ⅲ-2，Ⅲ-3），分别是 32 岁和 28 岁，曾有一次早期自然流产史（Ⅳ-1），原因未明。先证者是第二胎（Ⅳ-2），为自然妊娠足月剖宫产，出生 8 天后因甲基丙二酸尿症夭折。Trio 医学外显子测序的结果显示先证者为 *MMUT* 基因变异 c.1159A>C 变异纯合子（图 1-9A），符合甲基丙二酸尿症的诊断，同时发现是 *BRCA1* 基因 c.470_471delCT 变异杂合子（图 1-9B）；女方（Ⅲ-2）为 *MMUT* 基因变异杂合子；而男方（Ⅲ-3）为 *MMUT* 基因变异杂合子，也偶然发现携带 *BRCA1* 基因 c.470_471delCT 变异。按照常规，对于具有生育需求的夫妇需要给予规范性的基因检测后的遗传咨询；然而，这一伴有“次要发现”基因变异的遗传咨询显得复杂而重要，直接关系到孕产前遗传性肿瘤筛查诊断的伦理问题，需要认真处理解决。

经过遗传咨询，该夫妻了解到 *MMUT* 基因变异与甲基丙二酸尿症相关，为常染色体隐性遗传，自然妊娠时子代患病的概率为 25%，而且，*MMUT* 基因变异 c.1159A>C 能导致重型的甲基丙二酸尿症的发生，这已经有足够的临床依据[137]。夫妇明确提出对 *MMUT* 单基因疾病进行胚胎植入前遗传学检测的要求，避免同样的患病子代出现，这完全符合“自主”和“无害”的伦理原则而给予检测[122-124]。

在做 PGT 前的遗传咨询过程中，考虑如何处理“次要发现”的 *BRCA1* 基因变异，其伦理问题显得比较复杂：一方面要考虑是否需要把“次要发现”的 *BRCA1* 基因变异告之夫妇俩，同时要考虑是否符合作 *BRCA1* 基因的胚胎植入前遗传学检测伦理。

BRCA1 是临床基因检测相关的“次要发现”基因之一[125,126]，是否告知夫妇俩 *BRCA1*

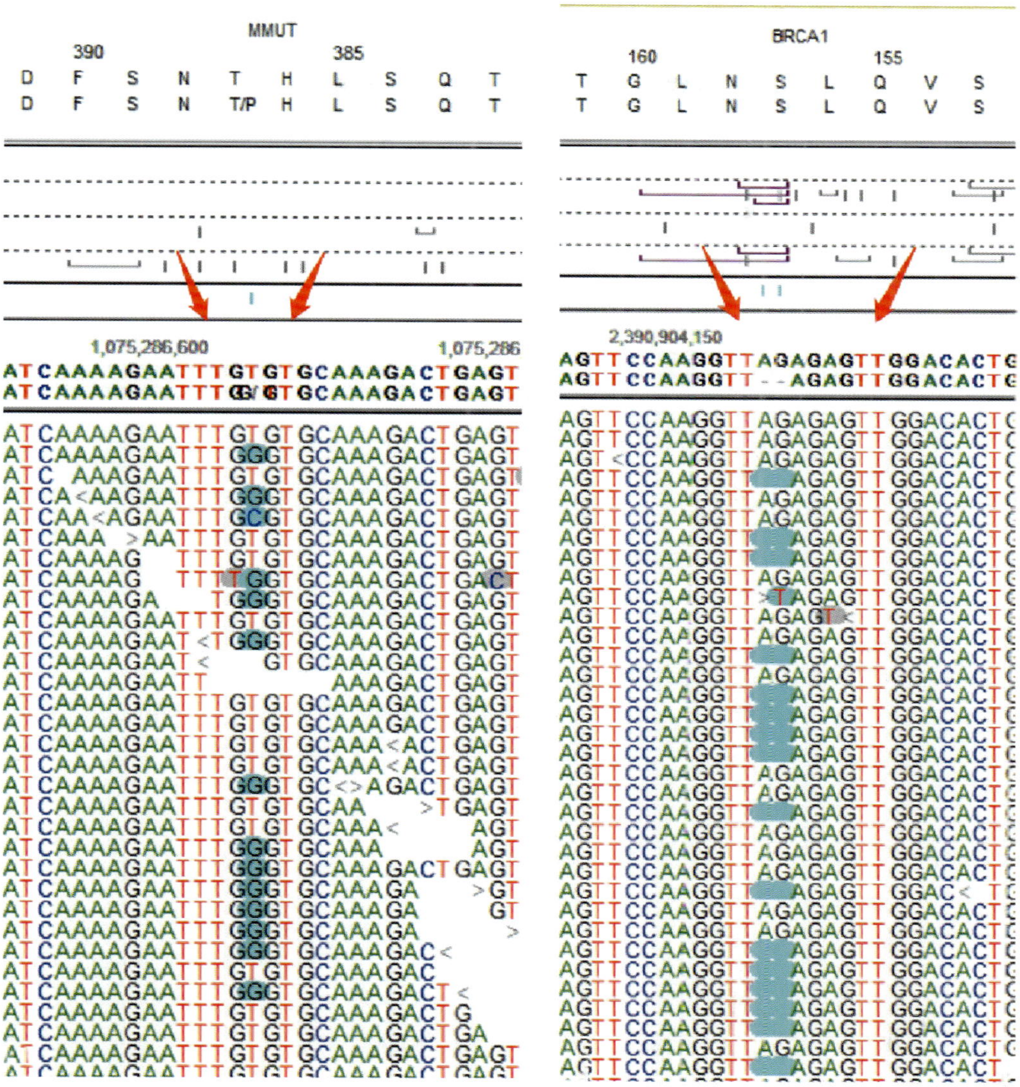

图1-9 *MMUT/BRCA1* 变异——临床案例四

图 A, *MMUT*, c.1159A>C；图 B, *BRCA1*, c.470_471delCT

变异，首先考虑的是：①当事人的知情要求；②基因变异的致病性及其临床意义。*BRCA1* 是遗传性乳腺癌和卵巢癌相关的重要基因[138]，其遗传方式为常染色体显性遗传，子代携带同样基因变异的概率是50%。夫妇在随后的遗传咨询和人类辅助生殖技术过程中，反复提出也需要避免 *BRCA1* 基因变异遗传至子代而避免其一生中恶性肿瘤发生风险的诉求，反映了夫妇的“自主”原则。至于“无害”原则，既然夫妇愿意知道所检测到的“次要发现”*BRCA1* 基因变异，是否符合“无害”原则，其关键是确定 *BRCA1* 基因变异的致病性及其外显率。

按照遗传性肿瘤基因筛查检测后的遗传咨询流程，对其有必要而且当时有意愿进行基因检测的家族成员作进一步的 *BRCA1* 基因检测，发现先证者的奶奶（Ⅱ-4）有同样的 *BRCA1* 基因变异 c.470_471delCT，并且曾于47岁时因“左侧乳腺纤维腺瘤”行手术治疗，但由于当时是在非肿瘤专科医院做的病理检查和手术，经过反复联系沟通，没有办法索取到原始临床资料而不能作进一步的临床病理诊断分析从而判断其恶性与否。

除了上述的乳腺癌/卵巢癌发生的关联性外，给夫妇进行进一步的遗传咨询，解释 *BRAC1* 基因变异男/女性携带者在出生后不同年龄段可以发生除乳腺癌外的多种不同肿瘤的风险递增，并对检测到的 *BRCA1* 基因变异的致病性及其病理表型进行细致分析而发现：① c.470_471delCT 变异是已经被确定为致病性变异，可以在任何数据库得到查对；②重要的是，这一变异是广东乳腺癌人群中排位第二常见的 *BRCA1* 基因致病性变异[139]；③而且是始祖（founder）变异[139]；④带有 *BRCA1* 基因 c.470_471delCT 变异的乳腺纤维腺瘤患者发生原位癌或者局部转移的小叶癌或者导管癌的风险高[140]，这充分说明该肿瘤基因变异的严重致病性，故主治医生建议再次生育时可考虑选择行 PGT，推荐至某生殖医学中心就诊；⑤更强有力的证据是，在夫妇做体外受精的过程中，先证者的姨奶奶（Ⅱ-5）被诊断为"乳腺癌"，基因检测发现有同样的 *BRCA1* 基因 c.470_471delCT 变异，肿瘤病理组织的免疫组化检查结果是：ERα(-)，ERβ(-)，PR(-)，C-erbB2（2-），AR（-），CK5/6（部分+），SMMHC（部分+），E-cadherin（+），P120（细胞膜+），LCA（-），TopoⅡα（60%-），Ki67（70%+），HER2（2+），而荧光原位杂交（fluorescence in situ hybridization，FISH）检查显示 *HER2* 扩增阴性，确诊为恶性高的"三阴性"乳腺癌，临床组织病理检查诊断为浸润性乳腺导管癌（图 1-10），这与 *BRCA1* 基因 c.470_471delCT 变异导致的高风险乳腺导管癌相吻合[140]。

鉴于以上资料，证明 *BRCA1* 基因 c.470_471delCT 变异具有高度的致病性。在随访性遗传咨询和 PGT 就诊过程，夫妇再次反复主动提出要求在检测 *MMUT* 基因变异的同时，也检测高度致病性 *BRCA1* 基因 c.470_471delCT 变异，以避免胚胎移植胎儿出生成人后乳腺癌等恶性肿瘤的高发风险，经过伦理会讨论，这符合生殖基因检测伦理的"自主"原则和"无害"原则，而同意夫妇俩的诉求。

通过对夫妻双方及先证者 DNA 进行基于单核苷酸多态性（single nucleotide polymorphism, SNP）分型的全基因关联分析，构建在先证者发现到的遗传自夫妻双方的 *MMUT* 变异基因单体型，以及父源携带 *BRCA1* 变异的单体型。然后，经过促排卵、囊胚活检和胚胎诊断，共获得 2 枚可移植胚胎，其中一枚携带 *MMUT* 基因母源杂合变异而无 *BRCA1* 变异，另一枚携带 *MMUT* 基因父源杂合变异而无 *BRCA1* 变异。2019 年 10 月该对夫妻移植其中一枚囊胚并获得临床妊娠。三代生殖基因检测的敏感度可以高达 95%，余下的 5% 概率需要通过产前遗传学诊断排除，孕妇主动要求相应的产前诊断，随后也做了羊水细胞基因变异验证检测。

胎儿宫内发育过程正常，一直保持联系并给予遗传咨询，确认规避了 *MMUT* 和 *BRCA1* 致病性变异给胎儿带来遗传病和肿瘤的患病风险，但让孕妇放下心理压力事关重要。怀胎 10 月到期顺利分娩时，"无癌"宝宝的父亲第一时间发来喜讯和照片："今天宝宝顺利出生了…… 我们夫妻俩感谢您一路的照顾，真的太感谢你了。"

助力遗传病和遗传性肿瘤基因携带者生育一个"无癌"宝宝不容易，目前还没有规范的胎儿肿瘤风险伦理应用是一大挑战。把孕产前遗传病诊断过程中遇到"次要发现"基因变异相关的生殖伦理纳进孕产前基因检测指南有待解决，这需要多学科共同努力[129,132]。有关遗传性肿瘤生殖干预的伦理在第 9 章详细论述。

（陆国辉 徐艳文）

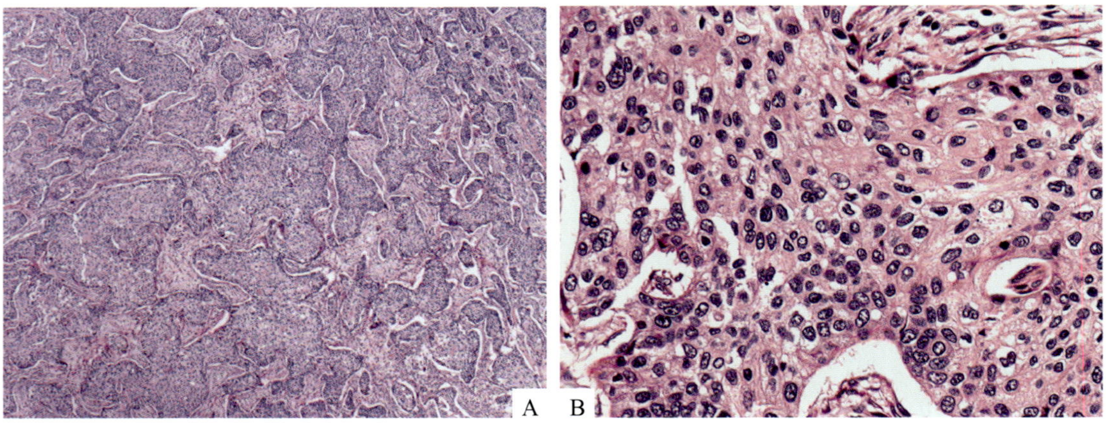

图 1-10 *BRCA1* 变异乳腺癌组织病理表现——临床案例四

左乳浸润性癌病理形态（HE 染色）：图 A 显示肿瘤细胞呈片巢状排列（40×），图 B 显示肿瘤细胞胞浆较丰富，轻度嗜酸性，核形欠规则，可见核仁及核分裂象（200×）

参考文献

[1] da Silva VM, Martinez-Barrios E, Tell-Martí G, et al. Genetic abnormalities in large to giant congenital nevi: beyond NRAS mutations. J Invest Dermatol, 2019, 139 (4): 900-908.

[2] 陆国辉，徐湘民. 临床遗传咨询. 北京：北京大学医学出版社，2007.

[3] 陆国辉，张学. 产前遗传病诊断. 2版. 广州：广东科技出版社，2019.

[4] 国家癌症中心 . 2017 年中国肿瘤登记年报 . [2018-12-12]. http: //www. cn- healthcare. com/article/20170601/content-492834. html.

[5] Wild CP, Weiderpass E, Stewart BW. World cancer report: cancer research for cancer prevention. ISBN 978-92-832-0448-0 (ebook), 2020.

[6] Garber JE, Offit K. Hereditary cancer predisposition syndromes. J Clin Oncol, 2005, 23 (2): 276-292.

[7] Yamauchi H, Takei J. Management of hereditary breast and ovarian cancer. Int J Clin Oncol, 2018, 23 (1): 45-51.

[8] Breast Cancer Association Consortium, Dorling L, Carvalho S, et al. Breast cancer risk genes - association analysis in more than 113, 000 women. N Engl J Med. 2021, 4; 384 (5): 428-439.

[9] Samadder NJ, Giridhar KV, Baffy N, et al. Hereditary cancer syndromes - a primer on diagnosis and management: part 1: breast-ovarian cancer syndromes. Mayo Clin Proc, 2019, 94 (6): 1084-1098.

[10] Borzekowski DL, Guan Y, Smith KC, et al. The Angelina effect: immediate reach, grasp, and impact of going public. Genet Med, 2014, 16 (7): 516-521.

[11] Evers C, Fischer C, Dikow N, et al. Familial breast cancer: genetic counseling over time, including patients' expectations and initiators considering the Angelina Jolie effect. PLoS One, 2017, 12 (5): e0177893.

[12] Liede A, Cai M, Crouter TF, et al. Risk-reducing mastectomy rates in the US: a closer examination of the Angelina Jolie effect. Breast Cancer Res Treat, 2018, 171 (2): 435-442.

[13] Fostira F, Thodi G, Konstantopoulou I, et al. Hereditary cancer syndromes. J BUON, 2007, 12 (Suppl 1): S13-S22.

[14] Larsen MJ, Thomassen M, Gerdes AM, et al. Hereditary breast cancer: clinical, pathological and molecular characteristics. Breast Cancer (Auckl), 2014, 8: 145-155.

[15] Jass JR. Familial colorectal cancer: pathology and molecular characteristics. Lancet Oncol, 2000, 1 (3): 220-226.

[16] Cederquist K, Golovleva I, Emanuelsson M, et al. A population based cohort study of patients with multiple colon and endometrial cancer: correlation of microsatellite instability (MSI) status, age at diagnosis and cancer risk. Int J Cancer, 2001, 91 (4): 486-491.

[17] Chavarri-Guerra Y, Slavin TP, Longoria-Lozano O, et al. Genetic cancer predisposition syndromes among older adults. J Geriatr Oncol, 2020, S1879-4068 (19): 30420-30425.

[18] Arriba M, Sánchez C, Vivas A, et al. Intermediate-onset colorectal cancer: a clinical and familial boundary between both early and late-onset colorectal cancer. PLoS One, 2019, 14 (5): e0216472.

[19] Vasen HF, Griffioen G, Offerhaus GJ, et al. The value of screening and central registration of families with familial adenomatous polyposis. A study of 82 families in the Netherlands. Dis Colon Rectum, 1990, 33 (3): 227-230.

[20] Ramsoekh D, Wagner A, van Leerdam ME, et al. A high incidence of MSH6 mutations in Amsterdam criteria II-negative families tested in a diagnostic setting. Gut, 2008, 57 (11): 1539-1544.

[21] Slavin TP, Sun CL, Chavarri-Guerra Y, et al. Older breast cancer survivors may harbor hereditary cancer predisposition pathogenic variants and are at risk for clonal hematopoiesis. J Geriatr Oncol, 2020, 11 (2): 316-319.

[22] Lynch HT, Watson P, Lynch JF, et al. Hereditary ovarian cancer. Heterogeneity in age at onset. Cancer, 1993, 71 (2 Suppl): 573-581.

[23] Lynch HT, Drescher K, Knezetic J, et al. Genetics, biomarkers, hereditary cancer syndrome diagnosis, heterogeneity and treatment: a review. Curr Treat Options Oncol, 2014, 15 (3): 429-442.

[24] McCuaig JM, Armel SR, Care M, et al. Next-generation service delivery: a scoping review of patient outcomes associated with alternative models of genetic counseling and genetic testing for hereditary cancer. Cancers (Basel), 2018, 10 (11): 435.

[25] Kinney AY, Butler KM, Schwartz MD, et al. Expanding access to BRCA1/2 genetic counseling with telephone delivery: a cluster randomized trial. J Natl Cancer Inst, 2014, 106 (12): 323.

[26] Schwartz MD, Valdimarsdottir HB, Peshkin BN, et al. Randomized non-inferiority trial of telephone versus in-person genetic counseling for hereditary breast and ovarian cancer. J Clin Oncol, 2014, 32 (7): 618-626.

[27] Kinney AY, Steffen LE, Brumbach BH, et al. Randomized noninferiority trial of telephone delivery of BRCA1/2 genetic counseling compared with in-person counseling: 1-year follow-up. J Clin Oncol, 2016, 34 (24): 2914-2924.

[28] Peshkin BN, Kelly S, Nusbaum RH, et al. Patient perceptions of telephone vs. in-person BRCA1/BRCA2 genetic counseling. J Genet Couns, 2016, 25 (3): 472-482.

[29] Butrick M, Kelly S, Peshkin BN, et al. Disparities in uptake of BRCA1/2 genetic testing in a randomized trial of telephone counseling. Genet Med, 2015, 17 (6): 467-475.

[30] Steffen LE, Du R, Gammon A, et al. Genetic testing in a population- based sample of breast and ovarian cancer survivors from the REACH randomized trial: cost barriers and moderators of counseling mode. Cancer Epidemiol Biomark Prev, 2017, 26 (12): 1772-1780.

[31] Zilliacus EM, Meiser B, Lobb A, et al. Women' s experience of telehealth cancer genetic counseling. J Genet Couns, 2010, 19 (5): 463-472.

[32] Zilliacus EM, Meiser B, Lobb EA, et al. Are video

conferenced consultations as effective as face-to-face consultations for hereditary breast and ovarian cancer genetic counseling? Genet Med, 2011, 13 (5): 933-941.
[33] Bradbury A, Patrick-Miller L, Harris D, et al. Utilizing remote real-time videoconferencing to expand access to cancer genetic services in community practices: a multicenter feasibility study. J Med Internet Res, 2016, 18 (2): e23.
[34] Mette LA, Saldívar AM, Poullard NE, et al. Reaching high-risk underserved individuals for cancer genetic counseling by video-teleconferencing. J Commun Support Oncol, 2016, 14 (4): 162-168.
[35] Solomons NM, Lamb AE, Lucas FL, et al. Examination of the patient-focused impact of cancer telegenetics among a rural population: comparison with traditional in-person services. Telemed J E Health, 2018, 24 (2): 130-138.
[36] Buchanan AH, Datta SK, Skinner CS, et al. Randomized trial of telegenetics vs. in-person cancer genetic counseling: cost, patient satisfaction and attendance. J Genet Couns, 2015, 24 (6): 961-970.
[37] Manchanda R, Burnell M, Loggenberg K, et al. Cluster-randomised non-inferiority trial comparing DVD-assisted and traditional genetic counselling in systematic population testing for BRCA1/2 mutations. J Med Genet, 2016, 53 (7): 472-480.
[38] Rothwell E, Kohlmann W, Jasperson K, et al. Patient outcomes associated with group and individual genetic counseling formats. Fam Cancer, 2012, 11 (1): 97-106.
[39] Ridge Y, Panabaker K, McCullum M, et al. Evaluation of group genetic counseling for hereditary breast and ovarian cancer. J Genet Couns, 2009, 18 (1): 87-100.
[40] Benusiglio PR, Maria, MD, Dorling L, et al. Hereditary breast and ovarian cancer: successful systematic implementation of a group approach to genetic counselling. Fam Cancer, 2017, 16 (3): 51-56.
[41] Mangerich B, Stichler JF. Breast and ovarian cancer: a new model for educating women. Nurs Womens Health, 2008, 12 (1): 490-499.
[42] Senter L, O' Malley DM, Backes FJ, et al. Genetic consultation embedded in a gynecologic oncology clinic improves compliance with guideline- based care. Gynecol Oncol, 2017, 147 (1): 110-114.
[43] Pederson HJ, Hussain N, Noss R, et al. Impact of an embedded genetic counselor on breast cancer treatment. Breast Cancer Res Treat, 2018, 169 (1): 43-46.
[44] Cohen SA, Gustafson SL, Marvin ML, et al. Report from the National Society of Genetic Counselors service delivery model task force: a proposal to define models, components, and modes of referral. J Genet Couns, 2012, 21 (5): 645-651.
[45] Bednar EM, Oakley HD, Sun CC, et al. A universal genetic testing initiative for patients with high-grade, non-mucinous epithelial ovarian cancer and the implications for cancer treatment. Gynecol Oncol, 2017, 146 (2): 399-404.
[46] George A, Riddell D, Seal S, et al. Implementing rapid, robust, cost-effective, patient-centred, routine genetic testing in ovarian cancer patients. Sci Rep, 2016, 6: 29506.
[47] Yoon SY, Ahmad Bashah NS, Wong SW, et al. LBA4_PR mainstreaming genetic counselling for genetic testing of BRCA1 and BRCA2 in ovarian cancer patients in malaysia (MaGiC Study). Ann Oncol, 2017, 28 (Suppl 10): mdx729. 004.
[48] Colombo N, Huang G, Scambia G, et al. Evaluation of a streamlined oncologist-led BRCA mutation testing and counseling model for patients with ovarian cancer. J Clin Oncol, 2018, 36 (13): 1300-1307.
[49] Rahman B, Lanceley A, Kristeleit RS, et al. Mainstreamed genetic testing for women with ovarian cancer: first-year experience. J Med Genet, 2019, 56 (3): 195-198.
[50] Brierley KL, Campfield D, Ducaine W, et al. Errors in delivery of cancer genetics services: implications for practice. Conn Med, 2010, 74 (7): 413-423.
[51] Metcalfe KA, Poll A, Llacuachaqui M, et al. Patient satisfaction and cancer-related distress among unselected Jewish women undergoing genetic testing for BRCA1 and BRCA2. Clin Genet, 2010, 78 (1): 411-417.
[52] Metcalfe KA, Mian N, Enmore M, et al. Long-term follow-up of Jewish women with a BRCA1 and BRCA2 mutation who underwent population genetic screening. Breast Cancer Res Treat, 2012, 133 (2): 735-740.
[53] Pal T, Lee JH, Besharat A, et al. Modes of delivery of genetic testing services and the uptake of cancer risk management strategies in BRCA1 and BRCA2 carriers. Clin Genet, 2014, 85 (1): 49-53.
[54] Armstrong J, Toscano M, Kotchko N, et al. Utilization and outcomes of BRCA genetic testing and counseling in a national commercially insured population: the ABOUT study. JAMA Oncol, 2015, 1 (9): 1251-1260.
[55] Sie AS, van Zelst-Stams WA, Spruijt L, et al. More breast cancer patients prefer BRCA-mutation testing without prior face-to-face genetic counseling. Fam Cancer, 2014, 13 (2): 143-151.
[56] Sie AS, Spruijt L, van Zelst-Stams WA, et al. High satisfaction and low distress in breast cancer patients one year after BRCA-mutation testing without prior face-to-face genetic counseling. J Genet Couns, 2016, 25 (3): 504-514.
[57] Plaskocinska I, Shipman H, Drummond J, et al. New paradigms for BRCA1/BRCA2 testing in women with ovarian cancer: results of the genetic testing in epithelial ovarian cancer (GTEOC) study. J Med Genet, 2016, 53 (10): 655-661.
[58] Shipman H, Flynn S, MacDonald-Smith CF, et al. Universal BRCA1/BRCA2 testing for ovarian cancer patients is welcomed, but with care: how women and staff contextualize experiences of expanded access. J Genet Couns, 2017, 26 (6): 1280-1291.
[59] Meiser B, Quinn VF, Gleeson M, et al. When knowledge of a heritable gene mutation comes out of the blue: treatment-focused genetic testing in women newly diagnosed with breast cancer. Eur J Hum Genet, 2016, 24 (11): 1517-1523.
[60] Quinn VF, Meiser B, Kirk J, et al. Streamlined genetic

education is effective in preparing women newly diagnosed with breast cancer for decision making about treatment-focused genetic testing: a randomized controlled noninferiority trial. Genet Med, 2017, 19 (4): 448-456.

[61] Høberg-Vetti H, Bjorvatn C, Fiane BE, et al. BRCA1/2 testing in newly diagnosed breast and ovarian cancer patients without prior genetic counselling: the DNA-BONus study. Eur J Hum Genet, 2016, 24 (6): 881-888.

[62] Augestad MT, Hoberg-Vetti H, Bjorvatn, C, et al. Identifying needs: a qualitative study of women' s experiences regarding rapid genetic testing for hereditary breast and ovarian cancer in the DNA BONus study. J Genet Couns, 2017, 26 (1): 182-189.

[63] Lieberman S, Tomer A, Ben-Chetrit A, et al. Population screening for BRCA1/BRCA2 founder mutations in Ashkenazi Jews: proactive recruitment compared with self-referral. Genet Med, 2017, 19 (7): 754-762.

[64] Lieberman S, Lahad A, Tomer A, et al. Population screening for BRCA1/BRCA2 mutations: lessons from qualitative analysis of the screening experience. Genet Med, 2017, 19 (6): 628-634.

[65] Heald B, Plesec T, Liu X, et al. Implementation of universal microsatellite instability and immunohistochemistry screening for diagnosing Lynch syndrome in a large academic medical center. J Clin Oncol, 2013, 31 (10): 1336-1340.

[66] Marquez E, Geng Z, Pass S, et al. Implementation of routine screening for Lynch syndrome in university and safety-net health system settings: successes and challenges. Genet Med, 2013, 15 (12): 925-932.

[67] Frolova AI, Babb SA, Zantow E, et al. Impact of an immunohisto-chemistry-based universal screening protocol for Lynch syndrome in endometrial cancer on genetic counseling and testing. Gynecol Oncol, 2015, 137 (1): 7-13.

[68] Kidambi TD, Blanco A, Myers M, et al. Selective versus universal screening for Lynch syndrome: a six-year clinical experience. Dig Dis Sci, 2015, 60 (8): 2463-2469.

[69] Goverde A, Spaander MC, van Doorn HC, et al. Cost-effectiveness of routine screening for Lynch syndrome in endometrial cancer patients up to 70 years of age. Gynecol Oncol, 2016, 143 (3): 453-459.

[70] Chao X, Li L, Wu M, et al. Comparison of screening strategies for Lynch syndrome in patients with newly diagnosed endometrial cancer: a prospective cohort study in China. Cancer Commun (Lond), 2019, 39 (1): 42.

[71] Najdawi F, Crook A, Maidens J, et al. Lessons learnt from implementation of a Lynch syndrome screening program for patients with gynaecological malignancy. Pathology, 2017, 49 (5): 457-464.

[72] Patel SR, Bakken S. Preferences for participation in decision making among ethnically diverse patients with anxiety and depression. Community Ment Health J, 2010, 46 (5): 466-473.

[73] Metcalfe MJ, Petros FG, Rao P, et al. Universal point of care testing for Lynch syndrome in patients with upper tract urothelial carcinoma. J Urol, 2018, 199 (1): 60-65.

[74] Miesfeldt S, Feero WG, Lucas FL, et al. Association of patient navigation with care coordination in a Lynch syndrome screening program. Transl Behav Med, 2018, 8 (3): 450-455.

[75] Hall MJ, Herda MM, Handorf EA, et al. Direct-to-patient disclosure of results of mismatch repair screening for Lynch syndrome via electronic personal health record: a feasibility study. Genet Med, 2014, 16 (11): 854-861.

[76] Hunter JE, Zepp JM, Gilmore MJ, et al. Universal tumor screening for Lynch syndrome: assessment of the perspectives of patients with colorectal cancer regarding benefits and barriers. Cancer, 2015, 121 (18): 3281-3289.

[77] Hunter JE, Arnold KA, Cook JE, et al. Universal screening for Lynch syndrome among patients with colorectal cancer: patient perspectives on screening and sharing results with at-risk relatives. Fam Cancer, 2017, 16 (3): 377-387.

[78] Lumish HS, Steinfeld H, Koval C, et al. Impact of panel gene testing for hereditary breast and ovarian cancer on patients. J Genet Couns, 2017, 26 (5): 1116-1129.

[79] O' Neill SC, Rini C, Goldsmith RE, et al. Distress among women receiving uninformative BRCA1/2 results: 12-month outcomes. Psychooncology, 2009, 18 (10): 1088-1096.

[80] 陆国辉，许艺明，张巍. 准确的基因变异解读和遗传咨询在罕见病精准医学中的重要作用. 科技导报，2016，34 (20): 56-63.

[81] Ormond KE, Laurino MY, Barlow-Stewart K, et al. Genetic counseling globally: where are we now? Am J Med Genet C Semin Med Genet, 2018, 178 (1): 98-107.

[82] 吴柏林，陆国辉，赵彤，等. 肿瘤、癌症综合征遗传咨询. // 陆国辉，徐湘民. 临床遗传咨询. 北京：北京大学医学出版社，2007，430-474.

[83] Chien S, Su PH, Chen SJ. Development of genetic counseling services in Taiwan. J Genet Couns, 2013, 22 (4): 839-843.

[84] Doyle DL, Awwad RI, Austin JC, et al. 2013 Review and update of the genetic counseling practice based competencies by a Task Force of the Accreditation Council for Genetic Counseling. J Genet Couns, 2016, 25 (5): 868-879.

[85] Abacan M, Alsubaie L, Barlow-Stewart K, et al. The global state of the genetic counseling profession. Eur J Hum Genet, 2019, 27 (2): 183-197.

[86] Kobayashi H, Ohno S, Sasaki Y, et al. Hereditary breast and ovarian cancer susceptibility genes (review). Oncol Rep, 2013, 30 (3): 1019-1029.

[87] Zierhut HA, Shannon KM, Cragun DL, et al. Elucidating genetic counseling outcomes from the perspective of genetic counselors. J Genet Couns, 2016, 25 (5): 993-1001.

[88] Pande M, Wei C, Chen J, et al. Cancer spectrum in DNA mismatch repair gene mutation carriers: results from a hospital based Lynch syndrome registry. Fam Cancer, 2012, 11 (3): 441-447.

[89] Resta RG. What have we been trying to do and have we been any good at it? A history of measuring the success of genetic counseling. Eur J Med Genet, 2019, 62 (5): 300-

307.
[90] Hooker GW, Clemens KR, Quillin J, et al. Cancer genetic counseling and testing in an era of rapid change. J Genet Couns, 2017, 26 (6): 1244-1253.
[91] Ashcraft PF, Coleman EA, Lange U, et al. Obtaining family histories from patients with cancer (Review). Clin J Oncol Nurs, 2007, 11 (1): 119-124.
[92] Marzulla T, Roberts JS, DeVries R, et al. Genetic counseling following direct-to consumer genetic testing: consumer perspectives. J Genet Couns, 2021, 30 (1): 329-334.
[93] Hampel H, Bennett RL, Buchanan A, et al. A practice guideline from the American College of Medical Genetics and Genomics and the National Society of Genetic Counselors: referral Indications for Cancer Predisposition Assessment. Genet Med, 2015, 17 (1): 70-87.
[94] Desrosiers LR, Quinn E, Cramer S, et al. Integrating genetic counseling and testing in the pediatric oncology setting: parental attitudes and influencing factors. Pediatr Blood Cancer, 2019, 66 (10): e27907.
[95] 徐克成. 与癌共存. 广州：广州出版社，2016.
[96] Nelson HD, Pappas M, Cantor A, et al. Risk assessment, genetic counseling, and genetic testing for BRCA-related cancer in women: updated evidence report and systematic review for the US Preventive Services Task Force. JAMA, 2019, 322 (7): 666-685.
[97] King E, Mahon SM. Genetic testing: challenges and changes in testing for hereditary cancer syndromes. Clin J Oncol Nurs, 2017, 21 (5): 589-598.
[98] Medendorp NM, van Maarschalkerweerd PEA, Murugesu L, et al. The impact of communicating uncertain test results in cancer genetic counseling: a systematic mixed studies review. Patient Educ Couns, 2020, 21(4): 561-564.
[99] Stanislaw C, Xue Y, Wilcox WR. Genetic evaluation and testing for hereditary forms of cancer in the era of next-generation sequencing. Cancer Biol Med, 2016, 13 (1): 55-67.
[100] Charifa A, Jamil RT, Zhang X. Gardner Syndrome. // StatPearls [Internet]. Treasure Island (FL): StatPearls Publishing, 2020.
[101] Ikenoue T, Yamaguchi K, Komura M, et al. Attenuated familial adenomatous polyposis with desmoids caused by an APC mutation. Hum Genome Var, 2015, 2 (1): 15011.
[102] Barashkov NA, Pshennikova VG, Posukh OL, et al. Spectrum and frequency of the GJB2 gene pathogenic variants in a large cohort of patients with hearing impairment living in a Subarctic Region of Russia (The Sakha Republic). PLoS One, 2016, 11 (5): e0156300.
[103] Wu CC, Hsieh-Li HM, Lin YM, et al. Cystic fibrosis transmembrane conductance regulator gene screening and clinical correlation in Taiwanese males with congenital bilateral absence of the vas deferens. Hum Reprod, 2004, 19 (2): 250-253.
[104] Shearer AE, Hildebrand MS, Smith RJH. Hereditary Hearing Loss and Deafness Overview. // Adam MP, Ardinger HH, Pagon RA, et al. GeneReviews®. Seattle (WA): University of Washington, 1993-2021.
[105] Smith RJH, Jones MKN. Nonsyndromic hearing loss and deafness, DFNB1. // Adam MP, Ardinger HH, Pagon RA, et al. GeneReviews®. Seattle (WA): University of Washington, 1993-2021.
[106] Chai Y, Chen D, Sun L, et al. The homozygous p. V37I variant of GJB2 is associated with diverse hearing phenotypes. Clin Genet, 2015, 87 (4): 350-355.
[107] Khattab A, Monga DK. Turcot Syndrome. In: StatPearls [Internet]. Treasure Island (FL): StatPearls Publishing; 2020 Jun 29.
[108] Lu G. Cancer cytogenomics. //Tan DF, Lynch HT. Principles of molecular diagnostics and personalized cancer medicine. New York: Wolters Kluwer/ Lippincott Williams & Wilkins. 2013, 153-179.
[109] Gilbar R, Shalev S, Spiegel R, et al. Patients' attitudes towards disclosure of genetic test results to family members: the impact of patients' sociodemographic background and counseling Experience. J Genet Couns, 2016, 25 (2): 314-324.
[110] 陆国辉. 遗传性肿瘤. // 陆国辉，张学 . 产前遗传病诊断. 2 版 . 广州：广东科技出版社，2019，1470-1501.
[111] Braun D, Yang J, Griffin M, et al. A clinical decision support tool to predict cancer risk for commonly tested cancer-related germline mutations. J Genet Couns, 2018, 27 (5): 1187-1199.
[112] Lewis KL, Umstead KL, Johnston JJ, et al. Outcomes of counseling after education about carrier results: a randomized controlled trial. Am J Hum Genet, 2018, 102 (4): 540-546.
[113] Courtney B, Chin XW, Yuen J. et al. Risk management adherence following genetic testing for hereditary cancer syndromes: a singaporean experience. Fam Cancer, 2018, 17 (4): 621-626.
[114] van Leerdam ME, Roos VH, van Hooft JE, et al. Endoscopic management of Lynch syndrome and of familial risk of colorectal cancer: European Society of Gastrointestinal Endoscopy (ESGE) Guideline. Endoscopy, 2019, 51 (11): 1082- 1093.
[115] Tung NM, Boughey JC, Pierce LJ, et al. Management of hereditary breast cancer: American Society of Clinical Oncology, American Society for Radiation Oncology, and Society of Surgical Oncology Guideline. J Clin Oncol, 2020, 38 (18): 2080-2106.
[116] Lubinski J, Huzarski T, Gronwald J, et al. Age-specific risks of incident, contralateral and ipsilateral breast cancer among 1776 polish BRCA1 mutation carriers. Breast Cancer Res Treat, 2019, 174 (3): 769-774.
[117] Pucciarelli S, Agostini M, Viel A, et al. Early-age-at-onset colorectal cancer and microsatellite instability as markers of hereditary nonpolyposis colorectal cancer. Dis Colon Rectum, 2003, 46 (3): 305-312.
[118] Braithwaite D, Emery J, Walter F, et al. Psychological impact of genetic counseling for familial cancer: a systematic review and meta-analysis. J Natl Cancer Inst, 2004, 96 (2): 122-133.
[119] Patch C, Middleton A. Genetic counselling in the era of

genomic medicine. Br Med Bull, 2018, 126 (1): 27-36.

[120] Peccatori FA, Mangili G, Bergamini A, et al. Fertility preservation in women harboring deleterious BRCA mutations: ready for prime time? Hum Reprod, 2018, 33 (2): 181-187.

[121] Patch C, Middleton A. Genetic counselling in the era of genomic medicine. Br Med Bull, 2018, 126 (1): 27-36.

[122] Chervenak FA, McCullough LB. Ethical issues in the diagnosis and management of genetic disorders in the fetus. //Milunsky A, Milunsky JM. Genetic Disorders and the Fetus: diagnosis, prevention, and treatment. 7th ed. New Jersey: John Wiley & Sons, Inc. 2016.

[123] 潘小英，陆国辉. 临床遗传咨询. // 陆国辉，张学. 产前遗传病诊断. 2 版. 广州：广东科技出版社，2019，210-221.

[124] 黄尚志 . 产前诊断、遗传咨询中的伦理 . // 陆国辉，张学. 产前遗传病诊断. 2 版. 广州：广东科技出版社，2019，248-256.

[125] Green RC, Berg JS, Grody WW, et al. ACMG recommendations for reporting of incidental findings in clinical exome and genome sequencing. Genet Med, 2013, 15 (7): 565-574.

[126] Kalia SS, Adelman K, Bale SJ, et al. Recommendations for reporting of secondary findings in clinical exome and genome sequencing, 2016 update (ACMG SF v2. 0): a policy statement of the American College of Medical Genetics and Genomics. Genet Med, 2017, 19 (2): 249-255.

[127] Burke W, Antommaria AH, Bennett R, et al. Recommendations for returning genomic incidental findings? We need to talk! Genet Med, 2013, 15 (11): 854-859.

[128] Yu JH, Harrell TM, Jamal SM, et al. Attitudes of genetics professionals toward the return of incidental results from exome and whole-genome sequencing. Am J Hum Genet, 2014, 95 (1): 77-84.

[129] Hegde M, Bale S, Bayrak-Toydemir P, et al. Reporting incidental findings in genomic scale clinical sequencing - a clinical laboratory perspective: a report of the Association for Molecular Pathology. J Mol Diagn, 2015, 17 (2): 107-117.

[130] Miller DT, Lee K, Chung WK, et al. ACMG SF v3.0 list for reporting of secondary findings in clinical exome and genome sequencing: a policy statement of the American College of Medical Genetics and Genomics (ACMG). Genet Med, 2021, doi: 10.1038/s41436-021-01172-3.

[131] Miller DT, Kristy Lee K, Gordon AS, et al. Recommendations for reporting of secondary findings in clinical exome and genome sequencing, 2021 update: a policy statement of the American College of Medical Genetics and Genomics (ACMG). Genet Med, 2021, DOI: 10.1038/s41436-021-01171-4.

[132] Pujol P, Perre PV, Faivre L, et al. Guidelines for reporting secondary findings of genome sequencing in cancer genes: the SFMPP recommendations. Eur J Hum Genet, 2018, 26 (12): 1732-1742.

[133] Richards S, Aziz N, Bale S, et al. Standards and guidelines for the interpretation of sequence variants: a joint consensus recommendation of the American College of Medical Genetics and Genomics and the Association for Molecular Pathology. Genet Med, 2015, 17 (5): 405-424.

[134] 吴柏林，张彦，王凯，等. 基因和基因组检测应用策略. // 陆国辉，张学. 产前遗传性诊断. 2 版. 广州：广东科技出版社，2019，310-335.

[135] Ethics Committee of the American Society for Reproductive Medicine. Use of preimplantation genetic testing for monogenic defects (PGT-M) for adult-onset conditions: an Ethics Committee opinion. Fertil Steril, 2018, 109 (6): 989-992.

[136] Hoang LN, Gilks BC. Hereditary breast and ovarian cancer syndrome: moving beyond BRCA1 and BRCA2. Adv Anat Pathol, 2018, 25 (2): 85-95.

[137] Almási T, Guey LT, Lukacs C, et al. Systematic literature review and meta-analysis on the epidemiology of methylmalonic acidemia (MMA) with a focus on MMA caused by methylmalonyl-CoA mutase (mut) deficiency. Orphanet J Rare Dis, 2019, 14 (1): 84.

[138] Filippini SE, Vega A. Breast cancer genes: beyond BRCA1 and BRCA2. Front Biosci (Landmark Ed), 2013, 189 (30): 1358-1372.

[139] Kwong A, Ng EK, Wong CL, et al. Identification of BRCA1/2 founder mutations in Southern Chinese breast cancer patients using gene sequencing and high resolution DNA melting analysis. PLoS One, 2012, 7 (9): e43994.

[140] Kwong A, Shin VY, Ho JC,et al. Comprehensive spectrum of BRCA1 and BRCA2 deleterious mutations in breast cancer in Asian countries. J Med Genet, 2016, 53 (1): 15-23.

第二篇

遗传性肿瘤发生基础

第2章 遗传性肿瘤发生发展

本章将介绍遗传性肿瘤发生发展的基本知识，当然，这也与散发性肿瘤发生相关的体细胞基因变异息息相关。清楚地了解正常细胞和肿瘤细胞的发生发展，对临床肿瘤科医生、病理/分子病理科医生、与孕产前诊断密切相关的医学遗传科医生、肿瘤遗传咨询科医生均十分重要。

第一节　正常细胞的增殖和细胞周期调控

一、正常细胞的特征和细胞周期

（一）细胞的基本特征

细胞是指有膜包围的能独立繁殖的原生质团，是生物体基本的结构和功能单位。细胞是有机体生长和发育的基础，没有细胞就没有完整的生命。细胞的重要功能和结构组分包括：①一套基因组调控细胞的遗传活动，是遗传的基本单位，具有遗传的全能性；②细胞质膜，使细胞能通过质膜与周围环境进行物质交换和信息交流；③一套完整的代谢体系，使细胞能进行独立的代谢活动，是生物代谢的基本单位。细胞在结构上具有自我装配的能力，在功能上具有自主调节生理活动的能力。自我复制增殖的能力是细胞区别于无机界的重要特点，是生命的基本特征。

（二）原核细胞和真核细胞

根据是否存在核结构，可以把细胞分为无核的原核细胞（支原体、细菌和蓝绿藻等）和有核的真核细胞。细胞核分隔核内遗传物质和细胞质。与真核细胞相比，原核细胞更小，细胞结构与基因组也更为简单。原核细胞和真核细胞的DNA具有明显不同的甲基化修饰[1]。表2-1显示原核细胞和真核细胞的不同特征。

1. **原核细胞**。原核细胞没有细胞核及核膜核仁，裸露的环状DNA分子位于细胞中央的核区，称为拟核。由于原核细胞没有组蛋白与之结合，所以其DNA与非组蛋白组装成染色体，原核细胞只有单个染色体。值得注意的是，许多细菌除了基因组DNA外，还包含有长度不等的双链环状DNA分子，叫做质粒，能进行自我复制，其编码的蛋白质具有对抗抗生素等作用。在结构上原核细胞比真核细胞简单，原核细胞外部有质膜包被，质膜的结构与化学组成和真核细胞膜相近。间体是细胞膜内陷形成的层状、管状或囊状物，又叫中间体、中介体。与处在细胞表面的细胞膜相比，间体上镶嵌的酶蛋白更多，细菌的能量代谢主要在间体上进行，所以间体又称为拟线粒体，其功能可能与细胞壁合成、核质分裂、细菌呼吸和芽孢形成有关，且促进细胞间隔的形成。光合细菌的间体能起到类似植物叶绿体的作用，能利用光能产生ATP和蛋白质。在革兰氏阴性菌中，外膜与细胞膜之间的狭窄空间（宽约12 ~ 15nm），呈胶状并被称为周质空间，存在着许多种周质蛋白，如蛋白酶、核酸酶、肽聚糖合成酶等。许多原核细胞质膜外还有一层坚固的细胞壁，其主要成分为肽聚糖，具有支撑和保护作用。支原体是目前已知最小的原核细胞生物，但没有明显的细胞壁结构。

2. **真核细胞**。与原核细胞不同，真核细胞除质膜外，还含有大量与质膜不连接的膜成分。核膜、内质网、高尔基体在结构上形成了一个连续的体系，称为细胞内膜系统，其成分和结构基本上与质膜一致。内膜系统在细胞质中区域化，形成许多结构功能不同的亚细胞结构，即细胞器。真核细胞的主要膜性细胞器有：①细胞核，是细胞中最大的细胞器，是细胞遗传物质的储存和复制场所，也是遗传信息的调控中心；②线粒体，是细胞呼吸、能量代谢和多种代谢物转换的场所，其重要特征是包含独立的遗传物质（线粒体 DNA）和具有双层膜结构。线粒体的结构和功能由核基因和线粒体基因共同调控[2]；③内质网，是由内膜和多种蛋白质组成的网状细胞器，具有蛋白质合成、加工和脂类合成等多种功能；④高尔基复合体，主要功能包括细胞中蛋白质等生物分子的加工、运输和分泌；⑤溶酶体，是动物细胞所特有的细胞器，其内环境呈酸性，是负责细胞内消化的膜性结构；⑥过氧化物酶体，是含有重要氧化还原反应酶系的细胞器，通过氧化反应调控活性氧的含量及分解细胞内的有毒物质；⑦叶绿体，是植物细胞所特有的细胞器，主要是进行光合作用的场所。

真核细胞具有微管、微丝、中间纤维等细胞骨架。细胞骨架不仅对维持细胞形态、承受外力、保持细胞内部结构的有序性起到重要作用，而且还参与重要的生命活动，如在细胞分裂中细胞骨架牵引染色体分离；在细胞物质运输中，各类小泡和细胞器可沿着细胞骨架定向转运；在肌肉细胞中，细胞骨架和它的结合蛋白组成动力系统。此外，白细胞的迁移、精子的游动、神经细胞轴突和树突的伸展等方面也都与细胞骨架密切相关。

真核细胞的 DNA 含量远高于原核细胞，其 DNA 所编码的蛋白质种类也远比原核细胞丰富，转录和翻译调节机制也更为复杂。真核细胞核内的 DNA 分子与组蛋白结合形成染色体，不同物种细胞的染色体数目和大小各异，一般含有 2 个或多个染色体。人体细胞有 46 条染色体，其外有核膜包围，核内有一至数个核仁。

（三）细胞的增殖、发育和细胞周期

细胞增殖是指细胞通过分裂获得和具有母细胞一样遗传特性的子细胞的过程，分裂完成后使细胞数目加倍。细胞增殖是生物体的重要生命特征。通过细胞分裂，亲代细胞的遗传物质和某些细胞组分

表 2-1 原核细胞和真核细胞的特征比较

类型	原核细胞	真核细胞
细胞壁	主要由肽聚糖组成，不含纤维素，除核糖体外无细胞器，无胞质环流	主要由纤维素组成，不含肽聚糖，有各种细胞器，有胞质环流
核糖体	70S（含 50S 和 30S 两个亚基）	80S（含 60S 和 40S 两个亚基）
细胞骨架	无	有
细胞核	拟核（无核膜和核仁）	有核膜和核仁
DNA	环状	线状
染色体	单个，无组蛋白，有非组蛋白与 DNA 分子结合	多个，组蛋白和非组蛋白与 DNA 分子结合
细胞分裂	无丝分裂	有丝分裂，减数分裂
转录和翻译	同时在胞质中进行	核内转录，胞质翻译
转录和翻译后大分子的加工和修饰	少见	常见

相对均等的分配到两个子代细胞中，这有效地保证了遗传的稳定性。单细胞生物中细胞分裂是个体繁衍的重要方式，而多细胞生物以细胞分裂的方式维持和更新个体正常组织中的细胞，以补充体内衰老和死亡的细胞。细胞分裂构成了多细胞生物个体生长的基础，从受精开始到个体发育成熟的整个发育进程中，细胞经历多次分裂，并在特定的微环境中定向分化发育，最终形成机体的器官和组织中数目庞大的细胞群体。细胞增殖和分化是生物体生长、发育、和繁殖的基础。

细胞增殖的主要方式有 3 种：无丝分裂、有丝分裂和减数分裂。无丝分裂是低等生物增殖的主要方式，如细菌的复制和分裂；有丝分裂是高等生物最主要的增殖方式；减数分裂又称成熟分裂，是有性生殖个体形成生殖细胞的特殊分裂方式。

细胞周期（cell cycle）：细胞增殖周期是指从亲代细胞分裂结束到子代细胞分裂结束之间的过程，其时间间隔即是一个细胞周期的时间。细胞周期可分为分裂期和分裂间期。其中，包含核分裂和胞质分裂的分裂期（M 期）持续时间较短，而分裂间期占据了细胞周期的大多数时间。根据 DNA 合成的情况，分裂期间可被进一步划分为 3 个时期：G1、S 和 G2 期。G1 期又称为 DNA 合成前期，处于上次分裂期和 DNA 合成期（S 期）之间，DNA 复制所需的多种酶和蛋白质在 G1 期合成。G2 期也被称为 DNA 合成后期，是 S 期与下次分裂期之间的一个时段。G2 期发生的各种生化变化，为 S 期向 M 期的转变提供条件。M 期细胞核的形态发生明显的变化，在光学显微镜下就可以观察到。M 期又可分为前期、中期、后期和末期。当 M 期结束后形成了 2 个子细胞，一个增殖周期则宣告结束，新生的子细胞又进入下一个细胞周期[3,4]。

1. DNA **合成前期（G1 期）**。G1 期的主要特点是细胞中进行着活跃的 RNA 及蛋白质的合成，细胞体积明显增大。RNA 聚合酶活性升高，rRNA、tRNA 和 mRNA 不断地产生，蛋白质含量也迅速增加。G1 期中合成的蛋白质包括 DNA 复制所需的酶类，如 DNA 聚合酶，也包括 G1 期向 S 期转换过程中起重要作用的一些蛋白质，如触发蛋白、钙调蛋白、细胞周期蛋白、抑素等。正常细胞的 G1 期有 1 个或 2 个特殊的调节点，叫做限制点（restriction point, 简称 R 点）。R 点在细胞增殖周期启动与否中起重要的阀门作用。细胞能否通过 R 点决定它是继续增殖还是进入静息状态（G0）。当细胞处在不利条件下，细胞代谢速度降低，进入静息的 G0 期以延长细胞生命。在肿瘤的发生过程中，细胞往往失去全部或部分 R 点的控制，获得不受调控的活跃繁殖能力。

CDC28 基因对细胞周期的启动，即细胞能否通过 R 点起关键作用，因此被称为“启动基因”，其编码产物周期蛋白依赖性蛋白激酶（cyclin-dependent kinases，CDK）。细胞周期蛋白因其含量在细胞周期中呈周期性变化而得名。G1 和 S 期交界时合成的周期蛋白与 CDK 蛋白形成复合物，称为 S 期活化因子（S-phase promoting factor，SPF）。此时 CDK 蛋白能发挥激酶活性。这种 S 期活化因子是在细胞运行到 G1 期开始形成，在 S 期中期含量最高，S 期结束时即消失。S 期细胞的活化因子能促使 DNA 复制起始因子和多种转录因子发生磷酸化，从而启动 DNA 复制，使处于 G1 期的细胞进入 S 期[5]。

2. DNA **合成期（S 期）**。细胞内的 DNA 复制主要在 S 期中进行，并伴随组蛋白和非组蛋白等染色体蛋白的合成。DNA 复制是细胞增殖的关键，该过程使细胞质和遗传物质得以复制倍增。DNA 复制过程建立在 DNA 双螺旋分子结构的基础上，在 DNA 结合蛋白和解链蛋白等大分子的作用下，双链中的氢键打开，解开后内侧面的多核苷酸链伸出的碱基各自和核基质中的单核苷酸互补配对。新配上去的核苷酸在 DNA 聚合酶的作用下形成多核苷酸链，与原有的模板单链组成 1 个新的 DNA 分子。另外，在 S 期还不断合成与 DNA 复制有关的酶，如 DNA 聚合酶、DNA 连接酶等；新的中心粒也在 S 期开始合成。

3. DNA **合成后期（G2 期）**。G2 期是细胞分裂的准备期，其主要形态特征是染色质进行凝聚或螺旋化。其主要任务是为 M 期的细胞结构变化做准备，故 G2 期也称为有丝分裂前期。在这个时期，细胞主要合成 RNA、ATP 及一些与 M 期结构功能相关的蛋白，如作为 M 期纺锤体微管形成基本单位的微管蛋白，其合成在 G2 期达到高峰。G2 期还合成对核膜破裂、染色体凝集有重要作用的成熟促进因子，为细胞进入有丝分裂做准备。

4. **有丝分裂期（M 期）**。细胞周期中 M 期占用的时间相对较短，但细胞的形态结构变化最为明显。M 期中细胞核的分裂和细胞质的分裂在时间和空间上配合紧密，相互依赖、相互制约。M 期是一个复杂的连续的动态过程，根据细胞核的形态变化，可分为 4 个时期：

（1）有丝分裂前期：其主要特征是染色质凝集、核膜崩解、核仁消失和纺锤体形成。M 期开始时染色质凝集形成染色体，此时细胞核膨大，核内染色质凝聚，开始时形成纤细扭曲的细丝，然后变粗变短，形成染色体。因为每一条染色体在 S 期都经过复制，因而含有 2 条姐妹染色单体，在着丝粒处相连。在细胞分裂之前，中心粒已经复制。中心粒是微管的组织中心，许多微管的一端固定在中心粒的外周物质中，另一端呈辐射状指向四周。中心粒分别移向细胞的两极，微管加速聚合，形成纺锤形结构，称为纺锤体，中心粒位于两极。随着染色质凝集，核仁缩小，消失于核质中。同时，由于纤层蛋白磷酸化，核纤层解聚，使核膜裂解成小的膜泡，核基质与细胞质的界线消失。这时纺锤体微管进入核区，从纺锤体两极发出的极微管在中期板部位彼此重叠。每对染色体上的动粒微管向相反的方向延伸，使染色体的位置在纺锤体的两极间振荡[6,7]。

（2）有丝分裂中期：该期染色体最大限度地被压缩，由动粒微管牵引排列在纺锤体中部的一个平面上，呈现典型的中期染色体的形态特征。该平面与纺锤体的纵轴相垂直，称为中期板，也叫赤道板。由纺锤体、中心粒和染色体共同组成的临时性结构称为有丝分裂器。它专门执行有丝分裂功能，确保两套染色体均等的分配给 2 个子代细胞。

（3）有丝分裂后期：后期细胞变化的主要特征是染色体两姐妹染色单体发生分离，子代染色体形成并移向细胞两极，每条染色体上成对的动粒开始分离，使 2 条染色单体分别被缓慢地拉向各自的纺锤体极。

（4）有丝分裂末期：此期是从染色体到达纺锤体的两极开始，直至形成 2 个子细胞的时期。在此时期动粒微管消失，极微管则继续延长。在每一组染色单体周围开始重新生成核膜，凝集的染色单体又逐渐伸展松弛，在前期消失的核仁开始重新出现。当细胞进入分裂末期后，中部质膜下方出现由肌动蛋白、肌球蛋白 H 及其他结构蛋白、调节蛋白组装形成的收缩环。肌动蛋白、肌球蛋白纤维相互滑动使收缩环不断缢缩，使与其相连的细胞膜内陷，形成分裂沟。同时，来自细胞内部的囊泡聚集于收缩环处，与收缩环邻近的细胞膜融合，使细胞膜的表面积增大。随着分裂沟的加深，细胞形状逐渐变为哑铃状，最终完成胞质分裂。有丝分裂是一个耗能的生命活动，消耗大量 ATP[8,9]。

（四）细胞衰老

细胞衰老（cellular senescence）是指细胞的增殖能力、形态结构和生理功能随着时间的推移逐渐发生衰变、退化的过程。衰老的细胞呈现出不可逆的生长停滞状态，最终导致细胞消亡。细胞衰老可能仅仅是正常机体组织新陈代谢的现象，如红细胞和其他某些高分化细胞的衰老和更新；但细胞衰老也可能是组织器官生物个体衰老的重要生物学基础，如神经细胞的退行性变性和衰老会逐渐导致脑神经系统的衰老。

1. 细胞衰老与机体的衰老既有区别又有联系。 人的机体随着年龄的增长，会出现头发变白、牙齿脱落、肌肉萎缩、血管硬化、感觉反应迟钝、记忆力衰退、代谢功能下降等衰老表现。机体的器官、组织和细胞随着年龄的增加而出现不可逆转的功能衰退和结构变化并逐渐趋向死亡的现象称为机体的衰老（aging）。对多细胞生物来说，细胞的衰老与机体的衰老是两个不同的概念。个别细胞，甚至某些机体多细胞的衰老死亡（如血细胞）并不代表机体的衰老；同样，机体衰老并不代表所有细胞的衰老。机体衰老与细胞衰老之间又有着密切的联系，机体衰老是以细胞总体的衰老为基础的，细胞总体的衰老反映了机体的衰老。另外，细胞失去正常衰老机制，可能导致细胞无限增殖而发生肿瘤，影响机体的寿命。因此，研究细胞衰老机制对阐明机体衰老及肿瘤发生发展的机制十分重要[10,11]。

2. 细胞衰老的表现。 细胞衰老的主要表现是对环境变化的适应能力，以及维持细胞内环境稳定的能力降低。细胞形态结构的变化和生化代谢功能的改变是细胞衰老的重要基础。

（1）细胞衰老的形态学改变：衰老的细胞出现各种细胞结构的退行性变化，细胞内容物伴随细胞衰老而逐渐减少及细胞的脱水导致细胞收缩和体积变小；原生质浓缩和黏稠度的增加使细胞失去正常形态；细胞膜通透性和脆性增加、核膜内陷和细胞器数量（特别是线粒体数量）减少；胞内出现脂褐素等异常物质沉积，最终出现细胞凋亡或坏死。

表 2-2 衰老细胞的形态变化

细胞组分	形态变化
核	增大、染色深、核内有包含物
染色质	凝聚、固缩、碎裂、溶解，核仁不规则
质膜	胆固醇与磷脂之比增大，膜黏度增加，膜的流动性减小，选择通透性低
细胞质	色素积聚、空泡形成
线粒体	数目减少、体积胀大、线粒体 DNA 变异或丢失，内膜通透性增加，功能障碍
高尔基体	碎裂
尼氏体	消失
包含物	糖原减少、脂肪积聚
核膜	内陷

表 2-2 列举衰老细胞的形态学改变[12]。

（2）细胞衰老过程中有生物大分子和代谢的改变：衰老细胞会出现脂类、蛋白质和 DNA 等细胞成分损伤，细胞代谢能力降低，主要表现为：① DNA 复制与转录受到抑制，端粒 DNA 减量和丢失，线粒体 DNA 特异性缺失，DNA 氧化、断裂、缺失和交联，甲基化程度降低；② mRNA 和 tRNA 含量降低；③蛋白质含量下降，细胞内蛋白质发生糖基化、氨甲酰化、脱氨基等修饰反应；自由基使蛋白质肽键断裂、交联而变性，导致蛋白质的稳定性和可降解性下降；④某些酶分子活性中心被氧化，金属离子 Ca^{2+}、Zn^{2+}、Mg^{2+}、Fe^{2+} 等丢失，酶分子的二级结构、溶解度和等电点发生改变，使酶活性降低甚至失活。需要指出的是，细胞衰老时 β 半乳糖苷酶活性增强，这是一个特殊的现象；⑤脂类的改变：不饱和脂肪酸被氧化，引起膜脂之间或与脂蛋白之间发生交联，膜的流动性降低[12]。

二、细胞增殖的调控因素

细胞增殖是重要的生命活动，在生物机体中，细胞复制分裂发生的时间和地点及增殖速度具有精密的调控机制，以确保机体组织器官的维护和对损伤的修复和细胞的必要更新。在长期的进化过程中，细胞增殖的调控机制逐渐演进和完善。重要的调控机制包括下述几方面。

（一）细胞周期的调控

1. **细胞周期蛋白（cyclin）**。细胞周期蛋白是一类随细胞周期的变化呈周期性出现和消失的蛋白质，包括 cyclin A, cyclin B, cyclin D 和 cyclin E 等。它们在细胞周期的不同阶段相继表达，与细胞中其他蛋白质结合后，调控细胞周期的进程。特定的细胞周期蛋白在相应的细胞周期完成后，迅速降解消失。后续的细胞周期调控蛋白相继出现，发挥其功能，使细胞周期得以按时完成。在 G1 期→S 期的调控蛋白为细胞周期蛋白 cyclin D1 和 cyclin E，S 期→G2 期的调控蛋白主要为 cyclin A，G2 期→M 期的调控蛋白为 cyclin B。细胞周期蛋白的活性受 GDK 的调控。

2. **有丝分裂促进因子和抑制因子**。有丝分裂促进因子（mitotic promoting factor，MPF）是一种在 G2 期形成，能促进 M 期启动的调控因子。MPF 最早发现于蛙卵，在细胞周期调控中起重要的作用。周期蛋白依赖性激酶抑制因子（cyclin-dependent-kinase inhibitor，CKI）对细胞周期起负调控作用。CKI 与 CDK 结合并影响其与 cyclin 的结合，抑制 MPF 的活性，因此在细胞周期进程中起重要调控作用。

3. **其他调控细胞周期的因子**。某些 DNA 损伤的感受分子如 ATM、ATR、DNA-PK/Ku 和 p53 等在被激活时，能通过调控周期素激酶和细胞周期蛋白而影响细胞周期的进程。在 DNA 受损时，该调控机制能使细胞周期进展停顿，利于 DNA 损伤的修复，以保持基因组的稳定性。

（二）微环境生长因子

生长因子是一类通过与细胞膜上特异受体结合，由自分泌或旁分泌产生的多肽类物质。生长因子与受体结合后，通过信号转换及传递过程，最终引起与细胞周期进程相关的蛋白质表达的变化，从而调控细胞周期。目前发现的生长因子有血小板衍生生长因子（platelet-derived growth factor，PDGF）、表皮细胞生长因子（epidermal growth factor，EGF）、神经生长因子（nerve growth factor，NGF）、成纤维细胞生长因子（fibroblast growth factor，FGF）、胰岛素样生长因子（insulin like growth factor，IGF）、白细胞介素（interleukin，IL）和转化生长因子（transforming growth factor，TGF），可刺激或抑制静止期的细胞进入活跃细胞周期。

（三）抑素

抑素是一类由细胞自身分泌的，对细胞周期进程有抑制作用的糖蛋白，包括卵泡抑素、生长抑素、雌抑素、胰抑素、肠抑素、胱抑素等。抑素一般有相应的膜受体，通过结合受体传递调控细胞周期的信号。抑素有严格的组织特异性和细胞周期阶段的特异性，其功能与生长因子的作用相互拮抗，同时互相协调，在细胞增殖的反馈性调节中起重要作用，维持机体细胞的生长平衡。

（四）基因改变对细胞周期的影响

许多癌基因和抑癌基因所编码的蛋白产物对细胞周期有明显的影响，它们能直接或间接调控 cyclin、CDK 及细胞生长因子而发挥其对细胞周期的影响作用。

1. **癌基因**。*MYC*、*RAS*、*BCL2*、*ERK* 等癌基因能直接或间接调节细胞周期，影响细胞生长和分裂的进程。他们可通过影响细胞生长因子合成及其与相应的受体结合，调控细胞内部的相关信号分子或核内调节蛋白，促进细胞的增殖或抑制细胞的凋亡和分化，从而导致细胞癌变增殖。

2. **抑癌基因**。*RB1* 和 *TP53* 等抑癌基因能通过其下游信号通路阻止细胞周期，抑制细胞增殖。抑癌基因在肿瘤中常常因为变异或功能失活而失去其原有功能，导致细胞周期失控，细胞不受控制的生长增殖。

3. **微 RNA（microRNA，miRNA）**。细胞中小分子非编码 RNA 不产生蛋白质，但能够影响 mRNA 转录和蛋白质的翻译过程，从而调控细胞的生长增殖。因此，miRNA 的改变能干扰重要的细胞周期调控因子从而引发肿瘤形成。致瘤性的 miRNA 一般具有促进细胞周期进程的功能，而具有抑制肿瘤作用的 miRNA 通过下调细胞周期促进因子而负调控细胞周期的进程[13]。

4. **表观遗传学调控**。DNA 甲基化和组蛋白修饰等表观遗传学改变对基因的调控起到重要作用。CpG 岛的甲基化与基因沉默密切相关，能够阻止转录因子与基因的相互作用从而抑制基因表达，与肿瘤的发生发展有密切关系。肿瘤中抑癌基因普遍发生高甲基化从而被沉默。

（黄蓬 潘俊辰）

第二节 遗传性肿瘤细胞发生

一、遗传性肿瘤的发生及其特征

（一）肿瘤的发生及其遗传因素

肿瘤是一大类具有不同性质的增生性疾病的总称，包括良性肿瘤和恶性肿瘤。恶性肿瘤（癌症）细胞通常具有不受控制的异常增殖和生长特性，并且在某种条件下具有细胞迁移、浸润邻近组织乃至远处转移的能力。癌症曾经被认为是一种基因性疾病，可见其具有明显的遗传性特征。目前认为，恶性肿瘤的发生发展是由遗传因素和环境因素共同作用的结果。已知有些恶性肿瘤由明确的癌基因变异激活所引起，例如染色体易位导致 *BCR/ABL* 的激活是慢性髓细胞性白血病（chronic myelogenous leukemia，CML）致病的关键。因为 CML 的癌基因明确，使特异性靶向治疗成为可能。然而，由于多数恶性肿瘤是多基因变化（癌基因的变异或异常激活，抑癌基因的丢失或灭活）的综合结果，因此，针对这类肿瘤的靶向治疗具有较大的挑战性。另外，有些恶性肿瘤主要由外在因素引起，包括某些致癌病毒和致癌化学物质。影响肿瘤细胞发生的主要因素及其作用机制将在本节第二部分详述。

（二）恶性肿瘤细胞的特性

虽然恶性肿瘤包含多种不同性质的疾病，并在机体不同组织区域具有不同的疾病特征，但恶性肿瘤仍然具有某些共同的生物学重要特性。早在2000年，肿瘤生物学家Hanahan和Weinberg总结了肿瘤细胞的六大特征，包括：具有无限的增殖复制能力、具有持续的增殖信号、能够逃避生长抑制、具有组织浸润和转移能力、能够抵抗细胞死亡及具有诱导血管新生的能力[14]。近年来，随着人们对肿瘤生物学特性的深入研究，对肿瘤细胞的重要特征有了进一步的发现，包括肿瘤细胞基因组的不稳定性和变异、能量代谢异常、免疫逃逸、促进肿瘤的炎症反应等。Hanahan和Weinberg在后续的综述里，总结了恶性肿瘤的十大特征[15]。这十大特征包括：

1. **持续的生长增殖信号**。肿瘤细胞通过自身分泌或旁分泌的方式为自身或邻近细胞提供生长信号，使肿瘤细胞群具有自给自足的生长因子，不依赖于外界的生长因子信号，因此能保持长期自我复制和生长。针对肿瘤细胞的这种特性，用生长因子受体拮抗剂，如表皮生长因子受体（epidermal growth factor receptor，EGFR）抑制剂，可抑制肿瘤的生长。

2. **无限的复制增殖能力**。肿瘤细胞可通过激活或高表达端粒酶（telomerase），使端粒体得以及时复制而不随着细胞的分裂而变短，从而使细胞永生化。因此，用端粒酶抑制剂可阻止细胞的永生化。

3. **逃避生长抑制**。肿瘤细胞由于高表达细胞周期蛋白及其激酶(如CDK)等,使细胞增殖周期活跃，因此具有逃避生长抑制的能力。针对肿瘤细胞的这种特性，用细胞周期蛋白激酶抑制剂可能克服肿瘤细胞对生长抑制的逃避。

4. **抵抗细胞死亡**。肿瘤细胞由于高表达细胞生存因子如BCL2家族蛋白，从而使细胞具有抵抗凋亡的能力。利用抗凋亡分子抑制剂（BCL2 inhibitor）或促凋亡药物 （如BH3 mimetics）可望克服肿瘤抵抗细胞死亡这一特性。

5. **具有诱导血管新生的能力**。肿瘤细胞通过分泌血管生长因子[如血管内皮生长因子（vascular endothelial growth factor，VEGF）]，促进新血管生成，利于肿瘤的生长。用VEGF信号通路抑制剂或血管生成抑制剂（如血管抑素及其类似物）等阻碍肿瘤血管的生成，从而达到抑制肿瘤生长的目的。

6. **具有组织浸润和转移能力**。许多肿瘤细胞具有活跃的迁移能力和组织浸润趋向，导致肿瘤转移，是肿瘤致死的重要原因。肿瘤细胞的转移能力与多种因素有关,包括高表达某些组织降解酶及发生上皮-间充质转化（epithelial-mesenchymal transition, EMT）等。因此，用相应药物干预这些过程可降低或阻断肿瘤的转移。需要进行注释肝细胞生长因子及其受体（hepatocyte growth factor/c-MET，HGF/c-MET）抑制剂被认为具有抑制肿瘤转移的潜在作用。

7. **免疫逃逸**（immune evasion）。肿瘤细胞具有多种机制逃避免疫系统的攻击，表达免疫检查点蛋白细胞程序性死亡-配体1（programmed cell death 1 ligand 1，PD-L1）是重要的免疫抑制机制。肿瘤细胞的PD-L1与T淋巴细胞表达的细胞程序性死亡-受体1（programmed cell death 1 ，PD-1）结合后，通过细胞内的信号传递，抑制$CD8^+$ T细胞的功能乃至使T细胞凋亡。因此，利用针对PD-1或PD-L1的特异性抗体可解除免疫检查点的抑制，从而激活$CD8^+$ T细胞的抗肿瘤功能。

8. **能量代谢异常**。肿瘤细胞能量代谢特征包括异常活跃的有氧糖酵解（aerobic glycolysis）和消耗大量的谷氨酰胺等。因此，糖酵解抑制剂和谷氨酰胺/谷氨酸代谢通路抑制剂具有选择性抗肿瘤的作用。另外，肿瘤细胞在氧化还原代谢方面也表现明显的异常，多数肿瘤细胞活性氧的生成升高，使细胞处于高氧化应激状态,并伴随细胞抗氧化系统(如谷胱甘肽等)的代偿性上调。基于肿瘤细胞的氧化还原状态的改变，可通过干预活性氧代谢设计选择性杀灭肿瘤细胞的治疗策略。

9. **基因组的不稳定和变异**。基因变异和基因组不稳定是肿瘤细胞的重要特征。肿瘤细胞活性氧的异常升高是基因变异和DNA损伤的重要原因，而DNA修复功能的降低则进一步加剧了DNA损伤的积累。基于肿瘤细胞的该特性，用DNA修复抑制剂，如多腺苷二磷酸核糖聚合物[poly（ADP-ribose）polymerase，PARP]抑制剂可进一步加剧肿瘤细胞中DNA的损伤，乃至导致细胞凋亡。

10. **引发促进肿瘤的炎症反应**。肿瘤细胞具有引发炎症的能力，而炎症细胞分泌多种细胞因子，促进肿瘤细胞的生长和繁殖。因此，采用相关的抗炎症药物被认为有利于治疗具有炎症反应的肿瘤。

恶性肿瘤的生物学特征如图2-1显示。系统了解这些生物学特征对肿瘤的临床诊断和治疗具有重要的指导意义。

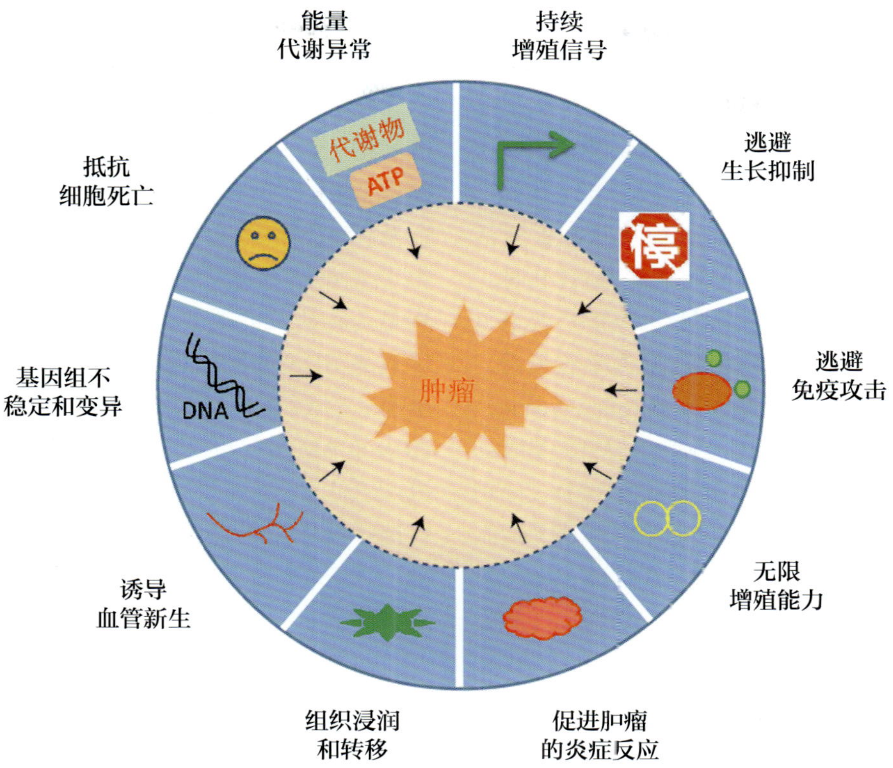

图 2-1 恶性肿瘤细胞的十大特征

（改编自：Hanahan D & Weinberg RA. Cell,2011,144:646-674.）

二、影响肿瘤发生的主要因素

肿瘤的发生发展是由遗传因素和环境因素共同作用的结果，下面将从肿瘤相关基因、肿瘤微环境以及机体生活环境等几个方面阐述这些因素影响肿瘤形成的过程。

（一）肿瘤相关基因

癌变是一个复杂、多步骤的过程。癌基因的变异激活或抑癌基因的变异失活早被认为是导致癌变的基本机制。癌基因（oncogene）是由原本能够正常调控细胞增殖或抑制凋亡的原癌基因经变异活化后产生并异常过表达，引起细胞持续性生长或使细胞免于死亡，从而促进细胞的恶性转化。癌基因的活化方式有点变异、扩增、低甲基化等。与此相反，抑癌基因（tumor suppressor gene）的功能在肿瘤细胞中常因为变异或基因片段缺失而失去原有功能，导致细胞生长不受控制。抑癌基因的失活方式有点变异、基因片段缺失、高甲基化等。随着基因检测技术和其他研究手段的进步，现已有大量研究表明肿瘤的形成不仅与癌基因或抑癌基因的活性有关，还与 DNA 的表观修饰以及某些非编码 RNA 的调控存在一定联系 [16-19]。因此，本部分将重点阐明癌基因、抑癌基因、表观修饰及非编码 RNA 等在细胞癌变中的调控机制。

1. 主要癌基因及其变异激活。 DNA 双螺旋的发现为研究基因与肿瘤的关系奠定了重要的分子生物学基础。Bishop 等于上世纪 70 年代首次发现癌基因 *V-SRC*。随后，经科学家们多年的研究，重要癌基因 *RAS* 等也被相继发现。目前已经发现了许多能够促进肿瘤生长或提高肿瘤细胞抗凋亡能力的癌基因，例如 *MYC*、*WNT*、*ERK*、*BCL2* 等。研究表明，癌基因的变异激活会显著影响细胞的增殖、分化、凋亡等生命活动。另外，肿瘤细胞氧化应激及活性氧增高，会导致基因组的不稳定而引起继发基因变异，促进肿瘤的进一步发展。由于 *RAS* 基因是人类癌症中变异频率最高的癌基因家族，并且目前对 *RAS* 信号通路也有比较全面的认识，本部分以 *RAS* 为例阐明癌基因在肿瘤形成过程中的作用机制。

在人类癌基因中，*RAS* 基因家族包括三个主要成员，分别是 *H-RAS*、*K-RAS* 和 *N-RAS*。*RAS* 基因在进化过中相当保守，其家族成员蛋白质结构和功能十分相似。RAS 蛋白的分子量约 21 kD，被称为 p21。RAS 蛋白位于细胞膜内侧，通过催化鸟苷三磷酸（guanosine triphosphate，GTP）与鸟苷二磷酸（guanosine diphosphate，GDP）的相互转化来传递生物信息，在细胞生长分化的信号调控方面起重要作用。如图 2-2 所示 RAS 蛋白是一个二元开关，当 RAS 蛋白与 GTP 结合时由于其构象改变被激活（称为“ON”状态），但是当 GTP 变为 GDP 时，蛋白质的构象改变导致RAS失活（称为“OFF”状态）。RAS 蛋白本身具有 GTP 水解功能，但速率比较慢，通常在 GTPase 激活蛋白（GTPase-activating protein，GAP）的共同作用下水解 GTP。肿瘤中 *RAS* 基因通常伴有错义变异，其主要的变异热点有三个，分别是：G12、G13 和 Q61。*RAS* 基因变异均有利于抑制 GTP 水解，使结合的 GTP 不被转化成 GDP，因此呈现持续性激活状态并介导下游多种信号通路，在肿瘤的发生发展中具有重要作用[20]。RAF 激酶（ARAF、BRAF 和 CRAF/RAF1）是被 RAS 蛋白驱动的重要的效应因子。活化状态的 RAS 蛋白能够结合并激活 RAF，后者又激活其下游蛋白激酶 MEK1 和 MEK2，而被激活后的 MEK1 或 MEK2 进一步激活 ERK1 和 ERK2 激酶，形成由 RAS 启动的 RAF-MEK-ERK 蛋白激酶级联反应（图 2-2）。ERK 激酶能够调控胞内多种底物，包括调节有丝分裂信号传导相关基因表达的转录因子。

在人类肿瘤中，*RAS* 基因变异以 *K-RAS* 变异激活最为常见。研究表明，*K-RAS* 基因的变异激活与胰腺癌（变异率高达 90% 以上）、肠癌、肺癌以及胃癌等肿瘤的发生及预后不良紧密相关[21-23]。由于 *K-RAS* 是常见的重要癌基因，因此多年来一直是药物研发的重要分子靶点。有趣的是，多年来针对 *K-RAS* 的靶向药物的研发一直未获成功，甚至有人怀疑 *K-RAS* 可能是不可成药的靶点。直到 2019 年 AMG510 的发现才打破了 *K-RAS* 靶蛋白“不可成药”的僵局[24-26]。需要指出的是，AMG510 仅选择性作用于含 G12C 变异的 *K-RAS*，对其他类型的 *K-RAS* 变异无效，因此其临床应用有一定的局限性。

2. 重要抑癌基因及其变异失活或丢失。在癌基因被广泛研究的同时，科学家们也注意到了与癌基因功能相反的抑癌基因。*RB* 基因是第一个被发现的抑癌基因，随后许多抑癌基因也相继被报道。其中 *TP53* 基因是目前已被广泛而深入研究的重要抑癌基因之一，在该领域具有代表性。目前已知 *TP53* 基因的变异、缺失和蛋白功能的失活是人类

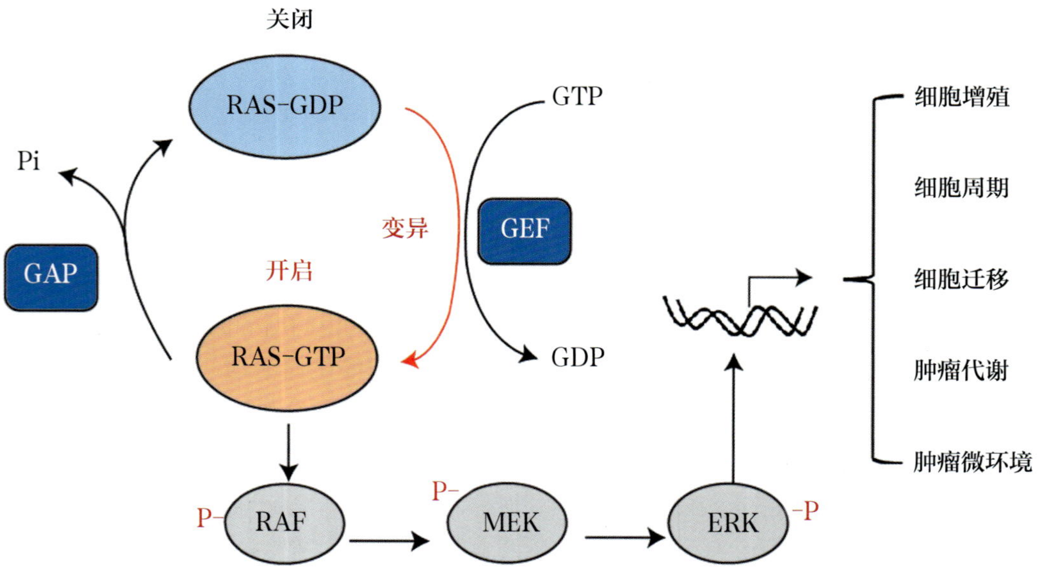

图 2-2 RAS-RAF-MEK-ERK 信号通路

RAS 具有分子开关的作用，其与 GTP 结合时被激活（开启），当 GTP 被水解为 GDP 时，RAS 活性被关闭。变异型 RAS 能够保持与 GTP 长期结合，持续处于“开启”状态。RAF-MEK-ERK 信号通路是 RAS 激活的主要下游信号通路之一，通过多级酶联反应完成信号传递。开启状态的 RAS 激活 RAF，后者通过磷酸化激活 MEK，被激活的 MEK 通过磷酸化激活 ERK，从而调控多种基因的表达。GTP，鸟苷三磷酸；GDP，鸟苷二磷酸；GEF，鸟嘌呤核苷酸交换因子；GAP，GTPase 激活蛋白； RAF，rapidly accelerated fibrosarcoma；MEK，也称 MAPKK（mitogen-activated protein kinase kinases，促分裂原活化的蛋白激酶）；ERK，extracellular signal-regulated kinases，胞外信号调节激酶

肿瘤的常见分子事件，可见于50%以上的人类肿瘤。*TP53* 基因变异可见于肝癌、胃癌、结直肠癌、膀胱癌、乳腺癌、前列腺癌、胶质细胞瘤、软组织肉瘤等、淋巴造血系统恶性肿瘤等。

人类 *TP53* 基因位于第 17 染色体的 p13.1 区域，其编码的蛋白质含 393 个氨基酸，其活性可被磷酸化等修饰所调控。磷酸化的 p53 蛋白主要分布于细胞核内，其半衰期较短，因此利于适时发挥其功能并及时消除该调控信号。野生型 p53 蛋白能够与 DNA 结合，是细胞生长周期中的负调节因子，通过调控其下游分子的表达参与细胞周期调控、细胞分化、DNA 损伤的修复及细胞凋亡等重要的生物学功能。例如，当 p53 蛋白感知 DNA 损伤时，上调细胞周期负调控分子（如 p21 等），使细胞周期停滞，利于 DNA 修复。如果 DNA 修复失败，被持续激活的 p53 可能启动细胞凋亡程序，使含有 DNA 损伤的细胞死亡，以保持群体细胞基因的稳定性。因此，p53 被认为是基因组的卫士（guardian of the genome）。

如果 *TP53* 基因发生变异或蛋白质功能丢失（如 MDM2 介导 p53 蛋白降解灭活），将导致细胞在发生 DNA 损伤时无法使细胞周期停滞来修复受损的 DNA，增加了基因组的不稳定，利于肿瘤的发生和发展。*TP53* 的变异在肿瘤中十分常见，其变异的形式有多种，包括点变异、缺失、重复以及移码变异等，其中大多数以错义变异为主。由于 *TP53* 变异扰乱了细胞的关键信号通路，从而促进细胞的生长、增殖、迁移以及耐药性等。已有许多研究表明 *TP53* 基因变异或活性的缺失与多种癌症的不良预后有关。虽然目前 *TP53* 基因已被广泛的研究，但是仍然有很多未解决的问题有待阐明 [27]。

3. 表观遗传的改变。表观遗传学（epigenetics）是指遗传基因的功能改变但不涉及 DNA 序列变化的现象。1983 年 Bert Vogelstein 和 Andrew Feinberg 的研究发现了不依赖基因组序列改变的表观遗传同样参与肿瘤的发生，为肿瘤学研究开辟了新的方向。此后表观遗传学被越来越多的研究者所关注，现已有大量研究表明表观遗传修饰与人类肿瘤的发生密切相关。目前研究最多的与肿瘤表型有关的表观遗传学改变是 DNA 甲基化和组蛋白修饰对基因的调控，因此下面将从这两方面来介绍其在肿瘤形成过程中的作用。

（1）DNA 甲基化：DNA 甲基化是常见的表观遗传学改变，在维持基因组的稳定、转录调控以及生物体发育过程中起着重要作用。CpG 岛（CpG island）指的是基因 5’ 端启动子区域富含 CpG 的位点。在正常细胞中，基因的启动子区域通常未被甲基化，利于转录因子和其他相关蛋白质与基因相互作用并促进其表达。DNA 甲基化是由 DNA 甲基转移酶家族（DNA methyltrasferase，DNMT）催化，使甲基从 S- 腺苷甲硫氨酸向 DNA 转移，而且几乎聚集在 CpG 岛区域。而 CpG 岛甲基化会导致基因沉默，阻碍转录因子等与基因的相互作用从而抑制基因表达。这与癌症的发生发展密切相关。研究显示癌细胞的肿瘤抑癌基因普遍发生高甲基化从而被沉默。例如，*CDKN2A* 基因编码的 p.16INK4A 对细胞周期进程至关重要，而肿瘤中的 p.16INK4A 的启动子常常高度甲基化不表达，使细胞周期进程不受控制而导致肿瘤的无限制生长 [28]。一般来说，肿瘤全基因组整体呈低甲基化，最常见的就是一些致癌基因（如 *RAS*）和生长因子的基因由于低甲基化而过度表达。

（2）组蛋白修饰：核小体是染色质的基本结构单位，由 DNA 和 H1、H2A、H2B、H3 和 H4 等组蛋白构成。两分子的 H2A、H2B、H3 和 H4 形成一个组蛋白八聚体，DNA 链盘绕在组蛋白八聚体构成的核心结构外面形成了一个核小体。Vincent Allfrey 在该领域的早期研究提供了关于组蛋白及其修饰的重要信息。后续的研究发现组蛋白的氨基末端富含赖氨酸和精氨酸残基，并经常发生翻译后修饰，且类型多样，包括甲基化、乙酰化、磷酸化和泛素化等。这些修饰能够影响组蛋白与 DNA 的亲和力，从而使染色质的结构改变，影响基因的表达水平。目前研究最多的组蛋白修饰是组蛋白的乙酰化和甲基化 [29]。

组蛋白乙酰转移酶（histone acetyltransferase，HAT）和组蛋白去乙酰基酶（histone deacetylase，HDAC）的综合作用调控组蛋白乙酰化程度的动态平衡。组蛋白的乙酰化是利用 HAT 及乙酰基供体（acetyl-CoA）对组蛋白氨基末端的赖氨酸残基进行乙酰化，通过改变其电荷影响与 DNA 结合的松弛程度来促进基因转录；如果组蛋白的乙酰化程度降低，则抑制基因转录。目前已有研究表明组蛋白乙酰化在癌变过程中具有十分重要的作用，在恶性肿瘤细胞中癌基因由于过度乙酰化而过度活化；反之，抑癌基因由于低乙酰化而被沉默。类似于组蛋白乙酰化，组蛋白甲基化主要发生在组蛋白H3和H4上。但是，组蛋白甲基化修饰不会明显改变组蛋白的电荷。此外，不同位点及程度的组蛋白甲基化对基因转录活性的影响也有很大差异，例如有些组蛋白甲基化可激活转录，而某些组蛋白的甲基化可能抑制转录。目前针对肿瘤表观遗传学的研究是一个活跃的研究前沿，而靶向肿瘤的表观修饰可望成为一种有效的肿瘤治疗方法。

4. **非编码**RNA。传统的肿瘤遗传学研究主要集中于蛋白质编码基因，有人甚至把不编码蛋白质的DNA视为没有功能的“垃圾”。最近的研究发现，非编码RNA（non-coding RNA，ncRNA）在塑造细胞过程中也起着关键的调控作用，为理解癌症的发生发展以及治疗干预策略提供了新的视角。已知ncRNA占人类基因组RNA的绝大多数（90%以上），目前仍有很多ncRNA未被研究甚至尚没有被发现。因此，该领域的研究成为生物医学最热门的领域之一。微RNA（microRNA，miRNA）和长链非编码RNA（long non-coding RNA, lncRNA）都属于ncRNA。除此之外，ncRNA还包含了其他类别的RNA。下面简要介绍miRNA和lncRNA在肿瘤发生发展中起到的作用[30]。

（1）miRNA：miRNA是迄今为止在癌症中研究最广泛的一种ncRNA，其长度约22个核苷酸，可与靶RNA互补从而调节mRNA的功能。成熟的miRNA与mRNA的3' UTR区域结合后能够通过促进其降解或阻止其翻译而抑制mRNA的功能。一个miRNA不仅能够调控一个mRNA靶标，还可调控数十甚至更多的编码或非编码基因的表达。已知癌基因（如*RAS*、*MYC*和*EGFR*等）和抑癌基因（如*TP53*、*PTEN*等）的表达均可受miRNA调控。有研究表明miRNA在所有肿瘤类型中均发生了改变，并且这种改变在影响癌症状态中起着至关重要的作用。某些miRNA具有促癌作用，通过直接抑制肿瘤抑制因子的活性或者通过消除其他因子对癌基因的抑制而间接促进细胞异常生长，促进肿瘤的形成。与此相反，有些miRNA具有抑制细胞生长增殖的功能，可作为肿瘤抑制因子，具有作为肿瘤治疗手段的潜能。另外，还有一部分miRNA在不同条件下会呈现出不同的特性，即在某些细胞中具有促癌的功能，而在另一些细胞中又可能具有抑癌作用。这些复杂的现象及其机制尚待进一步研究。

（2）lncRNA：lncRNA的长度大于200个核苷酸，由于数量和种类较多，其功能比较广泛。值得注意的是，lncRNA不是高度保守的，只有5%～6%的lncRNA具有保守序列，目前尚不知道高度保守的lncRNA是否具有重要的功能。类似miRNA，不同情况下lncRNA对肿瘤发生发展有不同的影响：有的lncRNA起癌基因的作用，通常在肿瘤细胞中过表达并促进肿瘤生长；有的lncRNA能够阻止癌细胞增殖，激活细胞凋亡，具有维持基因组稳定性和阻止肿瘤发生发展的功能。有些lncRNA被发现在不同条件下发挥不同的功能，在不同的情况下显示抑癌或促癌的作用。

（二）致癌物质（carcinogen）

肿瘤的发生发展是由遗传因素和环境因素共同作用的结果。遗传因素在肿瘤形成过程中的作用及机制已如上述，下面将阐述环境因素在癌变过程中的作用及机制。

1915年Yamigawa首次通过煤焦油诱导兔耳朵肿瘤形成，证明了化学致癌物质的存在及其直接引发肿瘤的过程。在随后的几十年里，环境因素在癌症发生发展过程中的作用及机制成为肿瘤研究领域的主要课题。目前人们已知除了化学致癌物外，物理致癌物和生物致癌物同样能够导致细胞DNA的损伤和代谢异常，促进肿瘤的发生。

1. 环境致癌物的种类

（1）物理因素：电离辐射（ionizing radiation）、紫外线辐射（ultraviolet radiation）、机械刺激及某些矿物纤维（mineral fiber）是目前熟知且主要的物理致癌因素。正常生活环境中的这些天然物质由于其含量低，一般不足以对人类产生严重危害。但由于某些特殊职业的工作环境中可能存在较高剂量的致癌物理因素，如果防护不当可能导致细胞癌变。有临床数据显示，这些物理因素能够导致多种癌症的发生，包括皮肤癌、肺癌和白血病等。因此，在生活和工作环境中，需要注意潜在的物理致癌因素的存在，加强安全意识并采取适当的防护措施。

（2）化学因素：化学类致癌物质的种类和来源繁多，如烟草（烟雾中至少含有70种致癌物）、被黄曲霉毒素污染的食物、汽车尾气中的苯并吡、被化学物质污染的水及食物的摄入等，都可能具有致癌的潜在危害。一般来说人体摄入外来化合物时，机体会利用自身的多种代谢酶体系将其从亲脂性转化成亲水性产物，随后排出体外。但是如果该亲水性产物化学活性增高，具有强亲电子性，就可能损害生物大分子（如 DNA 等），具有致癌性。若进入体内的化合物本身就具有强亲电性，同样具有致癌性。化合物的代谢除了可能产生具有致癌性的产物外，也可能是减弱化合物的毒性，这与不同个体的代谢差异性有关。因此，不同个体即便暴露在相同的致癌环境下，有的个体发生癌变而另外的个体却不发生肿瘤，这是不同人群的肿瘤易感性（tumor susceptibility）不同的原因之一。

（3）生物因素：全球大约有 15% ~ 20%的癌症与病毒、细菌或寄生虫感染密切相关。最近对人体内微生物组（microbiome）的研究极大地促进了我们对微生物组与癌症发生之间复杂联系的理解，提供了越来越多的证据说明微生物组对肿瘤发生发展的影响。人体不断暴露于常驻和短暂存在的微生物细胞及其有毒的代谢产物。某些器官驻留的微生物可能迁移到人体的其他部位，影响肿瘤的发生。同样地，有些有毒代谢产物也可能循环到远离特定微生物的人体组织器官，导致癌症的发生或发展。已有几项宏基因组学研究结果表明，微生物组可以通过炎症或使免疫系统功能失调而影响癌症的发生和治疗效果 [31-33]。然而，微生物组对癌症的发生、发展以及对包括免疫治疗等疗法的影响机理有待进一步的研究。癌症组织内部的微生物、宿主遗传因素、饮食、药物和细胞间相互之间的作用复杂，解析这些复杂关系网络，有赖于包括微生物生态学、免疫学、癌细胞生物学和生物统计学等多学科交叉结合 [34]。

在大多数主要类型的癌症内，不同肿瘤之间的组织和血液中有独特的微生物。最近 Poore [35] 等发现可以使用血浆细胞样本区分健康、无癌症个体和癌症（例如前列腺癌、肺癌和黑色素瘤）患者的游离微生物核酸，为基于血液和组织的微生物组分析的肿瘤学诊断提供很好的例子。

目前已知具有致癌潜力的生物因素包括某些病毒，如人乳头瘤病毒（human papilloma virus，HPV）、乙型肝炎病毒（hepatitis B virus，HBV）、丙型肝炎病毒（hepatitis C virus，HCV）、卡波西氏肉瘤疱疹病毒（Kaposi's sarcoma-associated herpesvirus，KSHV）、人类嗜 T 淋巴细胞病毒（human T-cell lymphotropic virus，HTLV）、默克尔细胞多瘤病毒（Merkel cell polyomavirus，MCpyV）和 EB 病毒（Epstein-Barr virus，EBV），某些寄生虫，如泰国肝吸虫（Opisthorchis viverrini），血吸虫（Schistosoma）、华支睾吸虫（Clonorchis sinensis）和某些细菌，如幽门螺杆菌（Helicobacter pylori）等。其中 HBV 和 HCV 能够导致肝癌的发生；EBV 可能引发鼻咽癌；某些 HPV 的感染与宫颈癌密切相关；幽门螺杆菌能够增加患胃癌的风险；黄曲霉菌产生的黄曲霉素通过食物被摄入后引发肝癌；血吸虫病与大肠癌密切相关等。此外，近期研究表明人类内源性逆转录病毒（human endogenous retrovirus，HERV）是胰腺癌、骨髓增生性疾病、乳腺癌和黑色素瘤的风险因素 [36,37]。

2. 致癌物的特征和作用机制。许多致癌物在多阶段的致癌过程中是通过引起细胞各种生物学变化起作用。这些致癌物质通常具有下列 9 个主要特征中的一个或更多的特征。因此，利用这 9 个特征可作为在评估潜在致癌物的识别和分类的参考 [38]。

（1）化合物本身具有亲电性或者其代谢产物为亲电的物质：能与 DNA、RNA、脂质或蛋白质等细胞大分子形成加合物。这是致癌化合物的共同特性。

（2）化合物具有基因毒性：能诱导 DNA 损伤或变异。DNA 损伤时并未改变 DNA 中核苷酸（碱基）的序列，DNA 序列的变异通常发生于细胞试图修复 DNA 损伤时出现碱基错配，并传给子代细胞。

（3）影响 DNA 修复或导致基因组不稳定：正常细胞一般是高精度复制基因组来维持基因组的稳定性。因此，致癌物可通过影响 DNA 复制或修复的准确性来发挥其致变异作用。

（4）诱导表观遗传改变：致癌物可通过诱导表观遗传的改变（包括 DNA 甲基化、染色质状态以及组蛋白修饰）而促进细胞恶性转化。

（5）引起氧化应激：许多致癌物能够影响靶细胞内的氧化还原平衡。氧化应激在肿瘤组织中很常见，例如 DNA 的氧化损伤可能会引起基因点变异、DNA 断裂缺失、插入或染色体易位，激活癌基因或抑制抑癌基因的活性从而促进癌变。

（6）诱发慢性炎症：例如幽门螺杆菌或石棉

等引起的慢性炎症已与多种癌症的发生密切相关。

（7）具有免疫抑制作用：免疫系统在清除癌细胞和防止肿瘤发生发展中起关键作用，具有抑制免疫功能的物质将降低免疫系统对肿瘤细胞的清除，利于肿瘤的生长。免疫抑制与其他致癌机制的不同之处在于其不直接将正常细胞转化为潜在的肿瘤细胞，而是使其他致癌物质引起的潜在肿瘤细胞逃避免疫监视，从而促进这些细胞的存活，增加肿瘤生长的风险。

（8）影响受体介导的信号通路：许多致癌物能够充当受体蛋白的配体或拮抗剂，通过影响配体-受体相互作用而调控与细胞增殖或存活相关的信号通路。通过促进细胞增殖，降低细胞凋亡和改变细胞代谢等过程而促进细胞恶性转化。

（9）导致细胞永生化：已知某些人类病毒（包括某些 HPV、EBV、HBV、HCV 及 HIV 等）对人类具有致癌性，这些病毒能够促靶细胞的永生化，继而发生恶性转化。

（三）肿瘤微环境

肿瘤微环境（tumor microenvironment，TME）是肿瘤生存的特殊环境，包括肿瘤组织的血管、免疫细胞、成纤维细胞、信号分子以及细胞外基质等。其特征是不同程度的缺氧、酸性化、营养缺乏和免疫抑制。肿瘤与肿瘤微环境被形容为“种子与土壤”的关系。两者之间的相互作用通常会进一步重塑 TME，从而促进肿瘤的发展。例如肿瘤细胞可通过释放信号来促进周围的血管生成以及诱导外周免疫耐受等来影响微环境，而微环境中的免疫细胞及其他物质也可以影响癌细胞的生长和演进。

1. **肿瘤微环境中的分泌蛋白**。肿瘤微环境中存在多种分泌蛋白，是肿瘤微环境与肿瘤细胞互相交流的重要信息物质，具有多种功能。

（1）趋化因子（chemokines）：是一类由细胞分泌的因子或信号蛋白，其分子量低，既能够介导白细胞的募集，也能够影响肿瘤细胞的生长、转移及血管新生等。其激活细胞并能传导信号的受体之一是位于细胞表面的跨膜 G 蛋白偶联受体（G protein-coupled receptors，GPCR），也能够与其他多个配体结合，通过多种信号通路调控靶细胞的功能。

（2）转化生长因子-β（transforming growth factor-beta，TGF-β）：是一种多功能的调节多肽，可以调控细胞增殖、分化、凋亡、迁移、血管生成以及免疫监控等。TGF-β 在肿瘤的发生发展过程中具有双重作用：在肿瘤发生的初始阶段能够抑制肿瘤细胞的增殖并诱导其凋亡；但随着肿瘤的发展，肿瘤细胞产生抵抗TGF-β 的生长抑制作用的机制，并且在其刺激下增强细胞的抗凋亡能力，迁移能力也增强。

（3）血管内皮生长因子（vascular endothelial growth factor，VEGF）：属于多功能的细胞因子，该家族包括 7 种分泌性糖蛋白，对血管及淋巴管形成具有重要促进作用。体外及体内实验均已证明 VEGF 能够诱发血管生成、促进肿瘤迁移和侵袭等，利于肿瘤的生长和进展。针对 VEGF 及其受体的一些抑制剂和生物治疗剂目前正处于临床试验中，有研究表明某些肿瘤能够对抗血管生成药物产生抵抗性。

2. **肿瘤微环境中的营养物质和代谢物**。肿瘤微环境的形成在很大程度上取决于肿瘤的代谢，而肿瘤代谢的特征之一是肿瘤细胞为了生存竞争性地掠夺微环境中的营养（包括葡萄糖和谷氨酰胺）并最终促进恶性肿瘤的发展。德国生化学家 Otto Warburg 发现癌细胞即使在足够的氧气下依然异常活跃糖酵解代谢，这一现象被称为 Warburg 效应。后来美国科学家 Harry 发现癌细胞对谷氨酰胺的高需求。此外，有研究表明某些肿瘤利用脂肪酸来满足肿瘤细胞营养需求以促进其生长。营养物质除了用于产能（ATP）和生物合成外，某些代谢物能通过自主或非自主的机制充当信号分子。例如乳酸能与蛋白质 NDRG3 结合并诱导血管生成；磷酸核苷酸促进抗原在树突状细胞上的呈递及 T 细胞对癌细胞的清除而表现出抗肿瘤特性；乙酰辅酶 A（acetyl-CoA）和 S-腺苷甲硫氨酸可分别提供乙酰基和甲基来修饰组蛋白和 DNA[39]。因此，深入理解肿瘤代谢在癌症发生发展过程中的作用，可为新药靶标和肿瘤治疗策略的发展提供理论基础。

3. **肿瘤基质细胞与免疫细胞**。肿瘤基质细胞被定义为存在于肿瘤微环境中的非恶性细胞。基质中存在许多类型的细胞，最常见的基质细胞主要包括成纤维细胞、内皮细胞、T 细胞和巨噬细胞等。其中 $CD8^+$ T 淋巴细胞在肿瘤免疫中起关键作用，直接参与杀灭肿瘤细胞。目前被广泛应用于肿瘤免疫治疗的免疫检查点抑制剂 PD-1 抗体就是通过解除对 T 淋巴细胞的免疫抑制而激活 $CD8^+$ T 细胞对肿瘤的杀伤功能。

肿瘤相关的成纤维细胞（carcinoma associated fibroblasts，CAF）的数量在肿瘤基质中较为丰富，来源于不同部位的成纤维细胞群体 CAF 在肿瘤发展中可能具有不同的作用。最近有研究报道多种细胞可以被招募为 CAF 的前身，包括肿瘤周围脂肪细胞、骨髓来源的间充质干细胞、造血干细胞、上皮细胞（通过上皮 - 间质转化）和内皮细胞（通过上皮 - 间质转化）等。目前已有证据表明 CAF 可通过分泌多种生长因子、细胞因子、趋化因子来促进肿瘤发生。例如，CAF 能够利用 TGF-β 抑制癌细胞凋亡或诱导自噬促进肿瘤生长；CAF 分泌的趋化因子可促进肿瘤相关免疫细胞（包括肿瘤相关巨噬细胞和肿瘤免疫 T 淋巴细胞）的渗透；CAF 还可以通过调节肿瘤组织的物理特性和化学特性而促进肿瘤细胞的耐药性 [40]。此外，还有研究表明乳腺癌中调节性 T 细胞的存在与浸润性表型和患者的预后不良有关。

肿瘤相关巨噬细胞（tumor-associated macrophage，TAM）：巨噬细胞是先天性免疫细胞，在肿瘤发生发展过程中，巨噬细胞受到微环境中的细胞因子、趋化因子或生长因子的影响后，被募集到肿瘤中并参与促进肿瘤微环境的改变，进一步影响肿瘤细胞的生长、增殖、凋亡和转移。巨噬细胞能够响应肿瘤和基质细胞产生的各种微环境信号而改变自身功能表型。根据其功能，巨噬细胞大致分为两类，即 M1 型巨噬细胞和 M2 型巨噬细胞。M1 型巨噬细胞参与炎症反应、病原体清除和抗肿瘤免疫。相反，M2 型巨噬细胞影响抗炎反应、伤口愈合和促进肿瘤发生。TAM 与 M2 极化的巨噬细胞相似，临床数据显示 TAM 密度较高的患者的无复发生存率和总生存率显著降低。因此，TAM 浸润似乎是癌症患者的不良预后因素，并且可能作为潜在的临床预后标志。总之，TAM 作为转移性肿瘤中肿瘤微环境的重要部分，将其重编程为抗肿瘤 M1 表型或抑制其向 M2 转化等干预策略可望成为抗肿瘤的新型治疗方法 [39,41]。

（黄蓬 张明佺）

参考文献

[1] Wu KJ. The epigenetic roles of DNA N (6)-Methyladenine (6 mA) modification in eukaryotes. Cancer Lett, 2020, S0304-3835 (20)30440-7.
[2] Frey TG, Mannella CA. The internal structure of mitochondria. Trends Biochem Sci, 2000, 25 (7): 319-324.
[3] Lemmens B, Lindqvist A. DNA replication and mitotic entry: a brake model for cell cycle progression. J Cell Biol, 2019, 218 (12): 3892-3902.
[4] King KL, Cidlowski JA. Cell cycle regulation and apoptosis. Annu Rev Physiol, 1998, 60: 601-617.
[5] Yang J, Kornbluth S. All aboard the cyclin train: subcellular trafficking of cyclins and their CDK partners. Trends Cell Biol, 1999, 9 (6): 207-210.
[6] Dustin P. Microtubules and mitosis. Bull Assoc Anat (Nancy), 1979, 63 (180): 109-126.
[7] Inou S, Jr HR. Dynamics of mitotic spindle organization and function. Soc Gen Physiol Ser, 1975, 30: 3-30.
[8] Pickett-Heaps JD, Tippit DH, Porter KR. Rethinking mitosis. Cell, 1982, 29 (3): 729-744.
[9] Nurse P. Ordering S phase and M phase in the cell cycle. Cell, 1994, 79 (4): 547-550.
[10] Regulski MJ. Cellular Senescence: What, Why, and How. Wounds, 2017, 29 (6): 168-174.
[11] Collado M, Blasco MA, Serrano M. Cellular senescence in cancer and aging. Cell, 2007, 130 (2): 223-233.
[12] Hernandez-Segura A, Nehme J, Demaria M. Hallmarks of cellular senescence. Trends Cell Biol, 2018, 28 (6): 436-453.
[13] Bueno MJ, Malumbres M. MicroRNAs and the cell cycle. Biochim Biophys Acta, 2011, 1812 (5): 592-601.
[14] Hanahan D, Weinberg RA. The hallmarks of cancer. Cell, 2000, 100 (1): 57-70.
[15] Hanahan D, Weinberg RA. Hallmarks of cancer: the next generation. Cell, 2011, 144 (5): 646-674.
[16] Lacroix M, Riscal R, Arena G, et al. Metabolic functions of the tumor suppressor p53: implications in normal physiology, metabolic disorders, and cancer. Mol Metab, 2020, 33: 2-22.
[17] Kinsey CG, Camolotto SA, Boespflug AM, et al. Protective autophagy elicited by RAF → MEK → ERK inhibition suggests a treatment strategy for RAS-driven cancers. Nat Med. 2019, 25 (4): 620-627.
[18] You JS, Jones PA. Cancer genetics and epigenetics: two sides of the same coin? Cancer Cell, 2012, 22 (1): 9-20.
[19] Sun X, Malhotra A. Noncoding RNAs (ncRNA) in hepato cancer: a review. J Environ Pathol Toxicol Oncol, 2018, 37

(1): 15-25.
[20] Watersv AM, Der CJ. KRAS: the critical driver and therapeutic target for pancreatic cancer. Cold Spring Harb Perspect Med, 2018, 8 (9): a031435.
[21] Yashiro M, Nishioka N, Hirakawa K. K-ras mutation influences macroscopic features of gastric carcinoma. J Surg Res, 2005, 124 (1): 74-78.
[22] Haigis KM, Kendall KR, Wang Y, et al. Differential effects of oncogenic K-Ras and N-Ras on proliferation, differentiation and tumor progression in the colon. Nat Genet, 2008, 40 (5): 600-608.
[23] Chen H, Tu H, Meng ZQ, et al. K-ras mutational status predicts poor prognosis in unresectable pancreatic cancer. Eur J Surg Oncol, 2010, 36 (7): 657-662.
[24] Canon J, Rex K, Saiki AY, et al. The clinical KRAS (G12C) inhibitor AMG 510 drives anti-tumour immunity. Nature, 2019, 575 (7781): 217-223.
[25] Kaiser J. After decades, progress against an 'undruggable' cancer target. Science, 2019, 366 (6465): 561.
[26] Lanman BA, Allen JR, Allen JG, et al. Discovery of a covalent inhibitor of KRAS G12C (AMG 510) for the treatment of solid tumors. J Med Chem, 2020, 63 (1): 52-65.
[27] Mantovani F, Collavin L, Del Sal G. Mutant p53 as a guardian of the cancer cell. Cell Death Differ. 2019, 26 (2): 199-212.
[28] Demokan S, Chuang A, Suoglu Y, et al. Promoter methylation and loss of p16 (INK4a) gene expression in head and neck cancer. Head Neck, 2012, 34 (10): 1470-1475.
[29] Biswas S, Rao CM. Epigenetics in cancer: fundamentals and beyond. Pharmacol Ther, 2017, 173: 118-134.
[30] Slack FJ, Chinnaiyan AM. The role of non-coding RNAs in oncology. Cell. 2019, 179 (5): 1033-1055.
[31] Rajagopala SV, Vashee S, Oldfield LM, et al. The human microbiome and cancer. Cancer Prev Res (Phila), 2017, 10 (4): 226-234.
[32] Helmink BA, Khan MAW, Hermann A, et al. The microbiome, cancer, and cancer therapy. Nat Med. 2019, 25 (3): 377-388.
[33] Bhatt AP, Redinbo MR, Bultman SJ. The role of the microbiome in cancer development and therapy. CA Cancer J Clin, 2017, 67 (4): 326-344.
[34] Xavier JB, Young VB, Skufca J, et al. The cancer microbiome: distinguishing direct and indirect effects requires a systemic view. Trends Cancer, 2020, 6 (3): 192-204.
[35] Poore GD, Kopylova E, Zhu Q, et al. Microbiome analyses of blood and tissues suggest cancer diagnostic approach. Nature, 2020, 579 (7800): 567-574.
[36] Johanning GL, Malouf GG, Zheng X, et al. Expression of human endogenous retrovirus-K is strongly associated with the basal-like breast cancer phenotype. Sci Rep, 2017, 7: 41960.
[37] Li M, Radvanyi L, Yin B, et al. Downregulation of human endogenous retrovirus type K (HERV-K) Viral env RNA in pancreatic cancer cells decreases cell proliferation and tumor growth. Clin Cancer Res, 2017, 23 (19): 5892-5911.
[38] Smith MT, Guyton KZ, Gibbons CF, et al. Key characteristics of carcinogens as a basis for organizing data on mechanisms of carcinogenesis. Environ Health Perspect. 2016, 124 (6): 713-721.
[39] Lyssiotis CA, Kimmelman AC. Metabolic interactions in the tumor microenvironment. Trends Cell Biol, 2017, 27 (11): 863-875.
[40] Liao Z, Tan ZW, Zhu P, et al. Cancer-associated fibroblasts in tumor microenvironment-accomplices in tumor malignancy. Cell Immunol, 2019, 343: 103729.
[41] Ummarino A, Gambaro FM, Kon E, et al. Therapeutic manipulation of macrophages using nanotechnological approaches for the treatment of osteoarthritis. Nanomaterials (Basel), 2020, 10 (8): 1562.

第3章 遗传性肿瘤相关基因

现已公认遗传性肿瘤与散发性肿瘤最主要的区别是前者发生的胚系基因变异及其导致的临床表型能从上一代往下一代传递，而在同一代患者之间，肿瘤表型有差异，即临床异质性。其物质基础在于遗传性肿瘤相关的基因（群）是相对稳定的。

第一节　遗传性肿瘤基因分类

19 世纪末，在孟德尔遗传定律提出以后，人们逐渐开始认同“每种动植物都有特定的染色体数”这一观点。20 世纪初，德国动物学家 Boveri 在研究海胆卵细胞时发现细胞分裂失败可能会产生四倍体细胞，之后会出现多极有丝分裂，进而产生类似恶性肿瘤的低分化团块。因此，他认为染色体异常对细胞及生物体的生理功能是有害的，可能导致肿瘤的发生[1]。随着研究的深入，Boveri 提出“在分子水平上，肿瘤是由于细胞 DNA 损伤引起的”。这一观点引领科学界进入到分子肿瘤遗传水平。

一、原癌基因

进入分子肿瘤遗传学时代后，遗传学家发现在逆转录病毒的基因组中除了编码病毒本身复制所必需的病毒核心蛋白质、外壳蛋白质及逆转录酶等基因外，还包括一个能引起动物宿主细胞恶性转化的基因。这种基因被命名为癌基因（oncogene），又名转化基因，是包括人类在内的动物正常细胞及致癌病毒中固有的一类具有促进细胞生长、激活细胞周期、抑制细胞凋亡等功能的基因。癌基因在正常细胞中以非激活的形式存在，也被称为原癌基因（proto-oncogene）。

原癌基因大多是信号通路的重要组成部分，编码调控细胞生长的蛋白质，通过异常激活转变为癌基因并出现功能改变，使细胞生长、增殖和分化等不受控制，诱导易感细胞恶性转化形成肿瘤。根据原癌基因蛋白质产物的功能及生化特性，可将其分为五类：生长因子、生长因子受体、信号转导因子、转录因子及其他因子，如程序性细胞死亡调节因子等（图 3-1）[2,3]。

（一）生长因子

生长因子是细胞外调节细胞生长和增殖的多肽类物质，几乎所有的细胞都具有相应生长因子的结合受体。生长因子以自分泌、旁分泌、内分泌等方式调节靶细胞生长。各种生长因子常以家族形式存在，而不同的成员，功能也存在某些差异。

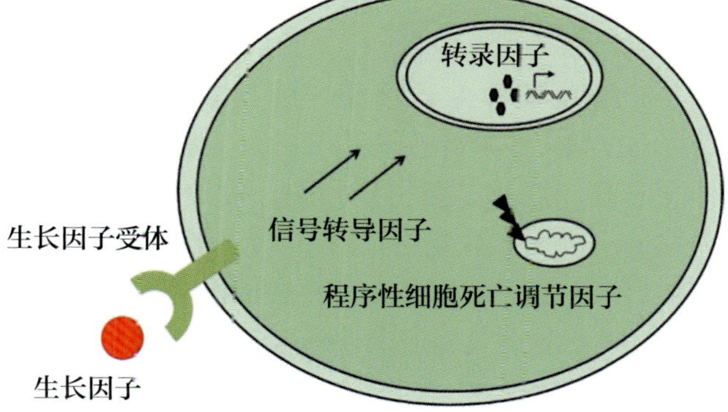

图 3-1　原癌基因在细胞中的作用和分布

1. **表皮生长因子**。表皮生长因子（epidermal growth factor，EGF）是最早发现的生长因子，其与细胞表面的表皮生长因子受体（EGF receptor，EGFR）相结合，调节细胞生长、增殖和分化[4]。

2. **转化生长因子-β**。转化生长因子-β（transforming growth factor-β，TGF-β）能够抑制上皮细胞的生长，促进上皮细胞分化，参与胚胎发育调节，促进细胞外基质形成，抑制淋巴细胞增殖分化，抑制单核细胞产生 IFN-γ[5,6]。TGF-β 至少有 4 种亚型（TGF-β1 ~ 4），其中 TGF-β1 最常见。

3. **血小板衍生的生长因子**。血小板衍生的生长因子（platelet-derived growth factor，PDGF）由多种细胞产生，能刺激皮肤成纤维细胞、神经胶质细胞、平滑肌细胞、上皮及内皮细胞生长，趋化成纤维细胞、平滑肌细胞、中性粒细胞和单核细胞的迁移。PDGF 包含 4 种不同的多肽链：PDGF-A、PDGF-B、PDGF-C 和 PDGF-D，PDGF 的两条多肽链通过二硫键连接形成同源或异源二聚体，包括 PDGF-AA、PDGF-BB、PDGF-AB、PDGF-CC 和 PDGF-DD[7]。

4. **成纤维细胞生长因子**。成纤维细胞生长因子（fibroblast growth factor，FGF）作为细胞间信号分子，广泛参与人体细胞的生长代谢，刺激间叶细胞生长，对内皮细胞有趋化和促进有丝分裂的作用。异常的 FGF/FGFR 信号可以影响肿瘤细胞和周围的基质。FGF 家族共有 22 个成员，FGF 1 ~ 23，缺少 FGF 15[8]。其中 FGF 2 作为典型的成纤维细胞生长因子，广泛存在于体内多种组织中，对中胚层和神经外胚层来源的细胞有明显的促增殖作用，与肿瘤的分化、浸润、生长、转移和肿瘤新血管生成有密切关系[9]。

5. **胰岛素样生长因子**。胰岛素样生长因子（insulin-like growth factor，IGF）是一类参与碳水化合物、脂类、蛋白质代谢，促进细胞增殖和分化的小分子多肽类生长因子。IGF 分为 IGF-1 和 IGF-2 两种类型[10]。血清 IGF-1 水平升高与子宫内膜癌、胰腺癌、乳腺癌及前列腺癌等多种肿瘤的发生风险呈正相关[11]。

6. **血管内皮生长因子**。血管内皮生长因子（vascular endothelial growth factor，VEGF）是血管形成和血管通透性诱导因子。VEGF 有 5 个异构体（VEGF-A、VEGF-B、VEGF-C、VEGF-D 和 VEGF-E），能与血管内皮生长因子受体（VEGF receptor，VEGFR）特异性结合[12]。

7. **肝细胞生长因子**。肝细胞生长因子（hepatocyte growth factor，HGF）能刺激上皮细胞及内皮细胞生长和迁移。许多间叶细胞都能产生 HGF，但其在正常组织中表达较低，而在多种肿瘤中则被激活呈高水平表达，引起肿瘤细胞浸润和转移[9]。

8. **胶质细胞源性神经营养因子**。胶质细胞源性神经营养因子（glial cell line-derived neurotrophic factor，GDNF）是神经营养多肽家族的成员，该因子有助于中枢和周围神经系统细胞的存活和复苏[13,14]。

9. **神经生长因子**。神经生长因子（nerve growth factor，NGF）是具有神经元营养和促突起生长双重生物学功能的神经细胞生长调节因子，对中枢和周围神经元的发育、分化、生长、再生和功能特性的表达均具有重要调节作用[15]。

10. **造血细胞生长因子**。造血细胞生长因子（hemopoietic growth factor，HGF）是一类影响造血细胞的细胞因子的总称，在造血干细胞和祖细胞的生长和分化中起着重要调节作用。与肿瘤有关的 HGF 有粒细胞-巨噬细胞集落刺激因子（granulocyte-maerophage colony-stimulating factor，GM-CSF）、粒细胞集落刺激因子（granulocyte CSF, G-CSF）、白细胞介素-3（interleukin，IL-3）、IL-6、红细胞生成素（erythropoietin, EPO）及干细胞因子（stem cell factor, SCF）等。

（二）生长因子受体

一些原癌基因为编码具有内源性酪氨酸激酶活性的生长因子受体基因，这些受体酪氨酸激酶（receptor tyrosine kinase，RTK）包括 3 个区域：细胞外配体结合区、跨膜区及细胞内酪氨酸激酶催化区。主要接受生长因子信号向胞内传递，与细胞增殖、分化及细胞分裂有关[16]。

当生长因子受体基因变异或异常表达时，会自发激活的酪氨酸激酶向细胞内传递细胞分裂信号，造成细胞无控增殖。生长因子受体既是正常细胞生长过程中的重要调控因子，也是原癌基因家族重要的组成部分。表 3-1 列举了部分生长因子及其受体相关肿瘤[2,3]。

表 3-1 生长因子及其受体相关肿瘤 [2, 3]

生长因子	生长因子受体	肿瘤类型
EGF	EGFR/ErbB-1	鳞状细胞癌
	ERBB2/ ErbB-2	神经细胞瘤、乳腺癌
PDGF-BB	PDGFR	骨肉瘤、胶质瘤、乳腺癌、前列腺癌
FGF	FGFR	非小细胞肺癌
IGF-1	IGF-1R	结肠癌、非小细胞肺癌、卵巢癌、前列腺癌、乳腺癌
VEGF-A	VEGFR	神经母细胞瘤、结肠癌、乳腺癌、前列腺癌
HGF	MET	乳腺癌、肺癌、骨肉瘤、胰腺癌、内分泌肿瘤
GNDF	RET	甲状腺癌、胰腺癌、神经母细胞瘤
NGF	TrkA	食管癌、乳腺癌
IL-2	IL-2R	淋巴瘤
CSF-1	CSF-1R	肉瘤

（三）信号转导因子

促有丝分裂的信号由位于细胞表面的生长因子受体传递到胞核中需要经过一系列复杂的反应途径，即信号转导的级联反应。信息的传递一方面是依靠胞质中相互作用的蛋白质逐级磷酸化，另一方面与鸟氨酸结合蛋白及第二信使（如腺苷酸环化酶系统）相关。许多原癌基因都是信号转导通路的组成部分，信号转导因子可转化为癌基因，使细胞无限增殖。

1. ***RAS* 基因家族**。人类肿瘤相关的 *RAS* 基因有三种，即 *HRAS*，*KRAS* 和 *NRAS*。*RAS* 基因家族所编码的 RAS 蛋白是受体酪氨酸激酶信号的核心分子，是细胞外信号转导所必需的重要部分，包括 RAS-RAF-MAPK 途径、PI3K-AKT 途径及 RAL-GEF 途径，介导多种细胞增殖、分化和生长等功能。*RAS* 基因在 30% 的人类肿瘤中会变异激活 [17]。

2. ***RAF* 基因家族**。目前已知三种 *RAF* 基因分别为 *ARAF*、*BRAF* 和 *CRAF*。*RAF* 基因所编码的 RAF 蛋白是 RAS 蛋白的下游信号，参与信号联级转导。RAF 蛋白作为丝氨酸 / 苏氨酸激酶，是细胞分化等生物功能中不可或缺的一部分 [18,19]。约 60% 人类黑色素瘤细胞系和原发肿瘤中存在 *BRAF* 基因变异，在结肠癌和小细胞肺癌中也存在低频变异 [20]。

3. ***SRC* 基因**。*SRC* 基因是病毒及细胞中最早发现的原癌基因。*SRC* 编码一种非受体酪氨酸蛋白激酶，促进细胞增殖和有丝分裂，调节细胞连接，过表达的 *SRC* 还能促进肿瘤细胞的血管生成 [21]。*SRC* 能够促进多种肿瘤的发生和发展，包括乳腺癌、肺癌、胰腺癌、胃癌、卵巢癌、黑色素瘤等 [22,23]。

4. ***ABL* 基因**。*ABL* 基因所编码的蛋白质存在于细胞核和细胞质中，具有酪氨酸激酶活性，能调节细胞的生长与存活，DNA 损伤反应等 [24]。在肿瘤细胞中 *ABL* 基因与其他多种基因发生融合，最常见 t(9;22)(q34.1;q11.2) 染色体易位，生成融合 *BCR/ABL* 基因导致慢性髓细胞白血病 [25]。

（四）转录因子

转录因子是一类能够调节目的基因或基因家族表达的核蛋白。转录调控通常是由蛋白质与特异 DNA 序列或 DNA 结构域相结合介导的。转录因子多属于多基因家族，有共同的 DNA 结合区域，如锌指结构等。转录因子是信号转导途径的终末环节，它将细胞外信号转换为调节基因表达的效应。

1. **MYC 家族**。MYC 家族包括 C-MYC、N-MYC、

L-MYC 和 S-MYC 四种转录因子，参与细胞生长、分化和凋亡的调控。MYC 蛋白通过其 C 末端的一个碱性螺旋 - 环 - 螺旋 - 亮氨酸拉链结构域与另一个转录因子 MAX 形成异二聚体，再同靶基因 DNA 序列中的特定 E-box 结合，激活其转录。MYC 调控了大量基因转录，包括 *P21*（CIP1）、*CCND1/CCND2*、*E2F2* 和多种 microRNA 等。MYC 蛋白在 70% 的人类恶性肿瘤中表达增强 [26,27]。

2. AP–1 **转录因子**。FOS 蛋白与 JUN 蛋白通过亮氨酸拉链形成异源二聚体的核蛋白复合物，组成 AP-1 转录因子，能与靶基因 DNA 相关序列高亲和力的结合，从而影响靶基因表达，参与信号传导，作用于细胞增殖 [28]。AP-1 表达升高可通过调节多个侵袭相关基因的表达来诱导肿瘤细胞侵袭 [29]。

（五）程序性细胞死亡调节因子

正常组织在细胞增殖与死亡之间存在一种平衡。程序性细胞死亡是一个重要调节机制，主要表现为细胞凋亡。当这种平衡被打破时，不受程序性细胞死亡调节的细胞就会出现无限增殖并形成肿瘤 [30]。

BCL2 家族蛋白是线粒体凋亡通路的关键调节因子，既有抗凋亡作用，也能促进凋亡。在许多肿瘤中，抗细胞凋亡和促细胞凋亡的 BCL2 家族成员间的平衡发生改变 [31]。抗细胞凋亡的蛋白质包括 BCL2、MCL-1 和 BCL-XL。*BCL2* 是目前研究最深入、最广泛的抗凋亡基因之一，多种肿瘤中发现累及 *BCL2* 的融合基因（fusion gene），包括滤泡性淋巴瘤和慢性淋巴细胞白血病。由于染色体易位导致 BCL2 异常高表达，进而导致 B 细胞凋亡程序破坏，引发免疫反应导致肿瘤发生 [30,32]。*MCL-1* 基因扩增在人类肿瘤中广泛存在 [33]，MCL-1 蛋白对多种肿瘤的生长起着重要作用，如急性髓细胞白血病、T 细胞淋巴瘤、多发性骨髓瘤和乳腺癌等 [34]。BCL-XL 表达于肺癌干细胞，在调节肺癌干细胞的生存中发挥重要作用 [35]。

二、抑癌基因

基因组不稳定是细胞恶性转化、肿瘤形成的重要原因之一，主要表现为 DNA 复制过程中的 DNA 序列改变和染色体分离过程中产生染色体畸变。肿瘤细胞在基因水平上失去了对其正常生长的调控作用，持续进行细胞分裂。研究者发现了促进肿瘤细胞增殖的癌基因后，又进一步提出正常细胞中同样存在抑制肿瘤发生的基因，并称之为抑癌基因或肿瘤抑制基因（tumor suppressor gene，TSG）。

抑癌基因是一类存在于正常细胞中，与原癌基因共同调控细胞生长和分化的基因，也称为抗癌基因（anti-oncogene）或隐性癌基因（recessive-oncogene）。这是一类保护性基因，在正常情况下能抑制细胞的过度生长、增殖从而抑制肿瘤形成；也能在监控细胞分裂速率、修复错配的 DNA 和控制细胞死亡等多个环节上保证细胞的正常生命轨迹 [2,3]。

在机体细胞复杂的生命历程中，抑癌基因担负着抑制细胞恶性转化，抑制肿瘤形成的重任。根据 Vogelstein 和 Kinzler 的研究，抑癌基因主要有三大类别：看门基因（gatekeeper），调控细胞正常生长、分化和凋亡的进程；看管基因（caretaker），维持细胞基因组的稳定性；景色基因（landscaper），为肿瘤细胞生长创造条件 [36]。根据参与的调节途径不同，主要包括：①转录调节因子；②负调控转录因子；③周期蛋白依赖性激酶抑制因子；④信号通路相关抑制因子；⑤ DNA 修复因子；⑥发育及凋亡相关信号途径组分；⑦肿瘤转移抑制因子等。由于基因的调控作用较为复杂，一些基因可能会参与多种调节具有多重功能，这里只按照最主要的功能进行划分。

（一）转录调节因子

转录调节因子能调节转录因子的活性，间接影响和控制转录进程，加快或抑制细胞的代谢速率。常见的肿瘤抑制转录调节因子有 RB1、P53 和 SMAD 家族等。

1. ***RB1* 基因**。*RB1* 基因是第一个被发现的抑癌基因，编码的 RB1 蛋白为核磷酸化蛋白，通过磷酸化和去磷酸化的过程调节转录因子 E2F 的活性，阻止细胞从 G1 期进入 S 期，从而参与多种细胞的生长调节过程。目前在视网膜母细胞瘤、骨肉瘤、肺癌等多种肿瘤中检测到 *RB1* 基因的变异或缺失等。

2. ***TP53* 基因**。*TP53* 基因编码蛋白质 P53。P53 家族还包括分别由 *TP63* 和 *TP73* 基因编码的 P63 和 P73 蛋白，是一类具有肿瘤抑制功能的同源异构蛋白。P53 蛋白通过 P21、P27 等分子抑制周期蛋白依赖性激酶（cyclin-dependent kinases，CDK）的活性，使细胞周期停留在 G1 期，阻止细胞增殖。P53 蛋白还在维持基因组稳定、促进细胞凋亡及抑制肿瘤血管发生等方面扮演重要角色。Li-Fraumeni综合征又称家族性癌症综合征，表现为家族聚集性多发及原发性恶性肿瘤，多见于儿童及青年，系*TP53*基因变异导致P53蛋白失活所致。

（二）负调控转录因子

基因转录具有正负两种调控方式。负调控转录因子能够抑制细胞的生长分裂，抑制细胞发生恶性转化，从而抑制肿瘤的发生。常见的编码负调控转录因子的抑癌基因如*WT1*等。

*WT1*基因最早在肾母细胞瘤中被发现，编码转录因子WT1。WT1的C端含有4个锌指结构域，由此结合多种生长调控因子，对肾细胞的早期发育和细胞的生长分化有调控作用。*WT1*基因变异可以激活基因转录，促进肾母细胞增殖。

（三）周期蛋白依赖性激酶抑制因子

CDK是一个蛋白激酶家族，调控细胞的生长周期，对转录调控、mRNA加工和细胞分化起重要作用。当调节周期进程的激酶受到抑制时，细胞增殖也会受到相应影响。*CDKN1A*、*CDKN1B*、*CDKN2A*和*CDKN2B*等为典型的CDK抑制基因。

1. ***CDKN2A*基因**。*CDKN2A*也称多重肿瘤抑制基因1（multiple tumor suppressor 1，*MTS1*），编码两种蛋白，P16和p14arf。P16蛋白可以与周期蛋白激酶CDK4、CDK6结合，抑制cyclin D与CDK4结合，RB1蛋白磷酸化被抑制，从而阻断细胞周期从G1进入S期，使细胞停留在G1期。p14arf激酶可以激活*TP53*抑癌基因。*CDKN2A*基因变异在大多数肿瘤中很常见，如白血病、恶性黑色素瘤、肺癌、膀胱癌、胰腺癌等。

2. ***CDKN2B*基因**。*CDKN2B*基因，又名*MTS2*基因，编码P15蛋白。*CDKN2A*基因与*CDKN2B*基因具有同源性，其编码的蛋白质也具有相似性。一些肿瘤的发生也与其基因变异有关，如儿童急性淋巴母细胞性白血病等。

（四）信号通路相关抑制因子

细胞生存涉及多种信号通路网络的协同作用。信号通路受到下调时，会有效实现对细胞增殖的调节。常见的信号通路相关抑制因子包括*PTEN*、*NF1*和*MCC*等基因编码蛋白。

*PTEN/MMAC1/TEP1*基因（简称*PTEN*），编码PTEN蛋白，其同时具有脂质和蛋白质双重特异性磷酸酶活性，通过诱导细胞分化、凋亡、调节细胞增殖等途径阻止细胞发生恶性转化。

（五）DNA修复因子

在细胞生长增殖中，代谢和环境因素都会给DNA带来高频损害，若不能及时修复，会引起基因组不稳定，导致细胞恶化，肿瘤发生。因此，DNA修复机制可以快速纠正DNA上出现的错误，避免基因组受到损伤和基因变异。DNA损伤修复主要分为两种类型，一种为针对单链损害的直接修复机制、碱基切除修复机制、核苷酸切除修复机制、错配修复机制等，另一种为针对DNA双链断裂的同源重组修复机制及非同源性末端连接机制。DNA损伤修复基因主要包括：①参与同源重组修复：*BRCA1*、*BRCA2*、*ATM*、*FANCG*、*PALB2*等；②碱基错配修复：*MLH1*、*MSH2*、*MSH6*、*PMS1*、*PMS2*等；③核苷酸切除修复：*ERCC1*、*XPA*等；④碱基切除修复：*XRCC1*、*PARP1*等。

（六）发育及凋亡相关的信号途径组分

细胞凋亡是维持机体稳态的基础，是细胞的主动选择，主要有生理性和病理性两种。细胞凋亡时，受到促进凋亡因子和抑制凋亡因子共同调控，细胞体积缩小，DNA被降解。当凋亡功能出现异常时，可能导致肿瘤发生，常见的相关基因包含*DCC*、*APC*、*BAX*等。

1. ***APC*基因**。*APC*基因编码的APC蛋白可以与β-连环蛋白（β-catenin）相互作用并促进后者的磷酸化，泛素化和蛋白降解，负调控经典的Wnt/β-catenin信号通路，从而促进细胞的分化与凋亡，抑制细胞增殖、细胞侵袭和肿瘤进展。*APC*基因是家族性腺瘤性息肉病和Gardner综合征的主要致病基因。

2. ***BAX*基因**。*BAX*基因编码BAX蛋白，是*BCL2*基因家族中的一员，BAX既可以形成同聚体促进凋亡，又可与BCL2形成异二聚体抑制后者的抗凋亡效应。BAX促进细胞凋亡的作用主要是通过加速线粒体中的细胞色素C的释放和增加Caspase酶的活性来实现的。研究表明BAX还参与P53诱导的细胞凋亡通路。*BAX*基因变异与结直肠癌、淋巴瘤及卵巢癌等肿瘤的发生密切相关。

（七）肿瘤转移抑制因子

转移是恶性肿瘤的最基本的生物学特性之一，

也是导致患者死亡的重要原因。

1. ***NM23*** **基因家族**。*NM23* 基因家族，包括 *NM23-H1* 到 *NM23-H10* 共 10 个基因，是肿瘤转移相关抑制基因，是一个高度同源性的保守基因家族，广泛分布在生物中。其通过编码核苷二磷酸激酶（nucleoside diphosphate kinase, NDPK）参与多种生物学过程，影响细胞信号通路，经多途径抑制细胞的增殖迁移。

2. ***CDH1*** **基因**。*CDH1* 基因编码上皮钙黏素 1（E-cadherin 1），与 β-catenin 形成的复合体是维持上皮细胞极性和完整性的重要功能单位。变异的 *CDH1* 基因导致 E-cadherin 1 表达的减少，会增强肿瘤细胞运动性，促进浸润性肿瘤的转移发生，被认为是肿瘤细胞浸润和转移的抑制因子。

随着科学界对抑癌基因研究的深入，许多参与调控不同细胞生命活动的抑癌基因走进人们的视野。当此类基因发生异常时，会影响细胞多方面的功能。

三、肿瘤相关基因的激活机制

与肿瘤发生发展相关的基因，如原癌基因和抑癌基因，统称为肿瘤相关基因。当机体受到致癌因子（如病毒感染、化学致癌物或射线等）影响时，原癌基因和抑癌基因的遗传特性会发生变异而被激活或失活，使细胞获得一定的生长优势而发生癌变。肿瘤相关基因的激活形式包括引起蛋白质失调或过度活跃的高特异性点变异，导致编码的 mRNA 和蛋白质产物过量的基因扩增事件，甚至驱动基因过度表达的染色体重排和非整倍体等。

（一）变异

原癌基因或抑癌基因发生变异，能引起其编码蛋白质的空间结构和生物学功能发生改变。这些变异往往涉及一些关键的蛋白质调节区域，导致这些变异蛋白质不再受调控，由此被激活或失活。变异类型包括单碱基置换（错义变异、无义变异等）和（小片段或大片段）插入或缺失等。

人类肿瘤典型的变异多数是由于碱基置换（点变异）导致的，导致编码蛋白中仅有一个氨基酸发生改变。*RAS* 是人类肿瘤中最常见的变异原癌基因，包括 *HRAS*、*KRAS*、*NRAS* 等。*KRAS* 基因变异率最高，其最常变异的位点为第 12、13 和 61 位密码子。肿瘤体细胞基因变异目录（Catalogue of Somatic Mutation in Cancer，COSMIC）数据库显示，57% 胰腺癌、35% 大肠癌及 28% 胆道肿瘤中存在 *KRAS* 变异。*HRAS* 和 *NRAS* 分别在唾液腺肿瘤和恶性黑色素瘤中变异率最高，达 15% 和 17%。*RAS* 基因变异已作为临床诊断和预后标志物[37]。同一基因同一位点的不同变异或不同位点的变异可能导致不同的肿瘤发生，同一肿瘤也可能存在多个基因变异。

（二）基因扩增

当染色体中某些片段（通常含一个或多个基因及毗邻的遗传单位）出现拷贝增加时，即可认为基因组中出现了基因扩增。基因扩增提供了额外的转录模板，使基因产物增加，细胞功能紊乱，并发生恶性转化。肿瘤细胞中基因扩增程度不一，常见 *C-MYC* 基因在神经母细胞瘤中扩增了 140 倍[38]，而在小细胞肺癌中常扩增 20 ~ 70 倍[39]。

基因扩增在细胞遗传学水平会引起核型改变，产生均质染色区（homogeneous staining region，HSR）和双微粒染色体（double minute chromosome，DM）[38]。HSR 是染色体内基因扩增的表现形式，显带技术发现此区域缺乏典型的带纹。DM 是染色体外基因扩增的表现形式，源于对染色体外染色质的发现，为无着丝粒的微小环状遗传结构，常成对存在，经常携带原癌基因和耐药基因扩增，如 *EGFR*、*ERBB2*、*C-MYC*、*MYCN* 等。HSR 和 DM 存在于多种恶性肿瘤中，携带基因高度扩增进而高转录和表达。但其 HSR 和 DM 数目会随细胞分裂及药物的治疗而发生改变。肿瘤中的扩增基因可通过 COSMIC 数据库网址查看。近年在分子水平的研究进展中，亦提出了染色体外 DNA（extrachromosomal DNA，ecDNA）的概念[40]，携带基因扩增，这个概念的基础源于测序数据的拼装及算法。

（三）染色体重排

在造血系统恶性肿瘤及实体瘤中经常可以检测到染色体重排（chromosome rearrangement）。这些重排主要是染色体易位，其次是染色体片段插入。染色体重排导致肿瘤相关基因的激活机制主要有两种方式：基因的转录激活或产生融合基因。

1. **转录激活**。基因转录激活是由于染色体重排导致肿瘤相关基因易位到强大的转录调控元件附近，如启动子、增强子等，使得肿瘤相关基因受到异常调控发生转录及表达，并使细胞发生恶性转化。

在 Burkitt 淋巴瘤中，75% 的病例存在 t(8;14)(q24.21;q32.3) 的重排。染色体重排使位于 8q24.21 的 *MYC* 基因受到位于 14q32.3 位置的编码免疫球蛋白重链基因（*IGH*）的转录调节因子控制。在免疫系统中，免疫球蛋白基因的转录调控较为活跃，其易位的结果会导致编码调控细胞增殖的核蛋白 *MYC* 基因转录活性增强。在 Burkitt 淋巴瘤中，也能检测到导致 *MYC* 基因与免疫球蛋白 κ 链基因（*IGKC*）和 λ 链基因（*IGLC1*）融合的染色体易位，涉及 t(2;8)(p11.2;q24.21) 和 t(8;22)(q24.21;q11.22)。这些易位的结果均引起了 *MYC* 基因转录表达的调节失控，导致细胞异常增殖[41-43]。在某些急性 T 淋巴细胞白血病（T-acute lymphoblastic leukemia，T-ALL）中，能检测因为 t(8;14)(q24.21;q11) 易位导致 *MYC* 激活。*MYC* 基因转录受位于 14q11 的 T 细胞受体基因 α 链（*TCRAD*）的调节因子调控[44]。同时，在 90% 的滤泡性淋巴瘤（follicular lymphoma，FL）中发现 t(14;18)(q32.3;q21) 易位，位于 14 号染色体上的 *IGHG1* 基因与 18 号染色体上的 *BCL2* 基因相接，导致 *BCL2* 基因受到 *IGHG1* 的增强子调控而激活[45]（图 3-2）。

2. **基因融合**。当染色体断裂点位于两个不同基因时，染色体重排可能产生融合基因，即两个不同的基因片段连接形成一种复合结构，由一个基因的“头”和另一个基因的“尾”组成融合基因。融合基因通常能编码具有转化活性的融合蛋白。

1960 年 Nowell 及 Hungerford 在研究慢性髓细胞性白血病（chromic myelogenous leukemia，CML）中发现了 Ph 染色体；1973 年确认其为衍生的易位染色体 der(22)t(9;22)(q34;q11)。Ph 染色体为 CML 特异性标记染色体，与肿瘤的恶性程度

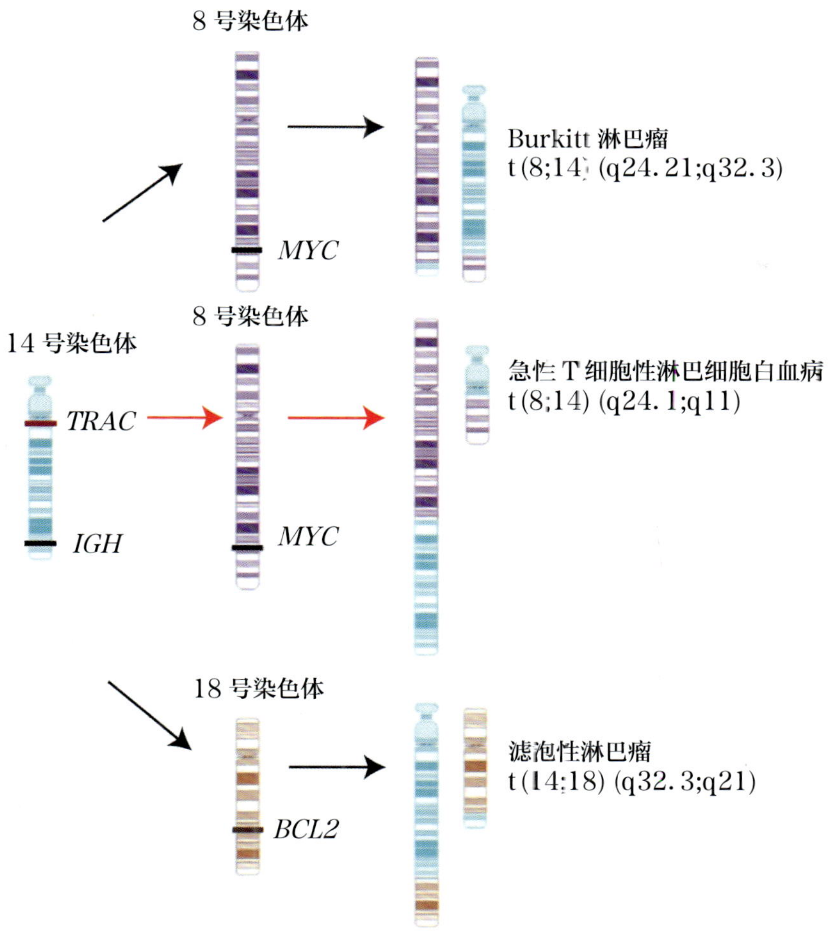

图 3-2 染色体重排导致原癌基因的转录激活
（图例应用 http://www.cydas.org 网站绘制）

及预后密切相关。进一步研究发现，染色体易位使得 9q34.1 上的 *ABL* 原癌基因与 22q11.2 上的 *BCR* 基因融合在一起，形成位于 22 号易位染色体上的 *BCR-ABL* 融合基因。正常 *ABL* 基因编码蛋白 145 kDa，CML 中的融合基因编码相对分子质量为 210 kDa 的融合蛋白，这种蛋白具有很高的酪氨酸激酶活性，是一种凋亡抑制蛋白，能通过抑制凋亡使细胞数量增加，使骨髓肿瘤细胞增多 [26]。在急性淋巴细胞白血病（acute lymphoblastic leukemia，ALL）中，也有 20% 以上的病例存在 t(9;22) 易位，其中 *BCR* 基因的断裂位点不同于 CML 中的断裂点，这种融合基因编码的 BCR-ABL 融合蛋白相对分子质量为 185 kDa，也能增强酪氨酸激酶的活性（见图 3-3）。

目前还发现了其他的一些融合基因，例如肺癌中出现的融合基因 *EML4-ALK*，该融合基因有多种变异体，在 *EML4* 部分有多个断点，分别位于该基因的第 2、6、13、14、15、18 和 20 外显子区域，而 *ALK* 基因断点只存在于第 20 号外显子区域。这些融合基因产生的变异体都能促进肿瘤生长 [46]。此外，在先天性纤维肉瘤中还发现了 *ETV6-NTRK3* 融合基因，其染色体重排为 t(12;15)(p13;q25) [47]；在胆管癌中存在 *FGFR3-BICC1* 融合基因 [48]，纤维板层型肝癌中存在 *DNAJB1-PRKACA* 融合基因 [49]，前列腺癌中存在 *TMPRSS3-ERG* 融合基因 [50]，在甲状腺乳头状瘤中存在 *FUS-TLS* 融合基因等 [51]。这些融合基因都与肿瘤的发生发展密切有关。

（四）非整倍体和多倍体

非整倍体（aneuploid）是人类肿瘤细胞中常见的遗传特征，包括超二倍体、亚二倍体、亚三倍体、亚四倍体等。染色体的增加或缺失，将导致多种原癌基因和抑癌基因的增多或缺失，引起基因蛋白质产物的过量表达或不足。

四、肿瘤发生的遗传模型

（一）Knudson 二次打击假说

1971 年，Knudson 利用数学统计方法进行分析，发现视网膜母细胞瘤（retinoblastoma，RB）遗传型病例与非遗传型病例的表型并不相同。由此，Knudson 首次提出了著名的“二次打击”假说（“double-hits” hypothesis），解释了遗传型与非遗传型视网膜母细胞瘤发生的遗传机制（图 3-4）[52]。

“二次打击”假说认为肿瘤是由恶性细胞增殖

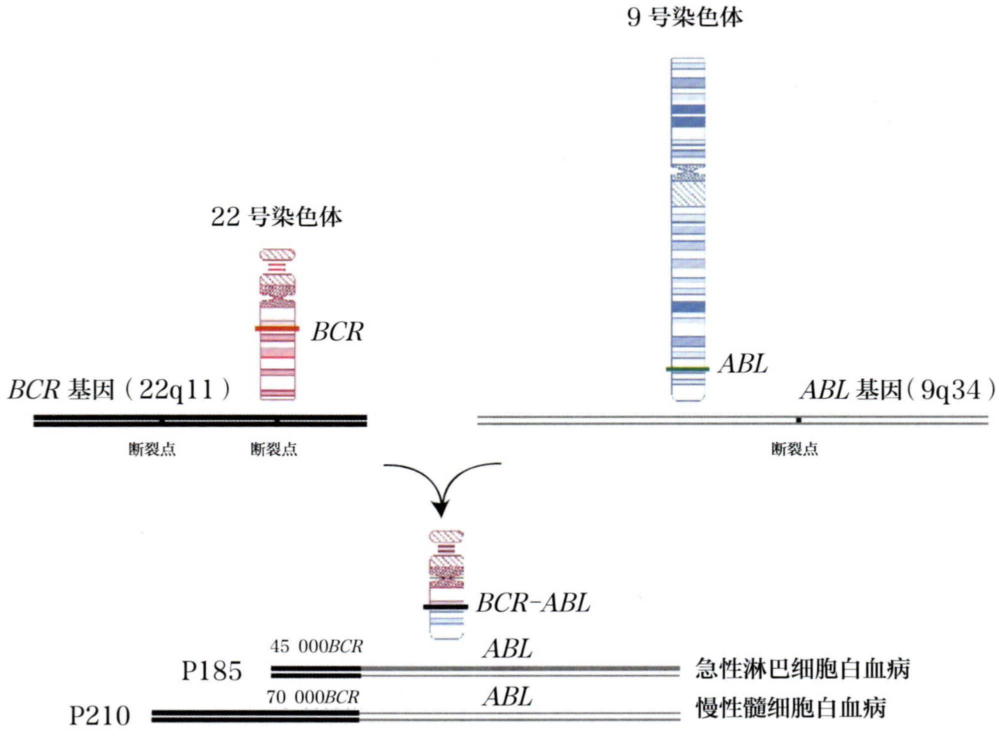

图 3-3 染色体易位形成融合基因

（图例应用 http://www.cydas.org 网站绘制）

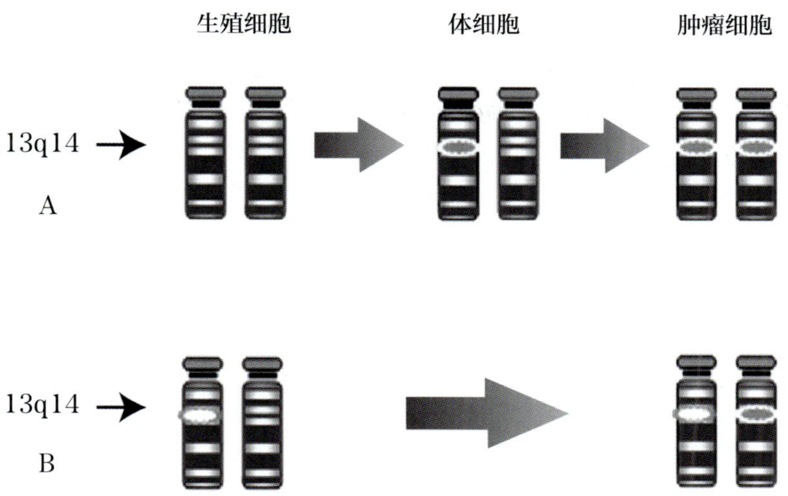

图 3-4 遗传型与非遗传型视网膜母细胞瘤发生的遗传机制。

图 A，非遗传型视网膜母细胞瘤，胚系阶段没有基因变异的发生，13 号染色体长臂上的两个等位基因先后发生体细胞基因变异；图 B，遗传型视网膜母细胞瘤，在胚系阶段已发生第一次基因变异，第二次变异随机发生于体细胞中（本图转录于陆国辉主编的《产前遗传病诊断》第 2 版，2020[53]）

而来，无论遗传型还是非遗传型肿瘤都起源于同一基因发生的两次以上的变异。遗传型肿瘤的第一次变异发生于胚系细胞，子代的每一个体细胞都含有这一变异，成为携带该变异的杂合子；第二次变异随机发生于体细胞中的另一等位基因。这种肿瘤具有早发、多发及双侧受累等特点。在非遗传型肿瘤中，两次变异均发生在体细胞，同一个体细胞的两个等位基因先后发生变异才能导致细胞恶性转化肿瘤发生，因此发病率相对较低，发病较晚，多表现为单侧。Knudson 也对其他的儿童肿瘤进行了分析，如 Wilms 瘤等，研究结果都支持“二次打击”假说[54]。

但是目前发现“二次打击”假说也有其不足之处，有研究表明某些抑癌基因仅有一个拷贝失活即可有效引发肿瘤，此现象称为单倍剂量（haploin sufficiency）不足，是指一个等位基因变异后，另一个等位基因能正常表达，但不足以维持正常细胞的生理功能。之后，Berger 提出抑癌基因剂量依赖性连续模型，即蛋白质功能与抑癌基因的表达连续性变化相关，而不是与基因拷贝数的离散性变化相关，并指出一些抑癌基因对剂量非常敏感（如 *PTEN*），一些中度敏感（如 *TP53*），而另一些对表达水平变化具有较强的抵抗力（如 *RB1*）[55]。

（二）Vogelstein 结直肠癌发生的遗传模型

1990 年，Vogelstein 在进行结肠癌研究时提出了“结直肠癌发生的遗传模型”，指出结直肠癌的发生是多个基因变异累积的遗传效应的结果（图 3-5）[56]。

大量的临床和组织病理学数据表明，大多数恶性结直肠癌起源于先前存在的良性肿瘤（腺瘤）。结直肠癌从非常小的腺瘤逐步发展为恶性肿瘤再发生转移，可以获得不同发展阶段的肿瘤进行研究。Vogelstein 提出“结直肠癌发生的遗传模型”，指出肿瘤的发生是通过一系列的基因改变进行的。首先，结直肠癌的发生似乎是原癌基因变异激活和抑癌基因变异失活的结果；后者的变化占主导地位。家族性腺瘤性息肉病（familial adenomatous polyposis，FAP）患者 5q 染色体上 *APC* 基因的胚系基因变异可以导致上皮细胞过度增殖；对于无息肉的肿瘤，*APC* 基因也可能在相对早期的肿瘤发生阶段的体细胞中发生丢失和（或）变异。无论有无息肉病，微小腺瘤中都存在 DNA 低甲基化，这种改变可能导致产生基因组不稳定。此外，基因变异

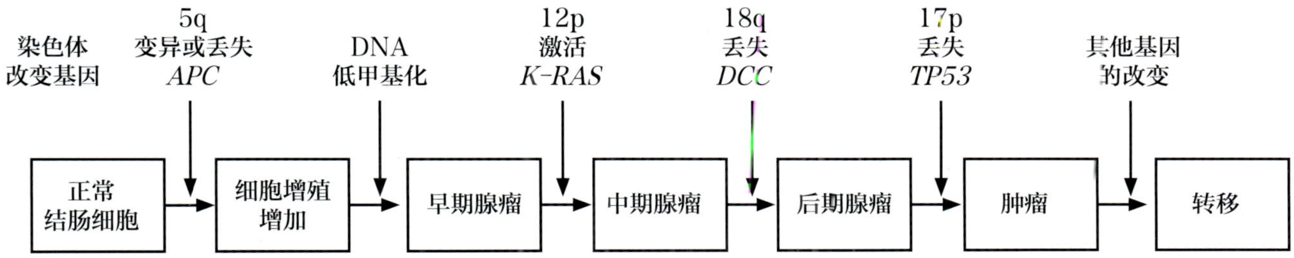

图 3-5 Vogelstein 结直肠癌发生的遗传模型[56]

导致*KRAS*基因的激活，以及18q染色体上*DCC*和17p染色体上*TP53*基因的缺失。第二，至少有4～5个基因变异才能形成恶性肿瘤。较少的基因改变可以使其发生良性肿瘤。第三，虽然基因改变通常是按照一个优先顺序发生的，但是决定肿瘤生物学特性的是变化的累积，而不是它们发生的顺序。第四，在某些情况下，变异的抑癌基因即使在杂合子状态下也能发挥表型效应；因此，一些抑癌基因在细胞水平上可能不是"隐性"的。一旦肿瘤细胞形成，肿瘤就会继续进展，其他抑制基因的累积丢失与肿瘤转移能力及死亡相关。该模型的一般特征可适用于其他呈现不同进展阶段的常见上皮性肿瘤。目前对于基因变异的研究很大程度上帮助了临床上对恶性肿瘤的分期诊断和治疗。

肿瘤的发生是多步骤多阶段逐步演进演变的过程，由肿瘤的"单克隆起源"到"多克隆进化"，肿瘤细胞逐步获得选择性生长优势，增加了肿瘤克隆增殖和生存能力，具有侵袭、转移及耐药的特性等，优势肿瘤细胞群在肿瘤的演进中不断扩张。

五、肿瘤相关基因的表观遗传修饰

表观遗传学（epigenetics）改变是指没有DNA序列变化的、可遗传的基因表达改变。正如DNA的主要序列提供了"硬盘驱动器"，存储所有信息以确定细胞基本表型；表观遗传修饰则通过"软件包装"来指导可遗传基因的表达模式。这样，在相同的DNA序列背景发生的表观遗传学改变可以使细胞呈现出不同的表型，这种改变在胚胎发育和细胞增殖分化过程中相对稳定[57,58]。在肿瘤研究中，正如基因变异可以通过导致肿瘤相关基因的异常表达导致细胞恶性转化肿瘤发生一样，表观遗传学改变也可以通过影响基因表达在肿瘤的发生中起重要作用。目前肿瘤表观遗传学是研究的热点领域，涉及DNA甲基化、组蛋白修饰、非编码RNA等对肿瘤发生的影响逐步获得重视[59,60]。

（一）DNA甲基化和去甲基化

DNA甲基化（DNA methylation）是最早发现的表观遗传学调控机制之一。DNA甲基化主要指在CpG二核苷酸中胞嘧啶的第5位碳原子上添加甲基基团，形成5-甲基胞嘧啶，此过程依靠DNA甲基化酶（DNA methyltransferase，DNMT）。基因表达常与基因调节区内部和其附近CpG岛的DNA甲基化程度有关。DNA去甲基化是指从DNA上移除甲基的过程，即将DNA上的5-甲基胞嘧啶还原为胞嘧啶。相比于DNA甲基化，DNA去甲基化对于启动特异性基因的表达和重编程的起始具有重要作用。

表观变异并非只限于局部体细胞，也可以发生于胚系（生殖细胞形成期或胚胎发育早期），并在发育全过程中维持，存在于机体所有组织，可以传递给后代，称为胚系表观变异[61]。在Lynch综合征中发现了*MLH1*一个等位基因启动子区域的胚系甲基化，引发甲基化的等位基因发生了转录沉默。同时该*MLH1*胚系表观变异可以传递给下一代[62]。也在家族性乳腺癌中发现了*BRCA1*基因启动子区域的嵌合型甲基化，表明在部分乳腺癌患者正常组织中存在低水平的*BRCA1*启动子甲基化与*BRCA1*样的乳腺癌发病有关[63]。

不同于基因变异，由于生殖细胞形成期和胚胎发育早期表观遗传标记重编程过程，表观变异可以逆转为正常状态，而表现出细胞间的高度异质性，因此可见到胚系表观变异表现出嵌合型、遗传能力弱等特征。

（二）组蛋白修饰

1. **组蛋白乙酰化**。组蛋白末端发生乙酰化是在组蛋白乙酰转移酶（histone acetyltransferase，HAT）和组蛋白脱乙酰酶（histone deacetylase，HDAC）的作用下完成。在细胞核内组蛋白乙酰化和去乙酰化过程处于动态平衡，精确地调控基因的转录与表达。组蛋白乙酰化减少与肿瘤发生、侵袭和转移有关，其中组蛋白H4K16位点乙酰化的缺失是人类肿瘤的共同特征[64]。肿瘤细胞表现出组蛋白修饰H3K27异常，揭示了肿瘤中转录异常的独特机制[65]。

在许多类型肿瘤中，编码HAT的基因发生变异、扩增和易位使肿瘤细胞中组蛋白大多处于低乙酰化的状态，常常导致抑癌基因表达水平偏低或沉默。同时，在多种肿瘤中都可观察到*HDAC*基因过表达，从而使组蛋白乙酰化平衡向去乙酰化方向移动，导致基因表达失调。在血液恶性肿瘤中，HDAC可以通过融合蛋白招募进入特定靶基因的基因组区域，从而抑制转录。由于肿瘤细胞主要表现为低乙酰化状态，HDAC抑制剂（HDACI）已成为肿瘤诱导分化治疗的一条有效途径[66]。

2. **组蛋白甲基化**。组蛋白甲基化是由组蛋白甲基化转移酶（histone methyltransferase，HMT）

和组蛋白去甲基化转移酶（histone demethylase）介导完成的，主要参与基因转录调控，通常发生在 H3 和 H4 组蛋白 N 端的赖氨酸和精氨酸残基上。组蛋白甲基化通常在肿瘤中发生改变，包括组蛋白 H3K4（通过 MLL 甲基转移酶家族、KDM5A 和 KDM5C）、H3K27（EZH2 甲基转移酶和 UTX 去甲基转移酶）、H3K36（NSD 甲基转移酶家族）和 H3K79（DOT1L）等[67-71]。

3. **组蛋白泛素化**。组蛋白泛素化修饰是将小分子泛素相关修饰物蛋白（small ubiquitin-related modifier protein，SUMO）通过 SUMO 活化酶 E1（SAE2/1）、SUMO结合酶E2（UBC9）和SUMO连接酶E3（PIAS3）共价结合于靶蛋白的赖氨酸残基上，是一个动态可逆的过程，介导靶分子定位、增加蛋白质的稳定性和功能调节，参与调控线粒体分裂、DNA 损伤修复及调节基因组稳定性等功能。组蛋白泛素化能促进转录因子与共抑制因子之间的相互作用，从而使转录因子活性受到抑制。在胃癌、卵巢癌、肺癌和结肠癌等多种肿瘤中存在 SUMO 化酶 UBC9 和 PIAS3 过表达[72]。组蛋白 H4 的泛素化修饰可以引起 HDAC 的异常招募，使 DNA 结构更加紧密，从而抑制某些基因的转录表达，如 *TP53* 基因家族[73]。

（三）非编码 RNA

非编码RNA（non-coding RNA）包括相对分子量较小的RNA，如microRNA（miRNA）、piwi-interacting RNA（piRNA）和small nuclear RNA（snRNA）等长链非编码RNA（long non-coding RNA，lncRNA）。

miRNA 多为 18 ~ 22 个核苷酸的短单链 RNA，作为调节性 RNA 在肿瘤的发生发展过程中扮演着重要的角色[74]。在肿瘤中，miRNA 的表达普遍降低。在大多数 B 细胞慢性淋巴细胞白血病中，miR-15a 和 miR-16-1 存在缺失或下调[75]。此外，miRNA 与表观遗传学在肿瘤中的作用也受到关注。由于异常甲基化造成的 miRNA 转录水平的明显改变。在大肠癌组织中 miR-137 的甲基化明显增加从而导致基因沉默[76]。而在卵巢癌中，miR-21、miR-203 和 miR-205 的高表达是由于基因启动子发生低甲基化[77]。

在人类多种恶性肿瘤中发现了 lncRNA 的异常表达，lncRNA 通过与蛋白质、RNA、脂质等相互作用，在肿瘤信号通路中扮演着重要的信号转导介质的角色，从而参与肿瘤的发生与发展[78]。

（四）RNA 甲基化

RNA 甲基化（RNA methylation）修饰中最常见的是 mRNA 发生 N6- 腺苷酸甲基化（N6-methyladenosine，m6A）。mRNA 在 m6A 甲基转移酶（writers）、去甲基转移酶（erasers）和甲基化阅读蛋白（readers）的作用下发生 m6A，调节基因表达，从而调节细胞自我更新、分化、侵袭和凋亡等过程。m6A 水平的改变通过调控 *BRD4*、*MYC*、*SOCS2*、*EGFR*、*ZEB* 等肿瘤相关基因的表达，参与肿瘤的发生发展[79]。近年来，在肺癌、肝癌、结直肠癌和髓系白血病等多种肿瘤组织中均发现 m6A 的甲基转移酶 METTL3 表达升高，从而导致肿瘤细胞中 RNA 甲基化水平高于正常细胞[80]。

（孙文靖　徐丽丹）

第二节　遗传性肿瘤基因变异及其致病性临床分类

生物体内基因变异是极为高频的生物学现象，当这些变异显著影响细胞乃至机体的生命轨迹时，其遗传学意义乃至生物学意义就凸显出来了。因此基因变异也是我们遗传学研究的重点，特别是与疾病发生发展直接相关的这些变异。

一、遗传性肿瘤基因变异

肿瘤基因变异涉及单碱基的置换、片段插入或缺失、拷贝数变异或染色体重排等多种类型，也存在有些变异不发生在 DNA 序列，而通过表观修饰影响基因的转录、表达和功能[81-83]。

根据变异发生的来源，基因变异被分为胚系基因变异和体细胞基因变异[53]。胚系变异（germline variant）又称生殖细胞变异，是来源于精子或者卵子的生殖细胞发生的基因变异，其特征是由其发育的所有细胞都携带这种变异，并向下一代传递。当肿瘤相关基因发生胚系基因变异时，罹患肿瘤的风险明显增加。而体细胞变异（somatic variant）又称获得性变异，是在生长发育过程中或者环境因素如化学、物理、生物等因素影响后，后天获得的变异，发生于局部组织细胞。胚系基因变异的检测有利于发现遗传性肿瘤，而体细胞基因变异则有利于寻找靶向药物、监测肿瘤负荷。以下将列举典型的遗传性肿瘤基因变异。

（一）碱基置换

碱基置换是指一种碱基被另一种碱基所代替的变异方式，是 DNA 分子中单个碱基的改变，又被称为点突变，包括转换和颠换两种方式。在人类肿瘤中，典型的基因变异多数是由于碱基置换（即点突变）导致的，通常涉及一些关键的蛋白调节区域。

1. 同义突变。同义突变（samesense mutation）是指碱基置换使基因编码区的某一密码子发生改变，但改变前后的密码子编码的氨基酸相同。虽然编码氨基酸没有改变，若同义突变发生在前体 mRNA 转录剪接识别区，则会影响 mRNA 的剪接效率或准确性。

von Hippel-Lindau 综合征（von Hippel-Lindau syndrome，VHLS）由 *VHL* 抑癌基因胚系基因变异引起。*VHL* 基因编码的 VHL 蛋白与延伸蛋白 B、延伸蛋白 C、CUL2 共同组成蛋白复合体，具有 E3 泛素连接酶活性，参与缺氧诱导因子 -α（hypoxia-inducible factor-α，HIF-α）的泛素化和降解。在一个 VHLS 家系中发现，*VHL* 基因第 2 外显子的同义变异 c.414A>G(p.P138P) 没有引起氨基酸的改变，但是变异位置影响了 mRNA 的剪接，在转录时跳过第 2 外显子而引起异常剪接，产生功能异常的蛋白[84]。

2. 错义突变。错义突变（missense mutation）是指碱基置换后使 mRNA 的密码子变成编码另一个氨基酸的密码子，改变了氨基酸序列，影响蛋白质的功能。

MET 基因是遗传性乳头状肾细胞癌（hereditary papillary renal cell carcinoma，HPRCC）的主要致病基因。*MET* 基因编码产物是受体酪氨酸激酶家族成员，与其配体肝细胞生长因子（HGF）的结合会诱导受体的二聚化和激活。*MET* 基因的一些错义变异 [如 c.3328G>A(p.V1110)，c.3742T>C(p.Y1248H)，c.3742T>G(p.Y1248D)，c.3743A>G(p.Y1248C)，c.3803T>C(p.M1268T)] 直接改变了蛋白质激活环中抑制构象残基与催化域主体残基之间的接触；其他变异 [如 c.3446T>C(p.M1149T)，c.3637C>G(p.L1213V)] 增加了三级结构关键点的灵活性，并促进了亚结构域的运动。虽然这些变异不会影响 MET 蛋白 C 端自磷酸化位点的亲和力，但它们促进了底物与 ABL 酪氨酸激酶结合[85]。

3. 无义突变。无义突变（nonsense mutation）是指碱基置换使一个编码氨基酸的密码子变为不编码任何氨基酸的终止密码子（UAG，UAA，UGA），多肽链的合成提前终止。

（1）无义突变导致 mRNA 降解：无义突变导致提前出现的终止密码子位于 mRNA 分子相邻外显子连接处上游 50 ~ 55 nt 以上的位置，可能会介导 mRNA 发生降解（nonsense mediated decay，NMD）。

NF1 基因是神经纤维瘤病Ⅰ型(neurofibromatosis type 1，NF1）的主要致病基因。*NF1* 基因编码的神经纤维蛋白 NF1 为细胞内信号传导蛋白，负调控 RAS 蛋白转导信号。在一项针对 521 位 NF1 患者的基因变异监测显示，在 278 个变异位点中，有 84 个 *NF1* 基因的无义突变，占变异类型的 30.2%，其中包括第 6 外显子 c.801G>A(p.W267*)，第 7 外显子 c.1060A>T(p.K354*) 和第 9 外显子 c.1246C>T(p.R416*)[86]。这 3 个无义突变均可导致提前出现的终止密码子位于 mRNA 分子相邻外显子连接处上游 50 ~ 55 nt 以上的位置，预测其可能会介导 NMD。

（2）无义突变产生单纯截短蛋白：遗传性副神经节瘤 3 型（paraganglioma 3，PGL3）主要由琥珀酸脱氢酶（succinate dehydrogenase，SDH）亚单位 C 基因（*SDHC*）杂合变异引起。*SDHC* 编码琥珀酸脱氢酶细胞色素 b560 亚基，后者参与三羧酸循环和线粒体有氧呼吸链的关键酶复合物的形成。在 3 例无关的 PGL3 病例中均发现了相同 *SDHC* 基因 c.397C>T(p.Arg133*) 的胚系基因变异。该变异导致 SDHC 蛋白缺失最后 37 个氨基酸而影响其功能，但并没有发生 mRNA 降解[87]。

4. 终止密码子突变。终止密码子突变(termination codon mutation）是指碱基置换使原有的终止密码子变为编码氨基酸的密码子，导致多肽链继续延长，直至下一个终止密码子出现才停止，形成过长的异常多肽链。

5. 影响 RNA 转录、加工和翻译的碱基置换。以 DNA 为模板转录出的初始 RNA 需要经过一系列加工才能成为成熟的 mRNA。mRNA 的转录、加工、翻译和稳定性等均与基因非编码区的特异序列相关。如果变异发生在这些特殊序列中，破坏了原有信号，便会影响 mRNA 的转录水平、产物种类和翻译效率。

RB1 基因胚系基因变异为遗传型视网膜母细

胞瘤的主要致病原因。在意大利的一项包含 35 例 RB 病例的研究中发现，3 个点变异 c.137+1G>A (g.21997G>A)、c.1215+1G>A(g.70330G>A)、c.2106+2T>C(g.156840T>C) 均可导致 *RB1* 基因产生错误的转录本，RB1 蛋白失活而引发肿瘤 [88]。

（二）小片段插入或缺失

小片段插入（insertion）或缺失（deletion）（亦合并称为 indel）是指在 DNA 编码序列中插入或丢失一个或几个碱基，造成插入点或缺失点下游的 DNA 编码框架改变，包括整码突变（codon mutation）和移码突变（frameshift mutation）。

1. **整码突变**。整码突变又称密码子的插入或缺失，指在 DNA 链中增加或减少的碱基对为一个或几个密码子，此时基因产物多肽链中会增加或减少一个或几个氨基酸，而此部位之后的氨基酸序列无改变。

家族性胃肠道间质瘤综合征（gastrointestinal stromal tumor，GIST）是一种罕见的常染色体显性遗传病，主要与胚系 *KIT* 基因变异有关。*KIT* 基因编码受体酪氨酸激酶家族成员，是肥大细胞生长因子（mast cell growth factor, MGF）的 3 型跨膜受体。在一个白种人 GIST 家系中观察到，两名直肠 GIST 患者均携带 *KIT* c.1725_1730del6（p.Q575_P577delinsH）变异 [89]。该变异位于 *KIT* 基因 11 号外显子上，编码 KIT 酪氨酸激酶受体近膜区域，GIST 中 57% 的 *KIT* 变异发生在该外显子上 [90]。该框内缺失造成了 3 个氨基酸的缺失以及 1 个氨基酸的插入，导致变异的 KIT 蛋白在没有配体 MGF 存在时，也能被持续地激活 [91]。

2. **移码突变**。移码突变的结果是变异点以后的氨基酸序列都发生改变。

髓母细胞瘤（medulloblastoma，MB）是最常见的儿童脑部恶性肿瘤，以 SHH 型最常见，与 Hedgehog（Hh）通路的异常活化密切相关。在一项对两例髓母细胞瘤的家系研究中，发现了两个 *SUFU* 基因的移码突变。移码突变发生于 *SUFU* 基因第 1 外显子的同一位点，碱基 C 的缺失与重复，c.71delC(p.P24Rfs*72)和c.71dupC(p.A25Gfs*23)。这两种移码突变均导致了 *SUFU* 基因翻译蛋白质发生错误而异常终止，从而影响 SUFU 功能 [92]。

3. **变异影响 mRNA 剪接**。变异导致 mRNA 剪接受到影响。

RET 基因为多发性内分泌腺瘤病 2 型（multiple endocrine neoplasia 2，MEN2）的主要致病基因。*RET* 基因编码蛋白质为含 1114 个氨基酸的跨膜受体和酪氨酸蛋白激酶家族的成员。配体如 GDNF 和其他相关蛋白质与 *RET* 编码受体的结合能刺激受体二聚化和下游信号通路的激活。*RET* 基因第 10 号、11 号外显子变异与 MEN2 显著相关。有研究报道，由于 *RET* 基因内含子 9 的 3’剪接受体位点处的两个核苷酸 AG 缺失，导致患者的 mRNA 中丢失了第 10 外显子。变异通过引起受体单体二聚化来组成性地激活酪氨酸激酶受体，从而模仿了由配体与受体结合而引起的激活效应 [93,94]。

4. **变异影响表观修饰**。变异导致表观遗传修饰受到影响。

TET2（tet methylcytosine dioxygenase 2）基因编码 TET2 蛋白，通过氧化 5- 甲基胞嘧啶（5-methylcytosine, 5mC）生成 5- 羟甲基胞嘧啶（5-hydroxymethylcytosine, 5hmC），在调节 DNA 甲基化状态中起关键作用。后者既可以充当稳定的表观遗传标记，又可以参与主动脱甲基 [95]。TET2 蛋白在骨髓生成中也发挥重要作用。在一项对家族性髓系恶性肿瘤家系的研究中，发现了 *TET2* 基因的移码突变 c.4037_4088delinsG（p.K1363Gfs*85）[96]。变异导致 TET2 蛋白功能缺失，5hmC 状态发生改变，从而引起造血功能的异常 [97]。

（三）拷贝数变异

拷贝数变异（copy number variantion, CNV），是指特定基因的拷贝数减少或者增加，这种变异一般发生在 DNA 重组过程中 DNA 大片段的缺失或插入，其长度跨度由 100 bp 到 1 kb 以上。拷贝数变异可能影响基因的多个外显子乃至整个基因或多个基因，亦有仅影响基因启动子区域，与多种遗传性疾病相关。

遗传性肿瘤综合征致病基因的各种变异中CNV 占比高达 8.3%，常见于 Lynch 综合征、结直肠癌、乳腺癌和妇科肿瘤、嗜铬细胞瘤副神经节瘤及胰腺癌等，涉及多种致病基因，如 *BRCA1*、*CHEK2*、*ATM*、*BRCA2*、*MUTYH*、*EPCAM*、*STK11*、*VHL*、*MLH1*、*MLH2*、*PMS2*、*GREM1*、*TP53* 和 *APC* 等。缺失 1 个拷贝的杂合型最为常见，其次是拷贝数为 3；多表现为常染色体显性遗传，很少为常染色体隐性遗传的杂合性缺失。

在一项上万例的孟德尔遗传病的CNV研究中，在1386例遗传性肿瘤个体中检测到与疾病相关的CNV片段648个，70.7%为片段缺失，29.3%为片段重复，变异片段大小35 bp ~ 67 Mb，涉及71个基因。其中1例遗传性肿瘤女性患者中检测到67 Mb片段杂合缺失，涉及*APC*和*RAD50*等基因，呈常染色体显性遗传[98]。

（四）染色体重排

染色体重排（chromosome rearrangement）是基因激活的重要机制之一，可通过转录激活、融合基因等方式引起基因、蛋白结构异常和功能失常。

遗传性肾细胞癌是成年人肾常见的恶性肿瘤之一。研究表明，遗传性肾细胞癌的发生与3号染色体短臂与其他染色体的易位有关。例如，Meléndez等报道了一项3代11人的肾细胞癌家系研究结果，在该家系中的3例患者中均检测到t(3;8)(p13;q24.1)染色体易位[99]；Bonne等在另一个家系的肾细胞癌患者的外周血中检测到t(3;4)(p13;p15)染色体易位[100]。

从分子遗传学的研究结果看，3号染色体短臂与其他染色体的易位会导致某些抑癌基因的失活，从而引发癌症。这些相关抑癌基因包括定位于3p25.3的*VHL*基因、定位于3p21.31的*RASSF1A*基因和定位于3p14.2的*FHIT*基因等。*VHL*基因、*RASSF1A*基因及*FHIT*基因的编码蛋白在细胞凋亡和细胞周期调控中发挥重要作用。

二、序列变异致病性临床分类

测序技术的发展为基因检测的临床应用提供了至为重要的数据源，也带来了更多的变异信息，目前如何甄别并恰当的解读变异成为了遗传专业人员的现实挑战。2013年美国医学遗传学与基因组学学会（American College of Medical Genetics and Genomics，ACMG）成立工作组，与分子病理协会（Association for Molecular Pathology，AMP）和美国病理学家协会（College of American Pathologists，CAP），共同审订了之前2003年版的序列变异解读标准和指南。其根本目标在于提供对变异进行合理分类的标准过程。以下内容依据2015年ACMG、AMP和CAP联合发布的《序列变异解读标准与指南》（以下简称《ACMG序列变异指南》）[101,102]，结合常见遗传性肿瘤，对基因变异致病性临床分类加以介绍。

（一）术语与命名

突变是指核苷酸序列的永久性改变，而多态性是指频率超过1%的变异。虽然术语“突变”和“多态性”已被广泛使用，但这两个术语已经被习惯性的与致病性和良性结果关联了起来，因此，其准确含义有待理清。《ACMG序列变异指南》建议使用“变异”替代上述两个术语，并使用特定标准术语来描述孟德尔遗传性疾病相关的基因变异——“致病”“可能致病”“意义不明”“可能良性”和“良性”。建议术语“可能致病”和“可能良性”是用来说明具有90%以上可能性致病或者良性变异。实质上多数疾病都具有异质性，大多数的变异都很难被精准量化，进而归属到上述五个具体的变异类别。

标准的基因变异命名体系由人类基因组变异协会（Human Genome Variation Society，HGVS）维护和更新（http://varnomen.hgvs.org/）[103]，一般推荐该命名法作为确定变异命名的首要准则。变异的命名应包含参考序列以确保该变异在DNA水平上的准确命名，并提供编码和蛋白质命名来协助功能注释（如“g”为基因组序列，“c”为编码DNA序列，“p”为蛋白质，“m”为线粒体）。

编码命名使用翻译起始密码子ATG中的“A”作为位置编号1来描述。参考序列应该完整，并来源于具有版本号的美国生物技术信息参考序列数据库（https://www.ncbi.nlm.nih.gov/refseq/）或LRG数据库（http://www.lrg-sequence.org）。基因组坐标要根据标准基因组版本（如GRCh37/hg19或GRCh38/hg38）或覆盖整个基因（包括5'和3'非翻译区以及启动子）的基因组参考序列来界定。描述编码变异时，应该在报告中使用和提供每个基因的一个参考转录本。该转录本应该是最长的已知转录本或者是最具临床相关性的转录本。协会支持的参考转录本通常可以通过LRG数据库，CDS共识数据库（https://www.ncbi.nlm.nih.gov/CCDS/CcdsBrowse.cgi），人类基因变异数据库（http://www.hgmd.cf.ac.uk），ClinVar（http://www.ncbi.nlm.nih.gov/clinvar）或特异基因座数据库来确定。然而，当这些区域检出临床可解释的已知变异时，实验室应该评估该变异对所有临床相关转录本的影响，包括含有其他外显子或非翻译区延伸的可变剪接转录本。此外，《ACMG序列变异指南》还建议根据指定变异选择的参考转录本对外显子进行编号。

（二）数据库及生物信息学分析

1. **数据库**。人类基因组中大量变异不断被发现，并被数据库广泛收录。当需要对某一变异进行分类时，可在已有的数据库及发表的文献中寻找有价值的参考信息。

（1）人群数据库：人群数据库适用于获取某变异在大规模人群中发生频率的相关信息（表 3-2）[102]。需要注意的是，该数据库中的信息不仅来源于健康个体，也包含患病个体。但人群数据库不包含变异的功能效应及可能关联的表型等相关信息。在使用该数据库时，必须明确数据库收录的是健康群体的信息，还是患病群体的信息；此外，还要注意确认数据库是否收录了同一家庭多名成员的信息，以及收录的受试者的年龄范围。

常用 ESP 数据库包含 6503 个外显子测序数据，其数据的覆盖量被认为能够识别是否存在基因变异。千人基因组数据库包含来自 26 个人群的 2504 个全基因组测序数据，囊括了更多的种族人群，具有更广泛的代表性。外显子组集合数据库（Exome Aggregation Consortium，ExAC）汇总了不同人群的 60 706 个个体的外显子组测序数据，2019 年 90% 的样本数据已被并入 gnomAD v2 数据库，原 ExAC 浏览器已于 2019 年停止服务。目前 gnomAD v2 数据库包括了 125 748 个个体的全外显子组测序数据和 15 708 个个体的全基因组测序数据（GRCh37/hg19），v3 数据库包括 71 702 个全基因组的数据（GRCh38/hg38），大部分 v2 的数据都能在 v3 中获得。

（2）疾病数据库：疾病数据库主要收录病患中发现的变异及对其致病性的评估（表 3-2）[102]。然而，疾病数据库和特定基因的数据库中常包含一些分类错误的变异，很多数据库在收录变异相关信息时对证据的审核要求不尽相同。因此，在使用疾病数据库时，应做到：确定数据库的更新频率，确定数据库收录相关数据时是否进行了校勘，以及采用什么方法进行数据校勘；确认采用 HGVS 命名体系，并确定描述变异的基因组版本和转录本参考序列；确定数据分析准确度的验证程度（如变异数据是源自低覆盖度的二代测序，还是通过 Sanger 测序验证），并分析用于评估数据准确度的各种指

表 3-2　人群数据库、疾病数据库和序列数据库 [102]

数据库	特征
人群数据库	
The genome Aggregation Database（gnomAD）（https://gnomad.broadinstitute.org/）	本数据库是由多国研究者联合开发的公开目录，是迄今为止最大规模的人体遗传变异数据库，汇集了超过 7.1 万个个体的全基因组测序和 12.5 万个个体的全外显子组测序数据，通过各种大型人群测序项目汇集数据，来鉴定各种功能丧失型变异体。（注：2019 年 90%ExAC 数据并入 gnomAD v2）
Exome Variant Server（NHLBI GO Exome Sequencing Project，ESP）（http://evs.gs.washington.edu/EVS）	本数据库中的变异信息是通过对几个欧洲和非洲裔大规模人群的全外显子测序获得。当缺乏变异信息时，默认该数据已覆盖
1000 Genomes Project（https://www.internationalgenome.org/）	本数据库中的变异信息是通过对 25 个种群进行低覆盖度的全基因组测序和高覆盖度的靶序列测序获得。本库所提供的信息比 Exome Variant Server 更具多样性，但也包含有低质量的数据，有些群体中还包含有关联性个体在内
dbSNP（http://www.ncbi.nlm.nih.gov/snp）	本数据库由多种来源获得的短片段遗传变异（通常≤50 bp）信息组成。库中可能缺乏溯源性研究的细节，也可能包含致病性变异在内
dbVar（http://www.ncbi.nlm.nih.gov/dbvar）	本数据库由多种来源获得的基因结构变异（通常 >50 bp）信息组成

续表

数据库	特征
疾病数据库	
ClinVar（http://www.ncbi.nlm.nih.gov/clinvar）	确定变异和临床表型之间的关联的数据库
OMIM（https://www.omim.org/）	本数据库包含人类基因和相关遗传背景，同时具有遗传性疾病及其相关基因的典型表型和遗传变异信息
Human Gene Mutation Database（http://www.hgmd.org/）	本数据库中的变异注释多来自发表文献，库中大部分内容需付费订阅
其他常用数据库	
Human Genome Variation Society（http://www.hgvs.org/content/databases-tools） Leiden Open Variation Database（http://www.lovd.nl/）	本数据库由人类基因组变异协会（HGVS）开发，提供数千种针对人群特殊变异的注释。数据库大部分是基于 Leiden Open Variation Database system 建立
DECIPHER（https://decipher.sanger.ac.uk/）	本数据库是使用 Ensemble 基因组浏览器，将基因芯片数据和临床表型进行关联，供临床医生和研究人员使用的细胞分子遗传学数据库
序列数据库	
NCBI Genome（http://www.ncbi.nlm.nih.gov/genome）	人类全基因组参考序列的来源
RefSeq Gene（http://www.ncbi.nlm.nih.gov/refseq/rsg）	医学相关基因参考序列
Locus Reference Genomic（LRG）（http://www.lrg-sequence.org）	用于报告变异的稳定参考序列
MitoMap（http://www.mitomap.org/MITOMAP/HumanMitoSeq）	对“剑桥版 - 人类线粒体 DNA 参考序列”（rCRS）进行修订后形成

标，要获得这些信息可能需要阅读相关的文献；确定收录对象的来源及其唯一性。

2. **生物信息分析**。目前有多种公共和商业化计算机工具利用生物信息学技术方法对基因变异在核苷酸及氨基酸水平上的作用进行预测，并辅助解读序列变异。生物信息学分析主要进行以下三方面的预测：错义变异是否会破坏蛋白质的结构或功能，变异是否影响剪接，以及氨基酸的保守性预测。常见生物信息分析工具如表 3-3 所示[102]。

错义变异所造成的影响取决于氨基酸或核苷酸的进化保守性，其在蛋白质序列中的位置及其上下游序列，以及氨基酸置换导致的结果等。多数算法预测已知致病的错义变异的准确率能达到 65% ~ 80%。目前最常用的错义变异预测工具有 PolyPhen-2、SIFT 和 MutationTaster 等。剪接位点预测工具是基于内含子或外显子剪接位点的丢失或产生原理的基础上而实现的，敏感性约为 90% ~ 100%，特异性约为 60% ~ 80%。需要注意的是每个软件使用的算法都各有优缺点，建议使用多种软件进行序列变异的对比解读。这些预测结果在序列变异解读中的应用要慎重，不建议仅使用这些预测结果作为唯一证据来源进行临床判断。

表 3-3 生物信息分析工具 [102]

分类	名称及网站	依据 / 算法
错义预测	Consurf https://consurf.tau.ac.il/	进化保守性
	FATHMM http://fathmm.biocompute.org.uk/	进化保守性
	MutationAsses http://mutationassessor.org/r3/	进化保守性
	PANTHER http://pantherdb.org/tools/csnpScoreForm.jsp	进化保守性
	PhD-SNP https://snps.biofold.org/phd-snp/phd-snp.html	进化保守性
	SIFT http://sift.bii.a-star.edu.sg/	进化保守性
	SNP&GO https://snps-and-go.biocomp.unibo.it/snps-and-go/	蛋白质结构 / 功能
	Align GVGD https://agvgd.iarc.fr/	蛋白质结构 / 功能和进化保守性
	MAPP http://mendel.stanford.edu/SidowLab/downloads/MAPP/index.html	蛋白质结构 / 功能和进化保守性
	MutationTaster http://mutationtaster.org/	蛋白质结构 / 功能和进化保守性
	MutPred http://mutpred.mutdb.org/	蛋白质结构 / 功能和进化保守性
	PolyPhen-2 http://genetics.bwh.harvard.edu/pph2/	蛋白质结构 / 功能和进化保守性
	PROVEAN http://provean.jcvi.org/index.php	变异序列和蛋白序列同源性之间的相似性比对和测量
	nsSNPAnalyzer http://snpanalyzer.uthsc.edu/	多序列比对和蛋白质结构分析
	Condel http://bbglab.irbbarcelona.org/fannsdb/	综合 SIFT，PolyPhen-2 和 MutationAssessor 进行综合预测
	CADD https://cadd.gs.washington.edu/	对于来自模拟变异的等位基因进行不同的注释
剪接位点预测	GeneSplicer https://www.cbcb.umd.edu/software/GeneSplicer/gene_spl.shtml	马尔可夫模型
	Human Splicing Finder http://umd.be/Redirect.html	位置依赖的逻辑

续表

分类	名称及网站	依据 / 算法
	MaxEntScan http://hollywood.mit.edu/burgelab/maxent/Xmaxentscan_scoreseq.html	最大熵原则
	NetGene2 http://www.cbs.dtu.dk/services/NetGene2/	神经网络
	NNSplice http://www.fruitfly.org/seq_tools/splice.html	神经网络
	FSPLICE http://www.softberry.com/berry.phtml?topic=fsplice&group=programs&subgroup=gfind	基于权重矩阵模型进行种特异性预测
核酸保守性预测	GERP http://mendel.stanford.edu/sidowlab/downloads/gerp/index.html	基因组进化速率分析
	PhastCons http://compgen.cshl.edu/phast/ PhyloP http://compgen.cshl.edu/phast/	保守打分及鉴定保守元件

（三）序列变异的解读标准

《ACMG 序列变异指南》评估变异证据的方法是用于解释在临床诊断实验室中具有疑似遗传（主要指孟德尔遗传）疾病患者的变异；并不适用于解读体细胞基因变异、药物基因组（PGx）变异或者多基因非孟德尔遗传复杂疾病相关的基因变异。不能满足鉴定新致病基因的研究需求。

致病变异标准可分为非常强（PVS1），强（PS1 ~ 4），中等（PM1 ~ 6）或支持证据（PP1 ~ 5）。良性变异证据可分为独立（BA1），强（BS1 ~ 4）或支持证据（BP1 ~ 6）。其中数字只是作为有助于参考的分类标注。当一个变异不符合分类标准（致病或良性），或致病的和良性的证据相互矛盾，则默认该变异为“意义不明”（variant of uncertain significance，VUS）。当考虑用所有依据来解读变异证据强度出现差异时，需要请专家进行判断。

1. 致病性变异分级标准（表 3-4）[102]

（1）致病性证据：非常强。

PVS1：认定此类变异的要求极为严格。这类变异会导致基因产物完全缺失而破坏基因功能；与现有疾病之间存在明确的致病关系，并且变异与该疾病的遗传模式相一致。例如，视网膜母细胞瘤患者存在胚系 *RB1* 基因 c.10A>T 变异[104]，该变异导致 *RB1* 基因第四个密码子变异为终止密码子，转录时诱导发生 NMD，导致 RB 蛋白表达缺失。此 *RB1* 基因变异可作为该视网膜母细胞瘤病例的 PVS1 致病性证据。《ACMG 序列变异指南》对此进行了详细的限定，此处不赘述。

（2）致病性证据：强。

PS1：与先前已确定为致病性变异有相同的氨基酸改变。

多数情况下，尤其是当致病机制是蛋白质功能发生改变时，如已确定某一错义变异是致病性变异，那么与其位于同一变异位点的不同形式的碱基改变也可能产生相同的错义变异结果，即产生相同的氨基酸改变，这样的变异也应为致病变异。例如，已确定 *NF1* 基因 c.2241G>T 变异导致产生 p.M747I 错义变异，造成 NF1 蛋白失去正常磷酸化，失去对 RAS 蛋白的负调控作用，从而导致神经纤维瘤病 I 型的发生[105]。如果在神经纤维瘤病 I 型患者检测到 *NF1* 基因 c.2241G>C 变异，同样导致 p.M747I，则此 *NF1* 基因变异可作为该神经纤维瘤病 I 型病例

表 3-4 致病性变异分级标准 [102]

致病性证据	分类
非常强	PVS1：当一个疾病的致病机制为功能丧失（LOF）时，无功能变异（无义变异、移码变异、经典 ±1 或 2 的剪接变异、起始密码子变异、单个或多个外显子缺失）。注：①该基因的 LOF 是否是导致该疾病的明确致病机制（如 GFAP，MYH7）；② 3' 端末端的功能缺失变异需谨慎解读；③需注意外显子选择性缺失是否影响到蛋白质的完整性；④考虑一个基因存在多种转录本的情况
强	PS1：与先前已确定为致病性的变异有相同的氨基酸改变。例如：同一密码子，G>C 或 G>T 改变均可导致缬氨酸→亮氨酸的改变。注意剪接影响的改变 PS2：患者的新发变异，且无家族史（经双亲验证）。注：仅仅确认父母还不够，还需注意捐卵、代孕、胚胎移植等情况 PS3：体内、体外功能实验已明确会导致基因功能受损的变异。注：功能实验需要验证是有效的，且具有重复性与稳定性 PS4：变异出现在患病群体中的频率显著高于对照群体。注：①可选择使用相对风险值或者 OR 值来评估，建议位点 OR 大于 5.0 且置信区间不包括 1.0 的可列入此项；②极罕见的变异在病例对照研究可能无统计学意义，原先在多个具有相同表型的患者中观察到该变异且在对照中未观察到可作为中等水平证据
中等	PM1：位于热点变异区域，和（或）位于已知无良性变异的关键功能域（如酶的活性位点） PM2：ESP 数据库、千人数据库、ExAC 数据库中正常对照人群中未发现的变异（或隐性遗传病中极低频位点）。注：高通量测序得到的插入 / 缺失人群数据质量较差 PM3：在隐性遗传病中，在反式位置上检测到致病性变异。注：这种情况必须通过患者父母或后代验证 PM4：非重复区框内插入 / 缺失或终止密码子丧失导致的蛋白质长度变化 PM5：新的错义变异导致氨基酸变化，此变异之前未曾报道，但是在同一位点，导致另外一种氨基酸的变异已经确认是致病的，如：现在观察到的是 Arg156Cys，而 Arg156His 是已知致病的。注意剪接影响的改变 PM6：未经父母样本验证的新发变异
支持证据	PP1：变异与疾病在家系中共分离（在家系多个患者中检测到此变异）。注：如有更多的证据，可作为更强的证据 PP2：对某个基因来说，如果这个基因的错义变异是造成某种疾病的原因，并且这个基因中良性变异所占的比例很小，在这样的基因中所发现的新的错义变异 PP3：多种统计方法预测出该变异会对基因或基因产物造成有害的影响，包括保守性预测、进化预测、剪接位点影响等。注：由于做预测时许多生物信息学算法使用相同或非常相似的输入，每个算法不应该算作一个独立的标准。PP3 在一个任何变异的评估中只能使用一次 PP4：变异携带者的表型或家族史高度符合某种单基因疾病 PP5：有可靠信誉来源的报告认为该变异为致病的，但证据尚不足以支持进行实验室独立评估

的 PS1 致病性证据。

PS2：患者的新发变异，且无家族史（经双亲验证）。

当患者的家族史符合新发变异（*de novo* variant）特征，即父母样本检测结果阴性，患者的表型与变异基因异常引起的表型相吻合，且身份检验表明患者的父母是其生物学父母（且排除捐卵、代孕、胚胎移植等情况）时，这样的变异可作为该肿瘤发生的致病性证据。例如，无家族史的霍奇金淋巴瘤患者 *CDC42* 基因存在 c.242G>A（p.C81Y）变异。CDC42 是小 Rho GTPase 家族的成员，广泛参与细胞周期调控，其变异与肿瘤及以神经发育、生长、血液学和免疫学紊乱为特征的多种疾病相关[106]。经验证双亲为其生物学父母后，此 *CDC42*

基因变异可作为该霍奇金淋巴瘤病例的PS2致病性证据。

PS3：体内、体外功能实验已明确会导致基因功能受损的变异。

功能学研究是评价变异致病性的有力工具，可以在一定程度上测试基因或蛋白的功能。需要注意的是，体内或体外的功能实验效能有所区别，功能实验的参数应满足有效性的判定，也要具有稳定性及可重复性。例如，利用流式细胞术已证明*CDKN2A*基因c.71G>C(p.R24P)错义变异会导致CDKN2A蛋白丧失对细胞周期的调控作用，黑色素瘤细胞出现G1期阻滞而S期细胞数量明显减少，导致黑色素瘤的发生[107]。如果黑色素瘤患者检测到*CDKN2A*基因发生c.71G>C变异，则此变异可提供PS3致病性证据。

PS4：变异出现在患病群体中的频率显著高于对照群体。

通过分析变异基因在患病群体与对照人群中的携带频率差异，评估该变异的致病性。当孟德尔遗传病表型显著、频率差异大且是早期发病时，使用通过“病例－对照”的人群研究获得的变异数据库进行变异分析是最有效的。可选择使用相对风险值或者比值比（OR）来衡量基因型（即存在于基因组中的变异）和表型（即所患疾病/结果）之间的关联，该遗传变异分类标准与指南建议位点OR大于5.0，且置信区间（CI）不包括1.0的可列入此项。

（3）致病性证据：中等。

PM1：位于热点变异区域，和（或）位于已知无良性变异的关键功能域。

某些基因所编码的蛋白质存在一些已知的关键结构域，对蛋白功能起重要作用，如酶的活性位点区域等。如果该结构域所对应的基因片段发生的所有错义变异均已被证实为致病性变异，且该基因片段一定没有已知的良性变异，那么这段基因片段上发生的变异就可作为致病的中等证据。基因中某些功能尚未确定的区域已被证实存在许多热点变异，若变异发生在这些热点变异区域上，也能作为致病的中等证据。例如，Lynch综合征常见致病性基因*MLH1*发生缺失变异c.2236_2247delCTGCCTGATCTA（p.Leu746_Leu749del），涉及的编码区位于MLH1蛋白的C端同源结构域（C-terminal homology domain，CTH）上，该功能域对于促进MLH1与PMS2的相互作用以及PMS2的稳定性必不可少，属于热点变异区域[108]。则该变异位点增加了PM1证据。

PM2：公共人群数据库对照人群中未检出的变异。

如果在一个大样本的普通人群或队列数据的对照人群（>1000人）中变异不存在（或隐性遗传的变异频率是低频的），并且携带此变异的患者与对照人群为同一种族，那么可以认为该变异是致病的中等证据。例如Lynch综合征致病性基因*MLH1*的缺失变异c.2236_2247delCTGCCTGATCTA（p.Leu746_Leu749del），在各个公共人群数据库中均没有这种变异，因此该变异位点也符合PM2[108]。

PM3：在隐性遗传病中，在反式位置上检测到致病性变异。

当两个杂合变异发生在隐性遗传性肿瘤的致病性基因上时，如果已知其中一个变异为致病性变异，当另一个待分类变异与其呈反式排列时，可以作为待分类变异的中等致病性证据。这种情况需经患者父母或后代验证，顺式/反式检测双亲样本以确定变异在基因上以顺式（位于基因的同一拷贝）或是反式（位于基因的不同拷贝）方式排列。另外，若待分类变异与多个已知致病性变异均呈反式排列，则该证据可升级为强致病性证据。

PM4：非重复区框内插入/缺失或终止密码子丧失导致的蛋白质长度变化。

变异类型为非重复区框内插入/缺失变异或终止密码子缺失变异可以作为中等致病性证据。与错义变异相比，氨基酸的插入或缺失以及由终止密码子转变为翻译氨基酸的密码子而导致的蛋白质长度的改变更可能破坏蛋白质功能。插入、缺失或氨基酸延长范围越大，变异区域的氨基酸越保守，则支持致病的证据越强。例如，Lynch综合征致病性基因*MLH1*发生非重复区框内缺失变异c.2236_2247delCTGCCTGATCTA（p.Leu746_Leu749del），导致编码的4个氨基酸缺失，编码蛋白变短[108]。该变异位点符合PM4。

PM5：同一位置发生新的错义变异。

若变异为新发现的错义变异，而已知的致病性错义变异发生在同一氨基酸位置，尤其当新的变异比已知致病性错义变异更保守时，该变异可作为中等致病性证据，但不能假设为一定致病。不同的氨基酸变化可能导致不同的表型。例如，*RB1* 基因是视网膜母细胞瘤的致病性基因，之前有报道该基因的c.1339A>C(p.Lys447Gln) 错义变异是致病的[109]。对于新的错义变异 c.1339A>G(p.Lys447Glu) 与之前被证实为致病性错义变异属于同一位点的不同氨基酸改变。该变异位点符合 PM5[110]。

PM6：未经父母样本验证的新发变异。

经父母样本检测为阴性的新发变异，但先证者的父母并未被证实是其生物学父母，则此新发变异符合 PM6。

（4）致病性证据：支持证据。

PP1：变异与疾病在家系中共分离。

若变异与疾病在家系中共分离，即在家系多个患者中检测到此变异，应尽量纳入远亲以排除连锁。确认生物学家庭关系要排除收养、非生父、精子和卵子捐献等情况。同时，也要考虑低外显率和年龄相关的外显率问题，以确保无症状家系成员是真正的无症状。

PP2：基于基因变异谱中错义变异的致病性与良性变异。

若变异类型为错义变异，且以往的数据显示该基因的错义变异是导致某种疾病的常见原因，且该基因上的良性变异非常少，那么这种基因上的新发错义变异可作为致病性变异的支持证据。例如，错义变异是 Lynch 综合征 *MLH1* 基因的常见变异类型[111]，*MLH1* 基因新发现的错义变异 c.2054C>T(p. S685F) 符合 PP2 这项支持证据。相反，有些基因致病的唯一已知变异是截短变异，该基因上的新发错义变异可作为良性的支持证据（BP1）。

PP3：多种统计方法预测出该变异会对基因或基因产物造成有害的影响，包括保守性预测、结构功能预测、剪接位点影响等。

生物信息分析受算法原理及训练数据集等因素的制约，其预测的效能有限。如果不同原理算法的分析预测结果较为相似，则可以考虑作为支持的证据。如果绝大多数算法的预测结果不一致，则这些预测的结果不能用于对变异进行分类。以神经纤维瘤病Ⅰ型致病性基因 *NF1* 为例，该基因的两个变异位点：c.122A>T 和 c.7395-17T>G，利用 SpliceSiteFinder-like（SSF），MaxEntScan（MET），NNSplice（NNs）和 Gene splicer 这 4 种工具预测这两个位点对剪接的影响[112]。其中 3 个结果（SSF，MET 和 NNs）较相似，预测这两个位点影响了 *NF1* 基因的剪接，产生了新的剪接体，则这两个位点都符合 PP3。

PP4：变异携带者的表型或家族史高度符合某种单基因遗传疾病。

需要满足以下条件：临床检测的灵敏度高，大多数带有该基因致病性变异的患者都被检测为阳性；患者有明确的该疾病的症状，与其他临床表现几乎无重叠；该基因在以往的报道中不存在太多的良性变异；家族史与疾病遗传模式一致。例如，在一个 4 代 71 例个体的家系中，12 例个体患有 Lynch 综合征相关癌症，如结直肠癌、胃癌、宫颈癌和卵巢癌等，且该家系疾病呈现明显的常染色体显性遗传，则该家系中存在的 *MLH1* 基因变异位点 c.2054C>T(p.S685F)，符合 PP4[111]。

PP5：有可靠信誉来源的报告认为该变异为致病性的，但证据尚不足以支持进行实验室独立评估。

常用的致病性分类信息数据库不可能及时收录所有可靠的分类判断依据的证据。在这种情况下，如果分类信息是近期提交的，那它就可以作为一个单独的支持证据。当从某一疾病领域具有长期专业知识的临床实验室获得信息时，此标准是可靠的。可将 ClinVar 数据库的致病性评估结果为 3 ～ 4 颗星视为可靠的来源。*BRCA1* 是遗传性乳腺癌和卵巢癌综合征的主要致病性基因，*BRCA1* 基因的缺失变异 c.1374delC（p.Asp458Glufs*17）在 ClinVar 数据库的评估结果为 3 颗星[113]，因此该变异位点符合 PP5。

2. 良性变异分类标准（表 3-5）[102]

（1）良性变异的证据：独立证据。

BA1：公共人群数据库中等位基因频率 >5% 的变异。

如卵巢外腹膜浆液性乳头状癌患者 *BRCA1* 基因存在 c.3113A>G(p.E1038G) 变异。在千人基因组数据库中，该位点 A 在总人群中等位基因频率为 0.6643，G 在总人群中等位基因频率为 0.3357，则此 *BRCA1* 基因变异可作为该卵巢外腹膜浆液性乳头状癌病例的 BA1 良性变异证据[114]。

（2）良性变异的证据：强。

BS1：一般情况下，某一等位基因在对照人群

表 3-5 良性变异分类标准[102]

良性变异证据	分类
独立证据	BA1：ESP 数据库、千人数据库、ExAC 数据库中等位基因频率 >5% 的变异
强	BS1：等位基因频率大于疾病发病率 BS2：对于早期完全外显的疾病，在健康成年人中发现该变异（隐性遗传病发现纯合、显性遗传病发现杂合，或者 X- 连锁半合子） BS3：在体内外实验中确认对蛋白质功能和剪接没有影响的变异 BS4：在一个家系成员中缺乏共分离。注：这部分需要考虑复杂疾病和外显率问题
支持证据	BP1：已知一个疾病的致病原因是由于某基因的截短变异，在此基因中所发现的错义变异 BP2：在显性遗传病中又发现了另一条染色体上同一基因的一个已知致病性变异，或者是任意遗传模式遗传病中又发现了同一条染色体上同一基因的一个已知致病性变异 BP3：功能未知重复区域内的缺失 / 插入，同时没有导致基因编码框改变 BP4：多种统计方法预测出该变异会对基因或基因产物无影响，包括保守性预测、进化预测、剪接位点影响等。注：由于做预测时许多生物信息算法使用相同或非常相似的输入，每个算法不应该算作一个独立的标准。BP4 在任何一个变异的评估中只能使用一次 BP5：在已经有另一分子致病原因的病例中发现的变异 BP6：有可靠信誉来源的报告认为该变异为良性的，但证据尚不足以支持进行实验室独立评估 BP7：同义变异且预测不影响剪接

的频率大于疾病预期等位基因频率时，可认为是罕见孟德尔疾病良性变异的强证据。

Bloom 综合征是一种罕见的常染色体隐性遗传病，主要致病性基因 *BLM* [OMIM: 210900][115,116]。半个世纪以来的医学文献中，Bloom 综合征患病个体的报道病例数约 300 人，发病率极低，疾病预期等位基因频率极低[117]。在千人基因组数据库中，*BLM* 基因 c.419 位点 G 在总人群中等位基因频率为 0.0102，其远高于疾病预期等位基因频率，*BLM* 基因 c.419A>G(p.E140G) 变异可作为 Bloom 综合征的 BS1 良性变异证据。

BS2：对于早期完全外显的疾病，在健康成年人中发现变异以隐性纯合、显性杂合，或者 X- 连锁半合子状态存在，则可作为良性变异的强证据。

BS3：在体内外实验中确认对蛋白质功能和剪接没有影响的变异。

现有的功能学研究证明该基因变异对蛋白质功能和剪接没有影响。利用同源定向重组（homology directed recombination，HDR）实验已证明 *BRCA1* 基因 c.3713C>T(p.P1238L) 变异后重组功能与野生型无明显差异[118]。如果在乳腺癌或卵巢癌患者 *BRCA1* 基因发现 c.3713C>T 变异，则此变异可以作为该乳腺癌或卵巢癌病例的 BS3 良性变异证据。

BS4：在一个家系成员中缺乏共分离。

家系共分离不足时，则可以排除变异的有害性，但应该充分考虑疾病外显率及嵌合体情况等复杂遗传情况。Li-Fraumeni 综合征的主要致病性基因为 *TP53*。应用共分离网络分析工具 Analyze.MyVariant.org 计算分析，在一个 Li-Fraumeni 综合征家系中 *TP53* 基因 c.869G>A(p.R290H) 变异的共分离似然比（likelihood ratio，LR，反映真实性的一种统计指标）为 0.0003[119]，即该变异在家系中共分离的概率极低，则 *TP53* 基因该变异可作为该 Li-Fraumeni 综合征病例的 BS4 良性变异证据。

（3）良性变异的证据：支持证据。

BP1：某基因的截短变异是其唯一已知致病性变异类型，在此基因中所发现的错义变异。

有些基因的截短变异，包括缺失 / 插入变异、无义变异等是该基因导致肿瘤的唯一原因，那么在这些基因上的新发错义变异可以作为良性的支持证据。例如，甲状旁腺癌患者携带有 *CDC73* 基因变异，以移码变异及无义变异为主。*CDC73* 基因变异通常会造成其编码蛋白副纤蛋白（parafibromin）的编码过早终止，使其表达下调甚至不表达[120]。*CDC73* 基因该错义变异符合 BP1，可作为良性变异的支持证据。

BP2：在显性遗传病中同一基因的待分类变异与已知致病性变异以反式方式排列，或者任意遗传模式遗传病中同一基因的待分类变异与已知致病性变异以顺式方式排列。

对于某一显性遗传性肿瘤，若同一基因的待分类变异与已知致病性变异位于不同染色体上，则可作为该变异的良性支持证据。若同一基因的待分类变异与致病性变异位于同一条染色体上，即呈顺式排列，则无论该肿瘤的遗传模式为显性还是隐性，均可以作为良性支持证据。例如，Liselotte 在一项 Li-Fraumeni 综合征家系研究中检测到 *TP53* 基因的一个错义变异位点 c.704A>G(p.Asn235Ser)，该位点与 *TP53* 的已知致病性剪接变异位点 c.560-1G>A 呈反式排列。因此，该错义变异位点 c.704A>G 符合 BP2 良性变异证据 [121]。

BP3：功能未知重复区域内的缺失或插入，同时没有导致基因编码框改变。

某些在功能未知的重复区域或在进化中不是很保守的区域中发生的小的框内缺失或插入变异，或者这些变异并没有导致基因编码框改变，那么其致病的可能性较小，可以考虑为良性支持证据。例如，家族性胸主动脉瘤和主动脉夹层的致病性基因 *TGFBR1*。该基因的微卫星缺失 c.52_54GCG(p.Ala24_Ala26del) 是未知功能域的重复区域的框内缺失，可作为良性变异的支持证据 [122]。

BP4：多种统计方法预测出该变异对基因或基因产物无影响。

如待分类变异经过多种统计方法预测，包括保守性预测、蛋白结构功能预测、剪接位点影响等，综合多种预测结果，该变异对基因或基因产物无影响，则可作为良性支持证据。例如，*MUTYH* 相关息肉病（MAP）是一种常染色体隐性遗传性腺瘤息肉病，与 *MUTYH* 基因变异有关。*MUTYH* 基因的错义变异位点 c.1096G>T(p.P380T) 的 SIFT，PolyPhen-2 致病性预测结果均为良性 [123]。则该变异位点符合 BP4，可作为良性变异的支持证据。

BP5：在已经有另一分子致病原因的病例中发现的变异。

在一个已有明确的遗传致病原因的疾病病例中发现的新的变异，则该变异可以解读为良性的证据。如患有乳腺癌并有明确具有卵巢癌及胰腺癌家族史的个体，同时存在已知致病性的 *BRCA2* 基因变异和 *PTEN* 基因变异。乳腺癌是 PTEN 错构瘤综合征中的一种表现，而卵巢癌和胰腺癌均与 PTEN 错构瘤综合征不相关，在此 *PTEN* 基因变异符合 BP5，可作为良性变异的支持证据 [124]。但应注意，某一个体可以是某一不相关隐性遗传性肿瘤致病性变异的携带者，因此本证据与隐性遗传性肿瘤相比，更支持显性遗传性疾病基因良性变异的分类。而当有些疾病具有多个变异时导致更严重的表型，这种情况下，要考虑新的变异致病的可能性，可能是新的变异使先证者表型加重，这时新的变异不应分类为良性变异。如果有些疾病已知为多基因遗传模式，则在其他基因座位上的额外变异也有可能是致病的，需进一步明确。

BP6：有可靠信誉来源的报告认为该变异为良性的，但证据尚不足以支持进行实验室独立评估。

可信机构的共享数据库中近来认为该变异不致病，但尚未提交或难获取其评估变异不致病的证据。例如，*BRCA1* 基因 c.2566T>C(p.Y856H)，多个临床诊断实验室 / 信誉良好的数据库将此变异分类为良性 / 可能良性变异 [125-127]，例如 ClinVar 数据库的良性评估结果为 3 颗星。因此该变异符合 BP6，可作为良性变异的支持证据。

BP7：同义变异且预测不影响剪接。

对于某些同义变异，虽然变异后该位点所编码的氨基酸并没有发生改变，但是仍需要对其保守性及剪接影响做出评估。如果该位点所编码的核苷酸在进化上不保守，且剪接评估算法预测其对剪接没有影响，不会产生新的剪接序列，可将新发同义变异分类为可能良性。但是，如果生物信息分析证据表明可能对剪接有影响或怀疑有影响，则功能学实验可以提供更确切的评估。在得到其他可排除该变异致病作用的证据之前，该类变异应该归类为意义不明变异。

3. 遗传变异分类联合标准规则（表 3-6）。对于一个给定的变异，我们可以基于观察到的证据来选择分类标准。根据表 3-6 的评分规则把标准组合起来，进而从五级系统中选择一个分类来判定其临床致病性 [102]。

在线粒体变异、药物基因组学、常见复杂疾病和体细胞基因变异检测时，需要另外的解读指南和建议作为参考。当在健康个体或无症状个体中检测到变异或者发现与主要检测指征无关的偶然发现的

表 3-6 遗传变异分类联合标准规则 [102]

分类标准	描述
致病	（i）1 个非常强（PVS1）和 （a）≥1 个强（PS1 ~ PS4）或 （b）≥2 个中等（PM1 ~ PM6）或 （c）1 个中等（PM1 ~ PM6）和 1 个支持（PP1 ~ PP5）或 （d）≥2 个支持（PP1 ~ PP5） （ii）≥2 个强（PS1 ~ PS4）或 （iii）1 个强（PS1）和 （a）≥3 个中等（PM1 ~ PM6）或 （b）2 个中等（PM1 ~ PM6）和≥2 个支持（PP1 ~ PP5）或 （c）1 个中等（PM1 ~ PM6）和≥4 个支持（PP1 ~ PP5）
可能致病	（i）1 个非常强（PVS1）和 1 个中等（PM1 ~ PM6）或 （ii）1 个强（PS1 ~ PS4）和 1 ~ 2 个中等（PM1 ~ PM6）或 （iii）1 个强（PS1 ~ PS4）和≥2 个支持（PP1 ~ PP5）或 （iv）≥3 个中等（PM1 ~ PM6）或 （v）2 个中等（PM1 ~ PM6）和≥2 个支持（PP1 ~ PP5）或 （vi）1 个中等（PM1 ~ PM6）和≥4 个支持（PP1 ~ PP5）
良性	（i）1 个独立（BA1）或 （ii）≥2 个强（BS1 ~ BS4）
可能良性	（i）1 个强（BS1 ~ BS4）和 1 个支持（BP1 ~ BP7）或 （ii）≥2 个支持（BP1 ~ BP7）
意义不明	（i）不满足上述标准或 （ii）良性的和致病的标准相互矛盾

变异时，要谨慎使用指南 [128]。基因检测的证据如何使用也依赖于临床背景和检测指征。尽量将变异分析与其他临床资料相结合，如体格检查、肿瘤标志物检测或影像学检查等等，可能最终支持临床决策。

三、拷贝数变异临床分类

在分析序列变异的同时，基因变异中拷贝数变异（CNV）同样也是影响基因功能的重要变异形式。2019 年 11 月 ACMG 联合美国国立卫生研究院（National Institutes of Health，NIH）资助的临床基因组资源中心（Clinical Genome Resource，ClinGen）发表了《染色体拷贝数变异的解读和报告技术标准》，修订了 2011 年 ACMG 的拷贝数变异标准和指南。该指南适用于神经发育障碍和（或）多种先天性异常患者，以及超声异常胎儿等。为了与《ACMG 序列变异指南》中的建议以及这些术语目前常用的方式保持一致，《染色体拷贝数变异的解读和报告技术标准》将拷贝数变异分为五类“致病”“可能致病”“意义不明”“可能良性”和“良性” [129]。

对于偶然发现的 CNV，如涉及已知抑癌基因，要高度评估所涉及的基因与已知导致相关疾病的机制 [128]。如果单倍剂量不足或三倍体敏感不是特定基因的已知致病机制，则缺失或重复（也包括序列变异导致的功能异常）不太可能与临床相关。如果发病机制与单倍型或三倍体敏感性一致，则应考虑这些 CNV。目前在 ACMG 二次发现列表上的基因的剂量敏感性评估可通过以下链接获得：https://www.ncbi.nlm.nih.gov/projects/dbvar/clingen/acmg.shtml，涉及 17 种遗传性肿瘤综合征的 26 种致病基因，如表 3-7 所示 [129]。

可以说指南在综合了现有科学证据的基础上，为基因变异致病性临床分类提供了极具操作性的框架，但也要充分认识到，任何致病性变异的确认都可能为咨询对象带来深远的影响。任何参与这项工作的人都要始终坚持严谨与审慎，这样才能让遗传学更好地服务社会。

表 3-7 与遗传性肿瘤综合征相关的剂量敏感性基因 [129]

OMIM- 疾病	GeneReviews	典型发病年龄	基因	OMIM - 基因
遗传性乳腺癌 / 卵巢癌综合征				
604370	20301425	成人	*BRCA1*	113705
612555			*BRCA2*	600185
Li-Fraumeni 综合征				
151623	20301488	儿童 / 成人	*TP53*	191170
Peutz-Jeghers 综合征				
175200	20301443	儿童 / 成人	*STK11*	602216
Lynch 综合征				
120435	20301390	成人	*MLH1*	120436
			MSH2	609309
			MSH6	600678
			PMS2	600259
家族性腺瘤性息肉病				
175100	20301519	儿童 / 成人	*APC*	611731
MUTYH 相关息肉病				
608456，132600	23035301	成人	*MUTYH*	604933
幼年型息肉病综合征				
174900	20301642	儿童 / 成人	*BMPR1A*	601299
			SMAD4	600993
von Hippel-Lindau 综合征				
193300	20301636	儿童 / 成人	*VHL*	608537
多发性内分泌腺瘤病 1 型				
131100	20301710	儿童 / 成人	*MEN1*	613733
多发性内分泌腺瘤病 2 型				
171400，162300	20301434	儿童 / 成人	*RET*	164761
家族性甲状腺髓样癌				
171400，162300，1552401	20301434	儿童 / 成人	*RET*	164761

续表

OMIM-疾病	GeneReviews	典型发病年龄	基因	OMIM-基因
PTEN 错构瘤综合征				
158350	20301661	儿童/成人	*PTEN*	601728
视网膜母细胞瘤				
180200	20301625	儿童	*RB1*	614041
遗传性副神经节瘤-嗜铬细胞瘤综合征				
168000	20301715	儿童/成人	*SDHD*	602690
601650			*SDHAF2*	613019
605373			*SDHC*	602413
115310			*SDHB*	185470
结节性硬化复合征				
191100	20301399	儿童	*TSC1*	605284
613254			*TSC2*	191092
WT1 相关肾母细胞瘤				
194070	20301471	儿童	*WT1*	607102
神经纤维瘤病II型				
101000	20301380	儿童/成人	*NF2*	607379

（孙文靖 徐丽丹）

参考文献

[1] Boveri T. The origin of malignant tumors. Translated by Marcella Boveri. //Baltimore: Williams & Wilkins, 1929.
[2] 陈竺. 医学遗传学. 3 版. 北京：人民卫生出版社，2015：266-287.
[3] 傅松滨. 医学遗传学. 4 版. 北京：北京大学医学出版社，2018：132-150.
[4] Downward J, Yarden Y, Mayes E, et al. Close similarity of epidermal growth factor receptor and v-erb-B oncogene protein sequences. Nature, 1984, 307: 521-527.
[5] Shi Q, Chen YG. Interplay between TGF-beta signaling and receptor tyrosine kinases in tumor development. Sci China Life Sci, 2017, 60 (10): 1133-1141.
[6] Chen W, Dijke TP. Immunoregulation by members of the TGF beta superfamily. Nat Rev Immunol, 2016, 16 (12): 723-740.
[7] Waterfield MD, Scrace GT, Whittle N, et al. Platelet-derived growth factor is structurally related to the putative transforming protein p28sis of simian sarcoma virus. Nature, 1983, 304 (5921): 35-39.
[8] Presta M, Chiodelli P, Giacomini A, et al. Fibroblast growth factors (FGFs) in cancer: FGF traps as a new therapeutic approach. Pharmacol Ther, 2017, 179: 171-187.
[9] Maina F, Klein R. Hepatocyte growth factor, a versatile signal for developing neurons. Nat Neurosci, 1999, 2 (3): 213-217.
[10] Pollak M. Insulin and insulin-like growth factor signalling in neoplasia. Nat Rev Cancer, 2008, 8 (12): 915-928.
[11] Renehan AG, Zwahlen M, Minder C, et al. Insulin-like growth factor (IGF)-I, IGF binding protein-3, and cancer risk: systematic review and meta-regression analysis. Lancet, 2004, 363 (9418): 1346-1353.
[12] Hoeben A, Landuyt B, Highley MS, et al. Vascular

endothelial growth factor and angiogenesis. Pharmacol Rev, 2004, 56 (4): 549-580.
[13] Lin LF, Doherty DH, Lile JD, et al. GDNF: a glial cell line derived neurotrophic factor for midbrain dopaminergic neurons. Science, 1993, 260 (5111): 1130-1132.
[14] Airaksinen MS, Saarma M. The GDNF family: signalling, biological functions and therapeutic value. Nat Rev Neurosci, 2002, 3 (5): 383-394.
[15] Tsunoda S, Okumura T, Ito T, et al. Significance of nerve growth factor overexpression and its autocrine loop in oesophageal squamous cell carcinoma. Br J Cancer, 2006, 95 (3): 322-330.
[16] Lemmon MA, Schlessinger J. Cell signaling by receptor tyrosine kinases. Cell, 2010, 141 (7): 1117-1134.
[17] Schubbert S, Shannon K, Bollag G. Hyperactive Ras in developmental disorders and cancer. Nat Rev Cancer, 2007, 7 (4): 295-308.
[18] Wellbrock C, Karasarides M, Marais R. The RAF proteins take centre stage. Nat Rev Mol Cell Biol, 2004, 5 (11): 875-885.
[19] Maurer G, Tarkowski B, Baccarini M. Raf kinases in cancer-roles and therapeutic opportunities. Oncogene, 2011, 30 (32): 3477-3488.
[20] Davies H, Bignell GR, Cox C, et al. Mutations of the BRAF gene in human cancer. Nature, 2002, 417 (6892): 949-954.
[21] Martin G. The hunting of the Src. Nat Rev Mol Cell Biol, 2001, 2 (6): 467-475.
[22] Yeatman TJ. A renaissance for SRC. Nat Rev Cancer, 2004, 4 (6): 470-480.
[23] Thomas SM, Brugge JS. Cellular functions regulated by Src family kinases. Annu Re Cell Dev Biol, 1997, 13 (1): 513-609.
[24] Hantschel O, Superti-Furga G. Regulation of the c-Abl and Bcr-Abl tyrosine kinases. Nat Rev Mol Cell Biol, 2004, 5 (1): 33-44.
[25] Druker BJ, Sawyers CL, Kantarjian H, et al. Activity of a specific inhibitor of the BCR-ABL tyrosine kinase in the blast crisis of chronic myeloid leukemia and acute lymphoblastic leukemia with the Philadelphia Chromosome. N Engl J Med, 2001, 344 (14): 1038-1042.
[26] Adhikary S, Eilers M. Transcriptional regulation and transformation by Myc proteins. Nat Rev Mol Cell Biol, 2005, 6 (8): 635-645.
[27] Dang CV. MYC on the path to cancer. Cell, 2012, 149 (1): 22-35.
[28] Marzioni D, Todros T, Cardaropoli S, et al. Activating protein-1 family of transcription factors in the human placenta complicated by preeclampsia with and without fetal growth restriction. Placenta, 2010, 31 (10): 919-927.
[29] Peng B, Zhu H, Ma L, et al. AP-1 Transcription factors c-FOS and c-JUN mediate GnRH-induced Cadherin-11 expression and trophoblast cell invasion. Endocrinology, 2015, 156 (6): 2269-2277.
[30] Strasser A, Cory S, Adams JM. Deciphering the rules of programmed cell death to improve therapy of cancer and other diseases. EMBO J, 2011, 30 (18): 3667-3683.
[31] Delbridge AR, Grabow S, Strasser A, et al. Thirty years of BCL-2: translating cell death discoveries into novel cancer therapies. Nat Rev Cancer, 2016, 16 (2): 99-109.
[32] Chipuk JE, Moldoveanu T, Llambi F, et al. The BCL-2 family reunion. Mol Cell, 2010, 37 (3): 299-310.
[33] Beroukhim R, Mermel CH, Porter D, et al. The landscape of somatic copy-number alteration across human cancers. Nature, 2010, 463 (7283): 899-905.
[34] Kotschy A, Szlavik Z, Murray J, et al. The MCL1 inhibitor S63845 is tolerable and effective in diverse cancer models. Nature, 2016, 538 (7626): 477-482.
[35] Zeuner A, Francescangeli F, Contavalli P, et al. Elimination of quiescent/slow-proliferating cancer stem cells by Bcl-XL inhibition in non-small cell lung cancer. Cell Death Differ, 2014, 21 (12): 1877-1888.
[36] Schseider KA. 肿瘤遗传咨询. 张学，季加孚，徐兵河，译. 北京：人民卫生出版社，2016：41-64.
[37] Murugan AK, Grieco M, Tsuchida N. RAS mutations in human cancers: roles in precision medicine. Semin Cancer Biol, 2019, 59: 23-35.
[38] Schwab M, Alitalo K, Klempnauer K-H, et al. Amplified DNA with limited homology to myc cellular oncogene is shared by human neuroblastoma cell lines and a neuroblastoma tumour. Nature, 1983, 305 (5031): 245-248.
[39] Little CD, Nau MM, Carney DN, et al. Amplification and expression of the c-myc oncogene in human lung cancer cell lines. Nature, 1983, 306 (5939): 194-196.
[40] Verhaak RGW, Bafna V, Mischel PS. Extrachromosomal oncogene amplification in tumour pathogenesis and evolution. Nat Rev Cancer, 2019, 19 (5): 283-288.
[41] Molyneux EM, Rochford R, Griffin B, et al. Burkitt's lymphoma. Lancet, 2012, 379 (9822): 1234-1244.
[42] Schmitz R, Young RM, Ceribelli M, et al. Burkitt lymphoma pathogenesis and therapeutic targets from structural and functional genomics. Nature, 2012, 490 (7418): 116-120.
[43] Schmitz R, Ceribelli M, Pittaluga S, et al. Oncogenic mechanisms in burkitt lymphoma. Cold Spring Harb Perspect Med, 2014, 4 (2): a014282.
[44] Demarest RM, Dahmane N, Capobianco AJ. Notch is oncogenic dominant in T-cell acute lymphoblastic leukemia. Blood, 2011, 117 (10): 2901-2909.
[45] Arcinas M, Heckman CA, Mehew JW, et al. Molecular mechanisms of transcriptional control of bcl-2 and C-Myc in follicular and transformed lymphoma. Cancer Res, 2001, 61 (13): 5202-5206.
[46] Soda M, Choi YL, Enomoto M, et al. Identification of the transforming EML4-ALK fusion gene in non-small-cell lung cancer. Nature, 2007, 448 (7153): 561-566.
[47] Knezevich SR, McFadden DE, Tao W, et al. A novel ETV6-NTRK3 gene fusion in congenital fibrosarcoma. Nat Genet, 1998, 18 (2): 184-187.
[48] Arai Y, Totoki Y, Hosoda F, et al. Fibroblast growth factor receptor 2 tyrosine kinase fusions define a unique molecular subtype of cholangiocarcinoma. Hepatology, 2014, 59 (4): 1427-1434.
[49] Graham RP, Jin L, Knutson DL, et al. DNAJB1-PRKACA

is specific for fibrolamellar carcinoma. Mod Pathol, 2015, 28 (6): 822-829.

[50] Sandoval GJ, Pulice JL, Pakula H, et al. Binding of TMPRSS2-ERG to BAF chromatin remodeling complexes mediates prostate oncogenesis. Mol Cell, 2018, 71 (4): 554-566. e7.

[51] Agrawal N, Akbani R, Aksoy B. Integrated genomic characterization of papillary thyroid carcinoma. Cell, 2014, 159 (3): 676-690.

[52] Knudson AG. Mutation and cancer: statistical study of retinoblastoma. Proc Natl Acad Sci USA, 1971, 68 (4): 820-823.

[53] 陆国辉，张学. 产前遗传病诊断，2 版. 广州：广州科技出版社，2019.

[54] Knudson AG, Strong LC. Mutation and cancer: a model for Wilms' tumor of the kidney. J Natl Cancer Inst, 1972, 48 (2): 313-324.

[55] Berger AH, Knudson AG, Pandolfi PP. A continuum model for tumour suppression. Nature, 2011, 476 (7359): 163-169.

[56] Fearon ER, Vogelstein B. A genetic model for colorectal tumorigenesis. Cell, 1990, 61 (5): 759-767.

[57] Mendelsohn J, Howley P, Israel M, et al. The molecular basis of cancer. 4th ed. Philadelphia: Elsevier, 2015: 67-78.

[58] Wild CP, Weiderpass E, Stewart BW. World cancer report: cancer research for cancer prevention. IARC, 2020: 206-214.

[59] Jones PA, Baylin SB. The epigenomics of cancer. Cell, 2007, 128 (4): 683-692.

[60] Feinberg AP, Tycko B. The history of cancer epigenetics. Nat Rev Cancer, 2004, 4 (2): 143-153.

[61] 吴涌嫄，范怡梅，王亚平. 胚系表观变异与人类肿瘤. 癌症，2009, 28 (12): 1236-1242.

[62] Hitchins MP, Wong JJ, Suthers G, et al. Inheritance of a cancer-associated MLH1 germ-line epimutation. N Engl J Med, 2007, 356 (7): 697-705.

[63] Snell C, Krypuy M, Wong EM, et al. BRCA1 promoter methylation in peripheral blood DNA of mutation negative familial breast cancer patients with a BRCA1 tumour phenotype. Breast Cancer Res, 2008, 10 (1): R12.

[64] Fraga MF, Ballestar E, Villar-Garea A, et al. Loss of acetylation at Lys16 and trimethylation at Lys20 of histone H4 is a common hallmark of human cancer. Nat Genet, 2005, 37 (4): 391-400.

[65] Hnisz D, Abraham BJ, Lee TI, et al. Super-enhancers in the control of cell identity and disease. Cell, 2013, 155 (4): 934-947.

[66] Insinga A, Monestiroli S, Ronzoni S, et al. Inhibitors of histone deacetylases induce tumor-selective apoptosis through activation of the death receptor pathway Nat Med, 2005, 11 (1): 71-76.

[67] Garraway LA, Lander ES. Lessons from the cancer genome. Cell, 2013, 153 (1): 17-37.

[68] Okada Y, Feng Q, Lin Y, et al. hDOT1L links histone methylation to leukemogenesis. Cell, 2005, 121 (2): 167-178.

[69] Deshpande AJ, Chen L, Fazio M, et al. Leukemic transformation by the MLL-AF6 fusion oncogene requires the H3K79 methyltransferase Dot1l. Blood, 2013, 121 (13): 2533-2541.

[70] Yu J, Yu J, Mani RS, et al. An integrated network of androgen receptor, polycomb, and TMPRSS2-ERG gene fusions in prostate cancer progression. Cancer Cell, 2010, 17 (5): 443-454.

[71] Wang Y, Zhang H, Chen Y, et al. LSD1 is a subunit of the NuRD complex and targets the metastasis programs in breast cancer. Cell, 2009, 138 (4): 660-672.

[72] Seeler JS, Dejean A. SUMO and the robustness of cancer. Nat Rev Cancer, 2017, 17 (3): 184-197.

[73] Eifler K, Vertegaal ACO. SUMOylation-mediated regulation of cell cycle progression and cancer. Trends Biochem Sci, 2015, 40 (12): 779-793.

[74] Bartel DP. MicroRNAs: genomics, biogenesis, mechanism, and function. Cell, 2004, 116 (2): 281-297.

[75] Calin GA, Dumitru CD, Shimizu M, et al. Frequent deletions and down-regulation of micro- RNA genes miR15 and miR16 at 13q14 in chronic lymphocytic leukemia. Proc Natl Acad Sci U S A, 2002, 99 (24): 15524-15529.

[76] Bandres E, Agirre X, Bitarte N, et al. Epigenetic regulation of microRNA expression in colorectal cancer. Int J Cancer, 2009, 125 (11): 2737-2743.

[77] Zhang L, Volinia S, Bonome T, et al. Genomic and epigenetic alterations deregulate microRNA expression in human epithelial ovarian cancer. Proc Natl Acad Sci U S A, 2008, 105 (19): 7004-7009.

[78] Lin C, Yang L. Long noncoding RNA in cancer: wiring signaling circuitry. Trends Cell Biol, 2018, 28 (4): 287-301.

[79] He L, Li H, Wu A, et al. Functions of N6-methyladenosine and its role in cancer. Mol Cancer, 2019, 18 (1): 176.

[80] Barbieri I, Tzelepis K, Pandolfini L, et al. Promoter-bound METTL3 maintains myeloid leukaemia by m (6) A-dependent translation control. Nature, 2017, 552 (7683): 126-131.

[81] 傅松滨. 医学遗传学. 4 版. 北京：北京大学医学出版社，2018：20-26.

[82] Nussbaum RL, McInnes RR, Willard HF. Thompson & Thompson: genetics in medicine, 8th edition. Philadelphia: Elsevier, 2015: 43-56.

[83] Nussbaum RL, McInnes RR, Willard HF. Thompson & Thompson: genetics in medicine, 8th ed. Philadelphia: Elsevier, 2015: 309-322.

[84] Liu F, Calhoun B, Alam MS, et al. Case report: a synonymous VHL mutation (c. 414A>G, p. Pro138Pro) causes pathogenic familial hemangioblastoma through dysregulated splicing. BMC Med Genet, 2020, 21 (1): 42.

[85] Miller M, Ginalski K, Lesyng B, et al. Structural basis of oncogenic activation caused by point mutations in the kinase domain of the MET proto-oncogene: modeling studies. Proteins, 2001, 44 (1): 32-43.

[86] Fahsold R, Hoffmeyer S, Mischung C, et al. Minor lesion mutational spectrum of the entire NF1 gene does not explain its high mutability but points to a functional domain upstream of the GAP-related domain. Am J Hum Genet,

2000, 66 (3): 790-818.
[87] Bickmann JK, Sollfrank S, Schad A, et al. Phenotypic variability and risk of malignancy in SDHC-linked paragangliomas: lessons from three unrelated cases with an identical germline mutation (p. Arg133*). J Clin Endocr Metab, 2014, 99 (3): E489-E496.
[88] Sampieri K, Hadjistilianou T, Mari F, et al. Mutational screening of the RB1 gene in Italian patients with retinoblastoma reveals 11 novel mutations. J Hum Genet, 2006, 51 (3): 209-216.
[89] Wo niak A, Rutkowski P, Sciot R, et al. Rectal gastrointestinal stromal tumors associated with a novel germline KIT mutation. Int J Cancer, 2008, 122 (9): 2160-2164.
[90] Pai T, Bal M, Shetty O, et al. Unraveling the spectrum of KIT mutations in gastrointestinal stromal tumors: an Indian Tertiary Cancer Center experience. South Asian J Cancer, 2017, 6 (3): 113-117.
[91] Nakahara M, Isozaki K, Hirota S, et al. A novel gain-of-function mutation of C-KIT gene in gastrointestinal stromal tumors. Gastroenterology, 1998, 115 (5): 1090-1095.
[92] Brugieres L, Pierron G, Chompret A, et al. Incomplete penetrance of the predisposition to medulloblastoma associated with germ-line SUFU mutations. J Med Genet, 2010, 47 (2): 142-144.
[93] Eng C. Seminars in medicine of the Beth Israel Hospital, Boston. The RET proto-oncogene in multiple endocrine neoplasia type 2 and Hirschsprung's disease. N Eng J Med, 1996, 335 (13): 943-951.
[94] Veljkovic E, Dzodic R, Neskovic G, et al. Sequence variant in the intron 10 of the RET oncogene in a patient with microfollicular thyroid carcinoma with medullar differentiation: implications for newly generated chi-like sequence. Med Oncol, 2004, 21 (4): 319-324.
[95] Guallar D, Bi X, Pardavila JA, et al. RNA-dependent chromatin targeting of TET2 for endogenous retrovirus control in pluripotent stem cells. Nat Genet, 2018, 50 (3): 443-451.
[96] Duployez N, Goursaud L, Fenwarth L, et al. Familial myeloid malignancies with germline TET2 mutation Leukemia, 2020, 34 (5): 1450-1453.
[97] Pronier E, Delhommeau F. Role of TET2 mutations in myeloproliferative neoplasms. Curr Hematol Malig Rep, 2012, 7 (1): 57-64.
[98] Truty R, Paul J, Kennemer M, et al. Prevalence and properties of intragenic copy-number variation in Mendelian disease genes. Genet Med, 2019, 21 (1): 114-123.
[99] Meléndez B, Rodríguez-Perales S, Martínez-Delgado B, et al. Molecular study of a new family with hereditary renal cell carcinoma and a translocation t (3;8) (p13;q24.1). Hum Genet, 2003, 112 (2): 178-185.
[100] Bonne A, Vreede L, Kuiper RP, et al. Mapping of constitutional translocation breakpoints in renal cell cancer patients: identification of KCNIP4 as a candidate gene. Cancer Genet Cytogenet, 2007, 179 (1): 11-18.
[101] Richards S, Aziz N, Bale S, et al. Standards and guidelines for the interpretation of sequence variants: a joint consensus recommendation of the American College of Medical Genetics and Genomics and the Association for Molecular Pathology. Genet Med, 2015, 17 (5): 405-424.
[102] 王秋菊，沈亦平，邬玲仟，等. 遗传变异分类标准与指南. 中国科学：生命科学，2017, 47 (06): 668-688.
[103] Karnoub AE, Weinberg RA. Ras oncogenes: split personalities. Nat Rev Mol Cell Biol, 2008, 9 (7): 517-531.
[104] Eloy P, Dehainault C, Sefta M, et al. A parent-of-origin effect impacts the phenotype in low penetrance retinoblastoma families segregating the c.1981C>T/p. Arg661Trp mutation of RB1. PLoS Genet, 2016, 12 (2): e1005888.
[105] Tong HX, Li M, Zhang Y, et al. A novel NF1 mutation in a Chinese patient with giant cafe-au-lait macule in neurofibromatosis type 1 associated with a malignant peripheral nerve sheath tumor and bone abnormality. Genet Mol Res, 2012, 11 (3): 2972-2978.
[106] Szczawinska-Poplonyk A, Ploski R, Bernatowska E, et al. A novel CDC42 mutation in an 11-Year old child manifesting as syndromic immunodeficiency, autoinflammation, hemophagocytic lymphohistiocytosis, and malignancy: a case report. Front Immunol, 2020, 11: 318.
[107] Becker TM, Rizos H, Kefford RF, et al. Functional impairment of melanoma-associated p16 (INK4a) mutants in melanoma cells despite retention of cyclin-dependent kinase 4 binding. Clin Cancer Res, 2001, 7 (10): 3282-3288.
[108] Klancar G, Blatnik A, Šetraj io Dragoš V, et al. A novel germline MLH1 in-frame deletion in a Slovenian Lynch syndrome family associated with uncommon isolated PMS2 loss in tumor tissue. Genes (Basel), 2020, 11 (3): 325.
[109] Mateu E, Sánchez F, Nájera C, et al. Genetics of retinoblastoma: a study. Cancer Genet Cytogenet, 1997, 95 (1): 40-50.
[110] de Oliveira Reis AH, de Carvalho IN, de Sousa Damasceno PB, et al. Influence of MDM2 and MDM4 on development and survival in hereditary retinoblastoma. Pediatr Blood Cancer, 2012, 59 (1): 39-43.
[111] Zaib T, Zhang C. Functional characterization of a missense variant of MLH1 identified in lynch syndrome pedigree. Dis Markers, 2020, 2020: 8360841.
[112] Setrajcic Dragos V, Blatnik A, Klancar G, et al. Two novel NF1 pathogenic variants causing the creation of a new splice site in patients with neurofibromatosis type Ⅰ. Front Genet, 2019, 10: 762.
[113] Brown A, Zamanpoor M, Love DR, et al. Determination of pathogenicity of breast cancer 1 gene variants using the American College of Medical Genetics and Genomics and the Association for Molecular Pathology Guidelines. Sultan Qaboos Univ Med J, 2019, 19 (4):

e324-e334.

[114] Cheng Z, Yang W, Guo J, et al. Genetic landscape of a case of extraovarian peritoneal serous papillary carcinoma. Oncol Lett, 2016, 12 (4): 2395-2402.

[115] German J, Passarge E. Bloom's syndrome. XII. Report from the registry for 1987. Clin Genet, 1989, 35 (1): 57-69.

[116] Shastri VM, Schmidt KH. Cellular defects caused by hypomorphic variants of the Bloom syndrome helicase gene BLM. Mol Genet Genomic Med, 2016, 4 (1): 106-119.

[117] Flanagan M, Cunniff CM. Bloom Syndrome. //Adam MP, Ardinger HH, Pagon RA, et al. GeneReviews®. Seattle (WA): University of Washington: 1993-2021.

[118] Lu C, Xie M, Wendl MC, et al. Patterns and functional implications of rare germline variants across 12 cancer types. Nat Commun, 2015, 6: 10086.

[119] Tsai GJ, Ranola JMO, Smith C, et al. Outcomes of 92 patient-driven family studies for reclassification of variants of uncertain significance. Genet Med, 2019, 21 (6): 1435-1442.

[120] Cardoso L, Stevenson M, Thakker RV. Molecular genetics of syndromic and non-syndromic forms of parathyroid carcinoma. Hum Mut, 2017, 38 (12): 1621-1648.

[121] van Hest LP, Ruijs MW, Wagner A, et al. Two TP53 germline mutations in a classical Li-Fraumeni syndrome family. Familial cancer, 2007, 6 (3): 311-316.

[122] National Center for Biotechnology Information. ClinVar; [VCV000165381. 5], https: //www. ncbi. nlm. nih. gov/clinvar/variation/VCV000165381. 5 (accessed July 12, 2020).

[123] Komine K, Shimodaira H, Takao M, et al. Functional Complementation Assay for 47 MUTYH Variants in a MutY-Disrupted Escherichia coli Strain. Hum Mut, 2015, 36 (7): 704-711.

[124] Mester JL, Ghosh R, Pesaran T, et al. Gene-specific criteria for PTEN variant curation: Recommendations from the ClinGen PTEN Expert Panel. Hum Mut, 2018, 39 (11): 1581-1592.

[125] Burk-Herrick A, Scally M, Amrine-Madsen H, et al. Natural selection and mammalian BRCA1 sequences: elucidating functionally important sites relevant to breast cancer susceptibility in humans. Mamm Genome, 2006, 17 (3): 257-270.

[126] Bouwman P, van der Gulden H, van der Heijden I, et al. A high-throughput functional complementation assay for classification of BRCA1 missense variants. Cancer Discov, 2013, 3 (10): 1142-1155.

[127] Millot GA, Carvalho MA, Caputo SM, et al. A guide for functional analysis of BRCA1 variants of uncertain significance. Hum Mut, 2012, 33 (11): 1526-1537.

[128] Kalia SS, Adelman K, Bale SJ, et al. Recommendations for reporting of secondary findings in clinical exome and genome sequencing, 2016 update (ACMG SF v2.0): a policy statement of the American College of Medical Genetics and Genomics. Genet Med, 2017, 19 (2): 249-255.

[129] Riggs ER, Andersen EF, Cherry AM, et al. Technical standards for the interpretation and reporting of constitutional copy-number variants: a joint consensus recommendation of the American College of Medical Genetics and Genomics (ACMG) and the Clinical Genome Resource (ClinGen). Genet Med, 2020, 22 (2): 245-257.

第4章 遗传性肿瘤遗传方式

肿瘤本质上是一种人类遗传物质发生异常导致的疾病，部分源于单个基因的变异而有遗传性，即遵循孟德尔遗传规律，呈现特定的遗传方式；大部分为多基因遗传，呈现遗传易感性（genetic susceptibility）；还有一些是与染色体的畸变相关。某些遗传病或染色体不稳定综合征（chromosome instability syndromes）由于DNA损伤修复缺陷导致染色体不稳定，从而易发生染色体断裂或重排，表现出对某些肿瘤的易感性。常见的染色体不稳定综合征包括范科尼贫血（Fanconi anaemia，FA）、共济失调毛细血管扩张症（ataxia telangiectasia，AT）、Nijmegen断裂综合征（Nijmegen breakage syndrome，NBS）和Bloom综合征（Bloom syndrome，BS）等。

绝大多数肿瘤为散发性，其发生发展源于体细胞的基因变异，不过仍有5%~10%的案例是因为相关基因在胚系（germline）中存在变异而引起遗传性肿瘤，或表现为对某些肿瘤/癌症易感的遗传性肿瘤综合征（hereditary tumor syndrome）[1]。目前已知至少200种遗传性肿瘤综合征[2]。对于某些存在肿瘤家族史的患者家庭，其父母或同胞易患肿瘤，但肿瘤类型表现各异。遗传因素仅作为一种“易感性”因素在家族中传递，成为环境致癌因素作用的基础（图4-1）。

遗传性肿瘤通常仅以肿瘤为唯一的临床表现，一般以常染色体显性遗传方式传递。与同肿瘤的散发病例相比，具有发病年龄较早，且常有双侧发病或多发性发病特征，如遗传性视网膜母细胞瘤（retinoblastoma，RB）。遗传性肿瘤及其家系特点如下[4]：

（1）发生在不同的肿瘤相关综合征中。

（2）一个家族里不同辈分成员出现多个同种，或者不同种类的肿瘤患者。

（3）儿童期发病，或者肿瘤早发，通常在50岁以前或者更年轻发生。

（4）罕见肿瘤的出现，例如男性乳腺癌。

（5）同一患者有多个或双侧性肿瘤。

（6）相关胚系肿瘤基因变异。

每种特定的遗传性肿瘤的诊断有其不同的诊断标准，详见其他章节相关疾病内容。

与遗传性肿瘤不同的是，有些单基因病呈现出对某些肿瘤的易感性，患者晚期常并发肿瘤，这属于遗传性肿瘤综合征的一部分，也称为遗传性癌

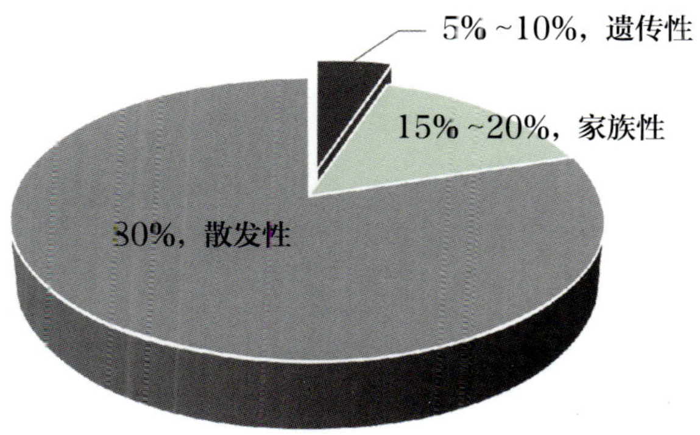

图4-1 肿瘤发生的分类

约5%~10%肿瘤患者携带高外显胚系基因变异而表现为遗传性肿瘤综合征，15%~20%肿瘤呈现“家族性”[3]，可能源于低外显变异基因之间的相互作用或基因-环境相互作用

前病变（precancerous disease）。这种可遗传的肿瘤易感性多数是源于细胞中抑癌基因的功能活性丧失，例如DNA损伤修复基因的缺陷导致的遗传性肿瘤非常常见；也可以是癌基因或与细胞周期调控密切相关的基因功能异常等。发生在胚系的基因变异通常遗传自父母，并常表现为常染色体显性遗传特征，例如*MSH2*基因变异引起的Lynch综合征（Lynch syndrome，LS）。其他孟德尔遗传模式包括常染色体隐性遗传，如*MUTYH*基因变异引起的多发性结直肠腺瘤；以X-连锁遗传的致病性变异也见于某些肿瘤患者中，如*GPC3*基因变异引起的Simpson-Golabi-Behmel综合征（表4-1）。

表4-1 OMIM数据库常见遗传性肿瘤/遗传性肿瘤综合征及致病基因

基因	染色体位置	OMIM	相关肿瘤（遗传方式）
ALK	2p23.2-p23.1	105590	神经母细胞瘤
APC	5q22.2	611731	家族性腺瘤性息肉病（AD） 脑肿瘤息肉综合征 （brain tumor–polyposis syndrome）（AD） Gardner综合征（AD）
ASPSCR1	17q25.3	606236	软性肺泡肉瘤
ATM	11q22.3	607585	乳腺癌（AD） 共济失调毛细血管扩张症（AR）
AXIN2	17q24.1	604025	少牙症-结直肠癌综合征（AD）
BAP1	3p21.1	603089	肿瘤易感综合征（AD）
BARD1	2q35	601593	乳腺癌（AD）
BMPR1A	10q23.2	601299	青少年息肉性综合征幼儿型（AD） 幼年型肠息肉病（AD）
BRCA1	17q21.31	113705	家族性乳腺癌/卵巢癌综合征（AD） 胰腺癌易感 范科尼贫血S组（AR）
BRCA2	13q13.1	600185	男性乳腺癌（AD） 家族性乳腺癌-卵巢癌（AD） 胶质母细胞瘤（AR） 髓母细胞瘤（AD，AR） 前列腺癌（AD） 范科尼贫血D1组（AR） Wilms瘤（AD）
BRIP1	17q23.2	605882	早发型乳腺癌（AD） 范科尼贫血J组
BUB1B	15q15.1	602860	MVA（mosaic variegated aneuploidy）综合征（AR）
CBL	11q23.3	165360	幼年型骨髓单核细胞白血病（AD） 伴或不伴幼年型骨髓单核细胞白血病的 Noonan综合征样疾病（AD）
CDC73	1q31.2	607393	甲状腺功能亢进-下颌肿瘤综合征（AD） 甲状旁腺腺瘤伴囊性改变（AD） 家族性原发性甲状旁腺功能亢进症（AD）

续表

基因	染色体位置	OMIM	相关肿瘤（遗传方式）
CDH1	16q22.1	192090	小叶性乳腺癌（AD） 前列腺癌易感（AD） 遗传性弥漫性胃癌（AD）
CDK4	12q14.1	123829	皮肤恶性黑色素瘤（AD）
CDKN1C	11p15.4	600856	Beckwith-Wiedemann 综合征（AD） IMAGE 综合征（AD）
CDKN2A	9p21.3	600160	黑色素瘤和神经系统肿瘤综合征（AD） 黑色素瘤 - 胰腺癌综合征（AD） 皮肤恶性黑色素瘤（AD）
CEBPA	19q13.11	116897	急性髓性白血病（AD）
CHEK2	22q12.1	604373	乳腺癌易感（AD） 家族性前列腺癌易感（AD）
DDB2/XPE	11p11.2	600811	着色性干皮病 E 组（AR）
DICER1	14q32.13	606241	胸膜肺母细胞瘤（AD）
ENG	9q34.11	131195	遗传性出血性毛细血管扩张症（AD）
EPCAM	2p21	185535	遗传性非息肉病性结直肠癌（AD） 先天性丛簇绒肠病腹泻（AR）
EZH2	7q36.1	601573	Weaver 综合征（AD）
FANCA	16q24.3	607139	范科尼贫血 A 组（AR）
FANCB	X22.2	300515	范科尼贫血 B 组（XLR）
FANCC	9q22.32	613899	范科尼贫血 C 组（AR）
FANCE	6p21.31	600901	范科尼贫血 E 组（AR）
FANCF	11p14.3	613897	范科尼贫血 F 组（AR）
FANCG	9p13.3	602956	范科尼贫血 G 组（AR）
FANCL/PHF9	2p16.1	614083	范科尼贫血 L 组（AR）
FANCD2	3p25.3	613984	范科尼贫血 D2 组（AR）
FH	1q43	136850	平滑肌瘤病和肾细胞癌（AD）
FLCN	17p11.2	607273	Birt-Hogg-Dubé 综合征（AD）
GATA2	3q21.3	137295	急性粒细胞白血病易感（AD） Emberger 综合征（AD）
GPC3	Xq26.2	300037	Simpson-Golabi-Behmel 综合征（XLR）
HRAS	11p15.5	190020	Costello 综合征（AD）
KIF1B	1p36.22	605995	神经母细胞瘤（AD） 嗜铬细胞瘤（AD）

续表

基因	染色体位置	OMIM	相关肿瘤（遗传方式）
KIT	4q12	164920	家族性胃肠道间质瘤（AD）
KLLN	10q23.31	612105	Cowden 综合征（AD）
MAX	14q23.3	154950	嗜铬细胞瘤（AD）
MEN1	11q13.1	613733	多发性内分泌腺瘤病（AD）
MET	7q31.2	164860	骨纤维异常增生（AD）
MLH1	3p22.2	120436	错配修复癌症综合征（AR） 遗传性非息肉病性结直肠癌（AD） Muir-Torre 综合征（AD）
MLH3	14q24.3	604395	子宫内膜癌（AD） 遗传性非息肉病性结直肠癌（AD）
MN1	22q12.1	156100	脑膜瘤（AD） CEBALID 综合征（AD）
MRE11A	11q21	600814	共济失调毛细血管扩张症样疾病（AR）
MSH2	2p21-p16	609309	错配修复癌症综合征（AR） 遗传性非息肉病性结直肠癌 /Lynch 综合征（AD） Muir-Torre 综合征（AD）
MSH6	2p16.3	600678	家族性子宫内膜癌（AD） 遗传性非息肉病性结直肠癌（AD） 错配修复癌症综合征（AR）
MSMB	10q11.22	157145	遗传性前列腺癌（AD）
MTAP	9p21.3	156540	骨延髓狭窄伴恶性纤维组织细胞瘤（AD）
MUTYH	1p34.1	604933	多发性结直肠腺瘤（AR）
NBN	8q21.3	602667	急性淋巴细胞性白血病（AR） Nijmegen 断裂综合征（AR）
NF1	17q11.2	613113	神经纤维瘤病 -Noonan 综合征（AD） 家族性脊髓性神经纤维瘤病（AD） 神经纤维瘤 Ⅰ 型（AD） Watson 综合征（AD）
NF2	22q12.2	607379	脑膜瘤（AD） 神经纤维瘤病 Ⅱ 型（AD）
PALB2	16p12.2	610355	乳腺癌（AD） 胰腺癌（AD） 范科尼贫血 N 组（AR）
PAX5	9p13.2	167414	急性淋巴细胞性白血病（AR）
PHOX2B	4p13	603851	神经母细胞瘤（AD）
PMS2	7p22.1	600259	遗传性非息肉病性结直肠癌（AD） 错配修复癌症综合征（AR）

续表

基因	染色体位置	OMIM	相关肿瘤（遗传方式）
PRF1	10q22.1	170280	非霍奇金淋巴瘤（AR） 噬血细胞综合征（AR）
PRKAR1A	17q24.2	188830	肾上腺皮质肿瘤（Smu） 心脏内黏液瘤（AD）
PTCH1	9q22.32	601309	基底细胞综合征（AD）
PTCH2	1p34.1	603673	基底细胞综合征（AD）
PTEN	10q23.31	601728	神经胶质瘤（AD） 脑膜瘤（AD） Lhermitte-Duclos 综合征（AD）
PTPN11	12q24.13	176876	Noonan 综合征（AD） LEOPARD 综合征（AD）
RAD50	5q31.1	604040	Nijmegen 断裂综合征样疾病（AR）
RAD51C	17q22	602774	家族性乳腺癌（AD） 范科尼贫血（AR）
RAD51D	17q12	602954	家族性乳腺癌 - 卵巢癌（AD）
RB1	13q14.2	614041	视网膜母细胞瘤（AD）
RECQL2	8p12	604611	Werner 综合征（AR）
RECQL3	15q26.1	604610	Bloom 综合征（AR）
RECQL4	8q24.3	603780	Baller-Gerold 综合征（AR） PAPADILINO 综合征（AR） Rothmund-Thomson 综合征 2 型（AR）
RET	10q11.21	164761	多发性内分泌腺瘤病（AD） 嗜铬细胞瘤（AD） 甲状腺髓样癌（AD）
RNF43	17q22	612482	广基锯齿状息肉癌症综合征（AD）
RUNX1	21q22.12	151385	家族性血小板疾病伴髓样恶性肿瘤（AD） 急性髓样白血病（AD）
SBDS	7q11.21	607444	Shwachman-Diamond 综合征（AR）
SDHA	5p15.33	600857	副神经节瘤（AD）
SDHAF2	11q12.2	613019	副神经节瘤（AD）
SDHB	1p36.13	185470	胃肠道间质瘤（AD） 副神经节瘤（AD） 嗜铬细胞瘤（AD）
SDHC	1q23.3	602413	胃肠道间质瘤（AD） 副神经节瘤（AD）
SDHD	11q23.1	602690	副神经节瘤伴或不伴耳聋（AD） 嗜铬细胞瘤（AD）

续表

基因	染色体位置	OMIM	相关肿瘤（遗传方式）
SMAD4	18q21.2	600993	遗传性出血性毛细血管扩张症（AD） 幼年型肠息肉病（AD）
SMARCA4	19p13.2	603254	Coffin-Siris 综合征（AD）
SMARCB1	22q11.23	601607	Coffin-Siris 综合征（AD）
SMARCE1	17q21.2	603111	Coffin-Siris 综合征（AD） 家族性脑膜瘤（AD）
STK11	19p13.3	602216	Peutz-Jeghers 综合征（AD）
SUFU	10q24.32	607035	家族性脑膜瘤（AD） 基底细胞痣综合征（AD）
TMEM127	2q11.2	613403	嗜铬细胞瘤（AD）
TNFRSF10B	8p21.3	603612	头颈部鳞状细胞癌（AR）
TP53	17p13.1	191170	基底细胞癌（AD） 脑络丛乳头状瘤（AD） 结直肠癌（AD） 神经胶质瘤（AD） Li-Fraumeni 综合征（AD）
TSC1	9q34.13	605284	结节性硬化复合症 I 型（AD） 淋巴管平滑肌瘤（AD）
TSC2	16p13.3	613254	结节性硬化复合症 II 型（AD）
TSHR	14q31.1	603372	非自身免疫性甲状腺功能亢进症（AD）
VHL	3p25.3	608537	von Hippel-Lindau 综合征（AD） 嗜铬细胞瘤（AD）
WAS	Xp11.23	300392	Wiskott-Aldrich 综合征（XLR）
WT1	11p13	607102	Wilms 瘤（AD） Denys-Drash 综合征（AD） Frasier 综合征（AD） Meacham 综合征（AD）
XPA	9q22.32	611153	着色性干皮病 A 组（AR）
XPB/ERCC3	2q14.3	133510	着色性干皮病 B 组（AR）
XPC	3q25.1	613208	着色性干皮病 C 组（AR）
XPD	19q13.32	126340	着色性干皮病 D 组（AR）
XPF/ERCC4	16p13.12	133520	着色性干皮病 F 组（AR） 范科尼贫血 Q 组（AR） Cockayne 综合征（AR）
XPG/ERCC5	13q33.1	133530	着色性干皮病 G 组（AR） Cockayne 综合征（AR）

注：AD，常染色体显性；AR，常染色体隐性；XLR，X-连锁隐性

除外核基因变异，为细胞供应能量的线粒体及其基因组变异在肿瘤的发生、发展和转移中也发挥重要作用，并有望成为一种可检测的肿瘤标志物和肿瘤的治疗靶点。本章重点介绍涉及单个基因的遗传性肿瘤的遗传方式和特点。

（许艺明）

第一节 孟德尔定律

被誉为遗传学鼻祖的奥地利遗传学家孟德尔（Gregor Mendel）通过著名的豌豆实验于 1865 年最早揭示了遗传学的普遍规律，并在进入 20 世纪后被广泛应用于人类遗传学的研究，形成了众多的分支学科。随着遗传病研究的不断深入，尤其是基因组学及其检测技术的高速发展，在高通量测序技术广泛应用于临床遗传疾病分子诊断的今日，目前已经有超过 7000 种孟德尔遗传性疾病被发现。与人类基因组形成表型 - 基因型一致性的基因也超过了 4000 个。而单个基因变异引起的遗传性肿瘤或遗传性肿瘤综合征也在如此蓬勃发展的临床遗传学的背景下获得深入发展，基于孟德尔遗传学定律的遗传性肿瘤遗传咨询也在近几年于临床上获得正式推广应用。在实际操作中，除了应用传统的孟德尔遗传规律，也需关注不同的非孟德尔遗传因素的影响。

一、基本术语

遗传性肿瘤与单基因病（孟德尔病）类似，孟德尔病相关的描述术语同样适用于遗传性肿瘤，这些术语至少包括：基因座、等位基因、基因型、表现型、杂合子、纯合子、携带者以及多态性等。

（一）基因座

基因座（locus）又称座位，是指基因在染色体上所占的位置。一对等位基因在染色体上的基因座应该相同，而基因座上携载的 DNA 序列可以是一个基因，或者是基因的一部分，也可以是具有某种调控作用的 DNA 序列。

（二）等位基因

等位基因（allele）是指一对位于同源染色体相同基因座上的基因，通常控制同一性状（trait）而具有不同的形式。等位基因变异导致的疾病的遗传方式有显性和隐性之分。通常，导致显性遗传的基因用大写字母（如 A）表示，隐性遗传的基因用小写字母（如 a）表示。

（三）基因型

基因型（genotype）是表示个体在某基因座上一对特定等位基因的组成形式。基因型决定了个体从胚胎形成到发育成年的遗传潜能和局限性，每个个体都具有独特的基因型。

（四）表现型

表现型（phenotype）又称为表型，是指个体基因与环境相互作用所反映出来的能被观察到的特征。狭义上的表型指的是某种疾病的临床症状和体征，包括各种影像学、病理学和生化检测结果等；广义上的表型还包括人体内的 RNA 水平、蛋白质水平及其他生化水平的表现等。

（五）纯合子

纯合子（homozygote）是指某个基因座上的一对等位基因的 DNA 结构完全一样的情况。如果两个相同的等位基因均为正常 DNA 序列，则称为野生型（wild type），如果为相同变异的 DNA 序列，则为纯合变异。

（六）杂合子

杂合子（heterozygote）是指某个基因座上的一对等位基因的 DNA 结构不一致，其中一个等位基因发生变异，另一个等位基因正常。

（七）携带者

携带者（carrier）是指携带隐性遗传疾病基因杂合子状态的个体。

（八）多态性

遗传多态性（polymorphism）是在人群中某个基因座上存在两个或两个以上的等位基因，且等位基因的频率大于 0.01 的现象。某些基因的多态性与肿瘤的易感性、发生发展和预后存在关联[5,6]。

二、孟德尔定律

孟德尔遗传学说包括三个非常重要的定律[4]，即分离定律（law of segregation）、自由组合定律（law of independent assortment）和连锁互换定律（law of linkage and crossing-over）。孟德尔定律揭示了等位基因在减数分裂过程中的分离、组合以及相邻的不同基因间的变化关系。

分离定律和自由组合定律均由孟德尔提出，前者指的是减数分裂过程中，控制性状发育的双拷贝等位基因彼此分离，分别随机地进入两个不同的子代细胞，这样其中一个子代细胞携带一个父源性等位基因拷贝，另一个子代细胞携带一个母源性等位基因拷贝。自由组合定律认为不同对的等位基因在配子形成过程中可在胚系内进行自由组合。经过减数分裂，所有成对等位基因分离后按独立和随机的方式进行重新组合，组成两套数目相等且不成对的等位基因，然后分别进入不同的两个子代细胞内。基因的自由组合可以使子代的性状多样化。

连锁互换定律是摩尔根（Thomas H. Morgan）在孟德尔研究的基础上总结得出，主要包括两个内容：①位于同一染色体上相邻的若干个不同基因之间互相连锁在一起，并构成一个连锁群（linked group）。在减数分裂过程中，连锁群可以作为一个完整的单位向下一代传递。②在减数分裂过程中，同一连锁群中各对等位基因都可以互换[4]。

（许艺明）

第二节　系谱及系谱分析

单基因疾病的遗传模式可以使用系谱（pedigree）进行评估。如果怀疑是遗传性肿瘤，则需要详细的家族史信息，最小的家族史至少需要包括一级或二级亲属，包含三级或四级亲属的家族史信息为“金标准”[7,8]。通过系谱分析（pedigree analysis）可以发现遗传性肿瘤传递的变异等位基因及传递方式的线索，对遗传性肿瘤的诊断有很大的帮助。此外，通过分析家系各成员之间的关系，可以帮助患者及其家属了解有关遗传性肿瘤的再发风

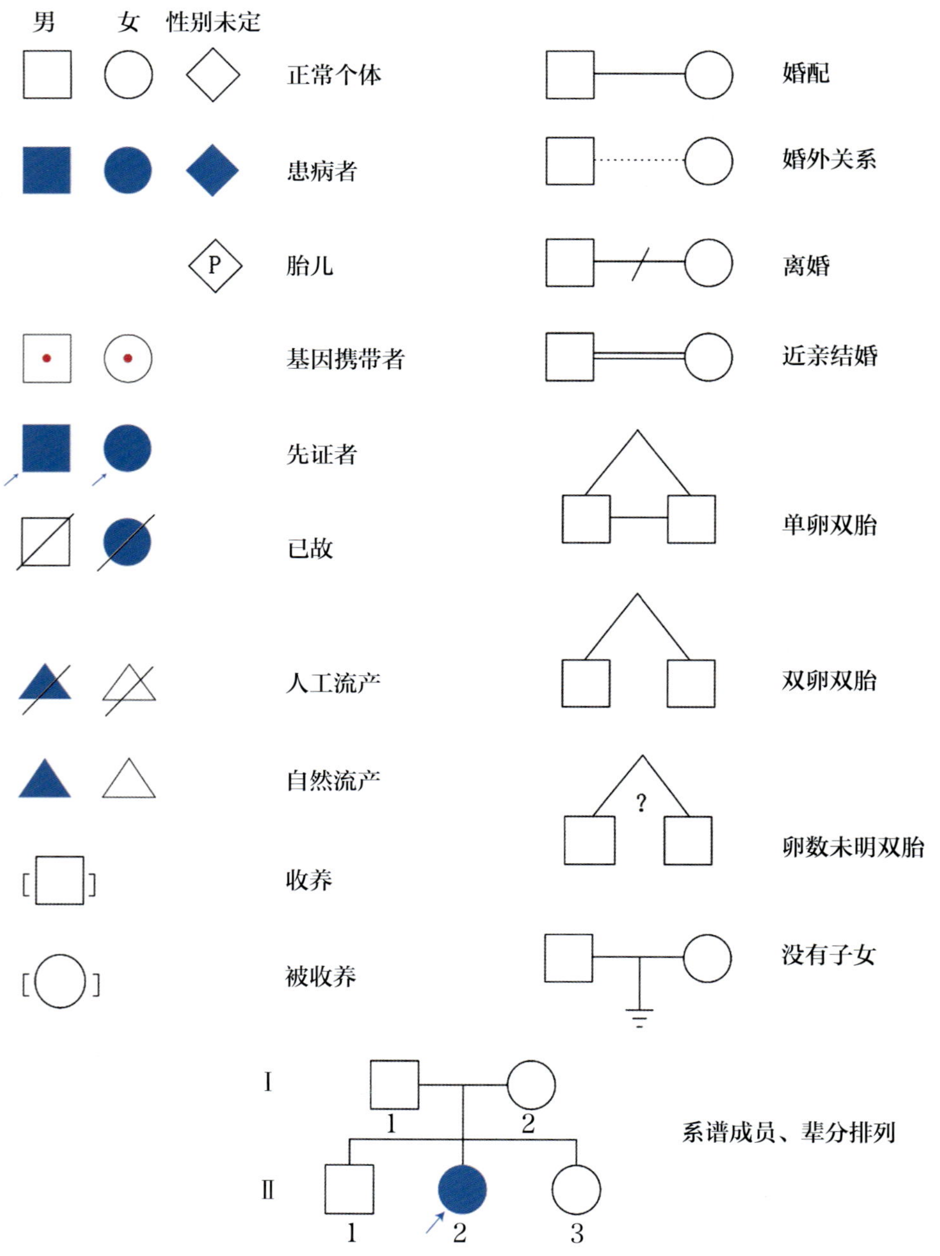

图 4-2　常用系谱标志

险。因此，系谱分析是遗传性肿瘤诊断和咨询的重要手段。图 4-2 列出了常用的系谱标志。

为描绘一个完整而准确的系谱，应该做到以下几点[4]：

（1）应把家系中所有成员，包括已分开或死亡的，都需收集到系谱中。

（2）凡是患者，不管与研究中的疾病是否有关，都需要收集到系谱中，并标明疾病诊断的结果和疾病诊断的时间。疾病发生和诊断时间的明确对遗传性肿瘤的诊断尤为重要。

（3）要求尽可能把先证者上下三代的所有成员都反映到系谱上，并要注明各成员的性别及辈分。系谱上代数越多，越有利于对遗传性肿瘤传递方式的分析和诊断。

在进行系谱分析时，需要弄清一些重要的基本概念，主要包括先证者、同胞、一级亲属、二级亲属、三级亲属等：

（1）先证者（proband）是系谱里首先被发现或怀疑患病而就诊的成员。先证者不一定是患者，可以是最先发现致病性基因型的个体。患病的先证者称为索引病例（index case），用以追踪疾病致病基因的根源。

（2）同胞（sib）是指同父同母的兄弟姐妹。

（3）一级亲属（first degree）、二级亲属（second degree）和三级亲属（third degree）都是用来表示系谱中各成员之间亲缘关系的密切程度。一级亲属包括父母与子女以及兄弟姐妹之间的关系；二级亲属包括（外）祖父母与（外）孙子女、叔侄或姑侄以及姨舅与外甥之间等关系；三级亲属包括（堂）表兄妹之间关系。

需要注意的是，同其他的单基因病一样，遗传性肿瘤也存在遗传异质性（genetic heterogeneity）的现象，并表现为两种形式：一种是等位基因遗传异质性（allelic heterogeneity），即基因变异发生在同一个基因的不同等位基因上，但基因变异的形式不同；另一种是基因座遗传异质性（locus heterogeneity），是指不同基因座上的不同基因发生变异后表现出相同的表现型。同一种遗传性肿瘤可以与多个不同的肿瘤易感基因相关，同一个肿瘤易感基因可以导致多个不同肿瘤的发生。此外，遗传性肿瘤还有“二次打击”的特点（详见第 3 章）。可见遗传性肿瘤的这种遗传异质性与肿瘤的异质性内涵存在差异，后者指的是发源于相同原发部位的肿瘤可具有不同的临床相关生物学差异的特征，即可具有不同的组织或分子亚型。

（许艺明）

第三节　孟德尔遗传模式

经典的孟德尔遗传方式主要包括五大类，即基因座位于常染色体上的常染色体显性（autosomal dominant, AD）遗传、常染色体隐性（autosomal recessive, AR）遗传，以及位于性染色体上的 X-连锁显性（X-linked dominant, XLD）遗传、X- 连锁隐性（X-linked recessive, XLR）遗传和 Y- 连锁（Y- linked, YL）遗传。由常染色体上的变异基因表达来决定表现型的遗传方式称为常染色体遗传，而由 X 染色体上的变异基因表达来决定表现型的就称为 X- 连锁遗传。由变异基因导致的疾病可以表现出显性遗传特征或隐性遗传特征。通常把处于杂合子状态时能表现出遗传性状的基因称为显性遗传基因，而处于纯合子或复合杂合子状态下才能表现出遗传性状的称为隐性遗传基因。由常染色体上的变异显性遗传基因导致疾病的发生并能向下一代传递的遗传方式称为常染色体显性遗传，遗传性肿瘤多属于此类。其他的遗传模式依此类推。值得注意的是，严格来说，显性和隐性是指遗传性疾病的性状（trait）或者表型（phenotype）而不是基因本身。男性性别由 Y 染色体决定。只要细胞含有 Y 染色体，这种个体就表达出男性的特征。Y 染色体只能从父亲单线向下传递。所以，Y- 连锁遗传只能是显性遗传。

遗传性肿瘤的遗传模式以常染色体显性遗传居多，而遗传性肿瘤综合征还表现为常染色体隐性遗传和 X- 连锁遗传，本节重点讨论这三种遗传模式，并简要阐述非典型的孟德尔遗传模式，包括线粒体遗传、胚系嵌合体、基因组印记等。表观遗传与 DNA 甲基化详见第 3 章内容。

一、常染色体显性遗传

负责性状或疾病的等位基因位于常染色体上，显性等位基因的一个拷贝足以在常染色体显性遗传中引起表型或疾病，杂合和纯合状态下均表现出显性特征。但临床上多见杂合个体，纯合变异时往往具有致命性。常染色体显性遗传家系具有以下特点：①家系中的每一代都出现患者，但外显不全（incomplete penetrance）或者胚系嵌合体状态可能会破坏这种“垂直传递”现象；②男女具有同等患病风险；③子代中每一个成员的患病概率都是

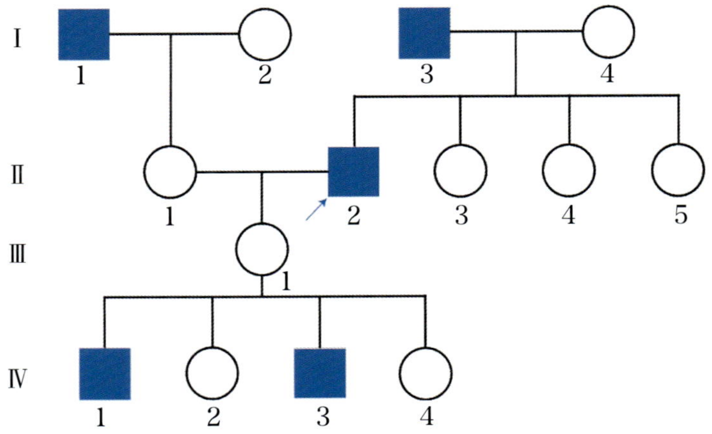

图 4-3 典型的常染色体显性遗传家系模式图

50%。但是某些家系，特别是那些成员较少的“小型家庭”，或者存在外显不全，或者胚系嵌合体状态和新发变异（见下文），可能不会表现出这么典型的患病概率；④患病后代父母的其中一位（双亲罕见）也表现出这种疾病；⑤健康父母的子女一般不患病，但外显不全和新发变异或胚系嵌合时可能例外；⑥不携带显性等位基因的人不患病（图 4-3）。

在大多数遗传性肿瘤综合征中 [例如，von-Hippel-Lindau 综合征、多发性内分泌腺瘤病 2 型（multiple endocrine neoplasia type 2, MEN2）]，遗传性变异使肿瘤易感。原癌基因或抑癌基因的变异以常染色体显性方式遗传，导致细胞生长失控和细胞不断增殖，或导致细胞存活信号通路激活。以下例举常见的常染色体遗传肿瘤。

（一）结直肠癌

结直肠癌（colorectal cancer，CRC）是美国和中国第三大常见的恶性肿瘤 [9]。大约 30% 的结直肠患者源于基因变异 [10]，具有家族聚集现象，其中只有 5%~10% 的遗传性结直肠癌发病与多种遗传综合征直接相关。每一种遗传综合征都有其独特的基因变异、肿瘤发生部位，并表现为常染色体显性遗传 [11]。最常见的遗传性结直肠癌为遗传性非息肉性结直肠癌（hereditary nonpolyposis colorectal cancer，HNPCC）、家族性腺瘤性息肉病（familial adenomatous polyposis，FAP）、衰减型家族性腺瘤性息肉病（attenuated familial adenomatous polyposis，AFAP）等。

1.**Lynch综合征**。Lynch综合征（Lynch syndrome，LS），是一种由于错配修复基因（如 *MLH1*、*MSH2*、*MSH6*、*PMS2*、*EPCAM*等）发生胚系基因变异所引起的常染色体显性肿瘤。该病在全生命周期内罹患多种癌症的风险显著增加。携带特定基因变异的 LS 患者罹患结直肠癌的风险可提高 52%，因此又称该病为遗传性非息肉性结直肠癌。同时该病与子宫内膜、卵巢、尿道、膀胱、胃、小肠、肝胆道、胰腺和大脑/中枢神经系统癌症的发病风险息息相关[12]。Lych综合征是子宫内膜癌中典型的遗传性肿瘤综合征，占所有子宫内膜癌的2%~6%[13]。

2. **FAP 和 AFAP**。家族性腺瘤性息肉病和衰减型家族性腺瘤性息肉病都是与 *APC* 基因的胚系基因变异相关的常染色体显性遗传病。FAP 的患者可见超过 100 个息肉，甚至数百上千个，且在儿童时期即可见，50 岁之前息肉恶变的概率几乎为 100%。这种遗传性疾病的个体并发十二指肠癌、小肠癌、甲状腺癌、肝母细胞瘤和髓母细胞瘤的风险显著增加 [12]。有些FAP患者并发的疾病相对良性，例如骨瘤、牙齿异常、视网膜损伤、皮肤损伤，或硬纤维病。相比 FAP，AFAP 相关的息肉数量较少（<100 个），息肉发展的时机也较晚出现。但是 AFAP 的患者罹患甲状腺癌的风险同样增加。

（二）乳腺癌 / 卵巢癌综合征

乳腺癌是女性最常见的恶性肿瘤，大约 5%~10% 的乳腺癌患者，或 36% 的 35 岁以下的女性乳腺癌患者，与肿瘤易感基因变异存在关联 [14]。增加乳腺癌易感性的基因主要包括 *BRCA1*、*BRCA2*、*PALB2*、*TP53*、*PTEN* 和 *STK11* 等。大约 15%~20% 的遗传性乳腺癌存在 *BRCA1* 和

BRCA2 基因的胚系基因变异 [15]。两个基因均呈现常染色体显性遗传模式，*BRCA1* 或 *BRCA2* 基因变异的个体在 80 岁之前罹患乳腺癌的风险分别为 72% 和 69%，而罹患卵巢癌的风险分别为 44% 和 17%[16]。*PALB2* 基因的双等位基因变异可见于范科尼贫血的个体中，且可增加罹患乳腺癌的遗传风险，50 岁之前的风险为 14%，而 70 岁之前的风险高达 35%[17]。*TP53* 基因常以体细胞基因变异的形式存在于多数的癌症中，Li-Fraumeni 综合征是唯一与该基因的遗传性变异相关的肿瘤综合征；Li-Fraumeni 综合征患者具有接近 100% 的患癌风险，包括乳腺癌、软组织肉瘤、骨肉瘤、结直肠癌、肾上腺皮质癌和脑癌；70 岁之前的女性罹患乳腺癌的综合风险为 54%，男性则为 22%[18]。*PTEN* 基因的遗传性胚系基因变异引起 Cowden 综合征，可以出现良性的肿瘤，也可以表现为多种癌症，例如乳腺癌、甲状腺癌和脑癌等；约半数的 Cowden 综合征患者可出现乳腺癌 [19]。*STK11* 基因遗传性胚系基因变异所致疾病称为 Peutz-Jeghers 综合征，亦为常染色体显性遗传。患者表现为黏膜与皮肤色素沉着、结肠息肉、胃肠癌和乳腺卵巢癌；60 岁之前罹患乳腺癌的风险为 31%[20]。

（三）胃癌

遗传性胃癌源于 *CDH1* 基因的胚系基因变异，这种变异与弥漫性胃癌的发生发展相关，且在非常年轻状态下发病 [21]。既往的报道中提示，*CDH1* 基因变异的男性在 80 岁之前罹患胃癌的风险为 70%，女性则为 56%，且该基因的变异可增加小叶性乳腺癌的发病风险 [21]。

通常，常染色体显性遗传性肿瘤遵循上述一般共同特点，适用于一般的临床分析和诊断。但在某些患病家庭中，某个个体与上一代家系成员无基因传递关系，表现出一种基因“新发变异”的现象，但却把相关变异基因往下一代传递。

新发（*de novo*）变异指的是在一个家族成员中首次出现的基因改变，可发生在受精之前的亲源胚系（卵子或精子），或者是受精卵早期胚胎中。基因新发变异既可以发生在常染色体显性遗传性肿瘤，也可以发生在 X- 连锁遗传性肿瘤。男性胚系发生基因变异的频率要比女性胚系高。据估计，25 ~ 30 岁正常男性个体一次射精的精子数大约是 10^8，其中 1/10 携带具有危害性的新发变异基因 [4]。

PTEN 错构瘤肿瘤综合征（PTEN hamartoma tumour syndrome，PHTS）是描述患有 Cowden 综合征、Bannayan-Riley-Ruvalcaba 综合征以及其他 *PTEN* 抑癌基因变异临床表现的分子诊断性术语。PHTS 使特定恶性肿瘤（尤其是乳腺癌、甲状腺癌、肾癌和子宫内膜癌）的风险增加。虽然大多数病例是按照常染色体显性遗传模式世代相传，但至少有 10%~44% 的病例由于新发变异引起 [22]。Gareth 的研究发现，*NF2* 基因相关的神经纤维瘤病 Ⅱ 型患者中，超过 50% 为新发变异，其中约 33% 为胚系嵌合变异 [23]。70% 的 Carney 复合征患者表现为家族遗传性，约 30% 的个体为新发变异 [24]。可见，致病基因的新发变异在遗传性肿瘤患者中比较常见，在进行系谱分析和遗传咨询时需要特别注意。

二、常染色体隐性遗传

与常染色体显性遗传不同，常染色体隐性等位基因中的两个拷贝同时存在变异时表现其致病作用　仅有一个拷贝变异的个体为该疾病的携带者，并且在临床上无症状。常染色体隐性遗传家系具有以下特点：①患者在系谱里呈“水平分布”。如果在系谱里有两个或两个以上患同一种常染色体隐性遗传病的患者，他们一般总是在同一代中出现，且呈同胞关系；②患者的父母双方通常都是隐性遗传基因的携带者而不发病；③男女患病概率均等；④双亲携带者的后代有 25% 的概率遗传这两个隐性等位基因而成为患者，50% 为携带者，25% 不患病。系谱分析表明，并非所有世代都有患者，但一代人中可能会有多个受累个体（图 4-4）。近亲结婚时的发病率增高。

常染色体隐性遗传肿瘤多以综合征形式出现，肿瘤仅为综合征的部分表现。*MUTYH* 相关息肉病是唯一一种常染色体隐性遗传的息肉病综合征，由 *MUTYH* 基因的胚系基因变异引起，临床表型上与衰减型家族性腺瘤性息肉病（AFAP）类似，占无 *APC* 变异的经典 FAP 病例的 10%~20%，占 AFAP 病例的 30%[25]。DNA 损伤修复综合征是由编码 DNA 复制和（或）对 DNA 损伤产生反应的蛋白质的基因发生致病性变异引起的异质性疾病，包括毛细血管扩张症、Bloom 综合征、范科尼贫血、Nijmegen 断裂综合征、Rothmund-Thomson 综合征和着色性干皮病等。这些综合征大多数以常染色体隐性遗传方式遗传，但也存在常染色体显性遗传和

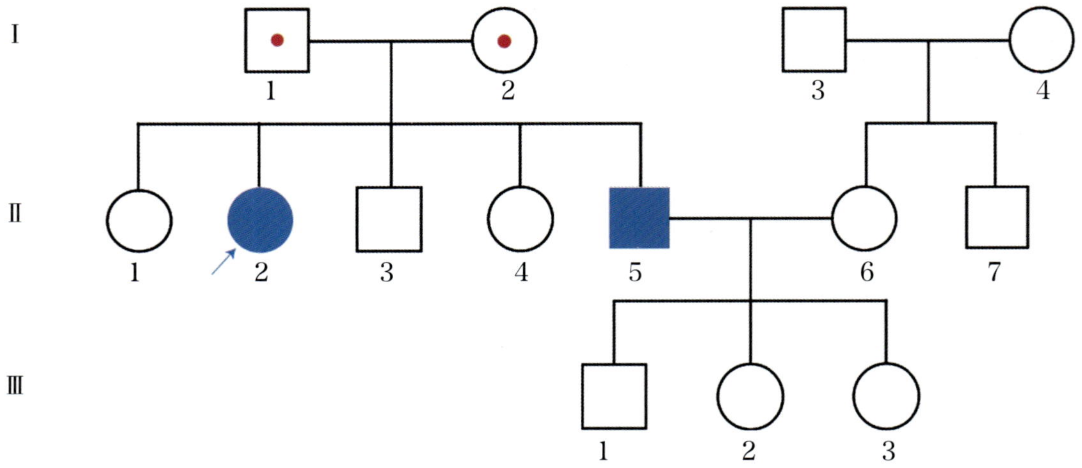

图 4-4 典型的常染色体隐性遗传家系模式图

X- 连锁隐性疾病。DNA 损伤修复综合征患者因遗传病因不同而临床特征迥异。值得注意的是，所有患者罹患与综合征相关癌症的风险均升高，并且其中许多癌症发生于儿童期 [26]。

以上所述的有关单基因肿瘤是指单个基因变异导致疾病或者性状的发生。对于单基因病或者性状，基因的一个（显性）或两个（隐性）等位基因变异就足以导致疾病或者性状的发生。然而，许多疾病或者性状不是那么简单地确定，而是涉及许多基因(多基因遗传)或者基因与环境影响(多因素遗传）的相互作用而成。不太常见的是，仅需要两个基因的相互作用而导致疾病的发生，这种模式被称为双基因遗传（digenic inheritance）。在这种情况下，疾病表型的发生需要每个基因的至少一个等位基因的变异才会导致其基因的表达功能异常。例如，胚系的 *CDKN2A* 基因变异是第一个发现与家族性黑色素瘤相关的致病基因。根据流行病学观察，同时携带 *MC1R* 基因多态性与白皙的皮肤表型和黑色素瘤的风险中度增加有关 [27]。但是，双基因遗传的模式需要有明确的证据方能确定其致病性。

三、性染色体连锁遗传

性染色体连锁遗传也称为性连锁（sex-linked）遗传，它可以分为 X- 连锁(X-linked，XL)遗传和 Y- 连锁（Y-linked，YL）遗传。根据疾病的显性遗传和隐性遗传之分，可把 X- 连锁遗传分为 X- 连锁显性（XLD）遗传和 X- 连锁隐性（XLR）遗传两种。Y- 连锁遗传只能以显性遗传传递。

（一）X- 连锁遗传

致病基因位于 X 染色体上。由于男性只有一条 X 染色体，因此他们是 X- 连锁疾病的半合子。在 X 染色体上存在显性等位基因的情况下，男性和女性携带者均会患病，表现为 X- 连锁显性遗传。X- 连锁显性遗传的系谱特点为：①由于父方和母方的 X 染色体都可以向子代传递，因此，疾病可以在相邻的两代连续出现；②当父方携带致病基因时，其全部女儿都发病，而全部儿子为正常。不可能出现父 - 子传递模式；③当母方是致病基因杂合子时，其全部子女患病的概率为 50%；④女性患者较男性患者为多，男女之间的比例约为 1∶2。携带显性等位基因变异 X 染色体的半合子男性比杂合子女性受累程度更大。

根据研究发现，乳腺癌受累女性罹患卵巢癌的风险比同胞姐妹高，而不是比母亲高，提示可能是携带致病基因的 X 染色体从携带外祖母致病性 X 染色体的父亲传递给女儿所致，呈现出 X- 连锁显性遗传模式，这也提示了 X 染色体上的某些等位基因可以增加罹患卵巢癌的风险 [28]。呈现 X- 染色体显性遗传的遗传性肿瘤综合征还包括 Bazex-Dupré-Christol 综合征 [29] 等。

大多数 X- 连锁疾病为隐性遗传。由于女性细胞含有两条 X 染色体而男性只有一条，男女之间 X- 连锁隐性遗传的基因型及表现型有很大区别。男性只需要一个致病的 X- 连锁隐性遗传基因就可以表现出疾病的临床症状；而女性则需要两个 X- 连锁隐性遗传基因同时发生变异才能致病。X- 连锁隐性遗传系谱特点为：①疾病通常通过女性携带者向下传递，并出现隔代遗传（skipped generation）的现象；②男性患者只能将致病基因传给其女儿，而不会出现“父 - 子”传递方式。这是区别于常染色体遗传的重要依据；③携带者可以把致病基因传递给男性和女性后代，前者致病，后者仍然为携带者；④疾病表现型通常在男性患者身上充分表达出来，由于受 X 染色体随机失活的影响，身体的某些细胞群会出现嵌合现象，女性患者的表现型可能会不典型；⑤男性患者远比女性患者多；⑥患病男性的儿子将永远健康，他的所有女儿将携带致病等位基因；⑦女性携带者的儿子有 50% 的机会患此病，女儿有 50% 的机会患此病（图 4-5）[4]。

B 组范科尼贫血由 *FANCB* 基因变异所致，是目前发现唯一呈现 X- 连锁隐性遗传的范科尼贫血类型。范科尼贫血是一种基因组不稳定综合征，易患先天性畸形、骨髓衰竭和癌症 [30]。先天性角化病患者中约有 8% 患有恶性肿瘤，这可能与 X- 连锁隐性遗传的 *DKC1* 基因变异有关 [31]。

需要注意的是，由于 X 染色体随机失活的存在，杂合子所含的 X- 连锁致病等位基因和正常等位基因均有一定比例的失活。所以，杂合子体内有关的 X- 连锁基因产物只相当于正常女性个体的一部分。男性只有一个 X 染色体，有关的基因一旦发生变异，不管是显性或隐性，都可以致病。因此，X- 连锁基因表达的隐性与显性之分只是对女性个体而言 [4]。

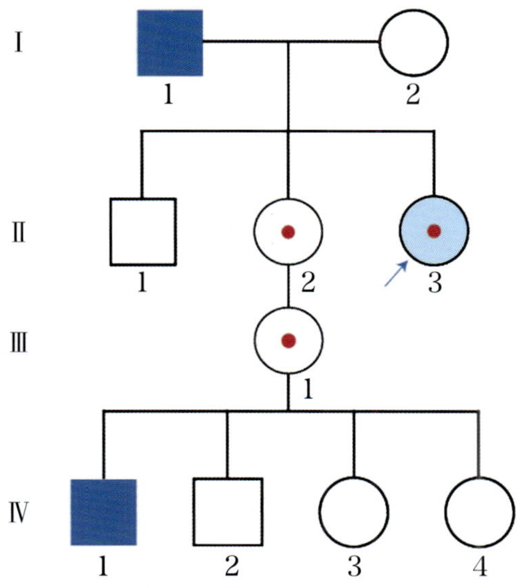

图 4-5 X- 连锁隐性遗传系谱模式图

患者隔代出现，并通过女性杂合子传递。男性患者把致病基因传给全部女儿，她们均是杂合子。女性杂合子将致病基因传给 50% 的男孩和女孩，他们分别成为患者与携带者。箭头所指的是症状性携带者

（二）Y- 连锁遗传

到目前为止，已发现位于 Y 染色体上的基因达 60 个。由于只有儿子才能遗传父方的 Y 染色体，因此 Y- 连锁遗传总是遵循“父 - 子”方式在系谱中传递，并呈现出清一色的男性患者系谱。研究表明 Y 染色体上的某些基因异常，如 *BPY2*、*UTY*、*SRY* 和 *EIF1AY* 等可能与前列腺癌的发生发展有关 [32]。

（许艺明）

第四节 非孟德尔遗传和影响常染色体遗传方式的重要因素

上文中提到，尽管多数单基因病遵循孟德尔遗传规律，但诸如新发变异、遗传异质性、胚系嵌合体、X 染色体随机失活等因素，在常染色体遗传的系谱里可能会表现出不典型的遗传模式，给遗传性肿瘤的诊断及咨询带来困难。除此之外，基因组印记、表观遗传、延迟显性、外显不全、表现度差异，以及线粒体遗传是孟德尔遗传学说所不能解释的，故有修正孟德尔遗传（revising Mendelian genetics）之称。

一、胚系嵌合体

嵌合体（chimerism）是指某个体内同时存在来源于不同个体的不同合子的两个或两个以上的细胞系的现象。另一个容易混淆的概念镶嵌体（mosaicism）是指某个体里同时存在来源于同一自体合子的两个或两个以上不同细胞系的现象 [4]。镶嵌体有胚系镶嵌体（germline mosaicism）和体细胞镶嵌体（somatic mosaicism）之分，前者变异只发生在减数分裂前的生殖细胞（germ cell）形成过程中所生成的一个变异的生殖细胞的细胞系；后者是由于发生在体细胞分裂过程中的体细胞基因变异所形成的镶嵌体。虽然具有不同的内涵，但中国历史性地把 mosaicism 和 chimerism 这两个外来词汇统一翻译成“嵌合体”。为了与行业内其他专业书籍统一，

避免混淆，除了本节内容外，本书里其他章节里对相同概念的解释也以“同源嵌合体”表示“mosaic”，而在特殊的情况下以“异源嵌合体”表示“chimera”，把常见的同源嵌合体简称为“嵌合体”。

单纯的胚系嵌合变异时，由于生殖腺以外的任何其他组织都没有发生基因变异，因此，低比例胚系嵌合个体通常不发病，或症状较轻，且可产生正常和变异两种配子。携带者的子女可能出现两个以上的相同疾病的患者。胚系嵌合体的基因变异多见于常染色体显性遗传疾病中，临床上无症状夫妇若生育两个或两个以上患同一种常染色体显性遗传病的子女，需关注夫妇一方是否存在胚系嵌合体的可能。

遗传性肿瘤中发生的体细胞嵌合变异是“二次打击”的第二次变异。结直肠癌和息肉病综合征在临床上可能因为体细胞的嵌合变异而未能被诊断，*APC* 嵌合变异、结直肠癌易感基因嵌合变异和表观遗传嵌合变异较为常见 [33]。乳腺癌相关 *BRCA2* 基因的第一个胚系基因嵌合变异近期刚被报道 [34]。

二、基因组印记与表观遗传

DNA 是承载包括肿瘤在内的疾病遗传性的重要物质。根据孟德尔遗传学说，子代中由父方或母方传递而来的同一种基因将表达出相同的性状。但是，近年来发现某些疾病的表型与基因的亲代来源有密切的关系。患者尽管都含有相同的变异基因，但是其临床表型可能有所不同，且与变异基因的亲源性有关。我们将变异基因的亲源性决定了基因表达的现象称为基因组印记（genomic imprinting）。

基因组印记是哺乳动物表观遗传调控的经典例子。迄今为止，已在人类和小鼠中鉴定出 100 多个印记基因。其中许多涉及胎儿的生长和发育。印记基因的表达取决于该基因是父源性或是母源性。这种显著差异的表达模式由称为印记中心（imprinting center，IC）的序列元件控制。IC 通过对两个亲本等位基因之一的 DNA 进行甲基化标记，从而与某些人类疾病发生因果关系，包括与胎儿发育异常有关的 Beckwith-Wiedemann 综合征和 Silver-Russell 综合征等，两者都有遗传性肿瘤发生的风险。

家族史是遗传性乳腺癌的重要风险因素，高达 1/3 的患者存在家族史 [35]，但对于高外显率的 *BRCA1* 和 *BRCA2* 基因却只能解释部分的乳腺癌致病原因，提示机体中还存在不依赖于经典的遗传模式的传递机制。有关表观遗传调控的详细内容可参见第 3 章。表 4-2 列举部分具有基因组印记特点遗传性肿瘤的亲缘性传递及发病特点。

三、外显不全

理论上，凡是带有显性遗传基因的个体都能表达出疾病的表现型。基因变异能导致疾病在患者身上表现出来称为基因外显（penetrance）。只要能表达出疾病的表现型，就说明该基因能够外显，而不管其表现型是严重或轻微，部分表达或完全表达。因此，基因外显是“有”或“没有”的一种现象 [4]。然而，并不是所有的显性遗传基因都能表达相应的临床表现型。这样的现象称为基因外显不全，通常用基因外显率来表示。

通常而言，与癌症易感性相关的常见基因变异比罕见基因变异具有较低的外显率。遗传性视网膜母细胞瘤是一种常染色体显性遗传恶性眼部肿瘤，该病是外显率降低的一个典型例子。患者通常在 6 岁以前发病，早期检查可见眼底有灰白色肿块。肿块长大后可引起瞳孔区黄色光反射，呈猫眼状。肿瘤向外蔓延快，转移早，大约 15% 的患者将会发生继发性骨肉瘤。但是，一些具有

表 4-2 部分具有基因组印记特点遗传性肿瘤的亲源传递及其发病特点 [4]

疾病名称	染色体位置	亲源传递	临床主要特点
Beckwith-Wiedemann 综合征	11p15	父源性 *	不对称性生长过度
神经纤维瘤病Ⅰ型	17q11.2	母源性	疾病严重性加重
神经纤维瘤病Ⅱ型	22q11.2	母源性	早期发病
Wilms 瘤	11q11.23	母源性等位基因丢失	散发性类型

注：* 是唯一的体细胞变异

视网膜母细胞瘤变异基因的个体不会生长肿瘤，属不外显的表现。

高外显率的例子可见于某些遗传性肿瘤综合征，例如 Cowden 综合征，最常由 *PTEN* 基因变异引起；遗传性弥漫性胃癌，由 *CDH1* 基因变异引起；Li-Fraumeni 综合征，通常由 *TP53* 基因变异引起；Peutz-Jeghers 综合征通常是由 *STK11* 基因变异引起。上述这些基因一旦发生致病性变异即大大增加了患乳腺癌等癌症的发生机会。高外显基因变异的肿瘤患者相对较少，例如发生在 Lynch 综合征的错配修复基因或家族性腺瘤性息肉病的 *APC* 抑癌基因的高外显变异对结直肠癌易感，但这种类型的患者仅占结直肠癌患者的 5% 甚至更少，反之在家族性或散发性病例中，低外显的基因变异占比更大 [36]。表 4-3 所示为高外显基因变异所致的遗传性肿瘤综合征。

值得注意的是，遗传传递的是增加患癌症的可能性，而不是疾病本身。并非所有这些基因变异携带者最终都会患上癌症。

四、表现度差异

表现度差异（variable expressivity）是指遗传

表 4-3 高外显率的遗传性肿瘤综合征 [37]

遗传性肿瘤综合征	MIM 编号	基因	人群发病率	70 岁之前外显率
共济失调毛细血管扩张症	208900	*ATM*	1/30 000 ~1/100 000	100%
Birt-Hogg-Dubé 综合征	135150	*BHD*	未知，很罕见	未知
Bloom 综合征	210900	*BLM*	未知，很罕见	100%
Carney 复合征	160980	*PRKRA1A*	罕见	未知
Cowden 综合征	158350	*PTEN*	1/200 000	90%~95%
家族性腺瘤性息肉病	175100	*APC*	1/5 000~1/10 000	~100%
家族性恶性黑色素瘤	155600	*CDKN2A*（*TP16*），*CMMI,CDK4*	未知	~100%
家族性神经节瘤综合征	168000，185470	*SDHD,SDHB*	罕见	未知
范科尼贫血	227650	*FANCA,FANCB,FANCC,FANCD,FANCE,FANCF,FANCG,FANCL*	1/360 000	100%
遗传性乳腺癌 / 卵巢癌综合征	113705，600185	*BRCA1,BRCA2*	1/500~1/1000	超过 85%
遗传性弥漫性胃癌	137215	*CDH1*	未知，很罕见	90%
遗传性平滑肌瘤病和肾细胞癌	605839	*PH*	未知，很罕见	未知
遗传性非息肉性结直肠癌	114500	*MLH1,MSH2,MSH6,PMS1,PMS2*	1/400	90%
遗传性乳头状肾细胞癌	605074	*MET*	未知	未知
甲状旁腺功能亢进颌骨肿瘤综合征	145001	*HPRT2*	未知，很罕见	90%
幼年型息肉病综合征	174900	*MADH4*（*SMAD4*），*BMPR1A*	1/100 000	90% ~ 100%

续表

遗传性肿瘤综合征	MIM 编号	基因	人群发病率	70 岁之前外显率
Li-Fraumeni 综合征	151623	*TP53*	罕见	90% ~ 95%
多发性内分泌腺瘤病 1 型	131100	*MEN1*	1/100 000	95%
多发性内分泌腺瘤病 2 型	171400, 162300	*RET*	1/30 000	70% ~ 100%
神经纤维瘤病 Ⅰ 型	162200	*NF1*	1/3000	100%
神经纤维瘤病 Ⅱ 型	101000	*NF2*	1/40 000	100%
痣样基底细胞瘤综合征	109400	*PTC*	1/57 000	90%
Nijmegen 断裂综合征	251260	*NBS1*	罕见	100%
Peutz-Jeghers 综合征	175200	*LKB1*（*STK11*）	1/200 000	95%-100%
遗传性视网膜母细胞瘤	180200	*RB*	1/13 500~1/25 000	90%
Rothmund–Thomson 综合征	268400	*RECQL4*	罕见	100%
结节性硬化复合症	191100, 191092	*TSC1,TSC2*	1/30 000	95% ~ 100%
von Hippel–Lindau 综合征	193300	*VHL*	1/36 000	90% ~ 95%
着色性干皮病	278700, 133510, 278720, 278730, 278740, 278760, 278780	*XPA,ERCC3, XPC,ERCC2, XPE,ERCC4,ERCC5*	1/1 000 000, 日本 1/40 000	100%

病表现程度的差别，即使在同一个家庭的成员之间，表现度也可能不同。某些显性遗传病虽然能表达出临床症状，但不同患者之间的表现程度存在差别[4]。

表现度差异在遗传性肿瘤综合征中很常见。神经纤维瘤病是一种神经性皮肤综合征，包括神经纤维瘤病 Ⅰ 型（neurofibromatosis type 1, NF1）、神经纤维瘤病 Ⅱ 型（NF2），并以牛奶咖啡斑和神经纤维瘤为主的多种肿瘤为特征，发病率高达 1/3000。NF1 以常染色体显性遗传，具有完全外显和显著的表现度差异。NF1 的典型表现为神经纤维瘤，其他症状包括神经胶质瘤、学习障碍、血管病变和骨骼异常。牛奶咖啡斑通常是 NF1 的最初临床表现，并且斑块大小和数量在整个儿童期和青春期都倾向增加。在家庭中，有些携带 *NF1* 基因变异的个体仅表现为皮肤上少数的斑点，但其他患者身上却表现出典型的临床表现型，病情可以相当严重。

造成表现度差异的原因有多种解释。外环境的影响是一个因素。其他位点上的不同基因之间的相互作用也会导致表现度差异的发生。我们将能影响其他位点上基因的表现度的基因称为修饰基因（modifier gene）。目前一般认为，基因表现度差异的发生主要是由于致病基因本身变异类型不同，即致病基因的异质性所造成的。

五、早现遗传

在遗传病系谱里，随着辈分往下延伸，遗传病患者发病年龄会逐代提前，所表现出来的病情也逐渐加重，这种遗传模式称为早现遗传（anticipation）[4]。

遗传性退行性疾病，例如亨廷顿病、强直性肌营养不良或脆性 X 综合征都有早现遗传现象。近期，早现遗传也见于遗传性肿瘤综合征中，例如先天性角化病 [38] 和遗传性乳腺癌 / 卵巢癌综合征 [39]。一般认为，遗传性退行性疾病的早现遗传与致病基因蛋白质编码区内的三核苷酸重复有密切的关系，重复扩增能导致具有获得性功能的变异蛋白质的生成。遗传性肿瘤综合征的早现遗传可能源于基因组的不稳定性和端粒的不稳定性 [40]。

von Hippel-Lindau（VHL）综合征是一种罕见的常染色体显性遗传疾病，可终生在多个器官中发展为良性和恶性肿瘤。早在 1986 年，Green 等人已经报道了该病存在早现遗传现象 [41]，最近的研究回顾了 20 个无关家庭的 96 名患者的发病年龄，第一代、第二代和第三代的平均发病年龄分别为 32.5 年、22.5 年和 12.0 年，即典型的早现遗传现象。遗传性平滑肌瘤 - 肾细胞癌（hereditary leiomyomatosis and renal cell cancer，HLRCC）[42]、Li-Fraumeni 综合征 [43]、*PMS2* 基因相关性 Lynch 综合征 [44] 等也存在早现遗传现象。

六、线粒体遗传

几十年前，Otto Warburg 发现癌细胞倾向于通过有氧糖酵解的方式获取能量，而非依赖于线粒体呼吸的氧化磷酸化为细胞供能，这种现象被称为“Warburg 效应”，从而将线粒体在肿瘤形成过程中的作用带入了公众视野 [45]。但也必须注意，并非所有的癌细胞均有“Warburg 效应”。尽管在某些情况下受损的线粒体会驱动“Warburg 效应”，但许多具有“Warburg 效应”的癌细胞却具有完整的线粒体呼吸作用，而某些癌症亚型实际上是依赖于线粒体的呼吸作用 [46]。

线粒体是人体细胞中唯一的具有自主 DNA 复制能力的细胞器。很多人体细胞中重要的生化过程都在线粒体中进行，线粒体基因表达后的产物通过复杂的氧化磷酸化产生高能 ATP，为细胞的代谢提供能量。线粒体疾病一般认为只能通过母方传递，呈现“母系遗传”的遗传特征。

线粒体基因变异类型主要包括三种，即点变异、基因组结构缺失 / 重复变异，以及 mtDNA 数量异常。每种变异类型以及线粒体 DNA 组成状况与线粒体疾病的发生关系密切，而 mtDNA 的高变异率和体细胞中变异 mtDNA 的累积也是线粒体疾病，包括肿瘤发生的重要原因 [4]。

由于缺乏 DNA 修复机制和组蛋白的保护作用，mtDNA 很容易发生变异。线粒体基因组的变异可能增加了氧化磷酸化过程中的氧自由基（ROS）的生成，从而促使肿瘤的发生、发展和转移 [47-49]。人类结直肠癌是首个发现存在体细胞 mtDNA 变异的，高达 70% 的结直肠癌细胞中具有 mtDNA 的体细胞基因变异 [50]。此后相继在前列腺癌、乳腺癌、肝细胞癌、肺癌、膀胱癌、肾细胞癌、卵巢癌和甲状腺癌中发现 mtDNA 的变异 [51]。在前列腺癌组织中，线粒体基因组具有比常染色体更高的变异率 [52]。线粒体基因组的 D-loop 区域和 *ND5* 基因是最常见的体细胞基因变异区域 [53]。

相比体细胞基因变异的研究，罕有 mtDNA 的胚系基因变异的报道。mtDNA 基因 *COI* 的胚系基因变异与前列腺癌存在关联性 [54]。胰腺癌患者与线粒体基因组中的 *ND2* 基因 m.5460G>A 变异存在强关联性 [55]。mtDNA 的多态性也发现与前列腺癌、结直肠癌、乳腺癌、食管癌和肝细胞癌的发生风险与预后息息相关，且以 m.10398G>A 最为常见 [51]。该位点在不同的人种中的肿瘤发生效应中却截然不同，例如，携带该位点的非裔美国人 [56] 和亚洲女性个体 [57] 具有罹患浸润性乳腺癌的显著高风险，而波兰女性罹患乳腺癌的风险则降低 [58]。mtDNA 的单倍型也与肿瘤的发生发展存在关联 [51]。并且，mtDNA 的变异可以通过激活 PI3K/Akt 信号通路而促使癌细胞躲避凋亡，增强自身的转移性 [59]。

除外各种点变异，线粒体基因组的大片段缺失是另一种变异形式，且位于两个 13 bp 的直接重复序列（13447-13459 和 8470-8482）之间的 4977 bp 的缺失变异最为常见。缺失区域影响了编码 4 个复合体Ⅰ亚基、1 个复合体Ⅳ亚基、2 个复合体Ⅴ亚基和 5 个 tRNA 基因，从而严重破坏了线粒体的正常功能。虽然曾有报道该片段缺失与癌症发生风险和预后有关，但结果仍在存在争议 [51]。尽管如此，最近的一项研究提出，血液中 3.4 kb 的 mtDNA 的缺失可以作为 PSA<10 ng/ml 的前列腺癌患者的标志物 [60]，4977 bp 的 mtDNA 缺失变异更容易在乳腺癌患者中被检出 [61]。近期不少研究指出将外周血 mtDNA 的检测作为多种癌症（例如肝细胞癌、肾细胞癌、乳腺癌、肺癌、胃癌、非霍奇金淋巴瘤和结直肠癌）的诊断和预后标志物 [51]。

正常线粒体的结构和功能完整性依赖于核基因组和线粒体基因组之间的协调作用。与核基因类似，mtDNA 的甲基化在癌症的发展过程中也发挥作用，这种 mtDNA 的 CpG 双核苷酸的甲基化作用由 mtDNA 甲基化转移酶（*DNMT1* 基因编码）完成，反之 *TP53* 基因功能缺失影响 *DNMT1* 基因的正常功能[62]。但这种甲基化的 mtDNA 检测是否可以作为肿瘤的标志物尚未定论。

虽然线粒体基因组变异与癌症的关联证据越来越多，但是这种变异究竟是肿瘤发生的原因，亦或肿瘤发生后的附带产物仍不得而知，未来的研究在于进一步明确线粒体基因组和核基因组之间的关联性，同时筛查可早期检测的肿瘤标志物和发现相应的靶向治疗。

（许艺明　陆国辉）

参考文献

[1] Lu KH, Wood ME, Daniels M, et al. American Society of Clinical Oncology expert statement: collection and use of a cancer family history for oncology providers. J Clin Oncol, 2014, 32: 833-840.

[2] Foretová L. Hereditary cancer syndromes, their testing and prevention. Cas Lek Cesk, 2019, 158(1): 15-21.

[3] Mayer DK, Nekhlyudov L, Snyder CF, et al. American Society of Clinical Oncology clinical expert statement on cancer survivorship care planning. J Oncol Pract, 2014, 10: 345-351.

[4] 陆国辉，张学．产前遗传病诊断．2 版．广州：广东省科学技术出版社，2020.

[5] Pillai RM, Nair SA. Polymorphism of p53 in cancer prognosis. Indian J Med Res, 2016, 144(3): 314-316.

[6] Li H, Fei X, Shen Y, et al. Association of gene polymorphisms of KLK3 and prostate cancer: a meta-analysis. Adv Clin Exp Med, 2020, 29(8): 1001-1009.

[7] van Cott C. Cancer Genetics. Surg Clin North Am, 2020, 100(3): 483-498.

[8] Riley BD, Culver JO, Skrynia C, et al. Essential elements of genetic cancer risk assessment, counseling, and testing: updated recommendations of the National Society of Genetic Counselors. J Genet Couns, 2012, 21: 151-161.

[9] American Cancer Society Cancer Facts and Figures 2019. https://www. cancer. org/content/dam/cancer-org

[10] Lichtenstein P, Holm NV, Verkasalo PK, et al. Environmental and heritable factors in the causation of cancer–analyses of cohorts of twins from Sweden, Denmark, and Finland. N Engl J Med, 2000, 343: 78-85.

[11] Jasperson KW, Tuohy TM, Neklason DW, et al. Hereditary and familial colon cancer. Gastroenterology, 2010, 138: 2044-2058.

[12] Yurgelun MB, Allen B, Kaldate RR, et al. Identification of a variety of mutations in cancer predisposition genes in patients with suspected Lynch syndrome. Gastroenterology, 2015, 149(3): 604-613.

[13] Vietri MT, D’Elia G, Caliendo G, et al. Prevalence of mutations in BRCA and MMR genes inpatients affected with hereditary endometrial cancer. Med Oncol, 2021, 38(2): 13.

[14] Goldberg JI, Borgen PI. Breast cancer susceptibility testing: past, present and future. Expert Rev Anticancer Ther, 2006, 6: 1205-1214.

[15] Balmain A, Gray J, Ponder B. The genetics and genomics of cancer. Nat Genet, 2003, 33 Suppl: 238-244.

[16] Kuchenbaecker KB, Hopper JL, Barnes DR, et al. Risks of breast, ovarian, and contralateral breast cancer for BRCA1 and BRCA2 mutation carriers. J Am Med Assoc, 2017, 317: 2402-2416.

[17] Antoniou AC, Casadei S, Heikkinen T, et al. Breast-cancer risk in families with mutations in PALB2. N Engl J Med, 2014, 371: 497-506.

[18] Mai PL, Best AF, Peters JA, et al. Risks of first and subsequent cancers among TP53 mutation carriers in the National Cancer Institute Li-Fraumeni syndrome cohort. Cancer, 2016, 122: 3673-3681.

[19] Starink TM, van der Veen JP, Arwert F, et al. The Cowden syndrome: a clinical and genetic study in 21 patients. Clin Genet, 1986, 29: 222-233.

[20] Hearle N, Schumacher V, Menko FH, et al. Frequency and spectrum of cancers in the Peutz-Jeghers syndrome. Clin Cancer Res, 2006, 12: 3209-3215.

[21] Hansford S, Kaurah P, Li-Chang H, et al. Hereditary diffuse gastric cancer syndrome CDH1 mutations and beyond. JAMA Oncol, 2015, 1: 23-32.

[22] Mester J, Charis E. PTEN hamartoma tumor syndrome. Handb Clin Neurol, 2015, 132: 129-137.

[23] Evans GR, Lloyd SKW, Ramsden RT. Neurofibromatosis type 2. Adv Otorhinolaryngol, 2011, 70: 91-98.

[24] Kaltsas G, Kanakis G, Chrousos G. Carney Complex. In：Endotext [Internet]. South Dartmouth (MA):MDText. com, Inc. 2018.

[25] Toboeva MK, Shelygin YA, Frolov SA. MutYH-associated polyposis. Ter Arkh. 2019, 91(2): 97-100.

[26] Michae FW, Vivian YC, Wendy KK, et al. Recommendations for Childhood Cancer Screening and Surveillance in DNA Repair Disorders. Clin Cancer Res, 2017, 23(11): e23-e31.

[27] Papakostas D, Stefanaki I, Stratigos A. Genetic epidemiology of malignant melanoma susceptibility. Melanoma Manag, 2015, 2(2): 165-169.

[28] Eng KH, Szender JB, Etter JL, et al. Paternal lineage early onset hereditary ovarian cancers: a familial ovarian cancer registry study. PLoS Genet, 2018, 14(2): e1007194

[29] Gonfiantini MV, Armando M, Pucciarini ML, et al. Borderline cognitive level in a family with Bazex-Dupré-Christol syndrome. Am J Med Genet A, 2015, 167(7): 1637-1643.
[30] Fiesco-Roa MO, Giri N, McReynolds LJ, et al. Genotype-Phenotype Associations in Fanconi anemia: a literature review. Blood Rev, 2019, 37: 100589.
[31] Watanabe M, Yamamoto G, Fujiyoshi K, et al. Development of metachronous rectal cancers in a young man with dyskeratosis congenita: a case report. J Med Case Rep, 2019, 13(1): 117.
[32] Patel R, Khalifa AO, Isali I, et al. Prostate cancer susceptibility and growth linked to Y chromosome genes. Front Biosci (Elite Ed), 2018, 10: 423-436.
[33] Jasen AML, Goel A. Mosaicism in patients with colorectal cancer or polyposis syndromes: a systematic review. Clin Gastroenterol Hepatol, 2020, 18(9): 1949-1960.
[34] Alhopuro P, Vainionpää R, Anttonen AK, et al. Constitutional mosaicism for a BRCA2 mutation as a cause of early-onset breast cancer. Fam Cancer, 2020, 19(4): 307-310.
[35] Collaborative Group on Hormonal Factors in Breast Cancer. Familial breast cancer: collaborative reanalysis of individual data from 52 epidemiological studies including 58, 209 women with breast cancer and 101, 986 women without the disease. Lancet, 2001, 358(9291): 1389-1399.
[36] Benito M, Díaz-Rubio E. Molecular biology in colorectal cancer. Clin Transl Oncol, 2006, 8(6): 391-398.
[37] Nagy R, Sweet K, Eng C. Highly penetrant hereditary cancer syndromes. Oncogene, 2004, 23(38): 6445-6470.
[38] Vulliamy T, Marrone A, Szydlo R, et al. Disease anticipation is associated with progressive telomere shortening in families with dyskeratosis congenita due to mutations in TERC. Nat Genet, 2004, 36: 447-449.
[39] Martinez-Delgado B, Yanowsky K, Inglada-Perez L, et al. Genetic anticipation is associated with telomere shortening in hereditary breast cancer. PLoS Genet, 2011, 7: e1002182.
[40] Aronoff L, Malkin D, van Engelen K, et al. Evidence for genetic anticipation in von Hippel-Lindau syndrome. J Med Genet, 2018, 55(6): 395-402.
[41] Green JS, Bowmer MI, Johnson GJ. Von Hippel-Lindau disease in a Newfoudland kindred. Can Med Assoc J, 1986, 134: 133-146.
[42] Wong MH, Tan CS, Lee SC, et al. Potential genetic anticipation in hereditary leiomyomatosis-renal cell cancer (HLRCC). Fam Cancer, 2014, 13(2): 281-289.
[43] Werner-Lin A, Young JL, Wilsnack C, et al. Waiting and "weighted down": the challenge of anticipatory loss for individuals and families with Li-Fraumeni syndrome. Fam Cancer, 2020, 19(3): 259-268.
[44] Ten Broeke SW, Rodríguez-Girondo M, Suerink M, et al. The Apparent genetic anticipation in PMS2-associated Lynch syndrome families is explained by Birth-cohort effect. Cancer epidemiol biomarkers. Prev, 2019, 28(6): 1010-1014.
[45] Warburg O. On the origin of cancer cells. Science, 1956, 123(3191): 309-314.
[46] Vyas S, Zaganjor E, Haigis MC. Mitochondria and Cancer. Cell, 2016, 166(3): 555-566.
[47] Petros JA, Baumann AK, Ruiz-Pesini E, et al. mtDNA mutations increase tumorigenicity in prostate cancer. Proc Natl Acad Sci USA, 2005, 102(3): 719-24.
[48] Scheid AD, Beadnell TC, Welch DR. Roles of mitochondria in the hallmarks of metastasis. Br J Cancer, 2021, 124(1): 124-135.
[49] Kloss-Brandstätter A, Schäfer G, Erhart G, et al. Somatic mutations throughout the entire mitochondrial genome are associated with elevated PSA levels in prostate cancer patients. Am J Hum Gene, 2010, 87(6): 802-812.
[50] Polyak K, Li Y, Zhu H, et al . Somatic mutations of the mitochondrial genome in human colorectal tumours. Nature genetics, 1998, 20(3): 291-293.
[51] Dong J, Wong LJ, Mims MP. Mitochondrial Inheritance and Cancer. Trans Res, 2018, 202: 24-34.
[52] Lindberg J, Mills IG, Klevebring D, et al. The mitochondrial and autosomal mutation landscapes of prostate cancer. Eur Urol, 2013, 63(4): 702-708.
[53] Qiao L, Ru G, Mao Z, et al. Mitochondrial DNA depletion, mitochondrial mutations and high TFAM expression in hepatocellular carcinoma. Oncotarget, 2017, 8(48): 84373-84383.
[54] Ray AM, Zuhlke KA, Levin AM, et al. Sequence variation in the mitochondrial gene cytochrome c oxidase subunit I and prostate cancer in African American men. Prostate, 2009, 69(9): 956-960.
[55] Lam ET, Bracci PM, Holly EA, et al. Mitochondrial DNA sequence variation and risk of pancreatic cancer. Cancer research, 2012, 72(3): 686-695.
[56] Canter JA, Kallianpur AR, Parl FF, et al. Mitochondrial DNA G10398A polymorphism and invasive breast cancer in African-American women. Cancer research, 2005, 65(17): 8028-8033.
[57] Darvishi K, Sharma S, Bhat AK, et al. Mitochondrial DNA G10398A polymorphism imparts maternal Haplogroup N: a risk for breast and esophageal cancer. Cancer Lett, 2007, 249(2): 249-255.
[58] Czarnecka AM, Krawczyk T, Zdrozny M, et al. Mitochondrial NADH- dehydrogenase subunit 3 (ND3) polymorphism (A10398G) and sporadic breast cancer in Poland. Breast Cancer Res Treat, 2010, 121(2): 511-518.
[59] Ishikawa K, Takenaga K, Akimoto M, et al. ROS-generating mitochondrial DNA mutations can regulate tumor cell metastasis. Science, 2008, 320(5876): 661-664.
[60] Creed J, Klotz L, Harbottle A, et al. A single mitochondrial DNA deletion accurately detects significant prostate cancer in men in the PSA"grey zone". World J Urol, 2018, 36(3): 341-348.
[61] Nie H, Chen G, He J, et al. Mitochondrial common deletion is elevated in blood of breast cancer patients mediated by oxidative stress. Mitochondrion, 2016, 26: 104-112.
[62] Shock LS, Thakkar PV,Peterson EJ,et al. DNA methyltransferase 1,cytosine methylation,and cytosine hydroxymethylation in mammalian mitochondria. Proc Natl Acad Sci USA,2011,108(9): 3630-3635.

第二篇

遗传性肿瘤实验室诊断技术

第 5 章

遗传性肿瘤的遗传学检测

随着细胞和分子生物学理论和方法的不断创新发展，病理学研究从形态学提升到分子水平。从 20 世纪 90 年代中期以来，我国在分子诊断技术上也获得了快速发展。分子诊断技术的特点是特异性强、灵敏度高、适用性广等，目前主要应用于人类遗传病的基因诊断和产前诊断、肿瘤标志物筛查、多基因病的检测、性别鉴定、感染性疾病病原体（细菌、病毒等）检测、医学基础应用研究等方面，其中以癌基因、抑癌基因及其他相关基因为研究对象的肿瘤分子病理学成为最热门的领域。这些分子检测技术的迅速发展和应用，对遗传性肿瘤的基础研究、早期筛查、肿瘤预防性干预和肿瘤的个体化治疗具有重要的意义。

第一节　基因分子检测

常见遗传性肿瘤的发生一般涉及多基因的参与。肿瘤遗传相关基因的分子检测对于肿瘤高危人群筛查具有实用价值。部分较为公认的已知肿瘤致病基因及其相关遗传性肿瘤或综合征见表 5-1[1-5]。

除了针对遗传性肿瘤患者和高危人群外，遗传学检测目前也被用于普通人群的肿瘤易感基因筛

表 5-1　部分已知与遗传性肿瘤相关的基因

基因	遗传性肿瘤
APC	家族性腺瘤性息肉病
MSH2/MLH1/PMS1/PMS2	Lynch 综合征
BRCA1/BRCA2	遗传性乳腺癌 / 卵巢癌
TP53	Li-Fraumeni 综合征
BLM	Bloom 综合征
EXT	遗传性多发性骨软骨瘤
RB1	遗传性视网膜母细胞瘤
PTEN	Cowden 综合征
DICER1	DICER1 综合征
SKT11/LKB1	Peutz-Jeghers 综合征

查，如检测 *RET* 基因变异用于诊断多发性内分泌腺瘤病 2 型，*BRCA* 基因用于乳腺癌和卵巢癌的发病风险预测，通过分析谷胱甘肽 S 转移酶基因型用于判断个体暴露于致癌物时的致癌危险性等。

遗传性肿瘤相关基因检测手段主要包括聚合酶链式反应及其衍生技术、多重连接依赖的探针扩增等。

一、聚合酶链式反应及其衍生技术

聚合酶链式反应（polymerase chain reaction，PCR）技术是以 DNA 为模板，在 DNA 聚合酶的催化下以特定引物为延伸点，通过变性、退火、延伸等步骤扩增出与母链 DNA 互补的子链 DNA。PCR 技术是分子生物学技术最重要的科技进展，广泛应用于扩增目的 DNA 片段，为后续检测序列信息以及准确定量核酸水平提供基础。PCR 技术也推动了基因检测技术的快速发展。通常，目的 DNA 片段通过 PCR 技术得以扩增，运用荧光结合 DNA 强度、电泳、分子杂交、测序等方法，对片段信息进行辨别，实现目的基因分型（genotyping）或者 DNA 序列测定。在肿瘤疾病研究中，PCR 技术常用于检测个体遗传变异、体细胞基因变异、染色体重排等基因异常。目前几乎所有的基因变异检测技术都建立于 PCR 的基础之上，由 PCR 衍生出的新的细胞与分子基因组检测技术不断出现，自动化程度的不断提升、分析时间的不断缩短、分析结果准确性的不断提高，使 PCR 及其衍生技术成为肿瘤遗传检测中重要的手段。

（一）荧光定量技术

该类技术主要利用携带荧光基团的探针是否完整的淬灭或释放，或者荧光染料能与 DNA 双链结合发出荧光信号，通过对荧光信号的监测与定量来分析目的基因数量。

1. **TaqMan 探针基因分型**。TaqMan 探针是用于单核苷酸多态基因分型最为常见的一种技术方案。该体系主要是针对已知基因位点设计不同基因型的探针，探针序列中包含匹配不同基因型的碱基，碱基错配将导致探针与模板的结合能力以及被切割的概率大大降低。两种探针 5' 端通过标记不同的荧光基团进行区分（通常使用的是 FAM 和 VIC）。TaqMan 探针另外一端则标记对应的淬灭基团，当探针完整时，相当于一条锁链将荧光基团和淬灭基团紧紧拴在一起，导致荧光基团发出的光被淬灭基团吸收。在 PCR 反应过程中，利用 Taq DNA 聚合酶的 5'-3' 核酸外切酶活力对探针本身进行酶切，当匹配探针被 Taq 酶切断之后，荧光基团得以释放从而导致荧光值上升。荧光值的变化会被荧光定量 PCR 仪或者其他检测仪器记录下来。因此，当基因型为纯合子时，只会检测到单独一种荧光信号，而对于杂合子，两种荧光信号都将被检测到。

2. **实时荧光定量PCR（quantitative PCR，qPCR）技术**。qPCR是在PCR反应体系中加入不饱和的荧光染料，荧光染料能与DNA双链结合发出荧光信号，荧光信号随PCR产物的增加而加强，通过对荧光信号的动态监测与自动定量来分析目的基因的拷贝数。qPCR技术具有操作简单快速、检测成本低、灵敏度高、特异性强及定量准确等优势，成为目前最常用的基因分析技术，广泛应用于基因丰度及DNA拷贝数等检测。但是，qPCR方法依赖Ct值、扩增效率和标准曲线。常用的荧光染料SYBGreen是不饱和的DNA染料，只能通过粗略的熔解曲线分析来判断PCR产物的特异性，无法对基因分型及基因变异进行精确检测，且在目的基因表达丰度低时检测的灵敏度和准确性均会受到限制。

3. **高分辨率熔解曲线分析（high-resolution melting analysis，HRMA）-PCR**。HRMA-PCR 可用于检测基因变异、基因分型和多态性分析，不仅能检测到已知的变异位点，也可以检测到未知位点。此方法的基本原理是在反应体系中加入饱和的 DNA 双链荧光染料，这些荧光染料只能与双链 DNA 结合，并且在结合状态时荧光强度最强，PCR 反应结束后进行升温，双链 DNA 会随着温度的升高而发生变性逐渐打开变为单链 DNA，荧光染料释放，荧光信号逐渐降低。通过收集 DNA 变性过程中的荧光信号变化可以实时检测到荧光染料与 DNA 的结合情况，从而绘制温度—荧光强度变化曲线（高分辨率熔解曲线）。当 DNA 序列中存在变异、插入或缺失时，其基因型的变化就会引起熔解曲线的改变，从而检测到异常信息。

HRMA-PCR 技术主要依赖于饱和双链荧光染料、PCR 靶标片段、能有效控温的仪器系统及熔解曲线分析软件。饱和双链荧光染料可以最大限度地与 PCR 产物进行结合且不抑制 PCR 反应，精确稳定地反映出目的片段的熔解曲线特征。一般来说，PCR 靶标片段越短，越容易检测出变异位点，但是一些基因片段的长度适当增加为多个熔解结构域时，更有利于基因分型及变异的检测。在对目的基因片段进行高分辨率熔解曲线分析之前，可通过熔解曲线预测软件对熔解曲线形状及 Tm 值进行设计优化。

HRMA-PCR 的特点是不受变异碱基位点的限制，不需要特异性探针，在样本进行 PCR 后直接进行高分辨率熔解曲线分析，即可检测到样本中存在的基因变异、单核苷酸多态性等。HRMA-PCR 方法具有操作简便、成本低、灵敏度高、检测速度快等优点，被广泛应用于遗传疾病检测、药物代谢相关基因多态性分析、SNV 位点检测、肿瘤靶向药物筛选、耐药性及预后判断分析等领域。

（二）DNA 电泳技术

DNA 电泳是一种常用的实验室技术，可鉴定、定量和纯化核酸片段。将样品上样到琼脂糖或聚丙烯酰胺凝胶的孔内并放入电场，使带负电荷的核酸向凝胶正极移动。DNA 电泳是根据 DNA 分子大小来分离和识别 DNA 片段的技术，较小的 DNA 片段在凝胶中的移动会比较大的片段要相对容易，较大的 DNA 片段在凝胶中的移动会更难。

1. **限制性片段长度多态性**（restriction fragment length polymorphism，RFLP）-PCR。RFLP-PCR 技术主要利用限制性内切酶识别 PCR 产物 DNA 序列的特异性，即当 DNA 序列差异发生于限制性内切酶识别位点或者由于 DNA 片段的插入、缺失或重复，可使基因组 DNA 经限制性内切酶水解后发生片段长度改变。由于这些特异性基因片段是限制性内切酶产生的，不同基因型 PCR 产物可出现不同长度的限制性片段类型，故称为限制性片段长度多态性。RFLP 可用于检测人类基因在染色体上的特定变异，也能够发现某些能够改变限制性内切酶识别位点的基因变异。

2. **单链构象多态性**（single-strand conformational polymorphism，SSCP）-PCR。SSCP-PCR 法是在非变性聚丙烯酰胺凝胶上，单链 DNA 和 RNA 分子由于其碱基序列的不同而形成不同构象，其构象导致其在凝胶上的移动速度改变。单链 DNA 在中性条件下形成依赖于其碱基组成的二级结构，不同的碱基会形成不同的二级结构，从而在凝胶上会出现不同的迁移率。此法简单快速，常被用于未知基因变异的检测，PCR 产物小于 200bp 时，变异的检出率为 70%~95%，但是当 PCR 产物片段大于 400bp 时，检出率只有 50%。目前，应用 SSCP-PCR 法检测点变异已可用于人类大部分的肿瘤组织或细胞，也可用于遗传性肿瘤变异基因的检测，包括卵巢肿瘤、乳腺癌、胰腺癌等。

3. **异源双链分析法**（heteroduplex analysis，HA）。HA 是由于变异和野生型 DNA 形成的异源杂合双链 DNA 存在碱基不配对区，可以形成环形不配对的部分，构成一个突起，在非变性凝胶中电泳时，会产生与相应的同源双链 DNA 不同的迁移率。HA 法与 SSCP 法相似，不同之处在于 SSCP 分离的是单链 DNA，HA 法分离的是双链 DNA，只适用于小片段的分析。

4. **变性梯度凝胶电泳**（denaturing gradient gel electrophoresis，DGGE）。DGGE 的基本原理基于当双链 DNA 在变性梯度凝胶中进行到与其变性温度一致的凝胶位置时，双链 DNA 会发生部分解链，电泳迁移率下降。当双链 DNA 中有碱基改变时，会导致变性温度变化从而在不同的时间发生解链，从而因影响电泳迁移速度而被分离。用 DGGE 分析 PCR 产物，检出片段的最适范围为 100~500 bp，最高可达 1 kb。由于本法是利用温度和变性梯度凝胶迁移率来进行检测，因此合成的 PCR 引物最好在 5′末端加一段 40~50 bp 的 GC 夹，可利于检测发生于高熔点区的变异。此外，在 DGGE 的基础上，又发展了用温度梯度代替化学变性剂的 TGGE 法（temperature gradient gel electrophoresis）。

（三）DNA 分子杂交技术

该技术的主要原理是利用具有互补碱基序列的 DNA 分子，可以通过碱基对之间氢键结合，形成稳定的双链；技术流程包括双链 DNA 分子分离成为单链即变性，两种单链的复性杂交，而其中一条 DNA 单链事先用同位素或者荧光生物素等进行标记，最后检测同位素或者生物素荧光强度，辨认基因型。

1. **等位基因特异性寡核苷酸**（allele-specific oligonucleotide，ASO）**分析法**。ASO 可对已知的基因变异位点进行检测。根据已知变异位点的核苷酸序列，设计一段包含变异部位的 20bp 左右的寡核苷酸片段作为杂交探针，与固定在膜上的 PCR

产物样本杂交，以野生型探针为对照，放射自显影后，如果出现阳性杂交带，则表示样本中存在与ASO探针相对应的点变异。此方法已用于*RAS*和*TP53*基因的变异分析。

2. **微阵列基因芯片**（microarray）。微阵列基因芯片也称为生物芯片、DNA芯片、基因芯片等，是指采用原位光刻技术或微量点样等方法，将大量序列已知的DNA分子有序地固定于支持物（如玻片、硅片、尼龙膜等载体）的表面，组成密集的DNA探针分子排列；然后使待测DNA样品中与这些已知序列的核酸探针杂交，当溶液中带有荧光标记的核酸序列与基因芯片上对应位置的核酸探针产生互补匹配时，会根据结合能力发出不同程度的荧光。通过特定的仪器比如激光共聚焦扫描或电荷偶联摄影像机（CCD）对杂交信号的强度进行捕获，确定荧光强度最强的探针位置，获得一组序列完全互补的探针序列，据此可重组出靶核酸的序列。近年来，微阵列基因芯片技术已经成为一种有效的基础和临床医学研究方法，能够满足一次检测几万种基因表达水平或者百万个DNA遗传标记，如单核苷酸多态性、拷贝数变异等，具有传统方法无可比拟的高通量特点。

（四）微量DNA检测技术

针对微量DNA变异体，尤其是肿瘤组织中由于肿瘤细胞含量较低、外周血循环肿瘤DNA的样本中，可以通过变异体富集、单分子、数字PCR等技术方案实现检测。

1. **变异体富集**PCR（mutant-enriched PCR）。变异体富集PCR法的原理是利用基因某个编码子部位存在已知的限制性内切酶位点，如*K-RAS*基因的第12编码子的BstN Ⅰ位点，第13编码子有Bgl Ⅱ位点，采用连续两次的巢式PCR来扩增包括*K-RAS*第12/13编码子的DNA片段，在两次扩增反应之间用相应的内切酶消化扩增的DNA片段，野生型因被酶切而不能进入第二次PCR扩增，而变异型则能完整进入第二次PCR扩增并得到产物的富集。

2. **单分子**PCR（single molecule-PCR，SM-PCR）。SM-PCR技术是基于常规PCR技术原理发展而来，同样包括变性、复性和延伸三个基本步骤，但在模板数量、引物设计、DNA聚合酶选择以及反应条件上与常规PCR存在一定区别[6]。该技术能够实现对DNA片段的单基因变异检测，具有超高灵敏度和特异性。SM-PCR技术不仅可用于血浆ctDNA，也可用于肿瘤组织样本，此方法可以检测控制测序文库质量，与第二代高通量测序相结合可有助于全面检测基因组变异信息。SM-PCR技术在产前检测、肿瘤早期诊断、个体化用药和预后监测等一系列个体化诊疗的临床领域均有极大的应用前景。

3. **数字**PCR（digital PCR，dPCR）。dPCR是一种可实现对核酸拷贝数绝对定量的扩增技术[7]，包括PCR扩增和荧光信号分析两部分。dPCR的原理是将加入DNA模板的反应体系进行一定限度的稀释，分离成单分子水平，然后将稀释后的样本分配到大量的反应单元中进行PCR扩增，在扩增结束后，统计每个反应单元的荧光信号，有荧光信号的记为1，无荧光信号的记为0，通过有荧光信号的反应单元的比例或泊松分布公式即可计算出样本的拷贝数或原始浓度。

dPCR主要包括微孔板式、微流控芯片式和微液滴式三种，微液滴式dPCR（droplet digital PCR，ddPCR）技术是目前最常用的一种dPCR技术，ddPCR微滴发生器可将包含有目的核酸分子的荧光PCR反应体系分离为纳升级的油包水微液滴，每个微液滴都是一个独立的反应体系。PCR结束后扩增的产物会富集于相应的磁珠上，通过对磁珠进行收集并检测每个微滴的荧光信号。

dPCR具有超高的检测灵敏度和准确度且所需样本量少，在临床诊断上得到广泛的应用，可用于肿瘤基因变异检测、遗传性疾病筛查、耐药监测、单细胞基因表达分析、病毒或病原体检测与定量、拷贝数变异分析[8,9]等方面。

二、DNA测序技术

随着DNA测序（DNA sequencing）技术不断发展，人类基因组计划取得长足进步，同时推动了肿瘤基因组研究进展。DNA测序技术运用于肿瘤遗传学检测，在肿瘤高危人群、临床诊断与治疗方案制定等肿瘤防治工作中发挥重要作用。

（一）第一代Sanger测序技术

第一代Sanger测序技术是近几十年来人类遗传学研究最重要的技术之一，至今仍是被广泛应用的DNA测序方法。Sanger测序又称为双脱氧链终止法测序，有准确率高、测序片段较长等优点，因此，被广泛应用于探索基因变异。但是，由于其通量低、成本高等原因，限制了其在更深层次的基因分析中的应用。

Sanger测序技术用于检测PCR产物中目的基因的序列信息，目前技术已经不需要经过细菌质粒亚克隆步骤，故称为直接测序法（direct sequencing，DS）。DS法主要以PCR产物作为测序的模板，是诊断未知变异基因最直接的方法。

（二）二代测序技术

二代测序（next generation sequencing，NGS）技术也称为高通量测序（high throughput sequencing）技术，是测序技术发展史上的一次重大技术革命，与传统的第一代测序Sanger法相比，NGS技术具有速度快、通量高和费用低等特点。通过高通量测序，能够直接检测到肿瘤样本和正常对照样本的原始基因序列，通过数据分析比对，可找出与肿瘤相关基因变异信息。为了突破Sanger测序的瓶颈，NGS技术做了很多技术上的突破，包括文库构建、预扩增等，实现了在一个反应中同时进行上百万个测序反应。这种高通量、自动化的测序技术，能够在很短的时间内完成上百亿的碱基测序，实现了在极短的时间内对人类转录组和基因组进行详尽的研究。

2005年，Roche公司首先推出了454基因组测序系统，基于焦磷酸测序原理的GS20测序仪，为NGS技术的到来拉开了序幕。随后，Illumina公司研发出了可逆终止化学反应技术系统—Solexa遗传分析仪，比454技术有更高的通量和更低的成本，缺点是阅读片段长度较短。2007年，美国应用生物系统公司（ABI）推出了SOLiD高通量基因测序分析平台，该技术创新性地应用双碱基编码原理，成为了测序准确率最高的测序技术，此技术平台相继被Life Technologies和Thermo Fisher Scientific公司并购，发展为现在的半导体测序技术。目前，较为常见的NGS技术平台包括我国华大基因的BGI-SEQ和MGI-SEQ系列，美国Illumina的MiSeq、HiSeq和NovaSeq系列以及美国Thermo Fisher Scientific的Ion Torrent和Ion Proton系列产品。这些新型技术平台都是采用实时阅读反应，通量高，大大降低了成本，对于检测DNA位点准确性一般可达99%以上。

NGS技术的快速发展使其在临床上得以广泛应用，被用于产前诊断、肿瘤基因的变异筛查、肿瘤个体化治疗、预后及药效评估等，极大地提高了遗传性肿瘤疾病的分子诊断及治疗水平。按照复杂程度的从高到低，NGS技术可以分为疾病靶向的目标区域测序（target region sequencing，TRS）、外显子测序（whole-exome sequencing，WES）和基因组测序（whole-genome sequencing，WGS）。疾病靶向的目标区域测序用于检测已知的疾病相关的基因，只对某疾病相关的基因进行检测，所以分析的灵敏度及特异性较高，小型的台式测序仪即可满足此类检测的要求，检测迅速且费用低，是目前肿瘤NGS临床检查的主要手段。外显子测序是对基因组中所有编码区域（全基因组序列的1%～2%）进行检测的测序方法，主要用于检测已知疾病相关基因变异或者发现新型致病基因。基因组测序的检测范围覆盖编码和非编码区域，对人类基因组约30亿对碱基进行测序。

（三）单细胞测序技术

单细胞测序（single cell sequencing）技术可在单细胞水平上对基因组进行扩增和测序，实现对单核苷酸变异（single nucleotide variant，SNV）、基因拷贝数变异（copy nuber variant，CNV）、结构变异（structure variant，SV）、单细胞表观基因组的甲基化状态和插入和缺失（insertion and deletion，Indel）等的检测。通常，单细胞测序技术包括单细胞基因建库和新一代高通量测序两个部分。SC-Seq的发展实现了在单细胞水平对疾病及生物学过程中的遗传学特征研究，包括胚胎发育、肿瘤发生和发展的分子机制、肿瘤异质性及耐药研究等。

（四）高通量测序常用分析方法

通过高通量测序将获得大量的数据信息，需要利用生物信息学分析方法将原始机器数据进行格式转换，比对到人类参考基因组，进一步进行质量筛选发现测序过程中出现的序列重排等问题，最后进行变异位点信息辨度和位点注释（annotation）等。较为常用的基因组比对软件为BWA[10]，而对于正常基因组的质控过滤、碱基质量分数校正、小片段插入/缺失区域序列重排和变异位点检测和基因信息辨度常用GATK基因组数据分析软件包[11]。

对于肿瘤体细胞基因变异检测，考虑到肿瘤样本本身的异质性、测序技术局限性等，分析方法较多，结果也不尽相同。目前比较常用的体细胞基因变异检测算法有 Varscan2、Strelka、SomaticSniper 和 MuTect2 等，下面对几种算法进行简单介绍。

1. **Varscan2 算法**。Varscan2 采用统计学和启发式算法分别生成包含 SNV 变异和 Indel 变异的 VCF 文件，程序在同时读取正常样本和肿瘤样本中的数据后，对同一个位点的深度进行标准化，然后进行启发式配对，通过 Fisher 确切检验法检验变异在正常样本和肿瘤样本中的碱基频率差异。当一个位点的某种碱基出现频率超过阈值，则该位点基因型为纯合型，否则为杂合型。

2. **Strelka 算法**。Strelka 算法是先对正常样本和肿瘤样本 BAM 文件中发生插入缺失的序列进行搜索，对其重排，然后基于贝叶斯概率（Bayesian probability）模型，计算出候选 SNV 位点在正常样本中最可能的基因型及正常基因型状态下发生 SNV 的概率。由于测序的正常样本中一般包含有胚系基因变异，而肿瘤样本中包含真正发生 SNV 的正常样本和肿瘤样本，因此，Strelka 算法使用等位基因频率来计算 SNV 概率。Strelka 算法将变异的等位基因频率视为连续变量，构建了混合分布模型，其中正常样本为胚系基因变异和噪声的混合分布，而肿瘤样本为胚系基因变异和体细胞基因变异的混合分布。Strelka 算法通过计算联合后验分布来计算变异为体细胞基因变异的概率。

3. **SomaticSniper 算法**。SomaticSniper 算法使用的是贝叶斯概率模型，该算法基于参考序列计算每种基因型的先验概率分布。通过每个位点在正常样本和肿瘤样本中的观测数据，来计算该位点的联合基因型后验概率，采用对数运算转换为每个位点的 SNV 概率。

4. **Mutect2 算法**。Mutect2 算法是基于隐马尔可夫模型（Markov model）的贝叶斯方法，设计两个贝叶斯分类器对 SNV 位点进行检测分析。该算法首先去除低质量序列数据，然后使用第一个贝叶斯分类器对肿瘤样本进行 SNV 检测分析，在过滤掉由于测序过程中产生的假阳性误差后，使用第二个贝叶斯分类器对识别到的 SNV 位点进行区分，从而来判断是体细胞基因变异还是胚系基因变异。

三、多重连接依赖式探针扩增

多重连接依赖式探针扩增（multiplex ligation-dependent probe amplification，MLPA）是一种基于多重 PCR 检测 DNA 或 RNA 序列拷贝数异常的技术，由荷兰科学家 Schouten 等在 2002 年首次报道，其基本原理是对与样本 DNA 杂交并被连接酶连接的探针进行扩增和半定量分析，是一种可同时检测多个基因序列的操作简便、精确度高、重复性好及通量大的方法[12]。MLPA 已被广泛应用于遗传性疾病基因缺失或重复检测、基因甲基化检测、染色体数目异常检测等[13]。

MLPA 的操作简单，只需 PCR 仪和核酸测序即可在实验室中常规开展。MLPA 最大的特点是其探针的设计，在一个反应体系中，一对引物即可扩增出高达 45 个不同的核苷酸序列，可一次性检出多达 50 种不同的拷贝异常，且能检测出单核苷酸差异。

（一）MLPA 的技术原理

1. **MLPA 的探针设计**。探针设计是 MLPA 反应的关键，每个待测目的基因均要设计一长一短两条探针。两条探针连接后的长度一般在 130~480nt，针对不同的目的基因，通过设置不同长度的特异填充片段。

长探针的 5′ 端须经过磷酸化并在反应过程中保持稳定的磷酸化状态，长探针总长 60~450 nt，包括三部分：与靶序列完全互补的 5′ 端杂交序列、长度为 19~370 个碱基的特异填充片段以及与未标记的 PCR 引物互补的 3′ 端序列。经典的长探针是通过 M13 噬菌体衍生法来制备的，由于该方法步骤繁琐、成本高、技术垄断等原因，一定程度上限制了 MLPA 技术的应用。随着技术的进步，160 nt 以下的长探针也可用化学合成法获得。

短探针长约 50~60 nt，由化学合成，包括两部分：与标记的 PCR 引物相同的 5′ 端序列，长度为 19 nt，和与靶序列完全互补的 3′ 端杂交序列。

2. **MLPA 的反应步骤**。MLPA 的反应步骤为 DNA 变性、探针 - 核酸杂交、连接酶连接、扩增和电泳检测（图 5-1）。探针与靶序列互补杂交后，在连接酶的作用下连接成一条完整的寡核苷酸探针序列，如果其中一条探针的序列与靶基因序列不完全互补，即使只有一个碱基不互补，也会导致探针与靶序列的杂交不完全从而使连接反应无法进行。

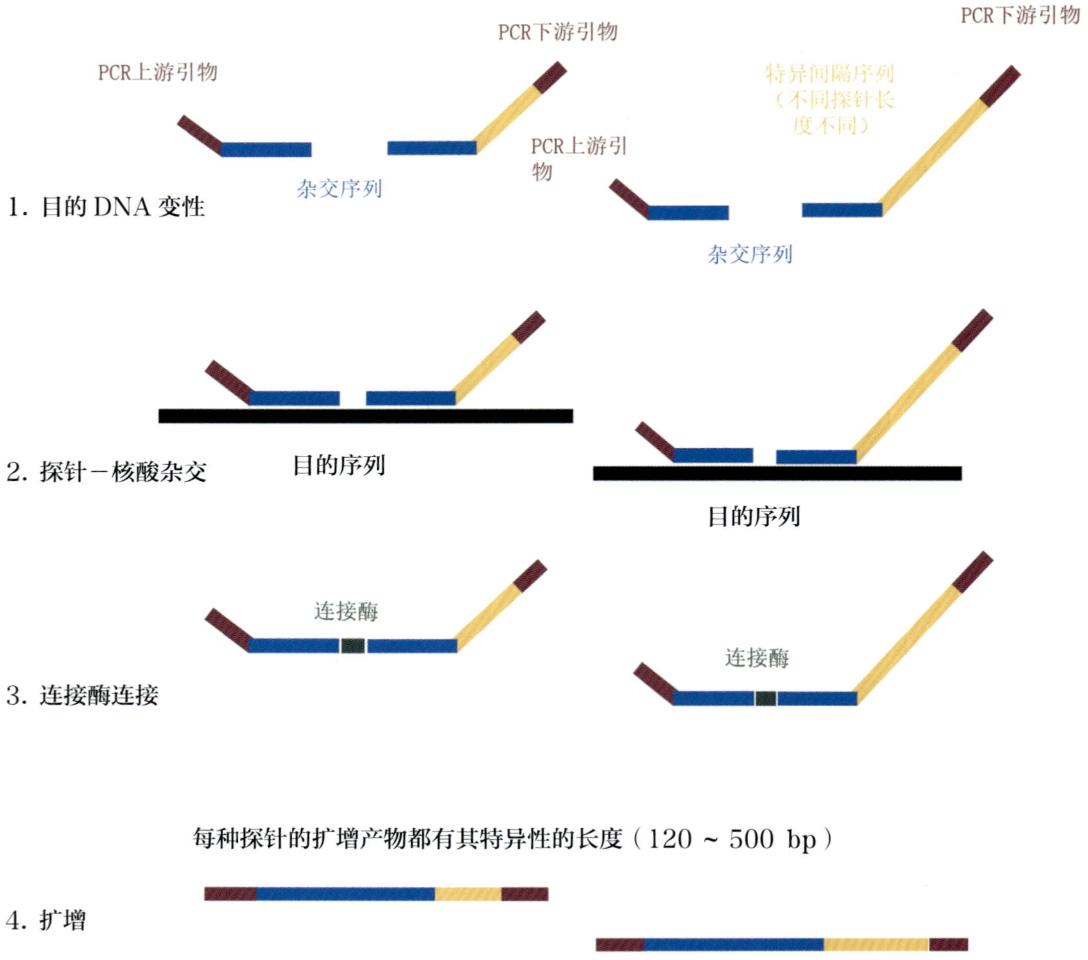

图 5-1 多重连接依赖式探针扩增的反应步骤

以连接的探针为模板进行 PCR 反应扩增，PCR 反应的引物为通用引物。PCR 扩增产物可用琼脂糖凝胶电泳或毛细管电泳等进行分离检测，通过分析其探针峰信号的缺失、增高、降低等信息检测靶基因拷贝数异常。

（二）MLPA 在肿瘤诊断中的应用

1. **遗传性乳腺癌 / 卵巢癌综合征**。*BRCA1*/*BRCA2* 是目前确定与遗传性乳腺癌 / 卵巢癌综合征密切相关的基因，这两种基因的胚系基因变异会增加女性罹患乳腺癌 / 卵巢癌的风险。经过 MLPA 技术发现不同人群的 *BRCA1*/*BRCA2* 基因的变异类型不同，中国人群遗传性乳腺癌 / 卵巢癌综合征家系中 *BRCA1* 基因的 17~20 外显子和 *BRCA2* 基因的 21 外显子缺失比较常见[14]。

2. **家族性腺瘤性息肉病**。家族性腺瘤性息肉病是一种常染色体显性遗传病，若未及时治疗，几乎所有患者都会发生癌变，此病与 *APC* 基因的变异有关，约 70% 的患者可检测到 *APC* 基因的点变异，已有研究说明 MLPA 技术可提高 *APC* 胚系基因变异的检出率，有助于对家族性腺瘤性息肉病做到早发现、早治疗。

3. **遗传性非息肉性结直肠癌**。遗传性非息肉性结直肠癌是一种由 MMR 相关基因的胚系基因变异导致的一种常染色体显性遗传性肿瘤，已知 *MLH1*、*MSH1*、*MSH6* 和 *PMS2* 四种 MMR 相关基因的变异可导致遗传性非息肉病性结直肠癌。已有研究指出，MLPA 技术可以检测出部分此类患者的基因重排。

除在上述几种遗传性肿瘤诊断中的应用之外，MLPA 技术还被广泛应用于其他肿瘤的早期筛查及预后判断中，如 *HER2* 基因变异型乳腺癌、*EGFR* 基因变异型胶质瘤、多发性神经纤维瘤、肾上腺皮质肿瘤等。

（三）MLPA 在其他疾病诊断中的作用

1. **病原体的检测**。MLPA 在 2008 年被首次报道用于微生物的检测，该方法能实现对多种病原体进行同步检测，且成本低廉、操作简便。此后，由于 MLPA 技术的逐渐成熟，MLPA 技术与荧光探针熔解曲线技术相结合，可同时检测并分辨 15 种高危型 HPV，且灵敏度更高。科学家们通过不断地简化探针设计、优化杂交步骤、缩短杂交时长等方式改进 MLPA 检测技术，使其在大肠杆菌、呼吸道病毒、兽类微生物检测中得到广泛应用。

2. **染色体异常导致的疾病**。染色体数量及形态的异常可导致多种神经系统疾病，如爱德华氏综合征、唐氏综合征、Patau 综合征等。对此类疾病的常规检测方法是从羊水、脐血、绒毛等组织中得到胎儿体细胞，经体外培养后进行染色体核型分析，操作复杂且准确度低。MLPA 技术通过对与特异性探针互补的靶序列进行定量分析来检测染色体是否异常，操作简便且准确性高。

3. **对基因片段缺失或重排导致的疾病的检测**。如杜氏肌营养不良症、苯丙酮尿症、杰格斯综合征等遗传疾病。

（四）MLPA 对病原体耐药性的检测

临床研究中通常需要同时测定多种微生物对多种抗生素的药物敏感性，传统的液体稀释法耗时耗力，而 MLPA 技术的发展解决了这一难题。通过检测探针的设计，MLPA 实现了同时检测病原体对多种抗生素耐药性的检测，如结核杆菌对利福平、异烟肼、氨基糖苷类、氟喹诺酮类及卷曲霉素的耐药性检测，乙肝病毒耐药基因的检测等。

（郑健 贝锦新）

第二节 循环肿瘤细胞检测

循环肿瘤细胞（circulating tumor cell，CTC）是指从肿瘤原发灶或转移灶中脱离基底膜并通过组织基质侵入到外周血中的肿瘤细胞，具有完整的细胞形态和基因组信息，可通过人体的血液循环系统和淋巴系统进行播散并定植于其他器官形成肿瘤转移灶，是肿瘤转移的“种子”[15,16]。CTC 可动态的反映肿瘤的疾病进展，在肿瘤（如转移性乳腺癌、前列腺癌、肺癌和结直肠癌等）的早期诊断、疗效监测、预后评估、复发转移检测和个体化诊疗等方面具有极高的临床应用价值[17-20]，是肿瘤精准诊疗领域的重要发展方向。

一、CTC 的特征[21,22]

1. **CTC 的丰度极低**。CTC 在外周血中的含量极低，在转移性肿瘤患者的外周血中，每毫升血液中仅有 1~10 个 CTC。

2. **CTC 具有异质性**。肿瘤在发生和转移过程中具有异质性，因此从肿瘤原发灶或转移灶中脱落的 CTC 在分子特征、理化性质及存在形式上等方面也具有异质性。

3. **细胞形态的非典型性**。CTC 从原发灶或转移灶中脱落进入血液循环后，会随着血液快速流动，在此过程中 CTC 会受到血管壁的物理摩擦和挤压，再加上机体免疫系统以及药物等的化学攻击等作用，CTC 会在大小、形态及表型上发生改变。

4. **CTC 相较于血细胞具有更大的核质比，细胞核的形态各异**。

二、CTC 的分离与富集[23-27]

（一）基于 CTC 物理特性的分离方法

物理特性的富集法具有操作简便、CTC 存活度高、富集效率高等优点，主要有滤膜富集法和密度梯度富集法等。

1. **滤膜富集法**。因 CTC 和正常的血液细胞在形态和大小等方面存在差异，CTC 的直径约 10~20 μm，而血白细胞大小为 7 ~ 12 μm，通过过滤可留下体积较大的 CTC，所以可设计一定过滤孔径的聚碳酸酯膜来分离 CTC，此方法被称为膜滤过分离肿瘤细胞技术（isolation by size of epithelial tumor cells，ISET）法。此方法分离出的 CTC 形态完整，细胞表面抗原未被破坏，确保了后续的免疫标记及染色等鉴定工作的准确性。但因外周血中也有大体积的白细胞，其体积与部分 CTC 的体积相当，甚至更大，所以降低了该方法的灵敏度和特异性。

2. **密度梯度离心富集法**。CTC 在密度梯度介质中的沉降系数与正常血液细胞存在差异，因此可通过密度梯度离心技术对 CTC 进行分离富集。密度梯度离心法主要有 Ficoll 法和 Oncoquick 法两种。Ficoll 法分离富集的 CTC 纯度相对较低，Oncoquick 法则增加了多孔屏障，富集效率相对较高。密度梯度离心富集法操作简便，但所需血液样本量大，灵敏度低。

3. **除了大小和密度的差异，还有些其他物理性质可以用来分离 CTC，比如利用 CTC 和血细胞**

之间的力学和介电性质差异来捕获CTC。此外，微流控技术在物理特性富集法中也有所应用。微流控芯片通过在芯片中设置不同的微结构单元，根据CTC与血细胞物理特性的差异将其从血液中分离出来，常用的微结构包括微孔、微过滤网和微柱等。

（二）基于生物特性的分离方法

基于生物特性的分离方法主要是指免疫亲和富集法，是利用抗原、抗体特异性结合的原理对CTC进行富集的方法。

1. **正向富集法**。是针对CTC细胞表面的肿瘤细胞特异性抗原标志物进行富集的方法。大部分的CTC表达上皮细胞黏附分子（EpCAM）和细胞角蛋白（CK）等上皮细胞表面抗原，所以可通过靶向肿瘤细胞特异性表面抗原的抗体来识别和富集血液中的CTC。此方法具有极高的特异性，也是目前唯一被美国食品药品管理局（FDA）批准应用于预后判断的CTC检测系统，CellSearch系统正是基于此原理的CTC检测平台。但是，由于CTC在受到外部刺激或者内部基因变异的情况下会发生上皮间质转化（epithelial-mesenchymal transition，EMT），上皮表面标志物表达减弱或缺失，会造成漏检。因此，利用多种肿瘤相关标志物的组合检测可以更加有效的富集CTC。比如磁珠分选系统MACS、MagSweeper和AdnaTest等。此外，CellCollector系统将包被EpCAM抗体的CTC细胞采集器插入患者的静脉中富集CTC。该技术在半小时内，可以收集超过1500 ml血液中的CTC，是目前效率最高的CTC富集技术，已于2017年获得原中国食品药品监督管理总局（China Food and Drug Administration，CFDA）批准上市。

2. **负向富集法**。利用特异性抗体与血液中白细胞表面的抗原结合，通过去除背景白细胞从而富集CTC的方法。EasySep系统（STEM CELL）采用CD45免疫磁珠结合血液中的白细胞，然后通过磁场吸附白细胞，实现白细胞的去除，从而实现负向CTC的富集。负向富集的方法不需要依赖CTC表面特有的标志物，具有很好的通用性，从而适用于各种肿瘤样本，但与正向富集相比，其富集纯度较低。

3. **微流控芯片同样可用于生物富集法**。主要利用包被有EpCAM抗体的微米级大小的高分子聚合材料微管道，当外周血流经时EpCAM抗体与CTC表面的抗原特异性结合，CTC则被吸附在芯片表面上。该方法富集效率高且成本较低。

三、CTC的检测分析方法[28]

CTC检测主要是从蛋白质、染色体、DNA和RNA水平实现对肿瘤细胞的定性。在蛋白质水平上，主要是利用免疫荧光标记法。上皮细胞具有特异性，细胞角蛋白家族（如CK8、CK18和CK19）是检测上皮型CTC的标志物。在染色体水平上，荧光原位杂交技术能检测特定染色体区域的扩增情况以及靶基因的扩增情况。在DNA水平上，基因检测和ARMS检测可检测到丰度低至0.1%~1.0%的变异基因。在RNA水平上，基因表达图谱和qPCR技术可检测CTC基因的表达水平。

四、CTC在肿瘤精准诊疗上的临床应用[17-20,29]

（一）CTC在肿瘤早期诊断中的作用

传统的影像学检查难以发现早期的肿瘤病灶，当病灶小于1 cm时，CTC检测可能更早的发现肿瘤，实现肿瘤早期诊断。研究证实，CTC检测技术对非小细胞肺癌、乳腺癌、结直肠癌、前列腺癌等肿瘤的早期诊断都有一定的临床意义[17-20]。更多的研究提示CTC不仅对肿瘤早期诊断有重要的作用，而且有助于对肿瘤分子分型及肿瘤分期的鉴定[30-32]。

（二）CTC在肿瘤疗效和预后评估中的作用

CTC目前已是公认的一个可靠的预后指标，在手术、放疗、化疗、免疫治疗和靶向治疗过程中都显示出了很好的疗效和预后评估价值。

在手术治疗方面，研究证实，关于胰腺癌患者的前瞻性研究提示，术前CTC的数量与胰腺癌术后复发显著相关[33,34]。术前CTC检测不仅可以预测无疾病生存期，也为手术方式和术后手术治疗提供了依据。

在放疗、化疗方面，研究证实，CTC不仅能够预测放疗、化疗疗效，还可为放疗剂量提供依据[35-37]。例如，头颈部肿瘤中CTC联合MRI能更好地评估放疗疗效，为后续放疗剂量选择提供依据。局部晚期结直肠癌中，CTC数量变化也能预测局部晚期结直肠癌患者对新辅助放化疗的疗效。乳腺癌新辅助治疗前CTC阳性也是独立的预后因素，结合qPCR技术可有助于识别需要治疗干预的乳腺癌患者。

在靶向治疗方面，特定靶点 CTC 的变化能够预测靶向治疗效果。在近些年兴起的免疫治疗中，也发现 CTC 数量和 CTC 表面的 PD-L1 的表达水平与头颈鳞癌、肝癌、胃癌等的免疫治疗效果相关。CTC 中 MART-1、MAGE-A3 和 PAX3 等蛋白的表达也被证实与免疫治疗疗效相关。

CTC 检测技术是一种实时、无创的液体活检法，可与高通量测序技术、单细胞测序技术等基因检测方法联合应用。随着富集及检测技术的发展，CTC 技术将更广泛地应用于肿瘤早期诊断、病理分期、疗效评估及预后评估等方面。

（贝锦新）

第三节　肿瘤遗传学检测结果解读

近年来二代测序（NGS）技术快速发展，应用范围从肿瘤或遗传病的分子机理研究逐步扩展到临床检测。随着人类基因组中大量变异不断被发现，基因检测序列解读不断面临着新的挑战，如何从海量的变异位点数据中筛选出真正具有临床意义或潜在临床意义的基因变异至关重要，这个过程要求对变异的致病性和临床意义进行准确的判断，并提供适合受试者的临床干预建议。基因测序研究最早开展于大学和研究机构，主要用于遗传性疾病诊断和研究，随着基因检测技术的提高，第三方商业性基因检测机构不断涌现，NGS 技术已成为遗传疾病的临床应用主流，但是各机构的基因检测及分析水平参差不齐。2016 年研究者通过评估美国 9 个顶级实验室采用实验室自身建立的方法和解读指南对 99 个变异位点的分级结果后发现，实验室间评级的一致性只有 34%。在不一致的结果中，有高达 22% 的结果对临床判断会造成严重影响（如致病性的变异判断为良性变异等）。这样的差异主要源于实验室间解读流程的不统一、整合的文献或数据库信息不完整等[38]。

DNA 样本检测数据从测序仪下机后，需通过复杂的生物信息分析流程将基因碱基序列转变为可供解读的变异列表，目前一般推荐人类基因组变异协会（Human Genome Variation Society，HGVS）制定的标准命名法为变异命名的首要准则[39]。临床报告应该包含参考序列以确保变异命名的准确无误，并提供编码和蛋白质命名法来协助功能注释（如“g”为基因组序列，“c”为编码 DNA 序列，“p”为蛋白质，“m”为线粒体）。基因检测结果解读应包含对变异检测结果进行分类的证据。美国医学遗传学与基因组学学会（American College of Medical Genetics and Genomics，ACMG）于 2013 年成立了以 ACMG、分子病理协会（Association for Molecular Pathology，AMP）和美国病理学家协会（College of American Pathologists，CAP；http://www.cap.org/）为代表的工作组，制定了序列变异解读标准和指南[40]。对于孟德尔疾病相关的基因变异，建议使用特定标准术语来描述：“致病”“可能致病”“意义不明”“可能良性”和“良性”。同时，ACMG 指南描述了基于典型的数据类型（如人群数据、计算数据、功能数据、共分离数据等）对变异进行五级分类的标准过程。由于临床基因检测和解读的复杂性，ACMG 建议临床基因检测应在符合临床实验室改进修正案（CLIA）认证的实验室中进行，其检测结果应由通过执业认证的临床分子遗传学家、分子遗传病理学家等专业人员解读[41]。

遗传性肿瘤相关基因的解读主要根据 ACMG、国际癌症研究机构（IARC）、胚系基因变异等位基因解读实证联盟（ENIGMA；https://enigmaconsortium.org/）、欧洲分子基因诊断质量联盟（European Molecular Genetics Quality Network，EMQN）等组织的分级标准。以 *BRCA* 基因变异为例，按照风险程度由高至低分为 5 类：致病（5 类，致病可能性 >0.99）、可能致病（4 类，致病可能性在 0.95 ~ 0.99）、意义不明（3 类，致病可能性在 0.05 ~ 0.949）、可能良性（2 类，致病可能性在 0.001 ~ 0.049）和良性（1 类，致病可能性 <0.001）[42]。

变异解读的关键步骤之一是收集证据并依据证据对变异进行分类，数据库是证据挖掘的重要资源。常用数据库类型包括群体数据库、疾病和特定基因变异的数据库。群体数据库是在以种群为基础的研究中发现的变异，如 dbSNP、Exome Aggregation Consortium、1000 Genomes Project 等数据库，变异在大规模人群中的频率可从此类数据库中获取，以帮助区分一些种群内的高频良性多态性位点。疾病数据库主要包含患者中发现的变异及对其致病性的评估。目前人类基因组中大量变异不断被发现，逐渐被许多数据库收录，当临床检测中需要对变异进行分类解读时，可在已有的数据库中寻找有价值的参考信息，寻找变异的功能效应及可能关联的表型等相关分级证据。常用的疾病相关的人类基因组变异数据库包括 ClinVar（https://www.ncbi.nlm.nih.gov/clinvar/）、Online Mendelian Inheritance in Man（OMIM，https://omim.org/）、Human Gene Mutation Database （HGMD，http://www.hgmd.org）等 [40,41]。此外，乳腺癌 *BRCA1/2* 基因的遗传注释还可以参考亚专科的专业数据库如 BRCA Exchange database（https://brcaexchange.org/）、胚系基因变异等位基因解读实证联盟（ENIGMA；https://enigmaconsortium.org/）和中检院制定的 *BRCA* 解读规则细则（https://brca.cngb.org/）进行注释 [42]。遗传疾病变异数据库中的分类附上数据库和参考文献内容，指导注释检测结果的临床意义。值得注意的是，由于未进行严格的广泛审核及更新频率问题，疾病和特定基因的数据库可能会包含一些分类错误的变异，所以数据库虽有助于信息收集，但使用时也需谨慎，并且变异的解读过程中也需要检索最新的医学文献。

对于胚系基因变异检测，意义不明变异（variants of uncertain significance，VUS）位点是一个主要的问题，由于通量的增加和人种差异，临床肿瘤样本可能发现新的变异位点。实验室必须制定相关政策方案用来应对检测过程中出现的临床意义不明变异情况。此外，可能随着数据库或者功能学研究等证据的更新，意义不明变异可重新升级或降级，所以对意义不明变异的再分析是有必要的 [43,44]。

对于有遗传性肿瘤家族史的健康人群，基因检测可筛查致病性变异携带者，评估其罹患恶性肿瘤的风险，后续可考虑采取针对性的预防或早筛查策略进行管理 [45]。需要注意的是，并不是携带了遗传性肿瘤易感基因的人就一定罹患肿瘤。肿瘤遗传易感性取决于胚系基因变异致病风险大小及其外显率，所致患癌风险可以分为高度、中度和低度三种。外显率高的基因变异常见于孟德尔常染色体显性遗传的肿瘤类型，可导致个体罹患肿瘤的风险为普通人群的 5 ~ 20 倍，如 *APC* 基因变异型的个体，若无监测和手术干预，其结直肠癌发病风险近 100%。大多数情况下，具有中度外显率的基因变异将疾病的平均风险增加 2 ~ 5 倍。通过检测这类基因通常可以确定受影响的亲属，但其不完全外显性可能会导致隔代遗传，如携带 *CHEK2* 基因胚系基因变异的个体一生仅有 2 倍的结直肠癌发病风险。低度外显率的基因变异主要通过常见复杂性疾病的全基因组关联研究发现，这类易感基因位点在人群中具有较高的频率分布，但其对肿瘤发病的影响较微弱（携带者患病风险一般低于 2 倍）。未携带易感基因变异的受试者，也并不意味着肯定不会得肿瘤，因为肿

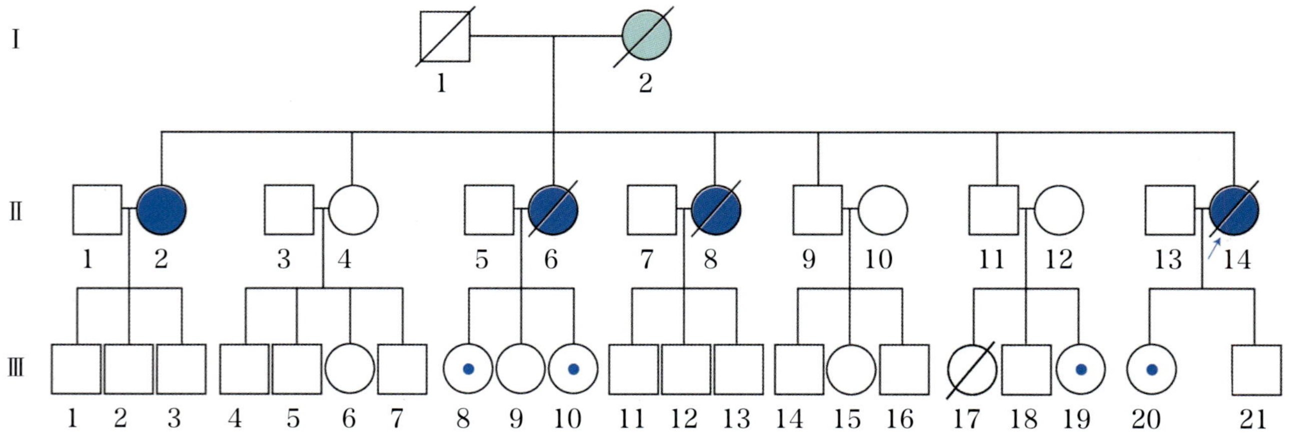

图 5-2 卵巢癌病例家系图

（此案例引自 Liao 等 [46]）

瘤的发生是多因素多步骤的复杂过程，也与环境、生活习惯、病毒等致癌因素相关，比如黄曲霉素的大量暴露导致肝癌发病风险大大提高。

在一个具有遗传性卵巢癌家族史的家系中（如图 5-2），对卵巢癌病例进行 *BRAC1* 和 *BRCA2* 的全基因检测，*BRCA1* 基因上检测到 8 个变异，*BRCA2* 基因上检测到 7 个变异，其中 *BRCA1*（c.3326A>T）和 *BRCA2*（c.1342A>C）变异在第二代 3 个病例中均存在（Ⅱ-2，Ⅱ-6，Ⅱ-8）。在第三代的女性，有 4 位携带 *BRCA2*（c.1342A>C）变异，其中有一位同时携带 *BRCA1*（c.3326A>T）变异，*BRCA1*（c.3326A>T）变异使得精氨酸变异为终止密码子，*BRCA2*（c.1342A>C）使得天冬酰胺变异为组氨酸，这两个变异被认为是该卵巢癌家系的易感基因位点，通过 *BRCA1* 和 *BRCA2* 基因的检测可以筛查该遗传易感家系的高风险人群 [46]。既往中国 *BRCA* 基因检测普及度低、数据相对较少，随着 NGS 技术在 *BRCA* 检测上的深入应用，对中国人群乳腺癌、卵巢癌 *BRCA* 基因变异特征的认识也逐渐加深，研究显示中国人群和西方人群 *BRCA* 基因具体变异位点有差异。搭建开放性资源数据共享平台、整合中国人群数据及变异谱十分必要，可促进基因变异准确分类及基因检测临床应用的不断优化 [47]。

随着生物学、医学研究以及临床实验的开展，将有更多的基因变异出现，也将有更多变异的致病性和临床意义得到进一步的明确，我们希望以这些明确致病性和临床意义的变异为基础，提出更细化、更明确的规则来完善临床基因变异解读体系。在此基础上，自动化报告解读系统也将逐步完善，多种形式的自动化解读结合人工审核将是未来发展的一个重要趋势，两者结合将使 NGS 结果解读速度更快，报告更准确，为医生和患者提供更好的帮助，促进精准医疗的发展。此外，遗传学检测和解读涉及一系列的伦理学问题，包括基因与肿瘤相关性程度、个人信息隐私、基于数据库的新发现与“知情”和“不想知情”权利等，需要立规立法，相关从业人员应当遵守，确保受检者受到应有的法律法规保护。

（崔倩 贝锦新）

第四节 肿瘤遗传检测实验室规章制度

肿瘤遗传学咨询是肿瘤遗传学的主要任务之一，未来遗传咨询的内容及范围会更广泛，涉及个体药物治疗敏感性、遗传多态性等。肿瘤遗传学诊断很大程度上依赖于肿瘤遗传实验室检测，包括生物生化检测、细胞遗传学检测、分子遗传学检测等。肿瘤遗传学实验室从事的实验诊断内容具有其特殊性，如家系遗传性肿瘤诊断等，有时需要对患者制定个体化诊断方案，无法批量检测。由于肿瘤遗传实验室用到的技术平台复杂、实验室人员组成多元化、设计一些社会问题及医学伦理学问题等，从实际应用及管理规范上来讲，肿瘤遗传实验室应当遵循国际临床遗传学实验室管理标准。

一、CAP 实验室认证

美国病理医师协会（College of American Pathologists，CAP）是被美国临床实验室改进修正法案（Clinical Laboratory Improvement Amendments，CLIA）批准的认证机构之一，为包括临床遗传学在内的所有专业指定行业标准、提供指导、进行调查及执行检查。按照国际标准，所有提供临床检测的分子遗传实验室都应获得 CLIA 认证，而 CAP 认证被认为是国际金标准，肿瘤遗传实验室想要获得 CAP 认证，应主动申请并积极参加能力测试。CAP 认证要求实验室使用特定的要求核对表，并由外部实验室专家团队进行两年一次的检查（http://www.cap.org/web/home/lab/accreditation/accreditation-checklists）。

二、遵循临床实验室管理法规

肿瘤遗传实验室是对取自人体的标本进行检测，出具检验诊断报告，因此应当遵循《医疗机构临床实验室管理办法》[（2020 修正）卫医发（2006）73 号]，该管理办法对临床实验室的组织管理、人员培训、实验室设施与环境、设备试剂、标准操作规范、检测结果报告等各方面都提出来技术与管理上的具体要求。遵循该办法的指导可以帮助肿瘤遗传实验室建立完善的质量保证体系，保证检验报告的准确、及时和完整性，保护患者隐私。

因肿瘤遗传实验室中进行的基因检测大多涉及基因扩增实验，此类检测应遵循《医疗机构临床基因扩增检验实验室管理办法》。此外，适用于肿瘤遗传实验室的规范管理的法律法规还有《医疗机构管理条例》《医疗机构临床基因扩增检验实验室管理办法》《产前诊断技术管理办法》《病原微生物实验室生物安全管理条例》《胎儿染色体异常与开放性神经管缺陷的产前筛查与诊断技术标准》等。

三、实验室人员构成及管理

（一）实验室人员构成

遗传检测实验室的专业技术人员的资质与数量应当与所开展的临床检验项目相匹配。在我国，肿瘤遗传学实验诊断及遗传咨询的专业教育尚处于起步阶段，相关标准和方案有待完善。按照 CAP 实验室的要求，实验室必须要有满足标准的实验室主任，作为实验室的领导及运行核心。实验室主任必须拥有获得认可的相关专业的博士学位，具备管理和指导实验室人员的能力，持有经卫生部门批准的有效执照或证书。

（二）实验室人员管理

对于 CAP 实验室技术人员的相关管理规范可参考《美国临床遗传实验员认证规范介绍》，实验技术人员在进行复杂的遗传学检测时，应当满足以下要求[48]。

（1）遵循实验室的标准操作流程，进行样本收集、处理、检测分析、发布报告及维护患者测试结果。

（2）妥善保存样本的测试记录文档。

（3）遵守实验室检测质量控制守则，详细记录每次质控，进行设备和程序的校准及维护。

（4）能够发现可能对测试结果产生不利影响的问题，并及时纠正或立即上报技术主管或实验室主任。

四、实验室标准操作流程和质量管理及控制

（一）实验室标准操作流程

包括 CAP 在内的实验室认定标准，均要求临床实验室为所有的临床测试项目提供标准操作流程（standard operating procedure，SOP）。SOP 是每个实验检测项目的核心文档，应该由相应岗位的人员使用。SOP 在用于项目检测过程中时应至少包括以下要素：

（1）阐明检测项目的基本原则及临床意义。

（2）规范样本的收集、标记、储存、运输、处理及转运过程。

（3）样本的可接受性及不能接受性的标准。

（4）检测的步骤，包括检测结果的计算及结果解读。

（5）设备和程序的校准及维护。

（6）测试检测系统的测量范围，包括校准结果（包括影响因素、参考区间等）未能满足实验室可接受标准时的纠正措施。

（7）相关参考文献。

（8）实验室可报告的结果及报告系统的局限性。

（9）测试系统无法运行时的相应措施。

实验室 SOP 在实施及变更时要得到实验室主任的批准，至少每两年进行一次审查。实验室技术人员必须熟知与其检测项目相关的守则和流程。

（二）实验室质量管理、质量保证及质量控制

实验室质量管理、质量保证及质量控制是实验室得以高质量运行的重要因素，肿瘤遗传实验室出具的实验诊断报告，应根据其开展的检测项目建立完善的质量管理体系。肿瘤遗传实验室应制定全面的质量管理计划，明确目标及实施细则，包括实验室技术人员的继续教育及定期考核、实验室环境 / 设施 / 安全及卫生管理制度、设备维护及校准、文档管理策略等。2007 年，国际标准化组织颁布了《医学实验室 - 质量和能力的专用要求》，即 ISO15189。ISO15189 是当前世界上公认的医学实验室管理准则，规定了医学实验室质量和能力的专用要求，成为医学实验室的国际标准。肿瘤遗传实验室的管理应引进 ISO15189 的管理理念。

CAP 也列出了一些质量管理流程的组成部分，包括患者的识别、样本收集 / 鉴定 / 保存 / 运输和处理、试剂的采购 / 验收 / 保存和领用、检测报告质量保证、文档的记录及保管等。质量管理计划应能够监测和检查实验室系统中的问题，识别系统需要改进的地方，并根据质量管理系统的数据制定纠正措施。实验室管理计划必须能确保制定的实验室质量测试及评估措施能实质性地进行，积极审查，定期分析和总结实验室质量管理情况，提出持续改进意见，最好能引进第三方检查监督机制。

五、实验室检测报告、信息系统和文档管理

（一）实验室检测报告

完整的临床检测报告必须包含以下基本要素：实验室名称及地址、患者信息及独特的识别码、送

检医生姓名、样本来源、采样日期及时间、报告签发日期及时间、检测结果、适用的测量值参考范围、可能的限制检测充分性的样本条件等。对于检测报告的相关详细规范请参阅《医学实验室 - 质量和能力的专用要求》。当发现检测报告有误时，实验技术人员应立即通知实验室负责人或相关的临床人员，并发布改正报告，改正后的数据和原始数据应有明确标识。

（二）实验室信息系统

实验室信息系统（laboratory information system，LIS）是 CAP 实验室要求的一部分，提供服务于实验室信息需求的数据库。实验室信息系统需要满足以下几点要求：

（1）必须经过有效安全验证，以确保正常运作，包括保障患者隐私问题。

（2）拥有足够的数据备份及验证，防止数据丢失，保证实验室不间断地运行。

（3）根据需要对软件、硬件进行更新及维护，定期（如每年）对系统的性能进行审查。

（4）妥善保存所有的升级文档。

肿瘤遗传检测将使用个人（可能包括家庭）信息、遗传物质等，涉及医学伦理及法律法规方面的问题，医护人员在从事肿瘤遗传咨询的工作时应当遵从相关的约束，保护患者的隐私。实验室应制定守则和流程来解决患者信息的隐私性问题，如基于云存储的患者的隐私数据，实验室应至少每年一次对相应的守则和流程是否符合规定进行审核，遵守健康保险可携性和责任法案（Health Insurance Portability and Accountability Act，HIPAA）的审查记录。

（三）实验室文档管理

CAP 要求使用管理日志来进行实验室文档管理，包括实验室当前的守则、标准操作流程、表格及副本的位置等，还可包含其他相关的信息，如标准操作流程正式启用的日期、审核日期及被停用或取代的日期。实验室所有的记录和材料均应在适当的存储条件下保留一定的时间，样本申请文档、检测结果及报告、仪器打印输出及输入记录、仪器维护记录、质量控制及管理记录等记录在创建后应至少保留两年。

六、实验室安全

实验室必须建立一个完整的安全守则和流程，作为新员工入职培训的一部分。实验室安全包括生物安全、化学品安全、消防安全、实验室废弃物处置及事故应急处置等。

（一）实验室生物安全

实验室生物安全是指避免危险生物因子（遗传检测实验室中主要是体液中病原微生物）造成实验室人员暴露、向实验室外扩散并导致危害的综合措施，包括物理防护、标准化操作流程和规范化实验室管理。实验室技术人员必须掌握生物安全基本知识，做好个人防护，熟悉实验室标准操作流程及突发事件应急处置方法后方可进入实验室。

（二）化学品安全

化学品安全是实验室安全的重要组成部分，临床实验室中应该制定书面的化学品安全技术说明书（material safety data sheet，MSDS），对使用的所有化学品实施安全守则。MSDS 应涵盖所有化学品的致癌性、急性毒性和生殖发育毒性的评估，并对有害化学品的特殊处理要求进行评估。实验室技术人员在使用化学品前应先查询 MSDS 和其他参考资料，包括化学危害的详细信息、安全储存与保管方式、安全使用注意事项、应急处置方式等。

实验室技术人员在使用化学品时应佩戴合适的口罩、手套、护目镜和工作服等个人防护装备，严格遵照操作程序和使用方法使用化学品，避免对自己和他人造成伤害，在使用易燃、易挥发化学品时必须在符合要求的通风橱中操作。实验室应该配备足够的铅垂式或自给式紧急洗眼设备。

（三）消防安全

实验室安全事故大多因为实验室人员消防安全意识淡薄、操作不规范及缺乏消防安全知识所致。因此，应谨记“以防为主、防消结合”的消防安全工作方针，加强实验室安全管理，增强消防安全知识学习。实验室电器及其线路的安装应符合《电气装置安装工程施工及验收规范》等有关国家标准的要求。

（1）配备足够功率的电线和插座，正确接零或接地。

（2）不得乱拉乱接电线，不得有裸露的电线头，禁止在一个插座或移动插线板上插多个用电负荷。

（3）使用电器设备时，保持手部干燥。

（4）室内若有氢气等易燃易爆气体，应警惕实验室发生电火花和静电。

（5）所有设备在初次使用前、维护后都应及时检查电流泄露情况。

（6）发生电器火灾时，应立即切断电源，用灭火器灭火。

（7）发生人体触电时，应迅速切断电源，用绝缘物体将电线与人体分离后实施抢救。

（四）实验室废弃物处置

实验检测流程中产生或残留的对人体或环境有直接、间接或潜在危害的物质都属于实验室废弃物，包括化学废物、生物废物等。

1. 实验室废物处置基本要求

（1） 实验室需配备不同的废物收集装置。

（2） 废物集中暂存点的设置应符合相关安全要求，做到规格、标识相对统一。

（3） 从事实验室废物处置的人员，必须经过专业培训并按规定做好个人防护。

（4） 有毒有害的实验废物应分类收集，统一交由有相关资质的单位进行回收处置。

2. 化学废物回收处置注意事项

（1） 填写化学废弃物记录卡。

（2） 检查回收桶液面高度，不能超过容器容积的 75%。

（3） 每次倾倒废液后应盖紧容器。

（4） 废弃物处理时，注意使用个人防护工具。

（5） 过期的、不知名的化学品应妥善保存，统一处理，定期组织集中处理有毒有害化学废液、废弃物。

3. 生物废物处置。生物废物主要包括感染性生物废物、非感染性生物废物、尖锐废物等。感染性生物废物包括废弃的患者标本，如血液、分泌物、组织等；接触过感染性废物的耗材，如试管、手套等。严禁将生物废物同生活垃圾混放，按废物处理相关规定分类收集，有感染风险的废物需先进行消毒灭菌处理（如血液、组织等）。

（郑健　贝锦新）

参考文献

[1] MosseYP, Laudenslager M, Longo L, et al. Identification of ALK as a major familial neuroblastoma predisposition gene. Nature, 2008, 455 (7215): 930-935.
[2] King MC, Marks JH, Mandell JB, et al. Breast and ovarian cancer risks due to inherited mutations in BRCA1 and BRCA2. Science, 2003, 302 (5645): 643-646.
[3] Bonadona V, Bonaïti B, Olschwang S, et al. Cancer risks associated with germline mutations in MLH1, MSH2, and MSH6 genes in Lynch syndrome. JAMA, 2011, 305 (22): 2304-2310.
[4] Stewart CJ, Charles A, Foulkes WD. Gynecologic manifestations of the DICER1 syndrome. Surg Pathol Clin, 2016, 9 (2): 227-241.
[5] McAlpine JN, Porter H, Köbel M, et al. BRCA1 and BRCA2 mutations correlate with TP53 abnormalities and presence of immune cell infiltrates in ovarian high-grade serous carcinoma. Mod Pathol, 2012, 25 (5): 740-750.
[6] 李树. 单分子 PCR 技术及其法医学应用. 辽宁警专学报，2009, 3: 257-259.
[7] Perkins G, Lu H, Garlan F, et al. Droplet-based digital PCR: application in cancer research. Adv Clin Chem, 2017, 79: 43-91.
[8] Hindson CM, Chevillet JR, Briggs HA, et al. Absolute quantification by droplet digital PCR versus analog realtime PCR. Nat Methods, 2013, 10 (10): 1003-1005.
[9] Alikian M, Gale RP, Apperley JF, et al. Molecular techniques for the personalised management of patients with chronic myeloid leukaemia. Biomol Detect Quantif, 2017, 11: 4-20.
[10] Li H, Durbin R. Fast and accurate short read alignment with Burrows-Wheeler Transform. Bioinformatics, 2009, 25: 1754-1760.
[11] Van der Auwera GA, Carneiro MO, Hartl C, et al. From FastQ data to high confidence variant calls: the Genome Analysis Toolkit best practices pipeline. Curr Protoc Bioinformatics, 2013, 43 (1110): 11. 10. 1-11. 10. 33.
[12] Schouten JP, McElgunn CJ, Waaijer R, et al. Relative quantification of 40 nucleic acid sequences by multiplex ligation-dependent probe amplification. Nucleic Acids Res. 2002, 30 (12): e57.
[13] 方文捷，刘加，潘炜华，等. 多重连接探针扩增技术在临床病原体检测中的应用. 中国真菌学杂志，2015, 10 (5): 307-311.
[14] Blay P, Santamaria I, Pitiot AS, et a1. Mutational analysis of BRCAl and BRCA2 in hereditary breast and ovarian cancer families from Asturias (Northern Spain). BMC Cancer, 2013, 13: 243.
[15] Takao M, Takeda K. Enumeration characterization and collection ofintact circulating tumor cells by cross

contamination-free flow cytometry. Cytometry Part A. 2011, 79 (2): 107-117.
[16] Pantel K, Speicher MR. The biology of circulating tumor cells. Oncogene, 2016, 35 (10): 1216–1224.
[17] Bidard FC, Peeters DJ, Fehm T, et al. Clinical validity of circulating tumour cells in patients with metastatic breast cancer: A pooled analysis of individual patient data. Lancet Oncol, 2014, 15 (4): 406–414.
[18] De Bono JS, Scher HI, Montgomery RB, et al. Circulating tumor cells predict survival benefit from treatment in metastatic castration-resistant prostate cancer. Clin Cancer Res, 2008, 14 (19): 6302–6309.
[19] Krebs MG, Sloane R, Priest L, et al. Evaluation and prognostic significance of circulating tumor cells in patients with non-small-cell lung cancer. J Clin Oncol, 2011, 29 (12): 1556–1563.
[20] 高雅婷，张春玉，傅松滨. 循环肿瘤细胞和循环肿瘤 DNA 在结直肠癌中的研究进展. 国际遗传学杂志，2018，41 (2)：124-129.
[21] Thiery JP, Lim CT. Tumor dissemination: an EMT affair. Cancer Cell, 2013, 23 (3): 272-273.
[22] Bobek V, Gurlich R, Eliasova P, et al. Circulating tumor cells in pancreatic cancer patients: enrichment and cultivation. World J Gastroenterol, 2014, 20 (45): 17163-17170.
[23] Gerges N, Rak J, Jabado N. New technologies for the detection of circulating tumor cells. Br Med Bull, 2010, 94: 49-64.
[24] Harouaka R, Kang Z, Zheng SY, et al. Circulating tumor cells: advances in isolation and analysis, and challenges for clinical applications. Pharmacol Ther, 2014, 141 (2): 209-221.
[25] Cristofanilli M, Budd GT, Ellis MJ, et al. Circulating tumor cells, disease progression, and survival in metastatic breast cancer. N Engl J Med, 2004, 351 (8): 781-791.
[26] Gasiorowski L, Dyszkiewicz W, Zielinski P. In-vivo isolation of circulating tumor cells in non-small cell lung cancer patients by CellCollector. Neoplasma, 2017, 64 (6): 938-944.
[27] 陈晓瑞，王绍靖，崔雪萍. 循环肿瘤细胞检测方法及临床应用的研究进展. 生物医学工程与临床，2019, 11 (23): 746-751.
[28] 傅潇，姚煜. 循环肿瘤细胞临床应用的研究进展. 中国癌症预防杂志，2020, 12 (3): 244-249.
[29] Habli Z, AlChamaa W, Saab R, et al. Circulating tumor cell detection technologies and clinical utility: challenges and opportunities. Cancers, 2020, 12 (7): 1930-1959.
[30] Wendel M, Bazhenova L, Boshuizen R, et al. Fluid biopsy for circulating tumor cell identification in patients with early-and late-stage non-small cell lung cancer: a glimpse into lung cancer biology. Phys Biol, 2012, 9 (1): 016005.
[31] Cristofanilli M, Pierga JY, Reuben J, et al. The clinical use of circulating tumor cells (CTCs) enumeration for staging of metastatic breast cancer (MBC): International expert consensus paper. Crit Rev Oncol Hematol, 2019, 134: 39-45.
[32] Fabisiewicz A, Szostakowska-Rodzos M, Zaczek AJ, et al. Circulating tumor cells in early and advanced breast cancer; biology and prognostic value. Int J Mol Sci, 2020, 21 (5): 1671.
[33] Martini V, Timme-Bronsert S, Fichtner-Feigl S, et al. Circulating tumor cells in pancreatic cancer: current perspectives. Cancers (Basel), 2019, 11 (11): 1659.
[34] Sun Y, Wu G, Cheng KS, et al. CTC phenotyping for a preoperative assessment of tumor metastasis and overall survival of pancreatic ductal adenocarcinoma patients. EBioMedicine, 2019, 46: 133-149.
[35] Goodman CR, Seagle BL, Friedl TWP, et al. Association of circulating tumor cell status with benefit of radiotherapy and survival in early-stage breast cancer. JAMA Oncol, 2018, 4 (8): e180163.
[36] Zhao Y, Han L, Zhang W, et al. Preoperative chemotherapy compared with postoperative adjuvant chemotherapy for squamous cell carcinoma of the thoracic oesophagus with the detection of circulating tumour cells randomized controlled trial. Int J Surg, 2020, 73: 1-8.
[37] Smit DJ, Cayrefourcq L, Haider MT, et al. High sensitivity of circulating tumor cells derived from a colorectal cancer patient for dual inhibition with AKT and mTOR inhibitors. Cells, 2020, 9 (9): 2129.
[38] Amendola LM, Jarvik GP, Leo MC, et al. Performance of ACMG-AMP variant-interpretation guidelines among nine laboratories in the clinical sequencing exploratory research consortium. Am J Hum Genet, 2016, 98 (6): 1067-1076.
[39] Taschner PE, den Dunnen JT. Describing structural changes by extending HGVS sequencing variation nomenclature. Hum Mutat, 2011, 32 (5): 507-511.
[40] Richards S, Aziz N, Bale S, et al. Standards and guidelines for the interpretation of sequence variants: a joint consensus recommendation of the American College of Medical Genetics and Genomics and the Association for Molecular Pathology. Genet Med, 2015, 17 (5): 405-424.
[41] 中国遗传学会遗传咨询分会. ACMG 遗传变异分类标准与指南. 中国科学：生命科学，2017，47(6): 668-688.
[42] 《BRCA 数据解读中国专家共识》编写组. BRCA 数据解读中国专家共识. 中华病理学杂志，2017，46(5)：293-297.
[43] 《临床分子病理实验室二代基因测序检测专家共识》编写组. 临床分子病理实验室二代基因测序检测专家共识. 中华病理学杂志，2017，46(3)：145-148.
[44] 黄辉，沈亦平，顾卫红，等。临床基因检测报告规范与基因检测行业共识探讨. 中华医学遗传学杂志. 2018，35(1)：1-8.
[45] 孙筹，黄颐，王小冬，等. 遗传病二代测序临床检测全流程规范化共识探讨 (4)——检测报告解读和遗传咨询. 中华医学遗传学杂志，2020，37(03)：352-357。
[46] Liao Y, Tu CH, Song XX, et al. Case report: Analysis of BRCA1 and BRCA2 gene mutations in a hereditary ovarian cancer family. J Assist Reprod Genet, 2020, 37 (6): 1489-1495.
[47] 李金明. 高通量测序技术. 北京：科学出版社，2018.
[48] Chen B, Gagnon M, Shahangian S, et al. Good laboratory practices for molecular genetic testing for heritable diseases and conditions. MMWR Recomm Rep, 2009, 58(RR-6): 1-37.

第6章

遗传性肿瘤病理学

随着肿瘤基因检测的发展及其在临床的应用，结合分子病理的检测，肿瘤的诊断、治疗、预后和复发预防等得到一个飞跃的发展和改善；然而，病理学检查仍然是肿瘤诊断的金标准。本章主要描述肿瘤组织学检查和肿瘤免疫组化染色检查。

第一节　肿瘤组织学检查

一、遗传性肿瘤的组织学分类诊断原则

对遗传性肿瘤进行必要的组织病理学检查，不仅是这些肿瘤获得确诊的重要方法，也能为进一步的分子检测提供确实可靠的组织材料，而且还是进行术后病理分期（pTNM）的重要依据，对于指导临床治疗方案的确定和判断肿瘤的预后均具有十分重要的价值。

遗传性肿瘤种类繁多，涉及全身各个系统，遍布身体的每个器官，从肿瘤类型上可根据细胞的分化方向分为上皮性肿瘤和间叶性肿瘤。上皮性肿瘤主要是各种类型的癌和上皮性息肉，组织学诊断时应明确是何种类型的癌（鳞癌、腺癌或其他少见的组织学亚型、息肉的类型）、生长方式（乳头状、腺泡状、实体性等）、分化程度（包括息肉是否高级别上皮内瘤变）、浸润深度，包括息肉恶变时浸润至SM1（黏膜下层浸润深度≤1 mm）或SM2（黏膜下层浸润深度>1 mm）、神经脉管侵犯情况和淋巴结转移以及孤立性癌结节数量、肿瘤边缘和标本切缘阳性与否等。间叶性肿瘤种类则更为广泛，有明确瘤细胞分化方向的包括纤维源性、肌源性、神经源性、脂肪源性、脉管源性、神经内分泌源性、骨-软骨源性、生殖细胞源性、黑色素性等大量的肿瘤性病变；还有一些未有明确分化方向或未能分类的肿瘤，如Carney复合征相关的心脏黏液瘤和神经纤维瘤病Ⅰ型相关的滑膜肉瘤等，目前均未证明有明确的肿瘤分化方向[1]，又如Li-Fraumeni综合征相关的多形性未分化肉瘤，目前认为瘤细胞缺乏分化的证据而未能分类。

遗传性肿瘤根据肿瘤的生物学行为可分为良性、中间性和恶性。有些良性肿瘤与正常组织的形态很相似，如Ollier病的内生性软骨瘤，瘤细胞与正常软骨细胞形态基本一致，家族性多发性脂肪瘤的瘤细胞与正常脂肪细胞高度相似，在小块穿刺组织上几乎难以分辨。有些遗传性疾病所包含肿瘤的组织学跨度较大，如神经纤维瘤病Ⅰ型中，既有良性的神经纤维瘤，也有中间性的非典型神经纤维瘤和丛状神经纤维瘤，还有恶性外周神经鞘膜肿瘤，其中良性神经纤维瘤细胞与神经束的施万细胞和纤维细胞相似，但恶性外周神经鞘膜肿瘤细胞则在形态上与正常神经束相差甚远。这些形态学特征是诊断肿瘤良恶性、判断肿瘤生物学行为及预后的重要指标。

有一些肿瘤性病变与遗传综合征的关系较为密切并被广为认识，或有些病变具有较为特征性的组织学表现，一旦做出诊断很容易与遗传性病变相联系，如von Hippel-Lindau综合征（VHL综合征）中在小脑发生的血管母细胞瘤和Peutz-Jeghers综合征中在胃肠道发生的错构瘤性息肉等，都是促使临床进一步明确其遗传特性的重要组织学线索（图6-1）。但也有相当数量的遗传性肿瘤，

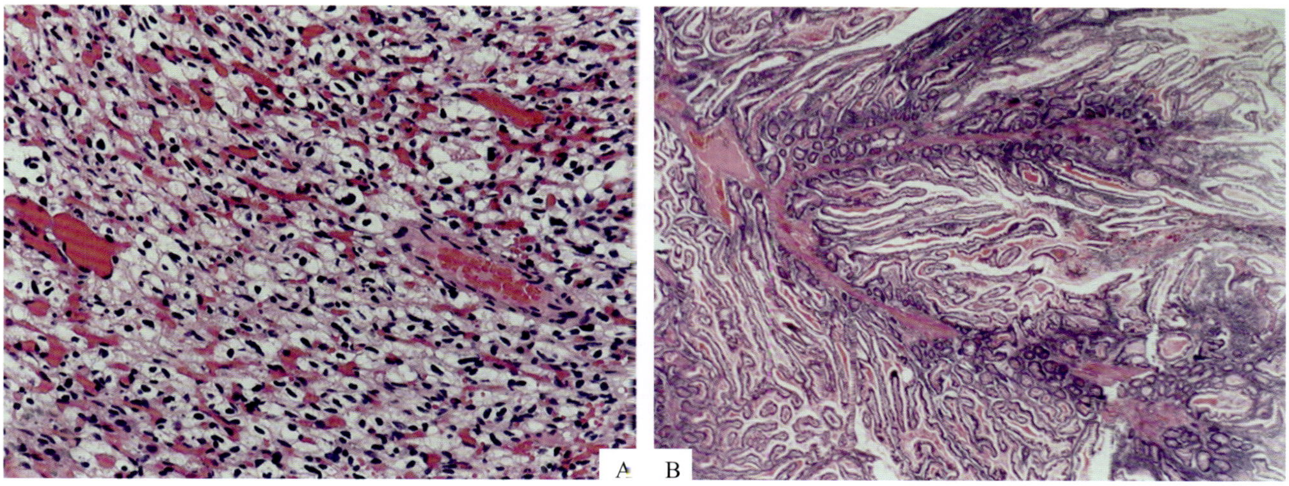

图 6-1 遗传性综合征相关的特征性肿瘤病变

图A,von Hippel-Lindau综合征(VHL综合征)中在小脑发生的血管母细胞瘤。图B,Peutz-Jeghers综合征中在胃肠道发生的错构瘤性息肉(P-J息肉)

在形态学上并无特征性表现，如 Lynch 综合征相关的结直肠癌、子宫内膜样腺癌等。这些肿瘤在形态学均具有典型的绒毛状（乳头状）、腺管状、团巢状和实体性结构，与散发性结直肠癌或子宫内膜样腺癌形态并无二致。如果不进行相关免疫组化检测或基因检测，仅凭 HE 染色则只能诊断为“腺癌”而无法确定是否为遗传性综合征相关肿瘤。这时就需要病理医生有更广博的临床知识和更敏锐的诊断思维，同时病理实验室也应具有更完善的检测手段，对那些不具备特殊形态学改变的肿瘤性病变加以检测以明确其遗传性意义。另外，还有一些肿瘤在其遗传性肿瘤形态和散发性肿瘤形态中均可出现相似的免疫组化或基因检测特征，如遗传性弥漫型胃癌中的 *CDH1* [OMIM: 192090] 基因 [编码上皮钙黏素（E-cadherin, E-CD）]，其遗传性肿瘤为胚系基因变异，而散发性肿瘤为体细胞基因变异，因此尽管在免疫组化检测时癌细胞均显示上皮钙黏素表达缺失，但仍需要分子检测进一步明确是否为遗传性肿瘤。再如室管膜下巨细胞性星形细胞瘤，只有检测到 *TSC1*[OMIM: 605284] 或 *TSC2*[OMIM: 191092] 胚系基因变异时，才能确诊为结节性硬化复合症相关性肿瘤，否则仅为散发性病变。

因此，在诊断遗传性肿瘤时必须遵循一定的原则，即：①根据肿瘤的形态学特点确定肿瘤类型及其良、恶性；②根据肿瘤的临床表现和免疫组化及分子生物学特征确定是否为遗传性疾病；③对明确的遗传性肿瘤生物学预后意义进行必要的修正和补充。在确定肿瘤的遗传性意义方面，患者的临床表现和体征尤为重要，因为除了必要的分子检测外，众多遗传性相关综合征是根据复杂但特异性的临床症状和体征进行正确诊断的，因而在确定肿瘤的遗传性意义方面，病理组织学诊断必须与临床表现密切结合。而诊断原则的第三点就是需要提醒临床工作者区别对待遗传性和非遗传性病变，这是因为相似的肿瘤组织学形态处于不同的遗传性背景中时，其预后评估意义是有所不同的。例如散发性结肠管状腺瘤和家族性多发性肠息肉病中的管状腺瘤，尽管两者形态学相似，但恶变率完全不同，这与两者发生的分子机制差异有关，需要在临床处理时区别对待。又如散发性皮肤神经纤维瘤和神经纤维瘤病Ⅰ型相关的皮肤神经纤维瘤，后者的恶变率明显增高。再如砂砾体型黑色素性神经鞘瘤，如其为 Carney 复合征相关性肿瘤，则有高达 50% 可能性恶变为色素性恶性外周神经鞘膜肿瘤，而一般非遗传性病变相关的神经鞘瘤几乎不会恶变。因此，在遗传性肿瘤的病理形态学诊断时临床特点和辅助检测手段（免疫组化染色和分子检测等）是正确诊断的必要条件。

如何正确识别已知的遗传性肿瘤或有意识地去寻找遗传性肿瘤的形态学线索，对病理学工作者来说是新的挑战。总体而言，肿瘤通常具有特定的人群、地域和临床病理特征，病理医师必须熟悉具有这些肿瘤性疾病的重要信息。当在病理诊断实践中出现任何与这些特征的显著偏差，如“意外的年龄”“错误的性别”或“错误的部位”时，就应警惕其可能具有的遗传性背景。例如发生结肠癌患者的年龄不足 50 岁；男性患者发生 SDH 缺陷型胃肠道间质瘤时，应警惕是 *SDHA*[OMIM: 600857] 或 *SDHB*[OMIM: 185470] 的胚系基因变异；神经纤维瘤发生在内脏而不是发生于常见的皮肤或皮下位置时等，均应考虑有遗传性易感综合征的可能。表 6-1 列出了部分可供临床和病理医师参考的遗传性肿瘤特殊征象[2]。

随着具有可识别遗传背景的肿瘤比例逐渐增多，病理组织学诊断对于识别和定义这些疾病的作用也逐步显现。临床医生、遗传学家和病理医师的密切合作是必要的，在熟悉具有遗传学背景肿瘤临床特征的前提下，采用组织学形态和免疫组化标记来诊断遗传性肿瘤综合征是可行的。

二、遗传性肿瘤组织学检查的标本类型和步骤

由于遗传性肿瘤多为实体性肿瘤，除了少数血液性肿瘤 / 疾病需要外周血涂片、骨髓涂片或骨髓液行相关血细胞涂片检查或流式细胞术和基因检测外，一般肿瘤均需要取肿瘤组织或肿瘤边缘以明确肿瘤的性质以及手术的范围，肿瘤最好能在术前通过各种活检方法获得确诊。在临床实践中，肿瘤组织标本的类型常有以下几种：

1. **细针穿刺活检标本**。即用带芯细针（21 ~ 23 号）穿刺和吸取的肿瘤组织，其优点是对患者的创伤小，操作简便易行。但缺点是取材量少，不能体现肿瘤的全貌，有可能低估病变性质，有时甚至不能准确取到肿瘤组织，或者穿刺组织挤压变形明显而无法诊断。

2. **空芯针活检标本**。即粗针穿刺活检（core-needle biopsy），是采用套管活检针吸取 1 ~ 2cm 的长条形组织，适用于深部实体性肿瘤组织的收集。由于粗针穿刺获取的组织量较大，故诊断也更为准确，已在越来越多的实体性肿瘤中应用。

3. **内镜钳取活检标本**。通过各种内镜，如胃肠镜、支气管镜、膀胱镜、宫腔镜、鼻咽镜等，在检查过程中观察到肿块或病变后，由内镜的活检孔插入活检钳，钳取或咬取病变组织进行病理学检查。由于操作者能够直视病灶，故一般取材准确，但取材往往较为表浅，无法观察到较深部组织的肿瘤浸润情况。

4. **切除或摘除标本**。对于一些位置表浅、体积较小的肿瘤，如体表小肿块或胃肠道小息肉，可以施行切除或摘除活检，达到诊断和治疗的双重目的。切除的组织除了肿物本身外，通常还带有周边多少不等的正常组织，此时病理诊断除了明确组织学类型外还应评估边缘是否干净，如边

表 6-1　病理组织学诊断时可供参考的遗传性肿瘤线索

临床特征	举例
意外地早期发生肿瘤	过早地发生不同类型的癌（胃肠道、乳腺、卵巢等）
意外地发生在“错误的”性别中	SDH 缺陷型胃肠间质瘤发生于男性
意外地发生在“错误的”部位	神经纤维瘤发生于内脏或黏膜，平滑肌瘤发生于胃
特殊的组织学构象	丛状神经纤维瘤、P-J 错构瘤性息肉
特殊的基因变异	SDH 缺陷型肾细胞癌或 FH 缺陷型肾细胞癌
多发性或同步发生的肿瘤	神经纤维瘤病 I 型中的多发性神经纤维瘤
伴发或不伴发肿瘤的前驱病变	MEN2 综合征中的肾上腺髓质增生，GIST 中的 Cajal 细胞增生，MEN2 综合征中的甲状腺 C 细胞增生等
同时或不同时发生特异性肿瘤	结肠癌伴发子宫内膜癌或上尿路癌，GIST 伴发神经纤维瘤，结肠癌伴发皮脂腺病变等

SDH，琥珀酸脱氢酶；P-J，Peutz-Jeghers；FH，延胡索酸水合酶；MEN2，多发性内分泌腺瘤病 2 型；GIST，胃肠道间质瘤

缘不净，临床则视肿物性质会进一步予以局部的补充或扩大切除。目前通过内镜开展的胃肠道早期癌“内镜下黏膜切除术（endoscopic mucosal resection, EMR）”和“内镜下黏膜下剥离术（endoscopic submucosal dissection, ESD）”越来越广泛，这种术式要求病理诊断更为精准，不但要有肿瘤的组织学类型，还需要评估浸润深度、病灶大小范围、脉管侵犯程度、边缘阳性情况和肿瘤出芽分级（tumor budding），以便确定是否需要进一步外科手术。

5. **手术切除标本**。这是在临床病理工作中最常遇到的切除标本类型，包括病灶切除标本、边缘切除标本、局部扩大切除标本、根治性（或改良根治性）切除标本，以及骨和软组织肿瘤的切除标本、截肢标本等。这些标本一般都有明确的术前诊断，在病理检查时应注意在标本离体30分钟内及时使用10%中性福尔马林液固定（必须将肿瘤标本全部浸没于固定液中），遇到体积较大的标本需要分层剖开组织（1～2 cm间隔）充分固定，以便顺利开展进一步的免疫组化染色和分子病理检测。

固定良好的肿瘤标本必须经过拍照（大体摄影）、肉眼观察、取材、制片和镜下观察、免疫组化检测、特殊染色检测、分子病理检测等多个步骤后才能得出正确的病理组织学诊断。遇到疑难罕见肿瘤除了要通过各种检测手段（包括电子显微镜观察等）进行鉴别诊断外，有时还需要科内会诊、多学科讨论（multidisciplinary discussion, MDT）、院际会诊或远程会诊明确诊断。在这些检查步骤中，肉眼观察和取材是重要而必不可少的环节，没有正确的肉眼观察就不会有准确的标本取材，没有准确的取材就没有最终的精准病理诊断。因而在实践工作中，对各种类型的标本需要观察病变的外观形状、颜色、有无包膜的周界情况，对于手术切除标本和整体摘除标本还应用染料标识出各个切缘，测量肿瘤距各切缘的距离。需要观察切面的色泽、质地、有无出血、坏死、囊性变、钙化和骨化等。

三、遗传性肿瘤病变病理检查的诊断要点

（一）大体观察要点

肿瘤包膜一般出现在良性肿瘤中，中间性肿瘤和恶性肿瘤一般缺乏纤维性包膜，或包裹一层纤维性假包膜。有包膜的肿瘤一般与周围组织分界清楚，但分界清楚的肿瘤也可能局部浸润。需要注意的是，向周围组织浸润并不一定是恶性，如心脏和软组织发生的黏液瘤，常见浸润周围肌肉组织，并不因此特点诊断为恶性；而境界清楚也非绝对良性，一些包裹性乳腺癌或包裹性甲状腺癌尽管有清楚的边界，但其恶性程度和预后并不比普通类型的癌更好。

大小和质地也是肿瘤的重要评估指标，一般来说良性肿瘤多较小，特别是体表的肿物易被早期发现而就诊，一般质软或质中，有些软组织发生的肿瘤质地较韧，但体腔内的良性肿物可以很大。恶性肿瘤体积偏大，质地一般较良性者柔软，鱼肉状，质地细腻，因其中含有肿瘤实质成分较多。但也有一些富含胶原纤维的肿瘤，如硬化性或促纤维增生性肿瘤则质地较硬。但对于上皮性肿瘤来说，各种类型的癌质地较硬而脆，其原因是癌组织向周围组织浸润形成了促纤维增生性反应。还有一些富含黏液的肿瘤，无论其良恶性均呈胶冻样。

肿物的颜色因肿瘤类型不同而变化，多数息肉呈灰红色，而癌则多为灰白色，少数呈五彩状，如肾细胞癌。软组织起源的肿瘤颜色更为多样，呈灰白色的如纤维/肌纤维性肿瘤、胃肠道间质瘤、恶性外周神经鞘膜肿瘤等。呈黄色的如脂肪源性肿瘤，呈红色的如血管性肿瘤，呈黑色的多为色素性肿瘤。肿物的切面对于肿瘤性质的判断也有一定的作用，如上皮性恶性肿瘤（癌）常呈灰白色浸润性生长，脉管源性肿瘤常呈蜂窝状或腔隙样，肉瘤则为粉红或灰红色鱼肉状，当有出血和坏死时常伴囊性结构等。

（二）镜下观察要点

肿瘤组织学诊断应注意从两方面进行观察：肿瘤细胞的形态特征和肿瘤细胞的排列特征。细胞形态学特征包括上皮样细胞、梭形细胞、透明细胞、小圆形细胞、色素性细胞、多核细胞和破骨样巨细胞、多形性细胞和退变细胞等；而排列方式主要有：巢片状、腺管（泡）状、乳头状、筛孔状、梁索状、小叶状、编织状、漩涡状、鱼骨样、血管外皮瘤样、菊形团样和栅栏状、丛状等。在诊断时应注意细胞形态与组织结构相结合综合分析，如上皮样细胞呈团巢状或腺管样多为鳞状细胞癌或腺癌，梭形细胞呈编织状和栅栏状排列常见于神经鞘瘤，小圆形细胞排列呈菊形团样则多为胚胎性肿瘤等，如见到多

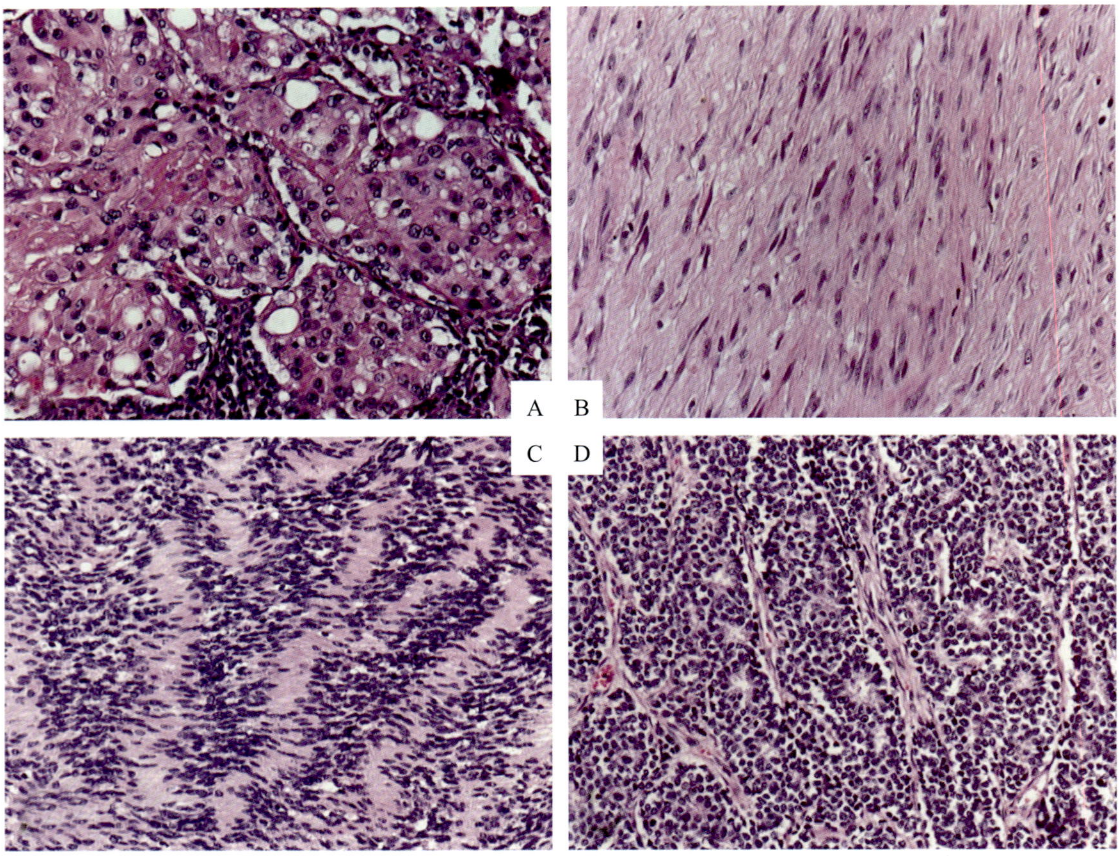

图 6-2 肿瘤组织学形态观察要点

图A，肿瘤细胞呈上皮细胞样团巢状分布，细胞表现为多角形，胞质丰富。上皮样细胞特征一般是上皮性肿瘤的形态学表现，但也可以是间叶性肿瘤，此病例即为“上皮样血管内皮瘤”，不熟悉这种形态学变化者容易将其误诊为“癌”。图B，梭形细胞肿瘤，常呈束状、编织状或漩涡状排列结构，根据不同的肿瘤类型，梭形细胞的形态也有所不同。但梭形细胞并非都是间叶性肿瘤，此例即为乳腺的化生性梭形细胞癌。图C，肿瘤细胞排列成“栅栏状结构”，这是神经鞘瘤的组织学特点。图D，小圆细胞性肿瘤和菊形团结构，一般是胚胎性肿瘤的特点

核破骨样巨细胞存在时要考虑含有破骨样巨细胞的骨肿瘤、腱鞘肿瘤或含有破骨样巨细胞未分化癌等（图 6-2）。

上皮样细胞肿瘤是指完全或部分由上皮样细胞或至少类似上皮样的细胞组成的肿瘤，这些上皮样细胞呈圆形或多角形，肿瘤细胞呈巢状、片状、索状或腺样、乳头状等排列结构。一般来说上皮样细胞构成的肿瘤是上皮性肿瘤（癌或息肉等）的特点，在临床实践工作中最常遇到，诊断也不困难。但需要注意上皮性肿瘤良、恶性的鉴别，特别是乳腺乳头状肿瘤的良、恶性和胃肠道肿瘤性息肉的高级别上皮内瘤变诊断和鉴别，此时应根据细胞的形状大小、细胞核的异型性和多形性、细胞核质比例的变化、染色质的性状、核分裂象的多少以及有无病理性核分裂象和有无间质浸润等多项观察指标综合分析。值得注意的是，“上皮样细胞”并非上皮性肿瘤所独有，越来越多的间叶性肿瘤也部分地甚至全部呈“上皮样细胞”特征。如上皮样肉瘤、上皮样血管肉瘤、上皮样恶性外周神经鞘膜肿瘤、恶性黑色素瘤，特殊类型的胃肠道间质瘤、非霍奇金淋巴瘤以及生殖细胞和性索间质肿瘤等都可具有典型的上皮样细胞形态特征。更为困难的是，这些上皮样非上皮性肿瘤还往往表达上皮性免疫组化标志物，如细胞角蛋白CK 系列、上皮膜抗原 EMA 等，给病理诊断带来困难且常常误诊，需要倍加小心。

梭形细胞肿瘤是最广泛和最复杂的肿瘤性病变，可发生在任何器官或组织，来源非常广泛，如血管源性、脂肪源性、纤维源性、肌肉源性或者间质瘤等，也有可能是发生于上皮组织的癌，如梭形细胞癌、肉瘤样癌以及发生肉瘤样变的癌等。诊断时应结合部位、组织学形态特征和免疫组化表型综

合分析。梭形细胞肿瘤一般都需要通过免疫组化染色甚至分子检测特殊分子病理改变才能够明确诊断，但其免疫组化表型和分子特征有时并不是一一对应及特异性的。如肌源性标记阳性的可以是平滑肌、横纹肌或者纤维母细胞来源的肿瘤；而具有黑色素标记的除了黑色素瘤之外还有上皮样血管周细胞肿瘤、软组织透明细胞肉瘤、黑色素性神经鞘瘤等；具有 *EWSR1*[OMIM: 133450] 基因重排的包括尤文肉瘤家族、促结缔组织增生性小圆细胞肿瘤、软组织肌上皮瘤、骨外黏液样软骨肉瘤、肺原发性黏液样肉瘤、胃肠道透明细胞肉瘤样肿瘤等。因此，梭形细胞肿瘤一定要结合临床病史和发生部位，再结合形态学、免疫组化和分子遗传学特征，才能最终得出一个比较明确的诊断。

当肿瘤细胞含有较多糖原、黏液或脂滴时，肿瘤组织可部分或全部由胞质透亮的细胞构成，称为透明细胞性肿瘤。不论上皮性或间叶性肿瘤，也不论肿瘤的良、恶性均有可能出现透明细胞或以透明细胞为主要肿瘤成分。在诊断具有透明细胞特点的病变时应对透明细胞仔细观察，必要时需要进行免疫组化或特殊染色以及分子病理检测来明确疾病类型[3]。透明细胞的来源较为广泛，包括非肿瘤性的反应性改变，如由巨噬细胞演变而来的泡沫细胞，当发生在肾的黄色肉芽肿性肾盂肾炎时大量弥漫分布，易与肾透明细胞癌相混淆；又如发生在脑实质内的炎症性脱髓鞘病变时多量组织细胞和泡沫细胞很容易误诊为少突胶质细胞瘤等，这些胞质透亮的组织细胞可通过免疫组化 CD68 或 CD163 加以鉴别。在遗传性或代谢性非肿瘤性病变中也可见到透明细胞，如 Niemann-Pick 病、糖原沉积症以及一些脂类代谢异常性疾病，均可在受累组织中出现多少不等的透明细胞和泡沫细胞，这些细胞胞质内含有丰富的脂类物质，但不具有单核巨噬细胞的免疫表型。良性和恶性透明细胞肿瘤的类型颇多，几乎可发生于所有人体器官，如甲状腺和甲状旁腺的透明细胞腺瘤、涎腺的透明细胞肌上皮瘤、软组织和肺的上皮样血管周细胞肿瘤（PEComa）、消化系统和生殖系统的透明细胞癌等。这些各器官原发的透明细胞肿瘤仍保持其自身特点，如具有透明细胞的肺癌和肝癌均有其最常见的癌巢结构或梁索状结构背景，或者透明细胞仅为其肿瘤的部分组织学构象，通过各种特异性的免疫组化表型基本能够识别和诊断。还有一些透明细胞肿瘤，如牙源性透明细胞癌和腺泡状软组织肉瘤等，其本身不具备特征性组织形态或免疫组化表型，需要进行必要的分子病理检测发现其特征性分子遗传性改变，如 *EWSR1* 基因融合等，才能与其他相似的透明细胞肿瘤相鉴别。

小细胞性或小圆细胞性肿瘤也是临床实践中常遇到的肿瘤类型，这是指一类在光镜下不易区分组织来源，形态以小圆细胞为主的一类恶性肿瘤，常常胞质稀少，核质比较高，在 HE 染色时呈弥漫嗜碱性蓝色肿瘤区域，故又称为小蓝圆细胞肿瘤（small blue round cell tumor）。一般而言，小圆形细胞是肿瘤分化较差的表现，常为恶性肿瘤，如肺的小细胞癌、软组织的胚胎性横纹肌肉瘤、各器官或组织的儿童母细胞瘤、神经系统的髓母细胞瘤等。但也有一些器官发生的良性肿瘤呈小细胞样，如甲状腺的胚胎型滤泡性腺瘤，有时呈实体片状分布的小细胞，很容易误诊为恶性肿瘤。小圆形细胞肿瘤是病理组织学诊断中的一大类病变，所涉及的肿瘤性病变繁杂，同时由于缺乏明确的组织分化，故常规 HE 染色下诊断较为困难，一般均需通过免疫组化和分子检测才能明确诊断，同时在诊断过程中应注意小圆形细胞的分布排列方式，是弥漫片状还是团巢状结构，有无菊形团或血管外皮瘤样特征均为鉴别诊断的要点[4]。

在肿瘤性病变中，还有一些形态怪异的多核细胞引人注目且容易误诊。这些细胞包括破骨样巨细胞、杜顿氏巨细胞、花环状巨细胞、深染畸型核细胞等，当然，也包括了真正的恶性肿瘤时常见的多核瘤巨细胞。肿瘤性多核瘤巨细胞常表现为大核、多核和怪异核，核仁明显，核分裂象多见，并可见到病理性核分裂象，在多种分化差的癌和肉瘤中均可出现。而破骨样巨细胞与骨巨细胞瘤中的破骨样巨细胞形态一致，可以出现在上皮性和间叶性肿瘤中，当其出现在上皮性癌组织中，常常是未分化癌的表现，如甲状腺和胰腺伴有破骨样巨细胞的未分化癌等；在间叶性肿瘤破骨样细胞可出现在更为广泛的肿瘤类型中，如腱鞘巨细胞瘤、软组织巨细胞瘤、伴有破骨样细胞的多形性未分化肉瘤等。杜顿氏巨细胞一般出现在纤维组织细胞肿瘤中，如纤维组织细胞瘤、黄色瘤和幼年型黄色肉芽肿，其他肿瘤中少见。故在不同的肿瘤性病变中观察到多核巨细胞时应注意其形态和核分裂程度，如果将多核瘤巨细胞误认为破骨样巨细胞或多核巨噬细胞，可能低度病变，反之则有可能误诊为高级别恶性肿瘤而造成灾难性后果。

肿瘤的组织学排列构象也是肿瘤诊断的观察要点之一，不同的肿瘤类型往往具有其特殊的组织学构象，但相互间也有交叉和重叠，熟悉这些相对特征性的肿瘤细胞排列结构，有助于诊断和鉴别诊断。上皮性癌多呈巢团状生长方式，不同类型的癌各有其特点，如鳞状细胞癌常形成癌巢和角化珠结构，腺癌则多形成腺管（泡）状和乳头状，分化差的癌常为实体片状分布而缺乏腺管特征。波浪状结构常见于周围神经鞘膜肿瘤中，包括神经纤维瘤和神经鞘瘤，但一些纤维母细胞性肿瘤，如侵袭性纤维瘤等，也可出现波浪状结构而容易误诊。栅栏状结构一般在神经鞘瘤中最明显，但一些间叶源性肿瘤，如子宫平滑肌瘤、胃肠道间质瘤、淋巴结内栅栏状肌纤维母细胞瘤、栅栏状隆突性皮肤纤维肉瘤等也具有相似结构。腺泡状结构是上皮性癌的特点，但是也可出现在腺泡状软组织肉瘤、腺泡状横纹肌肉瘤、上皮样胃肠道间质瘤、上皮样血管周细胞肿瘤（PEComa）和神经节瘤等间叶性肿瘤中。还有一些特殊的结构，如丛状、席纹状、血管外皮瘤样、漩涡状、菊形团状等。因此均需要仔细观察，结合组织学形态、免疫组化表型和分子遗传学特征进行综合分析，最后才能得出正确的结论。

（三）容易误诊的组织学形态特点

1. 鳞状上皮的假上皮瘤样增生。当肿瘤或炎症刺激情况下，有时被覆鳞状上皮增生可呈不规则的上皮脚延长和细胞不同程度的异型性，如口腔颗粒细胞瘤和鼻腔 NK/T 细胞淋巴瘤时，表面鳞状上皮假上皮瘤样增生呈鳞状细胞癌样（图 6-3A），此时如果不注意增生鳞状上皮下方的肿瘤成分，或者临床取材表浅未能观察到增生上皮下方的真正肿瘤时，容易误诊为鳞状细胞癌。

2. 胃肠道息肉的假浸润。胃肠道腺瘤性息肉病变时，有时可出现黏膜下层的腺瘤上皮异位，甚至出现在固有肌层中，且分泌黏液，似黏液湖样，容易误诊为黏液腺癌。这种结构是由于外力挤压导致腺瘤细胞连同所附着的黏膜固有层一同移位至黏膜下层中，呈深在性囊性胃肠炎样改变，并非真正的浸润，其重要的诊断要点是这些腺体周围仍为黏膜固有层间质而非促纤维增生性间质（图 6-3B）。还有一种相似的假浸润结构称为“淋巴腺复合体（lymphoglandular complexes）”，即肠黏膜隐窝或腺瘤的腺管位于淋巴滤泡内，从黏膜层穿过黏膜肌层，进入黏膜下层。这两种情况均不应被当做癌而过度诊断。认识到胃肠道息肉性病变的“假浸润”形式十分重要，因为胃肠道肿瘤性息肉必须穿透黏膜肌层至黏膜下层时，才会发生转移。如果腺体已具有腺癌形态学特征，但局限黏膜层内，此时只能诊断为“高级别上皮内

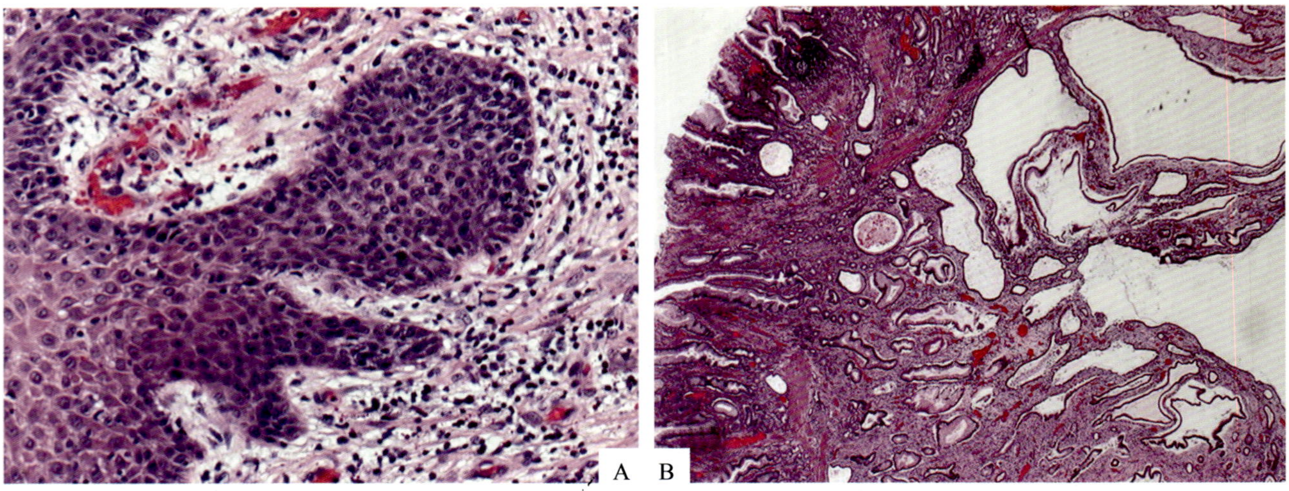

图 6-3　容易误诊的组织学形态

图 A，鳞状上皮“假上皮瘤样增生”，表现为鳞状细胞增生伴不规则的上皮脚延长和细胞不同程度的异型性，容易误诊为鳞状细胞癌。图 B，胃黏膜发生的深在性囊性胃炎，不规则腺体突破了黏膜肌层在黏膜下层形成囊腔样结构，容易误诊为腺癌

瘤变”或“黏膜内癌”，是不需要追加外科手术的。一旦腺体浸润至黏膜下层则需要第二次手术，进一步扩大手术切除范围。因此在胃肠道腺瘤诊断时对肿瘤浸润的判断至关重要。

3. **假肉瘤样的梭形细胞病变**。在器官行手术治疗后或纤维组织过度反应性增生形成的梭形细胞病变，如膀胱或喉手术后形成的术后梭形细胞结节、结节性筋膜炎及一些鼻腔鼻窦的炎性息肉等，病变表现为生长迅速、细胞丰富和核分裂象易见，而且常呈浸润性生长方式，长入邻近的肌层或软组织中，容易诊断为低度恶性或高度恶性间叶源性肉瘤，有时也会误诊为梭形细胞癌（因增生的纤维母细胞可表达角蛋白 CK 等上皮性标记）。

4. **富细胞形态的良性肿瘤**。一些上皮性或间叶性良性肿瘤表现为富细胞性形态特点，如富细胞性多形性腺瘤、富细胞性子宫平滑肌瘤、富细胞性神经鞘瘤或神经纤维瘤，以及富细胞性纤维组织细胞瘤等。一旦出现富细胞的形态学特征时，细胞密度增高，排列较密集，且有少数的核分裂象（不同肿瘤的恶性诊断标准有所不同），很容易诊断为低度恶性甚至高度恶性肿瘤。这种情况下，除了病理工作者应熟悉和警惕相应疾病的富细胞性变异形态外，还应充分利用免疫组化或分子生物学技术以协助明确是否恶性肿瘤。一旦富细胞性病变与恶性肿瘤具有相似的免疫组化表型或分子遗传学特征，就应诊断为恶性病变，否则可能延误临床治疗。

5. **分化良好或异型性较小的中间性或恶性肿瘤**。在临床实践中，会遇到一些分化良好的上皮性或间叶性病变，其组织学形态貌似良性，但具有中间性或恶性肿瘤的生物学行为，常有复发甚至远处转移。上皮性病变如疣状鳞状细胞癌、少细胞型甲状腺未分化癌、乳腺纤维瘤病样化生性癌，间叶性肿瘤如非典型脂肪样肿瘤（高分化脂肪肉瘤）、非典型软骨性肿瘤（软骨肉瘤Ⅰ级）、低级别恶性周围神经鞘膜肿瘤、促纤维增生性恶性黑色素瘤等。这些病变或因瘤细胞分化好与正常组织无明确差异，或因肿瘤细胞稀少不易引人注意而常常被误诊为良性肿瘤。由于这些分化好的中间性或恶性肿瘤在免疫表型方面与正常组织相差无几，故在这种情况下往往需要分子检测其遗传性分子特征才能诊断，如高分化脂肪肉瘤需要检测 *MDM2* [OMIM: 164785] 基因扩增方能确诊等。

6. **具有多中心生长方式或转移特征的良性或中间性病变**。在一般的临床工作中，如果遇到病变的转移或血管累及，往往认为是恶性肿瘤，但在临床实践中会有一些病变即使出现多处病灶、转移或血管累及，也不能认为是恶性肿瘤。如转移性平滑肌瘤、转移性多形性腺瘤、多中心性孤立性纤维性肿瘤以及肾的血管平滑肌脂肪瘤等[5]。这些病变均表现为温和的组织学形态，本质属于良性或中间性病变，但出现了特殊的生长方式，临床如不熟悉这些病变，往往会作为转移性高度恶性肿瘤予以过度治疗。以肾血管平滑肌脂肪瘤为例，这种病变可以是结节性硬化复合症相关性肿瘤，也可以是散发性病变。伴有结节性硬化复合症的肿瘤多为双侧性或多中心性、年龄较轻，而散发型肿瘤多发生于 45 ~ 55 岁女性、单侧或孤立性病变。不论遗传性还是散发型肿瘤，肾血管平滑肌脂肪瘤均表现为浸润性生长、累及淋巴结或肾外血管，呈癌样生长方式，但在病理诊断时并不能根据这些表现而诊断为恶性。这些特殊生长方式的肿瘤在临床实践中并不少见，如何把握良、恶性的“度”是诊断的要点和关键，需要从反复实践中获取相关经验。

7. **类似于癌的间叶性肉瘤**。在临床实践中，具有上皮样特征的间叶性肉瘤并非少见，如上皮样肉瘤、上皮样血管肉瘤、上皮样恶性外周神经鞘膜肿瘤、无色素性黑色素瘤、间变性大细胞性淋巴瘤、浆母细胞性淋巴瘤等，这些肿瘤一方面瘤细胞具有上皮样特征，一方面还具有癌样的排列方式，如团巢状和腺管样，而且一般还会不同程度地表达上皮性标记 CK 和 EMA，对于不熟悉这些病变的病理工作者来说正确诊断的难度颇大，需要在不断学习和实践的基础上，结合免疫组化和分子检测提高诊断的准确率。

8. **类似于间叶性肉瘤的癌**。一些上皮性癌表现出间叶性肉瘤的形态学特点，如实体性片状分布、梭形细胞弥漫增生、缺乏上皮性免疫组化标记等。这些肿瘤可发生在皮肤、黏膜和实质性脏器内，以头颈部鼻腔鼻窦、肺、乳腺、甲状腺、胰腺、胃肠道、泌尿道发生的梭形细胞癌、肉瘤样癌、化生性癌、未分化癌为主。当这些肿瘤缺乏邻近黏膜或上皮的过渡性病变，如上皮非典型增生和原位癌，又缺乏支持的免疫组化标记，如CK和EMA等阴性时，较难明确癌的诊断。有些梭形细胞癌非但不表达上皮性标记，还会表达 SMA 和 Desmin 等间叶性标记，导致诊断更为困难。另外，有一些鳞状细胞癌呈现特殊的结构表现，棘层细胞明显松解离散，形成血管腔隙样的迷路状结构，称为假血管肉瘤样鳞状细胞癌，这种情况下也很容易误诊为上皮样血管肉瘤。

遗传性肿瘤的组织学诊断较为复杂，需要病理诊断医师根据不同器官和组织结构的特点进行观察，再结合免疫组化和分子检测等辅助诊断手段对所获得的蛋白表达水平和基因变异进行细致的分析。众多的肿瘤性病变存在着组织学形态、免疫组化表型以及分子遗传学特征的重叠和交叉，同时还有大量病变存在不同程度的诊断陷阱，对于病理诊断医师而言是挑战性的工作，需要在反复不断的实践工作中积累经验，吸取教训，才能在组织学诊断工作中减少失误，提高疾病的诊断准确率。

（李智　刘艳辉）

第二节　肿瘤免疫组化染色检查

免疫组化染色是病理组织学诊断的常用辅助手段，在肿瘤的诊断和鉴别诊断中起着极为重要的作用。一方面，免疫组化染色能够明确肿瘤细胞的分化方向，而且通过不断增加的融合蛋白或变异蛋白等抗体的应用能够在一定程度上推断肿瘤细胞的分子改变；另一方面，一些特异性的标记（如 Pan-TRK、ALK 和 Her2 等）具有指导临床靶向治疗选择的作用，并且在预测肿瘤生物学行为方面也有其特殊的优势。可以说，免疫组化染色技术已经从最初辅助诊断的单一功能发展成集诊断、鉴别、治疗和预后评估的多功能技术平台，正在改变诊断病理学实践。但必须记住，每一种免疫组化标记在敏感性和特异性方面都有其自身的局限性，在结果判读和解释时也有潜在的缺陷，有时还需要适当地采用荧光原位杂交、RT-PCR 或传统细胞遗传学技术加以验证和相互补充。但作为诊断基础的组织学特征和临床表现的重要性再怎么强调都不过分。

一、免疫组化染色的检查要点和原则

由于肿瘤细胞分化方向的复杂性和所涉及分子遗传学特征的多样性，免疫组化标记与肿瘤类型并非一一对应，存在着相当广泛的重叠和交叉。同时，在免疫组化染色技术操作过程中也存在一定的原则和技巧，故在免疫组化标记的选择和判读方面需要遵循一定的原则，主要包括：

1. 熟悉各种常用免疫组化标记的适用条件，应选择敏感性和特异性较好的，特别是公认的克隆号进行免疫组化抗体配伍，以尽量少的标记完成诊断。如波形蛋白 Vimentin，过去认为是间叶源性肿瘤的特异性标记，但其实不论在上皮和间叶性肿瘤中 Vimentin 均可表达，实际上因其特异性不高已经失去了鉴别诊断的意义，目前 Vimentin 蛋白甚少用于肿瘤的诊断。又如 Fli-1 的特异性较差而诊断意义不大。一些临床靶向治疗的伴随诊断抗体要求采用特殊克隆号，如肺癌 *ALK* [OMIM: 105590] 基因变异检测的抗体要求采用 ALK（D5F3 克隆号），乳腺癌 *HER2* [OMIM: 164870] 基因扩增检测抗体建议使用克隆号 4B5 和 4B11，具有较好的特异性和敏感性等。再如一些反映基因变异或融合等分子遗传学特征的抗体，其克隆号就更为重要，如在促结缔组织增生性小圆细胞肿瘤中体现 *EWSR1* 基因与 *WT1* [OMIM: 607102] 基因融合的 WT1 抗体，就应选用羧基端 C-19 克隆号检测，而不应选用检测间皮瘤或 Wilms 瘤的 6F-H2 或 EP122 克隆号。

2. 优良免疫组化染色要求阳性信号定位准确、对比鲜明和背景清晰，同时还应有阳性对照和阴性对照评估染色是否成功和结果是否可信。如果标记定位不准确，阴、阳性对照不成功，则肿瘤细胞的判读结果可能不可靠，需要重新检测。但也应了解，在一些特殊情况下，阳性信号的定位改变可能对肿瘤诊断具有重要意义。如上皮钙黏素（E-CD）一般表达于细胞膜，如果细胞膜表达缺失或出现胞质内表达，可能为乳腺小叶癌；又如 β-Catenin 出现核表达提示 WNT 途径激活，在多种肿瘤，如髓母细胞瘤、侵袭性纤维瘤中均有核表达的情况；再如横纹肌源性标记 Myo D1，在横纹肌肉瘤中是核阳性，但在腺泡状软组织肉瘤中则为胞质阳性，都具有诊断意义。另外，还有一些抗体标志物特殊的免疫组化表达方式具有病理诊断意义，如细胞角蛋白 CK 在神经内分泌肿瘤，特别是小细胞癌中的“点状阳性”是较为重要的免疫组化特征；ALK 蛋白的胞膜、胞质和胞核阳性代表不同融合伙伴基因；CD99 核旁点状阳性对于胰腺实性假乳头状肿瘤的诊断有重要鉴别意义等。

3. 应充分认识到抗体检测的交叉和重叠，辩

证地解读阳性结果。上皮性标志细胞角蛋白 CK 除了上皮性肿瘤阳性外，还会表达在一些具有上皮样特征的间叶性肿瘤中，如上皮样肉瘤、上皮样血管肉瘤、滑膜肉瘤等。一些纤维母细胞性梭形细胞，如术后梭形细胞结节、纤维母细胞反应性增生等也会表达 CK，应通过组织学形态进行鉴别，以确定这样病变是否符合上皮性癌的诊断。又如 S-100 蛋白可表达在神经纤维瘤或恶性外周神经鞘膜肿瘤中，但也可表达于滑膜肉瘤中，要认识到这两者的重叠性以避免误诊。部分抗体标记的范围较广，但并不能因其缺乏单一肿瘤类型的特异性而弃用。如 CD34 可在大量肿瘤类型中表达，包括梭形间叶源性肿瘤、淋巴造血系统肿瘤、神经系统肿瘤以及血管源性肿瘤等，并不意味该抗体标志物失去了应用价值，在与临床和组织学形态相结合后，反而具有很重要的鉴别诊断意义。

4. 免疫组化染色结果并不一定代表分子遗传学变异。胃肠道间质瘤中 CD117 阳性提示 *C-KIT* 基因变异，但在野生型胃肠道间质瘤中 CD117 阳性却并不存在 *C-KIT* 基因变异。此外，CD117 可在多种肿瘤中表达，如精原细胞瘤、胸腺鳞状细胞癌、涎腺腺样囊性癌以及胰腺实性假乳头状肿瘤等，这些肿瘤中 CD117 免疫组化结果阳性并非具有 *C-KIT* 基因变异。在免疫组化检测 Lynch 综合征相关性结直肠癌时，MLH1 蛋白表达缺失并不一定代表错配修复基因 *MLH1* [OMIM: 120436] 胚系基因变异，最有可能是启动子甲基化所致，故在这种情况下还应进一步行分子检测明确。在神经胶质瘤和垂体腺瘤中 *MGMT* [OMIM: 156569]（6- 氧甲基鸟嘌呤 -DNA 甲基化转移酶）基因甲基化状态是选择替莫唑胺（TMZ）治疗的重要指标。采用免疫组化检测 MGMT 表达状态与最终的分子检测 *MGMT* 基因甲基化结果的出入较大，不能完全依据免疫组化结果判断 *MGMT* 启动子甲基化状态，需要通过分子检测方法进一步验证。

5. 随着对肿瘤分子遗传学变异的认识越来越深入，一些检测分子变异特征的变异型蛋白抗体或融合型蛋白抗体也逐渐增多。对于这些新型抗体的选择和适用范围应持谨慎态度，一方面应用这些新型抗体染色发现疑难或罕见肿瘤类型，如采用 INI-1 抗体诊断 *SMARCB1* [OMIM: 601607] 基因缺失型肿瘤，用 H3K27M 抗体诊断弥漫性中线胶质瘤等。但另一方面也应注意这些抗体的特异性，如滑膜肉瘤的诊断抗体 TLE1 因在多种肿瘤表达缺乏特异性而不建议使用。

选择适当的免疫组化染色抗体配伍来诊断肿瘤是复杂和细致的工作，其中不但要求熟悉各种抗体型号、性能和适用范围，更重要的是体现了诊断者对疾病组织学形态认识和理解的深刻程度，需要不断地实践和磨炼，方能达到准确诊断的目的。

二、常见遗传性肿瘤的免疫组化特征

（一）Lynch 综合征相关性结直肠癌和其他肿瘤

1.遗传背景。发生在结直肠时又称遗传性非息肉病性结肠癌（hereditary nonpolyposis colorectal cancer，HNPCC），是一种由错配修复（mismatch repair，MMR）基因变异导致的常染色体显性遗传病。该综合征患者有较高罹患结直肠癌的风险，其他非结直肠癌，如子宫内膜癌、胃癌、肝癌、甲状腺癌等的风险也高于普通人群。错配修复基因变异，导致MMR功能缺失，难以纠正DNA复制过程中的错配，最终产生DNA微卫星不稳定（microsatellite instability，MSI）。关键区域的MSI 对正常信号通路转导、基因翻译与转录以及蛋白质修饰表达等产生影响，最终导致肿瘤发生[6-8]。Lynch综合征相关性结直肠癌是MMR缺陷型（dMMR），表现为高频度微卫星不稳定（MSI-H），散发性结肠癌大多是MMR功能完整型（pMMR），表现为低频度微卫星不稳定（MSI-L）或微卫星稳定（MSS）。但应注意的是，10%～15%散发性结直肠癌也是MSI-H，故有必要进一步检测以明确是否为Lynch综合征。

MMR 蛋白有 4 种，包括 MLH1、PMS2、MSH2 和 MSH6。其中 MLH1/PMS2、MSH2/MSH6 分别形成功能性异二聚体复合物，MLH1 和 MSH2 蛋白是二聚体的主导蛋白，PMS2 和 MSH6 是配对蛋白，*MLH1* [OMIM: 120436] 和 *MSH2* [OMIM: 609309] 基因变异可导致异二聚体蛋白降解，导致主导蛋白和配对蛋白表达缺失，配对蛋白基因 *PMS2* [OMIM: 600259] 和 *MSH6* [OMIM: 600678] 变异，也可导致主导蛋白同时缺失。因此，MMR 蛋白表达缺失多为配对性，MLH1 和 PMS2 同时蛋白表达缺失，MSH2 和 MSH6 同时蛋白表达缺失。但 MLH1 和 MSH2 蛋白表达缺失相互排斥，只能有一种蛋白表达缺失，不会同时缺失。另外，位于 *MSH2* 基因上游的上皮性黏附分子（epithelial cell adhesion molecule, EPCAM）基因出现 3′ 端缺失也可表观沉默 *MSH2* 导致 Lynch 综合征。

MLH1 表达缺失时既可是散发性，也可是遗传性结直肠癌，其原因是 *BRAF* [OMIM: 164757] p.V600E 变异或 *MLH1* 基因启动子甲基化均可导致 MLH1 表达缺失，故对于 MLH-1/PMS2 阴性者尚需要进一步分析。还有少见的情况是 MLH1 和 MSH2 孤立性表达缺失，这可能不是 Lynch 综合征，而是 *MLH1* 基因和 *MSH2* 基因出现体细胞双基因变异所致。

2. **免疫组化检查特征**。根据上述的 Lynch 综合征相关性结直肠癌和其他肿瘤的分子遗传学特

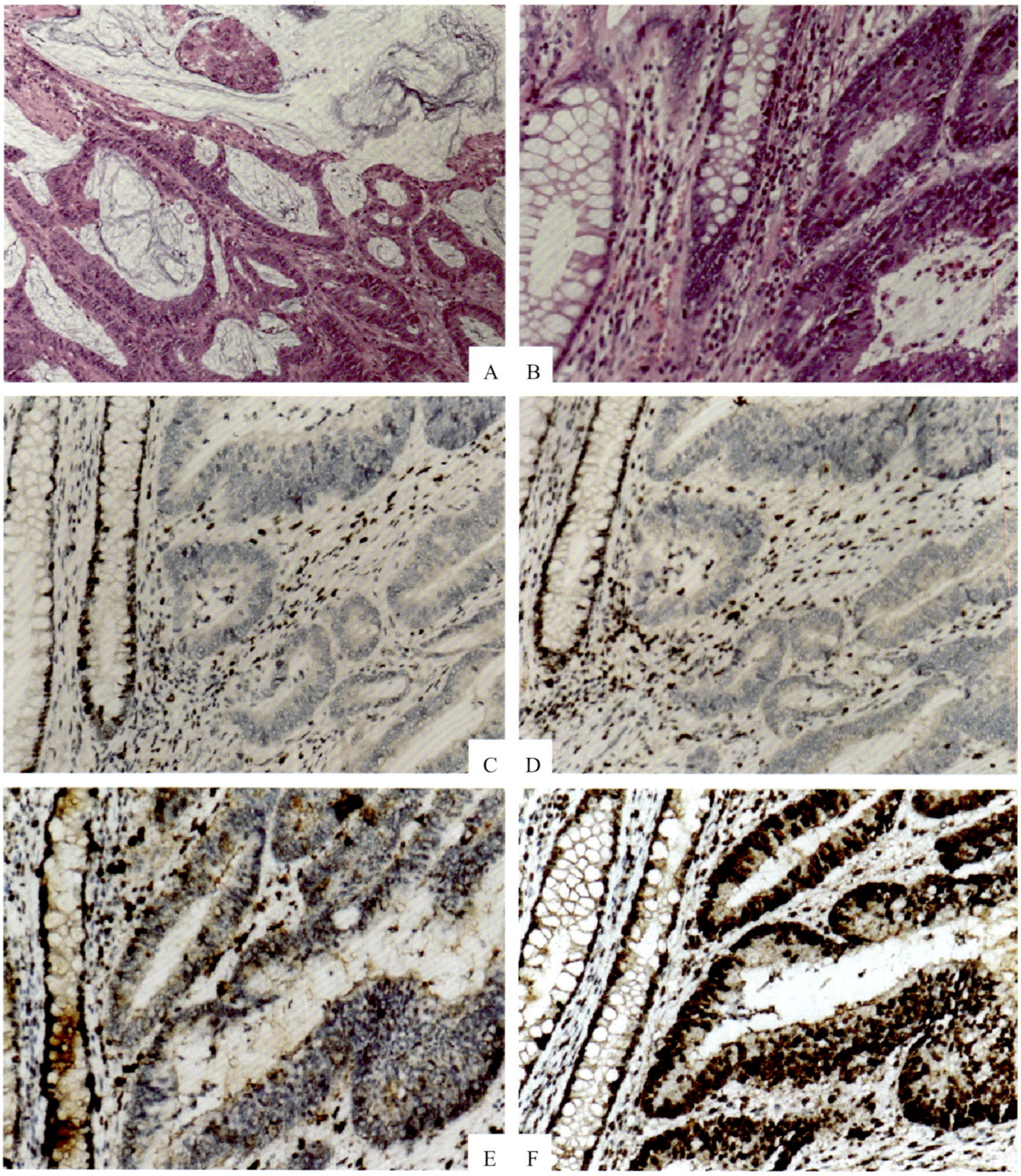

图 6-4 Lynch 综合征相关性结直肠癌

图 A，结肠癌病理组织学诊断为黏液腺癌。图 B，腺癌组织（右侧）与癌旁结肠黏膜腺体（左侧）显示明显的组织学形态差异。图 C，免疫组化 MSH2 表达缺失，癌旁黏膜腺体 MSH2 保留表达。图 D，免疫组化 MSH6 表达缺失，癌旁黏膜腺体表达阳性。图 E，免疫组化 PMS2 表达缺失，癌旁腺体表达阳性。图 F，免疫组化 MLH1 在癌与癌旁腺体均阳性

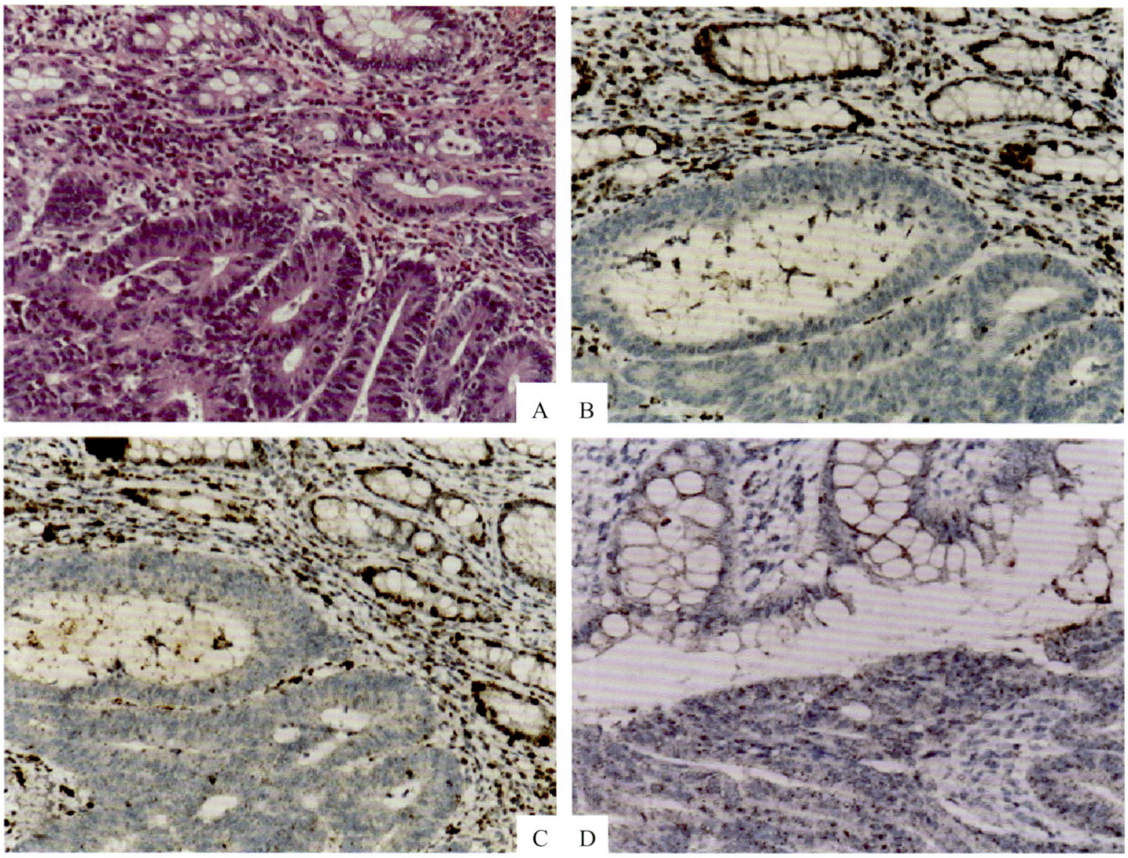

图 6-5 Lynch 综合征相关性结直肠癌

图 A，病理组织学诊断为结肠中分化腺癌（图下侧），与癌旁结肠黏膜腺体有显著的组织学差异。图 B，免疫组化显示 MLH1 表达缺失，癌旁腺体保留阳性表达。图 C，免疫组化显示 PMS2 表达缺失，癌旁腺体保留阳性表达。图 D，免疫组化 MLH1/PMS2 表达缺失时，需要加做 *BRAF* p.V600E 表达情况，此例 *BRAF* p.V600E 免疫组化阴性，还需要行 MLH1 基因分子检测基因甲基化阴性后才能诊断为 Lynch 综合征相关性结肠癌（请参阅第 13 章，遗传性结直肠癌）

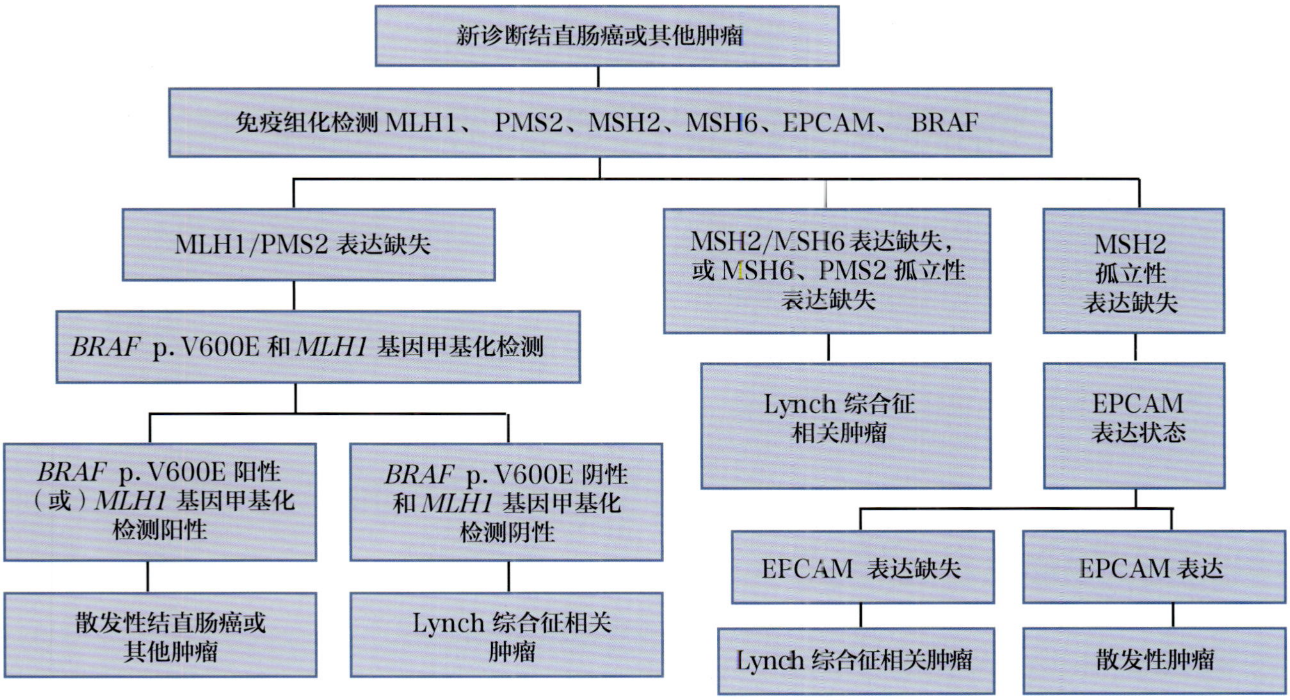

图 6-6 Lynch 综合征免疫组化检测流程

点，免疫组化检查时至少应检测6种蛋白质的表达情况，即MLH1、PMS2、MSH2、MSH6、EPCAM和*BRAF* p.V600E。正常生理状态下MMR的4种蛋白在核内表达，较集中表达于黏膜陷窝下1/3的腺体细胞，同时间质中炎症细胞和表面披覆上皮细胞也会表达，可以作为阳性对照。EPCAM表达于上皮细胞的细胞膜和细胞质，间质细胞不表达。*BRAF* p.V600E（克隆号VE1）检测的是变异蛋白质，正常状态时不表达，当基因变异时表达于细胞质内。

由于特殊的分子机制，Lynch综合征MMR胚系基因变异时表现为4种蛋白同时成对缺失，即MLH1/PMS2成对缺失，或MSH2/MSH6成对缺失，但MSH6和PMS2的孤立性缺失也可以作为胚系基因变异的证据。除了MLH1/PMS2缺失需要进一步检测外，其他情况均可直接判断为Lynch综合征（图6-4）。MSH2孤立性缺失要进一步观察EPCAM的表达状态，如果EPCAM表达缺失也可认定是Lynch综合征；EPCAM表达正常时，*MSH2*基因为体细胞二次打击，不是Lynch综合征。MLH1/PMS2成对缺失时需要首先观察BRAF p.V600E表达状态（图6-5），如果阳性则是*BRAF* p.V600E基因变异所致，而不是Lynch综合征；如果阴性则需要进行分子检测*MLH1*基因启动子甲基化状态，阴性才能诊断为Lynch综合征。具体诊断流程见图6-6，Lynch综合征其他相关肿瘤也可参照这个流程进行诊断。

（二）遗传性弥漫性胃癌

1. 遗传背景 胃癌大多数为散发性病例，仅10%左右的病例出现家族聚集现象，其中1%～3%病例由遗传因素所致。多种遗传性综合征均可发生相关性胃癌，包括遗传性弥漫性胃癌、Lynch综合征、Li-Fraumeni综合征、Peutz-Jeghers综合征等。*CDH1*[OMIM: 192090]胚系基因变异是导致遗传性弥漫性胃癌和乳腺小叶癌的遗传学基础，*CDH1*基因编码上皮钙黏素（E-CD），基因变异影响了E-CD在细胞膜上的定位和稳定性，表现为E-CD表达减弱或缺失，以及定位异常，最终导致肿瘤发生，以常染色体显性方式遗传[9-11]。

目前已知至少有155种不同类型的*CDH1*胚系基因变异，多数致病性变异是截短变异，产生无功能蛋白，破坏正常细胞和组织结构，另有5%的变异形式是外显子缺失。*CDH1*基因是抑癌基因，因此需要“二次打击”才能启动肿瘤。“二次打击”的形式多样，包括甲基化、体细胞基因变异和杂合性缺失等，这个“二次打击”类型与胚系基因变异的类型和位点无关，对于无胚系基因变异的散发性体细胞*CDH1*基因改变最为常见的是甲基化。

除了*CDH1*基因改变外，编码α-链接素

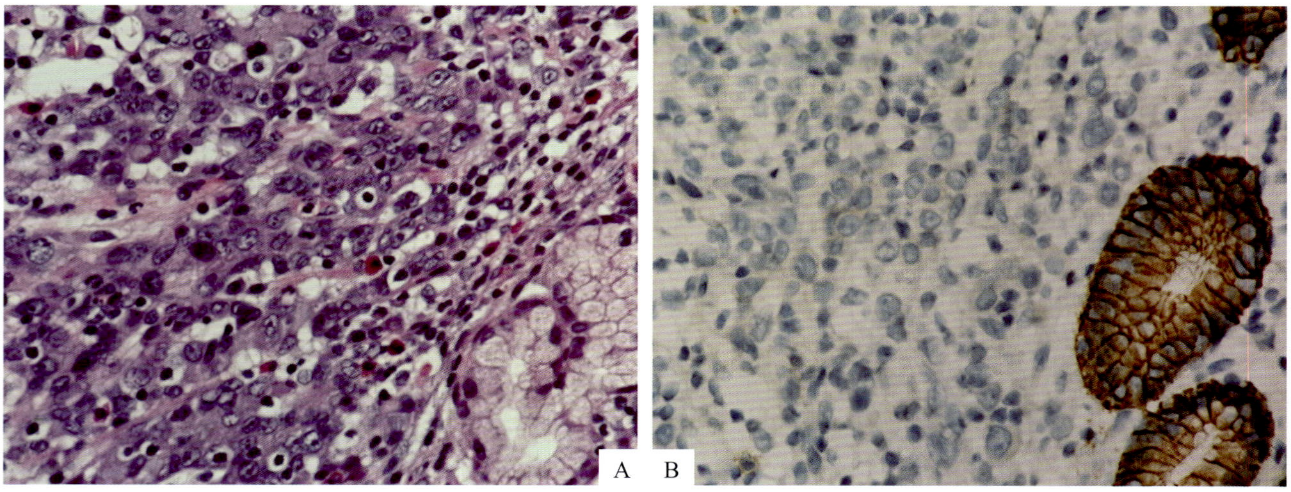

图6-7 遗传性弥漫性胃癌的免疫组化特征

图A，弥漫性胃癌的癌细胞呈片状弥漫分布，几乎不形成腺管状结构，图片右下角为癌旁残留的胃黏膜腺体。图B，免疫组化显示E-cadherin在癌细胞中完全缺失表达，但在残留胃黏膜腺体显示清晰的细胞膜阳性表达。但应注意的是，免疫组化E-cadherin表达缺失并不能作为遗传性弥漫性胃癌确诊依据

（α-catenin）的 *CTNNA1* [OMIM: 116805] 基因变异可能是另一重要因素。此外，*MAP3K6* [OMIM: 604468]、*BRCA2* [OMIM: 600185]、*PALB2* [OMIM: 610355] 等基因变异也可能与遗传性弥漫性胃癌相关（见第 17 章，遗传性胃癌）。

2. **免疫组化检查特征**。遗传性弥漫性胃癌的细胞形态多为“印戒细胞样”，病理诊断时多为“低分化腺癌”或“印戒细胞癌”。早期可表现为“印戒细胞原位癌”和“佩吉特病样播散（pagetoid spread）”，晚期呈“皮革样胃”样改变。免疫组化染色时，可见这些印戒样癌细胞 E-CD 表达完全缺失（图 6-7），或部分位于胞质内（定位异常），与周围正常黏膜腺体细胞出现明显的差异，这是因为胚系基因变异产生的截短型蛋白不包含 E-CD 的跨膜和胞质内结构域，不能与检测抗体结合。因此，E-CD 免疫组化表达缺失可以作为一个鉴别遗传性弥漫性胃癌的诊断线索，但绝不是唯一和必要条件。因为也有病例出现异质性细胞膜表达，甚至完整膜表达 E-CD，这是因为胚系 *CDH1* 等位基因变异类型为错义变异或位于 2269 位点的变异，这些类型的变异仍可产生位于细胞膜上的蛋白质。另外，一些非遗传性的散发弥漫性胃癌也可出现 E-CD 的表达缺失或定位异常，这是因为 *CDH1* 基因出现了体细胞基因变异的结果，并不能诊断为遗传性弥漫性胃癌。因此，E-CD 免疫组化表达缺失仅可作为一个诊断线索，不能作为遗传性或散发性胃癌的鉴别要点。

（三）家族性腺瘤性息肉病相关的侵袭性纤维瘤

1. **遗传背景**。家族性腺瘤性息肉病（familial adenomatous polyposis，FAP）是一组以结直肠多发腺瘤为特征的常染色体显性遗传的综合征，其发生与结直肠腺瘤性息肉病（adenomatous polyposis coli）与 *APC* 基因的胚系基因变异密切相关。侵袭性纤维瘤，又称韧带样瘤（desmoid tumor），可以发生于身体任何部位，特别是肠系膜、腹壁、四肢多见，根据发生的部位可分为腹内型（系膜型）、腹壁型和腹外型。大多数病例为散发性，但 5% ~ 10% 的患者发生 FAP，而 FAP 患者发生侵袭性纤维瘤的概率约是正常人的 800 ~ 1000 倍。与散发性病例不同的是，FAP 相关性侵袭性纤维瘤主要位于腹壁及腹内。*APC* [OMIM: 611731] 基因位于人类染色体 5q22.2，编码 2 843 个氨基酸、分子量为 300kDa 的蛋白质，在 *APC* 基因编码的多肽中有一个 β-catenin（β-连接素）结合位点。β-catenin 是一个多功能的胞膜/胞质蛋白质，既参与细胞连接又是 WNT 信号通路的重要蛋白质。正常情况下胞质内 β-catenin 大部分与胞膜上的 E-CD 结合介导细胞间黏附，少部分与胞质内 APC、轴蛋白 Axin、糖原合成激酶 GSK-3β 以及酪蛋白激酶 CK1 结合形成复合物（β-catenin 破坏复合体），促进 β-catenin 的磷酸化过程并最终降解。*APC* 基因的变异会导致 β-catenin 磷酸化障碍，最终使其在细胞质中堆积，过量的 β-catenin 通过与 T 细胞因子/淋巴增强因子（TCF/LEF）结合进入细胞核，启动 WNT 信号通路导致细胞的增殖和分化失控，最终形成肿瘤。

在非 FAP 相关性的侵袭性纤维瘤中存在另一种 β-catenin 蛋白激活方式，即 *CTNNB1*[OMIM: 116806] 基因变异方式。*CTNNB1* 基因外显子 3 编码 β-catenin 蛋白，基因变异导致生成的 β-catenin 蛋白在丝氨酸及赖氨酸之间存在的丝氨酸/苏氨酸富集区发生异常，不能磷酸化而进一步降解，导致 β-catenin 在细胞质中堆积，也通过与 TCF/LEF 结合进入细胞核激活 WNT 信号通路，而且能够促进 LEF 的过表达，进一步形成恶性循环而致瘤。

2. **免疫组化检查特征**。无论是 *APC* 基因还是 *CTNNB1* 基因变异，β-catenin 蛋白入核是侵袭性纤维瘤的重要特征，故在免疫组化检查时，观察 β-catenin 核表达是确诊侵袭性纤维瘤的关键。该肿物常边界不清，浸润周边横纹肌和脂肪组织，由增生的梭形纤维母细胞/肌纤维母细胞以及多少不等的胶原纤维构成，间质可伴有黏液变性或呈瘢痕疙瘩样。在术前穿刺时由于梭形细胞形态温和，常容易被认为是纤维组织增生，但免疫组化显示其 β-catenin 核阳性，而纤维组织增生或其他纤维母细胞增生性病变仅表现为膜/质阳性，具有鉴别诊断意义（图 6-8）。值得注意的是，β-catenin 核阳性仅有提示 β-catenin 入核的作用，并不能确定是 *APC* 基因变异还是 *CTNNB1* 基因变异所致，故仍需要检测 *APC* 基因或 *CTNNB1* 基因以明确是否为家族腺瘤性息肉病相关的侵袭性纤维瘤。

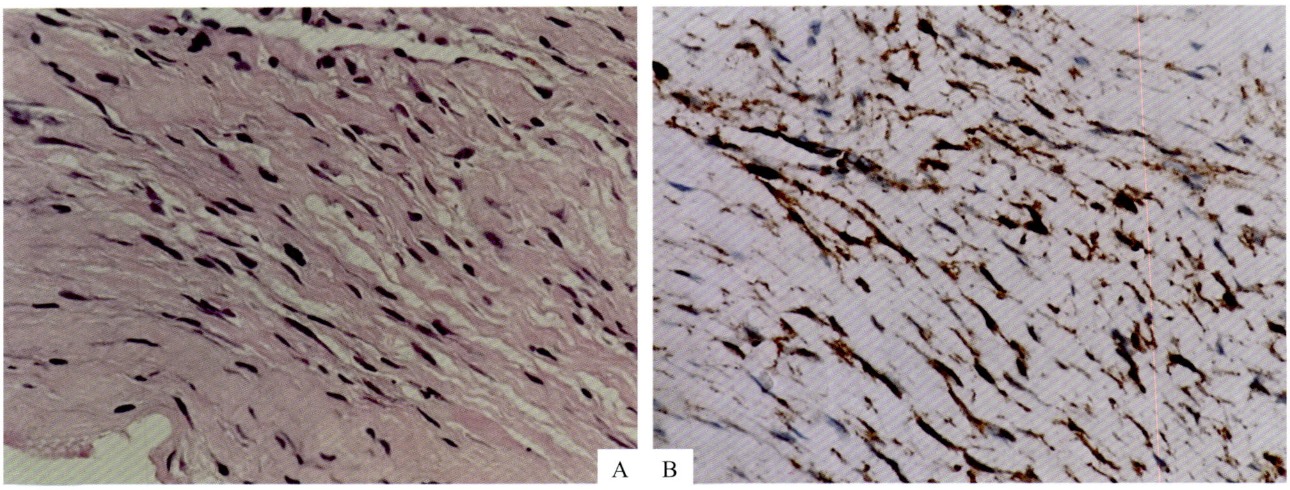

图 6-8 家族性腺瘤性息肉病相关性肠系膜侵袭性纤维瘤

图 A，侵袭性纤维瘤组织学表现为梭形细胞增生，细胞形态较温和，与普通的纤维组织增生相似。图 B，免疫组化显示 β-catenin 核阳性，是确诊侵袭性纤维瘤重要标志。

（四）遗传性肾肿瘤

1. **遗传背景**。肾肿瘤是临床常见肿瘤，具有遗传性和散发性两种发病形式，遗传性肾肿瘤约占全部肾肿瘤的 4%[12-14]。常见的遗传性肾肿瘤有以下几种：

（1）von Hippel-Lindau（VHL）综合征相关性肾癌：VHL 综合征是一种常染色体显性遗传性疾病，涉及多个系统病变，包括小脑、视网膜、脊髓的血管母细胞瘤，肾细胞癌，嗜铬细胞瘤以及肾囊肿。肾癌在 VHL 综合征中的发生率高达 30% ~ 45%，*VHL*[OMIM: 608537]/（3p25.3）改变导致 VHL 蛋白质功能丧失是致病的原因，但散发性肾细胞癌也可出现 *VHL* 等位基因启动子甲基化而失活。VHL 相关性肾癌的病理类型全部为透明细胞癌，多为双侧多发性，进展较慢，转移晚（请参阅第 15 章，遗传性泌尿系统肿瘤）。

（2）家族性乳头状肾细胞癌（hereditary papillary renal cell carcinoma）：为常染色体显性遗传病，其发病机制是位于染色体 7p31.2 的 *MET*[OMIM: 164860] 基因变异所致，肿瘤的病理类型全部为 I 型乳头状肾细胞癌，多为双侧多发性，发病年龄较晚且进展较慢。

（3）遗传性平滑肌瘤病和肾细胞癌相关性肾细胞癌（hereditary leiomyomatosis and renal cell carcinoma-associated renal cell carcinoma）：常染色体显性遗传病，表现为肾癌伴多发性皮肤平滑肌瘤、多灶性子宫平滑肌瘤或子宫平滑肌肉瘤，发病机制是位于 1p43 的延胡索酸水合酶（fumarate hydratase, *FH*）基因 [OMIM: 136850] 的胚系基因变异，相关肾癌的病理类型多为Ⅱ型乳头状肾癌。临床上多为单侧单发肿瘤，发生年龄较早，侵袭性很强，易早期转移。

（4）Birt-Hogg-Dubé（BHD）综合征相关性肾癌：为一常染色体显性遗传综合征，涉及全身多个系统，典型表现为头颈部和上肢的多发性纤维毛囊瘤，并可能伴有肺囊肿和结肠息肉。绝大部分患者存在纤维滤泡增殖等皮肤良性病变，面部、颈部及躯干上部多发小的圆形丘疹是此综合征的特征性病变。其发病机制是位于 17p11.2 的 *FLCN*[OMIM: 607273] 基因变异，15% ~ 25% 患者伴有肾肿瘤，包括嗜酸细胞瘤、嫌色细胞癌、透明细胞癌及乳头状癌，以及杂合性嗜酸细胞 / 嫌色细胞肿瘤。肾恶性肿瘤以嫌色细胞癌最多见，其次为透明细胞癌，此外还可以出现肺囊肿、自发性气胸等病变。

（5）琥珀酸脱氢酶缺陷型肾细胞癌（succinate dehyrogenase-deficient renal cell carcinoma, SDH 缺陷型肾细胞癌）是新纳入的一种肾细胞癌亚型，伴有 SDH 胚系基因变异，是遗传性肾肿瘤。SDH 即线粒体复合体Ⅱ，包括 A-D 四种亚基。在 SDH 缺陷型肾细胞癌中，SDHB 缺陷型最常见，SDHC 缺陷型次之，SDHD 和 SDHA 缺陷型非常罕见。临床多为单侧肾发生，可为双侧或多发，常伴发副神经节瘤或胃肠道间质瘤。

（6）结节性硬化复合症（tuberous sclerosis complex，TSC）相关性肾肿瘤：常染色体显性遗传疾病，由编码 harmatin 蛋白的 *TSC1*[OMIM: 605284]/9q34.13 或编码 tuberin 蛋白的 *TSC2*[OMIM: 191092]/16p13.3 胚系基因变异所致。TSC 几乎可累及所有的器官，只是受累的程度不一。约 80% 的患者会有肾受累，且这是 TSC 患者死亡的首要原因。这部分患者的肾表现包括血管平滑肌脂肪瘤和肾上皮性囊肿等，而肾细胞癌则相对少见，其发生率仅 2% ~ 4%，稍高于普通人群的发生率（请参阅第 23 章，遗传性神经系统肿瘤）。

2. **免疫组化检查特征**。VHL 相关性肾透明细胞癌与散发性肾透明细胞癌的免疫表型基本一致，均可表达 CK、EMA、Vimentin 和 CD10，一般不表达 CK7 和 CD117。VHL 蛋白可于胞质内表达，但不能作为遗传性肾细胞癌的免疫标记。乳头状肾细胞癌表达 CK、EMA、Vimentin 和 CD10，CK7 一般在Ⅰ型乳头状肾细胞癌中表达。

遗传性平滑肌瘤病和肾细胞癌相关性肾细胞癌的癌细胞延胡索酸水合酶（fumarate hydratase, FH）表达缺失，肿瘤内的血管内皮细胞或炎细胞仍可表达，可作为阳性内对照。免疫组化 S-2 琥珀酸半胱氨酸 [S-（2-succino）cysteine，2SC] 表现为弥漫性细胞核及细胞质着色，与 FH 基因变异高度相关，是 FH 缺陷型肾细胞癌敏感和特异性标志物。但应注意的是，少数遗传性平滑肌瘤病和肾细胞癌相关性肾细胞癌仍会有 FH 的弱阳性甚至强阳性表达，可能是由于有缺陷的 FH 蛋白仍可与抗体反应有关。

在对 BHD 综合征病理诊断时，应主要观察肾肿瘤周围肾实质有无嗜酸性细胞特征，如镜下可见大量嗜酸性细胞结节，伴嗜酸细胞腺瘤特征、嫌色细胞特征的肾细胞癌或杂合性肿瘤，以及内衬嗜酸性细胞的囊腔，或肾实质内出现簇状嗜酸性细胞、非肿瘤性肾小管具有嗜酸性改变等，出现上述特征时应考虑 BHD 综合征。嫌色细胞癌和嗜酸细胞腺瘤的免疫组化表现与散发性病变没有差异。

SDH 缺陷型肾细胞癌具有嗜酸细胞特征，呈巢状、小管状、腺泡状、囊状或实性结构，肿瘤细胞呈立方状或卵圆形，胞质丰富，有胞质空泡或包涵体，呈空泡状或絮状 / 羽毛状改变，间质内常见肥大细胞。其免疫组化特征是 SDHB 抗体表达缺失，肿瘤细胞弥漫表达 PAX8 和 HNF1β，CK7 一般不表达，不表达 CD117、CA IX 和 Vimentin 及神经内分泌标记（图 6-9）。SDHA 缺陷型肾细胞癌表现为 SDHA 和 SDHB 免疫组化同时表达缺失。

结节性硬化复合症相关性肾肿瘤多为血管平滑肌脂肪瘤，肾细胞癌较少见到，常见双侧多灶性血管平滑肌脂肪瘤，其免疫组化特征是表达黑色素相关指标，如 HMB-45、Melan A 及 MiTF；S-100 蛋白一般呈阴性或仅局灶性表达（图 6-10），如果 S-100 蛋白强阳性，则应首先考虑为黑色素瘤肾转移。此

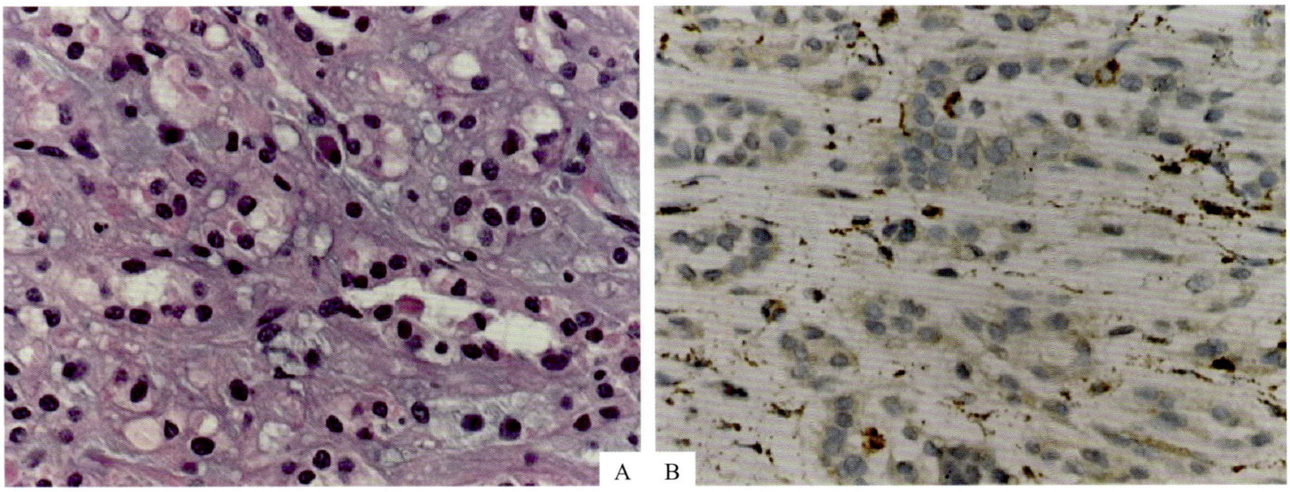

图 6-9 SDH 缺陷型肾细胞癌的免疫组化特征

图 A，SDH 缺陷型肾细胞癌有嗜酸细胞特征，其肿瘤细胞胞质丰富，呈空泡状或絮状 / 羽毛状改变。图 B，免疫组化显示 SDHB 表达缺失，组织中的一些间质细胞保留 SDHB 表达，可作为阳性对照

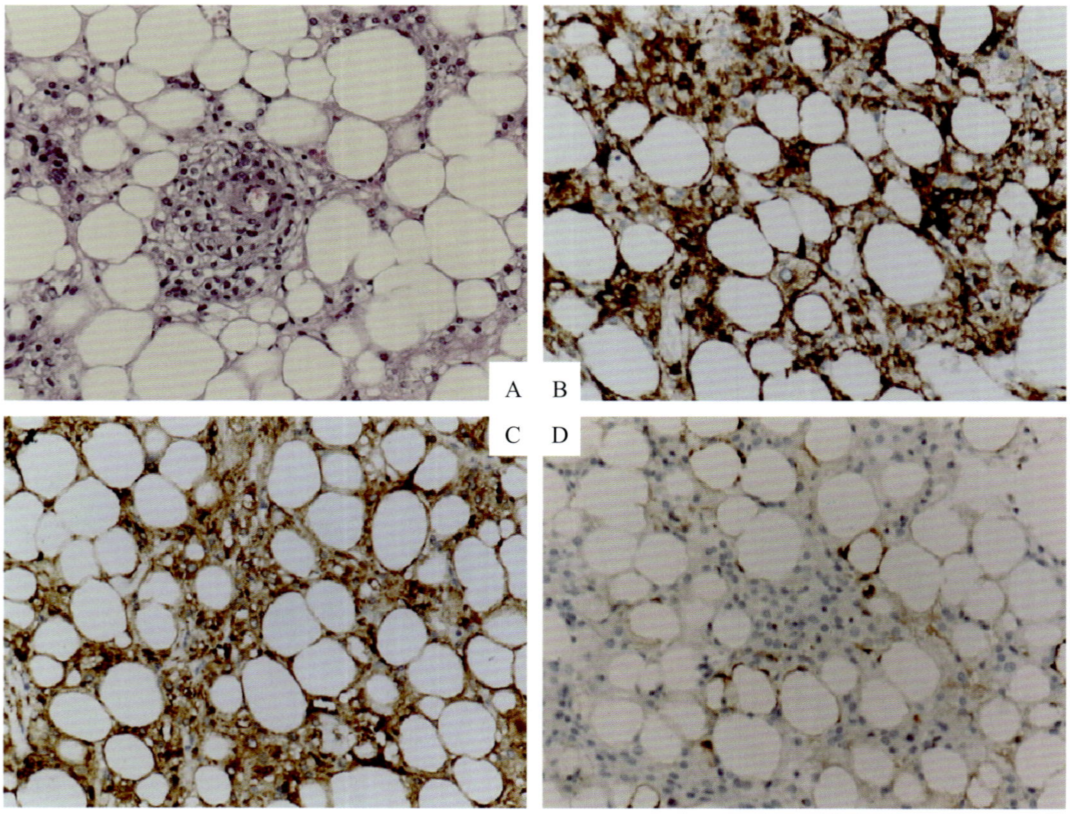

图 6-10 结节性硬化复合症相关性肾血管平滑肌脂肪瘤的组织学特征

图 A，肿瘤组织中可见增生的厚壁血管，血管周围有增生的梭形或多角形、胞质透亮的细胞以及大量的脂肪细胞。图 B，免疫组化显示 HMB-45 弥漫阳性。图 C，免疫组化显示 Melan A 弥漫阳性。图 D，免疫组化显示 S-100 蛋白阴性，阳性信号仅见于脂肪细胞

外，还不同程度地表达 SMA、Desmin 和 NSE 等，一般不表达上皮性标记。

（五）家族性胃肠道间质瘤

1. **遗传背景**。家族性胃肠道间质瘤（gastrointestinal stromal tumor, GIST）是一种罕见的常染色体显性遗传病，发病率不到 GIST 总病例数的 5%，中位发病年龄 40 ~ 50 岁，低于散发型病例（50 岁以上人群）。GIST 起源于胃肠道间质干细胞 Cajal 细胞，大多数存在 *C-KIT* 基因变异，多以 11 和 9 号外显子常见，约 10% 病例为 *PDGFRA*[OMIM: 173490] 基因 18 号外显子变异或其他位点少见变异所致。家族性 GIST 存在 *C-KIT* [OMIM: 164920] 胚系变异，也表现为 11 号外显子最常见，*PDGFRA* 胚系变异也可见到，但同一患者体内不可能同时存在 *C-KIT* 和 *PDGFRA* 两种基因同时变异。与散发型病例相似，家族性 GIST 病例中也存在琥珀酸脱氢酶复合体亚基基因（*SDH*）或 *NF1*[OMIM: 613113] 变异的报道[15,16]。

2. **免疫组化检查特征**。家族性 GIST 最主要的特征为多发性，同时还伴有多种胃肠外临床症状和体征，有别于散发型 GIST。*C-KIT* 胚系基因变异表现为胃肠道动力紊乱和肠道憩室形成，这是由于胃肠道的“起搏细胞”Cajal 细胞在 *C-KIT* 胚系基因变异时导致异常增生有关。此外还有皮肤色素沉着和多发性非 GIST 肿瘤。组织学类型主要为梭形细胞型，免疫组化 CD117 和 DOG-1 弥漫阳性，CD34 阳性，S-100、SMA 和 Desmin 等不同程度阳性，与散发性 GIST 的免疫组化表型一致。*PDGFRA* 胚系基因变异患者除发生 GIST 外，还可发生炎性纤维性息肉和胃肠道脂肪瘤，少数病例可出现巨手症状。组织学类型主要为上皮细胞型，也表现为典型的 GIST 免疫组化表型。

野生型病例也会出现在家族性 GIST 中，这是一种组织学形态和免疫组化表型符合 GIST 诊断，但分子检测无 *C-KIT* 或 *PDGFRA* 基因变异的病变，免疫组化检测时仍可表达 CD117 和（或）DOG-1。根据 SDHB 的表达缺失情况分为 SDH 缺陷型和非

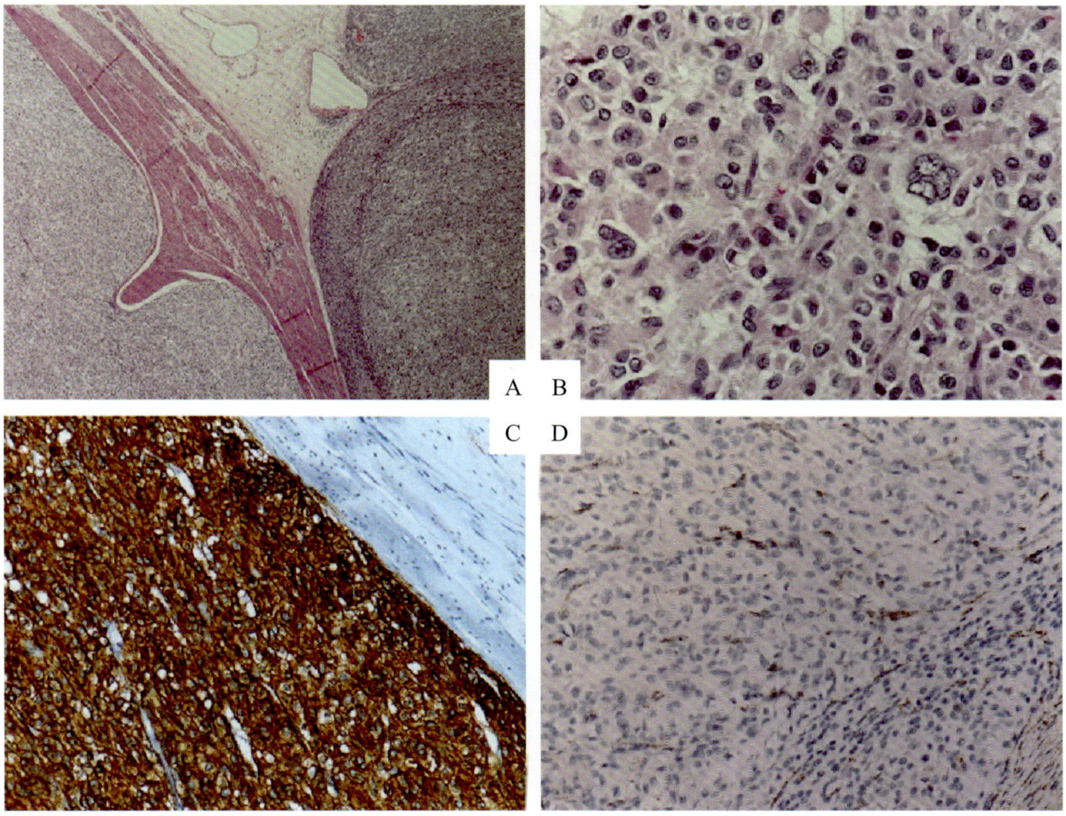

图 6-11 SDHB 缺陷型胃肠道间质瘤（GIST）的免疫组化特征

图 A，SDHB 缺陷型 GIST 常呈多结节分叶状结构。图 B，细胞类型多为上皮样或上皮样和梭形细胞混合型。图 C，免疫组化 CD117 弥漫阳性。图 D，免疫组化 SDHB 阴性

缺陷型 GIST 两大类（图 6-11）。对于 SDHB 缺陷的病例需要加做 SDHA 进一步明确是 SDHA 变异型还是其他类型。而 SDHB 非缺陷型野生型 GIST 的机制更为复杂，涉及至 *NF1* 基因、*BRAF* 基因、*RAS*（*HRAS*、*NRAS* 和 *KRAS*）基因变异以及罕见的四重野生型 GIST。图 6-12 显示了野生型 GIST 的诊断和分类流程。

非 SDHB 缺陷型 GIST 中的 NF1 相关性病变由于 *NF1* 胚系基因变异所致，主要表现为神经纤维瘤病 Ⅰ 型的临床症状和体征：神经纤维瘤、牛奶咖啡斑、腋部色素沉着等。GIST 主要发生于小肠，组织学类型主要为梭形细胞型，表现为经典的 GIST 免疫组化表型，通过特异性 C 末端的 NF1 抗体表达缺失可以识别 NF1 相关性 GIST。*BRAF* 基因变异型 GIST 好发于小肠和胃，组织形态上多为梭形细胞型，免疫组化标记仍显示 CD117 和 DOG-1 阳性，分子检测显示 *BRAF* p.V600E 变异，可通过 VE_1 抗体识别 *BRAF* 变异型 GIST。分子检测 *K-RAS* 和 *N-RAS* 基因可确定是否为 *RAS* 基因变异相关性 GIST。四重野生型 GIST 则由 *PIK3CA*[OMIM: 171834] 变异、*ETV6-NTRK3* 融合、*FGFR1-HOOK3* 融合和 *FGFR1-TACC1* 融合等基因变异所致。

SDHB缺陷型GIST可以是*SDHA*[OMIM: 600857]胚系基因变异导致的*SDHA*变异型GIST，免疫组化显示SDHA和SDHB双缺失。无SDHA变异的SDHB缺陷型GIST主要有2种独特的综合征：Carney-Stratakis综合征和Carney复合征。Carney复合征是一种非遗传性疾病，其发病与*SDHC*基因启动子甲基化有关，表现为副节瘤、肺软骨瘤和肾上腺皮质腺瘤；免疫组化特征是SDHB阴性，SDHA阳性。Carney-Stratakis综合征是一种常染色体显性遗传病，与*SDHB*[OMIM: 185470]、*SDHC*[OMIM: 602413]或*SDHD*[OMIM: 602690]变异失活有关，通常出现胃部多发性GIST伴或不伴有副节瘤，组织学类型主要为上皮细胞型，免疫组化可表达CD117和DOG-1，但SDHB表达缺失。

（六）遗传性甲状腺癌

1. **遗传背景**。遗传性甲状腺癌是常染色体显性遗传疾病，分为 2 大类：家族性非髓样甲状腺癌（familial non-medullary thyroid carcinoma，FNMTC）

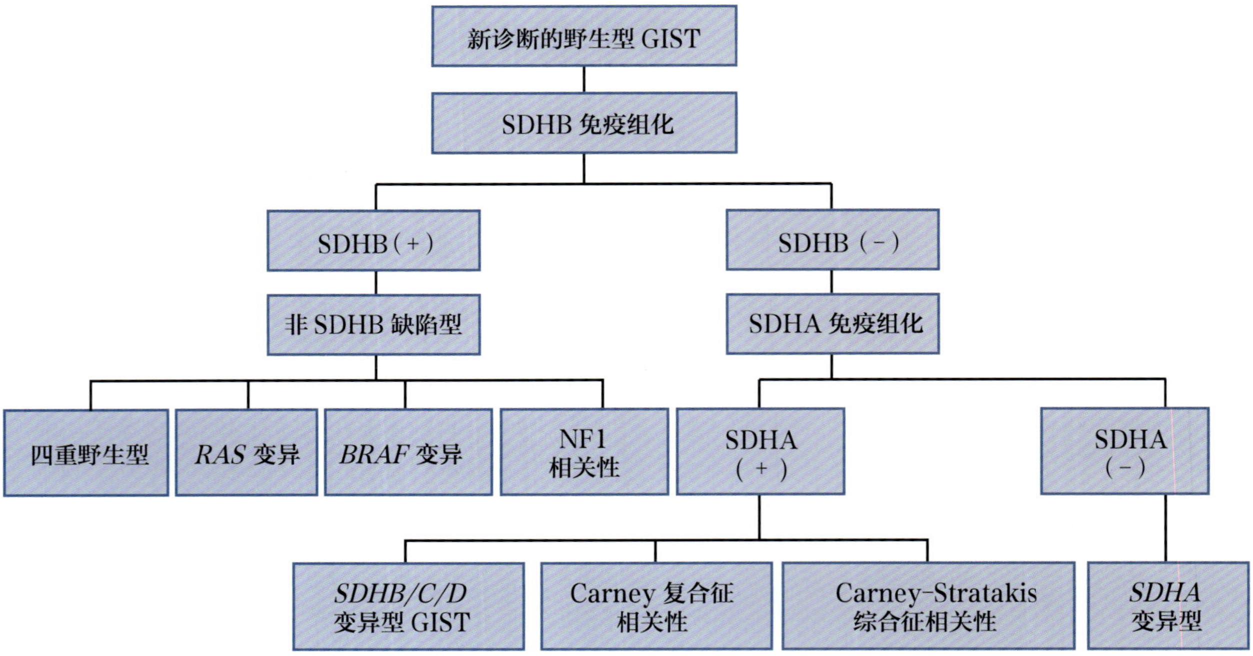

图 6-12　野生型 GIST 的诊断和分类流程

和遗传性甲状腺髓样癌（hereditary medullary thyroid carcinoma，HMTC）[17-19]。FNMTC 有两种临床情况，其一是独立发生甲状腺癌，如位于 19p13.2 的 *TCO*[OMIM: 603386] 基因变异导致甲状腺乳头状癌；位于 1q21 的 *PTC/PRN* [OMIM: 605642] 基因变异导致的乳头状癌和肾乳头状癌；t (3; 8)(p14.2; q24.1) 易位导致的乳头状癌和肾透明细胞癌以及 2q21 上的 *NMTC3* 基因变异促使滤泡性癌发生。第二种情况是在一些遗传综合征中伴发甲状腺癌，包括 Gardner 综合征（家族性腺瘤性息肉病）中伴发甲状腺乳头状癌；Cowden 综合征中伴发乳头状癌和滤泡性癌；Carney 复合征出现的色素神经鞘瘤、乳头状癌和滤泡性癌等。

遗传性甲状腺髓样癌的绝大多数病例是由位于 10q11.2 的原癌基因 *RET* [OMIM: 164761] 变异所致，是一种高外显率的单基因显性遗传性疾病，主要致病机制是 *RET* 变异增强了酪氨酸激酶信号通路，促进酪氨酸激酶活化和原癌基因转化而致肿瘤发生。另外，还有少数病例是由 *NTRK1* [OMIM: 191315] 变异引起。HMTC 主要分 3 种亚型：多发性内分泌腺瘤病 2A 型（MEN2A）、多发性内分泌腺瘤病 2B 型（MEN2B）和家族性甲状腺髓样癌。MEN2B 主要是 *RET* 基因 11 号外显子 634 位氨基酸变异，少数为 620、618 和 611 位氨基酸或极少的 609 位氨基酸变异所致。95% 以上的患者发生甲状腺髓样癌，50% 发生嗜铬细胞瘤，20% ~ 30% 合并原发性甲状旁腺功能亢进症。MEN2B 主要为 *RET* 基因 16 号外显子 918 位氨基酸变异和其他少见变异类型所致。所有的 MEN2B 患者均可发生甲状腺髓样癌，50% 合并嗜铬细胞瘤，患者有特殊外貌，包括唇、舌和胃肠黏膜神经瘤以及马凡样体征。家族性甲状腺髓样癌基因变异位点分布较均衡，3/4 以上病例为 *RET* 基因 10、11 号外显子的变异，临床上除甲状腺受累外，一般无其他肿瘤发生，FMTC 可能是 MEN2A 的一种变异类型（见第 18 章，遗传性内分泌系统与胰腺肿瘤）。

2. **免疫组化检查特征**。遗传性甲状腺癌与散发性甲状腺癌的形态学和免疫组化表型基本一致。乳头状癌细胞核呈毛玻璃样改变，常见核沟及核内假包涵体，免疫组化 CK19 阳性，TPO 和 CD56 表达缺失，不表达神经内分泌标记突触素（Syn）和嗜铬粒蛋白 A（CgA）。HBME-1 和 Galectin-3 可用于标记乳头状癌，但特异性不强。*BRAF* p.V600E 作为特异性抗体标记提示有 *BRAF* 基因的变异，但只有 60% ~ 80% 病例阳性，阴性者不能排除乳头状癌。而滤泡性癌缺乏特异性免疫组化标记。髓样癌起源于滤泡旁细胞（C 细胞），癌细胞呈圆形、多边形或梭形，排列成巢状或条索状。绝大多数肿瘤细胞降钙素表达阳性，这是确诊髓样癌的关键免疫组化标志物，其他神经内分泌标志物嗜铬粒蛋白 A（CgA）和突触素（Syn）也表达阳性，有些病例可表达 TTF-1。

（七）遗传综合征相关性软组织肿瘤

一些遗传性疾病可伴发一种或几种软组织肿瘤，这些软组织肿瘤的形态学和免疫组化特征与散发性病例并无明显差异，在临床诊断时可能会只注意到肿瘤本身而忽略了相关综合征，表 6-2 列举了一些常见的遗传性综合征和其相关的软组织肿瘤分子和免疫组化特征，以便在遇到相应病变时考虑其遗传性可能性（见第 22 章，遗传性骨和软组织肿瘤）。

尽管在临床实践中还可以遇到大量的其他类型

表 6-2 临床常见遗传性综合征及其相关软组织肿瘤的免疫组化特点

肿瘤综合征	遗传方式	相关基因 / 染色体位置	伴发软组织肿瘤类型	免疫组化特征
Beckwiths-Wiedemann 综合征	常染色体显性遗传	*CDKN1C*[OMIM: 600856]/11p15.4，*IGF2*[OMIM: 147470]/11p15.5，*LIT1*[OMIM: 604115]/11p15.5	胚胎性横纹肌肉瘤、黏液瘤、巨舌等	Myogenin、MyoD1（横纹肌肉瘤）和 CD34、SMA（黏液瘤）阳性表达
Carney 复合征（Carney complex）	常染色体显性遗传	*PRKAR1A*[OMIM: 188830]/17q24.2	心脏和其他部位的黏液瘤、色素性病变	CD34、Desmin、SMA 不同程度表达，PRKAR1A 表达缺失
Cowden 综合征	常染色体显性遗传	*PTEN*[OMIM: 601728]/10q23.31	硬化性纤维瘤	Vimentin 阳性，可表达 SMA 和 Desmin，无 β-catenin 核阳性
家族性神经鞘瘤病	常染色体显性遗传	*NF2*[OMIM: 607379]/22q12.2	多发性神经鞘瘤	S-100 蛋白、SOX-10 阳性，CD34 可灶性表达（此处无误）
Li-Faumeni 综合征	常染色体显性遗传	*TP53*[OMIM: 191170]/17p13.1	横纹肌肉瘤、多形性未分化肉瘤	Myogenin、MyoD1、Desmin 等阳性（横纹肌肉瘤）
Mazabraud 综合征	常染色体显性遗传	*GNAS*[OMIM: 139320]/20q13.32	肌内黏液瘤、纤维结构不良等	CD34、SMA（黏液瘤）等表达
神经纤维瘤病 I 型	常染色体显性遗传	*NF1*[OMIM: 613113]/17q11.2	神经纤维瘤、恶性外周神经鞘膜肿瘤等	S-100、SOX-10 不同程度表达，EMA 部分表达
神经纤维瘤病 II 型	常染色体显性遗传	*NF2*[OMIM: 607379]/22q12.2	双侧前庭神经鞘瘤	S-100、SOX-10 表达
von Hipple-Lindau 综合征	常染色体显性遗传	*VHL*[OMIM: 608537]/3q25.3	血管母细胞瘤	D2-40、Inhibin-a、NSE、GFAP、CD99、EMA 等不同程度阳性
Werner 综合征	常染色体隐性遗传	*WRN*[OMIM: 604611]/8p12	多形性未分化肉瘤、平滑肌肉瘤	SMA、Desmin、Calponin、Caldesmon 等不同程度表达（平滑肌肉瘤）
Gardner 综合征	常染色体显性遗传	*APC*[OMIM: 611731]/5q22.2	胃肠道息肉、侵袭性纤维瘤	SMA 和 Desmin 不同程度阳性，β-catenin 核阳性（侵袭性纤维瘤）

遗传性疾病及其相关性肿瘤，但由于一方面肿瘤相关性分子遗传学特征尚无相应的免疫组化抗体标志物，另一方面这些肿瘤的免疫组化特征与散发性肿瘤并无显著差异性，故不在此一一赘述，有待于研发能够反映分子变异特征的变异型蛋白抗体或融合型蛋白抗体，进一步通过免疫组化染色方法诊断这些遗传性肿瘤。

（李智　刘艳辉）

第三节　原子力显微镜

在过去的十年中，精准肿瘤学的长足进步使其对预测分析的需求大幅增加，该分析使患者的选择和分层治疗成为可能。由于肿瘤细胞、间质细胞和免疫细胞之间的串扰信号和转录网络的巨大差异，使得基于单个基因或功能蛋白的相关生物标志物的开发变得异常复杂。不过，这些复杂过程的最终结果可以在染色组织切片的形态特征中特异地显现。将完整的组织病理切片图像数字化衍生了以人工智能（artificial intelligence, AI）和以机器学习为工具的数字病理学，从而使挖掘亚视觉形态计量表型成为可能，并最终有可能改善患者管理[20,21]。

伴随病理人工智能的发展，近年来，原子力显微镜（atomic force microscopy, AFM）等新技术及其在临床的应用也得到迅速发展，值得临床推广[22,23]。

在正常发育和病理过程中，活体组织弹性的变化通常是由于细胞外基质胶原蛋白在各种方向尺度上的变化所致，尤其是涉及具有支撑功能的成分（例如胶原蛋白、蛋白聚糖和层粘连蛋白等）。微观生物机械信息已用于解决重要的生物学问题，包括机械传感、发现癌症指纹、靶向转移以及揭示结缔组织机械衰竭的机制等方面。AFM 可以通过高敏感度和高空间分辨率精确捕获生物样品的机械性能，有助于理解生物组织形态和功能之间的相互作用。通过优化 AFM 扫描参数和改进组织样品制备方法，能够以微米级分辨率更快地扫描样品，并以可靠的方式对胶原蛋白成分的机械性能进行检测[22]。选择胶原蛋白染色作为单独参考样品可以使其机械性能与胶原蛋白的数量和位置高度相关，具有很高的统计学意义。该方法确保了组织切片的安全处理以及随着时间的推移保留其微观机械特性，并使其与不同生物标记物的相关实验更易于独立进行（图 6-13）。

基于 AFM 的生物分子检测不仅已用于癌症的早期诊断（测量微量的癌症特异性蛋白），而且还能通过关联癌症特异性蛋白的数量与癌症的进展来监测癌症。此外，基于 AFM 的细胞成像和检测已被用于通过检测组织中的癌细胞来诊断癌症，以及通过表征癌细胞的动态来了解癌症的进展[24]。

近年来，许多研究试图提高免疫疗法在实体癌

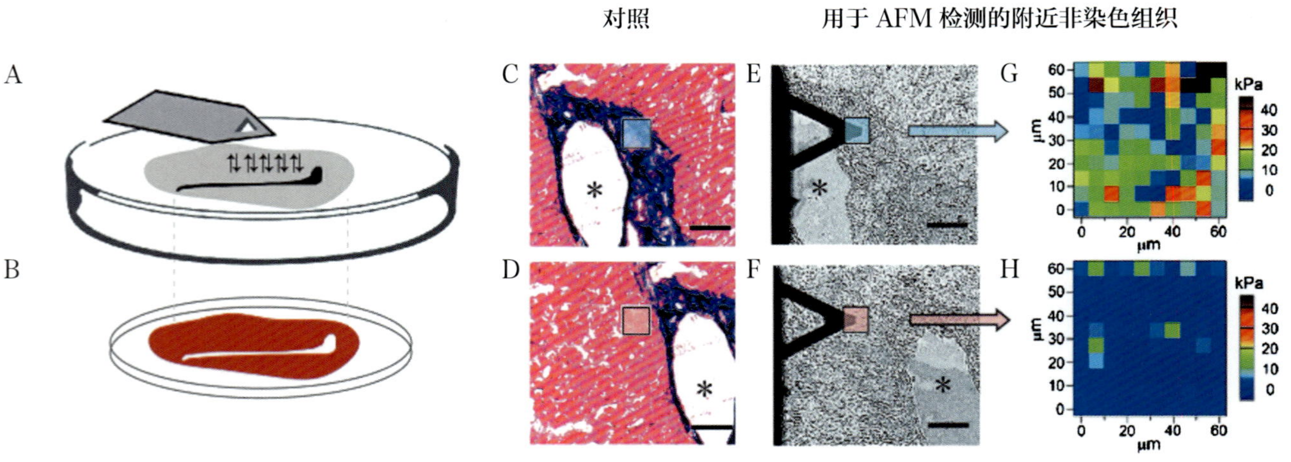

图 6-13　原子力显微镜检查设计图

图 A 和图 B：显示两个相邻的组织切片，A 为未染色的切片以及 AFM 探针，B 为 Masson 的三色染色切片。图 C 和图 D：结肠癌患者肝脏组织切片的组织学染色（取样 100 μm）。在图 C 和图 D 中，显出了具有低胶原蛋白（low collagen, CL，红色）和富含胶原蛋白（enriched collagen, CE，蓝色）的组织区域。图 E 和图 F：分别与图 C 和图 D 相邻的未染色的组织图像（取样 100 μm）。图 G 和图 H：分别是 CE 区和 CL 区的弹性模量图，分别对应图 C 和图 E 中以蓝色显示的区域和图 D 和图 F 中以橙色显示的区域（定位范围分别是 60 μm×60 μm，6 μm×6 μm）［本图引自 Calò 等，Sci Rep. 2020,10（1）:15664[22]］

症治疗中的有效性。传统研究侧重于生物学和化学方面，以确定免疫系统中哪些分子可以消灭癌细胞。而在过去的几十年中，越来越多的证据表明，生物物理特性也在免疫系统中起着对抗癌症的重要作用。由于其功能多样，AFM 还可以用于机械免疫分析，从物理角度把纳米精确度和量化样品的机械性能用于探索免疫系统功能[25]。在药物治疗的早期阶段，AFM 可以作为监测癌细胞中不可逆形态 / 纳米机械变化的有效诊断工具[26]。

（王必然 李智 刘艳辉）

参考文献

[1] El Beaino M, Jupiter DC, Assi T, et al. Diagnostic value of TLE1 in synovial sarcoma: a systematic review and meta-analysis. Sarcoma, 2020, 2020: 7192347.

[2] Kar A, Pattnaik K, Kar T, et al. Clear cell lesions in pathology: histomorphologic approach to diagnosis. Indian J Pathol Microbiol, 2020, 63 (2): 177-187.

[3] Cetani F, Marcocci C, Torregrossa L, et al. Atypical parathyroid adenomas: challenging lesions in the differential diagnosis of endocrine tumors. Endocr Relat Cancer, 2019, 26 (7): R441-R464.

[4] Agaimy A, Hartmann A. Uncovering hereditary tumor syndromes: emerging role of surgical pathology. Semin Diagn Pathol, 2018, 35 (3): 154-160.

[5] Lassche G, van Boxtel W, Ligtenberg MJL, et al. Advances and challenges in precision medicine in salivary gland cancer. Cancer Treat Rev, 2019, 80: 101906.

[6] Bohaumilitzky L, von Knebel Doeberitz M, Kloor M, et al. Implications of hereditary origin on the immune phenotype of mismatch repair-deficient cancers: systematic literature review. J Clin Med, 2020, 9 (6): 1741.

[7] Yurgelun MB, Kulke MH, Fuchs CS, et al. Cancer susceptibility gene mutations in individuals with colorectal cancer. J Clin Oncol, 2017, 35 (10): 1086-1095.

[8] Yamamoto H, Imai K. Microsatellite instability: an update. Arch Toxicol, 2015, 89 (6): 899-921.

[9] Corso G, Montagna G, Figueiredo J, et al. Hereditary gastric and breast cancer syndromes related to CDH1 germline mutation: a multidisciplinary clinical review. Cancers (Basel), 2020, 12 (6): 1598.

[10] Shenoy S. CDH1 (E-Cadherin) mutation and gastric cancer: genetics, molecular mechanisms and guidelines for management. Cancer Manag Res, 2019, 11: 10477-10486.

[11] van der Post RS, Oliveira C, Guilford P, et al. Hereditary gastric cancer: what's new update 2013-2018. Fam Cancer, 2019, 18 (3): 363-367.

[12] Peng YC, Chen YB. Recognizing hereditary renal cancers through the microscope: a pathology update. Surg Pathol Clin, 2018, 11 (4): 725-737.

[13] Furuya M, Hasumi H, Yao M, et al. Birt-Hogg-Dubé syndrome-associated renal cell carcinoma: histopathological features and diagnostic conundrum. Cancer Sci, 2020, 111 (1): 15-22.

[14] Kennedy JM, Wang X, Plouffe KR, et al. Clinical and morphologic review of 60 hereditary renal tumors from 30 hereditary renal cell carcinoma syndrome patients: lessons from a contemporary single institution series. Med Oncol, 2019, 36 (9): 74.

[15] Thomas CM, Asa SL, Ezzat S, et al. Diagnosis and pathologic characteristics of medullary thyroid carcinoma-review of current guidelines. Curr Oncol, 2019, 26 (5): 338-344.

[16] Elisei R, Tacito A, Ramone T, et al. Twenty-five years experience on RET genetic screening on hereditary MTC: an update on the prevalence of germline RET mutations. Genes (Basel), 2019, 10 (9): 698.

[17] Guilmette J, Nose V. Hereditary and familial thyroid tumours. Histopathology, 2018, 72 (1): 70-81.

[18] Rinelli M, Agolini E, Milano GM, et al. Pediatric gastrointestinal stromal tumor: report of two novel patients harboring germline variants in SDHB and SDHC genes. Cancer Genet, 2020, 241: 61-65.

[19] Oudijk L, Gaal J, de Krijger RR. The role of immunohistochemistry and molecular analysis of succinate dehydrogenase in the diagnosis of endocrine and non-endocrine tumors and related syndromes. Endocr Pathol, 2019, 30 (1): 64-73.

[20] Bera K, Schalper KA, Rimm DL, et al. Artificial intelligence in digital pathology - new tools for diagnosis and precision oncology. Nat Rev Clin Oncol, 2019, 16 (11): 703-715.

[21] Campanella G, Hanna MG, Geneslaw L, et al. Clinical-grade computational pathology using weakly supervised deep learning on whole slide images. Nat Med, 2019, 25 (8): 1301-1309.

[22] Calò A, Romin Y, Srouji R, et al. Spatial mapping of the collagen distribution in human and mouse tissues by force volume atomic force microscopy. Sci Rep, 2020, 10 (1): 15664.

[23] Eaton P, Batziou K. Artifacts and practical issues in atomic force microscopy. Methods Mol Bio, 2019, 1886: 3-28.

[24] Kwon T, Gunasekaran S, Eom K. Atomic force microscopy-based cancer diagnosis by detecting cancer-specific biomolecules and cells. Biochim Biophys Acta Rev Cancer, 2019, 1871 (2): 367-378.

[25] Kristi N, Gafur A, Kong L, et al. Atomic force microscopy in mechanoimmunology analysis: a new perspective for cancer immunotherapy. Biotechnol J, 2020, 15 (8): e1900559.

[26] Iturri J, Weber A, Moreno-Cencerrado A, et al. Resveratrol-induced temporal variation in the mechanical properties of MCF-7 breast cancer cells investigated by atomic force microscopy. Int J Mol Sci, 2019, 20 (13): 3275.

第四篇

遗传性肿瘤的生殖干预

第 7 章

遗传性肿瘤的生殖遗传咨询

遗传性肿瘤的生殖遗传咨询帮助人们了解和适应遗传性疾病带来的医学、心理和家庭问题。主要内容包括：依据个人和家族病史，评估疾病发生或复发的概率；提供关于遗传、基因检测、疾病预防管理、医疗资源和研究进展的信息；涵盖教育和心理治疗，通过沟通，协助咨询者在充分知情同意下做出治疗选择[1]。生殖遗传咨询的最终目的是帮助遗传病风险增加的家庭成员尽可能正常地生活和生育[2]。当育龄夫妇意识到家族中患有癌症的遗传风险较高时，其心理压力一方面将来自于自身患病的高风险，另一方面是对后代健康的焦虑和负罪感；其生育意愿还受不同地域、文化背景下的伦理和法规的影响。咨询工作需要理解的医学问题涉及遗传学、生殖医学、影像学、肿瘤学等多个领域，这些都对围绕生育问题进行有效的遗传咨询提出了挑战[3]。

第一节　遗传性肿瘤生殖干预的基础

一、癌症是一种基因病

20 世纪 70 年代美国投巨资开展“肿瘤十年计划”，但结果基本以失败告终。主要原因是受限于对肿瘤的复杂性，尤其是基因在肿瘤发生发展中的作用，缺乏对全局的了解和当时技术手段落后。1986 年 3 月，诺贝尔奖获得者 Renato Dulbecco 在《科学》(*Science*)杂志上发表题为“癌症研究的转折点——测定人类基因组序列”的文章，促进了人类基因组计划的诞生。该计划通过破译细胞全部遗传信息，使人类能在分子水平上全面认识自我。随着基因组测序所提供的信息以及研究的进展，人们对癌症发生的理解深入到本质。癌症发生的根本原因是特定基因的变异累积，从而使细胞获得不受控制的生长、分裂和抵抗细胞凋亡的能力，这一过程是外部环境和内在遗传因素共同作用的结果[4]。

二、遗传性肿瘤的发生与胚系基因变异

1967 年，Henry T. Lynch 提出“家族癌症综合征”这一概念[5]，即家庭多成员在早年会患多种肿瘤。随后 Paivi Peltomaki 确定了癌基因的胚系基因变异是这些家族癌症易感的原因[6]。从此，癌症的遗传性被广泛接受和认识。基因的胚系变异世代相传，导致家庭成员癌症易感。目前，在线人类孟德尔遗传（Online Mendelian Inheritance in Man, OMIM）记录了超过 300 种遗传性肿瘤综合征[7]。其涉及基因可分为三大类：正常情况下激活细胞增殖的基因[原癌基因（proto-oncogene）]、抑制细胞增殖的基因[抑癌基因（tumor suppressor gene）]以及参与 DNA 损伤修复的基因（DNA repair gene）[8]；它们造成肿瘤易感的机制各有特点。

（一）原癌基因

20 世纪 60 年代中期，癌基因一词被引入。当时人们认为，病毒介导癌基因在细胞与细胞之间的传递是所有癌症的起源，这一观点在后来被证明是

错误的。1976 年，Michael Bishop 和 Harold Varmus 使用致癌逆转录病毒识别出正常细胞中存在控制生长的“原癌基因”，并发表了一个引人注目的结论，即，“病毒中的癌基因并不是真正的病毒基因，而是一种细胞基因（原癌基因），病毒在宿主细胞复制过程中获得了这种基因，并随之携带”。随着对原癌基因研究的不断深入，研究者逐步揭示控制细胞正常生长和分裂的复杂信号系统，对肿瘤发生机制的研究产生了广泛影响[8]。

原癌基因属于正常细胞生长所需的四类基本调节因子：生长因子、生长因子受体、信号转导分子和核转录因子。其在胚胎发育阶段活跃表达，而在正常成体细胞中常处于低表达或不表达状态。肿瘤细胞的原癌基因发生变异后，转变为癌基因，造成表达产物增高或功能异常，过度释放刺激生长信号导致生长失控。原癌基因激活通常是以发生获得性功能变异、基因扩增、基因启动子区域去甲基化的方式引起表达增加，或以染色体重排的形式上调基因表达。只有很少的几个原癌基因发生胚系变异引起遗传性肿瘤综合征，例如，由 *RET*[OMIM: 164761] 基因变异导致的，呈常染色体显性遗传的多发性内分泌腺瘤病 2 型。由于原癌基因在生长发育过程中的重要性，大部分基因变异只在肿瘤组织中被发现，导致癌症发生呈现散发性。

（二）抑癌基因

除了促进细胞生长的基因外，还存在一类控制细胞周期防止肿瘤发生的基因，称为抑癌基因。1971 年，Kundson 以视网膜母细胞瘤为例提出了“二次打击”假说。个体若存在 *RB1* 基因胚系杂合变异，所有体细胞都已经携带其中一个等位基因的变异，只要在一次事件的基础上，另一个等位基因上再发生一次变异（二次打击），就可以造成同一个细胞中两个等位基因均失活，引起生长不受控制。即疾病发生呈常染色体显性模式，而在体细胞水平这一类基因变异导致肿瘤进展呈隐性模式。抑癌基因控制细胞的增殖。有许多抑癌基因，编码细胞周期依赖性激酶（CDK 抑制子）使 CDK 失活，从而阻止靶蛋白磷酸化，例如 pRB 蛋白的磷酸化，肿瘤抑制子也通过影响转录或影响细胞与细胞间相互作用来控制细胞的增殖。它们的失活细胞增殖不受控，形成一个新生物（neoplasm），发展为肿瘤。肿瘤发生过程中，大部分抑癌基因致病性变异以功能缺失性变异、基因缺失或启动子区域甲基化导致其永久失活等形式出现。

（三）DNA 损伤修复基因

肿瘤细胞典型的遗传特征是存在广泛的变异、染色体断裂和非整倍性，这种情况称为基因组不稳定性。变异和染色体缺陷通过激活癌基因或失活抑癌基因，促使肿瘤的发生[4]。如，存在于慢性髓系白血病患者血液和骨髓细胞中的费城染色体就是 9 号和 22 号染色体之间的易位，使位于 9 号染色体的 *ABL* 基因与 22 号染色体的 *BCR* 基因形成 *BCR-ABL* 融合基因，这是一种抗细胞凋亡的基因，激活多种信号传导途径，使细胞过度增殖形成肿瘤。DNA 损伤修复基因通过参与核酸切除修复、碱基切除修复和错配修复等过程，确保基因组的完整性和低变异率，发挥了维持基因组稳定性的作用。若这一类基因失活，细胞累积基因变异的速率加快，间接促进了细胞恶变的进程。DNA 损伤修复基因的体细胞变异常见于散发性肿瘤，而其胚系变异则导致相对罕见的一些遗传性肿瘤综合征，如与 Lynch 综合征相关的几个 DNA 错配修复基因如 *MLH1*、*MSH2* 等，任何一个基因的功能缺失，将使细胞的基因变异率增加 1000 倍[4]！

（卢光琇 曾思聪 杜娟）

第二节 以生殖干预为特色的遗传性肿瘤综合防治策略

迄今为止，预防仍然是控制癌症风险的最具成本效益的长远策略[9]。对胚系基因变异导致肿瘤易感的理解和研究引起了肿瘤治疗的变革，并推动了精准预防的进程[10]。一方面，细胞累积足够的变异发展为恶性肿瘤的过程可能持续数年甚至数十年，为遗传性肿瘤的预防提供了充分的时间和机会；另一方面，通过生殖干预来避免胚系基因变异在家族中的传递，则可达到遗传性肿瘤的一级预防。从这一角度出发，卢光琇于 2008 年开始进行遗传性肿瘤防治的探索，通过连接遗传咨询、基因诊断、风险评估、预防管理和生殖干预的过程，于 2010 年构建了一个以生殖干预为重点的多学科遗传性肿瘤综合防治策略（图 7-1）。在她及其医疗团队十多年的临床应用中，依据此策略为高风险人群提供生殖遗传咨询时，可让咨询者充分了解医疗过程、涉及的学科、可及的方法以及实施的目的等，使他们在充分理解、知情、放下心理负担的状态下作出适合自身状况的生育决定。

一、筛查与评估

目前，根据不同的临床表型和家族史，已经有推荐进行肿瘤遗传咨询的指标 [11]，简单概括为以下几点，个体符合以下任意一条就要引起警惕：①家族中有癌症患者且发病年龄早（<50 岁）；②两个及以上同胞兄弟姐妹患相同的癌症；③三代内多人患不同的癌症。

根据图 7-1 所示，筛查与评估策略主要针对遗传性肿瘤高风险人群。遗传咨询师或遗传医生收集个人病史和家族史绘制家系图，评估遗传风险和遗传方式，推荐基因检测方案，明确先证者的致病性变异后，再寻找出家族内的基因变异携带者。

二、干预

遗传性肿瘤易感人群的风险控制由遗传、肿瘤、干细胞、生殖等领域专业人员组成的团队进行。相应的措施包括：

1. **针对性的疾病筛查**。携带者定期检查，实现早筛查、早诊断、早治疗；患者监测肿瘤复发或转移情况。

2. **预防性手术**。根据携带者的年龄和临床状况，考虑实施预防性手术。著名美国好莱坞影星 Angelina Jolie 由于携带 *BRCA1*[OMIM: 113705] 胚系变异，且母亲、姨妈和外婆都患有卵巢癌和（或）乳腺癌，评估她 70 岁之前患两种癌症的风险超过 50%。因此，在完成生育后，她先后预防性切除了双侧乳腺、卵巢和输卵管，将两种肿瘤发生的风险降低到 5% 以下 [12]。

3. **免疫细胞治疗**。免疫细胞治疗肿瘤的一个应用是利用人体自身的免疫细胞，经过体外培养扩增或活化，回输到患者体内，激发或增强

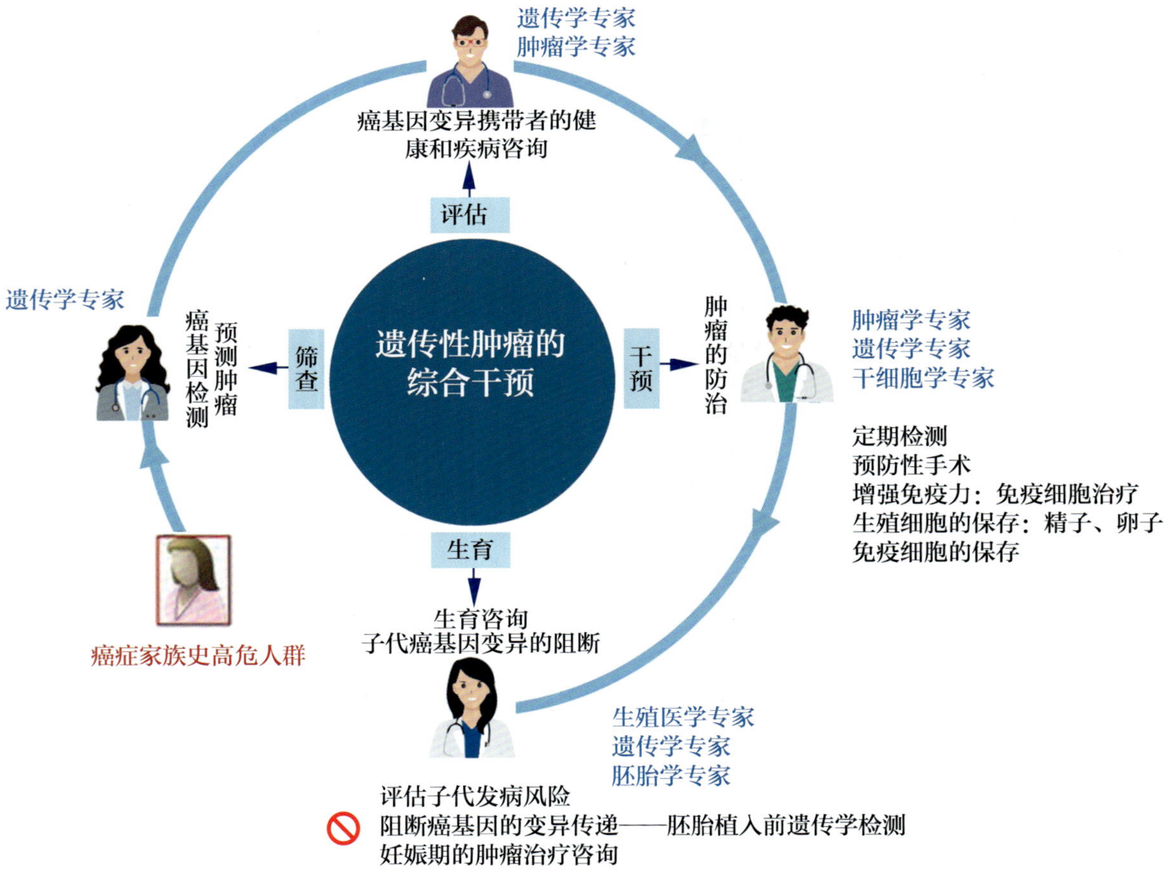

图 7-1　基于孕前的遗传性肿瘤综合防治策略（本图由卢光琇提供）

机体的免疫功能，从而达到清除肿瘤细胞的目的。2011 年诺贝尔生理学或医学奖获得者 Ralph Marvin Steinman，一生致力于树突状细胞（dendritic cell, DC）的研究。DC 是体内最强大的抗原提呈细胞，不仅可以将肿瘤抗原转运至引流淋巴结以启动 T 细胞活性，识别和杀伤肿瘤细胞，还可以激发免疫记忆，在宿主再次受到肿瘤细胞攻击时发挥保护作用。Steinman 获得诺贝尔奖的 4 年之前已被确诊为胰腺癌，估计生存时间不超过 1 年。他把自己当成医学实验的“小白鼠”，持续利用自己设计的一套以 DC 为基础的免疫疗法治疗，有效地延长了生命。不幸的是，他在被告知获得诺贝尔奖的 3 天前去世。他的故事让肿瘤免疫治疗再次成为肿瘤治疗的焦点。除 DC 细胞外，目前的肿瘤免疫细胞治疗的研究还包括肿瘤浸润淋巴细胞（tumor-infiltrating lymphocyte, TIL）、嵌合抗原受体 T 细胞（chimeric antigen receptor modified T cell, CAR-T）、T 细胞受体嵌合 T 细胞（T-cell receptor engineered T cell, TCR-T）以及自然杀伤细胞（natural killer cell, NK）、细胞因子诱导的杀伤细胞（cytokine-induced killer cell, CIK）等，且已有多种药物获得美国食品药品管理局（FDA）批准上市。2009 年 3 月，中国原卫生部颁布《医疗技术临床应用管理办法》，将“自体干细胞和免疫细胞治疗技术”纳入第三类医疗技术进行临床应用管理。2020 年 7 月，国家药品监督管理局药品审批中心网站发布了《免疫细胞治疗产品临床试验技术指导原则（征求意见稿）》。免疫细胞治疗虽然处于起步阶段，但依然是一种值得期待的肿瘤治疗方法。对于遗传性肿瘤患者，除了与散发性肿瘤患者一样可通过这一方法进行肿瘤治疗外，因其通常具有双侧发病或多部位高发肿瘤的风险，在经历一次肿瘤治疗后，还可以进行定期的免疫细胞治疗增强机体对肿瘤细胞的免疫应答，这理论上对肿瘤的进展或再发有一定的抑制作用。目前，这一应用暂时缺乏足够的研究数据，但免疫细胞治疗值得作为遗传性肿瘤预防及治疗的创新性方案进行深入探究。

4. 生育力保存[13]。有生育需求的肿瘤患者，在放化疗前可提前进行生育力保存（冷冻精子、卵子、卵巢组织等），以防止因放化疗引起的生殖细胞（精子或卵子）DNA 受损而导致的基因变异。遗传性肿瘤基因变异携带者，也可考虑接受生殖保险，冻存一部分生殖细胞，以防随着年龄的增加，卵子或精子中基因组变化。

三、生育

肿瘤预防、治疗或生育力保存虽然可以帮助遗传性肿瘤家族应对风险，但仍旧给他们带来了一定的精神、心理与经济负担。通过生殖干预避免后代继续遗传有害基因变异，阻断家族中的肿瘤易感是最积极有效的预防方式，实现了遗传疾病一级预防。生殖遗传咨询将以避免风险传递的生殖干预为主要内容在下面章节展开。

（卢光琇 曾思聪 杜娟）

第三节 遗传性肿瘤的生殖遗传咨询

携带遗传性肿瘤基因变异可能对育龄夫妇生育决策产生深远影响。调查显示，较多育龄夫妇都有兴趣了解避免肿瘤易感基因变异传递给下一代的生殖干预策略[14-15]。但实际上，大多数人不知道有哪些干预措施，不同方案的利弊是什么（详见第 8 章，遗传性肿瘤的生殖干预），该如何去平衡生育意愿与子代风险之间的矛盾等[17]。咨询时，疾病发生的风险、预防管理方案、遗传方式都将围绕生育这个话题为中心展开，为夫妇双方规划生育时机和选择生育方案提供充足的信息和支持，并且伦理学原则贯穿始终（详见第 9 章，遗传性肿瘤生殖干预中的伦理原则）。咨询应是非指令性的，建议夫妇共同参与，在了解疾病相关风险和信息之后，根据自身情况和治疗的适宜性做出决定。

根据美国国立综合癌症网络（NCCN）指南，遗传性肿瘤的生殖遗传咨询主要沟通的内容为：

测试前：

（1）采集完整的家族史（包括双边家庭的一级、二级、三级亲属）。

（2）根据家族史，分析评估夫妇双方家族中的遗传性肿瘤风险。

（3）讨论肿瘤发生及遗传性肿瘤的一般知识，如临床表型、遗传模式、外显率和遗传异质性。

（4）根据指征建议基因检测并解释可能出现

的结果和帮助做好应对的心理准备。

测试后：

（5）根据结果对疾病的意义和影响，推荐医疗管理的选项。

（6）参照个人和家族癌症史解释结果并进行心理辅导。

（7）告知和检测处于风险中的家庭成员。

（8）提供可及的医疗资源和研究信息。

（9）基于夫妇双方的遗传学背景解释后代的遗传风险。提供生育健康、生殖选择方案，包括产前诊断（prenatal diagnosis, PND）、胚胎植入前遗传学检测（preimplantation genetic testing, PGT）、供精、供卵、领养的信息，告知潜在风险、益处和局限性。

有关遗传性肿瘤的风险筛查和基因检测已经逐渐被大众所接受。由于不同基因变异引起肿瘤发生的年龄、外显率、异质性、疾病治疗和预后各有不同，生殖遗传咨询也各有特点。现围绕常见的问题，通过临床实例进行剖析。

一、早发型遗传性肿瘤——视网膜母细胞瘤

一般而言，导致肿瘤在胚胎期或儿童期发生的一类遗传性肿瘤综合征最容易引起夫妇关注并促使其急切寻求医疗帮助。遗传性视网膜母细胞瘤（retinoblastoma，RB）就是其中之一。从遗传方式上看，其符合常染色体显性遗传特征，但根据抑癌基因的“二次打击”假说，其体细胞发病机制是隐性的，当未遭受“二次打击”时，一些携带者个体不会发病，所以存在外显不全的现象。在夫妇进行生殖遗传咨询时，需要帮助他们理解疾病发生的以上特征。

临床案例一

如图7-2，咨询夫妇中的男方（先证者，Ⅱ-3）2岁时因右眼视网膜母细胞瘤行眼球摘除术，术后至今未再复发。基因检测结果提示*RB1* [OMIM: 614041]基因存在c.886_939+5del59杂合缺失。这对夫妇曾尝试自然怀孕，孕6月时行产前诊断，结果提示胎儿（Ⅲ-2）携带与先证者相同的基因变异，最终他们选择终止妊娠。根据家族史，先证者所携带的变异可能为新发变异，或遗传自父母的生殖腺嵌合，或基因变异在父母中存在外显不全，遗传学医生建议针对该变异扩大家系分析，先证者因考虑个人隐私，未通知家庭成员参与检测，医生对他的意愿表示充分理解和尊重。

在了解了各种可供选择的生殖干预方式后，夫妇选择通过PGT进行助孕。PGT的开展是以明确的基因检测结果为前提，先证者夫妇首先进行基因检测结果的复核，根据美国医学遗传学与基因组学学会（ACMG）的序列变异解读指南确定该变异的致病性。接下来根据开展单基因病

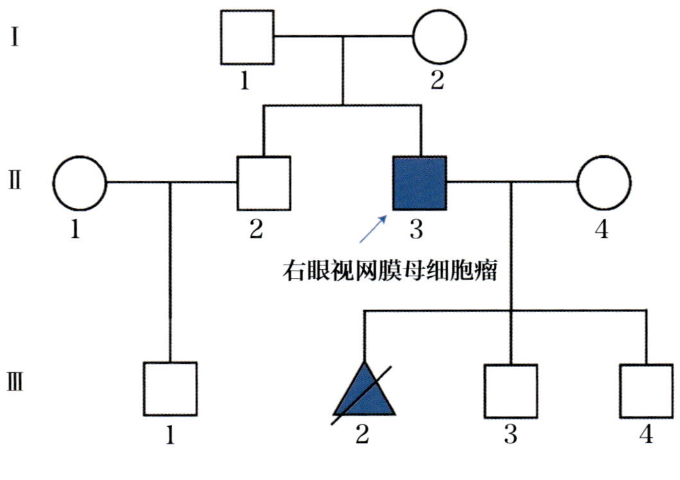

图7-2 视网膜母细胞瘤患者家系图——临床案例一

Ⅲ-3为通过PGT技术在2015年3月出生的孩子，Ⅲ-4为通过PGT技术在2020年6月出生的孩子

（本案例由卢光琇提供）

PGT 的国际指南进行质量控制实验，预试验，即在单细胞水平模拟活检胚胎细胞的检测，来确保随后的胚胎检测方案的有效性和可靠性（详见第 8 章遗传性肿瘤的生殖干预）。预实验结果为 100% 阳性检出率。先证者夫妇完成遗传学检测和辅助生殖术前检查后，与遗传学医生再次进行了沟通。医生着重强调了 PGT 技术的局限性及风险：① PGT 是针对性的遗传学检测，仅排查已知的致病变异，胚胎可能携带不在检测范围内的其他未知遗传缺陷。② PGT 技术的准确度可达到 99% 以上，但仍存在等位基因脱扣（ADO）的风险；若妊娠成功，强烈建议孕中期进行产前诊断。③根据医院前期 PGT 数据的统计，诊断率可达到 95% 以上，少数胚胎存在检测失败或者诊断结果不明确的可能。④虽然胚胎携带基因变异的理论概率为 50%，但在实际的 PGT 中，也可能出现所有胚胎均遗传基因变异的结果，先证者夫妇可能不得不再次尝试一轮 PGT 助孕。⑤携带变异的胚胎不建议移植，先证者夫妇可考虑将其捐献给科研机构（例如，高风险胚胎进行胚胎干细胞建系后，可为进一步的疾病机制研究及治疗提供材料），或者销毁。夫妇通过深思熟虑，最终选择将高风险胚胎作为科研材料捐献给医院，并签署了相关知情同意书和胚胎移植意愿记录表。

PGT 周期中女方收获卵子 16 枚，培养后形成 6 枚囊胚，其中 1 枚未遗传先证者致病性变异。该对夫妇移植了这仅有的一枚正常胚胎并成功妊娠。女方孕 17 周产前诊断结果提示胎儿未携带先证者致病性变异，与 PGT 检测结果一致。2015 年 3 月，女方剖宫产生育了一男孩，这也是国内第一例通过PGT技术生育的“无癌宝宝”[18]。目前，这名男孩已 6 岁了，各项发育指标均正常。该夫妇于 2019 年再次采用 PGT 技术孕育了第二个孩子，2020 年 6 月生育一健康男孩（Ⅲ-4）。

二、迟发型遗传性肿瘤——遗传性乳腺癌 / 卵巢癌综合征

乳腺癌已经成为中国女性发病率最高的恶性肿瘤，且年轻患者（≤40 岁）占比近 20%[13]。随着近年来乳腺癌综合治疗的发展，患者的长期生存率逐步提高，年轻患者的生育需求日益凸显。她们进行生育遗传咨询时，常常问什么时候可以怀孕？是否能自然怀孕？根据现有文献和乳腺癌治疗指南，推荐乳腺癌患者生育时间分别是：乳腺原位癌患者手术和放疗结束后；淋巴结阴性的乳腺浸润性癌患者手术后 2 年；淋巴结阳性的乳腺浸润性癌患者手术后 5 年；需要辅助内分泌治疗的患者，在受孕前 3 个月停止内分泌治疗，直至生育后哺乳结束，再继续内分泌治疗[13]。也有研究显示，乳腺癌患者后期妊娠并未导致死亡风险提高，反而降低了，被认为是“健康妈妈效应”，因此，对于年轻、预后好的患者来说，生育是安全的、可以考虑的。

高达 10% 的乳腺癌患者存在单个基因的胚系变异[19,20]，涉及的中高外显率的风险基因 20 多个，大多存在迟发和外显不全的特点，如 *BRCA1/2*[OMIM: 113705/600185] 基因变异相关的遗传性乳腺癌 / 卵巢癌综合征，其外显率为 40% ~ 80%，个体差异大；发病年龄一般在 18 岁以后；且存在有效的疾病预防管理方案。因此，我们不推荐怀孕以后行产前诊断，再对携带变异的胎儿行终止妊娠的生殖干预方案。PGT 技术实现了在怀孕前阻断基因变异传递，被认为是这一类疾病可以接受的生殖干预方式[21,22]。2009 年英国诞生阻断 *BRCA1* 变异的 PGT 宝宝，并被媒体亲切地称为“无癌宝宝”。近年来，针对 *BRCA1/2* 的 PGT 在全球范围内的应用逐步扩大[23]，据欧洲人类生殖与胚胎学学会（ESHRE）的统计，在单基因病 PGT 的实施中，针对 *BRCA1/2* 开展的 PGT 周期数逐年上升[24]，总数排在了第二位。

PGT 技术以体外受精 - 胚胎移植（in vitro fertilization and embryo transfer，IVF-ET）技术为基础，不可避免地涉及激素的使用，而乳腺癌和卵巢癌的发生与激素使用和生育情况密切相关[25]。因此，*BRCA1/2* 变异携带者女性常会问，接受辅助生殖技术治疗是否增加了患乳腺癌和卵巢癌的风险？在普通不孕症妇女中的研究已经表明，促排卵药物的使用与浸润性乳腺癌、卵巢癌、结肠癌或子宫癌的风险增加无关[26-29]。也有回顾性队列研究显示，接受了 IVF 助孕的 *BRCA1/2* 变异携带者，使用促排卵药物未增加她们患浸润性乳腺癌和卵巢癌的风险[30,31]。

临床案例二

女方（图7-3，咨询者Ⅲ-6），39岁，妊娠6次，其中5次自然流产，第3胎生育了一个健康女孩。2016年因我国二孩政策出台，咨询夫妇又有了再生育的打算，来到遗传咨询门诊。询问家族史发现，女方的姐姐（Ⅲ-2）6年前37岁诊断为卵巢癌，术后复发，正住院治疗。母亲（Ⅱ-2）43岁诊断为卵巢癌，48岁去世。采用系谱评估工具[32]，她的家庭为遗传性乳腺癌/卵巢癌综合征高风险家庭。男方（Ⅲ-5）患有强直性脊柱炎。

医生针对双方情况行生育遗传咨询，内容包括遗传性卵巢癌综合征、强直性脊柱炎和女性高龄生育的遗传风险。建议先证者，即女方的姐姐，先行遗传性卵巢癌基因包检测，男方行HLA-B*27检测，并将女方转诊至生殖医生处行乳腺、卵巢的影像学检查。女方盆腔超声提示（图7-4）：左附件区29 mm×21 mm低回声包块，形态欠规则，边界清晰，无明显包膜，内光点分

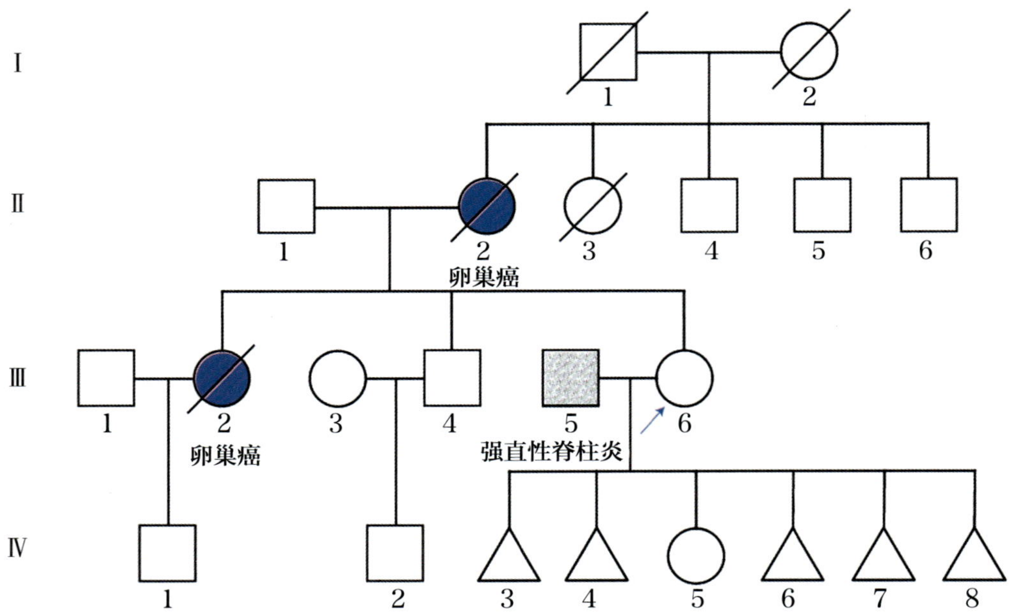

图7-3 遗传性乳腺癌/卵巢癌综合征家系图——临床案例二

（本案例由卢光琇提供）

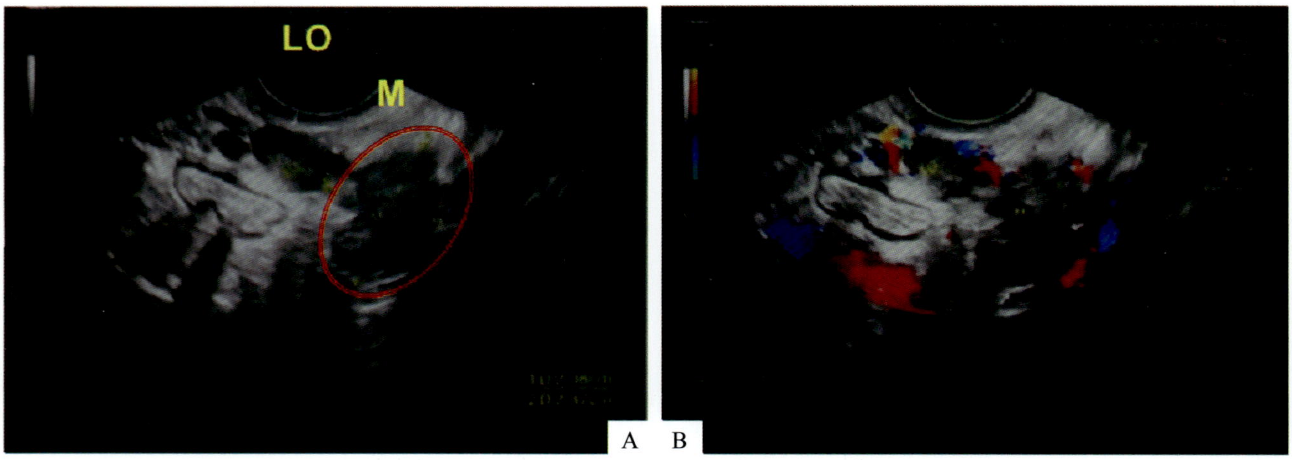

图7-4 遗传性乳腺癌/卵巢癌综合征患者左附件超声图像——临床案例二

布欠均匀，与左侧卵巢相距较近，分界欠清晰（性质待定）。

随后基因检测结果显示，女方姐姐（Ⅲ-2）*BRCA1*基因存在c.1012A>T(p.Lys338Ter)疑似致病性变异，男方HLA-B*27检测阳性。进一步家系分析示女方携带该*BRCA1*变异；其女儿（Ⅳ-5）未携带该*BRCA1*变异，但HLA-B*27检测为阳性。就以上结果，院方组织了多学科会诊，告知夫妇：①HLA-B*27阳性提示强直性脊柱炎发病风险升高，但仅有约5%的人会发生强直性脊柱炎，阳性人群应尽量避免不良的环境因素，如吸烟和感染。②女方携带*BRCA1*基因疑似致病性变异，家族内最早卵巢癌发病年龄37岁，目前她已处于卵巢癌发生的高危年龄，建议进一步检查以确定包块的性质。同时与女方讨论了双侧卵巢切除术及相关的益处和风险，如骨质疏松症、心血管疾病、认知变化、血管舒缩症状的变化、性问题以及其他医学问题。基因检测后不久，女方姐姐病情恶化病逝。夫妇经过慎重考虑，最终选择放弃再生育的计划，女方接受了卵巢预防性切除术以及乳腺疾病的筛查。随访至今，女方身体状况良好。

临床案例三

如图7-5，咨询夫妇结婚3年未孕。女方（Ⅲ-3，先证者）的姨妈（Ⅱ-7）53岁诊断为卵巢癌，55岁去世；母亲（Ⅱ-6）56岁诊断为卵巢癌，58岁去世，在肿瘤治疗时曾发现胚系易感基因变异，但资料丢失。遗传学医生在向夫妇介绍了遗传性肿瘤相关知识后，为明确家族中的变异，建议女方行遗传性乳腺癌/卵巢癌综合征基因的基因包检测。夫妇表现出明显的焦虑。接下来通过完整地介绍遗传性肿瘤综合防治的策略（图7-1），夫妇对疾病的诊断、基因检测、预防管理、生殖干预有了一个整体认识后，焦虑情绪有所缓解。随后，女方基因检测结果示*BRCA1* c.4065_4068delTCAA（p.Asn1355Lysfs*10）致病性变异，父亲（Ⅱ-5）未携带该变异，推测变异可能来自患病去世的母亲。遗传学医生首先向夫妇解释了结果的意义，并建议了具体的筛查管理方案（表7-1）。女方乳腺超声示双侧多发性结节，BI-RADS Ⅲ类，由于近期有生育计划，为避免医源性辐射[33]，推荐进一步行乳腺MRI筛查，并进行了盆腔超声和血清CA125的检查，结果均未见异常。

夫妇担心辅助生殖治疗用药的安全性，医

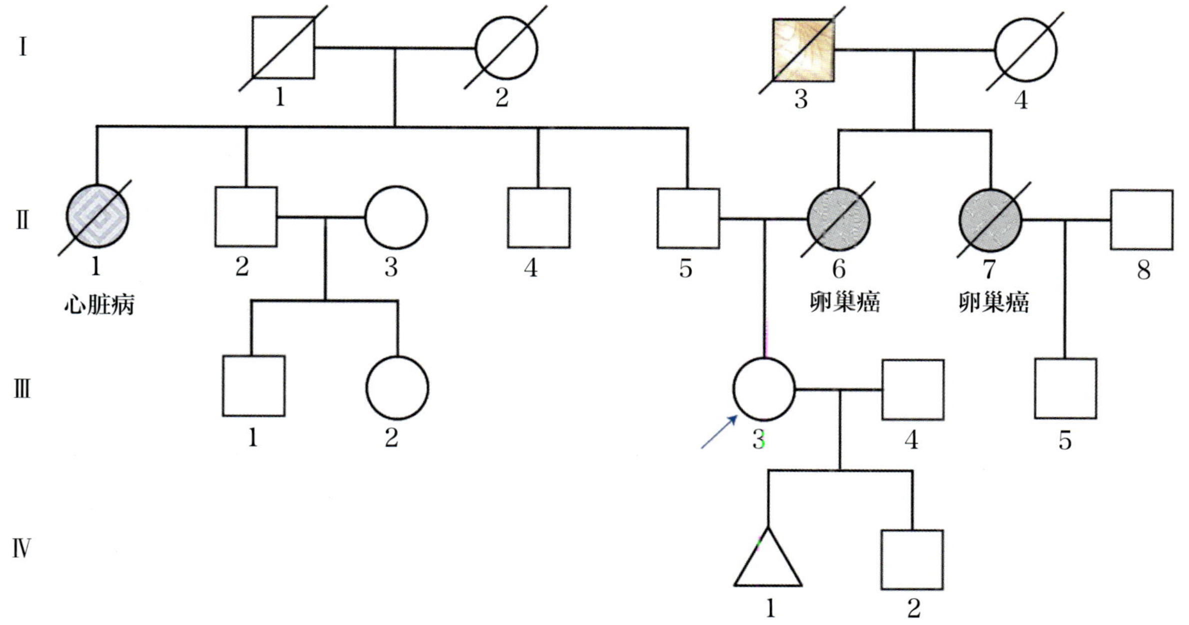

图 7-5 遗传性乳腺癌 / 卵巢癌综合征家系图——临床案例三

（本案例由卢七琇提供）

表 7-1 遗传性乳腺癌 / 卵巢癌综合征女方携带者的管理——临床案例三 [34]

目标	管理方案
生育	产后 1 年，考虑移植冻存的低风险胚胎完成二胎生育
乳腺	每年 1 次乳腺超声、钼靶同时考虑 MRI 增强扫描。异常情况下，讨论预防性乳房切除术的选择
卵巢	完成生育前，通过血清 CA-125，阴道超声检测进行卵巢癌监测；完成生育后或异常情况下，讨论降低风险的输卵管卵巢切除术

生进一步解释目前关于*BRCA1/2*变异携带者的PGT和辅助生殖治疗的长期安全性或结局的数据尚不多，目前一个较大规模的研究纳入了几千名行IVF治疗的*BRCA1/2*变异携带者，结果显示，*BRCA1/2*基因变异携带者乳腺癌发病与IVF用药并无显著相关[27]。夫妇经充分考虑后，选择了PGT助孕，并决定优先移植不携带基因变异的胚胎；若所有胚胎均携带基因变异，也考虑接受移植携带者胚胎。因为曾经有过流产史，还选择在PGT方案中增加胚胎染色体的检测。

女方2019年初移植一枚优质囊胚，并成功妊娠。孕期各项检查结果正常，产前诊断示胚胎未携带该基因变异，染色体核型正常。同年10月18日足月剖宫产一健康婴儿（Ⅳ-2，3kg，目前，随访显示孩子发育情况良好。

三、预防性切除术后的生育遗传咨询——家族性腺瘤性息肉病

家族性腺瘤性息肉病（familial adenomatous polyposis，FAP），由抑癌基因*APC* [OMIM: 611731]胚系变异引起。携带*APC*基因一个等位胚系基因变异的个体（第一次“打击”），通常会在数百个结肠上皮细胞中出现另一个等位基因的变异或杂合性缺失（第二次“打击”），导致多发性腺瘤，成为肠癌发生的起始事件[35]。在此基础上，体细胞基因变异不断累积，促使病变继续发展，最终导致恶性肿瘤。FAP呈常染色体显性遗传，临床表现以结肠和直肠出现成百上千个腺瘤为特征，患者约一半会在15岁前出现多发性腺瘤性息肉，95%在35岁前发病。若不经手术治疗，FAP患者的癌症风险在50岁时会达到100%，且绝大多数发生在左半结肠[36]。*APC*基因变异携带者根据家族史，通常在10～15岁便需要开始结肠息肉监测，在青壮年时进行手术以预防结肠癌的发生[37]。因此，对于育龄期FAP患者，在其生育前提供避免后代遗传风险的相关生殖选择及医疗支持至关重要。

临床案例四

图7-6所示，先证者（Ⅳ-5）现年29岁。17岁因便血行肠镜检查，发现结肠内大量(>100枚)息肉，诊断为FAP，行结肠切除并回肠直肠吻合术（total abdominal colectomy with ileorectal anastomosis，TAC-IRA），术后病理检查结果为“腺瘤”。先证者姐姐（Ⅳ-4），16岁时诊断为FAP，19岁经直肠切除术并回肠袋-肛管吻合术(total proctocolectomy with ileal pouch-anal anastomosis，TPC-IPAA)治疗，术后长期营养不良，身体状态不佳。先证者父亲（Ⅲ-3），42岁因便血、腹痛行肠镜检查，发现结肠布满“葡萄样”大小息肉，诊断为FAP，行TPC-IPAA治疗。先证者姑姑（Ⅲ-2），年轻时出现便血症状，未行检查，30岁去世。先证者爷爷（Ⅱ-2），25岁时因便血行肠镜检查，发现肠内大量息肉，部分有“鸡蛋样”大小，行结肠切除术，同年因大出血去世。先证者曾祖父（Ⅰ-1），年轻时有便血症状，30岁前去世。其他家庭成员目前均健康。

夫妇于2015年到生殖遗传专科医院咨询，希望明确家族内多人患病的原因，了解后代的遗传风险及预防方法。在签署*APC*基因检测知情同意书后，基因检测实验室首先通过PCR-Sanger测序法对男方的*APC*基因全部外显子区域进行检测，未发现与疾病相关的已知变异。通过对结果的二次分析，发现检测的*APC*基因多态位点均为纯合子，由此怀疑可能存在基因的杂合

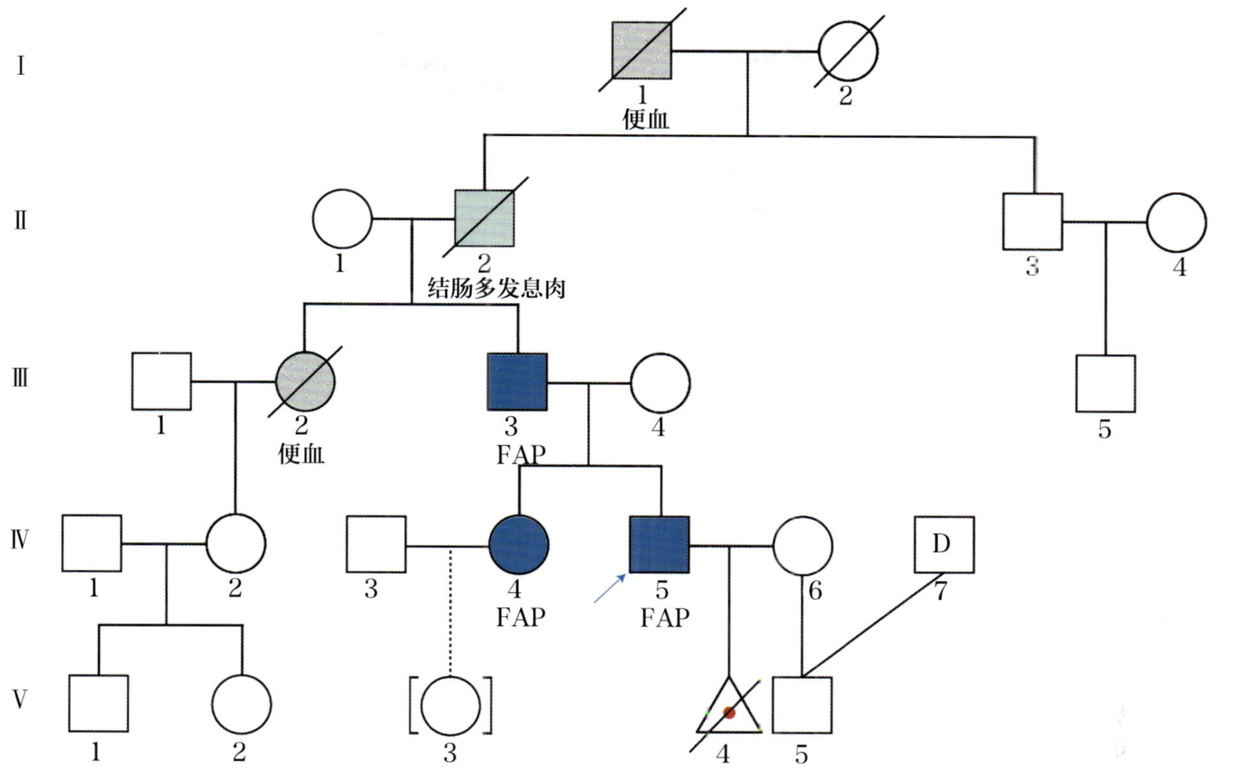

图 7-6 家族性腺瘤性息肉病患者家系图——临床案例四

（本案例由卢光琇提供）

性丢失（loss of heterozygosity, LOH）。进一步经实时荧光定量 PCR 对 *APC* 基因的基因组 DNA 序列进行分析，确定 *APC* 基因 11-15 号外显子之间有杂合缺失，但断点位置不明。随后，利用 Gap-PCR 扩增，并对产物行 Sanger 测序，确定了男方 *APC* 基因存在 g.137412_160451del23040bp 杂合大片段缺失，缺失范围从第 10 号内含子起，至 15 号外显子（末端外显子）后的非编码区。家系分析示，男方无相关症状的母亲该区域正常，父亲与姐姐均存在该大片段杂合缺失变异，支持 *APC* 基因 g.137412_160451del23040bp 杂合变异为该家系 FAP 的遗传学病因。医生建议家族中携带者按 FAP 患者术后管理方案每年对术后剩余肠段进行检查，及每年 FAP 肠外症状相关检查。

夫妇可选择的生育方式有：①自然受孕，在 16 ~ 22 周之间通过羊水穿刺行产前诊断；②在辅助生殖技术的基础上行 PGT，选择未携带缺失变异的胚胎；③供精，因 *APC* 基因致病性变异携带者为男方，可选择供精以阻断变异传递给孩子。实施供精生育时，建议对供精者的基因和家族史进行筛查，以排除供精者也为风险基因变异的携带者；④领养。在充分了解各种方式的利弊后，夫妇俩考虑到自己还年轻，首先尝试了自然怀孕，在孕 16 周时针对 *APC* 基因 g.137412_160451 区域行产前诊断。结果显示胎儿为致病性变异携带者，夫妇选择终止妊娠。随后选择了供精生育，并在 2017 年出生一健康男婴。男方的姐姐在行肠道手术治疗后，身体状况一直不好，放弃自己生育，领养了一个女孩。

四、新发变异的生殖遗传咨询——Li-Fraumeni 综合征

“新发变异”，顾名思义，即在一个家庭成员中首次出现的遗传变异。它的来源有两种可能，一是父母为嵌合体，也就是变异仅存在于夫妇的一部分体细胞或配子中，在血液样本检测中难以检出，后代仍有再次遗传该变异的风险；另一种情况是变异发生在生殖细胞（如卵子或精子）或胚胎发育早期的偶然事件，造成子代存在胚系基因变异，再发风险低。

临床案例五

如图7-7，患儿（Ⅳ-5），2007年足月剖宫产，出生情况良好。7岁确诊为髓母细胞瘤（WHO Ⅳ级，部分为经典型，部分为大细胞/经典型），先后行3次手术治疗及数次化疗。为指导肿瘤化疗精准用药，肿瘤科医生对其肿瘤组织样本和外周血样本进行了基因检测，结果提示该患儿可能存在*TP53*[OMIM: 191170]胚系c.376-1G>A剪接位点杂合变异。由于病情进展迅速，父母来遗传咨询时，患儿（Ⅳ-5）已夭折。

在肿瘤研究领域中鼎鼎大名的*TP53*基因是一个抑癌基因[38]，它编码的p53蛋白质作为转录因子，通过参与DNA修复、细胞周期调控、诱导细胞凋亡等途径来维持基因组的稳定，发挥抑癌作用[39]。大部分肿瘤中都存在*TP53*基因的体细胞变异[40]，罕见的发生在生殖细胞中的变异将导致Li-Fraumeni综合征。遗传医生向夫妇解释*TP53*基因在肿瘤发生中的作用，以及胚系基因变异与体细胞基因变异的区别，建议调取原基因检测公司保留的患儿DNA样本，并进行家族成员的家系分析。结果显示，在患儿外周血DNA中确实存在*TP53*基因c.376-1G>A杂合变异，依据ACMG序列变异解读指南，评为致病性变异。但该家系中其他参与检测成员，包括无肿瘤病史的夫妇双方（Ⅲ-5和Ⅲ-7）、外公外婆（Ⅱ-9和Ⅱ-10）、奶奶（Ⅱ-3）和45岁诊断为肺癌的堂爷爷（Ⅱ-4）均未检出*TP53*基因c.376-1G>A变异。因此，患儿（Ⅳ-5）所携带的变异为“新发变异”。

为评估再生育发生该基因变异的风险，首先需排查父母嵌合体的可能性，医生建议对夫妇体细胞和生殖细胞的嵌合情况进行分析。因取材受限，母源生殖腺嵌合暂不能检查，父源可采集精子样本针对 *TP53* 基因 376-1 位点行高精度测序分析。夫妇双方采集多个组织来源的样本（如口腔上皮、阴道上皮）进行 376-1 位点高精度测序分析。若发现阳性，再考虑生殖干预，阻断变异的传递。若父母排除嵌合体可能，变异为偶然事件，生育患儿风险与一般人群发病率相当，约为 1/20 000 ～ 1/5 000。该咨询过程采取远程网络的形式，血样也通过邮寄方式送检。由于精子样本需在医院采集，夫妇表示将在平复心情之后再来医院进行后续的嵌合体检测和生育力评估。

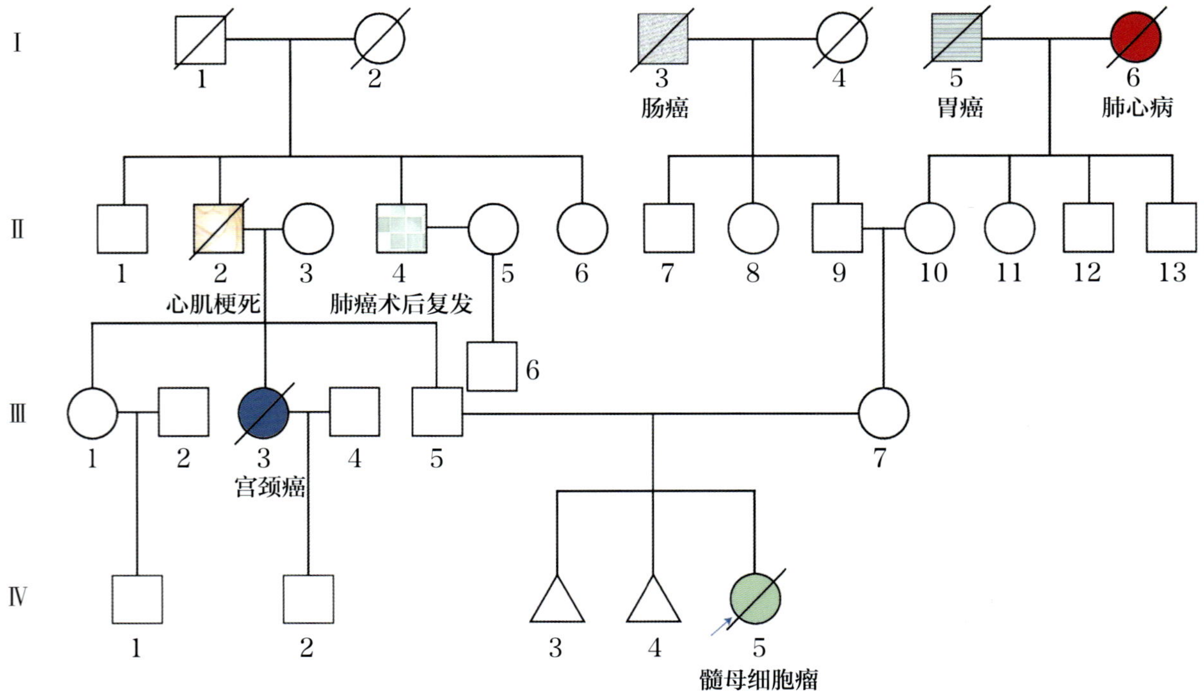

图 7-7 携带 *TP53* 基因新发致病性变异的 LFS 患儿家系图——临床案例五

（本案例由卢光琇提供）

五、多系统受累遗传性肿瘤的生殖遗传咨询——Peutz-Jeghers 综合征

许多遗传性肿瘤综合征常导致多个组织器官的肿瘤发生高风险，在进行健康管理时须对多个部位进行医学监测。但许多检查手段在孕期不适宜实施，因此针对女性携带者的生育遗传咨询尤其要关注孕前的肿瘤排查，以降低妊娠期恶性肿瘤发生的风险。在此以 Peutz-Jeghers 综合征（PJ 综合征）为例进行说明。

临床案例六

如图7-8，夫妇中女方为先证者（Ⅲ-3），现年32岁，从小双侧颊黏膜、口唇、指腹处散在黑斑，26岁出现腹胀、便秘、便血等症状，于医院行全面检查，发现胃、胆囊、结肠、子宫内膜多发息肉，行结肠、子宫息肉切除术，临床诊断为PJ综合征。先证者哥哥（Ⅲ-2），现年35岁，1岁左右开始出现口唇黑斑，后口腔黏膜、指/趾腹均出现黑斑，22岁时开始便血，26岁时双侧鼻息肉，行息肉切除术；30岁时肠镜提示大肠息肉病，病理示“腺瘤性息肉，非典型增生”；胃镜示胃十二指肠多发息肉。临床诊断为PJ综合征。先证者母亲（Ⅱ-4），嘴唇、指腹处有黑斑，无腹痛，未行肠镜检查，44岁死于子宫腺癌。女方在外院通过科研项目进行*STK11*基因检测，结果提示先证者携带*STK11*[OMIM: 602216]c.889A>G杂合变异。夫妇婚后2年未避孕未孕，至生殖与遗传专科医院咨询，并希望后代避免患PJ综合征的风险。

先证者临床确诊为PJ综合征，PCR-Sanger测序及全外显子组基因测序均提示*STK11*基因c.889A>G杂合变异，未发现其他的致病基因。随后的家系分析，先证者哥哥（Ⅲ-2）、父亲（Ⅱ-5）、两位姨妈（Ⅱ-3、Ⅱ-6）同意参与基因检测，结果如表7-2，受检患者均携带该变异，无相关症状的成员该位点正常，符合家族内表型与变异共分离。根据ACMG指南进行致病性评估，该变异评定为疑似致病性变异。致病性变异基因应该是从已去世的有PJ综合征临床表现的母亲传递下来。先证者夫妇选择针对该位点进行PGT助孕。

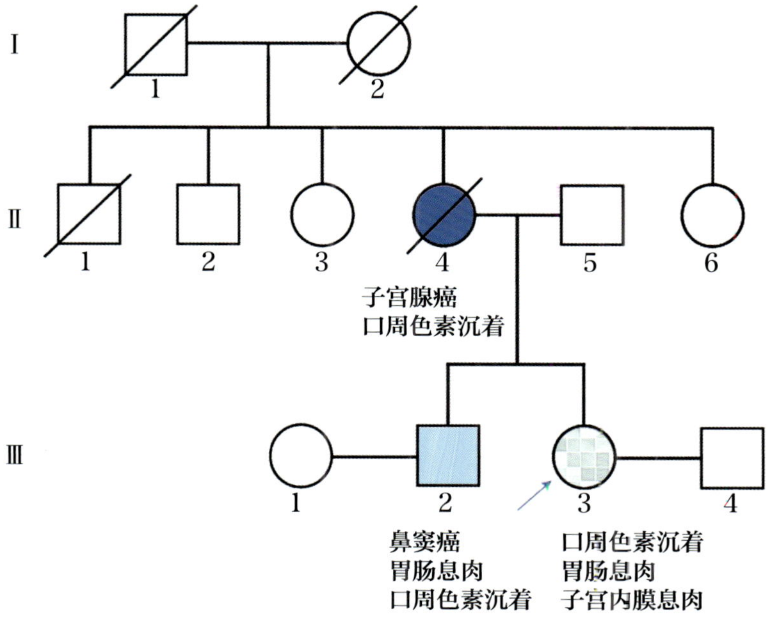

图 7-8 Peutz-Jeghers 综合征家系图——临床案例六

（本案例由卢光琇提供）

PJ综合征患者恶性肿瘤的风险广泛涉及多个器官，结直肠癌、胃癌、小肠肿瘤、乳腺癌、胰腺癌，子宫癌等都属于PJ综合征肿瘤谱。其临床表现复杂，发病年龄早，当患者进行生育遗传咨询时，需加强心理指导，帮助其充分了解疾病特点积极管理，尤其在女性患者受孕前，应充分排查恶性肿瘤的风险[41,42]。本案例为避免先证者孕期的肿瘤发生风险，在进入PGT前，医生根据其本人的病史及PJ综合征主要风险肿瘤类型针对结直肠、胃、小肠等十余个风险部位进行了肿瘤排查。在胃、结肠、十二指肠、宫颈、子宫内膜发现息肉或异常增生，进行了相应的临床处置（表7-3、图7-9），排除近期恶变风险后，先证者接受了PGT助孕，目前已成功妊娠。

表7-2 Peutz-Jeghers综合征家系分析结果——临床案例六

受检者	临床症状	*STK11* 基因 c.889A>G (p.Arg297Gly)
先证者（Ⅲ-3）	PJ综合征	杂合
哥哥（Ⅲ-2）	PJ综合征	杂合
父亲（Ⅱ-5）	正常	未见
姨妈（Ⅱ-3）	正常	未见
姨妈（Ⅱ-6）	正常	未见

表7-3 Peutz-Jeghers综合征女方患者助孕前肿瘤风险排查——临床案例六

风险肿瘤部位	检查方案	结果	处置
乳腺	乳腺超声	无异常	不处置
胆囊	上腹超声	胆囊结石	不处置
甲状腺	甲状腺超声	无异常	不处置
结直肠	肠镜	结肠多发息肉	镜下息肉切除并活检，病理示错构瘤（图7-9）
胃	胃镜	胃多发息肉、十二指肠降部巨大息肉	镜下息肉切除并活检，病理示错构瘤（图7-9）
小肠	小肠胶囊镜	无异常	不处置
胰腺	上腹超声	无异常	不处置
卵巢	子宫及双附件四维彩超	无异常	不处置
宫颈	宫腔镜	见一宽蒂息肉	宫颈管息肉摘除术，摘除组织活检，病理示纤维性息肉
子宫	宫腔镜	子宫内膜异常增生	异常增生子宫内膜摘除术，摘除组织活检，病理示子宫内膜息肉及增生期子宫内膜
鼻窦	头部MRI	无异常	不处置

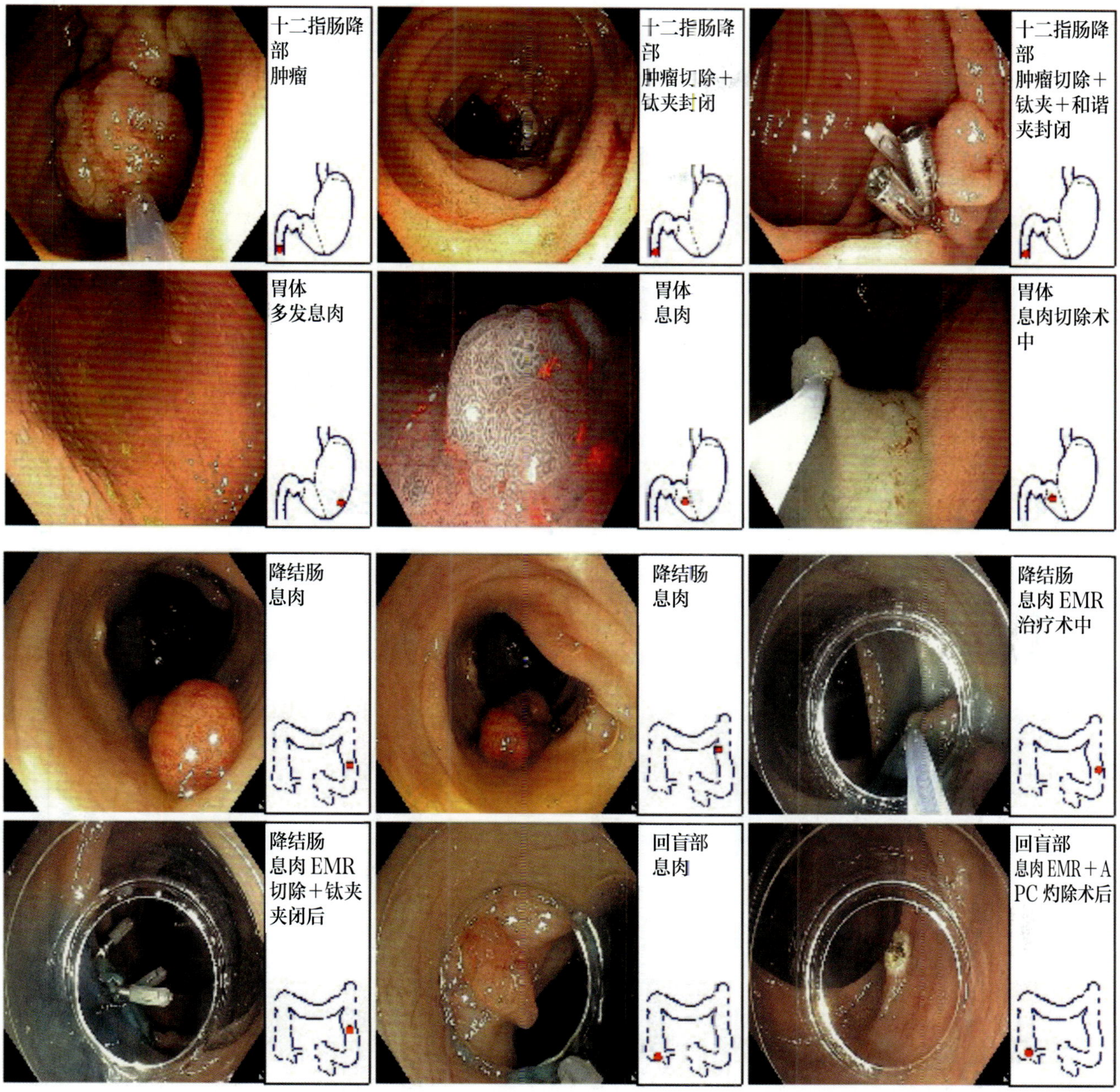

图 7-9 Peutz-Jeghers 综合征女方患者胃镜、肠镜结果——临床案例六

（卢光琇 曾思聪 杜娟）

参考文献

[1] Higgins S. Genetic Counseling. New York: Elsevier, Inc. 2017.

[2] Kingston HM. ABC of Clinical Genetics. 3rd ed. London: BMJ Books, 2002.

[3] McReynolds K, Lewis S. Genetic counseling for hereditary cancer: a primer for NPs. Nurse Pract, 2017, 42 (7):22-28.

[4] Jorde LB, Carey JC, Bamshad MJ. Medical Genetics. 6th ed. New York: Elsevier, Inc. 2020.

[5] Lynch HT, Krush AJ, Larsen AL. Heredity and multiple primary malignant neoplasms: six cancer families. Am J Med Sci, 1967, 254 (3): 322-329.

[6] Peltomäki P, Aaltonen LA, Sistonen P, et al. Genetic mapping of a locus predisposing to human colorectal cancer. Science, 1993, 260 (5109): 810-812.

[7] Ngeow J, Eng C. Precision medicine in heritable cancer: when somatic tumour testing and germline mutations meet. NPJ Genom Med, 2016, 1: 15006.

[8] Weinberg RA. The biology of cancer. 2nd Ed. New York: Garland Science, Taylor & Francis Group, LLC. 2013.

[9] Gapstur SM, Drope JM, Jacobs EJ, et al. A blueprint for the primary prevention of cancer: Targeting established, modifiable risk factors. CA Cancer J Clin, 2018, 68 (6): 446-470.

[10] Yurgelun MB, Chenevix-Trench G, Lippman SM.

Translating germline cancer risk into precision prevention. Cell, 2017, 168 (4): 566-570.

[11] Hampel H, Bennett RL, Buchanan A, et al. A practice guideline from the American College of Medical Genetics and Genomics and the National Society of Genetic Counselors: referral indications for cancer predisposition assessment. Genet Med, 2015, 17 (1): 70-87.

[12] Martin AP, Pedra G, Downing J, et al. Trends in BRCA testing and socioeconomic deprivation. Eur J Hum Genet, 2019, 27 (9): 1351-1360.

[13] 湖南乳腺癌患者生育力保存专家协作组. 湖南省年轻女性乳腺癌患者生育力保存实施方案专家共识. 中国普通外科杂志，2018，27 (11)：1-9.

[14] Menon U, Harper J, Sharma A, et al. Views of BRCA gene mutation carriers on preimplantation genetic diagnosis as a reproductive option for hereditary breast and ovarian cancer. Hum Reprod, 2007, 22 (6): 1573-1577.

[15] Quinn GP, Vadaparampil ST, Miree CA, et al. High risk men's perceptions of pre-implantation genetic diagnosis for hereditary breast and ovarian cancer. Hum Reprod, 2010, 25 (10): 2543-2550.

[16] Ormondroyd E, Donnelly L, Moynihan C, et al. Attitudes to reproductive genetic testing in women who had a positive BRCA test before having children: a qualitative analysis. Eur J Hum Genet, 2012, 20 (1): 4-10.

[17] Hurley K, Rubin LR, Werner-Lin A, et al. Incorporating information regarding preimplantation genetic diagnosis into discussions concerning testing and risk management for BRCA1/2 mutations: a qualitative study of patient preferences. Cancer, 2012, 118 (24): 6270-6277.

[18] David Cyranoski. China's push for better babies. Nature, 2017, 548(7667): 272-274.

[19] Buys SS, Sandbach JF, Gammon A, et al. A study of over 35, 000 women with breast cancer tested with a 25-gene panel of hereditary cancer genes. Cancer, 2017, 123 (10): 1721-1730.

[20] Zhang J, Sun J, Chen J, et al. Comprehensive analysis of BRCA1 and BRCA2 germline mutations in a large cohort of 5931 Chinese women with breast cancer. Breast Cancer Res Treat, 2016, 158 (3): 455-462.

[21] Gietel-Habets JJG, de Die-Smulders CEM, Derks-Smeets IAP, et al. Awareness and attitude regarding reproductive options of persons carrying a BRCA mutation and their partners. Hum Reprod, 2017, 32 (3): 588-597.

[22] Derks-Smeets IAP, Gietel-Habets JJG, Tibben A, et al. Decision-making on preimplantation genetic diagnosis and prenatal diagnosis: a challenge for couples with hereditary breast and ovarian cancer. Hum Reprod, 2014, 29 (5): 1103-1112.

[23] Harper JC, Wilton L, Traeger-Synodinos J, et al. The ESHRE PGD Consortium: 10 years of data collection. Hum Reprod Update, 2012, 18 (3): 234-247.

[24] Oribamise EI, Ashiru OA, Iloabachie EC, et al. Preimplantation genetic testing for breast cancer. Niger Med J, 2019, 60 (3): 99-105.

[25] Chen L-M, Blank SV, Burton E, et al. Reproductive and hormonal considerations in women at increased risk for hereditary gynecologic cancers: Society of Gynecologic Oncology and American Society for Reproductive Medicine evidence-based review. Fertil Steril, 2019, 112 (6): 1034-1042.

[26] Sergentanis TN, Diamantaras A-A, Perlepe C, et al. IVF and breast cancer: a systematic review and meta-analysis. Hum Reprod Update, 2014, 20 (1): 106-123.

[27] van den Belt-Dusebout AW, Spaan M, Lambalk CB, et al. Ovarian stimulation for in vitro fertilization and long-term risk of breast cancer. JAMA, 2016, 316 (3): 300-312.

[28] Spaan M, van den Belt-Dusebout AW, Burger CW, et al. Risk of colorectal cancer after ovarian stimulation for in vitro fertilization. Clin Gastroenterol Hepatol, 2016, 14 (5): 729-737. e5.

[29] Saso S, Louis LS, Doctor F, et al. Does fertility treatment increase the risk of uterine cancer? A meta-analysis. Eur J Obstet Gynecol Reprod Biol, 2015(1), 195: 52-60.

[30] Derks-Smeets IAP, Schrijver LH, de Die-Smulders CEM, et al. Ovarian stimulation for IVF and risk of primary breast cancer in BRCA1/2 mutation carriers. Br J Cancer, 2018, 119 (3): 357-363.

[31] Jacobso M, Bemardini M, Sobel ML, et al. No. 366-Gynaecologic management of hereditary breast and ovarian cancer. J Obstet Gynaecol Can, 2018, 40 (11): 1497-1510.

[32] USPSTF, Owens DK. Risk assessment, genetic counseling, and genetic testing for BRCA-related cancer. JAMA, 2019, 322 (7): 652-614.

[33] Passaperuma K, Warner E, Causer PA, et al. Long-term results of screening with magnetic resonance imaging in women with BRCA mutations. Br J Cancer, 2012, 107 (1): 24-30.

[34] Daly MB, Pal T, Berry MP, et al. Genetic/familial high-risk assessment: breast, ovarian, and pancreatic, Version 2. 2021, NCCN Clinical Practice Guidelines in Oncology. J Natl Compr Canc Netw, 2021, 19 (1): 77-102.

[35] Fearon ER. Molecular genetics of colorectal cancer. Annu Rev Pathol, 2011, 6 (1): 479-507.

[36] Gupta S, Provenzale D, Lior X, et al. NCCN guidelines insights: genetic/familial high-risk assessment: colorectal, version 2.2019. J Natl Compr Canc Netw, 2019, 17(9): 1032-1041.

[37] Cannon AR, Keener M, Neklason D, et al. Surgical interventions, malignancies, and causes of death in a FAP patient registry. J Gastrointest Surg, 2019, 27 (8666): 208.

[38] Levine AJ, Oren M. The first 30 years of p53: growing ever more complex. Nat Rev Cancer, 2009, 9 (10): 749-758.

[39] Vogelstein B, Kinzler KW. The multistep nature of cancer. Trends Genet, 1993, 9 (4): 138-141.

[40] Vogelstein B, Papadopoulos N, Velculescu VE, et al. Cancer genome landscapes. Science, 2013, 339 (6127): 1546-1558.

[41] EPCS Committee, Carvalho F, Coonen E, et al. ESHRE PGT consortium good practice recommendations for the organisation of PGT. Hum Reprod Open, 2020, 2020(3):

第 8 章 遗传性肿瘤的生殖干预

遗传性肿瘤（hereditary tumor）本质上是遗传物质缺陷导致的疾病，符合孟德尔遗传规律。随着遗传检测技术的发展，越来越多携带易感基因致病性变异的个体被发现，这些个体不仅可通过早期健康管理提高生存质量和延长生命周期，而且可通过选择生殖干预降低后代患遗传性肿瘤的风险。可供选择的生育方式有：

1. **胚胎植入前遗传学检测**（preimplantation genetic testing, PGT）。结合体外受精-胚胎移植（in vitro fertilization and embryo transfer, IVF-ET）技术，对植入前配子或胚胎的染色体或特定基因进行检测，最终选择无患病风险的胚胎植入子宫，从而阻断遗传缺陷的传递，预防遗传缺陷患儿出生。

2. **产前诊断**（prenatal diagnosis, PND）。指对胎儿进行先天性缺陷和遗传性疾病的诊断，包括遗传咨询、医学影像、免疫组化、细胞遗传和分子遗传等技术。

3. **其他辅助生殖技术**。包括供精/供卵和生育力保存等。供精/供卵是指因携带肿瘤易感基因致病性变异、遗传风险高，且不愿意或者难以获得自身配子进行生育的患者，可以考虑接受捐献的精子或卵子进行生育。生育力保存是指肿瘤易感基因致病性变异携带者在进行药物、放化疗治疗之前，冷冻保存生殖细胞，保存生育能力。

第一节　胚胎植入前遗传学检测

胚胎植入前遗传学检测（PGT）又称为孕产前遗传学诊断。与传统产前诊断方式相比，PGT 避免了发现异常妊娠后的选择性流产对夫妇造成心理与生理上的伤害，为遗传病生育高风险人群提供了新的选择。

2016 年国际生殖技术监测委员会（ICMART）和世界卫生组织（WHO）修订了 PGT 的术语[1,2]，并按遗传异常类型进一步分为：①适用于单基因（monogenic）病检测的 PGT-M；②适用于染色体结构重排（structural chromosome rearrangement）的 PGT-SR；③适用于配型的 PGT-HLA（human leukocyte antigen）；④适用于胚胎非整倍体（aneuploidy）筛查的 PGT-A。

PGT 的基本策略是获取卵母细胞的极体，发育到第三天（8 细胞期）胚胎的 1~2 个单卵裂球，或者发育到囊胚阶段的 3~5 个滋养层细胞，通过遗传学检测技术，分析其遗传组成是否正常，再选择遗传正常或者低风险的胚胎移植。由于需要在体外进行胚胎操作，因此体外受精（in vitro fertilization, IVF）是开展 PGT 的前提。自 1990 年 Alan H Handyside 等在世界上成功实施第一例 PGT 以来[3]，该 PGT 技术在过去的 30 年里发展非常迅速。

一、遗传性肿瘤 PGT 适应证

依据国际国内的指南以及专家共识[4-6]，PGT 的适应证包括：染色体结构重排、单基因病、胚胎染色体非整倍体筛查以及胚胎 HLA 配型、迟发性或易感性遗传病的预防。国际上针对遗传性肿瘤，包括美国儿科血液学/肿瘤学协会（ASPHO）、美国生殖医学协会伦理委员会（ASRM）、欧洲人类生殖与胚胎学学会（ESHRE）等在内，在致病性变异明确，并且患者知情同意的前提下，对实施 PGT

进行生殖干预持支持态度。但在实施 PGT 时，还需要考虑两个基本问题：一是实施 PGT 的可行性问题，即遗传性肿瘤的患者，促排卵后会不会加重肿瘤的进展；二是实施 PGT 的必要性问题，即遗传性肿瘤的外显率是否足够高，临床表型是否严重，其他干预措施是否无效。

（一）实施 PGT 的可行性

对于遗传性肿瘤女性患者，使用大剂量的外源激素进行控制性卵巢超刺激，以及妊娠后雌激素水平升高，可能加剧肿瘤的发展。另外，一些遗传性肿瘤，例如遗传性乳腺癌 / 卵巢癌综合征、Lynch 综合征、Cowden 综合征、Peutz-Jeghers 综合征、DICER1 综合征、结节性硬化复合症、Gorlin 综合征、遗传性平滑肌瘤和肾细胞癌等，也常常会累及妇科系统中重要的组织器官。对于这类患者，能否实施 PGT，需要肿瘤科医师与生殖科医师的共同参与，明确是否适合于实施 PGT 干预。

（二）实施 PGT 的必要性

针对遗传性肿瘤，除了致病基因和致病位点明确外，症状的严重程度、外显率情况、是否有其他预防措施，也都是选择生殖干预的考虑因素。一般而言，外显率高、症状严重、早发、预后差的遗传性肿瘤，是生殖干预首先考虑的对象。有些遗传性肿瘤外显率很高，发病年龄早，例如当一个视网膜母细胞瘤患者将 *RB1*[OMIM: 614041] 基因变异传给孩子后，其孩子在 5 岁前发生双侧视网膜母细胞瘤的风险高达 90%，这类疾病，PGT 可成为生殖干预的首选。有些遗传性肿瘤，例如遗传性结直肠癌，尽管外显率高，但是一般晚发，而且手术干预方式效果好。还有一些遗传性肿瘤，例如遗传性乳腺癌，比较常见，但是发病年龄也较晚，外显率变化大。这类疾病，是否通过 PGT 生殖干预，需要综合考虑。此外，部分遗传性肿瘤可结合 PGT-HLA 治疗：一些生育了免疫、血液系统相关肿瘤患儿的家庭，可筛选与先证者 HLA 基因型相匹配的胚胎进行移植，在分娩时采集分离脐血造血干细胞，用于救治先证者同胞。PGT-HLA 已应用于范科尼贫血、急性淋巴细胞白血病、急性髓细胞白血病、Blackfan-Diamond 综合征等肿瘤疾病[7,8]。

二、遗传性肿瘤 PGT 实验室流程

整体而言，遗传性肿瘤的 PGT 与其他单基因病的 PGT 一样，涉及生殖医学与临床遗传学等多个专业的协同合作，并且遗传咨询贯穿始终。由于篇幅有限，本章仅从实验室角度阐述，包括遗传性肿瘤 PGT 的致病基因以及致病位点的确诊、PGT 材料的获取、活检材料的全基因组扩增及随后的遗传学分析等过程。关于 PGT 临床中的控制性卵巢超刺激、体外受精、胚胎培养、胚胎冷冻及胚胎移植等，请查阅相关的辅助生殖技术书籍。

（一）致病基因以及致病位点的确诊

致病基因以及致病位点的确诊依据美国医学遗传学会与基因组协会（American College of Medical Genetics and Genomics, ACMG）的序列变异解读指南[9]，对基因变异进行致病性解读。当解读为致病性变异或可能致病性变异时，可针对该变异进行 PGT 检测。但需要特别注意的是，当患者的基因检测报告时隔较长（例如报告为几年前发出），或是医生对检测报告有疑虑时，实验室需要重新进行遗传学检测与评估。

（二）PGT 检测材料的获取

目前有 3 种方式获取 PGT 材料。

1. 极体活检。第一极体与第二极体都是卵母细胞减数分裂的产物，均能反映卵母细胞的遗传组成，因此，极体活检（图 8-1A）可用于间接检测母源的遗传学缺陷，1990 年首次应用于临床[10]。极体活检对胚胎创伤最小，卵母细胞的受精率、胚胎卵裂率、囊胚形成率、胚胎着床率以及移植后活产率都不受影响。此外，极体活检距离囊胚形成约 5 ~ 6 天，可以完成遗传学检测，实现新鲜胚胎移植。

但是，极体活检缺点也很明显：①不能检测父源遗传信息和胚胎性别；②不能检测受精后发生的染色体异常；③可检测细胞数少，易发生检测失败；④极体活检工作量大，部分受精卵不能发育到卵裂期或囊胚期，所以会造成时间成本和人力成本的浪费。

2. 卵裂球活检。卵裂球活检（图 8-1B）是在受精卵发育到第三天（8 细胞期），采用机械法、激光或者化学法在透明带上打孔，随后活检 1 ~ 2 个单卵裂球细胞用于遗传学检测。

早期研究显示，8 细胞期活检 1 个或 2 个单卵裂球并没有对胚胎的发育造成任何不利影响：超过 70% 的经过单卵裂球活检的胚胎能发育至囊胚期，细胞数量和能量物质（葡萄糖和丙酮酸）也没有明显减少。然而，后来的实验证明单卵裂球活检

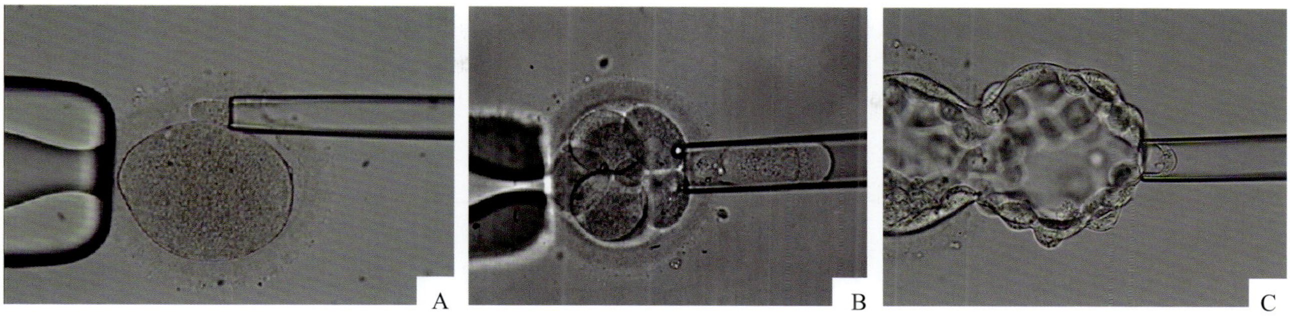

图 8-1 PGT 活检方式

图 A，极体活检； 图 B，卵裂球活检； 图 C，囊胚活检

会对胚胎造成损害，降低了胚胎的发育潜能，特别是在移除的细胞数超过两个或者操作手法不熟练的情况下。另外，卵裂球活检 PGT 还存在许多问题，包括由于易发生等位基因脱扣（allele drop-out，ADO）以及卵裂球高嵌合率而导致误诊的风险。因此，单卵裂球活检早期应用较多，近年已比较少用。

3. **囊胚滋养层细胞活检**。囊胚活检（图 8-1C）是目前 PGT 中最为推荐的方法。囊胚活检的主要优点包括：①第 5 ~ 6 天囊胚细胞数量已增殖至 100 个以上，可活检 3 ~ 5 个滋养层细胞。由于检测细胞数目的增加，检测失败和误诊的风险显著降低。②活检的是滋养层细胞，不损害内细胞团，活检创伤明显低于单卵裂球活检。③囊胚滋养层细胞的检测可检出有丝分裂错误所导致的染色体嵌合。

但囊胚滋养层细胞与内细胞团可能存在遗传组成不一致的情况，囊胚活检并不能完全排除嵌合体造成的误诊；此外，囊胚活检后通常需将囊胚冷冻保存，等待遗传学检测完成后进行处理。

（三）全基因组扩增

全基因组扩增（whole genome amplification，WGA）技术是对单细胞 / 微量细胞的基因组 DNA 进行非选择性扩增，在相对没有序列倾向性的前提下大幅增加 DNA 拷贝数，扩增产物作为模板，后续可采用多种检测方法进行多位点、多基因以及全基因组的研究。

常用的 WGA 方法根据扩增原理可以分为两类：第一类基于 PCR，以引物延伸预扩增（primer extension pre-amplification, PEP）和简并寡核苷酸引物扩增（degenerate oligonucleotide primed PCR, DOP-PCR）为代表；第二类不依赖于 PCR 技术，包括多重置换扩增（multiple displacement amplification, MDA）以及多重退火环状循环扩增（multiple annealing and looping-based amplification cycles, MALBAC）。

各 WGA 方法在基因组覆盖度、均一性、保真性等方面会有所差异，适用于不同类型的遗传缺陷检测。在遗传性肿瘤的 PGT 中，MDA 应用最为广泛，认可度较高。MDA 最大的优势在于扩增产量大且稳定（20 ~ 30 μg/100 μl），产物片段长（平均长度 12 kb，最长可达 100 kb）。但它对细胞 DNA 质量要求高，降解或片段化的 DNA 将影响扩增效率。不论采用哪一种全基因组扩增方法，都必须进行前期测试，以评估其临床适用性。

（四）遗传学检测

1. **检测策略**。遗传性肿瘤 PGT 可以按照常规的 PGT-M 方案实施，为了避免遗传学检测中的 ADO 和染色体重组所导致的误诊，在检测变异位点的同时进行连锁分析，是 PGT-M 的经典检测策略 [11]。

连锁分析一般选用短串联重复（short tandem repeat, STR）序列或单核苷酸多态性（single nucleotide polymorphism, SNP）位点作为遗传标记，通过家系分析，明确与致病等位基因连锁的遗传标记基因型。STR 又称微卫星序列，核心重复单位为 2 ~ 6 bp 核苷酸，重复次数 10 ~ 60 多次，多态性丰富。SNP 是指由碱基变异引起的 DNA 序列多态性，在人群中的发生频率超过 1%，因数目多分布广，遗传稳定性较 STR 强，易实现分析自动化，适用于高通量分型。

遗传性肿瘤 PGT 在筛选连锁位点时，可以参考 ESHRE 指南 [11] 中的建议：①在距离已知致病性变异 1 Mb（约 1 cM）以内选取遗传标记（平均 1 cM 以内重组发生率约为 1%）；②如果可以直接检测致病性变异，在其两侧分别至少有 1 个 STR 或 3

个 SNP 用于分析。如果不能直接检测致病性变异，则在其两侧分别至少有 2 个 STR 或 6 个 SNP 提供信息。③当基因靠近着丝粒或端粒，可能近着丝粒区或近端粒区缺少可提供信息的遗传标记，此时建议将致病性变异纳入检测范围，并且实施囊胚活检以降低致病性变异 ADO 的风险。

2. 常见检测平台

（1）靶向扩增遗传标记及致病性变异：由于活检细胞的 DNA 有限，早期遗传性肿瘤的 PGT 多采用多重巢式 PCR 的方法富集位点信息。该技术在一次反应中采用多对引物对基因组中的多个位点同时进行扩增，再结合巢式 PCR 技术对各位点进行内扩增及后续检测。此时通常采用 STR 作为遗传标记。尽管多重巢式 PCR 具有经济简便的优点，但针对不同的基因、不同的夫妇，都要个性化挑选可提供信息的 STR 位点，然后进行大量的细胞水平的验证，测试多重巢式 PCR 实验体系的稳定性和有效性，前期的预实验及随后胚胎遗传学检测均耗时耗力，近年应用已在减少。

（2）WGA 后靶向扩增遗传标记及致病性变异：活检细胞经 WGA 后，核酸模板量得到极大地丰富。此时，若选用 SNP 作为遗传标记位点，常采用靶向基因高通量测序平台。以多重 PCR 为基础，同时扩增致病性变异侧翼杂合度较高的几百个多态位点，不同的样品可以加上不同的标签序列予以区分，从而实现同时对多个样品上千个位点进行平行测序，平均测序深度可达到 100× 以上。测序数据与参考序列比对，进而分析各位点基因型，最后根据家系信息构建单体型。该方法仅需要对不同的基因进行个性化的设计，只要有足够多的杂合度较高的 SNP，基本上可适用于所有同病种的受检者，因此通用性较高。

（3）WGA 后全基因组单体型分析：上述两种方法都只是针对靶基因进行检测，与之相比，基于 SNP 芯片和二代测序平台的 WGA 位点，具有更高的通用性。例如，Karyomapping 芯片覆盖全基因组近 30 万个 SNP 位点，理论上，任何一个基因上下游都有足够有效的 SNP 用于连锁分析，而不需要个性化设计，加速了实验进程，该芯片可同时进行染色体非整倍体筛查，是一种通用性比较高的 PGT 技术 [12]。但 Karyomapping 芯片不能直接检测变异位点，需要先证者样本或合适的家系成员样本来构建连锁关系，不适用于新发变异及胚系嵌合 PGT。特殊情况下，需要增加变异检测等传统 PGT 技术。

3. 质量控制。各临床实验室可根据自身的条件和特色，自主选择检测技术平台。各检测技术（包括已经商业化的平台）在正式应用于临床之前，需经过前期测试，评估其稳定性和有效性，并在实验关键环节设置质控参数。结合我国《胚胎植入前遗传学诊断 / 筛查专家共识》的一般原则 [4]，质控要点包括：

（1）根据活检细胞类型（卵裂期单细胞或囊胚期微量细胞）及所选用的检测技术，对捐献用于研究的胚胎细胞或其他类型的细胞（如外周血淋巴细胞、口腔黏膜细胞）进行方案测试。

（2）对于已知基因型的单细胞 / 微量细胞样本或既往验证过的胚胎细胞 WGA 产物进行预实验，评估准确性、扩增效率和 ADO 率。

（3）所有实验操作过程中需要严格的双人核对，实时记录并签字。

（4）胚胎活检细胞需具有清晰且唯一的编号，其他检测产物样本与胚胎一一对应，不能混淆。

（5）各个实验操作环节均需设置空白对照以监测污染；各遗传学检测环节还需设置多种基因型核酸对照，以验证方案的有效性。

（6）定期自查标准操作规程，及时调整修正，组织学习，贯彻落实。

（7）两人独立分析判读检测结果，最后由第三人审核判断。未达成一致意见的胚胎应判读为诊断不明，不建议移植。

（8）定期开展室内比对和室间比对质评，并做好记录，就不合格项进行分析及改进。

三、特殊情况下的 PGT

在实际检测过程中，可能会出现一些特殊情况，如新发变异、近亲结婚、无法提供家系样本等，都会影响致病风险染色体的辨别和最终结果的准确度。应该在胚胎检测之前把所有可能出现的状况都考虑到，评估风险，经过知情同意后再开展 PGT，并且强调产前诊断的重要性，争取患者的配合。

（一）新发变异

如果一对夫妇或一个孩子出现新发致病性变异，在胚胎检测策略中必须包括变异检测。

1. 夫妇新发变异。夫妇中一方携带新发变异，如果可以提供携带变异的孩子的 DNA 样本，

PGT-M遗传学检测同常规方案；如果未曾生育或不能提供携带变异的孩子的DNA样本，建议如下：

（1）检测策略包括致病性变异的直接检测，并且建议囊胚期活检以降低致病性变异位点ADO的风险，如果进行卵裂期活检，则建议检测两个独立的细胞。

（2）对配子进行遗传学分析：如果男方携带新发变异，建议分离单精子进行变异检测和遗传标记检测，明确致病风险染色体单体型；如果女方携带致病性变异，建议增加极体活检及遗传学分析，辅助判断卵子单体型。

（3）结合胚胎遗传学信息推导亲源致病风险染色体：

1）当可供活检的胚胎太少时，建议收集并分析未受精的卵母细胞（女方新发变异）或不适合活检的胚胎，以支持基因分型。

2）理想情况下，至少需要一个携带致病性变异的胚胎和一个未携带致病性变异的胚胎来确定正确的单体型和监测重组事件。如果只有一个胚胎，并且未检测到致病性变异时，由于可能存在变异位点发生ADO的情况，移植有风险，应提前告知夫妇这种可能性，可以考虑再进行一个PGT周期，收集更多的胚胎进行分析。如果夫妇知晓风险后仍强烈要求移植该枚胚胎，应通过产前诊断予以确认，避免风险胎儿的出生。

新发变异中存在嵌合变异的可能，所以用不携带变异的孩子的DNA样本作为分型参考时需警惕，有可能会产生误诊。图8-2为一个结节性硬化复合症（TSC）PGT-M案例。先证者（Ⅱ-3）为TSC男性患者，其*TSC1*[OMIM: 605284]基因存在c.2074C>T杂合无义变异，家系基因分析提示为新发变异，已生育一女孩（Ⅲ-1），基因检测提示该女孩未遗传先证者致病性变异。先证者与其妻子（Ⅱ-4）申请PGT-M助孕生育二胎。PGT过程：根据先证者家庭单体型分析，预实验阶段初步判断F0为致病风险染色体（图8-2A），以此为依据，该对夫妇的6枚胚胎中，第2、5号胚胎因为遗传了F0，推测为受累胚胎，其余4枚胚胎被推测为正常。进一步检测胚胎*TSC1*基因c.2074位点，仅第3号胚胎检测到已知致病性变异，与单体型结果有冲突。重新采集男方精液DNA进行靶向深度测序，提示变异型等位基因T信号强度为15.68%（5563×/3590×），先证者为胚系嵌合体。因此，结合第2、3、5号胚胎信息，可以明确F1为致病风险染色体，F0为正常染色体，再结合女儿（Ⅲ-1）和剩余胚胎的遗传信息，可知男方精子中还存在一种“不携带致病性变异的风险染色体”（依据单体型分析为风险染色体，但实际上由于不携带致病性变异，不是真正意义上的风险染色体），标记为F1*（图8-2B）。综上可明确第2、5号胚胎为正常胚胎，可考虑优先移植；第1、4、6号胚胎，由于不能完全排除变异位点发生ADO的风险，判断为正常*，不建议优先移植（如果选择移植，强调风险，行产前诊断）；第3号胚胎明确为受累胚胎，不建议移植。该夫妇最终选择移植了5号胚胎，孕18周行羊水产前诊断验证胎儿*TSC1*基因未携带c.2074C>T变异。该病例由于能在胚胎水平直接检测变异位点，所以避免了误诊，由此提示：在为新发变异携带者提供PGT时，务必警惕嵌合变异的存在，并采取有效的监测方案。

嵌合包括体细胞嵌合、胚系嵌合或两者的结合。体细胞嵌合可表现为在对患者的单细胞进行变异测试时，变异等位基因呈现较高的“ADO”，或是对患者体细胞基因变异进行深度测序时，变异等位基因与野生型等位基因的信号强度相差较大。胚系嵌合可表现为某些胚胎遗传了“致病风险染色体”，但是未检测到变异。当没有野生型胚胎可供移植时，在充分知情同意告知风险的前提下，可考虑移植这些胚胎，但应强烈建议产前诊断。为避免胚系嵌合带来的误诊，在新发变异的PGT中，应进行准确可靠的变异检测，并且为提高准确度，针对疑似女方携带胚系嵌合变异，建议增加极体遗传学分析，辅助判断胚胎基因型，降低误诊率。

2. 患儿新发变异。患儿DNA中检出致病性变异，但是在父母DNA中未检测到，可能是患儿自身新发变异，但需要排除亲源胚系嵌合遗传。若为前者，父母再生育复发风险小，若为后者，根据嵌合程度不同，则遗传风险不同。

（1）有2名及以上患儿携带相同的致病变异，由于不同个体接连发生同一新发变异概率极低，则强烈提示存在亲源胚系嵌合，患儿相同的亲源染色体即可确定为致病风险染色体。

（2）父源胚系嵌合可通过精子遗传学分析进行排查，若精子中检测到致病性变异，则患儿的“新

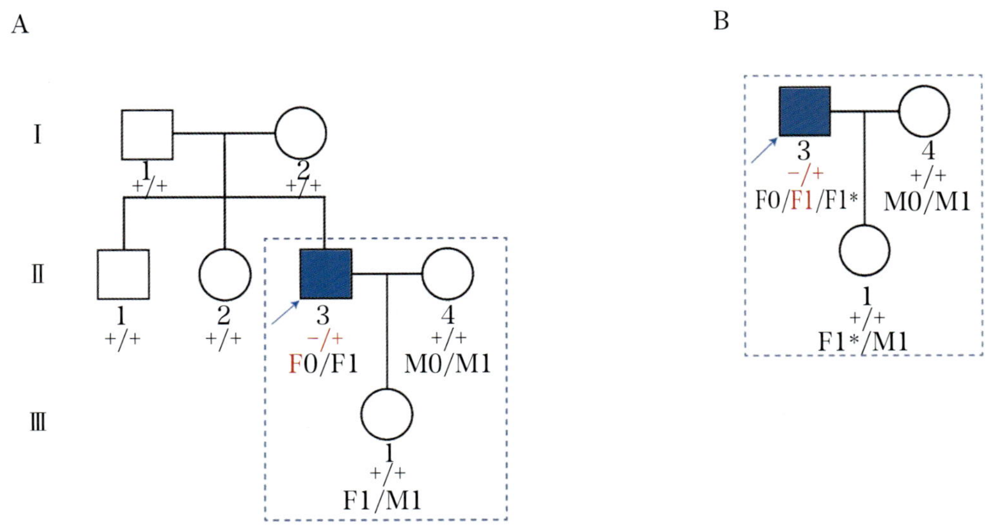

胚胎	1	2	3	4	5	6
单体型	M0/F1	M0/F0	M1/F1	M0/F1	M1/F0	M0/F1
诊断	正常	受累胚胎	正常	正常	受累胚胎	正常

胚胎	1	2	3	4	5	6
单体型	M0/F1*	M0/F0	M1/F1	M0/F1*	M1/F0	M0/F1*
变异	无	无	有	无	无	无
诊断	正常*	正常	受累胚胎	正常*	正常	正常*

图 8-2　TSC 男性胚系嵌合 PGT-M 案例展示

图 A，家系图和只依据胚胎单体型的分析结果。图 B，家系图和增加了变异检测后的胚胎分析结果，纠正了 2、3、5 号胚胎的分析错误。+：野生基因；-：变异基因；M0 与 M1：分别代表女方（Ⅱ-4）的两条正常的 9 号染色体。F0 与 F1：分别代表男方（Ⅱ-3）的两条 9 号染色体；*：代表遗传致病风险染色体，但未携带已知致病性变异

发变异”实际遗传自父亲，患儿父源染色体即为致病风险染色体，胚胎结果判断参考上述“夫妇新发变异”。

（3）母源胚系嵌合由于取材受限而难以提前评估，需要在 PGT 治疗周期活检极体和胚胎进行遗传学分析。

（二）近亲家系

1. **变异携带者的父母为近亲**。由于父母的遗传信息相近，变异携带者可能在目标基因两侧 2 Mb 以内缺乏可提供信息的遗传标记，建议：

（1）检测策略包括致病性变异直接检测，并且建议囊胚期活检以降低致病性变异发生 ADO 的风险，如果进行卵裂期活检，则建议检测两个独立的细胞。

（2）寻找 2 Mb 以外可提供信息的遗传标记。由于存在重组导致误诊的风险，应提前告知夫妇，充分知情同意，强调产前诊断。

2. **变异携带者与配偶为近亲**。夫妻来自近亲家庭时，胚胎基因序列可能出现多处纯合性区域。在一些常染色体隐性遗传的肿瘤家系中，男女双方携带相同的致病性变异和相似的单体型片段，需警惕父母源污染（主要为母源）可能导致胚胎纯合变异误诊为杂合变异，造成假阴性。建议：

（1）连锁分析排除父母源污染。

（2）分析两份活检细胞。

（3）胚胎移植时优先选择野生型胚胎。应提前告知由于污染导致误诊的风险，充分知情同意，强调产前诊断。

（三）缺失家系信息

PGT-M 中通过遗传标记进行单体型分析非常重要。传统的单体型构建通常需要两代人的信息，但在实际临床操作中较难，比如患者不想打扰其他的家庭成员，或者患者为孤儿，或者患者为领养儿，找不到其亲生父母。当患者不能提供家系样本时，可以通过配子（精子或极体）遗传学检测构建单体型，或者是通过胚胎遗传学信息反推。2019 年，在二代测序基础上研发了一种长片段 DNA 信息获取方法（single-tube long fragment read, stLFR），通常可以读取 50 ～ 70 kb 长的 DNA 序列，最长可达到 300 kb[13]。该技术可在缺乏家系成员信息的时候，直接对患者 DNA 长分子进行变异及遗传标记检测，从而构建单体型，但该技术的临床适用性还需更多的数据积累。

四、受累胚胎的咨询和处理

遗传性肿瘤 PGT 在实施过程中可能出现只有携带易感基因变异胚胎的情况，这时的胚胎移植需要根据具体情况综合考虑。一方面是变异和疾病本身，另一方面是受试者夫妇自身的心理和生理条件，甚至是经济情况。

一般而言，对于外显率高、症状严重、早发、预后差的遗传性肿瘤，这些携带易感基因变异的胚胎通常不会移植，但是对于外显率低、迟发，并有监测和手术干预措施的遗传性肿瘤，如果再加上孕妇年龄偏大、卵巢储备不佳而再次助孕较难等因素，在这些特定情况下，经过伦理批准，如果患者要求移植这些风险胚胎是可接受的[14]。

经伦理委员会审议批准后，医生需向夫妇明确强调风险，并为后代制定切实可行的健康管理和肿瘤防控计划，双方签署知情同意书后方可接受移植。

临床案例一：视网膜母细胞瘤 PGT

如第 7 章图 7–2 所示，患者夫妇因男方（Ⅱ–3）为视网膜母细胞瘤患者而寻求 PGT。男方（先证者）2 岁时右眼视网膜母细胞瘤，行眼球摘除术，术后至今未再复发。先证者父亲（Ⅰ–1）、母亲（Ⅰ–2）及哥哥（Ⅱ–2）均无肿瘤病史。基因检测结果提示男方 *RB1* 基因 [OMIM: 614041] 存在 c.886_939+5del59 杂合缺失。该夫妻第一胎自然怀孕，羊水产前诊断提示胎儿（Ⅲ–2）携带与先证者相同的基因变异而引产。患者夫妇在实施 PGT 前后均经历了详细的遗传咨询（详见第 7 章）。这里只描述 PGT 中的胚胎遗传学检测部分。

（一）第一次 PGT 周期

1. 采集家系样本，进行单体型分析。采集抽提男女方外周血基因组，及流产胎儿 DNA 样本，挑选可提供信息的遗传标记位点，构建 STR 单体型（图 8–3 A）。

2. 在基因组水平建立多重巢式 PCR 体系。检测策略为变异检测联合连锁分析，即针对男方 *RB1* 基因 c.886_939+5 位点及基因两侧 STR 位点（D13S328、D13S168、Rbi2、D13S1307）进行多重巢式 PCR，次级 PCR 针对各位点分别进行。STR 位点通过毛细管电泳检测，变异位点通过琼脂糖电泳检测。

3. 采集分离先证者淋巴细胞，因为是活检囊胚期滋养层细胞，所以每个反应管收集 3 个淋巴细胞，共收集 30 管。细胞经碱裂解后，进行上述多重巢式 PCR 检测，评估各个位点的扩增效率和 ADO 率，并检测每次实验是否有污染。当各位点扩增效率达到 95% 以上，ADO 率在 5% 以下，无污染时，即认为预实验合格。

4. 对胚胎活检细胞样本进行多重巢式 PCR，根据变异检测和连锁分析结果综合判断胚胎基因型（图 8–3 B）。该周期活检 6 枚囊胚，第 1 号胚胎遗传父源正常染色体，为正常胚胎，可供移植；第 2、3、4、5、6 号胚胎均遗传父源风险染色体，为受累胚胎，不建议移植。

5. 移植妊娠后产前诊断。移植 1 号正常胚胎，妊娠成功，于孕 17 周行羊水产前诊断，结果与 PGT 相符，胎儿未携带父源已知变异。

6. 出生及后续随访。2015 年 3 月，先证者妻子剖宫产生育了一男孩，这也是国内第一例通过植入前遗传学检测技术生育的“无癌宝宝”，目前，这名男孩已 6 岁了（见第 7 章图 7–2 中Ⅲ–3），各项发育指标均正常。

（二）第二次 PGT 周期

1. 2019 年，该对夫妇再次申请 PGT–M 助孕生育二胎。采集健康子代，即第一次 PGT 助孕生育的孩子（图 7–2，Ⅲ–3）外周血，用于后续构建 SNP 单体型。

2. 本次 PGT 方案在二代测序平台构建 SNP 单体型，并联合变异检测。在基因组水平针对 *RB1* 基因编码区，及基因上下游杂合度较高的 SNP 位点（约 200 个）进行多重扩增，扩增产物经高通量测序后，结合家系信息确定已知变异所在 SNP 单体型（图 8–3 C）。

3. 对胚胎活检细胞进行全基因组扩增，以全基因组扩增产物为模板进行上述多重 PCR，及后续高通量测序分析。综合变异检测和单体型分析结果判断胚胎基因型（图 8–3 D）。本周期活检 3 枚胚胎，第 1、3 号遗传父源正常染色体，为正常胚胎，可供移植；第 2 号胚胎遗传父源风险染色体，为受累胚胎，不建议移植。

4. 移植妊娠后产前诊断。移植 1 号正常胚胎，妊娠成功，于孕 16 周行羊水产前诊断，结果与 PGT 相符，胎儿未携带父源已知变异。

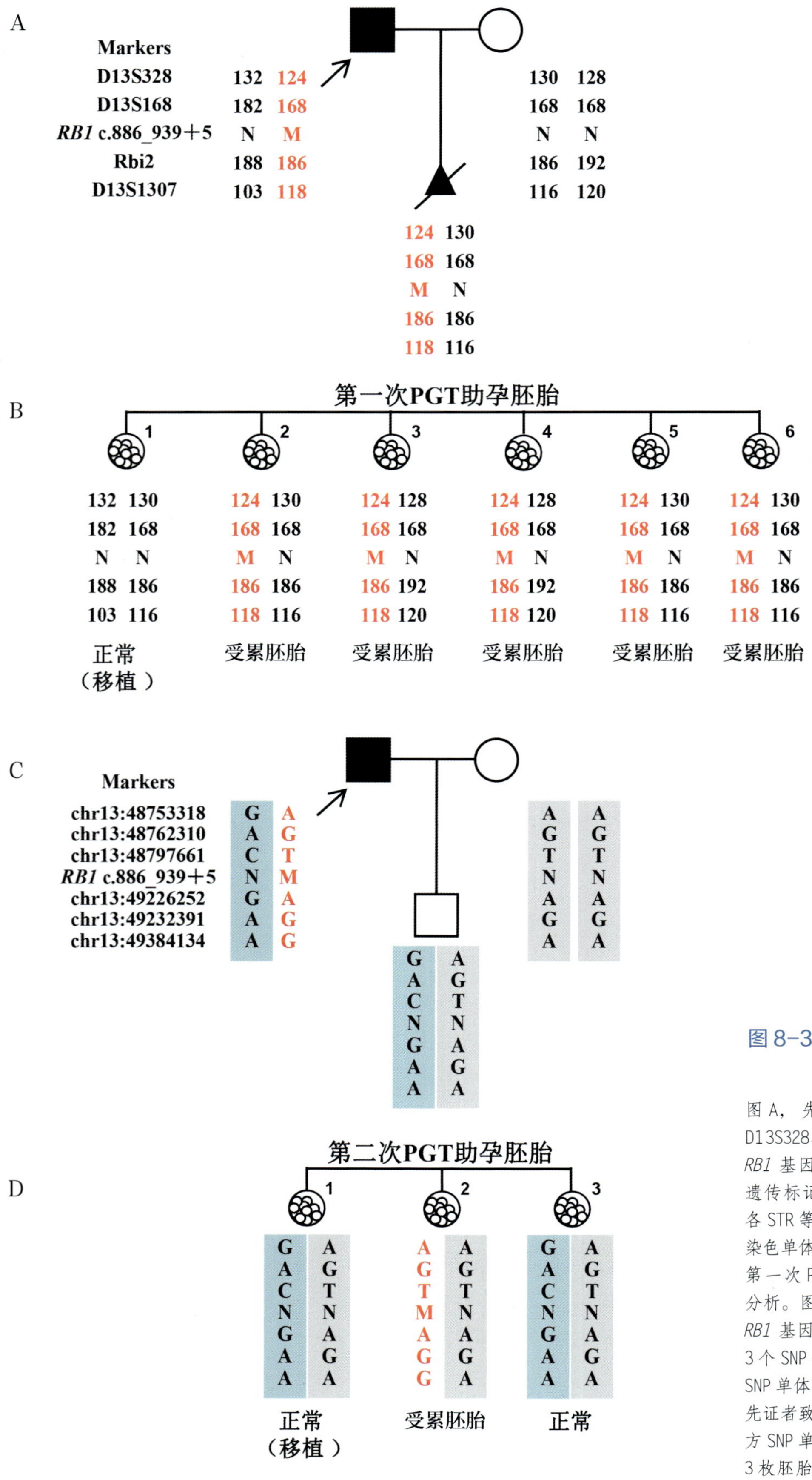

图 8-3 RB 家系 PGT-M 示例——临床案例一

图 A，先证者家系 STR 单体型分析。D13S328、D13S168、Rbi2 及 D13S1307 为 *RB1* 基因 c.886_939+5 位点两侧连锁的 STR 遗传标记位点，“132、124”等数字代表各 STR 等位基因片段大小。红色字体标注的染色单体即为先证者致病风险染色体。图 B，第一次 PGT 助孕周期 6 枚胚胎 STR 单体型分析。图 C，先证者家系 SNP 单体型分析。*RB1* 基因 c.886_939+5 位点两侧分别展示了 3 个 SNP 位点。蓝色背景代表先证者正常的 SNP 单体型，红色字体标注的染色单体即为先证者致病的 SNP 单体型，灰色背景代表女方 SNP 单体型。图 D，第二次 PGT 助孕周期 3 枚胚胎 SNP 单体型分析。N 代表变异位点正常等位基因，M 代表异常等位基因

5. 出生及后续随访。2020 年 6 月，女方剖宫产生育一男孩，目前各项发育指标均正常。

本案中，第二次 PGT 与第一次相比，减少了细胞水平的预实验，降低了工作强度，增加了 SNP 连锁位点，提高了准确性，目前已经成为 PGT 的主流技术。

（林戈 谭跃球）

第二节 遗传性肿瘤产前诊断

产前诊断（prenatal diagnosis, PND）又称宫内诊断，是对胚胎或胎儿在出生前是否患有某种遗传病或先天畸形做出准确的诊断，并使孕妇及家属在妊娠期做出适当选择。产前诊断是避免严重残疾胎儿出生的重要手段，也适用于遗传性肿瘤。

产前诊断包括侵入性（invasive）和非侵入性（non-invasive）两类。侵入性取材术也称为传统的产前诊断取材术，主要包括了绒毛膜取样、羊膜腔穿刺以及脐静脉穿刺，根据产前诊断的目的进行细胞学、生化酶学或基因组学等检测。该方法多年来为临床广泛应用，是一种主流的取材方式。非侵入性产前诊断主要包括了超声波检测、核磁共振等影像学技术，从母亲血液中分离胎儿细胞或游离 DNA 进行检测等。

遗传性肿瘤一般由于基因缺陷所致，因此，产前阶段明确胎儿的基因型，就可以知道出生后的孩子是否有患遗传性肿瘤的风险。1978—1985 年期间，Auerbach 通过染色体断裂分析对 24 个范科尼贫血家庭实施产前诊断[15]，是遗传性肿瘤最早的产前诊断报道。随后的 20 世纪 90 年代，国内外应用基因检测技术，陆续对视网膜母细胞瘤、共济失调毛细血管扩张症、多发性内分泌腺瘤病 2A 型、家族性腺瘤性息肉病、X-连锁淋巴组织增生症、神经纤维瘤病、Wiskott-Aldrich 综合征等遗传性肿瘤实施了产前诊断[16]。

一、产前诊断的指征

胎儿染色体异常高风险、胎儿遗传性疾病或代谢性疾病高风险时，或怀疑胎儿某些宫内感染时，建议行侵入性产前检测。我国《产前诊断技术管理办法》的产前诊断适应证主要针对染色体水平，包括：① 35 岁以上的高龄孕妇；②产前筛查后的高危人群；③曾生育过染色体病患儿的孕妇；④产前检查怀疑胎儿患染色体病的孕妇；⑤夫妇一方为染色体异常携带者；⑥孕妇可能为某种 X- 连锁遗传病基因携带者；⑦其他，如曾有不良孕产史者或特殊致畸因子接触史者。

具体到遗传性肿瘤，通常为符合孟德尔遗传规律的单基因缺陷，一般是在先证者基因水平确诊基础上对再生育胎儿的风险进行评估。随着携带者筛查的普及以及基因检测技术水平的提高，目前也常针对没有先证者但有生育遗传性肿瘤高风险的家庭进行产前诊断。

二、产前诊断实验室流程

非侵入性的超声心动图或心脏磁共振成像最早能在妊娠 22 周观察到胎儿心脏横纹肌瘤，这是产前诊断结节性硬化复合症的重要指标。根据现有的超声检测水平，可以在妊娠 16 ~ 24 周发现大部分的胎儿畸形和异常，但是大多数的遗传性肿瘤为迟发型疾病，胎儿期无异常表型，则主要依靠获取胎儿材料进行遗传学检测。

（一）常见胎儿样本取材方法

1. 羊膜腔穿刺。羊膜腔穿刺（amniocentesis）也称为羊水穿刺术，是目前应用最广泛的侵入性产前检测技术。具体操作为：在超声波探头的引导下，医生用一根细长的穿刺针穿过孕妇的腹壁、子宫肌层及羊膜进入羊膜腔抽取羊水。由于羊水中含有一定数量的胎儿脱落细胞，以成纤维细胞和上皮细胞为主，羊水培养的成功率很高，因此可通过体外培养达到细胞增殖的目的，从而对胎儿进行生化检测，染色体核型分析、基因诊断或其他相关检测。羊膜腔穿刺一般选择在妊娠 16 ~ 22 周时进行，此时的羊水量较多，相对安全，而孕早期羊水量少，胎儿细胞数量也较少，孕晚期虽然羊水量多，但死细胞数量增加，均不适于羊膜腔穿刺的产前诊断。羊膜腔穿刺操作过程简单，无论是对胎儿还是对母亲的安全性都较高：由直接外伤导致胎儿损伤或母亲并发症的报道很少，是目前临床上广泛采用的侵入性取材方法。

2. 绒毛膜取样术。绒毛膜取样（chorionic villus sampling, CVS）是指医生在超声的引导下将一特制导管经阴道或经腹送入胎盘绒毛部分，用空针管吸取少量绒毛进行遗传学检测。绒毛膜取样是孕早期诊断的主要方式，通常在孕 11 ~ 13 周时进行，绒毛中包含外滋养层的胎儿细胞，故可以针对高风险孕妇进行检测，及早发现并诊断，一方面能缓解孕妇压力，另一方面，如需终止妊娠，损伤也相对较小。抽取的绒毛中含有大量的处于分裂期的细胞，可以直接用于染色体分析，也可以 2 ~ 3 天的短期培养或长期培养（1 周左右）后再进行分析。与羊水细胞相比，绒毛组织存在嵌合，故通过绒毛细胞的核型反映胎儿的核型，可能存在假阳性或假阴性，另外绒毛膜取样术导致的流产率比羊膜腔穿刺高。

3. **脐带血穿刺**。脐带血穿刺（cordocentesis）又称经皮脐静脉穿刺取血，是指在超声的引导下，医生通过针管穿刺胎儿脐带取出脐带血，用于生化检测或遗传学诊断。脐带血穿刺可在妊娠 18 周以后任何时间进行。根据胎盘的位置，穿刺部位可以是在游离于羊水中的部分，也可是在胎儿侧的根部或在胎盘侧的脐带根部。与羊膜腔穿刺相比，手术难度增大和并发症增高。脐带血穿刺的优点是，对于错过羊水检查时间的高风险孕妇和胎儿畸形、怀疑病毒感染到胎儿、怀疑胎儿血液系统疾病以及对绒毛及羊水培养出现的假嵌合体或培养失败需要进行校正或补救诊断时，可通过脐带血穿刺进行诊断。

4. **母血浆胎儿游离** DNA。上述 3 种取材方法均为侵入性的，对胎儿和母体都有一定的创伤和风险，多数孕妇对侵入性产前诊断都有压力。相比之下，孕妇更愿意接受非侵入性产前检测（non-invasive prenatal testing, NIPT）。非侵入性的产前检测又称无创产前检测，这里所谓的无创并非完全无创，只是相对于羊膜腔穿刺、绒毛膜穿刺及脐带血穿刺等侵入性取材方法而言，抽取母体外周血的创口较小容易被孕妇接受。随着 1997 年孕妇外周血中游离的胎儿 DNA（cell-free fatal DNA, cffDNA）的发现和提取，以及随着二代测序技术的兴起，目前胎儿游离 DNA 主要被应用于检测胎儿染色体非整倍体，而在单基因遗传病产前检测中还处于研究探索阶段，各种技术还需要进行大量临床样本的验证，检测技术和整个检测体系的质量管理和控制需要不断规范和完善，然后才能够应用于临床。单基因遗传病的无创产前检测是目前国内外的研究热点。

（二）遗传学检测技术、策略和风险

同一检测目的，可能有不同的检测方法。如染色体核型分析、荧光原位杂交（FISH）、比较基因组杂交和芯片分析等一般应用于染色体病的产前诊断。一些遗传性肿瘤，特别是 DNA 损伤修复基因缺陷导致的遗传性肿瘤，也常应用染色体分析技术进行产前诊断，例如通过丝裂酶素诱导的染色体断裂分析方法诊断范科尼贫血。遗传性肿瘤的产前基因诊断，与其他单基因遗传病的产前基因检测技术相同。变异检测大都以 PCR 为基础，可以选择内切酶限制性片段多态性分析、短串联重复序列分析、Sanger 测序、实时荧光定量 PCR、多重连接依赖性探针扩增技术（MLPA）、二代测序等技术。应用于产前诊断的技术，需经过多次验证和评估，保证技术的准确性和稳定性。在产前咨询时，需要向夫妇详细说明各种备选方法的适用范围、局限性、时间及费用等，在知情同意前提下确定合适的检测方案。

总的来说，产前诊断的策略考虑因素包括但不限于：检测技术应是准确快速的，通常可在 1 ~ 2 周之内出具报告。有些检测方法，如实时荧光定量 PCR 和 MLPA 技术，对 DNA 含量和质量要求较高，通常需要结合培养后的羊水细胞 DNA 检测结果才能给出准确的判断，因此产前诊断的时间稍长，但总体不超过 4 周。在检测已知基因变异的同时，建议进行靶基因或其他 DNA 序列的遗传标记连锁分析，辅助胎儿基因型判断并监测母源或外源污染。对于产前诊断样本，建议保留一部分冻存备用。

任何检测技术都存在因检测局限性而导致误诊或检测失败的风险，若检测失败，可能需要重新采样，这在产前咨询时应全面告知夫妇。

（三）遗传学检测质量控制

实验室应制定产前检测人员培训与考核计划，及各环节标准化操作程序，人员经培训合格后方能对临床产前样本进行检测，检测过程严格按照标准化步骤执行。标准化操作程序还应定期修改完善，保证流程顺畅、结果准确有效。

样本混淆和污染是实验室检测过程中非常严重的两个问题，特别是对于产前诊断，可能会造成无法挽回的损失。样本混淆可能发生在检测过程中任何一个阶段，包括写错标记、拿错样本、点样时记错位置等。污染可能来自于样本本身的母源污染，或是手术及实验操作环境中的外源性污染。如何避免或能及时发现这些情况，除了强调按上述标准化操作程序执行以外，还有其他的经验可以借鉴：①减少 DNA 抽提过程中的环节，减少换管做标记的次数，保留所检测样本的原管以便核对。②绒毛要仔细挑选，并保存一些样本备用；羊水细胞保留

一部分进行培养备用，特别是当有明显母血污染时，需结合培养后检测结果判断。③检测已知变异的同时，对该基因的遗传标记位点进行连锁分析。若无法进行靶基因的连锁分析，也需使用其他 DNA 多态性标记进行个体识别，从而确认样本的真实性及是否有污染。

三、受累胎儿的咨询和处理

产前诊断中存在对受累胎儿如何咨询和处理的问题，这也是后续非常重要的一项工作。

当夫妇得知胎儿携带遗传性肿瘤易感基因变异时，心情是很复杂的，如感到失望、焦虑、或有负罪感等，所以与他们的遗传咨询应在安静、舒适、独立的诊室进行，以免被无关人员打扰。建议夫妇双方均到场，如果丈夫不能来，最好能有关系较好的亲友陪同孕妇一起接受咨询。

在告知产前诊断结果时应以同情的态度、缓和的语气，准确地告知诊断结果，并耐心等待孕妇夫妇心情平静下来。然后再讨论对受累胎儿的处理，及再次生育可进行的选择。

遗传咨询的中心问题应集中在胎儿所携带的基因变异可能导致的影响。医生应明确告知基因变异相关疾病对胎儿及其出生后的影响、其他并发症、护理和治疗方法、家庭的经济负担等，但是否继续妊娠需要孕妇及其丈夫做出决定。对于在胎儿期或儿童期早发的，可致畸致残甚至威胁生命的遗传性肿瘤（如视网膜母细胞瘤），一旦确诊往往选择终止妊娠。而对于成人期发病的，存在外显不全，有一些监测和预防措施的遗传性肿瘤（如乳腺癌），综合考虑的因素会更多，如孕妇年龄、孕周、再次受孕难易等，可选择终止妊娠或继续妊娠。

对于选择终止妊娠的夫妇，告知可以保留胎儿引产组织样本，再次进行遗传学检测验证，为该夫妇评估再生育的遗传风险，并告知再生育可以选择的生育方式。

临床案例二：范科尼贫血产前诊断

1. 家族史。先证者为女性，来医院就诊时 3 岁 6 个月，身高 90 cm，体重 11 kg。2 岁时因发育落后、严重贫血在外院就诊，有皮肤色素沉着、头围偏小、眼距宽、左手大拇指多指、小肠闭锁、全血细胞减少、血小板严重减少、骨髓增生障碍等症状，目前需要一个月输一次血。在外院行血液系统疾病基因包检测，提示其 *FANCA*[OMIM: 607139] 基因存在 c.3779T>C 及 c.2808G>C 复合杂合错义变异，分别遗传自无症状的母亲和父亲。这两个变异尚未见报道，根据 ACMG 序列变异解释指南，两者均被标注为意义不明变异。进一步行染色体断裂实验，先证者外周血染色体畸变和断裂率较正常对照明显偏高。根据基因检测及断裂实验结果，先证者初步判断可能患有范科尼贫血，无家族史。

先证者母亲到生殖遗传医院就诊时，已经在外院完成了羊水产前诊断，结果提示胎儿 *FANCA* 基因仅携带 c.2808G>C 杂合变异。因为先证者携带的两个变异均为意义不明，先证者父母依然很焦虑，担心这两个变异不是先证者的病因，胎儿患病风险仍难以准确评估。同时他们了解到范科尼贫血患者可以通过移植同胞的脐血造血干细胞进行治疗，胎儿 HLA 基因型与先证者全相合的理论概率为 25%，如果全相合，他们将考虑在分娩时采集脐血造血干细胞用于治疗先证者。

2. 产前诊断前遗传咨询。范科尼贫血 A 型呈常染色体隐性遗传，后代受累风险为 25%，携带者概率为 50%，正常概率 25%。①因为范科尼贫血可表现为出生前后生长发育迟缓，所以孕期影像学监测很重要，建议由经验丰富的医师完成；②鉴于该夫妇的担忧，可以考虑扩大先证者基因检测的范围，如采用全外显子组测序，如果发现新的致病性变异，可根据具体情况进行分析；③再次产前诊断获取胎儿样本，通过染色体断裂实验，为胎儿是否受累寻找直接证据，同时检测胎儿 HLA 基因型，评估是否与先证者相匹配。先证者父母商量了之后，同意上述方案，并签署了知情同意书。

3. 检测结果

（1）超声检查：四维彩超示胎儿双侧手掌、脚趾均未发现异常，胎儿发育 B 超测值与实际孕周相符。

（2）先证者全外显子测序未发现除 *FANCA* 基因外的其他可疑致病性变异。

（3）产前诊断：女方经术前检查合格后

接受了脐静脉穿刺。①检测分析胎儿脐血 50 个中期细胞，染色体断裂率为 0%（0/50），而对比先证者 50 个中期淋巴细胞，染色体断裂率为 62%（31/50），并且 G 显带提示胎儿染色体核型正常。②脐血复查 *FANCA* 基因，确认胎儿仅携带父源 c.2808G>C 变异，与外院羊水检测结果一致；同时，检测脐血 *HLA-A*、*B*、*C*、*DRB1*、*DQB1* 5 个等位基因，提示胎儿 HLA 基因型与先证者全相合。

4. 产前诊断后咨询。医生告知并解释了脐血产前诊断结果，*FANCA* 基因复查结果与羊水一致，根据染色体断裂实验，可以判断胎儿受累的可能性很小，并且幸运的是，胎儿的 HLA 基因型与先证者全相合。当看到这个结果时，这对夫妇激动地落下了眼泪，一直以来的纠结不安总算是放下，同时也给先证者带来了新生的希望。医生最后还是强调，并叮嘱这对夫妇要定期复查超声或磁共振成像，及时监测胎儿的发育情况，如有异常及时就诊。

5. 出生后随访。妊娠 39 周，先证者母亲顺利分娩一个健康的男婴，出生体重 4100 g，娩出时采集了脐血，现已将分离的造血干细胞冻存备用。医生建议观察这名男孩的生长发育情况至 2 岁，如无异常，再考虑对先证者进行造血干细胞移植治疗。

（林戈　谭跃球）

第三节　其他辅助生殖技术

其他的辅助生殖技术包括供精供卵和肿瘤患者生育力保存。

1. **供精或供卵**。夫妻双方生育条件尚可时，尽管一方或双方携带遗传性肿瘤易感基因，通常不会考虑供精或供卵，只有在男方无精或女方卵巢早衰时，才会考虑供精或供卵。

2. **生育力保存**。随着肿瘤治疗方案的进步，许多患者远期生存率逐年上升，随之肿瘤患者的生育要求日渐凸显。肿瘤治疗多数会涉及放化疗，这会影响生殖细胞质量，造成患者生育能力下降。因此可以选择在开展治疗之前，冻存精子或卵子，待病情稳定好转后，再考虑生育。再生育时可供选择的方式有孕产前遗传学诊断，积极阻断遗传性肿瘤易感基因致病性变异的传递。

临床案例三：年纪最小的男性生育力保存者

患者，男，2004 年 6 月 1 日出生，因发现左腋下出现不明肿块在当地卫生院就诊，经上级医院确诊为左腋下淋巴瘤。经肿瘤科医生推荐，2017 年转诊至某生殖与遗传专科医院精子库进行精子冷冻保存，前后冷冻 2 次，共计保存 2 管精液。精子冷冻时，患者年龄 13 岁，虽然不到生育年龄，由于在放化疗之前保存了精子，在他成年之后婚育时仍旧有健康的精子可以使用，为生育健康的后代提供了保障。

（林戈　谭跃球）

参考文献

[1] Zegers-Hochschild F, Adamson GD, de Mouzon J, et al. The International Committee for Monitoring Assisted Reproductive Technology (ICMART) and the World Health Organization (WHO) revised glossary on ART terminology, 2009. Hum Reprod, 2009, 24 (11): 2683-2687.

[2] Simpson JL, Kuliev A, Rechitsky S. Overview of preimplantation genetic diagnosis (PGD): historical perspective and future direction. Methods Mol Biol, 2019, 1885: 23-43.

[3] Handyside AH, Kontogianni EH, Hardy K, et al. Pregnancies from biopsied human preimplantation embryos sexed by Y-specific DNA amplification. Nature, 1990, 344 (6268): 768-770.

[4]《胚胎植入前遗传学诊断 / 筛查专家共识》编写组. 胚胎植入前遗传学诊断 / 筛查技术专家共识. 中华医学遗传学杂志，2018, 35(2): 151-155.

[5] Ethics Committee of the American Society for Reproductive Medicine. Use of preimplantation genetic testing for monogenic defects (PGT-M) for adult-onset conditions: an Ethics Committee opinion. Fertil Steril, 2018, 109 (6): 989-992.

[6] ESHRE PGT Consortium Steering Committee, Carvalho F, Coonen E, et al. ESHRE PGT Consortium good practice recommendations for the organisation of PGT. Hum Reprod Open, 2020 (3): hoaa012.

[7] Verlinsky Y, Rechitsky S, Schoolcraft W, et al. Preimplantation diagnosis for Fanconi anemia combined with HLA matching. JAMA, 2001, 285 (24): 3130-3133.

[8] Verlinsky Y, Rechitsky S, Sharapova T, et al. Preimplantation

HLA testing. JAMA, 2004, 291 (17): 2079-2085.
[9] Richards S, Aziz N, Bale S, et al. Standards and guidelines for the interpretation of sequence variants: a joint consensus recommendation of the American College of Medical Genetics and Genomics and the Association for Molecular Pathology. Genet Med, 2015, 17 (5): 405-424.
[10] Verlinsky Y, Ginsberg N, Lifchez A, et al. Analysis of the first polar body: preconception genetic diagnosis. Hum Reprod, 1990, 5 (7): 826-829.
[11] ESHRE PGT-M Working Group, Carvalho F, Moutou C, et al. ESHRE PGT Consortium good practice recommendations for the detection of monogenic disorders. Hum Reprod Open, 2020, 2020 (3): hoaa018.
[12] Handyside AH, Harton GL, Mariani B, et al. Karyomapping: a universal method for genome wide analysis of genetic disease based on mapping crossovers between parental haplotypes. J Med Genet, 2010, 47 (10): 651-658.
[13] Wang O, Chin R, Cheng X, et al. Efficient and unique cobarcoding of second-generation sequencing reads from long DNA molecules enabling cost-effective and accurate sequencing, haplotyping, and de novo assembly Genome Res, 2019, 29 (5): 798-808.
[14] Besser AG, Blakemore JK, Grifo JA, et al. Transfer of embryos with positive results following preimplantation genetic testing for monogenic disorders (PGT-M): experience of two high-volume fertility clinics. J Assist Reprod Genet, 2019. 36 (9): 1949-1955.
[15] Auerbach AD, Sagi M, Adler B. Fanconi anemia: Prenatal diagnosis in 30 fetuses at risk. Pediatrics, 1985, 76 (5): 794-800.
[16] Offit K, Kohut K, Clagett B, et al. Cancer genetic testing and assisted reproduction. J Clin Oncol, 2006, 24 (29): 4775-4782.

第 9 章

遗传性肿瘤生殖干预中的伦理原则

人类机体中细胞的发育、生长、分化和死亡是一个程序化的过程，而肿瘤的出现是由于一些细胞逃逸了程序的控制，出现不适当的增殖。遗传性肿瘤是由于胚系的基因变异所致，携带致病性变异基因的个体和家庭生育的孩子将来有患遗传性肿瘤的高风险，可以考虑生殖干预的方式，阻断特定遗传性肿瘤在家庭中的传递。

遗传性肿瘤虽然大都由于单基因缺陷引起，但与一般的单基因病又有明显的不同，许多可用于降低癌症风险的治疗也有可能影响生育能力。因此，遗传性肿瘤患者在个人婚育和癌症风险管理方面都面临着复杂的选择，需要多学科配合，肿瘤学家和生殖医学专业人员在面临患者需求时也需要综合考虑。所有这些选择与考虑，都涉及遗传性肿瘤生殖干预中一系列重要的伦理、社会和法律问题，掌握并遵守遗传性肿瘤生殖干预的伦理原则，是实施生殖干预的前提。

目前还没有国家针对遗传性肿瘤生殖干预制定专门的伦理原则和规范。但遗传性肿瘤的生殖干预涉及医学遗传学的服务，在实施过程中，医学服务中的四大伦理原则——不伤害、自主、尊重、公正，均应在临床实践中遵循，而执行这些基本原则既维护人们的权力，也为人们谋求福利。依据医学服务中的四大伦理原则，我们提出遗传性肿瘤生殖干预在伦理上需要注意的六个方面，阐述如下。

第一节　尊重原则

我们为什么要尊重人？因为人是世界上唯一有理性、有情感、有建立和维持人际 / 社会关系能力、有目的、有信念的实体。尊重原则包括尊重人的自主权、知情同意权、保密权和隐私权。

一、尊重自主权

自主是知情同意的基础，是保护个人自主选择的必要过程，是医学道德的重要原则，也是构建现代医患关系的基础。患者对自己疾病的病因、诊断方法、治疗原则以及可能的预后等有知情权，同时对医生治疗上的决定，也可行使同意或否决权，医生必须尊重与支持患者的权利。但是要做出明智、自主的决策，必须掌握有关的信息，并理解这些信息的含义。做出的决策应该以个人的理念为基础，不要受到来自家庭、相关专业人士或其他人强制性的影响。

医疗服务是以患者为中心的，并力求达到患者期待的理想效果。尊重患者自主权是当代医疗实践的基础。2020 年，曾有一对夫妇，男方为多囊肾患者，和其患有多囊肾的大妹妹髓质囊性肾病基因 *MUC1*[OMIM: 158340] 均存在杂合变异，其有多囊肾的母亲和小妹妹均未见该变异。男方母亲以及两个妹妹成人多囊肾基因 *PKD1*[OMIM: 601313] 存在杂合变异，但男方未携带该变异。女方无相关临床症状，其 *PKD1* 基因存在复合杂合变异。依据 ACMG 序列变异解读指南提示以上所有变异均为意义不明变异。虽然有迟发性疾病的风险，但该夫妇考虑到自己的年龄因素，不愿继续等待胚胎检测结果，另一方面夫妻双方都没有临床症状，他们认为随着医疗技术的发展，迟发性疾病在以后也许有更好的预防性医疗干预，因此自主选择不对胚胎进行筛选，直接移植。该病例充分体现了尊重患者的自主选择，但也必须考虑到对患者有利不伤害的原则，并告知风险利弊。

2003 年，美国临床肿瘤学会（America Society of Clinical Oncology, ASCO）关于癌症易感性基因检测的最新政策声明定义了癌症风险基因检测知情同意的基本要素：癌症遗传咨询过程中，可进行风险评估，再基于咨询者的意愿选择是否接受基因检测。同时，阳性检测结果的解读，包括基因的外显率和癌症的类型，也应该讨论。遗传咨询师应该强调，阴性的检测结果并不意味着没有变异存在，有癌症家族史的人群风险持续存在。检测的费用以及阴性和阳性结果对个人、配偶和子女的心理影响都需要讨论。检测报告中还需要包含为其他家属提供预测性检测以及监测和预防的备选方案。基因检测前和检测结果公布后的咨询过程应有利于人们做出知情的自主决定[1]。

2019 年颁布的《中华人民共和国人类遗传资源管理条例》规定：为临床诊疗、供采血服务、查处违法犯罪、兴奋剂检测和殡葬等活动需要，采集、保藏器官、组织、细胞等人体物资以及开展相关活动，需要依照相关法律、行政法规规定执行[2]。在我国的《执业医师法》《医疗事故处理条例》《医疗机构管理条例》《侵权责任法》等法规有相关的规定，如《侵权责任法》第 55 条指出，“……医务人员应当及时向患者说明医疗风险、替代医疗方案等情况，并取得其书面同意；不宜向患者说明的，应当向患者的近亲属说明，并取得其书面同意”。因此，对于遗传性肿瘤综合征患者的咨询，应就发病原因以及生育患儿的风险给患者做详细介绍，根据基因检测的结果综合分析；对于遗传性肿瘤综合征患者的产前诊断也应该告知其当时的状况以及胎儿患病的风险和可能的后果，以及产前诊断结果的不确定性及其技术操作的安全系数、风险概率等，并由患者自主选择，在知情同意书上签字。遗传学专家在咨询过程中应该提供非指令性的咨询建议，帮助其科学地分析考虑婚姻、生育等问题。非指令性的基础是尊重咨询者的自主性或自我（家庭）决定权，不做指令性的建议、忠告和劝说，其价值应该是中立的。同时应该注重信息的提供，而不是结局，并以患者为中心，遗传性肿瘤综合征患者的生育自主权尤为重要，个人经历也会影响他们的生育选择。所以，应该由咨询者或者其家属在我国《婚姻法》和《母婴保健法》规定范围之内做出自己的决定。

二、尊重知情同意权

知情同意（informed consent）体现了“尊重人”的伦理学基本原则，也是最受人关注的伦理学问题和患者的基本权利。纽伦堡审判后发表的《纽伦堡法典》的第一条“人类受试者的自愿同意是绝对必要的”，在 1964 年世界医学会颁布的《赫尔辛基宣言》中“自愿同意”被正式表述为“知情同意”，并成为生命伦理学的一条重要的原则。对个人自主权的尊重是通过获得当事人充分的知情同意来确保的，而这不仅仅是一张纸上的签字。因此，医生应提供有关医疗资料供患者参考。遗传咨询要求患者及其家系成员进行遗传学检查时，应给予他们充分的说明，全程贯彻知情同意的原则，使其完全了解所做检查的程序和目的以及可能的好处和风险[3]。

遗传咨询是一个评估癌症风险，确定进行基因检测的合适患者，审查检测的局限性、风险、益处和范围，以及在患者接受咨询后获得知情同意的过程。根据《胚胎植入前遗传学诊断/筛查技术专家共识》（2018 版）[4]，患者夫妇在选择实施植入前遗传学诊断技术前，需要接受至少一次的遗传咨询，使其充分了解自身的生育和遗传风险，知晓现阶段可能的医学干预措施及其利弊，自愿选择治疗方式，并保存相关咨询记录资料。根据评估的生育风险告知可能的干预措施，如产前诊断、胚胎植入前遗传学检测（PGT）、配子捐赠等，以及现阶段不同干预技术方案的优缺点，让夫妇自愿选择生育干预措施。夫妇在选择 PGT 周期治疗前，需充分知晓整个过程中的各类风险，涉及常规体外受精的治疗过程、PGT 技术造成的胚胎活检、冷冻复苏损伤、个别胚胎可能诊断不明、检测后无可移植胚胎、染色体嵌合型胚胎发育潜能的不确定性、无法常规鉴别染色体结构异常的携带者、由于胚胎自身的生物学特性以及检测技术的局限性可能导致误诊的风险，以及若获得持续妊娠，需行产前诊断确诊等[4]。对于选择PGT技术的患者还应该讨论：①成年后患癌的风险、预后以及可预期的PGT成功率；②如果卵巢功能不好，或者只有很少量的胚胎，应该在咨询者“知情”前提下建议不做PGT；③此外，虽然PGT技术可以阻断遗传性肿瘤的传递，但散发性肿瘤的风险仍然存在；④根据胚胎携带者状况的信息权衡胚胎的移植利弊。

总之，知情同意的四个必要条件包括：信息的告知、信息的理解、自由的同意以及同意的能力。因此，“知情同意”不仅仅只是一种形式，而是贯穿整个咨询的一个过程。这个过程的完善实施，能促使医患双方加深了解，互相信任，并共同承担各种医疗选择和决定的风险，使医疗操作更加人性化。

三、尊重隐私保密权

保密是医疗实践中医患关系的核心。隐私包括有关患者的机密信息和患者的身体，在医患关系中，患者的病情以及与此相关的个人信息应属于保密范围，这是没有争议的。遗传咨询过程中接触的患者隐私通常与他们的婚姻、就业、受教育、交友以及社会关系甚至是医疗保险等诸多方面有关[3]。因此，在进行家系调查时，咨询医生应该严格遵循保密原则，与咨询者在专门诊室进行单独谈话，要避免无关人员进入。咨询者接受检查诊断的任何结果，未经被检测个人同意，不得向任何医生或其他人（包括保险公司和雇主）透露任何医疗信息或基因检测结果。

曾有一个家族性腺瘤性息肉病家系（图7-6），家族内四代人共6位患者，均在30岁前发病。先证者在经过遗传咨询后，幸存的3位患者，包括先证者及其姐姐和父亲均接受了基因检测，结果显示均携带*APC*[OMIM: 611731]基因致病性变异。先证者夫妇首先尝试自然生育，在孕16周时进行产前诊断，结果显示胎儿遗传了*APC*基因致病性变异，遂终止妊娠，再次生育时先证者夫妇选择接受配子捐赠，出生一健康男孩，先证者姐姐则领养了一个女孩（详细见第7章）。

该病例使用的配子捐赠（即供精或供卵）是指夫妻双方接受来自第三方的精子或卵子捐赠，通过非性交的方法，进行供精人工授精或供卵体外受精，以达到阻断遗传性肿瘤在家族中传递的一种生殖技术。由于配子捐赠的方式使用了第三方的精子或卵子，因此引发的伦理问题涉及以下几个方面：第一，割裂了生儿育女与传统婚姻的纽带，把人性与生物性分开，使传统的性爱和家庭概念受到冲击，破坏了婚姻的心理、生物统一性；第二，造成了谁是孩子父亲或母亲的困惑，配子捐赠在为受赠者解决生育问题的同时，也产生了“社会学父亲或母亲”与“生物学父亲或母亲”的问题，他们的关系如何？法律地位如何确定？这些问题也引起了伦理上的争议；第三，引起了孩子知情权的伦理问题，在这个问题上，父母、捐赠者和子代可能有各自不同的观点。而在中国传统文化背景下，通常父母都会选择对孩子是由供精出生的身份保密。

配子捐赠方式在给遗传性肿瘤家庭带来福音的同时，的确有必要站在下一代的角度去考虑，以及从个人、群体、社会最根本的利益考虑。在临床过程中，要排除供方配子捐赠是否与受方携带同样基因变异，同时根据2003年原卫生部颁布的《人类辅助生殖技术和人类精子库伦理原则》相关规定：应在供方与受方夫妇、后代、实施治疗的医务人员之间保持双盲；对使用该技术的所有参与者（如配子捐赠者和受者），医疗机构和医务人员有实行匿名和保密的义务；医务人员同时有义务告知捐赠者不能查询受者及其后代的所有信息，并签署书面知情同意书[5]。

但是，当发现存在家族特异性基因变异时，应尊重患者的隐私权，也要强调任何基因检测结果的家庭意义，鼓励而不是强迫个体与其他高危风险亲属分享结果，以促进预防性检测，特别是在发现先证者携带肿瘤的致病性变异基因且通常相关肿瘤可进行预防时（如遗传性非息肉性结直肠癌）。此外，如果检测结果可能会影响生育决定时，也鼓励和其他家庭成员分享这些信息。因为当这些信息被无意中（被动保密）或故意（主动保密）对家庭成员隐瞒时，对于那些高外显率的遗传性肿瘤基因变异可能会给整个家族造成严重的损害。

（卢光琇 贺静）

第二节 有利 / 不伤害原则

一切医疗行为都应以患者的利益为重，让患者得到最大的好处。不管何种医疗措施都有一定的风险存在，医务人员应尽量避免让患者受到任何医疗伤害，如果属特殊情况确实不能避免，则应尽量把伤害降到最小。

当遗传性肿瘤患者知道自己的生育风险后，选择 PGT 或者产前诊断等生殖干预是一种很自然的想法，但对各种生殖干预本身的风险、给患者带来的伤害还普遍缺乏了解。

曾有一对夫妇，男方 2 岁时因右眼视网膜母细胞瘤行眼球摘除术，术后至今未再复发。基因检测结果提示 *RB1*[OMIM: 614041] 基因存在 c.886_939 + 5del59 杂合缺失，为引起家族性视网膜母细胞瘤的基因变异。在进行生殖遗传咨询之前，该夫妇曾尝试自然怀孕，女方孕 6 月时行羊水产前诊断，结果提示胎儿携带与男方相同的基因变异，因为害怕胎儿发生同样的疾病，最终选择了引产。由于人工流产对女方的身体造成不同程度的影响，同时也带来心理的摧残，因此他们在接受遗传咨询后决定接受 PGT，并于 2015 年 3 月诞生一个“无癌宝宝”。

上述病例中视网膜母细胞瘤属于儿童期发病的肿瘤，且携带致病基因高达 90% 以上会导致早期发病，因此如果发现胎儿携带致病性变异基因，夫妇双方通常都会决定终止妊娠。但是对于迟发性癌症易感性综合征的终止妊娠仍然存在争议，因为人们在发生癌症之前可以活 40 年或更长时间，而且由于不完全的疾病外显率，一些基因阳性的个体可能永远不会罹患癌症 [6]。如曾有一位乳腺癌 *BRCA1*[OMIM: 113705] 基因变异携带的男性，他是在 72 岁时才发病。此外，在许多疾病中，预防或监测措施可以在很大程度上预防癌症（家族性腺瘤性息肉病和遗传性非息肉性结直肠癌），或早期诊断给个体的病程带来的良好预后，同时人们也相信未来会有更好的筛查和预防选择以及基因疗法。但是个人不同的经历也会影响到生育决策，例如明确的 *APC* 基因变异携带患者本人以及家庭是否愿意让未来孩子接受具有创伤性的预防性医疗手段。虽然产前诊断可以预防将来出生的孩子患遗传性肿瘤的风险，是有利的，但是，产前诊断通常是有创和有风险的，如羊膜腔穿刺、绒毛活检、脐静脉穿刺等，在实施中难免发生意外。此外，由于目前科学发展的局限性，无论是实验室检查还是超声检查的产前诊断技术，都不可能达到百分之百的准确性，也由于目前缺乏敏感而特异的早期诊断手段，致使许多孕妇诊断不明确或确诊过晚，给选择带来困难。如果发现胎儿异常，这种终止妊娠的被动选择仍可能对妇女产生某些身、心方面的影响或者直接造成以后的不孕。

因此，要考虑到将夫妇双方以及未来小孩的伤害降低到最低程度，告知患者就诊过程中进行的一系列检查，可供选择的生殖干预方式及其利弊和风险，综合费用、治疗过程、成功率、失败率等，在患者充分知情的情况下，提出有医学指征的最佳选择和最有利于患者的治疗方案。遗传咨询过程中的信息搜集和为咨询者所做的各种检查，包括染色体检查和基因检测、产前诊断等，都应有利于咨询者及其家庭或相关家族成员。遵循对患者有利无害的原则，为患者及其家庭谋取最大福利。

（卢光琇 贺静）

第三节 公正原则

公正是生命伦理学的一个基本概念，其内涵主要指遵循人类社会的正义、公平的信念。古代大医学家孙思邈说：“若有疾厄来求救者，不得问其贵贱贫富，长幼妍媸，怨亲善友，华夷愚智，普同一等，皆如至亲之想”。遗传咨询时应一视同仁，不分男女老少、种族肤色、宗教信仰、贫富贵贱、身体状况，一律公平对待，同时遵从联合国普遍人权宣言中“人类生来平等”的原则，应该以关怀、耐心的态度解答他们在咨询中的问题，决不能歧视患者。

对于遗传性肿瘤综合征患者而言，各种检测和预防性手段费用都很昂贵，对家族性乳腺癌、遗传性非息肉性结直肠癌和家族性腺瘤性息肉病患者来说，这些检查和针对性监测措施对其生活质量有重大意义，应该确保遗传服务和医疗资源的公平性。一些预防型的干预手段和患病后的治疗方式也会对生殖细胞和染色体造成破坏，因此，肿瘤患者或者携带者的生育力保存是生殖医学发展过程中的伦理考量。当前女性生育力保存的主要方式有卵子冷冻，胚胎冷冻和卵巢组织冷冻等，男性生育力保存主要方式是精子冷冻。涉及患者的年龄及病因不同，其保存生育力的方法也有所不同：对于青春期后的女性患者，若为非性激素依赖性肿瘤，无促排卵禁忌证，胚胎及卵子冷冻是其生育力保存的主要方法；对于青春期前以及无法推迟放化疗时间的患者，卵巢组织冷冻是当前可供选择的唯一方法。从伦理上支持生育力保存的做法是基于自主的伦理原则，即自我管理和自由选择，以及维护个人生育权和有利原则，通过减轻不育带来的痛苦来给患者生育选择的益处[7]。此外，也提出了是否所有患者都有平等机会，生殖医疗服务不是医疗必须，因此通常不在保险范围内，生育力保存以及 PGT 的高昂费用可能意味着只有少数富人才有能力接受这样的医疗服务，这种缺陷造成了不是所有人都能承担的不公平性。

美国临床肿瘤学会（ASCO）和美国生殖医学协会（ASRM）指导方针都强调了患者教育的重要性，ASCO 指南规定，作为癌症治疗前知情同意的一部分，肿瘤学家应说明在生育年龄接受治疗的患者有不孕不育的可能性，并讨论可能的生育力保存的选择。ASRM 同样指出，医生应在治疗前告知癌症患者未来的生育能力和保留生育能力的选择。总而言之，这些指南强调这是肿瘤患者护理质量的一个重要方面，医疗服务提供者必须提供及时的信息供患者自主选择[8]。

“健康中国 2030”规划将“人人享有生殖健康”列为重要决策部署，中国作为一个人口大国，目前的专家共识认为：在所有肿瘤病例中，都应在化疗前考虑生育力保存，以最大化未来的生育潜能。但生育力保存是一项长期而具挑战性的工作，涉及肿瘤、妇科、生殖等众多学科，涵盖法律、伦理及管理等诸多方面，在技术上亟需进一步研究和发展，也需要制定适合中国国情的规范和指南。生命的短暂让肿瘤综合征患者更加急切地希望能为伴侣生育一个孩子，因此，应该让他们拥有公平的生育权，并为他们的生殖健康带来福祉。

（卢光琇 贺静）

第四节 保护后代的原则

1959 年《儿童权利宣言》将儿童最大利益原则确定为保护儿童权利的国际性指导原则。美国人类遗传学协会、英国临床遗传学协会和大洋洲人类遗传学协会已制定指导方针，建议如果儿童时期没有癌症风险，基因检测应该推迟到成年期进行检测。这一建议背后的理由是保护孩子未来的自主权和不知情的权利[9]。在中国，保护后代也是遗传性肿瘤临床服务的一个重要原则。因此，儿童期接受癌症易感基因检测一般只是针对儿童期发病并且有干预手段来降低风险的恶性肿瘤。例如，视网膜母细胞瘤的 *RB1* 基因检测、多发性内分泌腺瘤病的 *RET*[OMIM：164761] 基因检测以指导是否需要接受甲状腺切除术、家族性腺瘤性息肉病的 *APC* 基因检测以指导是否需要肠镜检查。

一些遗传性肿瘤可以通过造血干细胞移植根治，但在骨髓库等待 HLA 全相合的供者少则 1 年，多则 5 年，且移植后有较大的排异反应。亲子间的半相合移植，虽然有成功的案例，但也存在较大风险。而生育一个 HLA 相合的同胞，从同胞脐血中采集造血干细胞进行治疗有免疫原性低、对配型要求低、取用方便等优势。传统的方案是通过产前诊断检测胎儿的 HLA 分型是否与先证者一致，随着辅助生殖技术临床开展规模的日益扩大，以及细胞及分子遗传学诊断技术的进步，PGT 技术迎来了快速的增长和发展。根据《胚胎植入前遗传学诊断/筛查技术专家共识》[4]，该技术也适应于曾生育过需要进行骨髓移植治疗的严重血液系统疾病患儿的夫妇，通过 PGT 选择生育一个和先前患儿 HLA 配型相同的同胞，从新生儿脐带血中采集造血干细胞进行移植，救治患病同胞，而由此出生的新生儿被称之为“救星同胞”，可是对于他来说是否会被认为仅仅是为救他的患病同胞而出生的呢？

曾有一对夫妇，他们第一胎生育了一个范科尼贫血患儿，基因检测发现患儿携带 *FANCA*[OMIM：607139] 基因分别遗传自父母的复合杂合子致病性变异。考虑到经济问题，该夫妇没有选择 PGT，而选择了自然妊娠第二胎再进行产前诊断的方式。羊水穿刺的产前诊断结果提示胎儿只遗传了父源 *FANCA* 基因杂合变异，同时通过羊水标本与患儿外周血进行 HLA 配型分析，结果完全匹配。在第二胎分娩时，这对夫妇保存了胎儿的脐带血，利用二胎的脐带血干细胞成功为患儿进行了骨髓移植。目前两个孩子均健康。

对于使用产前诊断或 PGT 用于组织配型干细胞移植治疗的伦理争议在于后果主义认为行为的目的决定行为的手段，或者目的为手段提供辩护，而义务论只看行为正当与否，一个行为的目的永远不可能为它的手段提供辩护[10]。因此，义务论认为无论目的是什么，都不能选择子代的特点，人类生殖是一个礼物，任何形式的选择和操作都会让孩子变成一个生育产品，从而损坏了人类的福祉。而后果主义认为，随着对遗传选择的频率和范围越来越广泛，恐惧也由此产生，是否让我们进入一个优生的世界，孩子的价值取决于他们的期望，而不是内在的特点最终变成遗传工程师的设计产品。

从医学、道德和法律的角度来看，使用从脐带间充质分离出来的干细胞是简单的过程，因为这些细胞不是孩子的一部分，而且这个过程也是非侵入性的，但在临床过程中也要考虑到如何评估早产和出生体重过轻的足月新生儿的风险[10]。德国哲学家康德认为“人，实则一切有理性者，所以存在，是由于自身是个目的，并不是只供这个或那个意志利用的工具”[3]。当父母选择 PGT 孕育一个孩子来救治患病同胞时，他们不应该把未来的孩子仅仅作为移植来源，而是应该为孩子提供一个温暖的家，保护他们，抚养他们，照顾他们直到成人。同时还应该让孩子们从小就意识到同胞手足之情，学会感恩，学会奉献，感受到自己在家庭关系中的价值。因此，遗传咨询时应基于保护后代的原则充分告知，并尽可能合理地确认父母履行其责任的意愿和能力，协助他们做出深思熟虑的生育决定。

对于使用捐献配子的咨询者，根据我国《人类辅助生殖技术和人类精子库伦理原则》规定[5]，医务人员有义务告知他们其后代享有同样的法律权利和义务，包括受教育权、继承权、赡养父母的义务、父母离异时双方对孩子监护权的裁定等；同时他们对孩子也负有伦理、道德和法律上的权利和义务。另一方面，还应该考虑到迟发型疾病变异的患者是否有照顾孩子的能力，如果父母的生命短暂，在孩子仍然需要依赖父母的时候有可能失去亲人的情况下，决策过程非常重要。

（卢光琇 贺静）

第五节 尊重不知情权原则

俄罗斯的杰出作家索尔仁尼琴说过：“除了知情权以外，人也应该拥有不知情权，后者的价值要大得多。它意味着高尚的灵魂不必被那些废话和空谈充斥。过度的信息对于一个过着充实生活的人来说，是一种不必要的负担”[11]。因此，“不知情权”（right not to know）的概念开始出现。联合国教科文组织在其通过的《关于人类基因组和人权的普遍宣言》中宣布：“每个人有关决定是否愿意被告之基因检测结果及检测后果意义的权利应当得到尊重”[12]。

基因检测可以诊断疾病，也可以用于疾病风险的预测。疾病诊断是用基因检测技术检测引起遗传性疾病的基因变异。根据我们对肿瘤家族史人群的调研结果显示 48.03% 的人群知道可以通过基因检测了解自己的基因信息，42.11% 知道基因检测但不了解，9.87% 不知道基因检测这项技术，而其中有 15.13% 的人群不愿意或者不确定是否接受基因检测。事实上，是否接受或拒绝遗传检测的决定可以根据特定的人的愿望和计划自主做出。有些人希望清楚了解自己和后代未来患癌症的风险，并愿意进行检查。另一些人则认为遗传检测结果带来的负担太重，或者不愿意接受检测可能带来的确定性和随之而来的焦虑。这些人可能会选择继续观察，也许会推迟检测（有时在有了孩子之后），或者拒绝而永远不进行检测。还有些人不仅拒绝接受检测，而且根本不想知道自己的家族史或风险，不愿意接受检测的原因是基因检测所做的预报很难使有患病风险的人对他们的生活和未来做出理性的决定和安排，相反，许多人由此会背上沉重的心理负担；二是担心自己的隐私被别人知道而遭受歧视。在这种情况下，许多人宁愿不接受基因检测，宁愿不知道自己的基因状况，宁愿不知道自己的疾病疾患，以免当得知自己有致病基因，而又无法治疗时，整天陷入对将来得病状态的忧虑；宁愿不知道自己的基因信息，以免泄漏而遭受歧视。此外，有些遗传性癌症综合征缺乏有效的降低癌症风险的措施（如 Li-Fraumeni 综合征）也是一些人选择不接受检测的另一个原因。

遗传性肿瘤综合征的产前诊断可以使夫妻在孩子出生前了解到其受累状况，基于保护儿童成年后未来自主权，即保护儿童（成年后）做出自己决定的权利，有些意见认为产前诊断相当于对儿童进行了遗传检测，在其出生后会在一定程度上增加他的心理负担，并剥夺了孩子的不知情权。对于尚无有效治疗方法的疾病，如果在早期得知诊断的阳性结果，会感到背负着巨大的精神压力和痛苦，因为不知道何时会发病，他的余生便充满着不确定性，这样的确诊反而将他推向了无助的境地。不知情权对于维护个人权益意义深远而重大。因此，在基因检测活动中，个人依据自己的意愿和价值观对于可能带来伤害的检测结果选择不被告知，并应得到他人的尊重的权利。

（卢光琇 贺静）

第六节　社会公益原则

随着人类基因组研究的发展，基因研究的成果“在给人类带来福音的同时，也使人类面临巨大的威胁和生存挑战。”个人最具隐私性的信息——基因信息具有独特性、概率性、家族性、易得性、不可控制性等特点。基因信息的这些特点决定了它们是一个人最具隐私权的信息。这些信息一旦向他人和社会披露，将对此人的就业、投保、升学、婚配等产生无法估量的后果。对于被检测出存在有基因缺陷的人来说，基因隐私一旦泄露，有可能受到来自各方面的歧视，从而危及其切身利益和生存空间。如保险公司可能以此人未来得病几率大、索赔可能性高为由拒绝承保其健康险和人寿险，或大幅度提高保费；雇主可能因为不愿为他支付医疗费用，或担心他将来患上疾病、影响工作，而拒绝录用或将其解雇[13]。这样的基因歧视事件在美国、英国和澳大利亚以及中国都发生过。例如，发生在我国2009年的“基因歧视第一案”正是明显的例子——一名参加公务员考试的考生，即使在笔试和面试两个环节总排名第一的情况下，却由于在后期的体检中被检测出携带地中海贫血基因变异而未被录用。这正是将疾病基因携带者认定为患者而造成不公的典型案例[14]。又如，曾有一位乳腺癌基因携带者母亲因与儿子争吵中，受到儿子对她迟早会患癌的言语攻击而跳楼。因此，基因检测的阳性结果，无疑对于受测者来说是一种打击，受测者获知这类信息可能引发焦虑、不安、抑郁等精神创伤，严重者可能会选择自杀，另一方面，检测结果还会让他们自我感到愧疚的同时也可能潜意识里过度关注未来发病的可能性和身体健康，从而导致生活质量下降。如果能给予该群体心理支持以及有效的社会支持，可极大地帮助他们增强其战胜疾病的信心，从而提高治疗效果和生存质量。

通过PGT剔除遗传性肿瘤易感基因而生育“无癌宝宝”，可以让很多有癌症遗传倾向的家庭获得健康的孩子。但有些人认为既然可以通过基因筛选选择孩子的健康状况和组织特性，那么人们是否也会使用这种技术去选择孩子的性别、身高、肤色、体态以及智力呢？是否将来会变成有钱人的专利，用来“定制”特定性别、性格、模样的孩子？因此，使用该技术的指征把握应该是确定性多过可疑性。首先考虑的应是与疾病发病的年龄有关，如Li-Fraumeni综合征和视网膜母细胞瘤等与常见的成人肿瘤综合征相比，这些儿童期发病的肿瘤综合征通常外显率要高得多，几乎100%的变异携带者会患癌症。其次，应该考虑外显率高（90%）的遗传性肿瘤综合征，如家族性腺瘤性息肉病等。但是对于PGT用于迟发型癌症易感性或已有治疗或预防方式而降低肿瘤发生风险的，如Lynch综合征、遗传性乳腺癌/卵巢癌综合征是有争议的[15]。临床过程中还应考虑*BRCA*基因携带者促排卵用药方式的不同以及剂量的把握，大部分已发表的文献表明，妊娠并不会影响乳腺癌患者的生存率，乳腺癌后妊娠的患者比未妊娠的乳腺癌患者的生存率高，此现象也被称之为“健康妈妈效应”[16]。因此，随着技术的进一步发展，对胚胎筛选和选择可能被滥用的合理担忧，需要更加具体的指导原则和有效的监管措施的共识或者政府相关部门的规范指南。

随着癌症早期诊断率的提高，新型化疗药的出现，及放化疗方案的改进，儿童及年轻癌症患者的生存率得到明显提高。但是，放化疗过程中不可避免的辐射和毒性作用极大地损伤睾丸或卵巢，使性腺功能失调，影响了生殖健康的各个方面，也严重影响了患者的生活质量。由于遗传性肿瘤综合征患者患癌风险更高，发病年龄也比散发性癌症患者年龄更早，临床遗传学专家、肿瘤学专家、生殖医学临床医生应该综合考虑这一群体独特的生殖健康需求。遗传咨询过程中应该考虑到他们的风险、他们的家庭目标以及伦理和宗教标准，选择他们认为适当的方式，并按照他们做出的决策完成生殖干预。但是，在生殖遗传服务过程中，仍然有很多问题需要在临床实践中不断进行分析以及进一步研究才能得到解决，为了更好地保护患者的利益，规范医疗行为，更好地为遗传性肿瘤患者服务，需要充分的遗传咨询、完善的知情同意过程以及尊重个体自主权的临床伦理实施过程。与此同时，有必要在我国建立遗传咨询和产前诊断工作中的伦理指导细则，给予家庭和社会的心理支持，以及形成对遗传性肿瘤携带者群体的公平对待的大环境，从而帮助他们增强信心。

（卢光琇 贺静）

参考文献

[1] Harris M, Winship I, Spriggs M. Controversies and ethical issues in cancer-genetics clinics. Lancet Oncol, 2005, 6 (5): 301-310.

[2] 中华人民共和国国务院. 中华人民共和国人类遗传资源管理条例. 国令第 717 号. (2019-05-28)[2019-06-10]. http://www.gov.cn/zhengce/content/2019-06/10/content_5398829.htm.

[3] 贺静, 卢光琇. 辅助生殖与遗传咨询若干伦理原则实施之探讨. 医学与哲学 (人文社会医学版), 2010，12 (31)：25-28.

[4]《胚胎植入前遗传学诊断 / 筛查专家共识》编写组. 胚胎植入前遗传学诊断 / 筛查技术专家共识. 中华医学遗传学杂志, 2018, 35(2)：151-155.

[5] 中华人民共和国国家卫生和计划生育委员会. 卫生部关于修订人类辅助生殖技术与人类精子库相关技术规范、基本标准和伦理原则的通知. 卫科教发〔2003〕176 号. (2003-06-27)[2003-09-30]. http://www.nhc.gov.cn/zwgkzt/wsbysj/200805/35747.shtml.

[6] Noble R, Bahadur G, Iqbal M, et al. Pandora’s box: ethics of PGD for inherited risk of late-onset disorders. Reprod Biomed Online, 2008, 17 Suppl 3 :55-60.

[7] Vadaparampil ST, Hutchins NM, Quinn GP. Reproductive health in the adolescent and young adult cancer patient: an innovative training program for oncology nurses. J Cancer Educ, 2013, 28 (1): 197-208.

[8] Practice Committee of the American Society for Reproductive Medicine. Fertility preservation in patients undergoing gonadotoxic therapy or gonadectomy: a committee opinion. Fertil Steril, 2019, 112 (6): 1022-1033.

[9] Offit K, Kohut K, Clagett B, et al. Cancer genetic testing and assisted reproduction. JCO, 2006, 24 (29): 4775–4782.

[10] de Wert G. Preimplantation genetic diagnosis: the ethics of intermediate cases. Hum Reprod, 2005, 20 (12): 3261-3266.

[11] 朱铁志. 给自己留一点不知情权. 党建, 2008, 12: 64.

[12] 马良悦, 田野. 基因检测背景下的未成年人基因信息保护. 中国发展, 2019, 019 (003): 81-85.

[13] 吴秋凤, 田辉玉, 李志旭, 等. 基因检测应用及其伦理问题. 武汉化工学院学报, 2005, 27(3): 17-20, 30.

[14] 刘艺明. 3 名携带贫血基因者报考公务员被拒录终审败诉. 大洋网广州日报, 2010 年 9 月 4 日.

[15] Staton AD, Kurian AW, Cobb K, et al. Cancer risk reduction and reproductive concernsin female BRCA1/2 mutation carriers. Fam Cancer, 2008, 7 (2): 179-186.

[16] 江泽飞, 石汉平, 等. 乳腺癌患者的“健康母亲效应”. 医师报, 2017 年 3 月 9 日 (22).

第五篇

临床遗传性肿瘤

第10章 家族性儿科肿瘤

高通量测序技术在过去几年的临床应用中发展迅速，极大地提高了临床基因组信息的分析能力，包括高精度的基因包、外显子组和全基因组测序，扩展了儿科肿瘤相关基因的变异谱。已证实约10%的儿童和青少年癌症患者与癌症易感基因变异密切相关，而胚系（germline）基因变异可以发生在8%~12%儿科肿瘤[1-4]。

家族性儿科肿瘤的发生充分体现了“二次打击（double-hits）”理论，起驱动作用的胚系基因变异与体细胞基因变异两者之间的相互作用是癌症发生的关键因素。几年来，越来越多导致儿科实体肿瘤风险增高的综合征被发现[5]，成为儿科肿瘤患者的重要致病原因。本章重点介绍几个常见的家族性儿科肿瘤以及如何进行专业的肿瘤遗传咨询。

第一节　常见家族性儿科肿瘤

家族性肿瘤是指由于高外显率的胚系基因变异导致疾病发生，其家庭发病率比普通人群肿瘤的高。与胚系基因变异相关的儿科实体肿瘤主要包括骨肉瘤（osteosarcoma）、Ewing肉瘤（Ewing sarcoma）、神经母细胞瘤（neuroblastoma）、Wilms瘤（Wilms tumor）、横纹肌肉瘤（rhabdomyosarcoma）、视网膜母细胞瘤（retinoblastoma），以及包括髓母细胞瘤（medulloblastoma，MB）、室管膜瘤（ependymoma）和星形细胞瘤（astrocytoma）在内的中枢神经系统肿瘤，占儿科癌症患者总数的34.8%，但血液肿瘤占整体的近40%（图10-1）。除了骨肉瘤和Ewing肉瘤外，上述其余的肿瘤在0~4岁年龄段的发病率最高，每100万人口中的发病数分别是18.3、15.2、5.8、6.4、3.8、7.8和12.2（图10-2）。

本节主要介绍中枢神经系统肿瘤、Wilms瘤、骨肉瘤、横纹肌肉瘤和Ewing肉瘤，包括发病率、肿瘤分型和相关致病基因。视网膜母细胞瘤、血液肿瘤、生殖细胞肿瘤和通常归类在单基因遗传病的多发性神经纤维瘤分别在第11章、第20章、第21章和第23章详细介绍。

一、中枢神经系统肿瘤

中枢神经系统（central nervous system，CNS）肿瘤是儿科中0~4岁患者最常见的肿瘤，死亡率为0.72/100 000，其中最常见的是髓母细胞瘤（medulloblastoma，MB）、室管膜瘤（ependymoma，EP）和星形细胞瘤（astrocytoma，AS）[7]。

（一）家族性髓母细胞瘤

家族性髓母细胞瘤是小脑的胚胎肿瘤，14岁以下儿童常见，平均发病年龄约为6~8岁，患者的5年总生存率为70%~85%[7]。根据发病机制把家族性髓母细胞瘤分为4种类型，其中主要的是：WNT髓母细胞瘤（medulloblastoma-wingless，MB_{WNT}）和SHH髓母细胞瘤（Sonic Hedgehog medulloblastoma，MB_{SHH}）。其他两个类型是C组髓母细胞瘤和D组髓母细胞瘤，也具有生物学特性[7]。

已知与MB_{WNT}和MB_{SHH}相关的体细胞致病性基因变异在髓母细胞瘤的发生过程中起重要作用[8]。其中与MB_{WNT}相关的基因变异是

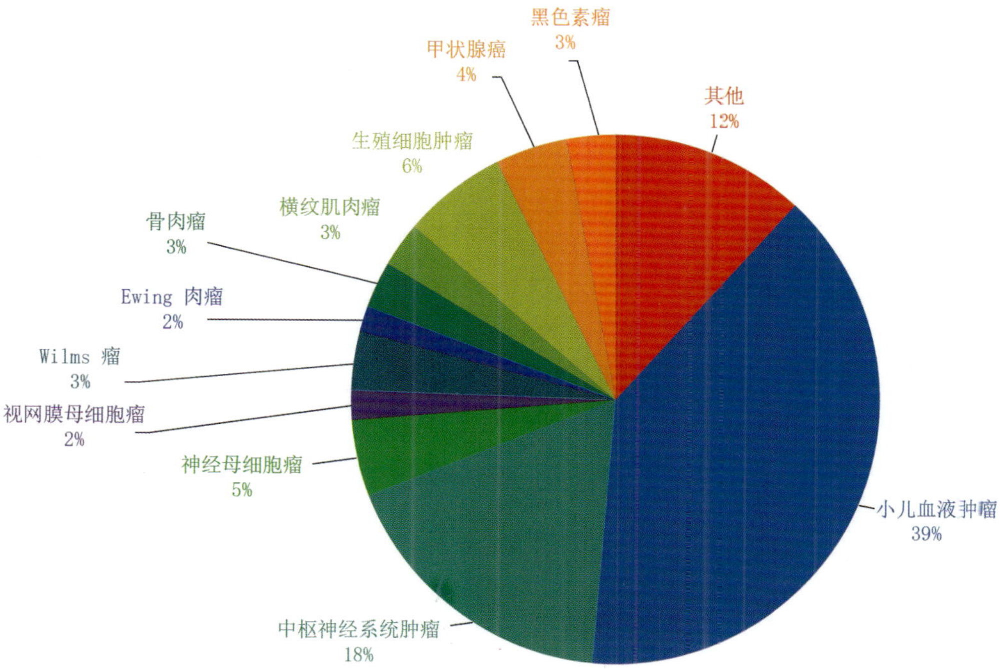

图 10-1 常见家族性儿科肿瘤

本图显示 19 岁以下的主要儿科肿瘤类型及其比例，数据来自美国疾病控制与预防中心（CDC）的 1999-2016 年数据[6]

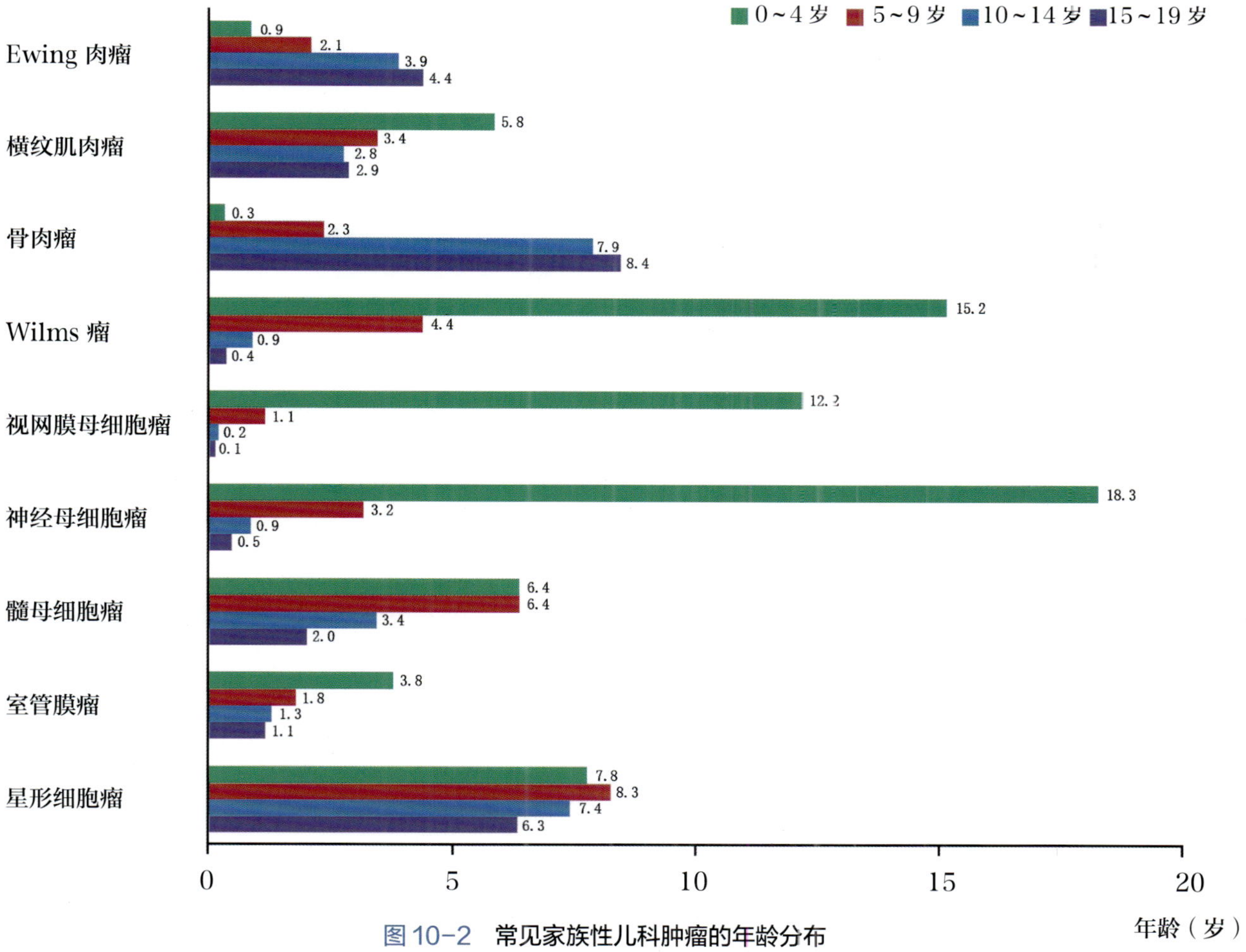

图 10-2 常见家族性儿科肿瘤的年龄分布

图示 0~4 岁幼儿占多数[6]

CTNNB1[OMIM: 116806]/3p22.1 的 3 号外显子变异和 6 号染色体单体，而与 MB_{SHH} 相关的基因变异是 *GLI2*[OMIM: 165230]/2q14.2 和 *MYCN*[OMIM: 164840]/2p24.3 的扩增，以及 17 号染色体短臂缺失[8,9]。

家族性髓母细胞瘤中，与 MB_{SHH} 相关的基因是 *ELP1*[OMIM: 603722]/9q31.3[10]。而 *PTCH1*[OMIM: 601309]/9q22.32 和 *SUFU*[OMIM: 607035]/ 10q24.32 的胚系基因变异通过激活 SHH 信号通路，导致 MB_{SHH} 的发生[9,11]。*PTCH1* 基因相关疾病为常染色体显性遗传的 Gorlin 综合征[9]。而与家族性 MB_{SHH} 发生相关的基因还包括导致范科尼贫血发生的 *BRCA2* 和 *PALB2* 基因[12]。MB_{WNT} 的发生与 Turcot 综合征相关的 *APC* 基因胚系变异密切相关[13]。

与髓母细胞瘤发生风险相关的综合征包括：Bloom 综合征、共济失调毛细血管扩张症、Lynch 综合征、Curry-jones 综合征、Nijmegen 断裂综合征（Nijmegen breakage syndrome）、着色性干皮病（xeroderma pigmentosum）和 Greig 多头并指综合征等[14-18]。根据不同的髓母细胞瘤类型，与 Li-Fraumeni 综合征相关的 *TP53* 胚系基因变异对髓母细胞瘤的预后存在差异。例如，由 *TP53* 胚系基因变异导致的 MB_{SHH} 预后不良，而携带 *TP53* 胚系或体细胞基因变异的 MB_{WNT} 患者预后良好。

（二）其他家族性脑肿瘤

室管膜瘤起源于心室系统内壁，在 0~4 岁之间发病，5 年总生存率约为 60%[19,20]。约 33%~53% 的神经纤维瘤病 Ⅱ 型患者诊断为室管膜瘤，其中 *NF2*[OMIM: 607379]/ 22q12.2 的截短变异发生率很高[21]（详见第 23 章）。Kabuki 综合征的室管膜瘤风险高，与 *KMT2D*[OMIM: 60211]/12q13.12 胚系基因变异相关[22]。室管膜瘤也可以发生在 Turcot 综合征和多发性内分泌腺瘤病 Ⅰ 型，可见 *MSH2* 和 *MEN1* 的胚系基因变异[23]。

星形细胞瘤包括毛细胞性、间变性、弥漫性和胶质母细胞瘤[24]。上叶（pilocytic）星形细胞瘤在儿童和年轻成人最常见，平均发病年龄为 0~9 岁[14]，5 年生存率为 94.1%，与抑癌基因 *MUTYH* 和 *ERCC2* 的胚系剪接变异以及 *TP53* 和 *PMS2* 的点变异相关[14,25]。Muskens 等[26]最近发现不同类型的星形细胞瘤患者有 *NF1*、*BRCA2*、*FANCA* 和 *GJB2* 等基因胚系致病性变异。

与家族性髓母细胞瘤发生的其他基因还包括 *GPR161*、*ATM*、*FANCA*、*FANCC*、*NBN*、*WRN*、*BLM*、*BRIP1*、*CHEK2*、*CREBBP*、*RAD51*、*ERCC2*、*ERCC4*、*ELP1*、*CCND2*、*DDX3X*、*SMARCA4* 和 *MYC* 等[27-29]。

二、家族性 Wilms 瘤

Wilms 瘤（Wilms tumor, WT）也称为肾母细胞瘤，是儿科最常见的肾恶性肿瘤（详见第 15 章），诊断时的中位年龄为 2~3 岁。肾母细胞瘤的发生与胎儿肾生成过程中所必需的基因发生变异相关，所以被认为是由于肾异常发育而引起的胚胎肿瘤[30]。Wilms 瘤的治疗效果好，局部和转移性肿瘤的 5 年总生存率分别约为 90% 和 75%[31]。约 10% 的 Wilms 瘤病例有遗传易感基因异常，是发生在胚胎早期的胚系致病性变异或者表观遗传改变[32,33]。

第一个被发现与 Wilms 瘤相关的基因是 *WT1* 基因 [OMIM: 607102]/ 11p13。*WT1* 基因编码锌指转录因子，对肾和性腺发育至关重要[34]。常与 Wilms 瘤相关的综合征是 WAGR 综合征，其特征包括 Wilms 瘤、无虹膜、泌尿生殖系统异常和智力低下（Wilms tumor, aniridia, genitourinary anomalies, and mental retardation, WAGR），约占 Wilms 瘤的 50%，疾病的发生与含有 *WT1* 和 *PAX6*[OMIM: 607108]/ 11p13 的 11p13 片段微缺失相关[35,36]。与 *WT1* 相关的另一个疾病是 Denys-Drash 综合征，是 *WT1* 基因外显子 8 或 9 的错义变异而影响锌指结构域的关键残基从而导致疾病的发生[37]。Denys-Drash 综合征儿科患者的 Wilms 瘤风险高达 90%[38]。还有一个与 *WT1* 相关的疾病是 Frasier 综合征，表型上与 Denys-Drash 综合征类似，但 Wilms 瘤发生风险比较低，由 *WT1* 基因剪接变异导致疾病的发生[39]。

与 Wilms 瘤发生相关的其他基因包括 *H19* [OMIM: 103280] 和 *IGF2*[OMIM: 147470]，这两个基因定位在染色体 11p15 区域，变异类型包括基因胚系变异和表观遗传异常，导致以过度生长为特征的 Beckwith-Wiedemann 综合征的发生。Wilms 瘤的高风险与 11p15 的父源单亲二体以及与 *H19* 基因高甲基化相关，后者导致 *IGF2* 的双等位基因表达和 IGF 信号通路的过度激活[40]。

Wilms 瘤易感的先天性综合征还包括 Bloom 综合征、Bohring-Opitz 综合征、Li-Fraumeni 综合征、

Perlman 综合征、Simpson-Golabi-Behmel 综合征和 Sotos 综合征等[41-48]。

目前已知的家族性 Wilms 瘤易感基因包括 *CTR9*、*REST*、*CHEK2*、*PALB2*、*BRCA2*（双基因变异）、*BUB1B*（双基因变异）、*TRIP13*（母源性）、*TRIM28*（母源性）、*TP53*、*DIS3L2*、*MLLT1*、*EP300*、*HDAC4*、*HACE1*、*ARID1A*、*NF1*、*MYCN* 和 *GLI3* 等[32,49-57]。此外，在少数家族性 Wilms 瘤病例中检出 *FBXW7*、*NYNRIN* 和 *CDC73* 基因胚系变异[32]。

单核苷酸多态性（single nucleotide polymorphism，SNP）和 miRNA 加工基因变异也可以导致 Wilms 瘤的发生，前者包括位于 2p24 的 *DDX1* 基因启动子的两个 SNP（rs807624 和 rs3755132），以及在 11q14 附近的 DLG2 基因的 SNP（rs790356）[33]。Wegert 等[58]报道 *DROSHA*、*DGCR8*、*DICER1* 和 *XPO5* 基因的结构性变异可以发生在家族性 Wilms 瘤。

三、家族性骨肉瘤

骨肉瘤（osteosarcoma，OS）是最常见的原发性骨恶性肿瘤（详见第 22 章）。该肿瘤的发病年龄呈双峰分布，在青春期的一个高峰和在老年期的一个小峰。非转移性的儿童患者和成年年轻患者的生存率是 60% ~ 70%，肿瘤转移患者的生存率更低。骨肉瘤具有广泛的肿瘤异质性，并具有较高的基因变异率[59]。

有许多以骨肉瘤为首发症状的肿瘤易感综合征，包括 Li-Fraumeni 综合征、Diamond-Blackfan 贫血、Rothmund-Thomson 综合征、Baller-Gerold 综合征、Rapadilino 综合征、Werner 综合征、Bloom 综合征、ATR-X 综合征和 Paget 病[60-71]。

已发现与家族性骨肉瘤相关的多种基因，包括 *TP53*[OMIM: 191170]/17p13.1、*RB1*[OMIM: 614041]/13q14.2、*APC*[OMIM: 611731]/5q22.2、*MSH2*[OMIM: 609309]/2p21-p16 和 *PALB2* [OMIM: 610355]/16p12.2。*TP53*、*BRCA2*[OMIM: 600185]/13q13.1、*ATM*[OMIM: 607585]/11q22.3、*ATR*[OMIM: 601215]/3q23 和 *ERCC2*[OMIM: 126340]/19q13.32 等基因的胚系致病性变异可以发生在 >50% 的骨肉瘤儿童患者[72]。Mirabello 等[73]发现 28% 的家族性骨肉瘤患者携带肿瘤易感基因的致病性和可能致病性变异，相关的基因包括 *CDKN2A*、*MEN1*、*VHL*、*POT1* 和 *ATRX*。已发现位于 6p21.3 的 *GRM4* 基因内含子 7 的变异（rs1906953）与家族性骨肉瘤相关，但变异的外显率低[74]。另外，导致白细胞端粒长度（leukocyte telomere length，LTL）增加的 *ACYP2*、*TERC*、*NAF1*、*TERT*、*OBFC1*、*CTC1* 和 *RTEL1* 基因的 SNP 变异能导致骨肉瘤风险增加，例如 *OBFC1* 基因的 rs9420907[75]。除 Li-Fraumeni 综合征相关的 *TP53* 基因，*RET* 基因是家族性骨肉瘤的另一个常见肿瘤易感基因。最近 Kovac 等[76]报道 1 例 32 岁的多发性内分泌腺瘤病 2 型患者，在甲状腺髓样癌切除术后 2 年出现骨肉瘤；随之对另外 336 例骨肉瘤患者进行基因测序分析，发现 3 例患者也有 *RET* 原癌基因胚系致病性变异，并且发现 *RET* 胚系基因变异与 *TP53* 和 *RB1* 体细胞基因变异相互作用，导致骨肉瘤的发生。

四、家族性横纹肌肉瘤

横纹肌肉瘤（rhabdomyosarcoma，RMS）是儿童时期最常见的软组织恶性肿瘤，是骨骼肌成肌样细胞的高级别肿瘤。两种主要的组织学亚型是胚胎性横纹肌肉瘤（embryonal rhabdomyosarcoma，ERMS）（占 67%）和腺泡状横纹肌肉瘤（alveolar rhabdomyosarcoma，ARMS）（占 32%）[77]（图 10-3）。腺泡状横纹肌肉瘤在不同年龄组的分布均匀，预后较差。胚胎性横纹肌肉瘤的发病年龄呈双峰分布，即儿童期的第一个高峰和青春期的第二个高峰[78]。

在体细胞水平上，大多数腺泡状横纹肌肉瘤通常有染色体易位，导致 *FOXO1A*[OMIM: 136533] /13q14.11 与 *PAX3*[OMIM: 606597]/2q36.1 或 *PAX7*[OMIM: 167410]/1p36.13 融合，而称之为融合阳性横纹肌肉瘤。胚胎性横纹肌肉瘤并没有这种染色体易位，而被称为融合阴性横纹肌肉瘤，其特征是 11p15.5 处的基因杂合性丢失、*TP53* 基因变异，或者 *NRAS*、*KRAS*、*HRAS*、*PIK3CA*、*CTNNB1* 和 *FGFR4* 基因变异[79]。过去多年经过化疗、放疗和外科手术等多种疗法相结合，横纹肌肉瘤患者的预后得到改善，总体治愈率超过 70%，而低、中、高风险的患者的长期生存率分别是 > 90%、70% 和 <30%[80]。

大多数横纹肌肉瘤属散发性[81-83]，但也发现与家族性横纹肌肉瘤相关的多种综合征。家族性胚胎性横纹肌肉瘤比家族性腺泡状横纹肌肉瘤更为多见[77]。横纹肌肉瘤发生风险较高的是神经纤维瘤病 I 型（相关基因是 *NF1*[OMIM: 613113]/17q11.2），

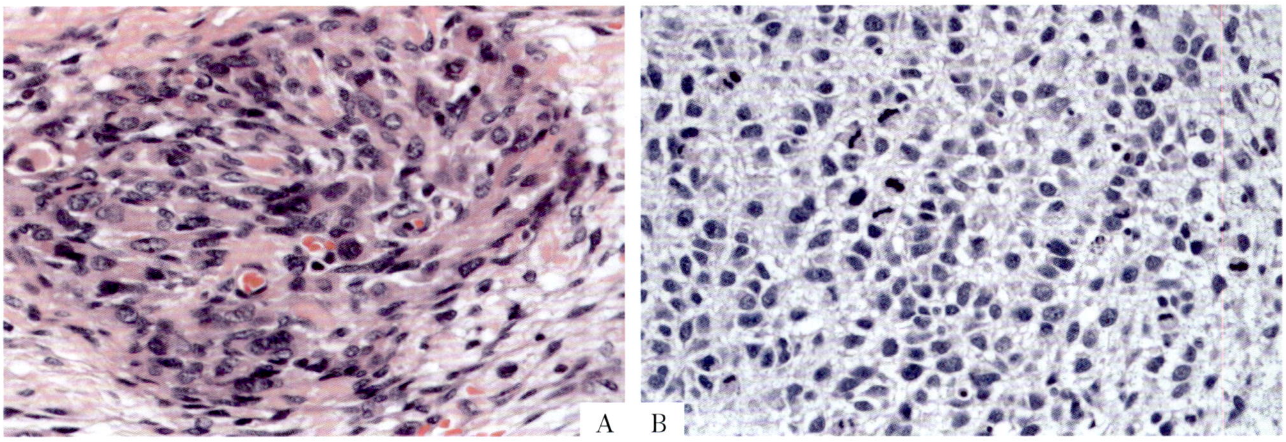

图 10-3 横纹肌肉瘤组织病理学特征

图 A，胚胎性横纹肌肉瘤（HE 染色，200×）肿瘤细胞疏密不等，细胞高度异形，嗜酸性胞浆，横纹肌样分化；图 B，腺泡状横纹肌肉瘤（HE 染色，200×），肿瘤细胞小，细胞散在分离，腺泡样或列兵排列，核深染，多个核分裂（本图由罗丕福提供）

其他的综合征包括 Costello 综合征（相关基因是 *HRAS*[OMIM: 190020]/ 11p15.5）和 Noonan 综合征（相关基因主要包括 *PTPN11*、*SOS1*、*KRAS*、*NRAS*、*RAF1*、*BRAF*、*SHOC2* 和 *CBL*）。与 Noonan 综合征相关的基因能激活 RAS-MAPK 途径，说明横纹肌肉瘤的发生对 RAS 途径的紧密依赖性[84,85]。多达 25% 的 Costello 综合征儿童患者表现出较高的横纹肌肉瘤风险[86,87]。

五、家族性 Ewing 肉瘤

Ewing 肉瘤（Ewing sarcoma, EWS）是第二常见的原发性骨骼肿瘤，主要影响骨骼，也可能发生在软组织，可发生在儿童、青少年和年轻成年人。Ewing 肉瘤具有极高的侵犯性，未转移和局部转移患者的生存率为 70%~80%；诊断时已经发生转移的占 30%，其中对强化治疗有抵抗力的患者占 20%~25%[88]。

Ewing 肉瘤通常是散发性，相关基因变异属体细胞性，主要包括 *EWSR1*[OMIM: 133450]/ 22q12.2 与 *ETS*[OMIM: 602191]/ 1q32.1 基因家族成员（通常为 *EWSR1-FLI1*）之间的融合，融合蛋白 EWSR1-FLI1 能导致结合 GGAA 基序的致癌转录因子的生成[89]。与 Ewing 肉瘤相关的肿瘤易感综合征少见[90]。染色体易位 t(11;22)(q24;q12) 使 Ewing 肉瘤特异性染色体结构变异（图 10-4），通常使用肿瘤组织的荧光原位杂交（fluorescence in situ hybridization, FISH）和核型分析确诊[91]。

（陆国辉 李劭源）

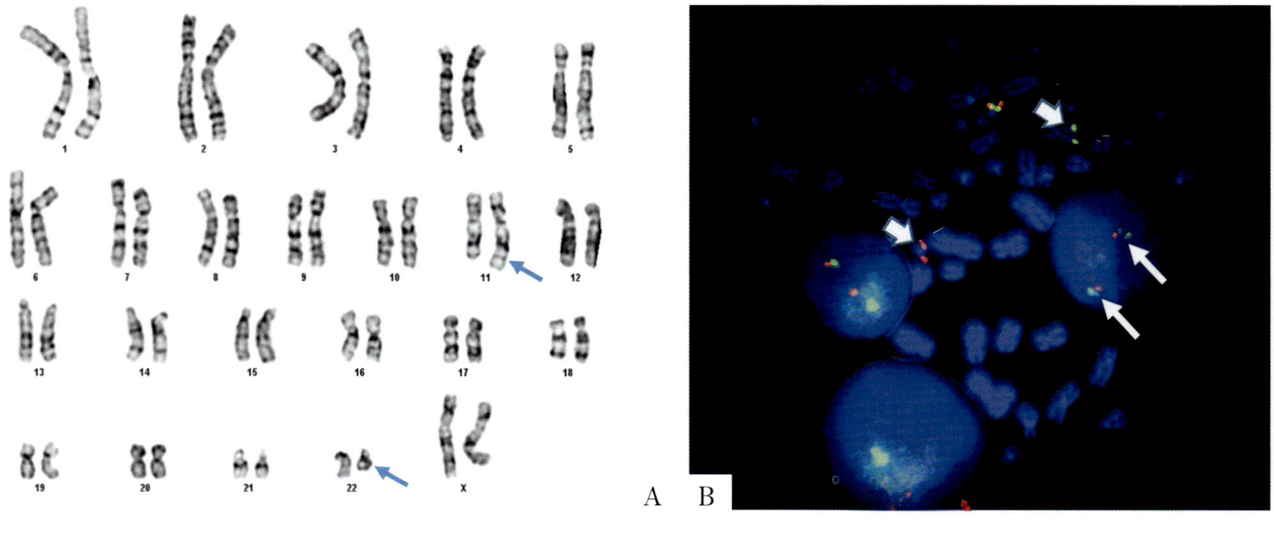

图 10-4 Ewing 肉瘤特异性染色体易位 t(11;22)(q24;q12)

图 A，t(11;22)(q24;q12) 核型，箭头所指是发生染色体易位后的两条衍生染色体；图 B，用 LSI *EWSR1* 双色分离重排探针的荧光原位杂交检查，显示 *EWSR1* 基因信号分离（大箭头所指的红色或绿色信号），小箭头所指的红绿色融合信号，代表正常的 *EWSR1* 基因信号模型（本图由陆国辉提供[91]）

第二节 家族性儿科肿瘤遗传咨询

对于家族性儿科肿瘤的肿瘤遗传咨询，想办法提高患儿的父母对遗传知识及其重要性的了解，减少他们的忧虑，这对提升对肿瘤遗传咨询的满意度很重要。我们主张在儿科肿瘤门诊进行规范性的肿瘤遗传咨询[92]（表 10-1）。儿科肿瘤的肿瘤遗传咨询有其独特性[93]，在如下几个方面详细描述。

一、遗传咨询和遗传学检测的推荐时间

在肿瘤诊断时应把患者转诊进行遗传咨询，以便在发现遗传性肿瘤指征的情况下及时收集患者的外周血 DNA。如果发现小孩患者的预后很差时，遗传咨询门诊时就应考虑基因检测。

遗传咨询师或其他遗传学专业人员是患者护理团队不可或缺的成员，建议临床肿瘤医生行肿瘤诊断时对儿童患者进行转诊。遗传咨询师或临床遗传学专家在与肿瘤科医生协商后，可以根据孩子的预

表 10-1　建议诊断时提供肿瘤遗传咨询的儿科肿瘤

中枢和周围神经系统肿瘤	非中枢神经系统肿瘤	肾脏和泌尿生殖系统（非横纹肌样）
听神经鞘瘤 / 前庭神经鞘瘤	肾上腺皮质癌	Botryoid 型胚胎型横纹肌肉瘤
成人不典型畸胎样 / 横纹肌样肿瘤	未分化横纹肌肉瘤	囊性肾瘤
脉络丛癌	基底细胞癌	性腺母细胞瘤
中枢神经系统血管母细胞瘤	类癌	两性胚细胞瘤
恶性神经鞘瘤	心脏横纹肌瘤	幼年型颗粒细胞瘤
髓母细胞瘤（acoustic hedgehog 型，促结缔组织增生，结节状）	睫状体髓上皮瘤	大细胞钙化性支持-间质细胞瘤（睾丸）
神经纤维瘤（两个或多个或一个丛状神经纤维瘤）	胃肠道癌	卵巢支持 - 间质细胞瘤
视通路胶质瘤	甲状腺乳头状癌	肾血管平滑肌脂肪瘤
松果体母细胞瘤	硬纤维瘤	肾细胞癌
垂体母细胞瘤	内淋巴囊肿瘤	肾肉瘤
室管膜下巨细胞星形细胞瘤	胃肠道间质瘤	尿路上皮细胞癌
	肝母细胞瘤	肾母细胞瘤（双侧 / 多灶）
	恶性横纹肌样瘤	
	甲状腺髓样癌	
	黑色素瘤	
	多结节性甲状腺瘤	
	黏液瘤	
	鼻软骨间质错构瘤	
	骨肉瘤（<10 岁诊断）	
	甲状旁腺癌	
	嗜铬细胞瘤 / 副神经节瘤	
	胸膜肺母细胞瘤	
	视网膜血管母细胞瘤	
	视网膜母细胞瘤	

注：表中指征可能不全面，指征可能随时间而改变；患者的肿瘤诊断年龄在 18 岁以下（包括 18 岁）

后、治疗方案和家庭的心理健康状况，决定患者及其家属的门诊时间，但在这三种特殊情况时，应考虑尽早取样收集外周血DNA：①不能立即进行遗传咨询；②治疗会增加基因检测取样难度，例如，化疗导致淋巴细胞计数降低或者患者接受供体骨髓移植；③患者预后不良。

此外，及时采集患者的尸体组织进行基因检测，这对于儿童患者亲属的遗传学检测和健康管理很重要。一旦没有及时取样收集患者的胚系DNA，遗传性肿瘤的基因检测就不可能进行。值得注意的是，如果儿童肿瘤患者去世，患者家属不一定会同意对患者进行基因检测，或者由于样本淋巴细胞计数降低，化疗后或患者接受供体骨髓移植后难以获得胚系样品等。所以，应该尽一切努力在儿童患者去世前及时进行遗传咨询并且采样提取胚系DNA。

二、基因检测前遗传咨询和知情同意

在进行胚系肿瘤基因检测前，儿科肿瘤患者和他们的父母或者监护人应与遗传咨询师或其他具备资质的专业人员会面，获得患者的父母或者监护人的知情同意才能进行基因检测。对于年龄较大的儿童和青少年，应获得口头或书面的知情同意，并记录在病历里。年龄较小的受检测者也应以适合其年龄和理解的方式纳进检测前的遗传咨询讨论中。

肿瘤遗传咨询旨在使患者家庭对基因检测选择的了解，做出明智的决策，确保能选择最合适的基因检测方案，并确保家庭为检测结果做好思想准备。在没有得到医学和（或）社会心理变化依据或者没有与家人讨论的情况下，不应对儿童进行成年发病的肿瘤的基因检测。成年发病的肿瘤胚系致病性变异基因可能会在基因检测中被偶然发现，例如包含大量不同基因的基因包（panel）、全外显子测序、全基因组测序，或使用肿瘤组织标本进行检测。没有遗传咨询的基因检测会导致各种负面结果，包括缺乏围绕检测内容的知情情况下的决策，昂贵的检测费用，不必要的基因检测，对基因检测结果的错误解读，不适当或者不完善的医疗健康管理，违反伦理道德标准，以及不良的社会心理结果[93-95]。

知情同意的讨论应包括：①基因检测结果对患者的影响，包括对监测方案的讨论，在发现患有遗传性肿瘤易感综合征而缺乏适用于儿童患者的监测方案时如何为患者父母提供咨询；②社会心理和伦理方面的影响；③保密和隐私问题，这随不同国家或者地区的法律而异；④检测结果对其他亲属的影响；⑤后备的应对措施，包括结果披露时间和方式的计划；⑥基因检测的推迟或拒绝[96-99]。

以适当的方式让儿童参与测验前咨询讨论，与儿童肿瘤患者公开讨论治疗计划和预后已成为一种趋势。获得年龄较大的儿童和青少年患者的口头或书面同意，进一步确保他们在决策过程中有发言权，可以使他们减少恐惧或误解，并帮助他们获知检测结果作好思想准备[100,101]。

有儿童患者参与的遗传咨询，可以减轻患者及其父母的恐惧心情，并能增强患者家庭的自信心和处理问题的能力，其方法是提供基于专业的风险评估信息，以及在发现基因变异后可以主动找出降低肿瘤发生风险和（或）早期诊断的策略；但也需要注意到在遗传咨询过程中，患者及其父母的焦虑情绪有可能加重，需要给予其心理咨询[102]。

值得注意的是，在检测前遗传咨询中，大多数父母认为有责任告知孩子的基因检测结果。由于考虑到孩子的年龄小、发育适应性和情绪负担等问题，向孩子披露检测结果可能具有挑战性。另外，患者父母还会进一步考虑肿瘤易感综合征的肿瘤发生风险，担心孩子的和家庭建立和后代生育，从而影响肿瘤基因检测的决定[103]。

大部分儿科肿瘤患者的父母都处于生育年龄期，除了关注已经患病小孩的诊治和健康管理，相当的精力会放在如何能够生育一个健康的宝宝，阻断相关的遗传性肿瘤在后代再出现；所以，儿科肿瘤的遗传咨询显得尤其重要。对常见的儿科肿瘤，无论家族史情况如何，需要有及时的规范性遗传咨询和肿瘤的遗传评估（表10-1）。

三、基因检测

（一）基因检测方法

肿瘤易感基因的检测可以为肿瘤患者及其家属带来对肿瘤的防控益处，包括相关基因变异的分子诊断及其对肿瘤防控和诊治的指导，指导有生育需求的家庭生育健康宝宝，阻断相关的遗传性肿瘤基因往后代遗传。

基因变异通常根据其临床表型相关性进行分类：①致病性变异（pathogenic variant），是指与野生型序列不同而直接有助于疾病发生的任何序列变化；②可能致病性变异（likely pathogenic variant），是很有可能导致疾病发生的基因变异，但需要获得更多证据来证实其临床意义。

可以通过不同的基因组检测方法进行基因变异的检测，所能检测到的变异类型取决于检测方法的特性。大规模基因组分析，例如全外显子组测序（whole-exome sequencing, WES）或全基因组测序（whole-genome sequencing, WGS），可以识别出不常见的基因变异。由于 WES 可检测基因组的编码区，因此，已被证明是检测孟德尔疾病大多数致病性变异的非常有效方法[104,105]；另一方面，WGS 几乎可以检测到所有已知的基因变异，包括基因调控区的启动子变异，但不能检测低比例的嵌合变异[106]。相反，对常见的低外显率基因变异，主要通过基因组关联研究（genome-wide association studies, GWAS）工具识别，通常使用 WGS 或者全基因组的 SNP 测序方法，评估基因型与表型的关联性。检测拷贝数变异（copy number vaiant, CNV）可以使用 SNP 微阵列（SNP array）芯片、比较基因组杂交微阵列芯片（array comparative genomic hybridization, array CGH）、全外显子测序。然而，微阵列技术不能用于单核苷酸变异（single nudeotide variant, SNV）、插入缺失（indel）、拷贝数平衡的染色体倒位易位和低比例嵌合的检测。

最近的统计已发现多个肿瘤易感基因，包括 *PRKN*、*SMACAL1*、*SMAD7* 和 *TMPRSS3* 的致病的或者可能致病的胚系基因变异可以发生在高达 61% 的儿童、青少年和年轻成年实体肿瘤患者[107]。

（二）基因检测

基因检测是鉴定患有遗传性肿瘤易感综合征个体的重要手段，应在遗传咨询师或其他具备资质专业人员的帮助下对基因检测项目进行选择。基因检测常用高通量测序平台，该平台可以较低的成本分析多个基因甚至整个基因组，并能提高对癌症儿童患者的遗传易感基因的筛查能力。

在选择实验室和特定的基因检测时，需要考虑检测项目相关基因列表、检测方法及其验证、变异解读和重新解读、费用、周期以及实验室有关数据共享的政策。美国医学遗传学和基因组学会（ACMG）提出了临床基因检测变异分类系统，将变异分为 5 个类别：良性、可能良性、意义不明、可能致病和致病[108]。尽管此分类系统为临床医生提供了分类决策，但仍需要把患者的临床表型与检测到的基因变异相结合以做进一步的分析。与单基因检测相比，使用基因包、全外显子、基因组测序进行检测可以发现更多的致病性变异和意义不明变异（VUS）[109]。在使用 2017 年分子病理学协会 / 美国临床癌症学会 / 美国病理学家学会的指南时，发现病理学家之间对实体肿瘤相关基因变异的分类存在显著的差异，这表明在临床使用之前需要对指南进行统一规范性培训[110-112]。

当检测到致病的或可能致病的变异时，该信息可用于健康管理并对高危家庭成员进行有针对性的基因检测。通常，意义不明变异不应影响治疗的决策，也不适用于风险评估和临床管理，不应对其他亲属进行检测。但是，如果患者携带意义不明变异，其亲属有类似症状，可以进行跟踪随访，以协助对变异的进一步解读。患者家庭和临床肿瘤学家应意识到，意义不明变异的临床解读，可能会随着对该变异的认知增加而发生改变。对于基因检测结果为阴性或意义不明变异，但仍怀疑有癌症易感综合征可能的个体，建议定期转诊进行遗传咨询。对这些患者进行定期的重新评估可以使患者家庭了解到新信息，并可以将家族史的变化纳入评估中。

尽管对多个基因进行高通量测序可以提高对致病性变异的识别能力，但是许多具有提示家族风险特征的个体并未能识别到致病性变异。基因检测识别潜在变异的敏感度差异很大，在某些情况下（例如 von Hippel-Lindau 综合征），基因检测的灵敏度可大于 95%，而对于幼年型息肉病则小于 50%。对于这些家庭的遗传易感性，风险评估和管理将基于经验数据和临床判断。

四、检测后遗传咨询

对被诊断患有遗传性肿瘤综合征的儿童患者进行遗传咨询应该是一个不断进行的过程，目的是加强遗传信息的传递，解决针对特定年龄的风险和管理，确保将信息传递给高危亲属以及评估对其他家属心理支持的需求。除了在初次评估时进行遗传咨询外，被诊断患有遗传性肿瘤综合征的儿童患者应在青少年中期至后期以及准备生育时再次进行遗传咨询。

如果在儿童早期已获得基因检测结果，需将肿瘤易感性检测结果纳入终生肿瘤风险管理和生育风险评估，这项工作特别具有挑战性。儿童患者的心理咨询需求也可能随着年龄的增长而改变，因为他们越来越意识到遗传性肿瘤风险对自己的影响，到癌症体征或癌症开始发生的年龄时尤其敏感。必须评估儿童患者及其监护者在心理和情感支持的需求，并且应该提供支持帮助服务[101]。在青少年中期至后期重新进行遗传咨询，以及在准备生育时再次进行遗传咨询，这对患者了解他们的诊断、健康管理建议以及生殖风险和选择是至关重要的[103]。

应鼓励和促进与高危亲属讨论检测结果及其影响。当鉴定出致病性基因变异后，根据相关基因的遗传方式而确定处于高风险的亲属，并需要进行基因检测。对于常染色体显性遗传癌症综合征，一级亲属携带致病性变异的概率是50%，相关的癌症风险也相应增加。对那些也要进行癌症诊断的家庭亲属传递遗传信息，可能是一个艰巨的过程。遗传咨询师可以在此过程中提供指导和帮助。

应解决家庭中未来孩子肿瘤发生的风险，讨论应包括胚胎植入前遗传学诊断，产前诊断，对出生后的孩子进行相关基因检测，采用供体卵子、精子或胚胎等[103]。

最后，基因检测的结果解读应纳入患者和高危亲属的健康管理方案中。即使在有明显的基因致病性变异的情况下，也可能需要根据个人和家族史以及基因型与表型的相关性来制定监测方案。如果患者的基因检测没有发现相关的基因变异，或者没有得到肿瘤家族史而不能确定遗传原因，应鼓励家庭和转诊医生定期与当地肿瘤遗传学门诊随访，以了解新的遗传学检测方法和（或）监测建议。建议患者家属应遵循基因检测的情况包括：①发现新的癌症易感基因致病性变异；②符合综合征的临床诊断标准，但未进行基因检测；③符合综合征的临床诊断标准，但未检测到致病性变异；④家族成员父母或者兄弟姐妹患有肿瘤综合征而有50%的患病风险，但尚未进行基因检测；⑤家族成员父母或者兄弟姐妹患有肿瘤综合征而有50%的患病风险，但无法提供相关基因检测的信息。

五、肿瘤基因监测相关的社会心理问题

患者家庭应配合多学科团队，参与癌症监测计划的决策和协调，并监测此类计划对其整体生活质量的社会心理影响。

越来越多的癌症易感性疾病的监测方案已经得到建立，并已经积累了一些数据[111,112]，但许多儿科癌症尚无确定具体监测方案。因此，临床医师和患者家庭必须权衡基因检测以及由此带来的负面监测结果，包括侵入性医疗程序、镇静或全身麻醉、假阳性结果、费用和心理负担等风险。

癌症带来的困扰包括生活质量下降、对护理的满意度降低以及总体生存率下降[113,114]。目前，已有与儿童发病的癌症综合征癌症监测相关的社会心理因素的研究[115-117]，通过采用多学科方法并提出明确的监测建议，并得到心理辅导提供者的支持，可以提高患者及其家属对监测方案的依从性[116,118]。

Feiler[119]于2011年提出“影像学筛查焦虑症”（scanxiety），是指①在给肿瘤患者提供影像学检查以监测癌症进展的过程中，经常令患者觉得自己身体虚弱而得焦虑症；②还没有发现肿瘤的综合征患者担心癌症的发生，过度的焦虑而导致病情加剧。作为癌症监测方案的一部分，进行影像学和（或）实验室检查可能给患有癌症易感综合征的个体带来潜在的不必要的担忧，此过程的专业遗传咨询和心理咨询不可或缺。

一些患者对特定的监测检查（如MRI中的狭窄空间、麻醉或抽血）存在恐惧和焦虑。当癌症监测发现模棱两可的结果时，可能出现不确定性，需要进行额外的影像学检查或活检。某些类型的筛查（例如全身MRI）可能有较高的偶然或假阳性结果[112,120,121]。在遗传咨询过程中，需要关注患者家庭可能因为相关因素带来的沮丧，包括缺乏最佳监测方案、检查频率高、结果不确定性，以及协调复杂的专科护理所面临的挑战和费用等。青少年和年轻成年人有可能没有医疗保险，他们的稳定就业机会和社会支持较少，当达到癌症风险增加的年龄段时，往往中断筛查。因此，应在青少年就读高中后期开始与青少年其父母就获得医疗保险问题进行详细讨论，以减少中断必要的癌症监测的可能性。

相反，癌症监测计划可以提供心理上的好处。通过主动的监测方法，家庭可能会感到有能力和控制感[115]。检查结果的阴性可以缓解心理症状，特别在癌症风险高的器官没有发现异常，或没有发现家族中已知的癌症类型时，心理压力明显减轻或者消除。随着时间的推移，与监测团队建立关系会产生信任和支持感，这在进行新的癌症诊断时尤其突出。了解长期的癌症监测计划对家庭的影响很重要，这有助于对监测方案的依从性和积极的心理适应性。

家庭和护理团队需要仔细考虑在监测过程中可

能出现的几种情况，包括：①在诊断出癌症或已知癌症进展时，需要继续对其他恶性肿瘤进行监测；②对智力障碍、发育迟缓或有其他合并症儿童患者的监测计划的修改；③把青少年转移到成人癌症监测机构的理想时机和准备培训。

（陆国辉 李劲源 许艺明）

参考文献

[1] Sweet-Cordero EA, Biegel JA. The genomic landscape of pediatric cancers: implications for diagnosis and treatment. Science, 2019, 363(6432): 1170–1175.

[2] Zhang JH, Walsh MF, Wu G, et al. Germline mutations in predisposition genes in pediatric cancer. N Engl J Med, 2015, 373(24): 2336–2346.

[3] Akhavanfard S, Padmanabhan R, Yehia L, et al. Comprehensive germline genomic profiles of children, adolescents and young adults with solid tumors. Nat Commun, 2020, 11(1): 2206.

[4] Brodeur GM, Nichols KE, Plon SE, et al. Pediatric cancer predisposition and surveillance: an overview, and a tribute to alfred G. Knudson Jr. Clin Cancer Res, 2017, 23(11):e1–e5.

[5] Postema FAM, Hopman SMJ, Hennekam RC, et al. Consequences of diagnosing a tumor predisposition syndrome in children with cancer: a literature review. Pediatr Blood Cancer, 2018,65(1).

[6] Capasso M, Montella A, Tirelli M, et al. Genetic predisposition to solid pediatric cancers. Front Oncol, 2020, 10: 590033.

[7] Northcott PA, Robinson GW, Kratz CP, et al. Medulloblastoma. Nat Rev Dis Primers, 2019, 5(1): 11.

[8] Waszak SM, Northcott PA, Buchhalter I, et al. Spectrum and prevalence of genetic predisposition in medulloblastoma: a retrospective genetic study and prospective validation in a clinical trial cohort. Lancet Oncol, 2018, 19(6): 785–798.

[9] Skowron P, Ramaswamy V, Taylor MD. Genetic and molecular alterations across medulloblastoma subgroups. J Mol Med, 2015, 93(10): 1075–1084.

[10] Waszak SM, Robinson GW, Gudenas BL, et al. Germline elongator mutations in sonic hedgehog medulloblastoma. Nature, 2020, 580(7803): 396–401.

[11] Guerrini-Rousseau L, Dufour C, Varlet P, et al. Germline SUFU mutation carriers and medulloblastoma: clinical characteristics, cancer risk, and prognosis. Neuro Oncol, 2018, 20(8): 1122–1132.

[12] Miele E, Mastronuzzi A, Po A, Carai A, et al. Characterization of medulloblastoma in fanconi Anemia: a novel mutation in the BRCA2 gene and SHH molecular subgroup. Biomark Res, 2015,3:13.

[13] Northcott PA, Buchhalter I, Morrissy AS, et al. The whole-genome landscape of medulloblastoma subtypes. Nature, 2017,547(7663):311–317.

[14] Ostrom QT, Gittleman H, TruittG, Boscia A, et al. CBTRUS statistical report: primary brain and other central nervous system tumors diagnosed in the United States in 2011-2015. Neuro Oncol, 2018, 20(Suppl. 4): iv1–iv86.

[15] Taeubner J, Wimmer K, Muleris M, et al. Diagnostic challenges in a child with early onset desmoplastic medulloblastoma and homozygous variants in MSH2 and MSH6. Eur J Hum Genet, 2018, 26(3): 440–444.

[16] Twigg SRF, Hufnagel RB, Miller KA, et al. A recurrent mosaic mutation in SMO, encoding the hedgehog signal transducer smoothened, is the major cause of curry-jones syndrome. Am J Hum Genet, 2016, 98(6): 1256–1265.

[17] Distel L, Neubauer S, Varon R, et al. Fatal toxicity following radio- and chemotherapy of medulloblastoma in a child with unrecognized Nijmegen breakage syndrome. Med Pediatr Oncol, 2003, 41(1): 44–48.

[18] Bianchi C, Giammusso V, Berti N, et al. Medulloblastoma in a patient with xeroderma pigmentosum. Pathologica, 1979, 71(1015): 697–701.

[19] Vitanza NA, Partap S. Pediatric ependymoma. J Child Neurol, 2016, 31(12): 1354–1366.

[20] McGuire CS, Sainani KL, Fisher PG. Both location and age predict survival in ependymoma: a SEER study. Pediatr Blood Cancer, 2009, 52(1): 65–69.

[21] Coy S, Rashid R, Stemmer-Rachamimov A, et al. An update on the CNS manifestations of neurofibromatosis type 2. Acta Neuropathol, 2020, 139(4): 643–665.

[22] Roma D, Palma P, Capolino R, et al. Spinal ependymoma in a patient with kabuki syndrome: a case report. BMC Med Genet, 2015, 16: 80. doi: 10. 1186/s12881-015-0228-4.

[23] Khattab A, Monga DK. Turcot Syndrome. //StatPearls [Internet]. Treasure Island (FL): StatPearls, 2021.

[24] Louis DN, Perry A, Reifenberger G, et al. The 2016 world health organization classification of tumors of the central nervous system: a summary. Acta Neuropathol, 2016, 131(6): 803–820.

[25] Kline CN, Joseph NM, Grenert JP, et al. Targeted next-generation sequencing of pediatric neurooncology patients improves diagnosis, identifies pathogenic germline mutations, and directs targeted therapy. Neuro Oncol, 2017, 19(5): 699–709.

[26] Muskens IS, de Smith AJ, Zhang C, et al. Germline cancer predisposition variants and pediatric glioma: a population-based study in California. Neuro Oncol, 2020, 22: 864–874.

[27] Begemann M, Waszak SM, Robinson GW, et al. Germline GPR161 mutations predispose to pediatric medulloblastoma. J Clin Oncol, 2020, 38(11): 43–50.

[28] Dahlin AM, Wibom C, Andersson U, et al. A genome-wide association study on medulloblastoma. J Neurooncol, 2020, 147(2): 309–315.
[29] Dahlin AM, Hollegaard MV, Wibom C, et al. CCND2, CTNNB1, DDX3X, GLI2, SMARCA4, MYC, MYCN, PTCH1, TP53, and MLL2 gene variants and risk of childhood medulloblastoma. J Neurooncol, 2015, 125(1): 75–78.
[30] Treger TD, Chowdhury T, Pritchard-Jones K, et al. The genetic changes of wilms tumour. Nat Rev Nephrol, 2019, 15(4): 240–251.
[31] Scott RH, Walker L, Olsen OE, et al. Surveillance for wilms tumour in at-risk children: pragmatic recommendations for best practice. Arch Dis Child, 2006, 91(12): 995–999.
[32] Mahamdallie S, Yost S, Poyastro-Pearson E, et al. Identification of new wilms tumour predisposition genes: an exome sequencing study. Lancet Child Adolesc Health, 2019, 3(5): 322–331.
[33] Dome JS, Huff V. Wilms tumor predisposition. //Adam MP, Ardinger HH, Pagon RA, et al. GeneReviews®. Seattle, (WA): University of Washington, 1993-2021.
[34] Call KM, Glaser T, Ito CY, et al. Isolation and characterization of a zinc finger polypeptide gene at the human chromosome 11 wilms' tumor locus. Cell, 1990, 60(3): 509–520.
[35] Breslow NE, Norris R, Norkool PA, et al. Characteristics and outcomes of children with the wilms tumor-aniridia syndrome: a report fromthe national wilms tumor study group. J Clin Oncol, 2003, 21(24): 4579–4585.
[36] Imperatore V, Pinto AM, Gelli E, et al. Parent-of-origin effect of hypomorphic pathogenic variants and somatic mosaicism impact on phenotypic expression of retinoblastoma. Eur J Hum Genet, 2018, 26(7): 1026–1037.
[37] Pelletier J, BrueningW, Kashtan CE, et al. Germline mutations in the wilms' tumor suppressor gene are associated with abnormal urogenital development in denys-drash syndrome. Cell, 1991, 67(2): 437–447.
[38] PDQ Pediatric Treatment Editorial Board. Wilms tumor and other childhood kidney tumors treatment (PDQR): health professional version. //PDQ Cancer Information Summaries [Internet]. Bethesda, MD: National Cancer Institute (US), 2002-2021.
[39] Barbaux S, Niaudet P, Gubler MC, et al. Donor splice-site mutations in WT1 are responsible for Frasier syndrome. Nat Genet, 1997, 17(4): 467–470.
[40] Karnik P, Chen P, Paris M, et al. Loss of heterozygosity at chromosome 11p15 in wilms tumors: identification of two independent regions. Oncogene, 1998, 17(2): 237–240.
[41] Cairney AE, Andrews M, Greenberg M, et al. Wilms tumor in three patients with bloom syndrome. J Pediatr, 1987, 111(3): 414–416.
[42] Russell B, Johnston JJ, Biesecker LG. et al. Clinical management of patients with ASXL1 mutations and Bohring-Opitz syndrome, emphasizing the need for Wilms tumor surveillance. Am J Med Genet A, 2015, 167A(9): 2122–2131.
[43] Shuman C, Smith AC, Steele L, et al. Constitutional UPD for chromosome 11p15 in individuals with isolated hemihyperplasia is associated with high tumor risk and occurs following assisted reproductive technologies. Am J Med Genet A, 2006, 140(14): 1497–1503.
[44] Hartley AL, Birch JM, Tricker K, et al. Wilms' tumor in the Li-Fraumeni cancer family syndrome. Cancer Genet Cytogenet, 1993, 67(2): 133–135.
[45] Karlberg N, Karlberg S, Karikoski R, et al. High frequency of tumours in mulibrey nanism. J Pathol, 2009, 218(2): 163–171.
[46] Astuti D, Morris MR, Cooper WN, et al. Germline mutations in DIS3L2 cause the perlman syndrome of overgrowth and wilms tumor susceptibility. Nat Genet, 2012, 44(3): 277–284.
[47] Cottereau E, Mortemousque I, Moizard MP, et al. Phenotypic spectrum of Simpson-Golabi-Behmel syndrome in a series of 42 cases with a mutation in GPC3 and review of the literature. Am J Med Genet C Semin Med Genet, 2013, 163C(2): 92–105.
[48] Fagali C, Kok F, Nicola P, et al. MLPA analysis in 30 sotos syndrome patients revealed one total NSD1 deletion and two partial deletions not previously reported. Eur J Med Genet, 2009, 52(2): 333–336.
[49] Reid S, Renwick A, Seal S, et al. Biallelic BRCA2 mutations are associated with multiple malignancies in childhood including familial wilms tumour. J Med Genet, 2005, 42(2): 147–151.
[50] Hanks S, Coleman K, Reid S, et al. Constitutional aneuploidy and cancer predisposition caused by biallelic mutations in BUB1B. Nat Genet, 2004, 36(11): 1159–1161.
[51] Hanks S, Perdeaux ER, Seal S, et al. Germline mutations in the PAF1 complex gene CTR9 predispose to Wilms tumour. Nat Commun, 2014, 5: 4398.
[52] Mahamdallie SS, Hanks S, Karlin KL, et al. Mutations in the transcriptional repressor REST predispose to Wilms tumor. Nat Genet, 2015, 47(12): 1471–1474.
[53] Yost S, de Wolf B, Hanks S, et al. Biallelic TRIP13 mutations predispose to Wilms tumor and chromosome missegregation. Nat Genet, 2017, 49(7): 1148–1151.
[54] Martins AG, Pinto AT, Domingues R, et al. Identification of a novel CTR9 germline mutation in a family with Wilms tumor. Eur J Med Genet, 2018, 61(5): 294–299.
[55] Halliday BJ, Fukuzawa R, Markie DM, et al. Germline mutations and somatic inactivation of TRIM28 in Wilms tumour. PLoS Genet, 2018, 14(6): e1007399.
[56] Diets IJ, Hoyer J, Ekici AB, et al. TRIM28 haploinsufficiency predisposes to Wilms tumor. Int J Cancer, 2019, 145(4): 941–951.
[57] Reid S, Schindler D, Hanenberg H, et al. Biallelic mutations in PALB2 cause Fanconi anemia subtype FA-N and predispose to childhood cancer. Nat Genet, 2007, 39(2): 162–164.
[58] Wegert J, Ishaque N, Vardapour R, et al. Mutations in the SIX1/2 pathway and the DROSHA/DGCR8 miRNA microprocessor complex underlie high-risk blastemal type

Wilms tumors. Cancer Cell, 2015, 27(2): 298–311.
[59] Gianferante DM, Mirabello L, Savage SA. Germline and somatic genetics of osteosarcoma - connecting aetiology, biology and therapy. Nat Rev Endocrinol, 2017, 139(8): 480–491.
[60] Ognjanovic S, Olivier M, Bergemann TL, et al. Sarcomas in TP53 germline mutation carriers: a review of the IARC TP53 database. Cancer, 2012, 118(5): 1387–1396.
[61] Correa H. Li-Fraumeni syndrome. J Pediatr Genet, 2016, 5(2): 84–88.
[62] Vlachos A, Rosenberg PS, Atsidaftos E, et al. Increased risk of colon cancer and osteogenic sarcoma in diamond-blackfan anemia. Blood, 2018, 132(20): 2205–2208.
[63] Zils K, Klingebiel T, Behnisch W, et al. Osteosarcoma in patients with Rothmund-Thomson syndrome. Pediatr Hematol Oncol, 2015, 32(1): 32–40.
[64] Maciaszek JL, Oak N, Chen W, et al. Enrichment of heterozygous germline RECQL4 loss-of-function variants in pediatric osteosarcoma. Cold Spring Harb Mol Case Stud, 2019, 5(5): a004218.
[65] Van Maldergem L, Piard J, Larizza L, et al. Baller-Gerold syndrome. //Adam MP, Ardinger HH, Pagon RA, et al. GeneReviews®. Seattle, (WA): University of Washington, 1993-2021.
[66] Siitonen HA, Kopra O, Kaariainen H, et al. Molecular defect of Rapadilino syndrome expands the phenotype spectrum of Recql diseases. Hum Mol Genet, 2003, 12(21): 2837–2844.
[67] Ishikawa Y, Miller RW, Machinami R, et al. A typical osteosarcomas in Werner syndrome. (adult progeria). JPN J Cancer Res, 2000, 91(12): 1345–1349.
[68] German J. Bloom's syndrome, XX. The first 100 cancers. Cancer Genet Cytogenet, 1997, 93(1): 100–106.
[69] Masliah-Planchon J, Levy D, Heron D, et al. Does ATRX germline variation predispose to osteosarcoma? Three additional cases of osteosarcoma in two ATR-X syndrome patients. Eur J Hum Genet, 2018, 26(8): 1217–1221.
[70] Hansen MF, Seton M, Merchant A. Osteosarcoma in Paget's disease of bone. J Bone Miner Res, 2006, 21(Suppl. 2): P58–63.
[71] Scotto di Carlo F, Pazzaglia L, Esposito T, et al. The loss of profilin 1 causes early onset paget's disease of bone. J Bone Miner Res, 2020, 35(8): 1387–1398.
[72] Ballinger ML, Goode DL, Ray-Coquard I, et al. Monogenic and polygenic determinants of sarcoma risk: an international genetic study. Lancet Oncol, 2016, 17(9): 1261–1271.
[73] Mirabello L, Zhu B, Koster R, et al. Frequency of pathogenic germline variants in cancer-susceptibility genes in patients with osteosarcoma. JAMA Oncol, 2020, 6(5): 724–734.
[74] Savage SA, Mirabello L, Wang Z, et al. Genome-wide association study identifies two susceptibility loci for osteosarcoma. Nat Genet, 2013, 45(7): 799–803.
[75] Walsh KM, Whitehead TP, de Smith AJ, et al. Common genetic variants associated with telomere length confer risk for neuroblastoma and other childhood cancers. Carcinogenesis, 2016, 37(6): 576–582.
[76] Kovac M, Woolley C, Ribi S, et al. Germline RET variants underlie a subset of paediatric osteosarcoma. J Med Genet, 2021, 58(1): 20-24.
[77] Perez EA, Kassira N, Cheung MC, et al. Rhabdomyosarcoma in children: a SEER population based study. J Surg Res, 2011, 170(2): e243–e251.
[78] Skapek SX, Ferrari A, Gupta AA, et al. Rhabdomyosarcoma. Nat Rev Dis Primers, 2019, 5(1): 1.
[79] Shern JF, Chen L, Chmielecki J, et al. Comprehensive genomic analysis of rhabdomyosarcoma reveals a landscape of alterations affecting a common genetic axis in fusion positive and fusion-negative tumors. Cancer Discov, 2014, 4(2): 216–231.
[80] Parham DM, Barr FG. Classification of rhabdomyosarcoma and its molecular basis. Adv Anat Pathol, 2013, 20(6): 387–397.
[81] Gartrell J, Pappo A. Recent advances in understanding and managing pediatric rhabdomyosarcoma. F1000Res, 2020, 9: F1000
[82] Dagher R, Helman L. Rhabdomyosarcoma: an overview. Oncologist, 1999, 4(1): 34–44.
[83] Dehner LP, Jarzembowski JA, Hill DA. Embryonal rhabdomyosarcoma of the uterine cervix: a report of 14 cases and a discussion of its unusual clinicopathological associations. Mod Pathol, 2012, 25(4): 602–614.
[84] Roberts AE, Allanson PJE, Tartaglia M, et al. Noonan syndrome. Lancet, 2013, 381(9863): 333–342.
[85] Martinelli S, McDowell HP, Vigne SD, et al. RAS signaling dysregulation in human embryonal Rhabdomyosarcoma. Genes Chromosomes Cancer, 2009, 48(11): 975–982.
[86] Sanchez-Montenegro C, Vilanova-Sanchez A, Barrena-Delfa S, et al. Costello syndrome and umbilical ligament rhabdomyosarcoma in two pediatric patients: case reports and review of the literature. Case Rep Genet, 2017, 2017: 1587610.
[87] Gripp KW, Scott CI, Jr, Nicholson L, et al. Five additional Costello syndrome patients with rhabdomyosarcoma: proposal for a tumor screening protocol. Am J Med Genet, 2002, 108(1): 80–87.
[88] Grunewald TGP, Cidre-Aranaz F, Surdez D, et al. Ewing sarcoma. Nat Rev Dis Primers, 2018, 4(1): 5.
[89] Johnson KM, Mahler NR, Saund RS, et al. Role for the EWS domain of EWS/FLI in binding GGAA-microsatellites required for Ewing sarcoma anchorage independent growth. Proc Natl Acad Sci USA, 2017, 114(37): 9870–8975.
[90] Rahman N. Realizing the promise of cancer predisposition genes. Nature, 2014, 505(7483): 302–308.
[91] Lu G. Cancer Cytogenomics. //Tan DF, Lynch HT. Principles of Molecular Diagnostics and Personalized Cancer Medicine. Philadelphia, PA: Lippincott Williams & Wilkins, 2013, 153-179.
[92] Juarez OA, Pencheva BB, Bellcross C, et al. Cancer genetic counseling for childhood cancer predisposition is associated with improved levels of knowledge and high satisfaction in

parents. J Genet Couns, 2020, doi: 10. 1002/jgc4. 1357.
[93] 陆国辉. 遗传性肿瘤. // 陆国辉，张学. 产前遗传病诊断 . 2 版 . 广州：广东科技出版社, 2020, 1473-1514.
[94] Brierley KL, Blouch E, Cogswell W, et al. Adverse events in cancer genetic testing: medical, ethical, legal, and financial implications. Cancer J, 2012, 18(4): 303–309.
[95] 潘小英，陆国辉. 遗传咨询概论. // 陆国辉，徐湘民. 临床遗传咨询. 北京：北京大学医学出版社, 2007，3-13.
[96] Hampel H, Bennett RL, Buchanan A, et al. Guideline Development Group, American College of Medical Genetics and Genomics Professional Practice and Guidelines Committee and National Society of Genetic Counselors Practice Guidelines Committee. A practice guideline from the American College of Medical Genetics and Genomics and the National Society of Genetic Counselors: referral indications for cancer predisposition assessment. Genet Med 2015, 17(1): 70–87.
[97] Robson ME, Bradbury AR, Arun B, et al. American Society of Clinical Oncology policy statement update: genetic and genomic testing for cancer susceptibility. J Clin Oncol 2015, 33(31): 3660-3667.
[98] Botkin JR, Belmont JW, Berg JS, et al. Points to consider: ethical, legal and psychosocial implications of genetic testing in children and adolescents. Am J Hum Genet, 2015, 97(1): 6–21.
[99] Kesserwan C, Ross LF, Bradbury AR, et al. The advantages and challenges of testing children for heritable predisposition to cancer. Am Soc Clin Oncol Educ Book, 2016, 35: 251–269.
[100] Patenaude AF, Tung N, Ryan PD, et al. Young adult daughters of BRCA1/2-positive mothers: what do they know about hereditary cancer and how much do they worry? Psychooncol, 2013, 22(9): 2024–2031.
[101] Patenaude AF, Schneider KA. Issues arising in psychological consultations to help parents talk to minor and young adult children about their cancer genetic test result: a guide to providers. J Genet Couns, 2017, 26(2): 251–260.
[102] Nelson HD, Fu R, Goddard K, et al. Risk assessment, genetic counseling, and genetic testing for BRCA-related cancer: systematic review to update the U. S. Preventive Services Task Force Recommendation [Internet]. Evidence syntheses no. 101. AHRQ publication no. 12-05164-EF-1. Rockville (MD): Agency for Healthcare Research and Quality, 2013.
[103] Dattilo TM, Lipak KG, Clark OE et al. Parent-child communication and reproductive considerations in families with genetic cancer predisposition syndromes: a systematic review. J Adolesc Young Adult Oncol, 2021, 10(1): 15-25.
[104] Boone PM, Soens ZT, Campbell IM, et al. Incidental copy-number variants identified by routine genome testing in a clinical population. Genet Med, 2013, 15(1): 45–54.
[105]Hamm JA, Mikhail FM, Hollenbeck D, et al. Incidental detection of cancer predisposition gene copy number variations by array comparative genomic hybridization. J Pediatr, 2014, 165(5): 1057–1059.
[106]Knapke S, Zelley K, Nichols KE, et al. Identification, management, and evaluation of children with cancer-predisposition syndromes. Am Soc Clin Oncol Educ Book, 2012, 576–584.
[107] ain R, Savage MJ, Forman AD, et al. The relevance of hereditary cancer risks to precision oncology: what should providers consider when conducting tumor genomic profiling? J Natl Compr Canc Netw, 2016, 14(6): 795–806.
[108] Richards S, Aziz N, Bale S, et al. Standards and guidelines for the interpretation of sequence variants: a joint consensus recommendation of the American College of Medical Genetics and Genomics and the Association for Molecular Pathology. Genet Med, 2015, 17(5): 405–424.
[109] Plon SE, Eccles DM, Easton D, et al. Sequence variant classification and reporting: recommendations for improving the interpretation of cancer susceptibility genetic test results. Hum Mutat, 2008, 29(11): 1282–1291.
[110] Sirohi D, Schmidt RL, Aisner D, et al. Multi-institutional evaluation of interrater agreement of variant classification based on the 2017 Association for Molecular Pathology, American Society of Clinical Oncology, and College of American Pathologists Standards and Guidelines for the interpretation and reporting of sequence variants in cancer. J Mol Diagn, 2020, 22(2): 284-293.
[111] Villani A, Shore A, Wasserman JD, et al. Biochemical and imaging surveillance in germline TP53 mutation carriers with Li-Fraumeni syndrome: 11 year follow-up of a prospective observational study. Lancet Oncol, 2016, 17(9): 1295–1305.
[112] Anupindi SA, Bedoya MA, Lindell RB, et al. Diagnostic performance of whole-body MRI as a tool for cancer screening in children with genetic cancer-predisposing conditions. Am J Roentgenol, 2015, 205(2): 400–408.
[113] Johnston JJ, Rubinstein WS, Facio FM, et al. Secondary variants in individuals undergoing exome sequencing: screening of 572 individuals identifies high-penetrance mutations in cancer-susceptibility genes. Am J Hum Genet, 2012, 91(1): 97–108.
[114] Bidstrup PE, Johansen C, Mitchell AJ. Screening for cancer-related distress: summary of evidence from tools to programmes. Acta Oncol, 2011, 50(2): 194-204.
[115] Lammens CR, Bleiker EM, Aaronson NK, et al. Regular surveillance for Li-Fraumeni syndrome: advice, adherence and perceived benefits. Fam Cancer, 2010, 9(4): 647–654.
[116] Levine FR, Coxworth JE, Stevenson DA, et al. Parental attitudes, beliefs, and perceptions about genetic testing for FAP and colorectal cancer surveillance in minors. J Genet Couns, 2010, 19(3): 269–279.
[117] Samuel N, Villani A, Fernandez CV, et al. Management of familial cancer: sequencing, surveillance and society. Nat Rev Clin Oncol, 2014, 11(2): 723–731.
[118] Teplick A, Kowalski M, Biegel JA, et al. Educational paper: screening in cancer predisposition syndromes: guidelines for the general pediatrician. Eur J Pediatr 2011, 170(3): 285–294.

[119] Feiler B. Scanxiety. Fear of a postcancer ritual. Time, 2011, 177(24): 56.
[120] Friedman DN, Lis E, Sklar CA, et al. Whole-body magnetic resonance imaging (WB-MRI) as surveillance for subsequent malignancies in survivors of hereditary retinoblastoma: a pilot study. Pediatr Blood Cancer, 2014, 61(8):1440–1444.
[121] Jasperson KW, Kohlmann W, Gammon A, et al. Role of rapid sequence whole-body MRI screening in SDH-associated hereditary paraganglioma families. Fam Cancer, 2014, 13(2): 257–265.

第 11 章

视网膜母细胞瘤

视网膜母细胞瘤（retinoblastoma, RB）是儿童最常见的原发性眼内恶性肿瘤，文献报道全世界 RB 年发病率为 1/20 000 ～ 1/15 000[1,2]。全世界每年大约有 8000 例新增患者，其中我国每年新增患者约为 1100 例，仅次于印度，居世界第二，且 84% 为晚期高风险患者[3,4]。人类对 RB 的治疗已有 200 余年的历史，1809 年由英国爱丁堡眼科医生 James Wardrop 首先详细描述并提出早期眼球摘除可治愈 RB，开创了治疗 RB 的先例。RB 一般在 6 岁前发病，以后随年龄增大发病率明显下降，偶有成年发病的报道，但有家族史或双眼发病者多在 1 岁以前发病。1971 年 Alfred Knudson 提出 RB 发病机制"二次打击"（double-hits），认为 RB 的发生由 *RB1* 等位基因先后发生两次变异引起。RB 单眼发病占 60% ～ 70%，双眼发病占 30% ～ 40%。通常，双眼发病患者的 *RB1* 变异不但发生在肿瘤细胞而且发生在非肿瘤细胞如外周血白细胞，并提示胚系基因变异。散发性 RB 通常是单侧发病，*RB1* 变异通常仅见于肿瘤细胞，提示 *RB1* 体细胞基因变异的发生[3,4]。

主要临床表现

RB 分为四期，即眼内生长期、青光眼期、眼外期和全身转移期。实际上，这一分期只代表 RB 发展的一般过程，但并不是所有的 RB 都按照上述顺序依次进展。在肿瘤体积尚小，尚未发生青光眼时，就有可能已经向眼外侵犯甚至远处转移；也可能在发展到一定程度后发生自行萎缩。

肿瘤最初在眼内生长时，由于体积小，外观不能观察到异常，加之此病多见于儿童，不能自诉视力下降，因此本病早期一般难以发现。随着肿瘤体积增大，当其增长突入玻璃体甚至接近晶状体时，瞳孔区会出现黄白色反光。这就是 RB 最常见的也是最典型的症状——白瞳症，俗称"猫眼"（图 11-1）。散瞳检查眼底，可见视网膜大小不同的黄白色或白色肿块，可呈圆形或椭圆形突出于玻璃体腔，或扁平型生长，常伴有明显扩张的视网膜血管，可见新生血管和出血，视网膜脱离或水肿（图 11-2）。此时常因白瞳症、瞳孔散大、斜视（内斜或外斜），而被家长发现。其他的临床表现可能有角膜混浊、假性前房积脓、虹膜新生血管、眼红、眼痛、头痛、恶心呕吐等。若肿瘤向眼外和眶内蔓延，可能出现眼球突出、结膜水肿、眼球活动受限、突出睑裂区的巨大肿块甚至溃烂出血等表现。远处转移可发生于任何一期，常见的转移途径有：沿视神经蔓延、通过神经鞘脑脊液向全身转移、少数肿瘤通过眶组织淋巴或血管向远处转移。

RB 分三种类型：①内生型：肿瘤起源于视网膜内层，向玻璃体内生长，早期易为眼底检查所发现；②外生型：肿瘤起源于视网膜外层，沿视网膜下间隙及脉络膜方向生长，造成视网膜脱离；③浸润型：肿瘤弥散性的浸润视网膜全层，无明显包块，占全部视网膜母细胞瘤的 1.5%。

RB 多在 6 岁前发病，之后发病率明显下降。体细胞基因变异的 RB 患儿发病较迟，但极少超过 6 岁，为单侧性 RB。大约至少 15% 单侧性 RB 患

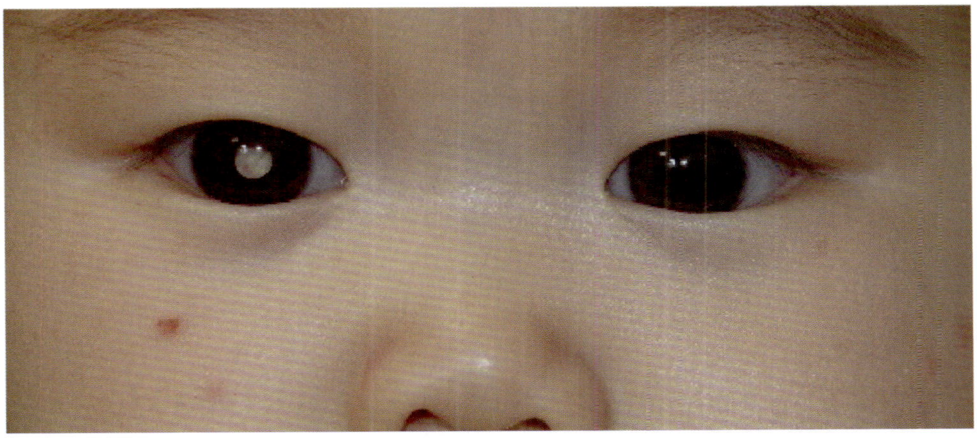

图 11-1 RB 患者右眼呈现“白瞳症”，可见右眼瞳孔区白色反光

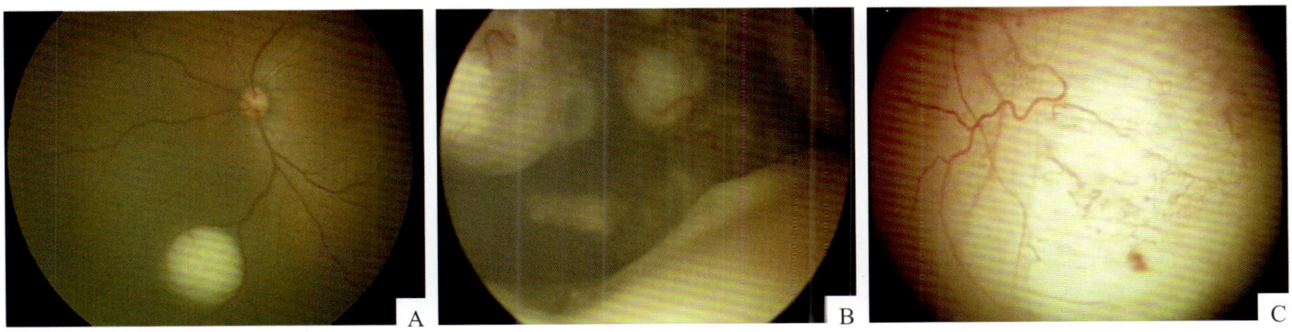

图 11-2 RB 眼底广域表现

图 A，可见视网膜单个肿物隆起；图 B，可见视网膜多个肿物；图 C，可见巨大肿物突出于玻璃体腔，肿物表面可见迂曲扩张的血管及脱离的视网膜

者有 *RB1* 胚系变异 。有胚系基因变异的 RB 患儿通常 1 岁以内发病，且为双眼多发性视网膜肿瘤。少数患儿除了眼内肿瘤（可单眼或双眼发病），还伴有颅内肿瘤，如松果体及蝶鞍上或蝶鞍旁的原发性神经母细胞瘤，称为“三侧性 RB”[5-7]。其临床表现有嗜睡、头痛和其他临床神经症状。临床上应与 RB 颅内转移相鉴别。

RB 部分患者在若干年后又发生其他部位的恶性肿瘤，称为第二恶性肿瘤。有 *RB1* 胚系变异的患者发生第二恶性肿瘤的危险性较高，尤其是经过外放疗的患者发病率更高，包括成骨肉瘤、软组织肉瘤、黑色素瘤、实质器官恶性肿瘤如乳腺癌和胃肠道癌等，也可见小细胞肺癌、膀胱癌、前列腺癌以及白血病等。

约有 3% RB 可自行停止生长甚至肿瘤自发消退，不具有侵袭性。

遗传方式与相关致病基因

从基因水平而言，RB 属常染色体隐性遗传，与抑癌基因（anti-oncogene）*RB1* 变异相关，而从表型分析，RB 属常染色体显性遗传。只有 *RB1* 的两个等位基因都发生变异，才会导致 RB 的发生。Knudson 提出“二次打击”假说来解释遗传型和非遗传型 RB 的发病机制（详见第 3 章“Knudson 二次打击假说”部分）。在遗传型 RB 中，第一个等位基因的变异通常源于胚系，由父母遗传而来，第二个 *RB1* 基因变异则通常发生在体细胞，发生于合子形成之后。在含有从父母遗传而来的一个拷贝变异型的 *RB1* 基因的儿童中，90% 会发生另一拷贝基因的变异而导致 RB 的发生。患者的子女接受变异 *RB1* 基因的风险为 50%，进一步发生体细胞基因变异后而发病。因此，从肿瘤发生的角度来说，RB 属常染色体显性遗传。

而在非遗传型 RB 中，两次基因变异均发生在同一体细胞内，使两个 *RB1* 等位基因均发生变异而失活，但这种概率很小。因此发病较迟，且多为单眼发病。

RB1 是第一个被克隆的抑癌基因，并已被定位于 13q14.2，覆盖约 180 kb 的范围。完整的 *RB1* 基因含有 27 个外显子和 26 个内含子，其 mRNA 长约 4.7 kb，包括 2.7 kb 编码区和 2 kb 非编码区，编码由 928 个氨基酸组成的 RB 蛋白（pRB），分子量 105 ~ 114 kDa。*RB1* 基因启动子区高度保守，含由丰富的 CG 碱基组成的 CpG 岛，并包含与 ATF、SP-1、E2F 和 RBF21 等转录因子的敏感结合区域。RB 蛋白（pRB）含有病毒蛋白结合区，A 区和 B 区。病毒蛋白与 A、B 区的结合会导致 RB 蛋白的失活。A、B 区活性的表现反映在对细胞生长的抑制、与核物质和转录因子的结合以及细胞周期 G1 期的磷酸化作用。通过基因产物本身的磷酸化和去磷酸化作用以及与其他细胞蛋白相互作用，RB 蛋白参与调控细胞周期的整个过程。RB 蛋白可调节细胞周期，当其非磷酸化形式与 E2F 结合时，可抑制细胞从 G1 期进入 S 期，从而有效抑制细胞过度增殖[8]。如果在胚胎期视网膜细胞缺少这种基因蛋白，就会导致细胞增殖失控而最终发生 RB。遗传性 RB 的基因变异，导致转录调节因子无法结合，降低了转录活性，导致细胞内 pRB 功能低下或缺失，细胞的正常周期被打破，不遵循分化调节，细胞快速生长形成肿瘤。

RB1 基因变异可以因为染色体畸变导致，如染色体结构和数量的畸变（包括染色体 13q14 区带的缺失或与累及该区带的其他染色体重排、减数分裂或有丝分裂过程 13 号染色体不分离导致 13 号染色体的丢失）。基因本身的变异包括核酸的改变（替代、缺失、插入及重复变异）、外显子的缺失（单个或者多个水平）、杂合性丢失（loss of heterozygosity，LOH）或 *RB1* 基因启动子区域 CpG 岛的超甲基化而导致转录失活[9-13]。其中，以无义变异和移码变异最常见。基因变异主要发生在与 RB 蛋白和病毒蛋白结合有关的区域，另一主要部位是基因启动子上辨认转录因子 ATF 和 SP-1 的区域。*RB1* 变异体现了肿瘤发生的“二次打击”假说，即一个正常的细胞变成肿瘤细胞需要发生两次变异。两次变异使 *RB1* 基因中的正常等位基因失活，变成变异纯合子或复合杂合变异的状态，导致抑癌基因 *RB1* 编码的 RB 蛋白的功能丢失（loss-of-function, LOF），细胞分化失控而致 RB 的发生。胚系基因变异可以遗传给下一代，携带者所有的细胞均缺少一个正常 *RB1* 拷贝。*RB1* 基因变异携带者的疾病外显率达 90%。在体细胞基因变异引起的 RB 中，基因变异仅发生于一小部分的未成熟视网膜母细胞[14]。

临床上，RB 的基因型和表现型存在差异。RB 患者的常染色体显性基因的外显率达 90%。遗传性 RB 并非都表现双眼发病，单侧遗传性 RB 并非都呈现为多灶性病变，在某些 RB 家族中，有相当比例的 *RB1* 基因变异携带者并未患病[15]。

临床诊断依据

对有白瞳症、斜视等眼部异常的患者，要询问患者的病史和家族史，详细的眼科检查包括裂隙灯和散瞳眼底检查之外，还需进行以下辅助检查，如发现眼内占位性病变，且病变有明显钙化现象，则可以诊断 RB。

1. **超声检查**。其典型的表现，对诊断有重要的意义。超声常表现为玻璃体腔内实性占位性病变声像，光点强弱不等，分布不均，肿瘤可单个或多个，与眼球壁相连，内见强光斑（钙化），后方出现声影。弥漫型者较少，表面轮廓不规则，无钙化。视神经增粗者意味着肿瘤已经侵犯视神经。

2. **CT 检查**。可见玻璃体腔内占位性病变，病变内可见密度增高的钙化影，若肿瘤沿视神经蔓延，可见视神经增粗。若肿瘤穿破巩膜直接向眼眶内蔓延，则表现为眼球高密度影不规则影向后扩散。

3. **头部和眼眶 MRI**。可以评估是否有视神经和眼外受累，以及是否存在“三侧性 RB”。眼外期时可见肿物向眼眶或颅内侵犯，视神经增粗，甚至颅内占位病变。RB 的诊断需与其他能引起白瞳症的眼部疾患鉴别，常见的包括 Coats 病、早产儿视网膜病变、家族性渗出性玻璃体视网膜病变、永存增生性原始玻璃体、混合错构瘤、眼弓蛔虫病、先天性白内障、眼内炎等。

RB1 基因胚系致病性变异是视网膜母细胞瘤确诊的重要依据（见下文）。

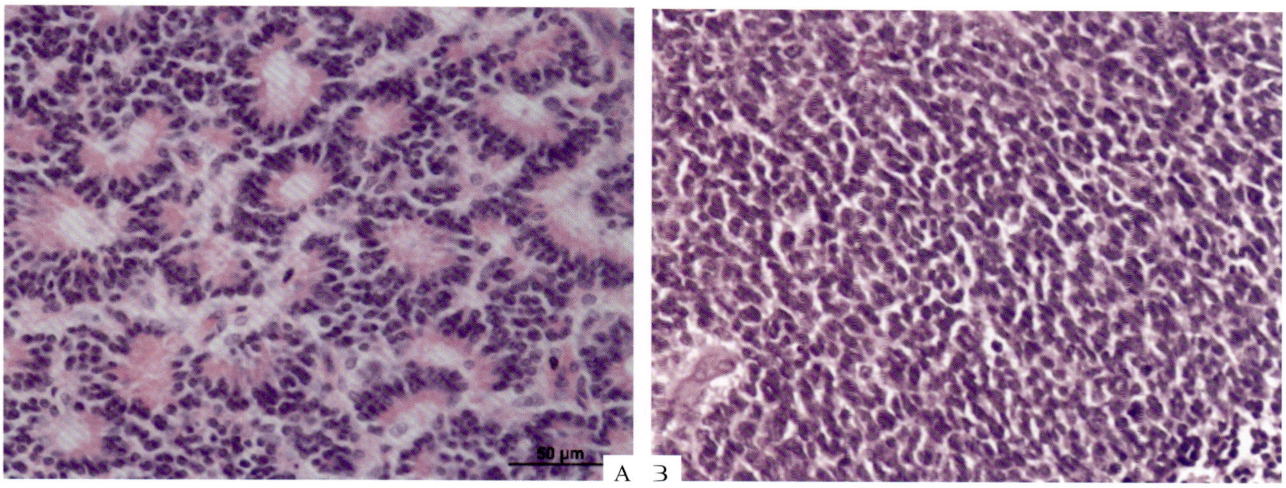

图 11-3 视网膜母细胞瘤的病理图

图 A，F-W 玫瑰花结；图 B，未分化型

主要病理诊断特征

一、组织细胞病理检查

根据病理组织学特征可将 RB 分为未分化型和分化型两种（图 11-3）：

1. **未分化型**。肿瘤细胞小圆形或短梭形或大小不一，核深染，核仁不清，胞质少。常见凋亡细胞。常见以血管为中心的假菊形团及肿瘤围血管生长（“袖套样”结构），周围伴坏死和钙化，可引起继发性虹膜血管增生。

2. **分化型**

（1）F-W 玫瑰花结（Flexner-Wintersteiner rosette）：RB 特征性病理形态结构，由核位于周边细胞质向腔内伸出的数个及十数个肿瘤细胞构成，中心有空腔，呈整齐的花环状。电镜下菊形团的中心腔内可见刷状突起，酷似视细胞花状饰的扇状突出的超微结构。

（2）H-W 玫瑰花结（Homer-Wright rosette）：较少见，肿瘤细胞呈放射状排列，不形成中央空腔，中央充满神经纤维丝样物，实际上是瘤细胞的绒毛，不含酸性黏多糖。H-W 玫瑰花结亦可见于神经母细胞瘤及髓母细胞瘤。

3. **病理学高风险因素的判断**。根据侵犯视神经的程度分为 4 级：1 级为肿瘤细胞侵犯视神经盘；2 级为侵犯筛板；3 级为侵犯筛板之后，未到视神经断端；4 级为侵犯视神经断端。1 级和 2 级为病理学低风险因素；3 级和 4 级为病理学高风险因素。其他病理学高风险因素包括侵犯大范围脉络网膜、巩膜、前房、虹膜和睫状体。

准确判定 RB 病理学高风险因素对评估 RB 患者眼球摘除术后肿瘤扩散转移的风险以及制定临床治疗方案具有重要意义[16-18]。RB 病理学高风险因素预示患者术后具有较高的肿瘤扩散和转移风险，需要在术后进行全身辅助性化疗。

通常不主张眼内穿刺检查，因为这可能造成肿瘤细胞的播散转移，故只适用于特殊情况。当 RB 发生脑转移时，肿瘤细胞可脱落于脑脊液，因此通过对脑脊液的检查可发现 RB 肿瘤细胞。

二、免疫组化染色检查

RB 是一种起源于胚胎型视网膜细胞的恶性肿瘤，临床诊断主要依赖于病史及体征，病理免疫组化染色检查中最常用的是 Ki67 和 Syn，但尚无针对 RB 的特异性标志因子。有研究表明膜蛋白 LMNB1 和 TFRC 在 RB 组织中高表达[19]。Li 等[20]检测了 22 例 RB 患者，发现 OTX2 高表达的为 19 例，正常视网膜组织表达阴性。Amer[21]等研究发现 LRG-1 在 88% 的 RB 中高表达。Long[22]等对 41 例石蜡包埋的 RB 样本进行检测，发现 MMP-2 和 MMP-9 高表达于所有检测的 RB 样本，在视神经侵犯的肿瘤中表达更高。还有研究表明 CDC25B[23]、TFF1[24]、AHSG、RACGAP1、IGF2BP1、MDK[25]、TAZ[26]、PDGFR-β[27]、GST π[28]、B7H3[29]，以及自噬相关标志物 LC3B 和 p62[30] 在大多数 RB 患者中高表达，其中，LC3B 和 p62 与疾病的进展和肿瘤的侵袭相关，GST π 主要表达于分化良好的RB中。Singh[31]等回顾性分析了262例眼摘的RB样本，根据治疗分为眼摘和化疗后眼摘两类，发现免疫检查点标志物（immune checkpoint marker）PD-1在单纯眼摘和化疗后眼摘患者的阳性率分别为20.13%和40.67%，PD-L1分别为31.94%和18.64%。以上因子并非RB特异性标志物，在其他类型肿瘤中均有表达。

三、分子病理检测

*RB1*基因检测对RB的诊断是遗传性肿瘤诊断的范例[32, 33]。综合治疗技术的进步提高了RB患儿的生存率和生活质量。不容忽视的是，部分RB患者在首次治疗后仍可复发，并且RB患者的亲属也有患病风险，而解决这些问题需要借助遗传学检测、诊断和遗传咨询。因此，基因诊断对RB患者及其家庭成员的筛查是非常必要的。

（一）*RB1*基因检测

第8版TNM分期引入了H分期，即遗传特性分期。依据患儿的基因检测结果，主要将其分为H0期和H1期，H0期为存在正常*RB1*等位基因，H1为双侧性RB、三侧性RB、有RB阳性家族史

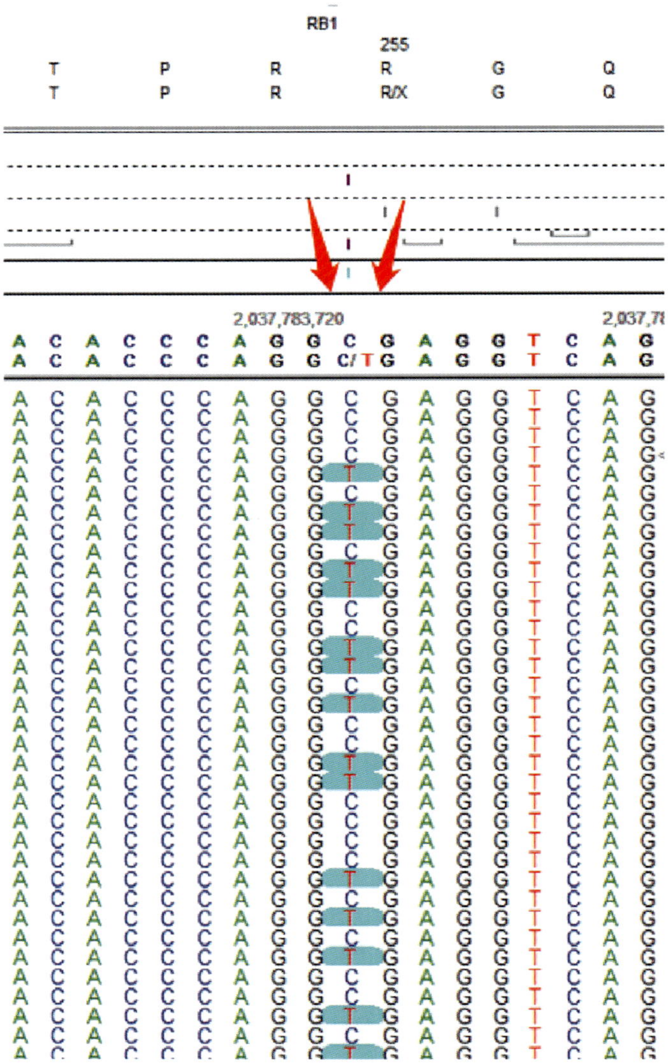

图11-4 *RB1*基因无义变异c.763C>T二代测序图

此变异在一个19岁的双侧RB患者中检测到，传递来自其母亲和婆婆。这是*RB1*基因罕见的无义变异，在多个新发或遗传的视网膜母细胞瘤临床患者中被检测出（PMID：30996590，32218800，19653712）。到目前为止，此变异在公用的参考人群基因数据库中没有报道。这个变异预测可能会导致蛋白质合成提前出现终止密码。依据美国ACMG变异分类指南（PMID：25741868，31690835），这个变异为“1类-致病性变异”（此图由陆国辉提供）

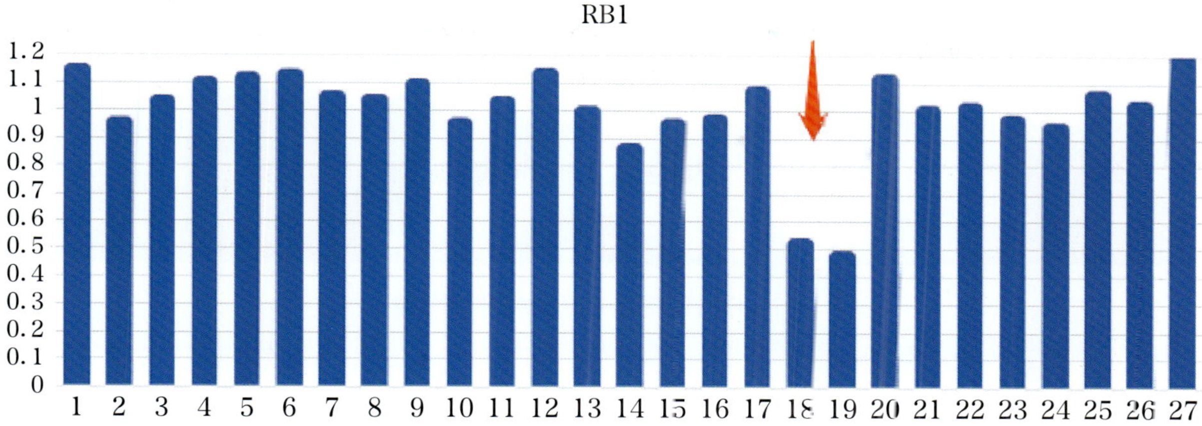

图 11-5 *RB1* 基因第 18-19 外显子缺失拷贝数变异图

此变异在一个双侧 RB 小孩患者中检测到。其父母和家族里其他亲属没有任何 *RB1* 变异，属新发变异。*RB1* 基因 18-19 号外显子缺失变异没有在相关临床病例中被报道过，不同大小的 *RB1* 外显子拷贝数缺失在视网膜母细胞瘤相关临床病例中被报道过（PMID: 19280657,15477586）。到目前为止，这个变异在公用的参考人群基因组多态性数据库(DGV)中没有报道。依据美国 ACMG 变异分类指南（PMID: 25741868, 31690835），这个变异为"1 类 - 致病性变异"（此图由陆国辉提供）

或检测出体细胞 *RB1* 基因变异。

1. *RB1* 基因检测意义

（1）单眼患病、无家族史患者：在此类患者中，只有 15% 患者可在外周静脉血中检测出 *RB1* 基因变异。目前基因检测技术对 *RB1* 基因变异的检出率很高，胚系变异的检出率高达 95%。同时，此类患者存在"嵌合现象"[32,33]，即在早期胚胎发生的 1 个 *RB1* 基因变异，仅出现在小部分细胞中，其余大部分细胞中无 *RB1* 基因变异。因此，在外周静脉血检测中未发现 *RB1* 基因变异的单眼 RB 患者，仍需持续监测，定期检查对侧眼以排除肿瘤的可能。由于这种可能性较小，因此检查的频率可适当降低，并且不需要每次都在全身麻醉下检查。

其他 85% 单眼患病患者外周静脉血中未检测出 *RB1* 基因变异，则应考虑患者发病是由于体细胞中两次 *RB1* 变异可能，应进一步对肿瘤组织中的 *RB1* 基因进行变异检测。对于仅在肿瘤组织中发现 *RB1* 基因变异的患者，其后代需要进行基因检测，而其他亲属则不需要。

（2）双眼或单眼患病且伴有家族史患者：此类患者大部分均携带有 1 个杂合的 *RB1* 胚系基因变异[8,16]。因此，此类患者若血液基因检测中未发现 *RB1* 基因变异，则提示是嵌合现象[33]。在血液中检测到单个 *RB1* 杂合变异的儿童，亦有不发病的可能，但是其后代仍有 50% 概率遗传这个基因变异，并存在患病风险。

可以使用二代或者一代测序方法检测 *RB1* 基因变异而对 RB 确诊，这包括 *RB1* 基因的点变异（图 11-4）或者拷贝数变异（图 11-5）。

（二）其他 RB 相关基因检测

RB 癌变过程中也会发生其他基因或者基因组的变化，例如转录相关基因（*BCOR*）是继 *RB1* 之后最常见的变异基因。有一部分单眼发病的病例未发现 *RB1* 变异，因此近年来也在探索 *RB1* 变异之外的其他发病机制。

近年研究发现在染色体水平的变化主要表现在染色体 1q、2p 和 6p 片段重复和 16q 片段缺失。染色体 1q 上重复片段所含的基因是 *MDM4* 和 *KIF14*，分别编码核蛋白和丝分裂驱动蛋白；而 *MYCN* 是 2p 上重复片段的基因，编码的蛋白质可以控制细胞周期相关基因的表达；6p 上重复片段的基因是 *DEK* 和 *E2F3*，编码的蛋白质被证实与多种癌症的致病机制有关。随着研究的进展，发现 RB 的发病与表观遗传学有关，表现为相关基因的甲基化，包括 *RB1*、*MGMT*、*MSH6*、*CD44*、*GATA5* 等基因，其影响机制有待进一步研究[4]。

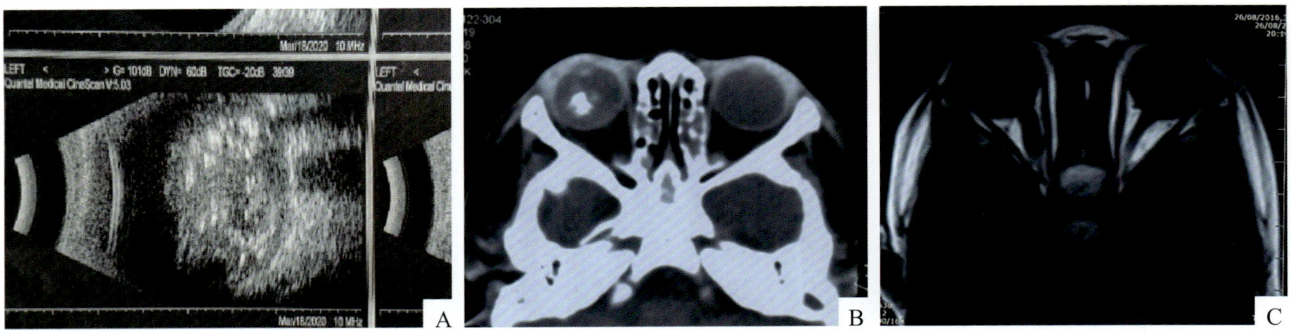

图 11-6 视网膜母细胞瘤的影像学检查

图 A，RB 患者超声图像，可见玻璃体腔内球壁前实性光团，边界尚清，内见强光斑，后方声影；图 B，右眼 RB 患者 CT，可见玻璃体腔内占位性病变，病变内密度增高的钙化影；图 C，右眼 RB 眼外期患者 MRI，视神经明显增粗

其他检查

一、影像学检查

RB 的影像学检查有典型的表现，对诊断有重要的意义[34]。超声常表现为玻璃体腔内实性占位性病变声像，肿瘤与眼球壁相连，内见强光斑（钙化），后方出现声影（图 11-6A）。CT 是常规的检查，可以发现玻璃体腔内占位性病变，可见密度增高的钙化影，若肿瘤侵犯视神经则可见视神经增粗（图 11-6B）。当肿瘤穿破巩膜向眼眶内蔓延时，可见眼球高密度影不规则影向后扩散（图 11-6C）。头部和眼眶的 MRI 检查可以发现特征性的“三侧性 RB”。

二、肿瘤相关微生物组检查

近年有研究发现，部分 RB 患者呈 HPV-16 感染阳性，这提示 HPV 感染可能和 RB 的发生有关，尤其在散发型患者中。目前尚无相关检查进入临床应用[35]。

治疗与预后

一、治疗

目前 RB 的治疗方法已不仅是以往的眼球摘除，治疗原则也不再局限于挽救生命和保住眼球，而是尽可能挽救患儿的有效视力。近年来治疗技术的进步使 RB 患者能够在保生命的前提下保存眼球（保眼）和视功能[36]。治疗方法包括冷冻、激光光凝、全身化疗、眼球摘除术以及通过眼内、球周和眼动脉介入途径的局部化疗等多种方式[37-38]。根据《中国视网膜母细胞瘤诊断和治疗指南（2019 年）》[39]，在明确 RB 的诊断后，为帮助形成比较系统、清晰的治疗思路，建议按以下要点依次考虑：①首先评估 RB 是不是眼内期；②非眼内期肿瘤的治疗；③眼内期肿瘤是选择保眼治疗还是摘除眼球；④保眼治疗在何种情况下采取联合治疗；⑤如何安排 RB 患者的随诊及后续治疗。在临床工作中，制订 RB 的治疗方案要面临的问题可能更为复杂，应全面综合评估患者的病情、社会经济状况、就诊条件等具体情况，必须明确任何治疗均应遵循以保生命为前提的保眼、挽救视功能的 RB 治疗原则。

对于眼外期 RB 患儿行眼球摘除术后，还要追加全身化疗；若肿瘤已侵犯颅内，眼球摘除术后还要联合放疗和大剂量全身化疗、鞘内注射化疗；RB 发生全身转移患者总体预后很差，目前可采用的方法为强化的全身化疗联合外周血造血干细胞移植方法治疗，文献报道有一定疗效[40,41]。

对于眼内期 RB，一旦确诊，即应选择是否采取保眼治疗。目前国际常用的眼内期 RB 国际分期（international intraocular retinoblastoma classification，IIRC）对 RB 全身化疗和局灶性治疗方法的选择以及判断预后有很大帮助。保眼治疗的方法，包括全身化学治疗、眼动脉化学药物治疗、化学药物眼内注药治疗、冷冻、激光光凝、眼周局部化疗和放疗等方法，上述方法可根据情况单独或联合应用。临床治疗应做到早发现、早诊断、早治疗，综合情况，制订个体化的治疗方案。尽量避免眼球摘除术和放射治疗，减少患者继发性肿瘤的可

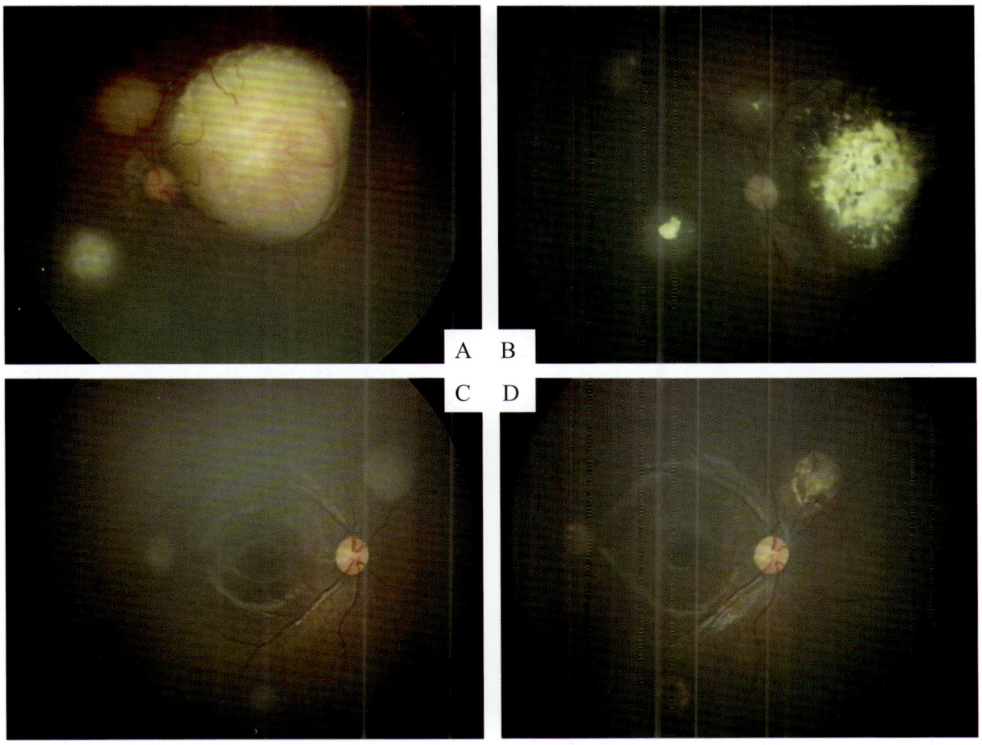

图 11-7 RB 患者治疗前后对比图

图 A 和 B，同一 RB 患儿治疗前，可见眼内多个大小不一的肿瘤（A），经过一次全身化疗 + 眼内注射化疗药物后，部分瘤体明显萎缩、钙化（B）；图 C 和 D，同一 RB 患者治疗前，可见眼内 3 个小肿瘤（C），经过一次全身化疗 + 眼内注射化疗药物后，三个瘤体全部萎缩（D）

能性，降低长期的副作用。双侧性 RB 肿瘤易于复发，故在原发肿瘤经治疗消失后仍然需要密切追踪检查，至少到 5 ~ 6 岁，同时要注意继发性肿瘤的发生。

经过个体化的综合性治疗，RB 的疗效越来越好，能最大限度地保住患者的眼睛和视力（图 11-7）。

二、预后与复发

RB 的预后与很多因素有关，包括诊断和治疗的时间、肿瘤的大小和位置、是否转移、治疗措施的选择以及肿瘤的组织学特点等。一般来说，治疗开始时肿瘤小、未侵犯脉络膜和视神经、分期早、分化程度好的患者，往往预后较好。若肿瘤小，尚未侵犯黄斑中心凹附近，治疗后可能获得较好的视力；若肿瘤虽小，但侵及视盘附近或黄斑中心凹，即使肿瘤治疗后完全消失，视力预后也较差。

（1）对于保眼治疗的患者，在首次眼局部治疗后，间隔 3 ~ 4 周复查 1 次，在全身麻醉下进行检查并进行必要的重复治疗，直至肿瘤完全消退或钙化、瘢痕化。

（2）若需联合化疗，则每次复查和眼局部治疗安排在计划化疗前 1 ~ 3 天进行。

（3）在肿瘤得到控制后，根据情况间隔 1 ~ 3 个月复查 1 次。若发现肿瘤复发或出现新的肿瘤，则应进行治疗。随诊和后续治疗同第 1 项。

（4）眼球摘除术后间隔 3 ~ 6 个月复诊 1 次，要注意对侧眼的情况。

（5）病情稳定至 6 ~ 7 岁即可视为治愈，可间隔 6 ~ 12 个月复查 1 次。

（6）12 ~ 13 岁后可间隔 2 ~ 3 年定期随诊，随诊时要注意头部软组织、颅脑、皮肤及骨骼等部位第二恶性肿瘤的发生[42,43]。

遗传咨询与孕产前诊断

一、携带者 / 患者检测与健康管理咨询

RB 患者中，约 70% 为单眼 RB，其余约 30% 为双侧性 RB。在有胚系基因变异型 *RB1* 携带者中，有 90% 会发展为 RB 患者（包括双眼或单眼）。

由于双眼和单眼 RB 的遗传性差别较大，在此分别讨论其筛查和管理咨询。

（1）双侧性的RB通常是遗传性。几乎所有的双侧性RB患者都是常染色体显性遗传，基因变异由父母传递而来，基因变异传递的概率是50%，其外显率约为90%。80% ~ 90%的双侧性RB病例无家族史，而表现为*RB1*基因新发变异，父母“无病”。需要注意的是，部分父母可携带*RB1*基因变异，但表现为无症状性良性视网膜瘤或RB自发性萎缩，因此，在判断父母有无患病时，必须对患者的父母作散瞳眼底检查。

（2）单侧性RB肿瘤病例中，属遗传性者仅占15%，其余的为散发性。对于散发单侧RB患者是否有必要进行遗传咨询是长期以来一直争论的焦点。由于费用和检测效率的问题，许多国家的医生不推荐对单侧患者进行DNA筛查。实际上，对于单眼发病且无家族史的患儿，*RB1*基因变异的检测对于指导RB患者的治疗、预测RB患者的同胞亲属或者其子女的患病风险以及指导RB患者家庭的生育等同样具有重要意义。单眼患儿尤其是携带*RB1*基因变异的患儿，需高度警惕双眼发病的可能，而早期的*RB1*基因检测能够为眼底检查的频率及随访时间提供指导依据。

（3）偶然会发现RB自发性消失而只遗留视网膜瘢痕的病例。对这样的患者的父母必须进行详细的检查跟踪，并建议作基因检测。

（4）在不完全显性遗传的家系中，需要注意胚系嵌合体的可能性[44]。

因此，对于RB患者基因筛查和监测管理的建议如下：

1. *RB*先证者均应进行*RB1*基因检测。双眼或单眼发病且有家族史的患者，均应留取血液以及肿瘤组织（进行手术者），以备后续进行DNA检测；单眼发病且无家族史的患者，首先考虑从肿瘤组织提取DNA进行基因检测；若无可用组织标本（未进行眼球摘除术），则可检测血液；对脑脊液、骨髓进行分子生物学检测，必要时可将其作为远处转移的检测手段。

2. 对于已知家族中存在*RB1*基因变异的家系：

（1）所有存在患病风险（可能变异基因携带者）的成员均应进行基因检测。

（2）携带家族*RB1*等位基因变异的儿童，应定期且多次进行RB相关临床检测进行管控。

（3）携带*RB1*等位基因变异的成人，应对其家属进行肿瘤相关检查。

（4）无患病风险的家属可终止临床跟踪（如无家族史；患者的父母未检测到*RB1*基因变异，则其祖父母辈可停止临床跟踪）[45]。

（5）进行早期产前检查，必要时可行绒毛取样基因检测。

3. 无法确定家族中是否存在*RB1*基因变异、具有RB家族史但未发现*RB1*基因变异，建议每位高风险家族成员在7岁之前均应定期进行相关眼科检查。

4. 染色体13q14缺失的患者：检查发现染色体13q14缺失的儿童或成人，应在48 ~ 72h内至眼科专科就诊检查。

二、生育咨询

RB家系成员的发病风险见表11-1。

对于以下情况，在充分讨论肿瘤风险、技术局限性和获益的基础上，建议选择产前诊断和辅助生殖技术，包括胚胎植入前遗传学检测。这一技术已经成功用于筛选出*RB1*基因变异携带者，从而做到早期干预[46,47]。

（1）生育期的RB患者，已检测出携带*RB1*胚系变异。

（2）已生育RB患者的父母，如先证者已检测出*RB1*等位基因变异，且父母中有一方已检测出携带与先证者相同的*RB1*胚系变异。

（3）在不完全显性遗传的家系中、双眼RB患者家系、单眼RB但有家族史的家系，如未检测出*RB1*胚系变异，需要注意胚系嵌合体的可能性[44]。

三、孕产前遗传学诊断

对于已知家族中存在*RB1*基因变异的家系，应进行早期产前检查，包括利弊权衡下进行侵入性检查（绒毛取样，羊水穿刺等）；通过检测*RB1*基因或采用连锁分析方法，进行*RB1*基因检测；对于基因检测为阳性或为携带者的新生儿，应尽早开始进行肿瘤的检查和治疗；对明确携带基因变异的胎儿，可在孕36周提前出生并及时给予相应处理（最早在孕33周即可通过产科超声检查发现大的眼内肿瘤）[45,46]。在对有非典型显性遗传家族病史案例作产前诊断时需要注意*RB1*胚系变异嵌合体的可能性。

表 11-1 RB 家系中，生育咨询者的子女再发风险（%）

单侧性	概率（%）	双侧性	概率（%）
咨询者本身患病，父（或母或同胞）也患病	45	咨询者本身患病，其他亲属也患病	45
咨询者本身不患病，但父（或母）和一个同胞，或两个同胞患病	5	咨询者本身患病，没有其他亲属发病	45
咨询者本身患病，但没有其他亲属患病	1	咨询者本身不患病，但有一个子女发病	2
咨询者本身不患病，但已有一个患病子女	1	咨询者本身不患病，但父母患病	5
咨询者本身不患病，但已有一个同胞患病	1		

临床案例一

如图 11-8 是一个 RB 家系。先证者（Ⅲ -2）男，5 岁，8 月龄出现白瞳症，到医院诊断为双眼 RB，患儿足月顺产，无吸氧史。父母体健，否认近亲结婚，否认其他遗传病史，眼底检查均无异常（患儿眼眶 CT 表现见图 11-9）。抽取先证者外周静脉血进行基因检测，发现 *RB1* 基因存在杂合错义变异 c.1468G>A。于是进一步抽取其父母（Ⅱ -3 和Ⅱ -4）外周静脉血，通过 Sanger 测序，发现其母亲Ⅱ -4 同样存在该错义变异，父亲Ⅱ -3 未发现相同变异，因此可确定先证者的 *RB1* 这一变异来源于其母亲。

针对该家系先证者及先证者母亲存在的 c.1468G>A 变异，在Ⅱ -4 怀第二胎 17 周时进行绒毛取样基因检测，产前诊断结果显示，胎儿Ⅲ -3 为该变异的携带者，家长选择终止妊娠。

经过遗传咨询，父母双方明白再生育携带同样变异的概率是 50%，随后父母决定通过辅助

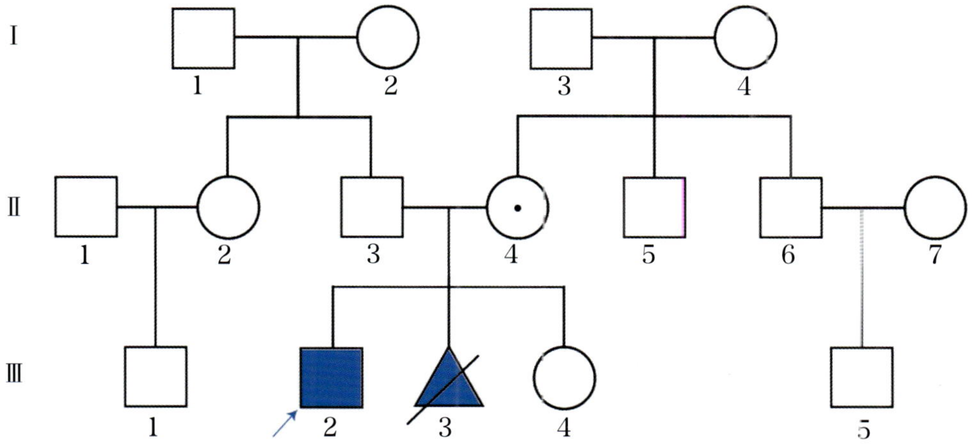

图 11-8 视网膜母细胞瘤家系图——临床案例一

（本案例由卢蓉提供）

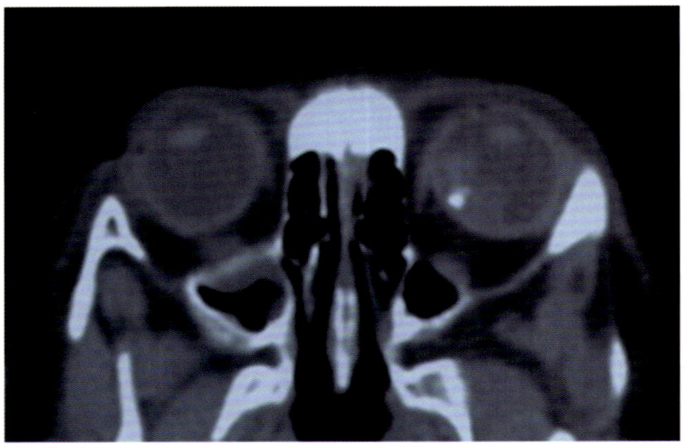

图 11-9 患儿眼眶 CT 表现，可见玻璃体腔内占位性病变，病变内密度增高的钙化影——临床案例一

生殖技术生育第三胎。通过第三代试管婴儿技术，进行胚胎植入前遗传学检测（preimplantation genetic testing，PGT），经过促排卵和体外受精、滋养外胚层细胞活检、胚胎遗传学检测，筛选不带有先证者致病性变异的胚胎，进行移植。并在孕 16 周行羊水穿刺，取羊水中的胎儿脱落细胞再次确认 PGT 结果。在Ⅲ -4 娩出后取其静脉血，再次对该变异进行检测，最终明确Ⅲ -4 不携带该致病性变异。

后续对先证者母系家族人员进行遗传咨询，明确疾病的遗传方式，经过反复的心理咨询，相关成员最终也接受 *RB1* 基因变异的检测，并对先证者母亲和其他携带者进行健康管理指导。

临床案例二

这是一个发现有 *RB1* 新发变异的视网膜母细胞瘤家系。先证者（图 11-10，Ⅲ -2），男，1 岁，因发现“左眼瞳孔区出现黄白色反光 8 周”（图 11-11A）于当地医院就诊，行眼眶 CT 显示左侧眼球内部见稍高密度影，其内可见斑片状钙化，球后间隙清晰，考虑左侧眼球内占位性病变和视网膜母细胞瘤（图 11-11D），建议转上级医院就诊。遂于眼科专科医院门诊就诊，查体：视力：右眼：追光；左眼：不追光；眼压：双眼指测眼压正常；右眼眼底视神经盘上方可见大小约 1 PD 白色结节状隆起；左眼玻璃体腔内见一黄白色肿物，占据大部分玻璃体腔，伴视网膜下种植，表面可见新生血管（图 11-11B、C）。超声检查显示双眼实性占位性病变，诊断为双眼视网膜母细胞瘤（右眼 B 级，左眼 E 级）（图 11-11E），予以全身 CEV 化疗［卡铂（carboplatin）、足叶乙甙（etoposide）和长春新碱（vincristine）］，共六次。并行双眼玻璃体腔内注射化疗药物。半年后复测视力，发现右眼追光，左眼可疑光感。随访至确诊后 2 年，先证者病情稳定，未见肿瘤复发及转移。

家族史：父母非近亲结婚，家中无类似病史。先证者Ⅲ -2 基因检测发现 *RB1* 基因杂合变异 c.1072C>T。该变异导致 *RB1* 基因编码区域 1072 位碱基由 C 变成 T，导致 358 位氨

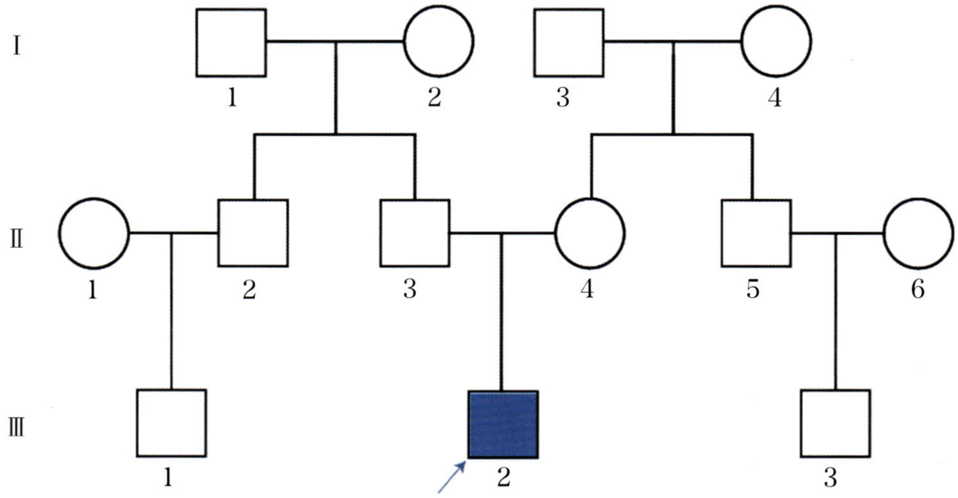

图 11-10 视网膜母细胞瘤家系图——临床案例二

（本案例由卢蓉提供）

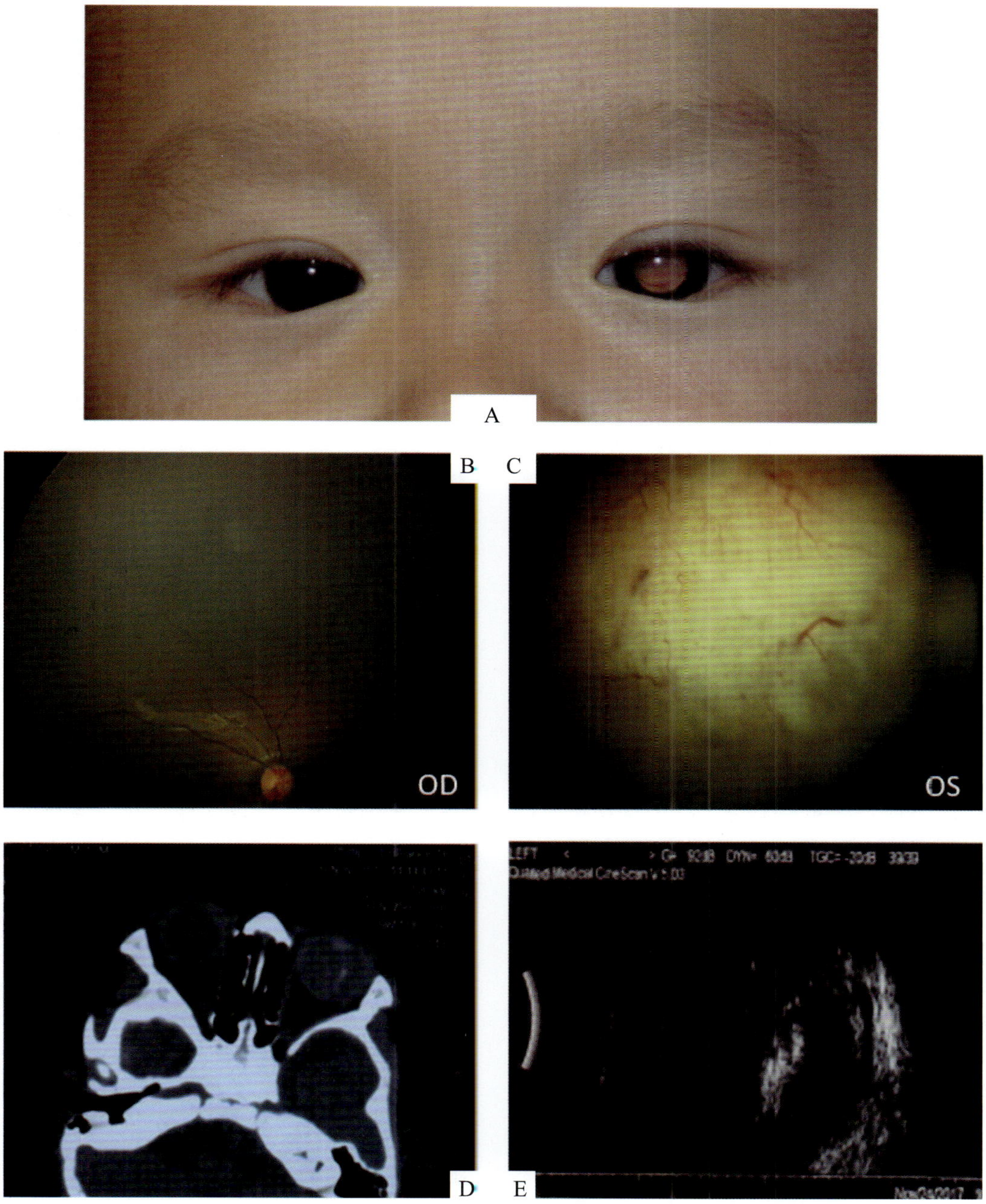

图 11-11 双眼 RB 患儿临床检查图——临床案例二

图 A，左眼瞳孔区黄色反光；图 B，右眼眼底照相，可见中周部视网膜下白色肿物，大小约 1PD；图 C，左眼眼底照相，可见巨大肿物突出于玻璃体腔，表面血管迂曲扩张；图 D，双眼眶 CT，左眼玻璃体腔内占位性病变，内部可见高密度钙化影；图 E，左眼超声，可见玻璃体腔内球壁前实性光团，边界尚清，内见强光斑

基酸变成终止密码子。先证者父母做了相关基因验证检测，双方结果正常。再行眼底检查，均未发现视网膜母细胞瘤等眼底病变，符合家系共分离，因此该家系的致病性变异 *RB1* c.1072C>T 为新发变异。并向其父母进行遗传咨询，明白再次生育胎儿的 *RB1* 变异概率低而放心。

（卢蓉 高阳 睢瑞芳）

参考文献

[1] Broaddus E, Topham A, Singh AD. Incidence of retinoblastoma in the USA: 1975-2004. Br J Ophthalmol, 2009, 93 (1): 21-23.
[2] Seregard S, Lundell G, Svedberg H, et al. Incidence of retinoblastoma from 1958 to 1998 in Northern Europe: advantages of birth cohort analysis. Ophthalmology, 2004, 111 (6): 1228-1232.
[3] Grossniklaus HE. Retinoblastoma. Fifty years of progress. The LXXI Edward Jackson Memorial Lecture. Am J Ophthalmol, 2014, 158 (5): 875-891.
[4] Theriault BL, Dimaras H, Gallie BL, et al. The genomic landscape of retinoblastoma: a review. Clin Exp Ophthalmol, 2014, 42 (1): 33-52.
[5] de Jong MC, Kors WA, de Graaf P, et al. The incidence of trilateral retinoblastoma: a systematic review and meta-analysis. Am J Ophthalmol, 2015, 160 (6): 1116-1126.
[6] Yamanaka R, Hayano A, Takashima Y. Trilateral retinoblastoma: a systematic review of 211 cases. Neurosurg Rev, 2019, 42 (1): 39-48.
[7] de Jong MC, Kors WA, de Graaf P, et al. Trilateral retinoblastoma: a systematic review and meta-analysis. Lancet Oncol, 2014, 15 (10): 1157-1167.
[8] Lohmann DR, Gallie BL. Retinoblastoma: revisiting the model prototype of inherited cancer. Am J Med Genet C Semin Med Genet, 2004, 129C (1): 23-28.
[9] Zhang L, Jia R, Zhao J, et al. Novel mutations in the *RB1* gene from Chinese families with a history of retinoblastoma. Tumour Biol, 2015, 36 (4): 2409-2420.
[10] Mohd Khalid MK, Yakob Y, Md Yasin R, et al. Spectrum of germ-line RB1 gene mutations in Malaysian patients with retinoblastoma. Mol Vis, 2015, 21: 1185-1190.
[11] He MY, An Y, Gao YJ, et al. Screening of RB1 gene mutations in Chinese patients with retinoblastoma and preliminary exploration of genotype-phenotype correlations. Mol Vis, 2014, 20: 545-552.
[12] Rojanaporn D, Boontawon T, Chareonsirisuthigul T, et al. Spectrum of germline RB1 mutations and clinical manifestations in retinoblastoma patients from Thailand. Mol Vis, 2018, 24: 778-788.
[13] Kiet NC, Khuong LT, Minh DD, et al. Spectrum of mutations in the RB1 gene in Vietnamese patients with retinoblastoma. Mol Vis, 2019, 25: 215-221.
[14] Mendoza PR, Grossniklaus HE. The biology of retinoblastoma. Prog Mol Biol Transl Sci, 2015, 134: 503-516.
[15] Hung CC, Lin SY, Lee CN, et al. Low penetrance of retinoblastoma for p.V654L mutation of the RB1 gene. BMC Med Genet, 2011, 12: 76.
[16] Canadian Retinoblastoma Society. National retinoblastoma strategy canadian guidelines for care: strategie therapeutique du retinoblastome guide clinique canadien. Can J Ophthalmol, 2009, 44 Suppl 2: S1-S88.
[17] Paul T, FACS. The American Brachytherapy Society consensus guidelines for plaque brachytherapy of uveal melanoma and retinoblastoma. Brachytherapy, 2014, 13 (1): 1-14.
[18] Brennan RC, Qaddoumi I, Billups CA, et al. Comparison of high-risk histopathological features in eyes with primary or secondary enucleation for retinoblastoma. Br J Ophthalmol, 2015, 99 (10): 1366-1371.
[19] Danda R, Ganapathy K, Sathe G, et al. Membrane proteome of invasive retinoblastoma: differential proteins and biomarkers. Proteomics Clin Appl, 2018, 12 (5): e1700101.
[20] Li J, Di C, Jing J, et al. OTX2 is a therapeutic target for retinoblastoma and may function as a common factor between C-MYC, CRX, and phosphorylated RB pathways. Int J Oncol, 2015, 47 (5): 1703-1710.
[21] Amer R, Tiosano L, Pe'er J. Leucine-rich α-2-glycoprotein-1 (LRG-1) expression in retinoblastoma. Invest Ophthalmol Vis Sci, 2018, 59 (2): 685-692.
[22] Long H, Zhou B, Jiang FG. Expression of MMP-2 and MMP-9 in retinoblastoma and their significance. Int J Ophthalmol, 2011, 4 (5): 489-491.
[23] Singh L, Pushker N, Sen S, et al. Expression of CDC25A and CDC25B phosphatase proteins in human retinoblastoma and its correlation with clinicopathological parameters. Br J Ophthalmol, 2015, 99 (4): 457-463.
[24] Busch M, Metz K, Beier M, et al. Trefoil factor family 1 expression correlates with clinical outcome in patients with retinoblastoma. Retina, 2018, 38 (12): 2422-2428.
[25] Danda R, Ganapathy K, Sathe G, et al. Proteomic profiling of retinoblastoma by high resolution mass spectrometry. Clin Proteomics, 2016, 13: 29.
[26] Zhang Y, Xue C, Cui HJ, et al. High expression of TAZ indicates a poor prognosis in retinoblastoma. Diagn Pathol, 2015, 10: 187.
[27] Sanft DM, Worme MD, Rielo de Moura L, et al. Immunohistochemical analysis of PDGFR-α, PDGFR-β and c-Abl in retinoblastoma: potential therapeutic targets. Ophthalmic Res, 2016, 55 (3): 159-162.
[28] Tang LJ, Zhou LJ, Zhang WX, et al. Expression of multidrug-resistance associated proteins in human retinoblastoma treated by primary enucleation. Int J Ophthalmol, 2018, 11 (9): 1463-1466.
[29] Ganesan B, Parameswaran S, Sharma A, Krishnakumar S. Clinical relevance of B7H3 expression in retinoblastoma. Sci Rep, 2020, 10 (1): 10185.
[30] Zhang M, Zhou YF, Gong JY, et al. Expression of autophagy-related protein LC3B, p62, and cytoplasmic p53 in human retinoblastoma tissues. Eur Rev Med Pharmacol

Sci, 2016, 20 (15): 3152-3160.
[31] Singh L, Singh MK, Rizvi MA, et al. Clinical relevance of the comparative expression of immune checkpoint markers with the clinicopathological findings in patients with primary and chemoreduced retinoblastoma. Cancer Immunol Immunother, 2020, 69 (6): 1087-1099.
[32] Sippel KC, Fraioli RE, Smith GD, et al. Frequency of somatic and germ-line mosaicism in retinoblastoma: implications for genetic counseling. Am J Hum Genet, 1998, 62 (3): 610-619.
[33] Rushlow D, Piovesan B, Zhang K, et al. Detection of mosaic RB1 mutations in families with retinoblastoma. Hum Mutat, 2009, 30 (5): 842-851.
[34] Kooi IE, Mol BM, Massink MP, et al. Somatic genomic alterations in retinoblastoma beyond RB1 are rare and limited to copy number changes. Sci Rep, 2016, 6: 25264.
[35] Naru J, Aggarwal R, Singh U, et al. HPV-16 detected in one-fourth eyes with retinoblastoma: a prospective case-control study from North India. J Pediatr Hematol Oncol, 2016, 38 (5): 367-371.
[36] Cassoux N, Lumbroso L, Levy-Gabriel C, et al. Retinoblastoma: update on current management. Asia Pac J Ophthalmol (Phila), 2017, 6 (3): 290-295.
[37] Nair AG, Kaliki S, Kamal S. Protocol-based management in orbital retinoblastoma. Orbit, 2018, 37 (1): 78-79.
[38] Fabian ID, Onadim Z, Karaa E, et al. The management of retinoblastoma. Oncogene, 2018, 37 (12): 1551-1560.
[39] 中华医学会眼科学分会眼底病学组，中华医学会儿科学分会眼科学组，中华医学会眼科学分会眼整形眼眶病学组. 中国视网膜母细胞瘤诊断和治疗指南（2019 年）. 中华眼科杂志，2019, 299 (010): 726-738.
[40] Palma J, Sasso DF, Dufort G, et al. Successful treatment of metastatic retinoblastoma with high-dose chemotherapy and autologous stem cell rescue in South America. Bone Marrow Transplant, 2012, 47 (4): 522-527.
[41] Rodriguez-Galindo C, Wilson MW, Haik BG, et al. Treatment of metastatic retinoblastoma. Ophthalmology, 2003, 110 (6) 1237-1240.
[42] Kamihara J, Bourdeaut F, Foulkes WD, et al. Retinoblastoma and neuroblastoma predisposition and surveillance. Clin Cancer Res, 2017, 23 (13): e98-e106.
[43] Temming P, Viehmann A, Arendt M, et al. Pediatric second primary malignancies after retinoblastoma treatment. Pediatr Blood Cancer, 2015, 62 (10): 1799-1804.
[44] Kivela TT, Hadjistilianou T. Neonatal retinoblastoma. Asia Pac J Oncol Nurs, 2017, 4 (3): 197-204.
[45] Kleinerman RA, Tucker MA, Abramson DH, et al. Risk of soft tissue sarcomas by individual subtype in survivors of hereditary retinoblastoma. J Natl Cancer Inst, 2007, 99 (1): 24-31.
[46] Xu K, Rosenwaks Z, Beaverson K, et al. Preimplantation genetic diagnosis for retinoblastoma: the first reported liveborn. Am J Ophthalmol, 2004, 137 (1) 18-23.
[47] Dhanjal S, Kakourou G,Mamas T, et al. Preimplantation genetic diagnosis for retinoblastoma predisposition. Br J Ophthalmol, 2007, 91(8): 1090-1091.

第12章

遗传性乳腺癌

乳腺癌是全球女性肿瘤发病率和死亡率居于首位的恶性肿瘤[1]。由某些明确的基因变异引起并且具有家族聚集性的，称为遗传性乳腺癌，占全部乳腺癌的5%～10%[2]。遗传性乳腺癌约30%的病例可检测到特定的致病性基因变异，其中*BRCA1/2*基因变异占15%，其他主要易感基因有*TP53*［OMIM: 191170］、*CDH1*[OMIM: 192090]、*LKB1*[OMIM: 602216]、*PTEN*[OMIM: 601728]、*CHEK2*[OMIM: 604373]、*ATM*[OMIM: 607585]和*PALB2*[OMIM: 610355]等[3-5]。遗传性乳腺癌最常见的临床类型是遗传性乳腺癌/卵巢癌综合征（hereditary breast and ovarian cancer syndrome, HBOCS），其他常见遗传综合征如Li-Fraumeni综合征和Cowden综合征，分别与*TP53*基因和*PTEN*基因变异有关[6,7]。由于遗传性乳腺癌大部分由这三个综合征引起，因此本章重点描述 HBOCS，Li-Fraumeni综合征和Cowden综合征。

第一节　遗传性乳腺癌 / 卵巢癌综合征相关乳腺癌

遗传性乳腺癌 / 卵巢癌综合征在 1971 年初次定义，是指一个家族中有 2 个一级亲属或 1 个一级亲属和 1 个二级亲属患乳腺癌或卵巢癌，并具有遗传倾向[8]，因此被称为遗传性乳腺癌 / 卵巢癌综合征（HBOCS）。随着基因测序技术的发展和乳腺癌发病机制的研究，目前发现 80% ～ 90% 的 HBOCS 由 *BRCA1* 和 *BRCA2* 基因变异引起[9]，故也称之为 *BRCA* 相关乳腺癌 / 卵巢癌综合征[10]。乳腺癌也是携带 *BRCA1* 或 *BRCA2* 致病性变异的个体最常见的恶性肿瘤之一。

主要临床表现

BRCA1 和 *BRCA2* 变异相关性乳腺癌与散发性

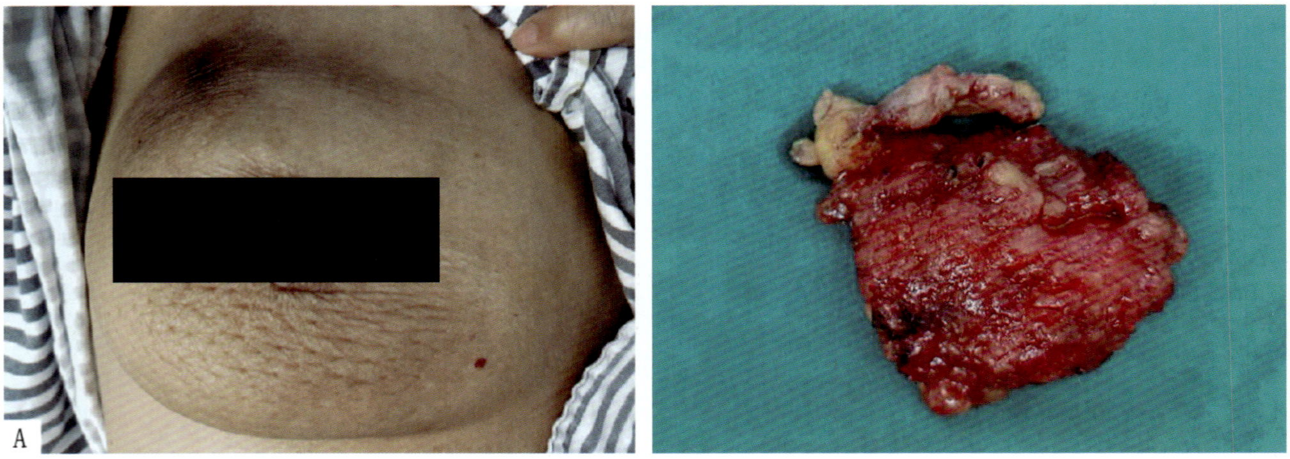

图 12-1　乳腺癌皮肤橘皮样改变与大体病理标本

（左图由刘艳辉提供）

乳腺癌的临床症状及肿瘤的解剖结构没有区别，无法从病理形态学进行鉴别（图 12-1），但前者的双侧性乳腺癌的发生率比后者更高，而且发病年龄较轻，具有家族性、早发性、双侧原发性的特点。

国外研究显示，家族性乳腺癌中大约有 15% ~ 20% 存在 *BRCA1/2* 基因族变异 [11]，而国内数据表明，10% ~ 15% 存在 *BRCA1/2* 基因变异 [12]。一项纳入 11 386 名常规体检的中国汉族人群的筛查，结果显示中国汉族人群的 *BRCA1/2* 变异率为 0.38%[13]。60% ~ 80% 的 *BRCA1* 相关乳腺癌是“三阴性”乳腺癌，即雌激素受体（estrogen receptor，ER）、孕激素受体（progesterone receptor，PR）和人表皮生长因子受体 -2（human epithelial growth factor receptor-2，HER-2）阴性 [14]。而“三阴性”乳腺癌中 *BRCA1* 致病性变异发生率在 8.5% ~ 28%[15,16]。在“三阴性”乳腺癌患者当中，*BRCA1/2* 变异携带者较非变异者更为年轻。在一项大型三阴性乳腺癌队列研究中，非变异者的中位诊断年龄为 44 岁，*BRCA1* 变异携带者中位诊断年龄为 39 岁；在早发（发病年龄 <40 岁）三阴性乳腺癌人群中，*BRCA1* 变异的发生率为 33%；在有家族史的三阴性乳腺癌患者中，*BRCA1* 变异的发生率达到 48%，而非携带者只有 12%[17]。

BRCA2 携带者所发生的乳腺癌类型与普通人群相似。但是也有少数报道称 *BRCA2* 致病性变异和三阴性乳腺癌之间也存在关联，在患有三阴性乳腺癌的个体中，携带 *BRCA2* 致病性变异的比例为 3% ~ 17%[18,19]，然而，超过 75% 的 *BRCA2* 基因变异乳腺癌为 Luminal 型 [14]。*BRCA1* 基因变异携带者比 *BRCA2* 基因变异携带者和非携带者患三阴性乳腺癌概率更高 [20]。雌激素受体阳性乳腺癌虽然 *BRCA1/2* 基因变异率较低，但是仍不可忽视，尤其对于有家族史的患者。

BRCA1/2 基因变异与对侧乳腺癌的发生有关。数个研究显示在未进行预防性手术的女性中患对侧乳腺癌的风险升高 [21-23]，英国一项含 978 位 *BRCA1* 杂合变异和 909 位 *BRCA2* 杂合变异的队列研究中，Mavaddat 等推测累计到 70 岁 *BRCA1* 杂合变异患对侧乳腺癌概率为 83%，*BRCA2* 杂合变异为 62%[24]。对侧乳腺癌的预测指标包括首次确诊乳腺癌的年龄，早发型乳腺癌的家族史以及变异的 *BRCA1/2* 基因。

BRCA1/2 变异也与男性乳腺癌发病相关。根据来自 1939 个家庭的 97 个男性乳腺癌患者的数据，评估携带 *BRCA1* 或 *BRCA2* 致病性变异的男性患乳腺癌的风险。相比于不携带 *BRCA1/2* 致病性变异的男性，在 *BRCA1* 及 *BRCA2* 杂合变异的男性中，各年龄段累计患乳腺癌的风险均升高。关于患乳腺癌的相对风险，男性在 30 多岁和 40 多岁时的风险较高，并且随着年龄的增长而降低。相比于 *BRCA1*，携带 *BRCA2* 致病性变异的男性相对风险及累计风险更高。据估计，携带 *BRCA1* 致病性变异的男性到 70 岁累计患乳腺癌的概率为 1.2%，而携带 *BRCA2* 致病性变异的男性则为 6.8%[25]，然而，

表 12-1　携带 *BRCA1* 或 *BRCA2* 致病性变异的个体患不同恶性肿瘤的风险

癌症类型	人群平均风险	恶性肿瘤的风险	
		BRCA1	*BRCA2*
乳腺癌	12%	46% ~ 87%%	38% ~ 84%
第二原发性乳腺癌	5 年内 2%	10 年内 21.1% 70 岁达 83%	10 年内 10.8% 70 岁达 62%
卵巢癌	1% ~ 2%	39% ~ 63%	16.5% ~ 27%
男性乳腺癌	0.1%	1.2%	最高 8.9%
前列腺癌	69 岁之前 6%	65 岁达 8.6%	65 岁达 15% 终生 20%
胰腺癌	0.50%	1% ~ 3%	2% ~ 7%
黑色素瘤（皮肤 & 眼睛）	1.6%	-	风险上升

普通男性人群患乳腺癌的终生风险为 0.1%。

携带了 *BRCA1/2* 致病性变异的女性发生相关癌变风险高达 87%，而男性仅达 20%。此外，在携带 *BRCA2* 致病性变异的个体中，部分其他恶性肿瘤如前列腺癌、胰腺癌以及黑色素瘤的发病率也有所上升。表 12-1 是在携带 *BRCA1* 或 *BRCA2* 致病性变异的个体患恶性肿瘤风险的总结。

遗传方式与相关致病基因

HBOCS 是由 *BRCA1/2*[OMIM: 113705/600185] 胚系变异引起的，变异可以从双亲向后代传递，患者或者基因携带者将 *BRCA1/2* 基因变异传递给下一代的概率为 50%，表现为常染色体显性遗传模式。

BRCA1/2 基因变异分为两种类型：*BRCA1/2* 胚系变异（germline mutation，gBRCA mut）和 *BRCA1/2* 体细胞变异（somatic mutation，sBRCA mut）。胚系基因变异是指来源于精子或卵母细胞的生殖细胞基因变异，导致机体所有细胞都带有变异，可以遗传给后代；体细胞基因变异是指发生在除生殖细胞以外的细胞中的变异。体细胞中 *BRCA1/2* 变异发生在肿瘤细胞的 *BRCA* 基因上，不具有遗传性。致病性变异大多是小片段缺失、插入及非同义变异，导致蛋白质功能缺陷。除 *BRCA* 基因编码区变异外，内含子发生的一些变异亦可能通过干扰 RNA 剪接等方式影响蛋白质功能，尤其是靠近剪接位点附近的变异 [26]。这些致病性变异分散遍布于整条基因序列，很难找到固定的变异热点，目前已发现数百个 *BRCA1* 和 *BRCA2* 变异位点，但一些在具有乳腺癌家族史人群中发现的特定基因变异，在扩大人群和无亲缘关系人群中也能发现，属于非致病性。并且即使存在变异热点，不同地域及不同种族之间差异也很大，在某些群体中观察到许多始祖效应（founder effect），其中在多个不相关的家族中发现了相同的变异，并且可以追溯到共同的祖先。例如，在德系犹太（Ashkenazi Jewish）人群中，*BRCA1* c.68_69delAG、*BRCA1* c.5266dupC 以及 *BRCA2* c.5946delT 这三个变异的发生率约为 1/40[27,28]。在欧洲，西班牙人群中 *BRCA1* 基因的 p.R71G 的变异较为常见 [10]，冰岛人群中 *BRCA2* 基因的 c.999del5 变异较为常见 [29]，英格兰人群中，*BRCA1* 基因的 c.418del4 变异和 *BRCA2* 基因的 c.2157delG 变异最为常见 [30]。复旦大学附属肿瘤医院在 247 例遗传性乳腺癌患者中发现 3 例具有 *BRCA1* c.5589del8 变异，426 例散发性乳腺癌患者中 2 例具有 *BRCA1* c.5589del8 变异；*BRCA1* c.5589del8 位点在汉族人群中可能具有部分始祖效应 [31]。

BRCA1、*BRCA2* 基因均属抑癌基因，分别于 1990 年和 1994 年被鉴定出来的，分别位于染色体 17q21.31 和 13q13.1 上，*BRCA1* 含有 23 个外显子，编码由 1863 个氨基酸残基构成的蛋白质，*BRCA2* 含有 27 个外显子，编码由 3418 个氨基酸残基构成的蛋白质 [32]。*BRCA1/2* 编码的蛋白质参与 DNA 修复、转录、修饰、细胞周期调控，加速 DNA 损伤细胞的凋亡，抑制细胞癌变 [33-35]。

BRCA1 和 *BRCA2* 基因外显率存在高度差异，即使是携带同一变异基因型的家族中 *BRCA1/2* 变异携带者患癌风险各异。估计 *BRCA1/2* 基因变异携带者一生中患乳腺癌的外显率为 41% ~ 90%。2007 年的一项 meta 分析统计了 *BRCA1/2* 的外显率，结果显示 *BRCA1* 变异携带者到 70 岁时乳腺癌的平均累计风险为 57%，*BRCA2* 变异携带者平均累计风险为 49%。目前，科学家们普遍认为 *BRCA1/2* 变异携带者乳腺癌发病风险提高，发病年龄提前，因此需要对 *BRCA1/2* 变异携带者采取更严密的筛查和预防措施。

临床诊断依据

乳腺癌的早期发现、早期诊断是提高疗效的关键。应结合患者的临床表现及病史、体格检查、影像学检查、组织病理学和细胞病理学检查，进行乳腺癌的诊断与鉴别诊断。触及肿块可采用针吸活检或手术切除活检明确诊断。若临床摸不到肿块而靠影像学检查发现可疑病变，可借助影像学检查定位进行活检。病理学检查是乳腺癌诊断是金标准。

主要病理诊断特征

一、组织细胞病理检查

BRCA1/*BRCA2* 相关乳腺癌具有特殊病理特征，导管原位癌（ductal carcinoma in situ，DCIS）和小叶原位癌（lobular carcinoma in situ，LCIS）的患病率低于散发病例。在分子分型上，与散发性乳腺癌相比，*BRCA1* 相关乳腺癌雌激素受体和

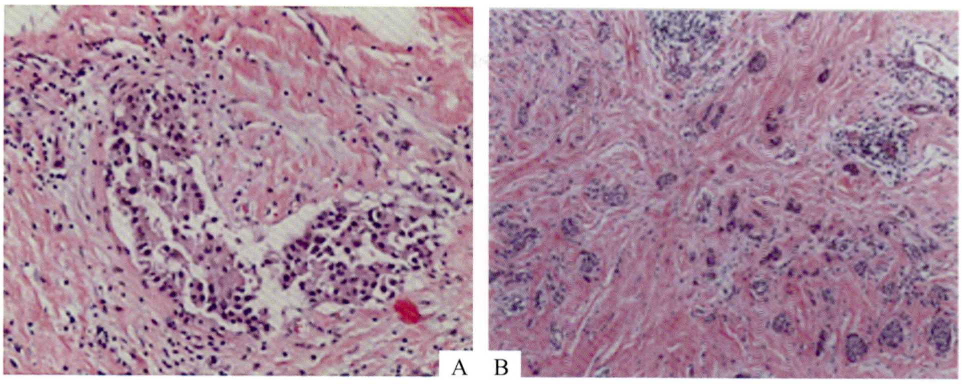

图 12-2 *BRCA1/BRCA2* 乳腺癌病理检查结果

图 A，导管原位癌（具有 *BRCA2* 基因 c.7436-11T>C 内含子区变异患者）的 HE 染色；
图 B，浸润性小叶癌（*BRCA1* 基因 p.I456T 错义变异）的 HE 染色

孕激素受体的表达水平较低。在组织学类型上，*BRCA1* 基因变异相关乳腺癌通常与高组织学分级、高增殖指数、侵袭性边界和淋巴细胞浸润相关，通常伴有基底细胞型角蛋白 CK5/6、CK14 和 CK17 的表达。此外，与 *BRCA1* 相关乳腺癌相比，*BRCA2* 相关乳腺癌中检测到导管原位癌的概率更高（表 12-2 和图 12-2A）。在 *BRCA1* 变异携带者中，髓样肿瘤更为常见，而浸润性小叶癌小管癌的患病率较低（图 12-2B）。MIB-1-Ag 常高水平表达，这可能与增殖速率增加有关。

表 12-2 散发性乳腺癌、*BRCA1* 和 *BRCA2* 相关乳腺癌的肿瘤病理特征

特征	散发的乳腺癌（%）	*BRCA1*（%）	*BRCA2*（%）
Ⅲ级	35	67	62
DCIS	55	38	53
LCIS	6	2	3
ER 阳性	65	10	50
PR 阳性	59	21	45
HER-2 阳性	15	3	3
p53 阳性	80	60	74
髓样乳腺癌	2 ~ 4	13	
增生性纤维囊性改变	7	25	
有丝分裂计数		+	
多态性		–	
淋巴浆细胞浸润		+	
管状构造		-	-
小叶形成		+	

DCIS，导管原位癌；LCIS，小叶原位癌；ER，雌激素受体；PR，孕激素受体

二、免疫组化染色检查

免疫组化（immunohistochemistry，IHC）染色检查可检测和评价与乳腺癌治疗和预后相关标志物蛋白水平表达状况等，是必要的辅助诊断方法，包括检测 BRCA1/2 蛋白表达情况。BRCA1 与 BRCA2 蛋白阳性定位于胞核与胞质，以胞核阳性为主。目前对于BRCA1/2蛋白的检测仍处于实验阶段。有研究显示，BRCA1 蛋白与 Ki67 蛋白的表达呈负相关，BRCAl 蛋白表达缺失或减少，联合 Ki67 高指数表达可以提示乳腺癌患者不良预后[36]。

BRCA1/BRCA2 相关乳腺癌的 HER-2 表达水平通常较低。*BRCA1* 相关乳腺癌更多倾向于表现为“三阴性”乳腺癌，而 *BRCA2* 相关乳腺癌通常表现为 ER 及 PR 阳性，即分子分型表现为 luminal 亚型的乳腺癌。

三、分子病理检测

（一）*BRCA1/2* 基因检测

BRCA1/2 相关 HBOCS 的诊断是通过基因检测识别先证者的 *BRCA1* 或 *BRCA2* 基因胚系致病性杂合变异来建立的[37]。凡是符合下述一条或多条标准的咨询者都建议进行个性化风险评估、遗传咨询、基因检测和应对策略。需要注意的是，只有在患者无法进行检测时，才考虑对没有患癌症的其他家庭成员先进行基因检测，此种情况下未检测出致病性变异并不能排除家庭中存在 *BRCA1/2* 致病性变异的可能性。

2020 年 NCCN 指南 *BRCA1/2* 基因检测标准[38]

1. 家族中具有已知的 *BRCA1/2* 致病性变异或者疑似致病性变异，包括在研究性检测中发现的致病性变异。

2. 乳腺癌病史，以及符合下一项或者多项：

（1）诊断年龄≤ 45 岁；

（2）诊断年龄为 46 ~ 50 岁，并伴有：

- 任何年龄出现第二原发乳腺癌；
- ≥ 1 位直系亲属患乳腺癌、卵巢癌或前列腺癌（Gleason 评分≥ 7）或导管内前列腺癌，确诊年龄不限；
- 未知或有限的家族史信息。

（3）诊断年龄≤ 60 岁的三阴性乳腺癌；

（4）诊断年龄不限，并伴有：

- ≥ 1 位直系亲属的有如下情况：乳腺癌诊断年龄≤ 50 岁，或患有卵巢癌，或患有男性乳腺癌，或患有转移性前列腺癌，或患有胰腺癌；
- ≥ 3 位患者和（或）直系亲属确诊乳腺癌。

（5）德系犹太人。

3. 卵巢癌病史。

4. 男性乳腺癌病史。

5. 胰腺癌病史。

6. 转移性前列腺癌病史。

7. 任何年龄诊断的前列腺癌（Gleason 评分≥ 7）病史，并伴有：

（1）≥ 1 位直系亲属在任何年龄诊断卵巢癌、胰腺癌或转移性前列腺癌，或 <50 岁诊断乳腺癌；

（2）≥ 2 位直系亲属在任何年龄诊断乳腺癌或前列腺癌（任何评分）；

（3）德系犹太人。

8. 肿瘤家族史

（1）受影响的或未受影响的个体，其一级或二级血亲符合以上所列的任何标准（仅符合系统治疗决策标准的患者除外）。

（2）受影响或未受影响的个人，不符合上述标准，但基于先前概率模型（如 Tyrer-Cuzick，BRCAPro，PennII）具有 *BRCA1/2* 致病性变异的可能性大于 5% 的。

9. 以下情况可考虑进行检测：

（1）双边乳腺癌，首次确诊年龄在 50~65 岁。

（2）未患病的 Ashkenazi 犹太人。

受影响或未受影响的个人，不符合上述任何条件，但根据先前的概率模型（例如，Tyrer-Cuzick，BRCAPro，PennII）具有 *BRCA1/2* 致病性变异的概率为 2.5% ~5%。*BRCA1/2* 基因变异的检测方法有多种，包括大规模平行信号测序（massively parallel signature sequencing，MPSS）、Sanger 测序、多重连接探针扩增（multiplex ligation-dependent probe amplification，MLPA）、染色体微阵列（chromosomal microarray，CMA）或微阵列比较基因组杂交（array comparative genomic hybridisation，aCGH）等。二代测序（next generation sequencing，NGS）技术出现后，利用单一平台提供 CNV 检测和 SNV 检测已成为可能。NGS 测序一般基于杂交捕获的方法，也有自身的局限性，尤其是假基因的影响。

由于测序技术的进步，*BRCA1/2* 变异的检测越来越简单可行。Feliubadaló 等[39]使用高通量测序技术构建了一种常规检测 HBOCS 的流程，可以

方便快捷地完成对 *BRCA1/2* 基因变异的检测，敏感度和特异度都符合 HBOCS 的检测标准。Michils 等 [40] 报道了一种新的基于扩增子的大规模并行焦磷酸测序法，可以测出变异频率为 22% ~ 62% 的变异，其敏感性 95%，特异性 91%，并且节约费用和时间。Saito 等 [41] 研究发现，在 *BRCA1/2* 变异的人群中，基因测序与免疫组化技术二者具有一致性，可以考虑使用免疫组化技术作为筛查工具。

BRCA1/2 基因非常庞大，尽管基因变异检测方法很多，但每种检测技术均有自己的优缺点，尚无充足的证据表明何种基因检测方法可以完全替代另一种方法，尚无单一的一种测试可以检测 *BRCA1/2* 基因中所有变异；为确保检测到全部的变异，需要同时使用多种检测方法。基因变异的频率因地理环境和种族来源有所不同，不同的种群有不同的变异。因此，应该根据变异的流行病学特征选择相应的方法，进行针对性的检测。例如 Alhopuro 等 [42] 利用 NGS 技术，首次报道 *BRCA2* 胚系嵌合变异的早发乳腺癌案例，并提出对于肿瘤组织携带 *BRCA1/2* 基因变异和提示可能有遗传因素但没有相关家族史的这部分患者，可考虑使用 NGS 技术进行 *BRCA1/2* 变异检测。

对符合上述检测标准的个体，推荐进行 *BRCA1/2* 基因变异检测。有单一遗传性癌症综合征的个人或家族病史的患者最适合通过该特定综合征的基因测试进行治疗。当多个基因可以解释一种遗传性癌症综合征时，多基因检测可能会更有效和（或）更具成本效益。如果变异检测结果阴性，也可考虑进行包含 *BRCA1/2* 和其他乳腺癌风险增高相关的遗传性肿瘤综合征基因的多基因检测。

BRCA1/2 基因检测结果的解读：临床实验室应根据所检测的人群特征、综合临床分子诊断的实验数据和临床信息，为医师和患者描述此结果对疾病诊断的含义，为个体化用药提出建议。对于阳性结果的判定解读是 *BRCA1/2* 基因检测中最为重要的环节。*BRCA1/2* 基因变异解读需要依据各类信息（包括来自群体数据库、疾病数据库、文献和患者病史的信息）进行综合评判。在国外数据分析的基础之上，构建我国大样本 *BRCA1/2* 基因变异数据库并进行规范化解读，可以指导与规范 *BRCA1/2* 基因检测在我国的临床应用，改善相应患者的治疗策略，提高高危人群的筛查和预防水平。

（二）原位杂交荧光 *HER2* 基因扩增检测

所有乳腺原发性浸润性癌都应进行 *HER2* [OMIM: 164870] 扩增检测。准确的 *HER2* 扩增检测是保障乳腺癌患者得到正确治疗的基石。真正的 *HER2* 扩增乳腺癌在 *BRCA1* 变异携带者中很少见，有研究显示只有 2.1% 的 *BRCA1* 相关乳腺癌女性患者存在 *HER2* 扩增，而 *BRCA2* 相关乳腺癌中则有 6.8%[43]。乳腺癌标本一般可先做 IHC 检测。IHC 3+ 判断为 *HER2* 扩增阳性，IHC 0 和 1+ 则判断为 *HER2* 扩增阴性。IHC 2+ 者需进一步应用原位杂交的方法进行 *HER2* 基因扩增状态检测。荧光原位杂交（fluorescence in situ hybridization, FISH）技术通过荧光标记的 DNA 探针与细胞核内的 DNA 靶序列杂交。在荧光显微镜下观察并分析细胞核内杂交于 DNA 靶序列的探针信号，以获得细胞核内染色体（或染色体片段）上基因状态的信息。目前进行 *HER2* 基因状态检测的探针多为同时含有 *HER2* 基因和该基因所在的第 17 号染色体着丝粒（CEP17）序列的双探针，也可采用仅含有 *HER2* 基因的单探针。

其他检查

一、影像学检查

乳腺癌早期发现、早期诊断和早期治疗是改善预后的重要因素。目前在乳腺癌一级预防尚无良策的阶段，乳腺癌的早期诊断具有举足轻重的作用，而影像学检查更是早期检出、早期诊断的重中之重。乳腺钼靶 X 线摄影是乳腺癌诊断的常用方法，尤其对脂肪型乳腺，诊断价值较高。超声检查无损伤性，可以反复应用，对乳腺组织较致密者应用超声检查较有价值，但主要用途是鉴别肿块系囊性还是实性。*BRCA1* 变异相关乳腺癌最常见的边缘特征是小分叶而不是毛刺或蟹足征，在形态上趋于良性乳腺肿块表现，BI-RADS 分类易被低判，常规超声结合超声弹性成像检查可减少漏诊 [44]。CT 检查可用于不能扪及的乳腺病变活检前定位，确诊乳腺癌的术前分期，检查乳腺后区、腋部及内乳淋巴结有无肿大，有助于制订治疗计划。MRI 具有较高的软组织的对比性，它比 X 线、CT 和超声能更好地显示肿瘤的形态学和血流动力学特征，使其诊断乳腺疾病的敏感性和特异性诊断价值较高。

二、肿瘤相关微生物组检查

肠道致瘤性菌群与家族性腺瘤性息肉病和Lynch综合征相关结直肠癌的发生相关[45,46]，越来越多的临床研究也说明微生物组（microbiome）对肿瘤的化学、免疫和放射治疗效果有一定程度的影响[47]。

微生物传播方式较多，包括接吻、性生活、母乳喂养等接触，甚至通过肠道转移而定植在乳房[48]。与健康个体相比，乳腺癌患者的乳头抽吸物里微生物组的菌群组成有所不同，良性乳腺病变和恶性的乳腺癌组织的乳头抽吸物里微生物组的菌群组成也不一样，并且不同乳腺癌亚型的微生物组也有所不同。Urbaniak 等发现变形杆菌（proteobacteria）在乳腺组织的检出频率较其他组织高[49]。研究发现，益生菌罗伊氏乳杆菌能抑制早期癌变作用，并提高了乳腺癌细胞对凋亡的敏感性[50]，大肠杆菌（肠杆菌科）和表皮葡萄球菌能诱导乳腺癌细胞双链DNA断裂[51]，而粪肠球菌和人葡萄球菌具有明显的细胞增殖抑制、凋亡诱导作用和细胞周期阻滞作用[52]。

特定的微生物组可以逆转化学疗法的功效，将特定的益生菌微生物群与化学治疗剂联合用以增强化疗效果是可行的[53]。Lehouritis 等发现野生型细菌可能会增加替加福（tegafur）、氟达拉滨（fludarabine）、5-氟胞嘧啶（5-fluorocytosine）、6-巯基嘌呤-2'-脱氧核糖苷（6-mercaptopurine-2'-deoxyriboside）、AQ4N 和 CB1954 等 6 种化疗药物的毒性，而降低克拉屈滨（cladribine）、维达拉滨（vidarabine）、吉西他滨（gemcitabine）、阿霉素（doxorubicin）、柔红霉素（daunorubicin）、伊达比丁（idarubicin）、磷酸依托泊苷（etoposide phosphate）、米托蒽醌（mitoxantrone）、B-拉帕酮（B-lapachone）和甲萘醌（menadione）9 种药物的毒性。因此，通过调节微生物组可以改善对乳腺癌肿瘤治疗的反应[54]。此外，肠道微生物组释放细菌性β-葡萄糖醛酸苷酶可以减少抗乳腺癌药物的副作用[55]。然而，乳房组织特定的微生物组对遗传性乳腺癌发生发展的作用和治疗反应的影响有待深入探讨。

目前较为常用的微生物组检测技术是基于 PCR 技术对 16S rDNA 的扩增检测[56,57]。

治疗与预后

一、治疗

遗传性乳腺癌/卵巢癌综合征的治疗原则与散发性乳腺癌的治疗原则相似，但在具体的细节方面具有其特殊性。

（一）传统治疗

1. 药物治疗。在全身治疗方面，目前并无证据显示需要采用与散发性乳腺癌患者不同的治疗原则。对于早期乳腺癌，目前的标准化疗方案仍然是含蒽环、紫杉类药物的辅助治疗方案，但是亦可以考虑使用紫杉类药物联合铂类的方案代替常规的蒽环紫杉联合方案进行化疗。在晚期或者复发转移性乳腺癌患者中，TNT 试验（NCT00532727）研究结果显示对于存在 *BRCA1/2* 胚系变异的患者，卡铂的反应率（68% vs 33.3%）和无进展生存时间（6.8 个月 vs 3.1 个月）均显著优于多西他赛。但 GeparSixto 研究的二次分析显示三阴性乳腺癌携带 *BRCA* 胚系变异患者并未能从铂类治疗中获益。两项研究的不足之处在于入组变异患者较少。

2. 手术治疗。由于 *BRCA1/2* 变异与双侧乳腺癌或多灶性乳腺癌的发生密切相关，因此需要慎重考虑对 *BRCA1/2* 变异的早期乳腺癌患者施行保乳手术的风险和获益。但值得注意的是，有文章指出 *BRCA1/2* 变异相关乳腺癌保乳术后 10 年内的局部复发率并不显著高于散发性乳腺癌，且 *BRCA1/2* 基因变异携带患者接受保乳术或患侧乳房切除术，两种手术方式的预后无差异[58]。对于罹患乳腺癌的 *BRCA1/2* 基因变异携带患者，如果组织学分级、细胞增殖指数较高，且激素受体表达阴性，对侧乳房预防性切除手术也是可以考虑推荐的治疗策略。无论接受保乳手术或者是患侧乳房切除术，术后应常规接受放疗[59]。

（二）治疗进展

由于 *BRCA1/2* 基因编码蛋白通过同源重组参与 DNA 双链损伤修复，*BRCA1/2* 基因变异乳腺癌由于同源重组修复功能缺陷，可能对铂类药物或多聚（ADP-核糖）聚合酶［poly（ADP-ribose）polymerase，PARP］抑制剂等致 DNA 损伤药物更为敏感，因此给治疗带来了更多选择。

OlympiAD 研究证实，与标准化疗相比，奥拉帕利使 *BRCA* 变异的“三阴性”乳腺癌患者中位无进展生存期（progression-free survival，PFS）从 4.2 个月延长至 7.0 个月，降低超过 40% 的疾病进展和死亡风险[60]。EMBRACA 研究显示，talazoparib 相比化疗耐受性良好，无进展生存期和临床缓解情况显著改善，为 *BRCA1/2* 变异晚期乳腺癌患者提供了另一个可选择的 PARP 抑制剂[61]。因此，在 *BRCA1/2* 胚系变异的晚期乳腺癌患者治疗中应当优先选择 PARP 抑制剂（奥拉帕尼 /talazoparib）或铂类药物（顺铂 / 卡铂）治疗[62]。2020 ASCO 大会上发布的 LUCY 研究进一步显示，奥拉帕利单药用于 *HER2* 扩增阴性 *BRCA* 胚系变异患者的世界临床研究，入组 252 例患者，中期分析显示，中位 PFS 8.1 个月，临床缓解率（clinical response rate，CRR）48.9%，疗效及安全性均与 OlympiAD 研究一致，支持奥拉帕利作为 *BRCA1/2* 胚系变异晚期乳腺癌患者的替代方案。

乳腺癌治疗越来越朝向精准化、个体化发展，使用 PARP 抑制剂治疗也出现更多新的尝试，如与 PD-1/PDL-1 抑制剂的联合治疗目前也处于临床试验阶段。

二、预后

BRCA1/2 基因变异与乳腺癌预后的相关性并不十分明确，现有的研究结果不一致。一项汇总 13 项大型研究的 meta 分析结果显示，*BRCA1* 基因变异乳腺癌患者总生存期（overall survival，OS）短于未变异患者，而 *BRCA2* 基因变异与患者 OS 无相关性[63]。另一项纳入 60 项研究共 105 220 例乳腺癌患者的 meta 分析显示，*BRCA1* 基因变异患者 OS 和乳腺癌特异性生存期短于未变异者，*BRCA2* 变异患者的乳腺癌特异生存（breast cancer-specific survival，BCSS）短于未变异者，但 OS 差异无统计学意义。此外，该分析还显示“三阴性”乳腺癌患者中有 ***BRCA1/2*** **基**因变异者预后较好[64]。最近，国内的一项研究（n=2769）表明，与未携带者相比，*BRCA1* 变异携带者的无病生存率显著低于野生型患者（HR=2.20，95%CI：1.15 ~ 4.18，P=0.017），但 OS 差异无统计学意义[65]。因此，*BRCA1/2* 基因变异与预后的关系目前尚无定论，需要更多的前瞻性研究进一步分析，此外，*BRCA*1/2 基因变异患者的预后并不一定差，规范治疗与全程管理更为重要。

三、复发的预防

1. **生活方式预防**。大量的观察性研究表明，母乳喂养可以降低 *BRCA1/2* 致病性变异或疑似致病性变异携带者患乳腺癌的风险[66,67]。因此，如果可以，应鼓励母乳喂养。鼓励规律运动，保持正常体重、限制饮酒，避免激素替代疗法。

2. **手术预防**。对于已经确诊 *BRCA1/2* 致病性变异或者疑似致病性变异的健康人群以及已经患一侧原发性乳腺癌的患者，预防性双侧乳房切除可以减少肿瘤的发生风险。但考虑到我国患者群体 *BRCA1/2* 基因变异数据不够完善、接受程度有限以及手术相关并发症的风险及手术所造成乳房器官毁损的不可逆性对患者未来生活质量的巨大影响，应慎重实施预防性乳腺切除术。在手术前应充分告知患者乳腺癌发病的风险及预后，以及手术所带来的获益和代价，让患者能够理性对待，做出最适合自己的合理选择[68]。

3. **药物预防**。目前的数据不足以支持使用他莫昔芬对 *BRCA1* 携带者进行一级预防。然而，考虑到 *BRCA2* 携带者对于 ER 阳性癌变的易感性，他莫昔芬可作为该群体的一个选择[69]。芳香化酶抑制剂不仅可降低绝经后妇女浸润性乳腺癌的发生率，而且可用于乳腺癌早期患者对侧乳腺癌的预防，但在临床试验中没有限定在 *BRCA1/2* 基因变异人群，所以阿那曲唑和依西美坦是否能够预防 *BRCA1/2* 相关乳腺癌的发生目前结论不明确[70,71]。

遗传咨询与孕产前诊断

鉴于 *BRCA1/2* 基因及其他遗传易感基因相关研究报道越来越多，预计未来对乳腺癌遗传基因检测和遗传咨询的需求将不断增长。遗传性乳腺癌患者不仅需要选择正确的医疗，还要帮助患者克服心理恐惧、实现生育愿望和家庭和谐关系等。乳腺外科医师、遗传咨询师、医学遗传学专家、肿瘤学专家、心理咨询师、乳腺专科护士、社会工作者、社会组织成员和肿瘤遗传学专业人员都将参与此过程[10]。

对家庭成员的风险，父母中有一位携带 *BRCA1/2* 致病性变异的先证者，大部分携带 *BRCA1* 或 *BRCA2* 致病性变异的个体从他们的父亲或母亲那里继承了这种变异。携带变异的父母可能确诊或未确诊为癌症，检测基于以下几种情况：变异的外显性、父母的性别、父母年龄、由于筛查或者预防性手术降低了癌症的风险、父母早逝。

对携带 *BRCA1* 或 *BRCA2* 致病性变异的个体应提出对其父母双方进行分子遗传学检查，从而确定是哪一方家庭存在问题。一般来说，家族中癌症的模式决定了哪一位父母先接受检测。极少情况下，父母都不携带 *BRCA1* 或 *BRCA2* 致病性变异。自 *BRCA1* 和 *BRCA2* 发现以来，截至现在有少数报道发现了新发变异，但在这两种基因中概率极低（≤ 5%）。

携带 *BRCA1/2* 致病性变异的先证者的兄弟姐妹，先证者的父母的遗传学状态决定了先证者的兄弟姐妹的患病风险。如果父母中的一方携带 *BRCA1* 或 *BRCA2* 致病性变异，先证者的兄弟姐妹继承这一致病性变异的概率为 50%。但是发展成为癌症的风险取决于多重影响因素，包括致病性变异的外显率、性别和个体的年龄。

一、携带者 / 患者检测与健康管理咨询

（一）女性携带者

1. 对于 18 岁以上者需告知乳腺癌风险。

2. 从 25 岁开始，每 6 ～ 12 个月进行乳腺临床检查。

3. 乳腺筛查。乳腺筛查有助于乳腺癌的早发现，其内容主要包括：① 25 ～ 29 岁期间，每年进行 1 次乳腺 MRI（优先）或乳房 X 线检查，或根据家族史（如果家族有成员在 30 岁以前诊断为乳腺癌）制订个体化筛查方案。② 30 ～ 75 岁期间，每年进行 1 次乳腺钼靶和乳腺 MRI 检查。③大于 75 岁者，需制订个体化筛查计划。④对于携带 *BRCA1/2* 致病性变异或者疑似致病性变异且接受过乳腺癌治疗，但未进行双侧乳腺切除术的女性，每年仍需要进行 1 次乳腺钼靶和 MRI 检查。

4. 考虑能降低风险的乳腺切除手术。咨询应包括关于保护程度、乳房重建及相关风险的讨论。此外，在咨询过程中还应考虑家族病史和剩余乳腺的患癌风险以及生存预期。

5. 探讨与预防性手术相关的心理、社会和生活质量方面问题。

6. 考虑预防性药物治疗，应包括相关风险和获益的讨论。

7. 如有条件，考虑入组影像诊断和筛查的临床试验。

（二）男性携带者

1. 35 岁开始接受乳腺自检的学习和教育。

2. 35 岁开始每 12 个月进行 1 次临床乳腺检查。

3. 40 岁开始，*BRCA2* 致病性变异或者疑似致病性变异携带者需进行前列腺癌筛查，*BRCA1* 携带者可以考虑前列腺癌筛查。

（三）亲属风险

1. 告知亲属可能的遗传性肿瘤风险，风险评估和管理方案。

2. 推荐亲属进行遗传咨询，并考虑对有风险的亲属进行基因检测。

（四）有患病风险的无症状成年亲属

总体来说，携带 *BRCA1* 或 *BRCA2* 致病性变异个体的亲属需要进行咨询，了解他们继承同一变异的风险、是否进行分子遗传学检查、患癌风险和癌症筛查以及预防性手术的推荐。

（五）无症状未成年人携带者

通常，不建议对 18 岁以下的高风险个体进行 *BRCA1/2* 基因检测。美国医学遗传学学会和美国人类遗传学学会共同制定的指南指出，预测性基因检测应仅在 18 岁以下的个体中进行，这会影响他们的医疗管理。通常建议对 *BRCA1/2* 相关癌症的治疗从大约 25 岁开始，这就是为什么建议将测试决定推迟到一个人成年并且可以做出独立决定的原因。但是必须注意的是已有报道患有 HBOCS 的个体在年龄极小时确诊癌症，因此建议依据家庭的早期诊断进行个性化筛查。

二、携带者生育咨询

对于育龄期患者，建议做产前诊断或辅助生殖，包括胚胎植入前的遗传学诊断。需充分讨论已知风险、技术局限性和这些技术的获益。

BRCA2 的双等位基因致病性 / 可能致病性变异可能与罕见的常染色体隐性遗传病相关。因此，应考虑对伴侣进行同一基因中的致病性 / 可能致病性变异的基因检测，以告知生殖决策和（或）风险评估和管理。

三、孕产前遗传学诊断

一旦家族中识别出了 *BRCA1* 或 *BRCA2* 致病性变异，对风险增加的怀孕应进行产前检查，对 HBOCS 患者也应建议进行胚胎植入前的遗传学诊断但需要进行伦理讨论。关于产前检查，医学专家和家族中都会有不同方面的考量，尤其是当检查适用于决定是否终止妊娠而非早期诊断的时候。尽管大部分中心认为是否进行产前检查的决定权在父母手中，仍应对这些问题进行讨论。

临床案例一

如图12-3是一个*BRCA1*相关HBOCS家族。先证者（Ⅲ-1），61岁女性，于2016年3月因“扪及右乳肿物5天”至某三甲医院就诊。体查发现右乳内上象限肿物，大小约3cm×2cm，边界欠清，活动度差，双侧腋下未扪及明显肿大淋巴结。乳腺彩超及钼靶均提示右乳肿物为恶性病变。于2016-03-11行右乳癌改良根治术，术后病理结果为肿物大小2cm×1.5cm×1cm，乳腺浸润性导管癌（Ⅱ级）（图12-4），雌激素受体1%阳性，孕激素受体阴性，人类表皮生长因子受体2（++）（原位荧光杂交阴性），Ki67 60%阳性，清扫23个淋巴结，0个淋巴结阳性，术后分期为pT1N0M0，术后行ECx4 序贯Tx4[E：表柔比星（表阿霉素）；C：环磷酰胺；T：多西他赛] 辅助化疗。

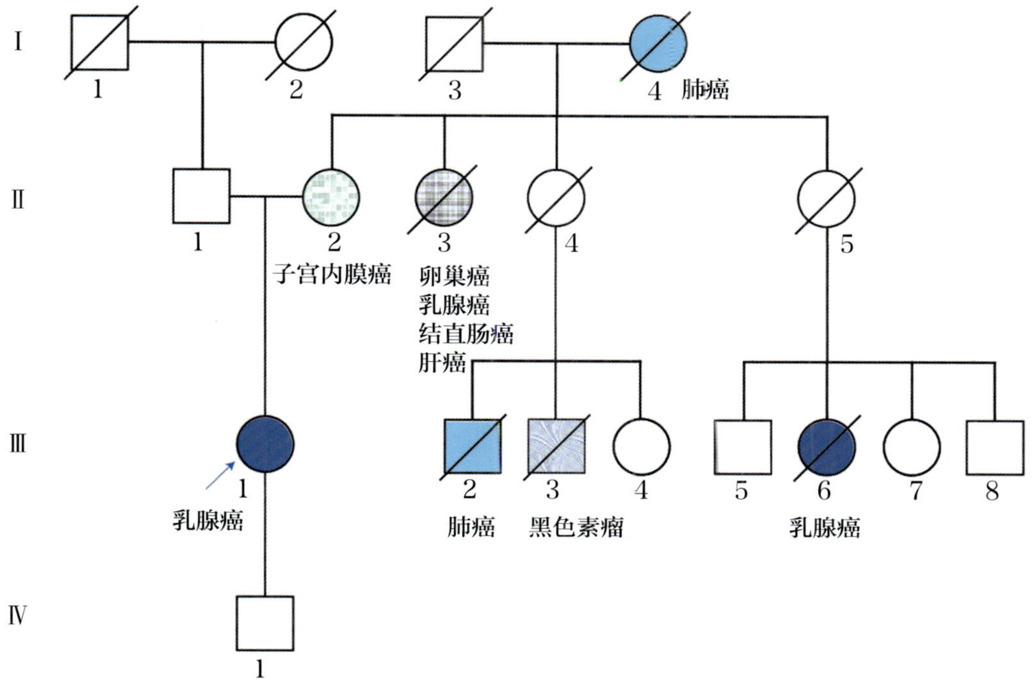

图12-3 遗传性乳腺癌/卵巢癌综合征家系图——临床案例一

（本案例由龚畅提供）

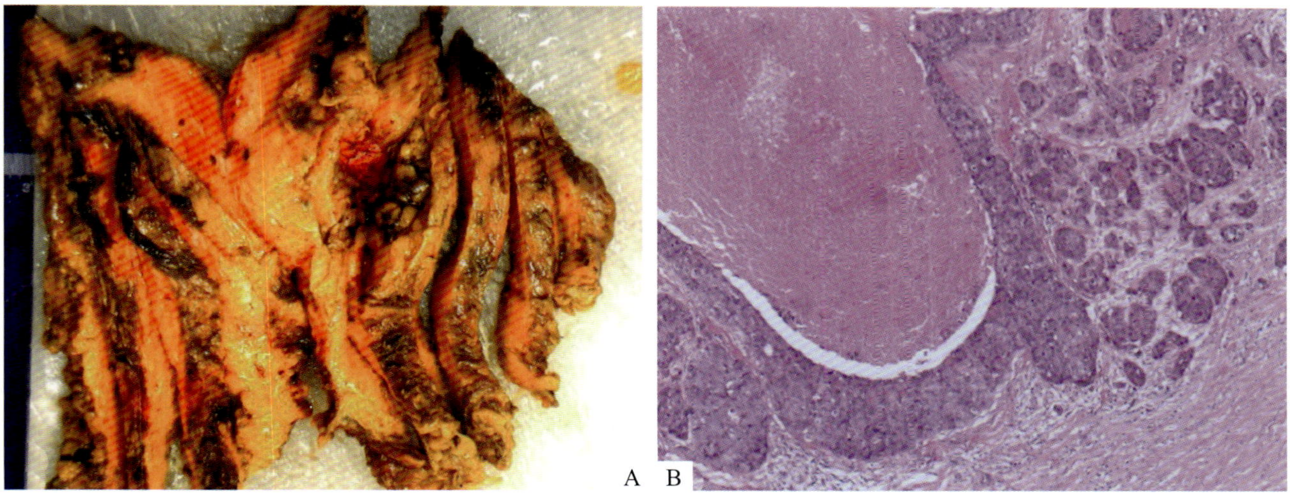

图12-4 *BRCA1*疑似致病性变异的乳腺癌病理检查结果——临床案例一

图A，乳腺癌大体标本；图B，HE染色，非特殊类型浸润性乳腺癌，肿瘤细胞呈实性团巢状排列，部分可见坏死，核分裂象可见，核异型性明显，可见部分导管原位癌成分尽管该先证者乳腺肿瘤分期早，但是主管医生根据先证者多个肿瘤家族史而建议先证者进行肿瘤遗传咨询，其表示理解，但是由于术后身体虚弱及心理恐惧感，先证者直至2016年10月才在其儿子（Ⅳ-1）的陪同下接受了肿瘤遗传咨询。

进行遗传性肿瘤诊断重要的是先进行家系分析。先证者为独生子女。①其母亲（Ⅱ-2）在47岁时诊断患有子宫内膜癌，经过规范的治疗后，现康复健在；②其外婆（Ⅰ-4）因患肺癌，现已去世（具体不详）；③先证者有三个姨妈，其中二姨妈（Ⅱ-3）在37-50岁期间，先后被确诊多种恶性肿瘤，包括卵巢癌、乳腺癌、结直肠癌、肝癌，现已去世；④先证者的三姨妈（Ⅱ-4）和小姨妈（Ⅱ-5），均未诊断癌症，但均已去世；⑤两位未诊断癌症的姨妈（Ⅱ-4、Ⅱ-5）共有7个子女，其中两个表哥（Ⅲ-2、Ⅲ-3）分别被诊断为肺癌和黑色素瘤，诊断年龄不详，但均在确诊癌症后短时间内去世，表姐（Ⅲ-6）在70岁诊断乳腺癌去世；⑥其余表兄弟姐妹（Ⅲ-4、Ⅲ-5、Ⅲ-7、Ⅲ-8）都健康；⑦先证者育有一儿（Ⅳ-1），目前37岁，体健；⑧呈明显的常染色体显性遗传模式。

综合家族成员肿瘤史的分析，共有7位癌症（Ⅱ-3患有多种癌症），其中包括患肺癌2位，子宫内膜癌1位，卵巢癌1位，乳腺癌3位，结直肠癌1位，肝癌1位，黑色素瘤1位。首先考虑的是乳腺癌与卵巢癌高发的*BRCA*相关HBOCS；因为除了乳腺癌和卵巢癌，*BRCA1/2*变异与结直肠癌、黑色素瘤发病风险增高也有关。鉴于目前尚未发现先证者的父亲及父系其他直系亲属患有恶性肿瘤，其致病基因很明显是从先证者的母系传递下来。

通过对先证者的家族成员患肿瘤的家族史详细分析，耐心地回答先证者及其家属的问题及疑虑，并从心理上给予先证者及其家属安抚与支持，先证者及其儿子对这个疾病有了较好的理解。签署知情同意后，先证者及其儿子抽血进行了胚系的*BRCA1/2*基因变异检测。检测结果发现先证者携带*BRCA1*疑似致病性变异c.470_471delCT。先证者的儿子基因检测未显示*BRCA1*相关变异。先证者*BRCA1*相关遗传性乳腺癌得到确诊。后续的家属成员基因检查发现先证者母亲（Ⅱ-2）也有同样的*BRCA1*变异，而其他健在的表兄弟姐妹的检测结果阴性。之后主管医生为患者制订了详细的遗传性乳腺癌复查和家属筛查计划，患者的焦虑得到了显著缓解。

通过专业的临床诊断和实验室诊断，对遗传性肿瘤基因携带者进行综合分析，及时提供相关预防建议及心理健康疏导，以防止或延缓肿瘤的发生，提高携带者的生活质量；而对非遗传性肿瘤基因携带者的个体，通过遗传咨询可大大减轻其心理负担。专业的遗传咨询如一盏明灯，在家族性肿瘤的诊断、治疗及预防等各个环节为先证者及其亲属指明方向。

*BRCA1/2*变异相关的乳腺癌在疾病的发生、肿瘤的特征、治疗的敏感性和预后上都有一定的特殊性，更好地认识*BRCA1/2*变异乳腺癌的特点是精准治疗的基础。规范和完善*BRCA1/2*基因检测技术，普及并扩大*BRCA1/2*基因检测的范围，优化*BRCA1/2*变异携带者的肿瘤早期诊断模式，进一步探索*BRCA1/2*变异乳腺癌的生物学特点，研究并开发新的个体化治疗药物将是未来*BRCA1/2*相关乳腺癌领域的研究重点。

（龚畅 史艳侠 陆国辉）

第二节 Li-Fraumeni综合征

Li-Fraumeni综合征（Li-Fraumeni syndrome, LFS）是一种罕见的遗传性肿瘤综合征，与*TP53*胚系变异有关，推测与大约1%的遗传性乳腺癌相关[72]。

主要临床表现

LFS的特点是患者年轻时可以发生的多种不同系统肿瘤而形成肿瘤谱，包括最常见的骨和软组织肉瘤、绝经前乳腺癌、脑瘤、肾上腺皮质癌等，占所有LFS相关肿瘤的70%，也被称为肉瘤-乳癌-白血病-肾上腺癌综合征（sarcoma, breast, leukemia and adrenal gland cancer，SBLA）。风险显著增高的其他肿瘤包括：结直肠癌、子宫内膜癌、食管癌、性腺生殖细胞瘤、白血病、淋巴瘤、肺癌、黑色素瘤、非黑色素瘤皮肤癌、卵巢癌、胰腺癌、前列腺癌、胃癌、甲状腺癌、肾癌、家族性肾母细胞瘤、家族性神经母细胞瘤等。LFS相关癌症通常发生在儿童期或青年期，有对幼年出现软组织肉瘤的患者家系分析报道，*TP53* 胚系变异携带者 45 岁和 70 岁时预计的患癌风险分别为 60% 和 95%。LFS 女性患者患癌风险比男性患者高，分别是 90% 和 70%。发生 *TP53* 胚系变异的个体发生第二次恶性肿瘤及后续恶性肿瘤的风险也会增加，而发生其他癌症的概率与诊断第一次恶性肿瘤的年龄呈负相关 [73]。此外，女性乳腺癌是与 LFS 相关性较高的恶性肿瘤之一，*TP53* 胚系变异携带者 60 岁时预计的患乳腺癌风险为 85%，平均诊断年龄 34 岁 [74,75]。*TP53* 变异与早发乳腺癌密切相关，McCuaig 等人统计，在 30 岁以下确诊乳腺癌且 *BRCA1* 或 *BRCA2* 无致病性变异的女性中，有 5% ~ 8% 的人携带 *TP53* 基因致病性变异 [76]。

遗传方式与相关致病基因

LFS 是一种具有高外显率的癌症相关综合征，一项研究表明，LFS 患者终生累计患癌风险接近 100%，常表现为幼年起病的全身各部位恶性肿瘤。LFS 与 *TP53* 胚系变异相关，表现为常染色体显性遗传。*TP53*[OMIM: 191170] 是一种重要的抑癌基因，被称为“基因组的守护者”，位于 17p13.1。*TP53* 基因编码的蛋白产物 p53 定位于细胞核内，调控 DNA 损伤后检查点，激活下游基因修复 DNA 损伤，或引发细胞凋亡 [74]。与 LFS 相关的另一个基因是 *CHK2* [OMIM: 604373]，位于 22q12.1。*CHK2* 是一种抑癌基因，可受 DNA 损伤而被激活。*CHK2* 编码一种激酶，该酶通过使变异基因的蛋白产物磷酸化而导致细胞周期停滞。只有少数 LFS 患者携带此基因变异。患有 *TP53* 或 *CHK2* 变异的 LFS 患者表现出相似范围的恶性肿瘤，在临床上无法区分 [77]。

临床诊断依据

许多不同的标准被用来识别可能的 LFS 个体，NCCN 指南 [38] 则根据典型的 LFS 标准和 Chompret 标准筛选出需要行 *TP53* 基因变异检测的个体而对 LFS 做出诊断。

1. 经典的 LFS 标准。同时满足①个体在 45 岁以下诊断肉瘤；且②有一位一级亲属 45 岁以下诊断为癌症；且③同一父系或母系中另一位一级或二级亲属在 45 岁以下诊断为癌症或在任何年龄诊断为肉瘤。

2. Chompret 标准。① 46 岁前发生的 LFS 肿瘤谱中其中一种恶性肿瘤（如软组织肉瘤，骨肉瘤，中枢神经系统肿瘤，乳腺癌，肾上腺皮质癌）的个体，且至少一位一级或二级亲属在 56 岁前患有任何一种上述肿瘤谱中恶性肿瘤（如果先证者患乳腺癌，则患乳腺癌的亲属不包括在内）或任何年龄的多原发恶性肿瘤；或②患有多种恶性肿瘤（多发性乳腺肿瘤除外），其中至少两种属于 LFS 肿瘤谱肿瘤，且首发肿瘤诊断年龄 <46 岁；或③任何年龄诊断以下恶性肿瘤的一种：肾上腺皮质癌、脉络丛癌、胚胎性未分化型横纹肌肉瘤，无论有无家族史；或④ 31 岁前诊断乳腺癌。

3. 家族成员存在 *TP53* 致病性变异或者疑似致病性变异的个体。

主要病理诊断特征

一、组织细胞病理检查

导管癌常见。已有临床研究结果提示 *TP53* 胚系变异人群中激素受体阳性和 *HER2* 阳性发病率高，其中浸润性导管癌激素受体阳性约占 84%，导管原位癌中激素受体阳性约占 27%；浸润性导管癌中 *HER2* 阳性约占 63%，导管原位癌中 *HER2* 阳性约占 73%[78]。

二、免疫组化染色检查

TP53 变异及其对 p53 蛋白功能的作用之间的关系是复杂的，p53 免疫组化染色在 *TP53* 胚系错义变异个体的肿瘤中高表达，而在非错义变异携带者的肿瘤中很少或不表达蛋白（<1% 核表达）[79]。据推测，大多数（但不是所有）*TP53* 基因变异的 p53 蛋白的半衰期比野生型 p53 蛋白的半衰期长，因此 p53 蛋白的表达和通过免疫组化染色的阳性表达增加。但是，很多不涉及 *TP53* 基因的变异也可能影响 *TP53* 相关通路从而影响 p53 蛋白的稳定性，另外，体内许多其他细胞蛋白也直接与 p53 蛋白相互作用，影响其稳定性 [80]。所以诊断 LFS，不能仅靠 p53 免疫组化染色情况，需要综合临床和基因检测信息进行诊断。

三、分子病理检测

对符合上述临床诊断标准的个体，推荐进行 *TP53* 基因变异检测。对于 *TP53* 基因检测方法应包括基因全长测序和基因缺失 / 重复分析。目前已报道超过250种不同的*TP53*胚系变异，其中，6个热点变异可见于20%的LFS家族，包括p.R175H、p.G245S、p.R248Q、p.R248W、p.R273H和p.R282W，新发变异可能高达25%[81]。最近美国ACMG/AMP制订了解读*TP53*胚系基因变异指南，强调临床遗传检测实验室与临床肿瘤专家之间的紧密信息沟通交流的重要性，通过紧密的信息交流，能把“意义不明变异”由28%降低到12%[82]。

治疗与预后

对于Li-Fraumeni综合征相关乳腺癌，未有文献报道其与一般乳腺癌在治疗及预后上的差别，故其采取的治疗原则和散发性乳腺癌相似，只是在具体的细节方面有其特殊性，这主要体现在预防。

一、治疗

1. **对于*TP53*基因变异的乳腺癌患者，为了减少二次原发性乳腺癌的风险，建议采用患侧乳房切除术而不是肿瘤切除术**[74]。

2. **基因与环境之间的相互作用可能影响携带*TP53*变异的个体的癌症发生的易感性**。其中，电离辐射（诊断性或治疗性）可影响*TP53*变异个体的最基本的DNA损伤后的修复，应尽可能避免治疗性放疗[73]。

二、预防

1. **生活方式预防**。有证据表明，吸烟会增加*TP53*基因变异携带者患肺癌的风险，其中一项研究发现，吸烟的*TP53*基因变异携带者患肺癌的风险是不吸烟的*TP53*基因变异携带者的3.16倍（95%CI：1.48-6.78）[73]。*TP53*基因变异携带者应不吸烟或戒烟。

2. **手术预防**。有文献指出[83]，对于*TP53*胚系致病性变异携带者的女性，可以选择预防性乳房切除术，从而降低患乳腺癌的风险。

遗传咨询与孕产前诊断

一、携带者/患者检测与健康管理咨询

下文仅介绍女性乳腺癌风险，其他LFS相关肿瘤风险不在此章节赘述。

1. **对于18岁以上者需告知乳腺癌风险**。

2. **从20岁开始，每6～12个月进行乳腺临床检查**。

3. **乳腺筛查**。①20～29岁期间，每年进行1次乳腺MRI检查；②30～75岁期间，每年进行1次乳腺X线检查和乳腺MRI检查；③大于75岁者，筛查计划需进行个体化制定；④对于携带*TP53*致病性/可能致病性变异且接受乳腺癌治疗，但未进行双侧乳腺切除术的女性，应按上述检测方法，接受每年1次的乳房MRI和乳房X线检查。

4. **考虑能降低风险的乳腺切除手术**。咨询应包括关于保护程度，乳房重建及相关风险的讨论。此外，在咨询过程中还应考虑家族病史和剩余乳腺的患癌风险以及生存预期。

5. **对于进行减少风险的乳房切除术，应解决社会心理，和社会生活质量方面的问题**。

6. **其他方面管理**：①患有LFS的个体应优先选择在具有LFS管理专业知识的中心进行随访；②说明LFS相关的其他肿瘤发生的风险，讨论LFS相关肿瘤的筛查的必要性和局限性。③应尽可能避免对肿瘤行治疗性放疗；在不影响准确性的情况下，应适当减少诊断性辐射。

二、孕产前遗传学诊断

对于育龄期患者，建议做产前诊断或辅助生殖，包括胚胎植入前遗传学检测（preimplantation genetic testing，PGT）。需充分讨论已知风险、技术局限性和这些技术的获益。

因为LFS患者的肿瘤发病年龄较早，且成年早期死亡风险较大，所以在所有的癌症易发综合征中，应用于LFS的PGT技术最引人注目的应用之一。PGT使用标准的体外受精程序，允许胚胎在植入子宫前，对胚胎进行*TP53*基因致病性变异进行检测，在临床上，PGT检测出*TP53*变异的案例已成功实施并被报道。

而产前使用羊膜穿刺术或绒毛膜绒毛取样技术诊断LFS是另一种选择手段，但考虑到检测出*TP53*基因致病性变异时，需进行终止妊娠，这种手段还是存在较大争议，不仅存在伦理问题，且对患者本人及家庭成员具有心理上的重大打击[84]。

临床案例二

如图12-5，先证者Ⅲ-2，女性，36岁，发现右乳腺增大有结节，见面沟通交流后保持联系。家族史分析发现母亲（Ⅱ-4）曾患“子宫癌”于54岁时去世，父亲（Ⅱ-3）早年肝癌

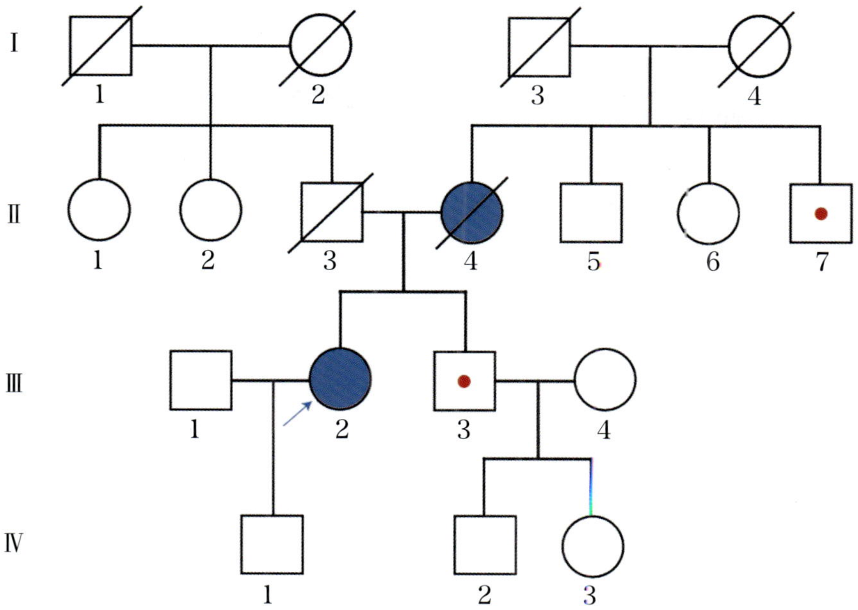

图 12-5 Li-Fraumeni 综合征相关遗传性乳腺癌家系图——临床案例二

（本案例由陆国辉、史艳侠提供）

去世；外公（Ⅰ-3）、外婆（Ⅰ-4）分别在62岁、64岁时去世，病因也不明；母系其他成员没有发现肿瘤病史。除了父亲右肝癌外，父系其他成员没有肿瘤病史。

针对先证者临床发现乳腺结节及其肿瘤家族史，建议到医院就诊，检测发现右乳腺黄豆样大小结节，微痛感，质硬周边不圆滑。病理检查诊断为浸润性小叶癌（图 12-6）；免疫组化检查结果（图 12-7）：CK（AE1/AE3）（+）Ki67（8%）p63（-），E-cadherin（+），P120（胞质+），ER（+，90%），PR（+，90%），HER2（-）；先证者签署知情同意书后进行外周血检测，发现 *TP53* 基因致病性杂合变异 c.1073A>T（图 12-8）。计算机辅助分析预测该变异可能

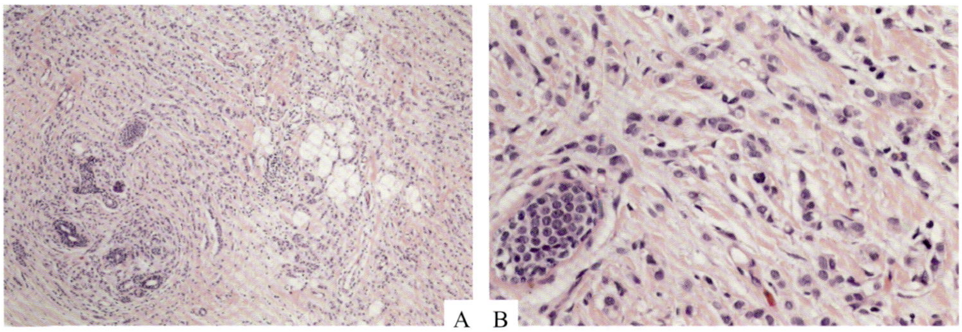

图 12-6 Li-Fraumeni 综合征 乳腺浸润性小叶癌——临床案例二

图 A，HE 染色，100×；图 B，HE 染色，400×

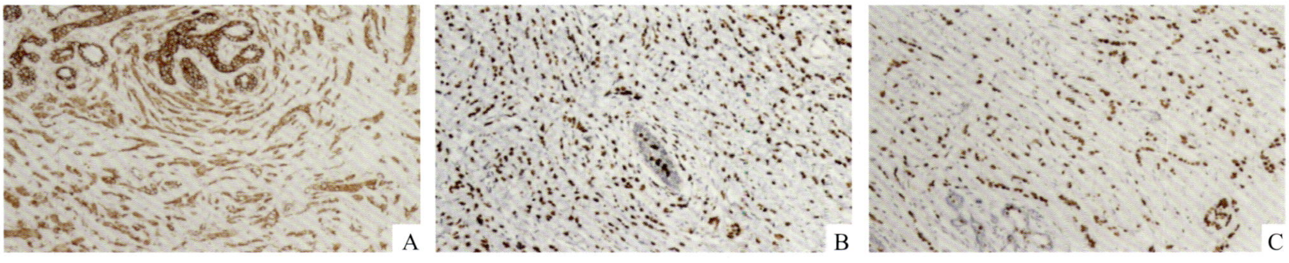

图 12-7 Li-Fraumeni 综合征 乳腺癌免疫组化检查——临床案例二

免疫组化染色，200×。图 A，P120 阳性，肿瘤细胞胞质阳性；图 B，PR，肿瘤细胞 90% 核阳性；图 C，ER，肿瘤细胞 90% 核阳性

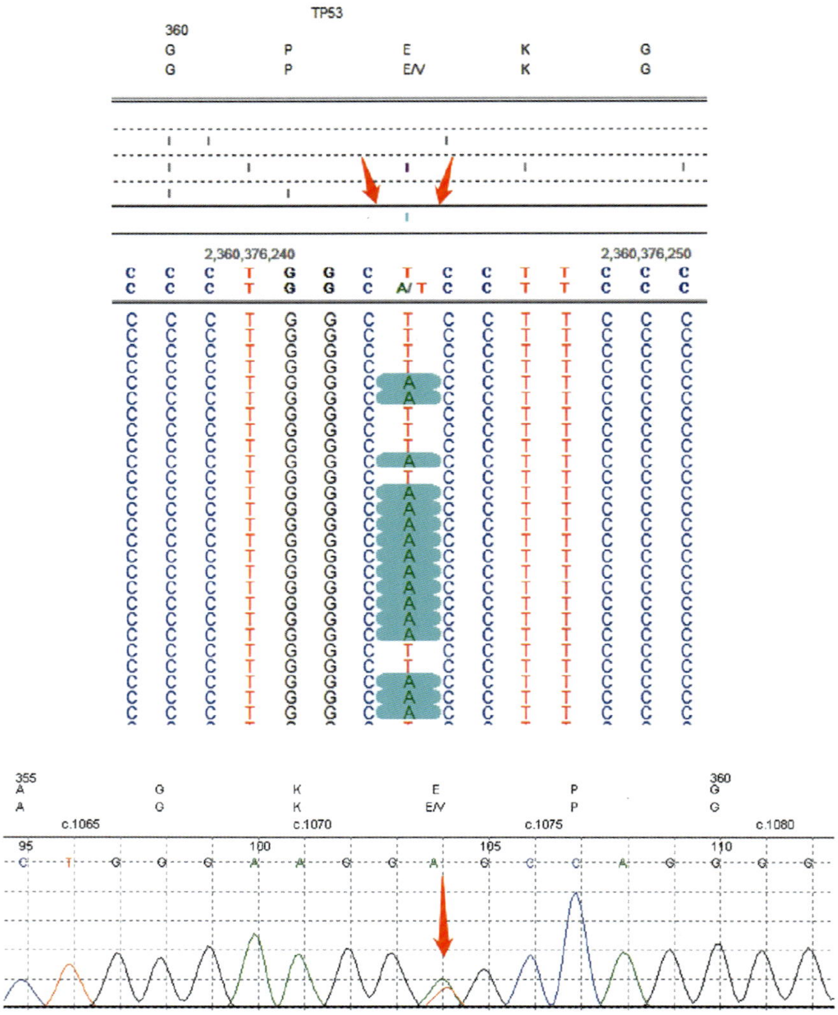

图 12-8 *TP53* 基因 c.1073A>T 变异测序图——临床案例二

影响蛋白质结构/功能。*TP53* 变异已在多个遗传性乳腺癌相关临床病例中被报道过（PMID: 31119730），而到目前为止，在检索到的参考人群基因数据库中频率较低。变异所在区域是该蛋白质的重要组成部分，不同物种的氨基酸序列高度保守。结合先证者的乳腺癌临床表现和家系分析，明确此变异的致病性。

鉴于先证者的父母早已去世，建议先证者的弟弟（Ⅲ-3）进行*TP53*基因变异检测而发现有同样的*TP53*变异。结合先证者乳腺癌的早发病年龄、其亲弟弟存在同样的*TP53*基因变异，母亲的“子宫癌”病史（子宫内膜癌是LFS常发的肿瘤），LFS的诊断明确。

先证者的心态积极，非常配合诊治和遗传咨询，并且亲自说服家族里其他成员进行基因检测。其他家族成员基因检测只发现一位舅舅（Ⅱ-7）和弟弟（Ⅲ-3）有同样的*TP53*基因变异且处于健康状态。由于先证者的儿子（Ⅳ-1）和她弟弟的两位子女（Ⅳ-2，Ⅳ-3）年龄都小，暂时没有建议进行相应的基因检测。根据LFS相关肿瘤多种类发生，例如乳腺癌、结直肠癌、子宫内膜癌、脑瘤、肾上腺皮质癌、软组织肉瘤和血液肿瘤等，肿瘤恶性度高和发生年龄早的特点，定期与两位健康的基因携带者（Ⅱ-7，Ⅲ-3）遗传咨询，提供肿瘤发生风险及其预防管理指导。同时也与先证者和其弟弟保持密切电话联系，关注其子女健康管理。经过多次细致的心理和肿瘤遗传的咨询，姐弟俩主动提出对三位孩子进行*TP53*变异基因检测并签署知情同意书，检测结果都是*TP53*变异阴性（图12-9），但一直保持联系。先证者治疗后康复很好，坚持每天适当的运动，乐观正常生活和工作。

（陆国辉　史艳侠　龚畅）

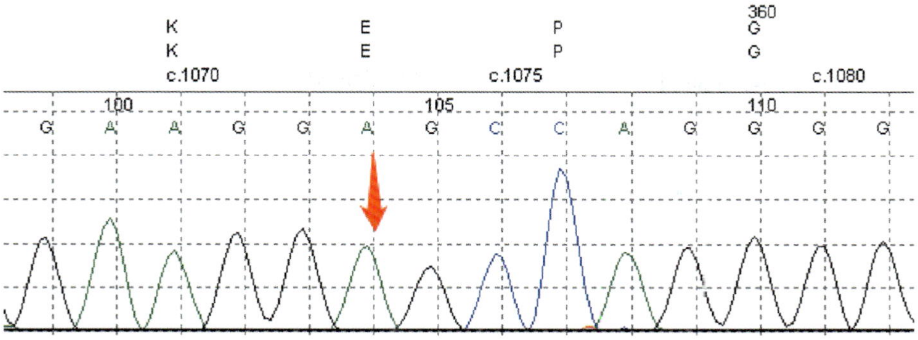

图 12-9 *TP53* 基因变异 c.1073A>T 阴性测序图——临床案例二

第三节 Cowden 综合征

Cowden 综合征（Cowden syndrome, CS）是一种罕见的遗传性肿瘤综合征，据报道，Cowden 综合征的发病率为 1/250 000 ~ 1/200 000[85]，但因其临床诊断的困难，可能会被低估。Cowden 综合征属于 PTEN 错构瘤综合征（PTEN hamartoma tumor syndrome, PHTS）中的一类，与 *PTEN* 基因的胚系致病性变异相关。以往报道称，大约 80% Cowden 综合征患者存在 *PTEN* 基因变异[86,87]，但近年来的一些研究表明，Cowden 综合征患者发生 *PTEN* 基因变异的比例远没有这么高[88,89]。

主要临床表现

Cowden 综合征是一种罕见遗传性疾病，与皮肤、黏膜、乳腺、甲状腺、子宫内膜和大脑等多种器官和组织的良性错构瘤样病变和（或）恶性肿瘤病变有关[90,91]。大多数 Cowden 综合征患者会出现良性皮肤病变，与 Cowden 综合征相关的皮肤病变包括毛囊瘤（即毛囊外根鞘上皮形成的良性肿瘤）、口腔乳头状瘤、黏膜神经瘤、掌跖角化病、龟头黄斑色素沉着、脂肪瘤、血管异常以及纤维瘤[92-94]。超过 90% 的 Cowden 综合征患者在 20 多岁开始出现临床表现[95,96]。乳腺癌被认为是最常见的 Cowden 综合征相关恶性肿瘤，女性患者一生患乳腺癌的风险估计为 25% ~ 50%，平均诊断年龄在 38 ~ 50 岁之间[88-90,92,97]。同时，有 75% 的 Cowden 综合征女性患者伴发有良性乳腺疾病[90]，其中，纤维囊性乳腺疾病、导管内乳头状瘤和纤维腺瘤与 CS 有明显的相关性[98-100]。与 *BRCA1/2* 基因变异不同的是，CS 引起的乳腺癌发病率增加主要见于女性。目前仅报道 3 例 *PTEN* 变异相关的男性乳腺癌[87,101,102]，而已报道的两组最大的 *PTEN* 基因检测的患者人群中未发现男性乳腺癌[88,89,92]。

遗传方式与相关致病基因

Cowden 综合征表现为常染色体显性遗传，大多数病例与 *PTEN* 基因中的胚系变异相关。*PTEN*[OMIM: 601728]（又称“人类第 10 号染色体缺失与磷酸酶和张力蛋白同源基因”），位于染色体 10q23.31，是一个具有双重特异性磷酸酶活性的抑癌基因[103-105]。*PTEN* 基因参与多个信号通路的调控，通过调控细胞周期、诱导细胞凋亡、抑制细胞的黏附与迁移、调控新生血管形成以及参与胚胎的正常发育等影响疾病的发生发展[105-109]。有研究发现约 30% 的 Cowden 综合征患者不具有 *PTEN* 基因的胚系变异，而是发生了胚系 *KILLIN*[OMIM: 612105]（该基因与 *PTEN* 基因均位于染色体 10q23.31）启动子的甲基化，从而抑制抑癌基因 *TP53* 诱导细胞凋亡的关键蛋白 KILLIN 的表达[110]。

临床诊断依据

美国 NCCN 指南专家组已经建立了一系列标准，以帮助筛选 *PTEN* 基因变异检测的候选者（参见 Cowden 综合征 /PHTS 检测标准[38]）（表 12-3）。这些标准用于评估进一步风险评估和基因检测的必要性，并非旨在作为临床诊断标准。满足 Cowden 综合征 / PHTS 基因检测标准任一项条件的，建议进行 *PTEN* 基因变异检测而作为 Cowden 综合征诊断的依据。

Cowden 综合征 /PHTS 检测标准：

（1）家族中有已知 *PTEN* 致病性变异或者疑

似致病性变异。

（2）有 Bannayan-Riley-Ruvalcaba 综合征的个人史。

（3）个体符合 Cowden 综合征 /PHTS 的临床诊断标准[38]。

（4）个体不符合国际 Cowden 综合征 /PHTS 的临床诊断标准，但个人史满足以下任一条件：①成人小脑发育不良的神经节细胞瘤（小脑肿瘤）；②自闭症谱系障碍和巨头畸形；③两个或两个以上经活检证实毛囊瘤；④两个或两个以上的主要标准（其中一个必须是巨头畸形）；⑤三个主要标准，没有巨头畸形；⑥一个主要和≥ 3 个次要标准；⑦≥ 4 个次要标准。

（5）有临床诊断为 Cowden 综合征 /PHTS 或 Bannayan-Riley-Ruvalcaba 综合征的近亲且尚未进行评测的具有风险的个体，满足以下条件：①任何一个主要标准；或②两个次要标准（表 12-3）。

表 12-3　Cowden 综合征 /PHTS 检测标准

主要标准
乳腺癌
子宫内膜癌
滤泡状甲状腺癌
多发性胃错构瘤或神经节细胞瘤
巨头畸形（即≥ 97%，成年女性 58 cm，成年男性 60 cm）
龟头黄斑色素沉着
黏膜皮肤病变
一个经活检证实的毛囊瘤
多发掌跖角化病
多灶性或广泛性口腔黏膜乳头状瘤
多个面部皮肤丘疹（通常是疣状）
次要标准
自闭症谱系障碍
结肠癌
≥ 3 个食管糖原性棘皮病
脂肪瘤
智力障碍（即 IQ ≤ 75）
乳头状或滤泡状的乳头状变异的甲状腺癌
甲状腺结构性病变（如腺瘤，结节，甲状腺肿）
肾细胞癌
单发的胃错构瘤或神经节细胞瘤
睾丸脂肪瘤
脉管性疾病（包括颅内多发性发育性静脉畸形）

PHTS，PTEN 错构瘤综合征

主要病理诊断特征

一、组织细胞病理检查

有研究表明，Cowden 综合征的患者与普通人群相比，乳腺癌的组织细胞病理检查无明显差异[90]。

二、免疫组化染色检查

Zhou 等[111]通过免疫组化方法发现 *PTEN* 启动子变异阳性的 Cowden 综合征患者的 PTEN 蛋白减少或丢失。通过组织学 PTEN 染色可以提高发现 Cowden 综合征病例的可能性，从而进行进一步评估。此外，Banneau 等[112]认为有 *PTEN* 变异的 Cowden 综合征女性患者，乳腺癌通常表现出顶泌分化。

三、分子病理检测

对符合上述临床诊断的个体，推荐进行 *PTEN* 基因变异检测。如果变异检测结果阴性，也可考虑进行包括 *PTEN* 基因以及与 Cowden 综合征症状相似的其他遗传性肿瘤综合征基因的多基因检测。在具有 Cowden 综合征和 Cowden 样综合征的个体中也考虑 *KILLIN* 启动子甲基化分析。对于 *PTEN* 基因检测方法，NCCN 指南小组建议进行全面的检测，包括基因全长测序、基因缺失 / 重复分析和启动子分析。有文章报道，*PTEN* 基因测序可以检测到绝大多数（高达 80%）符合 Cowden 综合征诊断标准的个体的变异，而缺失分析和启动子测序仅略微提高变异检出率[90]。

治疗与预后

Cowden 综合征相关乳腺癌发病率为 25% ～ 50%，未有文献报道其与散发性乳腺癌在治疗及预后上的差别，故其采取的治疗原则和散发性乳腺癌相似。

有文献报道称，携带 *PTEN* 基因变异的女性被诊断出原发性乳腺癌后，在未来 10 年内患另一种原发性乳腺癌的风险为 29%[113]。这可能提示在第一次原发性乳腺癌发生时，进行外科处理时，可以考虑进行预防性双侧乳房切除术。

PTEN 基因编码一种脂质磷酸酶，抑制磷脂酰肌醇 3- 激酶 -AKT 信号通路，而雷帕霉素抑制 AKT 通路一个关键的下游靶点——哺乳动物雷帕霉素靶点（mammalian target of rapamycin，mTOR），有研究者使用敲除 *PTEN* 基因的小鼠动物模型探索雷帕霉素抑制 mTOR 所产生的效果，提示预防性和（或）治疗性给予 Cowden 综合征患者，和其他涉及 *PTEN* 功能缺陷的肿瘤综合征患者雷帕霉素或阻断 mTOR 的类似物，可能可以预防或治疗 Cowden 综合征[114]。一项纳入 16 个家庭（总共 18 名 *PTEN* 胚系变异的患者）的前瞻性试验结果显示，在 Cowden 综合征患者中使用 56 天疗程的西罗莫司，患者们的耐受性良好，并且大多数（67%）患者报告基线症状有所改善，皮肤科和内镜检查显示皮肤息肉（14/18, 77.8%）和胃肠道息肉（2/14, 14.3%）有所改善，用改良的共济失调评估评定量表（SARA）评估小脑功能，在 1 个月后，总 SARA 评分有显著改善（$n = 9, P = 0.034$），但需要更大型的临床研究进一步确定西罗莫司在这一高危人群中预防癌症的最佳时间节点、最佳剂量和持续时间[115]。

遗传咨询与产前诊断

一、携带者 / 患者检测与健康管理咨询

下文仅介绍女性乳腺筛查与检测管理，其他 Cowden 综合征相关良性病变和（或）恶性肿瘤风险不在此章节赘述。

1. 对于 18 岁以上者需告知乳腺癌风险。

2. 从 25 岁或早于家族中已知最早乳腺癌发病年龄 5 ～ 10 年开始，每 6 ～ 12 个月进行乳腺临床检查。

3. 乳腺筛查。①从 30 ～ 35 岁或早于家族中已知最早乳腺癌发病年龄 5 ～ 10 年开始，每年进行 1 次乳腺钼靶和乳腺 MRI 检查。②从 75 岁开始，筛查计划需进行个体化制订。③对于携带 *PTEN* 基因致病性 / 可能致病性变异且接受乳腺癌治疗，但未进行双侧乳腺切除术的女性，应按上述检测方法，接受每年 1 次的乳房 MRI 和乳房 X 线检查。

4. 考虑能降低风险的乳腺切除手术。咨询应包括关于保护程度，乳房重建及相关风险的讨论。此外，在咨询过程中还应考虑家族病史和剩余乳腺的患癌风险以及生存预期。

5. 对于进行减少风险的乳房切除术，应解决心理社会，社会和生活质量方面的问题。

二、孕产前遗传学诊断

对于育龄期患者和携带者，建议做产前诊断或辅助生殖，包括胚胎植入前的遗传学检测。需充分讨论已知风险、技术局限性和这些技术的获益。

（史艳侠 龚畅 陆国辉）

第四节 乳腺癌风险增高相关的其他疾病或遗传性肿瘤综合征

由于胚系变异基因在患者体内各组织广泛存在，因此，除了乳腺癌以外，其他疾病或肿瘤的发生风险也会明显增加，甚至某些基因变异会伴随着特殊的临床表现，从而被命名为某种综合征。除了上述常见的乳腺癌相关肿瘤综合征外，能使乳腺癌风险增加的遗传性肿瘤综合征见表 12-4[38,116]。

（陆国辉　史艳侠　龚畅）

表 12-4　与乳腺癌风险相关的其他遗传性肿瘤综合征

综合征	受累基因	终生乳腺癌风险	临床表现及伴发肿瘤
遗传性弥漫性胃癌综合征	*CDH1*	39% ~ 52%	乳腺小叶癌、胃癌
共济失调毛细血管扩张症	*ATM*	17% ~ 52%	典型的共济失调毛细血管扩张症、免疫缺陷，白血病、淋巴瘤、乳腺癌等恶性肿瘤
Bloom 综合征	*BLM*	风险上升	白血病、多种实体肿瘤
范科尼贫血	*BRCA1/2*、*BRIP1*、*PALB2*、*RAD51C* 等		多发性的先天畸形、骨髓衰竭伴血细胞减少、急性髓细胞白血病及其他实体瘤
Peutz-Jeghers 综合征	*STK11*	32% ~ 54%	胃肠息肉、黏膜色素沉着、胃肠道肿瘤、乳腺癌、卵巢癌
自身免疫性淋巴细胞增生综合征	*APT1*		脾大、Coombs 阳性溶血性贫血、自身免疫疾病、淋巴瘤、肝细胞癌、甲状腺和乳腺多发性腺癌
PTEN 错构瘤综合征	*PTEN*	乳腺癌 25% ~ 50%，可能≤ 85%	多发的错构瘤可累及生殖细胞所有三个胚层的器官、乳腺癌、子宫癌和非髓性甲状腺癌
Werner 综合征	*WRN*	风险上升	外表特征，通常二十多岁发病，与正常老化相关的症状，易患乳腺癌、肉瘤、黑色素瘤、甲状腺癌、恶性血液病

第五节 其他遗传性乳腺癌相关基因及其循环肿瘤细胞检测

一、其他遗传性乳腺癌相关基因

被发现与遗传性乳腺癌相关的疾病或综合征越来越多，与其基因检测相关的循环肿瘤细胞检测技术应用也越来越成熟。多基因检测能对多个致病性明确但外显程度不同的基因同时进行高通量测序。除了上文重点描述的四个乳腺癌相关高度外显基因 *BRCA1*[OMIM: 113705]、*BRCA2*[OMIM: 600185]、*TP53*[OMIM: 191170]、*PTEN*[OMIM: 601728] 外，多基因检测还包含一些乳腺癌中度外显基因，这些基因包括：*ATM*[OMIM: 607585]、*BRIP1*[OMIM: 605882]、*CDH1*[OMIM: 192090]、*CHEK2*[OMIM: 604373]、*NBN*[OMIM: 602667]、*PALB2*[OMIM: 610355]、*RAD51C*[OMIM: 602774]、*RAD51D*[OMIM: 602954]、*STK11*[OMIM: 602216]，与 Lynch 综合征（*MSH2*[OMIM: 609309]、*MLH1*[OMIM: 120436]、*MSH6*[OMIM: 600678]、*PMS2*[OMIM: 600259]、*EPCAM*[OMIM: 185535]）和神经纤维瘤病 1 型相关的基因也包括在内[38]。部分外显率较低的基因也可能作为多基因检测的一部分，包括：*BARD1*[OMIM: 601593]、*FANCC*[OMIM: 613899]、*MRE11A*[OMIM: 600814]、*MUTYH*[OMIM: 604933]、*RECQL4*[OMIM: 603780]、*RAD50*[OMIM: 604040]、*RINT1*[OMIM: 610089]、*SLX4*[OMIM: 613278]、*SMARCA4*[OMIM: 603254] 和 *XRCC2*[OMIM: 600375]，其风险管理建议应考虑到家族史及其他临床因素[117-119]。其相关的乳腺癌发生风险及管理见表 12-5[38,120-127]。对于个人史或家族史提示单一遗传性肿瘤综合征的个体，最适合进行针对该特定综合征的基因检测。当一个以上的基因可以解释遗传性肿瘤综合征时，那么选择多基因检测可能更有效和（或）更具有成本效益。

表 12-5 遗传性乳腺癌相关肿瘤基因与肿瘤发生风险管理

基因	乳腺癌风险和风险管理
ATM	增加风险 • 从 40 岁开始，考虑每年进行一次乳腺钼靶和乳腺增强 MRI 筛查 • 推荐进行降低风险的乳房切除手术的证据不足，建议根据家族史进行风险管理
BARD1	可能增加风险，但没有足够证据进行风险管理意见推荐
CDH1	增加乳腺小叶癌风险 • 从 30 岁开始，考虑每年进行一次乳腺钼靶和乳腺增强 MRI 筛查 • 推荐进行降低风险的乳房切除手术的证据不足，建议根据家族史进行风险管理
CHEK2	增加风险 • 从 40 岁开始，考虑每年进行一次乳腺钼靶和乳腺增强 MRI 筛查 • 推荐进行降低风险的乳房切除手术的证据不足，建议根据家族史进行风险管理
NBN	增加风险 • 从 40 岁开始，考虑每年进行一次乳腺钼靶和乳腺增强 MRI 筛查 • 推荐进行降低风险的乳房切除手术的证据不足，建议根据家族史进行风险管理
NF1	增加风险 • 从 30 岁开始，考虑每年进行一次乳腺钼靶筛查，从 30 ~ 50 岁开始，每年进行一次乳腺增强 MRI 筛查 • 推荐进行降低风险的乳房切除手术的证据不足，建议根据家族史进行风险管理
PALB2	增加风险 • 从 30 岁开始，考虑每年进行一次乳腺钼靶和乳腺增强 MRI 筛查 • 推荐进行降低风险的乳房切除手术的证据不足，建议根据家族史进行风险管理
STK11	增加风险 • 推荐进行降低风险的乳房切除手术的证据不足，建议根据家族史进行风险管理

二、乳腺癌相关循环肿瘤细胞检测

循环肿瘤细胞（circulating tumor cell, CTC）是从原发或转移灶实体肿瘤脱落并进入血液循环的肿瘤细胞，具有与肿瘤特异性相关的抗原蛋白质和遗传变异表达[128]。CTC 可随血液传播到身体的其他器官，形成远处脏器转移，增加癌症恶性度及死亡率。在肿瘤发展的整个过程中，早期肿瘤在 1mm 时，就会有 CTC 进入血液，提示癌症发生的风险，所以，如果能在早期对乳腺癌高危人群开展 CTC 检测，早于影像学诊断，可以实现乳腺癌早诊断早治疗的目的。目前 CTC 已成为多种癌症临床诊疗的标记物，与恶性肿瘤的复发、转移密切相关，对肿瘤的早期诊断、临床分期、复发转移和耐药监测、预后判断、开发新的治疗靶点具有重要价值。因此，捕获血液中的CTC进行检测和分析具有十分重要的临床意义。

在非转移性乳腺癌患者中，10% ~ 30% 可以检测到 CTC[129]。CTC 阳性与乳腺癌患者年龄、瘤体大小、淋巴结转移、组织病理学类型及激素受体无关，而与脉管侵犯有关。CTC 数目代表乳腺癌转移能力，且能成为乳腺癌的预后因子。Cristofanilli 等[130]对 18 个队列的 2436 例转移性乳腺癌患者的数据进行汇总分析发现，CTC 的数目 <5 个 CTC/7.5 ml 的患者比 CTC 的数目 ≥ 5 个 CTC/7.5 ml 的患者的 PFS 和 OS 明显延长。CTC 作为一种液体活检标志物能够显著评估乳腺癌患者的治疗效果，可对药物治疗效果加以持续动态监测，接受化疗后，乳腺癌患者的循环肿瘤细胞数目会发生改变，继而判断乳腺癌患者的临床治疗效果。Ma 等[131]对 187 例 进行 5- 氟尿嘧啶 / 表柔比星 / 环磷酰胺（FEC）治疗以及 3 年的随访研究中发现，接受 3 个周期的治疗后，65.8% 的乳腺癌患者实现了完全反应（complete response，CR）+ 部分反应（partial response, PR），化疗后 CTC 计数下降（P<0.05），证明了 CTC 计数可作为乳腺癌患者化疗的短期和长期疗效的预测指标。

CTC 在血流中含量极低，每毫升人外周血中的白细胞数量 5×10^6 ~ 10×10^6/ml，红细胞数量 5×10^9 ~ 9×10^9/ml，在一个 10ml 标准抽血试管中，根据癌症类型和分期的不同，只有 1 ~ 50 个 CTC 可以有效分离出来，使得 CTC 难以捕获和研究[132]。目前 CTC 的检测技术一般分为两大环节，即分离富集和识别鉴定。CTC 富集的目的主要在于尽可能多的捕获循环中的 CTC，为进一步的 CTC 的鉴定、收集、计数做准备。

现有富集方法主要是物理富集法、生物（免疫）富集法以及基于细胞功能的富集法。CTC 的鉴定通常用免疫细胞化学法（immunocytochemistry, ICC）、反转录聚合酶链反应（reverse-transcription PCR, RT-PCR）、流式细胞术（flow cytometry, FCM）、FISH、阵列比较基因组杂交（array comparative genomic hybridization, aCGH）、二代测序（next generation sequencing, NGS）等技术[133,134]。CTC 携带了肿瘤组织的遗传和生物学信息，可以为肿瘤转移和进展，以及化疗敏感性和耐药性提供新的视角和维度。CTC 计数结合分子谱分析，可以检测 CTC 亚群、癌症亚型和导致癌症发生发展和耐药性的基因变异[135]。使用精确和高通量的二代测序技术，可以对单个 CTC 进行基因分型，用于肿瘤的变异分析[136]。

CTC 检测作为简单的、快速的、方便的和微创的诊断方法。尽早检测微转移有助于准确判断乳腺癌患者的预后效果、降低复发率、积极指导个体化治疗以及提高乳腺癌患者的生命质量。

（龚畅 陆国辉 史艳侠）

参考文献

[1] Bray F, Ferlay J, Soerjomataram I, et al. Global cancer statistics 2018: GLOBOCAN estimates of incidence and mortality worldwide for 36 cancers in 185 countries. CA Cancer J Clin, 2018, 68 (6): 394-424.

[2] Cao A, Huang L, Shao Z. The preventive intervention of hereditary breast cancer. Adv Exp Med Biol, 2017, 1026: 41-57.

[3] Antoniou AC, Easton DF. Models of genetic susceptibility to breast cancer. Oncogene, 2006, 25 (43): 5898-5905.

[4] Stratton MR, Rahman N. The emerging landscape of breast cancer susceptibility. Nat Genet, 2008, 40 (1): 17-22.

[5] Nielsen FC, van Overeem Hansen T, Sørensen CS. Hereditary breast and ovarian cancer: new genes in confined pathways. Nat Rev Cancer, 2016, 16 (9): 599-612.

[6] Starink TM, van der Veen JP, Arwert F, et al. The Cowden syndrome: a clinical and genetic study in 21 patients. Clin Genet, 1986, 29 (3): 222-233.

[7] Wan W, Hou Y, Wang K, et al. The LXR-623-induced long

non-coding RNA LINC01125 suppresses the proliferation of breast cancer cells via PTEN/AKT/p53 signaling pathway. Cell Death Dis, 2019, 10 (3): 248.
[8] Lynch HT, Snyder CL, Lynch JF, et al. Hereditary breast-ovarian cancer at the bedside: role of the medical oncologist. J Clin Oncol, 2003, 21 (4): 740-753.
[9] Ford D, Easton DF, Stratton M, et al. Genetic heterogeneity and penetrance analysis of the BRCA1 and BRCA2 genes in breast cancer families. The Breast Cancer Linkage Consortium. Am J Hum Genet, 1998, 62 (3): 676-689.
[10] Daly MB, Pal T, Berry MP, et al. Genetic/familial high-risk assessment: breast, ovarian, and pancreatic, version 2.2021, NCCN clinical practice guidelines in oncology. J Natl Compr Canc Netw, 2021,19(1):77-102.
[11] Bougie O, Weberpals JI. Clinical considerations of BRCA1- and BRCA2-mutation carriers: a review. Int J Surg Oncol, 2011, 2011: 374012.
[12] Yao L, Sun J, Zhang J, et al. Breast cancer risk in Chinese women with BRCA1 or BRCA2 mutations. Breast Cancer Res Treat, 2016, 156 (3): 441-445.
[13] Dong H, Chandratre K, Qin Y, et al. Prevalence of BRCA1/ BRCA2 pathogenic variation in Chinese Han population. J Med Genet, 2020. DOI:10.1136/ jmedgenet-2020-106970.
[14] Mavaddat N, Barrowdale D, Andrulis IL, et al. Pathology of breast and ovarian cancers among BRCA1 and BRCA2 mutation carriers: results from the Consortium of Investigators of Modifiers of BRCA1/2 (CIMBA). Cancer Epidemiol Biomarkers Prev, 2012, 21 (1): 134-147.
[15] 黄志坚，林庆中，黄秋艳，等. 三阴性乳腺癌患者 BRCA1 和 BRCA2 基因变异的临床特征及预后因素，临床与病理杂志，2017，37 (02)：233-240.
[16] Zhang J, Pei R, Pang Z, et al. Prevalence and characterization of BRCA1 and BRCA2 germline mutations in Chinese women with familial breast cancer. Breast Cancer Res Treat, 2012, 132 (2): 421-428.
[17] Lee E, Mckean-Cowdin R, Ma H, et al. Characteristics of triple-negative breast cancer in patients with a BRCA1 mutation: results from a population-based study of young women. J Clin Oncol, 2011, 29 (33): 4373-4380.
[18] Evans DG, Howell A, Ward D, et al. Prevalence of BRCA1 and BRCA2 mutations in triple negative breast cancer. J Med Genet, 2011, 48 (8): 520-522.
[19] Meyer P, Landgraf K, Högel B, et al. BRCA2 mutations and triple-negative breast cancer. PloS One, 2012, 7 (5): e38361.
[20] Kim H, Choi DH. Distribution of BRCA1 and BRCA2 mutations in Asian patients with breast cancer. J Breast Cancer, 2013, 16 (4): 357-365.
[21] Vichapat V, Garmo H, Holmqvist M, et al. Tumor stage affects risk and prognosis of contralateral breast cancer: resultsfrom a large Swedish-population-based study. J Clin Oncol, 2012, 30 (28): 3478-3485.
[22] van den Broek AJ, Schmidt MK, van T Veer LJ, et al. Worse breast cancer prognosis of BRCA1/BRCA2 mutation carriers: what's the evidence? A systematic review with meta-analysis. PloS One, 2015, 10 (3): e120189.
[23] Metcalfe K, Gershman S, Lynch HT, et al. Predictors of contralateral breast cancer in BRCA1 and BRCA2 mutation carriers. Br J Cancer, 2011, 104 (9): 1384-1392.
[24] Mavaddat N, Peock S, Frost D, et al. Cancer risks for BRCA1 and BRCA2 mutation carriers: results from prospective analysis of EMBRACE. J Natl Cancer Inst, 2013, 105 (11): 812-822.
[25] Tai YC, Domchek S, Parmigiani G, et al. Breast cancer risk among male BRCA1 and BRCA2 mutation carriers. J Natl Cancer Inst, 2007, 99 (23): 1811-1814.
[26] Thomassen M, Gerdes AM, Cruger D, et al. Low frequency of large genomic rearrangements of BRCA1 and BRCA2 in western Denmark. Cancer Genet Cytogenet, 2006, 168 (2): 168-171.
[27] Ferla R, Calò V, Cascio S, et al. Founder mutations in BRCA1 and BRCA2 genes. Ann Oncol, 2007, 18 Suppl 6: vi93-vi98.
[28] King MC, Marks JH, Jb M, et al. Breast and ovarian cancer risks due to inherited mutations in BRCA1 and BRCA2. Science, 2003, 302 (5645): 643-646.
[29] Mikaelsdottir EK, Valgeirsdottir S, Eyfjord JE, et al. The Icelandic founder mutation BRCA2 999del5: analysis of expression. Breast Cancer Res, 2004, 6 (4): R284-R290.
[30] Evans DG, Neuhausen SL, Bulman M, et al. Haplotype and cancer risk analysis of two common mutations, BRCA1 4184del4 and BRCA2 2157delG, in high risk northwest England breast/ovarian families. J Med Genet, 2004, 41 (2): e21.
[31] 胡震，李文凤，柳晓义，等. 中国乳腺癌患者 BRCA1 基因的频发变异 5589del8. 中华医学遗传学杂志，2007 (04): 378-381.
[32] Wooster R, Bignell G, Lancaster J, et al. Identification of the breast cancer susceptibility gene BRCA2. Nature, 1995, 378 (6559): 789-792.
[33] Prakash R, Zhang Y, Feng W, et al. Homologous recombination and human health: the roles of BRCA1, BRCA2, and associated proteins. Cold Spring Harb Perspect Biol, 2015, 7 (4): a16600.
[34] Couch FJ, Nathanson KL, Offit K, et al. Two decades after *BRCA*: setting paradigms in personalized cancer care and prevention. Science, 2014, 343 (6178): 1466-1470.
[35] Venkitaraman AR. Cancer suppression by the chromosome custodians, BRCA1 and BRCA2. Science, 2014, 343 (6178): 1470-1475.
[36] 张科. BRCA1、Ki67 在不同分子分型乳腺癌中的表达及临床病理意义. 南昌大学，2017.
[37] Petrucelli N, Daly MB, Pal T. BRCA1- and BRCA2-associated hereditary breast and ovarian cancer. //Adam MP, Ardinger HH, Pagon RA, et al. GeneReviews®. Seattle (WA): University of Washington. 1993-2021.
[38] Daly MB, Pilarski R, Yurgelun MB et al. NCCN guidelines insights: genetic/familial high-risk assessment: breast, ovarian, and pancreatic, version 1. 2020. J Natl, Compr Canc Netw, 2020, 18 (4): 380-391.
[39] Feliubadaló L, Lopez-Doriga A, Castellsagué E, et al. Next-generation sequencing meets genetic diagnostics:

development of a comprehensive workflow for the analysis of BRCA1 and BRCA2 genes. Eur J Hum Genet, 2013, 21 (8): 864-870.

[40] Michils G, Hollants S, Dehaspe L, et al. Molecular analysis of the breast cancer genes BRCA1 and BRCA2 using amplicon-based massive parallel pyrosequencing. J Mol Diagn, 2012, 14 (6): 623-630.

[41] Saito M, Matsuzaki M, Sakuma T, et al. Clinicopathological study of non-palpable familial breast cancer detected by screening mammography and diagnosed as DCIS. Breast Cancer, 2014, 21 (2): 140-145.

[42] Alhopuro P, Vainionpää R, Anttonen AK, et al. Constitutional mosaicism for a BRCA2 mutation as a cause of early-onset breast cancer. Fam Cancer, 2020, 19(4): 307-310.

[43] Evans DG, Lalloo F, Howell S, et al. Low prevalence of HER2 positivity amongst BRCA1 and BRCA2 mutation carriers and in primary BRCA screens. Breast Cancer Res Treat, 2016, 155 (3): 597-601.

[44] 刘军杰，陈圆圆，李智贤，等. BRCA1 变异相关乳腺癌超声影像学特征及其 BI-RADS 分类的研究. 右江医学，2013，41 (04)：484-486.

[45] Dejea CM, Fathi P, Craig JM, et al. Patients with familial adenomatous polyposis harbor colonic biofilms containing tumorigenic bacteria. Science, 2018, 359 (6375): 592-597.

[46] Mori G, Orena BS, Cultrera I, et al. Gut microbiota analysis in postoperative Lynch syndrome patients. Front Microbiol, 2019, 10: 1746.

[47] Eslami SZ, Majidzadeh AK, Sina Halvaei S, et al. Microbiome and breast cancer: new role for an ancient population. Front Oncol, 2020, 10: 120.

[48] Xuan C, Shamonki JM, Chung A, et al. Microbial dysbiosis is associated with human breast cancer. PLoS ONE, 2014, 9 (1): e83744.

[49] Urbaniak C, Cummins J, Brackstone M, et al. Microbiota of human breast tissue. Appl Environ Microbiol, 2014, 80 (10): 3007-3014.

[50] Lakritz JR, Poutahidis T, Levkovich T, et al. Beneficial bacteria stimulate host immune cells to counteract dietary and genetic predisposition to mammary cancer in mice. Int J Cancer, 2014, 135 (3): 529-540.

[51] Urbaniak C, Gloor GB, Brackstone M, et al. The microbiota of breast tissue and its association with breast cancer. Appl Environ Microbiol, 2016, 82 (16): 5039-5048.

[52] Hassan Z, Mustafa S, Rahim RA, et al. Anti-breast cancer effects of live, heat-killed and cytoplasmic fractions of enterococcus faecalis and staphylococcus hominis isolated from human breast milk. In vitro Cell Dev Biol Anim, 2016, 52 (3): 337-348.

[53] Bhatt AP, Redinbo MR, Bultman SJ. The role of the microbiome in cancer development and therapy. CA Cancer J Clin, 2017, 67 (4): 326-344.

[54] Lehouritis P, Cummins J, Stanton M, et al. Local bacteria affect the efficacy of chemotherapeutic drugs. Sci Rep, 2015, 5: 14554.

[55] Wallace BD, Roberts AB, Pollet RM, et al. Structure and inhibition of microbiome b-glucuronidases essential to the alleviation of cancer drug toxicity. Chem Biol, 2015, 22 (9): 1238-1249.

[56] Goedert JJ, Hua X, Bielecka A, et al. Postmenopausal breast cancer and oestrogen associations with the IgA-coated and IgA-noncoated faecal microbiota. Br J Cancer, 2018, 118 (4): 471-479.

[57] Bindels LB, Porporato P, Dewulf EM, et al. Gut microbiota-derived propionate reduces cancer cell proliferation in the liver. Br J Cancer, 2012, 107 (8): 1337-1344.

[58] Yamauchi H, Takei J. Management of hereditary breast and ovarian cancer. Int J Clin Oncol, 2018, 23 (1): 45-51.

[59] Trombetta MG, Dragun A, Mayr NA, et al. ASTRO radiation therapy summary of the ASCO-ASTRO-SSO guideline on management of hereditary breast cancer. Pract Radiat Oncol, 2020, 10(4): 235-242.

[60] Robson ME, Tung N, Conte P, et al. OlympiAD final overall survival and tolerability results: olaparib versus chemotherapy treatment of physician's choice in patients with a germline BRCA mutation and HER2-negative metastatic breast cancer. Ann Oncol, 2019, 30 (4): 558-566.

[61] Litton JK, Rugo HS, Ettl J, et al. Talazoparib in patients with advanced breast cancer and a germline BRCA Mutation. N Engl J Med, 2018, 379 (8): 753-763.

[62] 中国抗癌协会乳腺癌专业委员会 . 中国抗癌协会乳腺癌诊治指南与规范 (2019 年版）. 中国癌症杂志 , 2019, 29 (08): 609-680.

[63] Zhong Q, Peng H, Zhao X, et al. Effects of BRCA1- and BRCA2-related mutations on ovarian and breast cancer survival: a meta-analysis. Clin Cancer Res, 2015, 21 (1): 211-220.

[64] Baretta Z, Mocellin S, Goldin E, et al. Effect of BRCA germline mutations on breast cancer prognosis: A systematic review and meta-analysis. Medicine, 2016, 95 (40): e4975.

[65] Deng M, Chen H, Zhu X, et al. Prevalence and clinical outcomes of germline mutations in BRCA1/2 and PALB2 genes in 2769 unselected breast cancer patients in China. Int J Cancer, 2019, 145 (6): 1517-1528.

[66] Jernström H, Lubinski J, Lynch HT, et al. Breast-feeding and the risk of breast cancer in BRCA1 and BRCA2 mutation carriers. J Natl Cancer Inst, 2004, 96 (14): 1094-1098.

[67] Kotsopoulos J, Lubinski J, Salmena L, et al. Breastfeeding and the risk of breast cancer in BRCA1 and BRCA2 mutation carriers. Breast Cancer Res, 2012, 14 (2): R42.

[68] Hartmann LC, Lindor NM. The role of risk-reducing surgery in hereditary breast and ovarian cancer. N Engl J Med, 2016, 374 (5): 454-468.

[69] Petrucelli N, Daly MB, Pal T. BRCA1- and BRCA2-associated hereditary breast and ovarian cancer. //Adan MP, Ardinger HH, Pagon RA, et al. GeneReviews® Seattel(WA):University of Washington, 1993-2021.

[70] Cuzick J, Sestak I, Forbes JF, et al. Anastrozole for prevention of breast cancer in high-risk postmenopausal women (IBIS-II): an international, double-blind, randomised placebo-controlled trial. Lancet, 2014, 383

(9922): 1041-1048.
[71] Goss PE, Ingle JN, Alés-Martínez JE, et al. Exemestane for breast-cancer prevention in postmenopausal women. N Engl J Med, 2011, 364 (25): 2381-2391.
[72] Sidransky D, Tokino T, Helzlsouer K, et al. Inherited p53 gene mutations in breast cancer. Cancer Res, 1992, 52 (10): 2984-2986.
[73] McBride KA, Ballinger ML, Killick E, et al. Li-Fraumeni syndrome: cancer risk assessment and clinical management. Nat Rev Clin Oncol, 2014, 11 (5): 260-271.
[74] Schon K, Tischkowitz M. Clinical implications of germline mutations in breast cancer: TP53. Breast Cancer Res Treat, 2018, 167 (2): 417-423.
[75] Bharucha PP, Chiu KE, François FM, et al. Genetic testing and screening recommendations for patients with hereditary breast cancer. Radiographics, 2020, 40(4): 913-936.
[76] McCuaig JM, Armel SR, Novokmet A, et al. Routine TP53 testing for breast cancer under age 30: ready for prime time? Fam Cancer, 2012, 11 (4): 607-613.
[77] Correa H. Li–Fraumeni syndrome. J Pediatr Genet, 2016, 5(2): 84–88.
[78] Masciari S, Dillon DA, Rath M, et al. Breast cancer phenotype in women with TP53 germline mutations: a Li-Fraumeni syndrome consortium effort. Breast Cancer Res Treat, 2012, 133 (3): 1125-1130.
[79] Kuba MG, Lester SC, Bowman T, et al. Histopathologic features of breast cancer in Li-Fraumeni syndrome. Mod Pathol Inc, 2021, 34(3): 542-548.
[80] Karner KH, Kohan JL, Tripp SR, et al. Characterization of myeloid malignancies with TP53 mutations and comparison to P53 expression by immunohistochemical staining methods. Int J Lab Hematol, 2020, 42 (2): e35-e37.
[81] Kratz CP, Achatz MI, Brugières L, et al. Cancer screening recommendations for individuals with Li-Fraumeni syndrome. Clin Cancer Res, 2017, 23 (11): e38-e45.
[82] Fortuno C, Lee K, Olivier M, et al. Specifications of the ACMG/AMP variant interpretation guidelines for germline TP53 variants. Hum Mutat, 2021, 42 (3): 223-236.
[83] Thull DL, Vogel VG. Recognition and management of hereditary breast cancer syndromes. Oncologist, 2004, 9 (1): 13-24.
[84] Sorrell AD, Espenschied CR, Culver JO, et al. Tumor protein p53 (TP53) testing and Li-Fraumeni syndrome: current status of clinical applications and future directions. Mol Diagn Ther, 2013, 17 (1): 31-47.
[85] Nelen MR, Kremer H, Konings IB, et al. Novel PTEN mutations in patients with Cowden disease: absence of clear genotype-phenotype correlations. Eur J Hum Genet, 1999, 7 (3): 267-273.
[86] Liaw D, Marsh DJ, Li J, et al. Germline mutations of the PTEN gene in Cowden disease, an inherited breast and thyroid cancer syndrome. Nat Genet, 1997, 16 (1): 64-67.
[87] Marsh DJ, Coulon V, Lunetta KL, et al. Mutation spectrum and genotype-phenotype analyses in Cowden disease and Bannayan-Zonana syndrome, two hamartoma syndromes with germline PTEN mutation. Hum Mol Genet, 1998, 7 (3): 507-515.
[88] Pilarski R, Stephens JA, Noss R, et al. Predicting PTEN mutations: an evaluation of Cowden syndrome and Bannayan-Riley-Ruvalcaba syndrome clinical features. J Med Genet, 2011, 48 (8): 505-512.
[89] Tan MH, Mester J, Peterson C, et al. A clinical scoring system for selection of patients for PTEN mutation testing is proposed on the basis of a prospective study of 3042 probands. Am J Hum Genet, 2011, 88 (1): 42-56.
[90] Pilarski R. Cowden Syndrome: A critical review of the clinical literature. J Genet Couns, 2009, 18 (1): 13-27.
[91] Starink TM, van der Veen JP, Arwert F, et al. The Cowden syndrome: a clinical and genetic study in 21 patients. Clin Genet, 2008, 29 (3): 222-233.
[92] Robert P, Randall B, Wendy K, et al. Cowden syndrome and the PTEN hamartoma tumor syndrome: systematic review and revised diagnostic criteria. J Natl Cancer Inst, 2013, 105 (21): 1607-1616.
[93] Riegert-Johnson DL, Gleeson FC, Roberts M, et al. Cancer and Lhermitte-Duclos disease are common in Cowden syndrome patients. Hered Cancer Clin Pract, 2010, 8 (1): 6.
[94] Schaffer JV, Kamino H, Witkiewicz A, et al. Mucocutaneous neuromas: an underrecognized manifestation of PTEN hamartoma-tumor syndrome. Arch Dermatol, 2006, 142 (5): 625-632.
[95] Eng C. Will the real Cowden syndrome please stand up: revised diagnostic criteria. J Med Genet, 2000, 37 (11): 828-830.
[96] Zbuk KM, Eng C. Cancer phenomics: RET and PTEN as illustrative models. Nat Rev Cancer, 2007, 7 (1): 35-45.
[97] Hanssen AM, Fryns JP. Cowden syndrome. J Med Genet, 1995, 32 (2): 117-119.
[98] Norwood SL. Fibrocystic breast disease an update and review. J Obstet Gynecol Neonatal Nurs, 1990, 19 (2): 116-121.
[99] Greenberg R, Skornick Y, Kaplan O. Management of breast fibroadenomas. J Gen Intern Med, 2010, 13 (9): 640-645.
[100] Starink TM. Cowden' s disease: analysis of fourteen new cases. J Am Acad Dermatol, 1984, 11 (6): 1127-1141.
[101] Hagelstrom RT, Ford J, Reiser GM, et al. Breast cancer and non-hodgkin lymphoma in a young male with Cowden syndrome. Pediatr Blood Cancer, 2016, 63 (3): 544-546.
[102] Fackenthal JD, Marsh DJ, Richardson AL, et al. Male breast cancer in Cowden syndrome patients with germline PTEN mutations. J Med Genet, 2001, 38 (3): 159-164.
[103] Milella M, Falcone I, Conciatori F, et al. PTEN: multiple functions in human malignant tumors. Front Oncol, 2015, 5: 24.
[104] Li J, Yen C, Liaw D, et al. PTEN, a putative protein tyrosine phosphatase gene mutated in human brain, breast, and prostate cancer. Science, 1997, 275 (5308): 1943-1947.
[105] Steck PA, Pershouse MA, Jasser SA, et al. Identification of a candidate tumour suppressor gene, MMAC1, at chromosome 10q23. 3 that is mutated in multiple advanced cancers. Nat Genet, 1997, 15 (4): 356-362.
[106] Schneider E, Keppler R, Prawitt D, et al. Migration of renal tumor cells depends on dephosphorylation of Shc by PTEN. Int J Oncol, 2011, 38 (3): 823-831.

[107] Li DM, Sun H. PTEN/MMAC1/TEP1 suppresses the tumorigenicity and induces G1 cell cycle arrest in human glioblastoma cells. Proc Natl Acad Sci USA, 1998, 95 (26): 15406-15411.
[108] Zhiyong C, Wentong L, Xiaoyang Y, et al. PTEN's regulation of VEGF and VEGFR1 expression and its clinical significance in myeloid leukemia. Med Oncol, 2012, 29 (2): 1084-1092.
[109] Yeager N, Klein-Szanto A, Kimura S, et al. PTEN loss in the mouse thyroid causes goiter and follicular adenomas: insights into thyroid function and Cowden disease pathogenesis. Cancer Res, 2007, 67 (3): 959-966.
[110] Bennett KL, Mester J, Eng C. Germline epigenetic regulation of KILLIN in Cowden and Cowden-like syndrome. JAMA, 2010, 304 (24): 2724-2731.
[111] Zhou XP, Waite KA, Pilarski R, et al. Germline PTEN promoter mutations and deletions in Cowden/Bannayan-Riley-Ruvalcaba syndrome result in aberrant PTEN protein and dysregulation of the phosphoinositol-3-kinase/Akt pathway. Am J Hum Genet, 2003, 73 (2): 404-411.
[112] Banneau G, Guedj M, Macgrogan G, et al. Molecular apocrine differentiation is a common feature of breast cancer in patients with germline PTEN mutations. Breast Cancer Res, 2010, 12 (4): R63.
[113] Ngeow J, Stanuch K, Mester JL, et al. Second malignant neoplasms in patients with Cowden syndrome with underlying germline PTEN mutations. J Clin Oncol, 2014, 32 (17): 1818-1824.
[114] Squarize CH, Castilho RM, Gutkind JS. Chemoprevention and treatment of experimental Cowden's disease by mTOR inhibition with rapamycin. Cancer Res, 2008, 68 (17): 7066-7072.
[115] Komiya T, Blumenthal GM, DeChowdhury R, et al. A pilot study of sirolimus in subjects with Cowden syndrome or other syndromes characterized by germline Mutations in PTEN. Oncologist, 2019, 24 (12): 1510-e1265.
[116] van der Groep P, van der Wall E, van Diest PJ. Pathology of hereditary breast cancer. Cell Oncol (Dordr), 2011, 34 (2): 71-88.
[117] Bakhuizen JJ, Velthuizen ME, Stehouwer S, et al. Genetic counselling of young women with breast cancer for Li-Fraumeni syndrome: a nationwide survey on the experiences and attitudes of genetics professionals. Fam Cancer, 2019, 18 (2): 231-239.
[118] Tan MH, Mester JL, Ngeow J, et al. Lifetime cancer risks in individuals with germline PTEN mutations. Clin Cancer Res, 2012, 18 (2): 400.
[119] Apostolou P, Fostira F. Hereditary breast cancer: the era of new susceptibility genes. Biomed Res Int, 2013, 2013: 747318.
[120] Shiovitz S, Korde LA. Genetics of breast cancer: a topic in evolution. Ann Oncol, 2015: v22.
[121] Kurian AW, Hare EE, Mills MA, et al. Clinical evaluation of a multiple-gene sequencing panel for hereditary cancer risk assessment. J Clin Oncol, 2014, 32 (19): 2001-2009.
[122] Couch FJ, Shimelis H, Hu C, et al. Associations between cancer predisposition testing panel genes and breast cancer. JAMA Oncol, 2017, 3 (9): 1190-1196.
[123] Kurian AW, Hughes E, Handorf EA, et al. Breast and ovarian cancer penetrance estimates derived from germline multiple-gene sequencing results in women. JCO Precision Oncology, 2017, (1): 1-12.
[124] Decker B, Allen J, Luccarini C, et al. ATM rare protein-truncating variants in, and, but not, are associated with increased breast cancer risks. J Med Genet, 2017, 54 (11): 732-741.
[125] Castéra L, Krieger S, Rousselin A, et al. Next-generation sequencing for the diagnosis of hereditary breast and ovarian cancer using genomic capture targeting multiple candidate genes. Eur J Hum Genet, 2014, 22 (11): 1305-1313.
[126] Rainville IR, Rana HQ. Next-generation sequencing for inherited breast cancer risk: counseling through the complexity. Curr Oncol Rep, 2014, 16 (3): 310-371.
[127] Buys SS, Sandbach JF, Gammon A, et al. A study of over 35, 000 women with breast cancer tested with a 25-gene panel of hereditary cancer genes. Cancer, 2017, 123 (10): 1721-1730.
[128] Pantel K, Alix-Panabières C. Functional studies on viable circulating tumor cells. Clin Chem. 2016, 62 (2): 328-334.
[129] Goodman CR, Seagle BL, Friedl TWP et al. Association of circulating tumor cell status with benefit of radiotherapy and survival in early-stage breast cancer. JAMA Oncol, 2018, 4 (8): e180163.
[130] Cristofanilli M, Pierga JY, Reuben J et al. The clinical use of circulating tumor cells (CTCs) enumeration for staging of metastatic breast cancer (MBC): international expert consensus paper. Crit Rev Oncol Hematol, 2019, 134: 39-45.
[131] Ma S, Ling F, Gui A, et al. Predictive value of circulating tumor cells for evaluating short- and long-term efficacy of chemotherapy for breast cancer. Med Sci Monit, 2017, 23: 4808-4816.
[132] Fachin F, Spuhler P, Martel-Foley JM, et al. Monolithic chip for high-throughput blood cell depletion to sort rare circulating tumor cells. Sci Rep, 2017, 7 (1): 10936.
[133] Kolinsky MP, Stoecklein N, Lambros M, et al. Genetic analysis of circulating tumour cells. Recent Results Cancer Res, 2020, 215: 57-76.
[134] Wang N, Shi L, Li H, et al. Detection of circulating tumor cells and tumor stem cells in patients with breast cancer by using flow cytometry: a valuable tool for diagnosis and prognosis evaluation. Tumour Biol, 2012, 33 (2): 561-569.
[135] Bankó P, Lee SY, Nagygyörgy V, et al. Technologies for circulating tumor cell separation from whole blood. J Hematol Oncol, 2019, 12 (1): 48.
[136] Sharma S, Zhuang R, Long M, et al. Circulating tumor cell isolation, culture, and downstream molecular analysis. Biotechnol Adv, 2018, 36(4): 1063-1078.

第 13 章

遗传性结直肠癌

结直肠癌（colorectal cancer, CRC）是最常见的癌症之一，也是导致癌症死亡的主要癌种。2019 年全美国约有 101 420 例新发结肠癌和 44 180 新发直肠癌；同年，约有 51 020 患者死于结直肠癌 [1]。与此同时，中国人群结直肠癌发病率近年来明显上升，2015 年中国有 376 300 例新发结直肠癌，约占全球总新发病例数的 1/4[2]。

结直肠癌通常为散发，但家族聚集现象也很常见。在所有结直肠癌患者中，大约 25% 的患者具有相应的家族史，更有近 10% 的患者发病机制已明确与遗传因素相关 [3]。此类遗传性结直肠癌患者，往往发病年龄较早，存在同时或异时性的多原发结直肠癌，子宫、卵巢、胃、小肠等相关器官的恶性肿瘤发病率也显著增高，其发病特点和诊治方式与散发性结直肠癌明显不同。根据临床表型，遗传性结直肠癌可分为非息肉病性综合征和息肉病性综合征两大类，前者主要是指 Lynch 综合征，后者包括家族性腺瘤性息肉病（familial adenomatous polyposis, FAP）、*MUTYH* 相关息肉病（*MUTYH*-associated polyposis, MAP）、遗传性胃肠道息肉病伴黏膜皮肤色素沉着症（Peutz-Jeghers 综合征，PJS）、幼年型息肉病综合征（juvenile polyposis syndrome，JPS）等。

第一节　Lynch 综合征相关结直肠癌

Lynch综合征（Lynch syndrome，LS）是以“肿瘤遗传学之父”Henry T. Lynch的名字命名的肿瘤综合征，既往亦称遗传性非息肉病性结直肠癌（hereditary non-polyposis colorectal cancer，HNPCC），是最常见的结直肠癌易感综合征。Lynch博士在20世纪初收集研究了一个包含650位家族成员的庞大癌症家族，随访发现其中95人先后患上了癌症。他首先提出遗传性结直肠癌的概念，并以严谨的科研手段证实癌症与遗传相关，奠定了肿瘤遗传学的基础。

主要临床表现

Lynch 综合征约占所有结直肠癌的 2% ~ 4%。Lynch 综合征的特点之一是错配修复（mismatch repair，MMR）基因变异携带者可发生结直肠癌及其他多种肿瘤，包括子宫内膜癌、胃癌、卵巢癌、肝胆管癌、泌尿系肿瘤、小肠癌、中枢神经系统肿瘤（例如 Turcot 综合征，又名胶质瘤息肉病综合征）、皮脂腺瘤和角化棘皮瘤（Muir-Torre 综合征），其中结直肠癌和子宫内膜癌尤其多见 [4-7]。

近年来，在一些患者中发现了由于双等位基因变异导致结构性错配修复缺陷（constitutional mismatch repair deficiency, CMMRD）所致的表型，并表现出咖啡牛奶斑和儿童期肿瘤发病的特征 [8-11]。

遗传方式与相关致病基因

Lynch 综合征为常染色体显性遗传，其致病原因是由于 DNA 中 4 个错配修复基因（*MLH1*、*MSH2*、*MSH6* 和 *PMS2*）的某一个发生胚系变异 [12-15]。此外，上皮细胞黏附分子（epithelial cellular adhesion molecule, EPCAM）相关基因 *EPCAM* 的缺失使 *MSH2* 启动子甲基化，导致 *MSH2* 基因沉默，也可引起 Lynch 综合征[16,17]。

MLH1[OMIM: 120436] 位于染色体 3p22.2 区带。*MLH1* 基因编码的蛋白与 PMS2 异源二聚化形成 MutL-α，这是复制后 DNA 错配修复系统的一个重要组成部分。通过与双链 DNA（double-stranded DNA, dsDNA）错配结合的 MutS-α 或 MutS-β 启动 DNA 修复，然后 MutL-α 加进异源双链体。当存在叶酸减少载体（reduced folate carrier, RFC）和增殖细胞核抗原（proliferating cell nuclear antigen, PCNA）的情况下，由 MutL、MutS 和异源双链组成的复合物足以能激活 PMS2 的核酸内切酶活性，会在错配附近引入单链断裂，从而为核酸外切酶 EXO1 生成新的切入点，以降解含有错配的 DNA 链。DNA 甲基化可以防止 DNA 被切割，能确保只有新变异的 DNA 链能被纠正。通过 MutL-α 与 DNA 聚合酶Ⅲ的钳状加载子亚基之间发生的物理相互作用，可以将 DNA 聚合酶Ⅲ引进错配修复位置。*MLH1* 编码的蛋白还参与 DNA 损伤信号传导，并可以与 DNA 错配修复蛋白 MLH3 异源二聚体组合形成 MutL-γ，后者参与细胞减数分裂。

MSH2[OMIM: 609309] 位于染色体 2p21-p16，是大肠杆菌错配修复基因 *MUTS* 的人类同源物，与在遗传性非息肉病性结直肠癌中发现的微卫星序列（含有复制错误的表型）的特征性变化一致。

MSH6[OMIM: 600678] 位于染色体 2p16.3 区带。此基因编码 DNA 错配修复 MutS 家族的成员。在大肠杆菌中，MutS 蛋白有助于修复错配的核苷酸，然后对其进行修复。MutS 同源物中存在约 150 个氨基酸的高度保守区域，称为 Walker-A 腺嘌呤核苷酸结合基序。*MSH6* 编码的蛋白与 MSH2 异源二聚体形成错配识别复合物，该错配识别复合物起双向分子开关的作用，当 DNA 错配结合并解离时，该分子交换腺苷二磷酸（adenosine diphosphate, ADP）和 ATP。

PMS2[OMIM: 600259] 位于染色体 7p22.1 区带。该基因编码的蛋白质是错配修复系统的关键组成部分，其功能是纠正 DNA 错配以及在 DNA 复制和同源重组过程中可能发生的小插入和缺失。该蛋白与 *MLH1* 基因产物形成异二聚体，从而形成 MutL-α 异二聚体。MutL-α 异二聚体具有核酸内切酶活性，该活性在识别错配和插入 / 缺失环后被 MutS-α 和 MutS-β 异二聚体激活，并且对于去除错配的 DNA 是必需的。在由该基因编码的蛋白的 C 末端发现了一个 DQHA（X）2E（X）4E 基序，该基序形成了核酸酶活性位点的一部分。除了遗传性非息肉性结直肠癌外，*PMS2* 的变异也与 Turcot 综合征相关。

与 *MSH6* 或 *PMS2* 致病变异的携带者相比，*MLH1* 和 *MSH2* 致病性变异的携带者具有更高的结直肠癌患病风险，发病年龄更小。*MSH2* 变异携带者的子宫内膜癌和泌尿道癌的累积发病率更高[18,19]。

EPCAM [OMIM: 185535] 位于染色体 2p21 区带。*EPCAM* 基因编码癌相关抗原，并且是包括至少两种Ⅰ型膜蛋白家族成员。该抗原在大多数正常上皮细胞和胃肠道癌上表达，并能起到与同型钙依赖性细胞黏附分子相同的作用。*EPCAM* 基因 3’末端的单等位基因缺失能使下游的基因 *MSH2* 沉默，导致 Lynch 综合征相关的子宫内膜癌发生。当 *EPCAM* 缺失延伸至 *MSH2* 启动子附近，子宫内膜癌发生的风险增加。*EPCAM* 缺失携带者的肿瘤风险评估数据仍然有限。*EPCAM* 的变异也可以导致先天性簇状肠病（congenital tufting enteropathy）发生。该抗原已被用作人类癌症免疫治疗的靶标。

临床诊断依据

检测并发现错配修复胚系基因变异是 Lynch 综合征相关结直肠癌诊断的重要依据。尽管临床医生很早就意识到诊断 Lynch 综合征相关结直肠癌的重要性，受限于分子检测能力，Lynch 综合征相关结直肠癌的诊断经历了以下两个时期：早期主要通过各种临床诊断标准（如 Amsterdam Ⅰ和Ⅱ标准及各国的修正标准，表 13-1）；后期则以分子指标检测为主，同时结合临床标准来诊断。

Amsterdam Ⅰ和Ⅱ标准是早期最重要的诊断依据，50% 符合 Amsterdam 标准的家族能检测到 MMR 相关基因的胚系基因变异[20]。但是，由于 Amsterdam 标准太过严格，若单纯按照该标准诊断则有 68% 的 Lynch 综合征相关结直肠癌患者会被漏诊[21]。针对这一缺点，美国国立癌症研究所先后于 1996 年和 2002 年颁布了 Bethesda 标准和改良版 Bethesda 标准。与既往标准相比，其最大的进步在于以临床参数为初筛的基础上进一步结合微卫星不稳定（microsatellite instability，MSI）进行复筛。这种策略结合了临床标准和肿瘤组织高度微卫星不稳

表 13-1 Lynch 综合征临床诊断标准

临床诊断标准	诊断依据
Amsterdam Ⅰ 标准	至少 3 个亲属患有结直肠癌，并满足下列所有标准：①其中 1 人应为其他 2 人的一级亲属；②至少连续 2 代受累；③至少 1 人发病年龄小于 50 岁；④除外家族性腺瘤性息肉病（FAP）；⑤肿瘤需经病理学证实
Amsterdam Ⅱ 标准	至少 3 个亲属患有 Lynch 综合征相关肿瘤 *，并满足下列所有标准：①其中 1 人应为其他 2 人的一级亲属；②至少连续 2 代受累；③至少 1 人发病年龄小于 50 岁；④除外家族性腺瘤性息肉病；⑤肿瘤需经病理学证实
改良版 Bethesda 标准	满足下列任一情况时，需对患病个体进行 MSI 检测初筛：①结直肠癌患者年龄小于 50 岁；②存在同时性或异时性，结直肠及其他 Lynch 综合征相关肿瘤，无论患者年龄；③ 60 岁以内的结直肠癌患者存在 MSI-H 组织学特点 #；④结直肠癌患者有 1 个及以上一级亲属患有 Lynch 综合征相关肿瘤，其中一个肿瘤发病年龄早于 50 岁；⑤结直肠癌患者有 2 个及以上一级或二级亲属患有 Lynch 综合征相关肿瘤，无论发病年龄

*Lynch 综合征相关肿瘤：结直肠癌、子宫内膜癌、胃癌、卵巢癌、肝胆管癌、小肠癌、泌尿系统肿瘤等。
#MSI-H 组织学特点：肿瘤周围浸润淋巴细胞，Crohn 样淋巴细胞反应，黏液 / 印戒分化，或髓样生长方式

定（microsatellite instability high，MSI-H）的病理特点，有针对性地扩大筛查人群，显著降低 Lynch 综合征相关结直肠癌的漏诊率，富集了最终需要测序的人群，在一定程度上提高了成本效益（图 13-1）。然而，由于改良版 Bethesda 标准相对较复杂，其临床应用并不普遍，而且家系大小也在一定程度上影响改良版 Bethesda 标准的准确性。Hampel 等采用免疫组化染色和 MSI 状态普筛 MMR 相关基因的胚系基因变异检测的方法发现，最终确定为 Lynch 综合征的患者只有 72% 符合 Amsterdam 标准或改良版 Bethesda 标准，而且有 44% 的患者年龄 <50 岁 [22]。这一研究结果再次提示，单纯以临床标准进行 Lynch 综合征相关结直肠癌的筛查诊断效果欠佳。

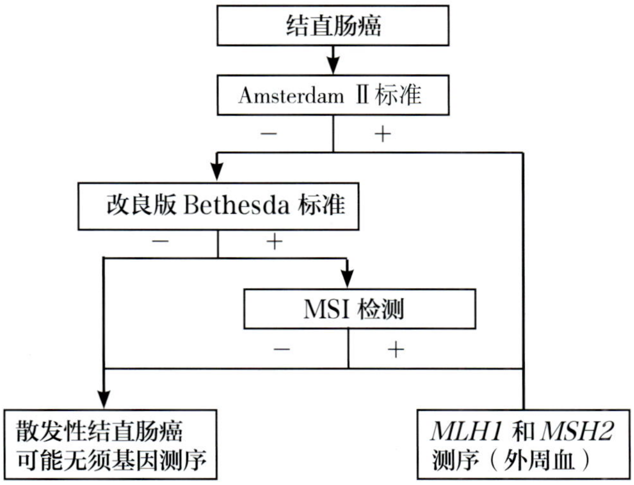

图 13-1 目前临床上经典的 Lynch 综合征筛查路线

鉴于此，研究者提出对新发结直肠癌患者进行 MMR 蛋白或 MSI 状态检测作为 Lynch 综合征相关结直肠癌的非选择性筛查诊断（或称普筛）。多项研究显示，非选择性筛查具有更高的敏感性和诊断率。例如在 Hampel 的研究中，1066 例接受 MSI/MMR 免疫组化非选择性筛查的患者中有 23 例最终确诊为 Lynch 综合征，其中仅 3 例符合 Amsterdam 标准，18 例符合改良版 Bethesda 标准，5 例（22%）被选择性筛查的策略漏诊 [23]。尽管如此，非选择性筛查也显著增加了经济成本。另一个筛查策略是根据年龄灵活采用非选择性与选择性筛查结合，即 70 岁以下结直肠癌患者采用 MMR 蛋白或 MSI 状态非选择性筛查，而 70 岁以上结直肠癌则仅对符合改良版 Bethesda 标准的患者进行 MMR 蛋白或 MSI 状态检测 [24]。该策略的敏感性达 95.1%，特异性达 95.5%，优于单纯的改良版 Bethesda 标准或单纯非选择性筛查年龄 <70 岁患者。这种策略虽然漏诊 4.9% 的 Lynch 综合征患者，但是能使接受 MMR 蛋白或 MSI 状态检测的患者减少 35%，而接受 MMR 相关基因的胚系基因变异检测的患者也减少 29%，兼顾筛查的敏感性和经济成本。

错配修复基因（*MLH1*、*MSH2*、*MSH6* 和 *PMS2*）和编码癌相关抗原的 *EPCAM* 基因的胚系致病性变异或者缺失、*MSH2* 启动子甲基化是 Lynch 综合征确诊的重要依据（见下文）。

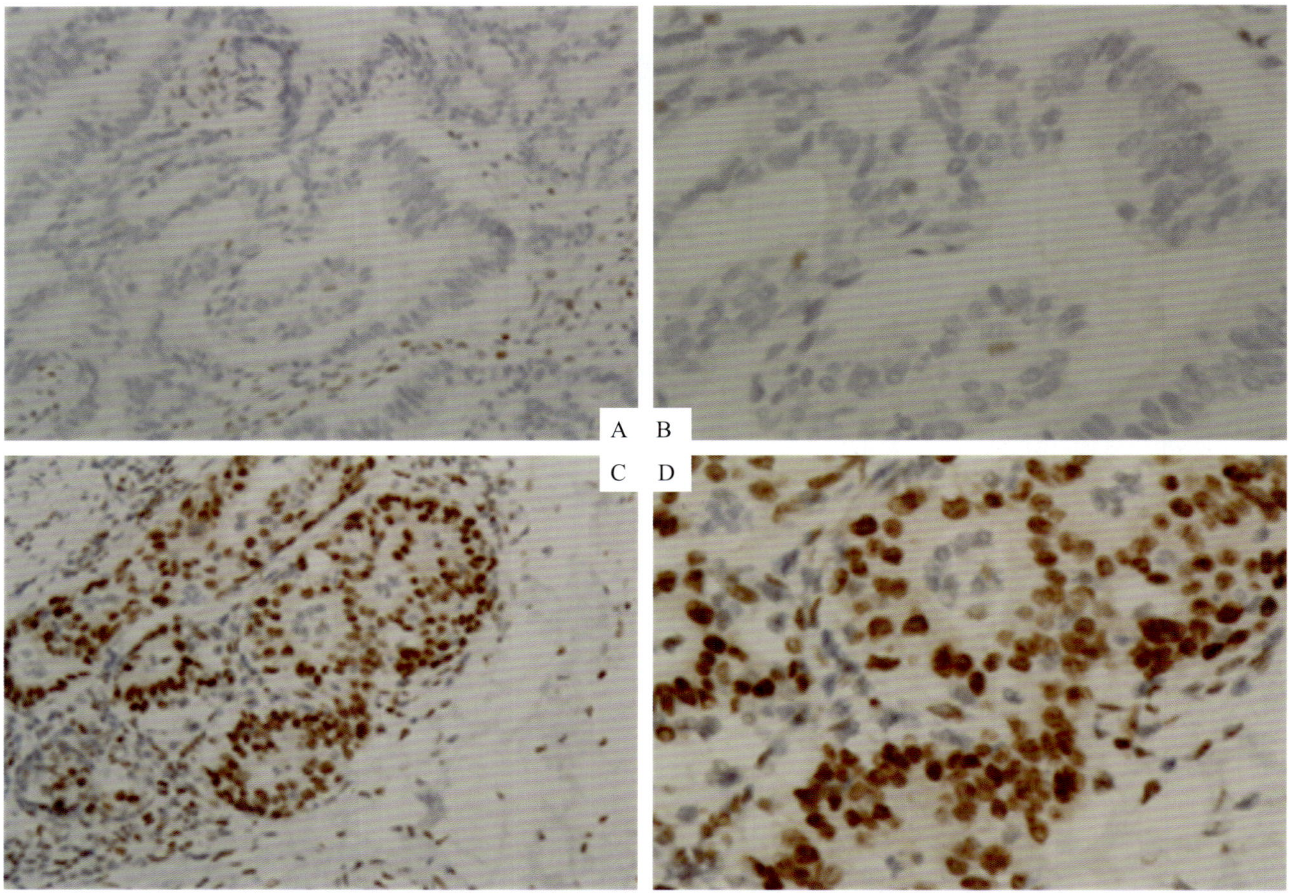

图 13-2 MMR 蛋白免疫组化检测结果（以 MLH1 蛋白为例）

图 A，结直肠癌组织 MLH1 蛋白免疫组化染色阴性（HE 染色，200×），提示 MLH1 蛋白缺失；图 B，MLH1 蛋白免疫组化染色阴性（HE 染色，400×）；图 C，结直肠癌组织 MLH1 蛋白免疫组化染色阳性（HE 染色，200×），提示 MLH1 蛋白存在；图 D，MLH1 蛋白免疫组化染色阳性（HE 染色，400×）

主要病理诊断特征

一、组织细胞病理检查

Lynch 综合征相关结直肠癌患者的组织切片可以呈现 MSI-H 样组织学特征，即存在肿瘤浸润淋巴细胞、Crohn's 样淋巴细胞反应、黏液 / 印戒分化或髓样生长方式。但最重要的病理特征是由于 MMR 相关基因缺陷引起的相应蛋白产物截短或缺失，在免疫组化表现为肿瘤组织的特异性染色阴性（图 13-2）。

二、免疫组化染色检查

目前，临床上多采取 MMR 蛋白免疫组化作为 Lynch 综合征筛查的首选策略，相关流程请见第 6 章“遗传性肿瘤病理学”相关部分。其优点在于：①病理科能够常规开展，无需特殊的分子实验室及其检测技术；②免疫组化的结果能够指导基因测序，这在一定程度上可以简化诊断流程并降低费用；③免疫组化发现 MMR 相关蛋白缺失可直接指导结直肠癌的免疫抑制剂治疗。微卫星不稳定（MSI）是指与正常组织相比，在肿瘤组织中某一微卫星由于重复单位的插入或缺失而造成的微卫星长度的任何改变，出现新的微卫星等位基因现象。

美国国立癌症研究所推荐用免疫组化筛查 MMR 蛋白常用四个抗体 MLH1、MSH2、MSH6 和 PMS2。若四个抗体染色均显示结直肠癌细胞为阳性（核染色）则表明 MSI 蛋白没有缺失，也称为微卫星稳定（mocrosatellite-stable, MSS, 图 13-3）。若四个抗体染色显示蛋白丢失，在免疫组化对照、正常结肠黏膜或间质细胞阳性的情况下，应判为 MSI 蛋白缺失（图 13-4），其结果可用于免疫抑制剂治疗和应按照流程排查 Lynch 综合征相关结直肠癌。

美国国立癌症研究所推荐用 PCR 检测 MSI 的 5 个常用位点分别为 BAT26、BAT25、D5S346、D2S123 和 D17S250，如果在五个位点中的两个或

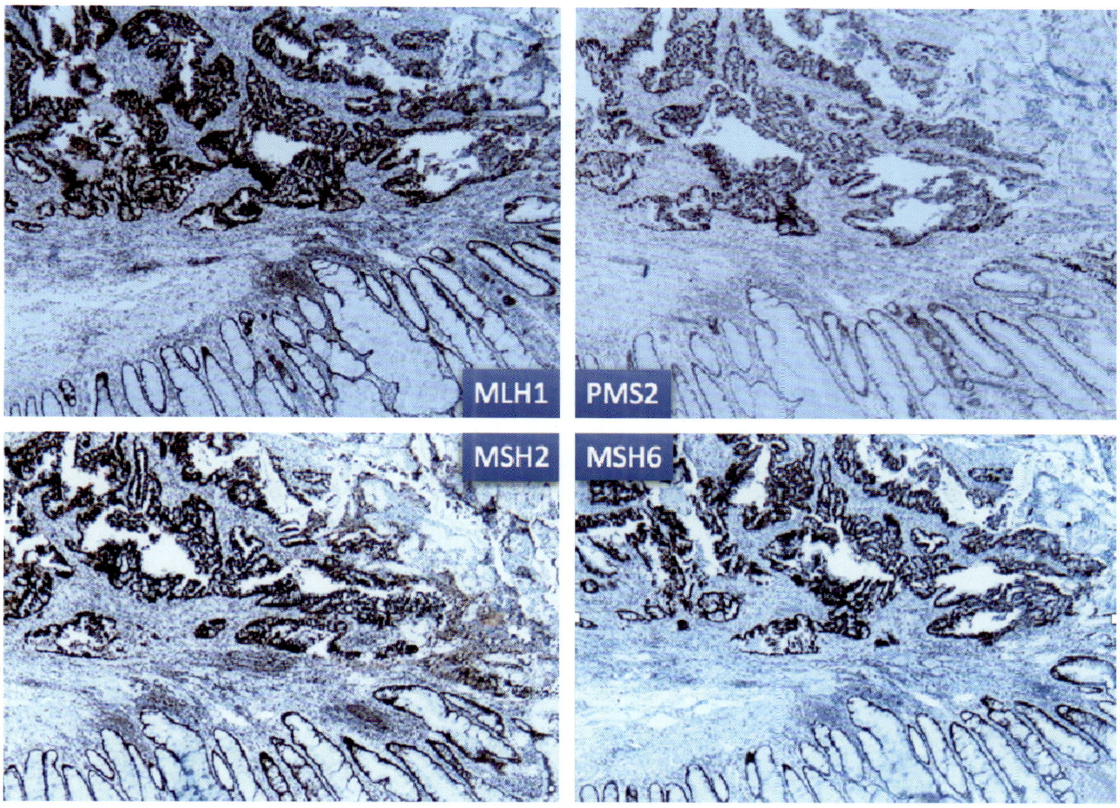

图 13-3 MMR 四抗体免疫组化染色未发现任何 MMR 蛋白表达缺失（100×），结果为微卫星稳定（MSS）

（本图由罗丕福提供）

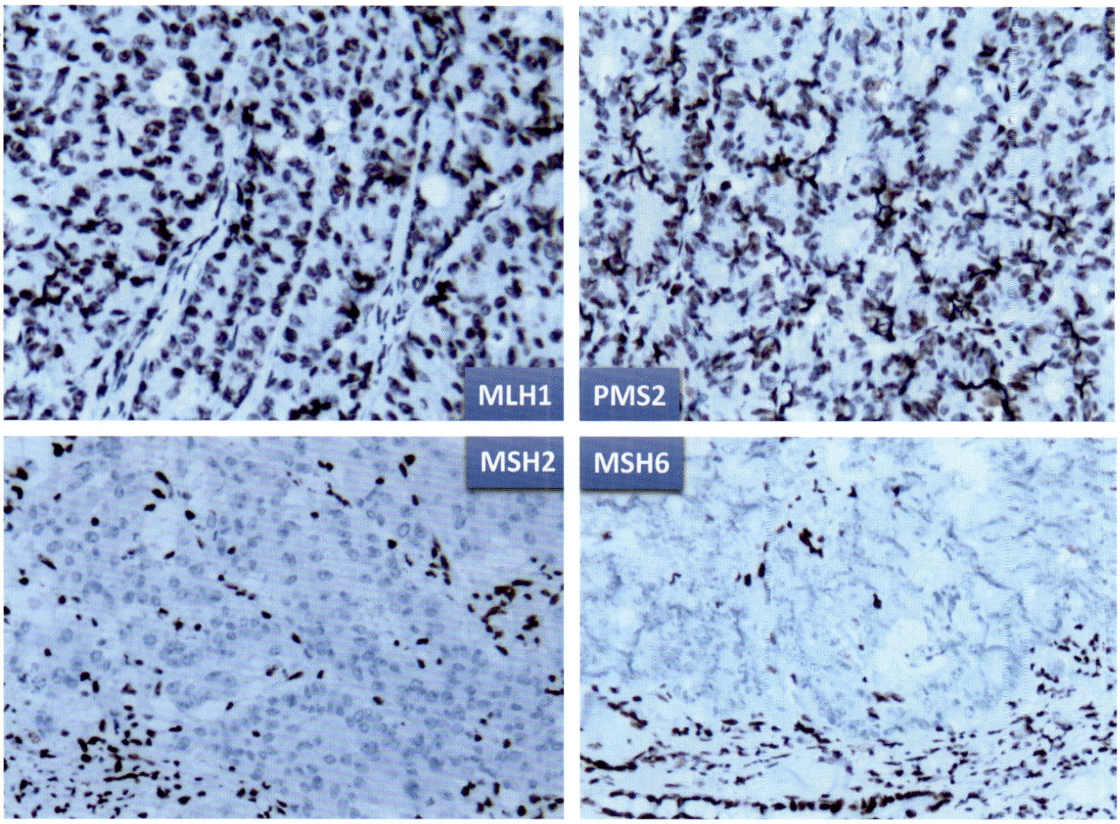

图 13-4 结肠癌 MSI 免疫组化染色检查结果显示 MSH2 和 MSH6 表达缺失（200×）

（本图由罗丕福提供）

A: MAA

B: MSI-L

C: MSI-H

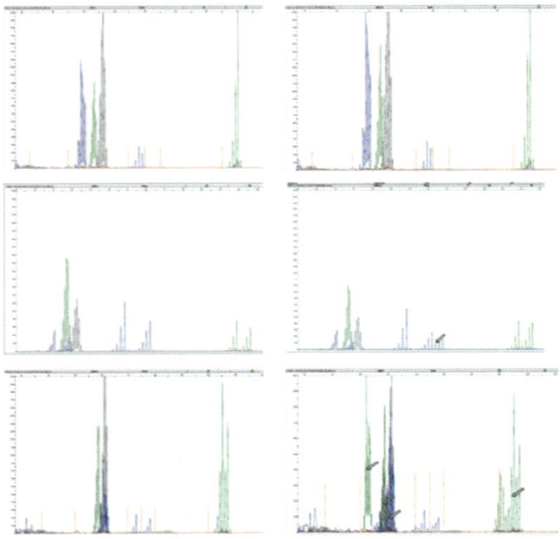

图 13-5 MSI 检测结果示图

图 A，微卫星稳定（MSS），5 个位点均无异常改变；图 B，低度微卫星不稳定（MSI-L），5 个位点中只有 1 个位点出现不稳定；图 C，高度微卫星不稳定（MSI-H）4 个不稳定位点

两个以上能检测到 MSI，就说明肿瘤具有高度微卫星不稳定（MSI-H）；如果只在一个位点检测到 MSI，或异常比例低于 30%，肿瘤就具有低度微卫星不稳定（MSI-L）；如果在任何位点都没有检测到 MSI 则肿瘤被认为是微卫星稳定（图 13-5）。MSI 对于 Lynch 综合征相关结直肠癌的筛查高度敏感，90% 以上 Lynch 综合征相关结直肠癌患者的肿瘤组织中存在 MSI-H[25,26]。

有关 Lynch 综合征相关结直肠癌的免疫组化染色检查，可进一步参考第 6 章第二节相关内容。

三、分子病理检测

对 Lynch 综合征相关结直肠癌的基因检测与上述的免疫组化染色检测之间的关系非常密切，把两种检测紧密结合能提高相应肿瘤诊断的准确度、节省诊断时间和降低患者的费用，其流程已经在第六章遗传性肿瘤病理学有比较详细的描述。存在与 MMR 相关基因的胚系致病性变异是 Lynch 综合征诊断的重要依据。

如果检测到 MSI-H，需要确定 MSI 是由遗传性失活的 MMR 相关基因胚系变异引起，还是由于通常出现在散发性结直肠癌中常见的 *MLH1* 的体细胞 CpG 岛甲基化所致。因为 *MLH1* 的体细胞 CpG 岛甲基化经常与体细胞 *BRAF* 原癌基因变异 p.Val600Glu 相关，所以在获得 MSI-H 结果后，通常需要跟进肿瘤组织 DNA 的检测 [27]。如果检测到体细胞 *BRAF* 基因变异 p.Val600Glu，则可以排除 Lynch 综合征。如果没有检测到 *BRAF* 变异，则更有可能是 MMR 相关胚系基因变异，而继续跟进肿瘤组织 DNA 的 *MLH1* 启动子超甲基化分析。如果检测发现表观遗传的双等位基因 *MLH1* 基因启动子超甲基化，则诊断为散发性大肠癌。相反，缺乏 *MLH1* 基因启动子的高甲基化提示 Lynch 综合征可能，这就需要使用患者的外周血淋巴细胞进行 MMR 相关基因的 DNA 序列分析，以鉴定存在 MMR 相关胚系基因变异 [28]。

如果已经进行了 MMR 蛋白免疫组化检测，其结果可以在一定程度上预测 Lynch 综合征的可能性和变异基因。MLH1 和（或）PMS2 蛋白表达缺失者，*MLH1* 胚系变异发生率为 6.1%；在排除 *MLH1* 基因启动子过度甲基化后，胚系基因变异发生率升高到 33.3%。单纯 PMS2 蛋白表达缺失者，*PMS2* 胚系变异发生率为 55.6%；MSH2 蛋白和（或）MSH6 蛋白表达缺失者，其胚系基因变异发生率为 66.7%；单纯 MSH6 蛋白表达缺失者，胚系基因变异发生率为 23.5%[7,29]。随着二代测序（next generation sequencing, NGS）技术的不断发展，也可以考虑使用包括全部四个 MMR 相关基因和 *EPCAM* 基因组合的检测，对 Lynch 综合征相关结直肠癌可疑人群进行胚系基因变异检测。在 Lynch 综合征患者中鉴定出特定基因变异后，可以使用靶向扩增和 Sanger DNA 测序分析来筛查在高危家庭成员中是否存在共分离的特定基因变异。

Lynch 综合征相关的基因变异具有异质性；大多数变异是能导致蛋白过早截断和功能丧失的无义或移码变异，也有基因的大片段缺失 [30]。大多数胚系基因变异发生在 *MLH1* 和 *MSH2*，少数发生在 *MSH6* 基因，*PMS2* 基因的变异相对少见。无论是基于 NGS 的 DNA 测序分析还是使用 Sanger 检测，一个重要的问题是识别意义不明的变异，这些变异通常是错义或可能的剪接变异，并且无法确定其重要的生物学功能。因此，如果没有功能分析来确认它们在疾病过程中的相关性，就很难确定这些变异在肿瘤发生过程中的病理作用。正因为如此，国际胃肠遗传性肿瘤协会（International Society for Gastrointestinal Hereditary Tumors, InSiGHT）开发了一个数据库，在 Lynch 综合征患者中发现的近 2500 个收录了胚系基因变异。通过多学科的方法，该小组系统性地应用了数据库变异的标准分类方案，并确定了每种变异的临床推荐方案 [30]。这

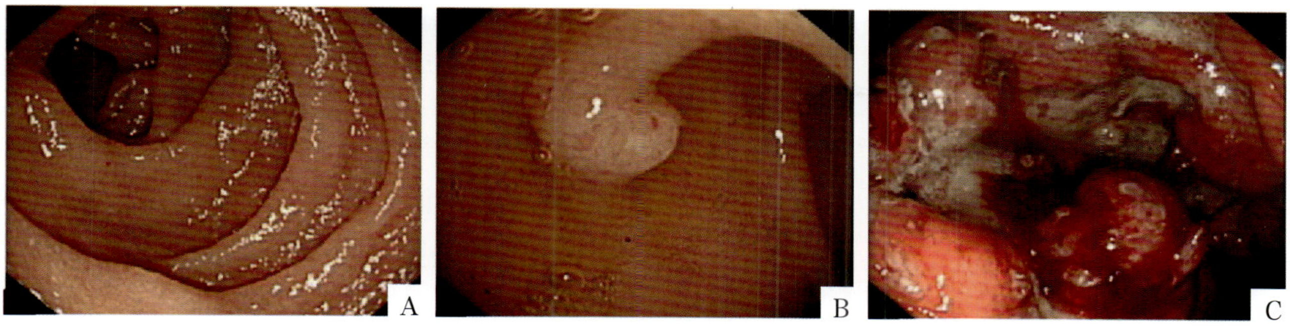

图 13-6 Lynch 综合征结肠镜检查结果示例

图 A，正常肠道黏膜；图 B，结直肠良性息肉；图 C，结直肠癌

种全面的检测方法有助于对特定基因变异的风险评估，并促进对家庭的适当护理和管理。

其他检查

一、肠镜检查

结直肠癌最常见的是 Lynch 综合征相关肿瘤，一旦确诊 Lynch 综合征，则建议患者在 20 到 25 岁或者比家族中已诊断最年轻的患者早 2 ~ 5 年开始结肠镜检查，并及时对肠镜检查中发现的病灶进行处理，包括良性息肉和结直肠癌（图 13-6）。

二、肿瘤相关微生物组检查

已经证实存在与 Lynch 综合征相关结直肠癌遗传背景相关的粪便微生物，其中普氏杆菌、副细菌杆菌、布鲁米球菌、脆弱拟杆菌和统一杆菌最明显[31]。Yan 等[32]使用结肠活检组织标本进行的 16S rRNA 基因测序，并结合粪便的宏基因组和超转录组测序，评估大肠肿瘤形成之前的微生物组变化。利用粪便转录组分类器预测癌变前结肠腺瘤发生的间隔发展，发现鞭毛蛋白和氧化代谢微环境变化与预测转录相对应，提示这可能是局部结直肠癌发病的潜在因素。因此，针对肠道菌群的检测将成为对 Lynch 综合征相关的结直肠癌检测的项目（图 13-7）。

治疗与预后

一、手术治疗

（一）Lynch 综合征结直肠癌手术切除范围

Lynch 综合征患者的肠道切除范围是手术前需要决定的一个重要问题。因为 Lynch 综合征患者异时发生的第二个原发癌的风险随着时间的推移而显著增加。因此，理论上切除更大范围的肠管能降低

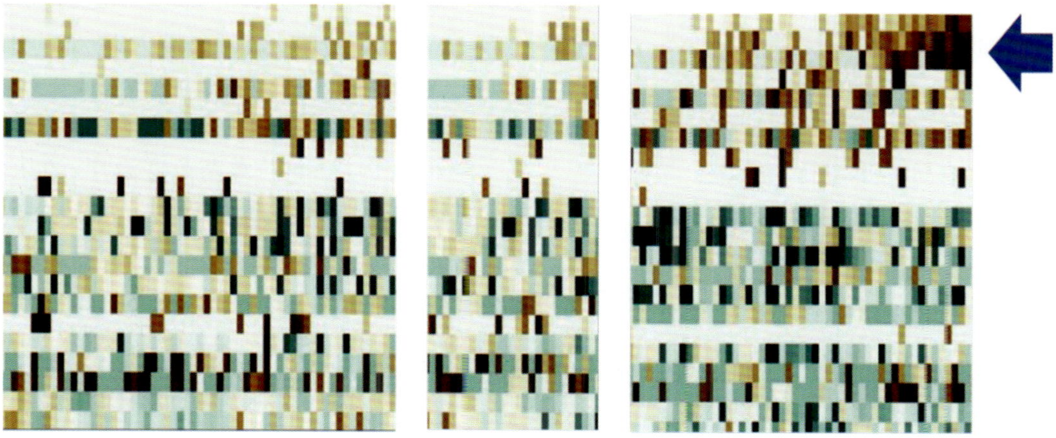

图 13-7 结直肠癌微生物组检测

箭头所指右上角由上往下肿瘤相关的 5 种菌种及其含量：核梭菌亚种，文森特（*Fusobacterium nucleatum subsp. Vincentii*, 23.3%）；核梭菌亚种，动物界（*Fusobacterium nucleatum subsp. Animalis*, 12.3%）；气孔链球菌：（*Peptostreptococcus stomatis*, 9.4%）；解藻卟啉单胞菌（*Porphyromonas asaccharolytica*, 6.4%）；共生梭菌（*Clostridium symbiosum*, 5.7%）。本图来自 Zeller G, Tap J, Voigt AY, et al. Potential of fecal microbiota for early-stage detection of colorectal cancer. Mol Syst Biol. 2014,10（11）:766.

异时性第二个原发癌的风险。但是目前肠管切除范围目前仍有争议。

（二）全结肠切除与肠段切除加肠镜随访

研究显示，Lynch 综合征相关结直肠癌患者肠段切除术后第二个原发癌在 10 年、20 年和 30 年分别为 16%、41% 和 62%[34]。因此，切除越大范围的肠管，发生异时性多原发结直肠癌的风险就可能越低。研究数据表明，手术多切除 10cm 的肠管，患者异时性结直肠癌的风险可以降低 31%[32]。但是，更大的切除范围意味着更大的创伤，更重要的是对患者长期的生存质量也造成较大的影响，所以相当比例的患者不愿意接受全结肠切除手术。此时，一个重要的问题就是能否采用肠段切除联合密切的肠镜随访来替代全结肠切除。克利夫兰医院的一项研究显示，221 例 Lynch 综合征相关结直肠癌患者肠段切除后术后每年肠镜随访，结果分别有 33% 和 22% 的患者肠镜发现了腺瘤和高级别腺瘤，且有 25% 的患者一旦发现时即为浸润性癌，其中进展期肠癌高达 55%，提示密切的肠镜随访不能完全弥补切肠段切除的不足[34]。因此，目前美国胃肠病学会推荐全结肠切除作为 Lynch 综合征相关结直肠癌的标准术式。对于有严重的伴发病、年老预期寿命短或者预计术后排便控制欠佳者也可考虑选择肠段切除，但术后需要密切肠镜随访。

值得注意的是，尽管推荐全切除作为首选术式，多数研究并未显示全结肠切除的生存获益。正因如此，NCCN 指南从 2018 年开始将首选全结肠切除的推荐改为根据临床情况考虑节段或扩大结肠切除术，更加强调手术范围需要根据多原发肠癌的风险以及患者的意愿进行个体化的选择。如果患者无法进行严密随访，应考虑进行结肠次全切除术。

（三）基于基因型的手术范围决策

不同 MMR 相关基因变异导致的结直肠癌风险存在显著的差异。因此，在评价异时性多原发结直肠癌的发生风险时，患者的基因型是一个非常重要的因素。研究显示，在错配修复异二聚体中处于主导地位的 *MLH1* 和 *MSH2* 变异发生结直肠癌及多原发癌的风险显著高于 *PMS2* 和 *MSH6* 变异。美国纪念斯隆凯特琳癌症中心的研究显示，110 例接受肠段切除的 Lynch 综合征相关结直肠癌患者，经过中位随访时间为 4.26 年（范围 0.53 ~ 19.92 年）的随访，22（20%）例发生异时性结直肠癌。10 年随访时异时性结直肠癌发生率为 12%（95%CI: 6% ~ 23%），其中无一例为 *PMS2* 或 *MSH6* 变异[36]。因此，对于依从性良好的 *PMS2* 或 *MSH6* 变异的 Lynch 综合征患者可以选择肠段切除后肠镜随访。

二、全身系统治疗

MSI-H/dMMR 表型是结直肠癌重要的肿瘤标志物，由于目前针对该表型患者的临床研究并未将散发性和遗传性患者区别对待，Lynch 综合征结直肠癌患者的全身系统治疗方案暂时参照 MSI-H/dMMR 表型患者的诊疗方案执行，今后值得进一步研究。

（一）结直肠癌辅助化疗

Ribic 等一项回顾性研究长期随访了 Ⅱ / Ⅲ 期结肠癌，并首次提出 MSI 可能是辅助化疗的疗效预测指标，且 MSI 结肠癌不能从 5- 氟尿嘧啶单药化疗中获益[36]。随后 Sargent 等一项回顾性 meta 分析也发现了相似的结果，即 dMMR 结肠癌不能从氟尿嘧啶单药辅助化疗中获益，尤其在 Ⅱ 期，还有可能带来生存受损，但 pMMR 患者能从同一治疗中明显获益[37]。由此，MMR 状态对氟尿嘧啶辅助化疗疗效预测的价值受到广泛关注，2010 年 NCCN 指南已经将 MMR 状态列为辅助化疗的疗效预测指标，建议所有的 Ⅱ 期结肠癌患者检测 MMR 状态，并指出 dMMR 患者不能从氟尿嘧啶单药辅助化疗中获益。

（二）结直肠癌免疫治疗

2015 年，美国霍普金斯医院的 Le 等[38]首次发现了具有 MSI-H/dMMR 表型的转移性结直肠癌（metastatic colorectal cancer, mCRC）能从免疫检查点细胞程序性死亡受体 -1（programmed death-1，PD-1）单抗免疫治疗中显著获益，开启了结直肠癌免疫治疗的新时代。

1. PD-1 **单抗单药免疫治疗**。在 KEYNOTE-016 研究中，标准治疗失败后的 mCRC 患者，接受帕博利珠单抗（pembrolizumab，商品名 Keytruda）治疗后 13 例 dMMR 患者中 7 例（62%）取得客观缓解，所有患者均未达到中位无进展生存时间（progress free survival，PFS）和总生存时间（overall survival，OS）；而 25 例 pMMR 患者中则无 1 例取得客观缓解，中位 PFS 和 OS 仅分别为 2.2 和 5.0 个月。随后，进一步的临床研究数据汇总显示，149 例 MSI-H 实体瘤患者（其中 CRC 患者为 90 例）的总体客观缓解率（objective response rate, ORR）为 39.6%[39]。因此，2017 年 5 月 23 日，FDA 首次基于单一基因标志物（dMMR/MSI-H）批准帕博利珠单抗用于晚期实体瘤的治疗：即用于既往接受过治疗的 MSI-H 实体瘤，无论肿瘤的类型和部位如何。

另外一项抗 PD-1 单抗纳武单抗（nivolumab，商品名 Opdivo）也在 MSI-H 型 mCRC 患者进行研究。CheckMate-142 研究纳入了 74 例患者，ORR 为 34%（其中 7 例获得 CR，中位 PFS 6.6 个月，95%CI: 2.1 ～未达到），中位 OS 尚未达到，12 个月 OS 为 72%[40]。2017 年 8 月 1 日 FDA 同样批准了采用 Opdivo 治疗 MSI-H 或 dMMR 的成年和 >12 岁儿童 mCRC 患者。

2. **PD-1 单抗联合细胞毒性 T 细胞相关抗原 -4（cytotoxic T-lymphocyte-associated protein 4，CTLA-4）单抗联合免疫治疗。** CTLA-4 表达于 T 细胞膜，与 B7（CD80/86）结合以后可产生抑制性信号，抑制 T 淋巴细胞活化，从而削弱 T 细胞介导的抗肿瘤免疫应答反应[41]，因此，CTLA-4 会影响人体免疫系统，削弱其对癌细胞的杀伤能力。伊匹木单抗（ipilimumab，商品名 Yervoy）与 CTLA-4 结合后能有效阻断后者与其配体 CD80/86 的结合，进而保障 T 细胞的活化与增殖。简而言之，CTLA-4 单抗在机体免疫系统中的作用是阻断抑制性信号通路，使 T 细胞活化得以实现，从而杀伤癌细胞。因此，PD-1 单抗与 CTLA-4 单抗联合的双免疫疗法，能从淋巴细胞自身功能活化，以及淋巴细胞对肿瘤细胞识别两个层面来发挥效应，理论上有合理的协同机制。

CheckMate-142 是目前肠癌领域使用 PD-1 单抗联合 CTLA-4 单抗双免疫疗法的最大型的研究，包括经过标准治疗而失败的 119 例 MSI-H/dMMR 型 mCRC 患者，接受纳武利尤单抗（每 2 周 3 mg/kg 体重）联合伊匹木单抗（每 6 周 1 mg/kg 体重）治疗。ORR 达 55%（其中 4 例 CR），疾病控制率高达 80%，中位 PFS 尚未达到，9 个月 PFS 76%，中位 OS 尚未达到[42]。与单药 PD-1 单抗治疗方法比较，联合 CTLA-4 单抗的双免疫疗法确实能够提高疗效（ORR、PFS、OS），验证了前述的作用机制及协同机制。但是，联合治疗也带来了治疗毒性的增加，纳武利尤单抗联合伊匹木单抗联合治疗组的 3/4 级治疗相关毒性从 20% 增加到 32%，严重不良反应也从 12% 增加到 20%[42]。

3. **MSI-H 型早期结肠癌术前新辅助免疫治疗。** 2018 年在 ESMO 年会初次报道了来自荷兰的 NICHE 研究，入组Ⅰ～Ⅲ期结肠癌患者，dMMR 和 pMMR 各 7 例，接受单纯免疫治疗：CTLA-4 单抗伊匹木单抗 1 mg/kg 体重（第 1 天）和 PD-1 单抗纳武利尤单抗 3 mg/kg（第 1、15 天），然后患者在 6 周内接受手术。最终研究结果显示，新辅助免疫治疗安全性良好，手术无延迟；接受新辅助免疫治疗的 dMMR 型肠癌缓解率达到 100%，绝大多数患者的肿瘤显示明显的消退，或几乎完全消除，其中病理学完全缓解的患者占 60%（12 例）[42,43]。

NICHE 研究是免疫治疗首次用于人类早期结肠癌的新辅助治疗，和局部进展期直肠癌术前同步放化疗后肿瘤退缩相比，免疫治疗在 MSI-H 型早期结肠癌术前带来的肿瘤消退，不管速度还是深度，均是史无前例的。完全可以预见，未来 MSI-H 型早期结直肠癌，综合治疗策略和外科手术的时机将受高度重视。

三、预后

当 MSI 首次在结直肠癌中被发现后，就观察到 MSI-H 或 dMMR 肿瘤的预后比 MSS 或 MSI-L（pMMR）肿瘤的预后更好。常见的“MSI-H”样临床病理特征是 Crohn's 样炎症反应和瘤周淋巴细胞浸润，可能代表着宿主 - 肿瘤间的较好的免疫应答，预后良好；而多数 MSI-H 肿瘤表现为低分化、黏液腺癌的组织学特征，虽然在其他情况下被视为预后不良特征，但在 MSI-H 表型的肿瘤中，却表现为预后良好。因此，2011 年 NCCN 指南在修订Ⅱ期结肠癌“高危因素”的定义时特别指出，伴有 MSI-H 表型的高级别组织学分化，不应该列为高危因素。PETACC-3 研究表明，肿瘤标本中 MSI-H 在Ⅱ期结肠癌中比Ⅲ期更常见（分别是 22% 和 12%，P<0.0001）[44]。在另一项大型研究中，Ⅳ期结肠癌中 MSI-H 的比例仅占 3.5%[45]，提示 MSI-H（dMMR）肿瘤发生淋巴结、远处转移的可能性似乎要低一些。

一项纳入 32 个研究共 7642 例患者的 meta 分析显示，相较于 MSS，MSI 是预后良好的独立预测指标，HR=0.65（0.59 ～ 0.71），且预后价值存在于各个分期[46]。同样，近来更新的 QUASAR 试验（Ⅱ期结肠癌氟尿嘧啶辅助化疗试验）数据也有类似发现。在 1436 例Ⅱ期结肠癌中，dMMR 是生存提高的独立预测指标，HR=0.31[47]。目前业界把 MMR/MSI 作为结肠癌预后预测指标的价值已得到共识，

NCCN 和 ESMO 指南均推荐，dMMR/MSI-H 是预后良好的指标，尤其对于Ⅱ / Ⅲ期患者。

四、Lynch 综合征的药物预防

在随机试验 CAPP2 中，861 名 Lynch 综合征患者每天服用阿司匹林（600 mg）或者安慰剂长达 4 年；试验的主要研究目的是结直肠癌的发生 [48]。在平均随访 55.7 个月之后，每天服用阿司匹林至少 2 年的参与者结直肠癌的发病率降低 63%（IRR=0.37；95%CI: 0.18 ～ 0.78；P=0.008），说明这些参与者能在 Lynch 综合征相关癌症的发病得到预防（IRR=0.42；95%CI: 0.25 ～ 0.72；P=0.001）。对于干预未达 2 年者，未能观察到这种保护。本试验的亚组分析表明，每天服用阿司匹林可以减弱 Lynch 综合征患者肥胖与结直肠癌之间的关系 [49]。然而，CAPP2 试验的局限性强调了在这一领域进行更大规模的和长期的随机试验的必要性 [50,51]。在一项包括 1 858 名来自结肠癌家庭登记处的 Lynch 综合征患者的观察性研究中，通过服用阿司匹林 5 年或者 5 年以上的患者（HR=0.25；95%CI: 0.10 ～ 0.62；P=0.003）和服用阿司匹林 1 个月到 4.9 年的患者（HR=0.49；95%CI: 0.27 ～ 0.90；P=0.02）与服用阿司匹林不足 1 个月的患者进行比较，发现服用阿司匹林与结直肠癌风险降低有关 [52]。

目前，NCCN 指南建议阿司匹林可以用于预防 Lynch 综合征患者癌症的发生，但强调药物最佳剂量和治疗时间尚不清楚。CAPP2 试验使用的剂量为每天 600 mg[48]，但是许多临床医生每天仍然给 Lynch 综合征患者使用较低剂量的阿司匹林作为药物预防。CAPP3 随机双盲试验目前正在每天服用研究低、中、高剂量阿司匹林对 Lynch 综合征相关癌症发病率的影响，但目前尚无结果。

遗传咨询与孕产前诊断

一、携带者 / 患者检测与健康管理咨询

在 Lynch 综合征先证者诊断后，应向其一级亲属提供与 Lynch 综合征相关基因致病性变异的分子遗传学检测，对携带者提供肿瘤早期监测和干预指导。尽管通常不建议 18 岁以下的高风险个体进行分子遗传学检测，但家族中有早期癌症史的，需要在 18 岁前进行预测性检测 [5]。相比，Lynch 综合征患者罹患结直肠癌（52% ～ 82%；正常人 4.5%）、子宫内膜癌（16% ～ 60%；正常人 2.7%）和其他包括胃癌和卵巢癌等恶性肿瘤的终身风险明显升高 [5,7,53,54]。在 Lynch 综合征携带者中，风险可能因特定 MMR 相关基因变异类型的不同而不同。例如，*MSH6* 和 *PMS2* 变异的个体在 70 岁之前罹患结直肠癌的风险为 10% ～ 22%，而 *MLH1* 和 *MSH2* 变异的个体患结肠癌的风险为 40% ～ 80%。其他的肿瘤

表 13-2　70 岁以上 Lynch 综合征患者与普通人群的患癌风险比较

肿瘤位置	普通人群风险	*MLH1* 和 *MSH2*		*MSH6*		*PMS2*	
		风险	平均发病年龄（岁）	风险	平均发病年龄（岁）	风险	平均发病年龄（岁）
结肠	4.5%	52% ～ 82%	44 ～ 61	10% ～ 22%	54	15% ～ 20%	61 ～ 66
子宫内膜	2.7%	25% ～ 60%	48 ～ 62	16% ～ 26%	55	15%	49
前列腺	11.6%	～ 30%	59 ～ 69	～ 30%	59 ～ 69	无报道	无报道
卵巢	1.3%	*MLH1*： 70 岁时 11% ～ 20%； *MSH2*： 70 岁时 15% ～ 24%。	*MLH1*：45 *MSH2*：43	*MSH6*：关于卵巢癌风险的数据有限，一些研究显示平均患病风险，一些研究显示患病风险增加 *PMS2*：关于卵巢癌风险的数据有限			
胃	<1%	6% ～ 13%	56	≤ 3%	63	↑	70 ～ 78
肝胆管	<1%	1% ～ 4%	50 ～ 57	无报道	无报道	↑	无报道
尿路	<1%	1% ～ 7%[12]	54 ～ 60	<1%	65		无报道

续表

肿瘤位置	普通人群风险	*MLH1* 和 *MSH2*		*MSH6*		*PMS2*	
		风险	平均发病年龄（岁）	风险	平均发病年龄（岁）	风险	平均发病年龄（岁）
脑 / 中枢神经系统	<1%	1% ~ 3%	~ 50	无报道	无报道	↑	45
皮脂腺瘤	<1%	1% ~ 9%	无报道	无报道	无报道	无报道	无报道
胰腺	<1%	1% ~ 6%	无报道	无报道	无报道	无报道	无报道

↑，升高，具体百分比没有确定

风险见表 13-2，癌症风险和发病年龄因相关基因变异而异[5]。截至目前，变异特异性风险是否应该指导差异化管理仍存在争议，但也认识到在某些临床情况下推迟监测开始的时间是合适的，例如，推迟 *PMS2* 携带者结肠镜筛查开始的年龄。特定变异携带者患癌风险的明确评估有待大规模队列的研究。

（一）结肠癌患者的随访

如果已经确诊 Lynch 综合征，建议在 20 ~ 25 岁或者比家族中已诊断最年轻的患者早 2 ~ 5 年开始结肠镜检查，且无论从哪种情形开始，建议每 1 ~ 2 年重复一次检查。对于 *MSH6* 变异携带者，建议考虑在较晚的年龄开始结肠镜检查[55,56]。该建议是基于一项从 1996 — 2006 年间的系统性回顾研究结果，该研究旨在通过结肠镜降低癌症发病率和死亡率[57]，并符合美国结直肠癌多社会工作组、ESMO、ASCO、美国胃肠病联合会和美国胃肠病协会的建议[4,10,58-60]。然而，如前所述，对于开始结肠镜检查的最佳年龄仍存在一些不确定性。例如，在一项对 1114 个 Lynch 综合征家系（具有 *MLH1* 和 *MSH2* 变异携带者）中结直肠癌患病风险的 meta 分析结果表明，20 ~ 29 岁个体的 5 年结直肠癌患病风险为 1%，30 ~ 39 岁个体的 5 年结直肠癌患病风险为 3% ~ 5%，且男性个体风险更大[61]。研究人员认为，在 25 ~ 29 岁患者中进行每年的结肠镜检查建议可能过于激进且没有成本效益。因此，仍需要更多的证据来确定结肠镜检查开始的最佳年龄。

染色内镜是一种相对新的结肠镜检查技术，通过喷洒染料可以增强可视化。曾有对四项系统性回顾研究的结果表明，染色内镜是一项很有前景的技术，它可以提高对 Lynch 患者病灶和扁平腺瘤的检测[62]。但是，这些研究中只有一项是前瞻性随机试验，而且该试验局限于接受此类结肠镜检测的患者数量较少，没有足够统计效能以证明有临床意义，需要更大规模的前瞻性随机试验来更好地了解其在 Lynch 综合征相关结直肠癌检测的价值。

（二）子宫内膜癌患者的随访

子宫内膜癌是 Lynch 综合征女性患者中第二大常见的癌症，其终身患病风险高达 60%。建议通过教育加强对相关症状（如功能失调性子宫出血或者绝经后出现）的认识和及时报告，以促进早期子宫内膜癌的检测。对这些症状的评估应当包括子宫内膜活检。子宫内膜活检作为一种诊断方法具有高度敏感性和特异性。可以考虑通过每 1 ~ 2 年一次子宫内膜活检进行筛查[53-68]。通过常规经阴道超声对绝经后妇女进行子宫内膜癌的筛查尚未表现出足够的敏感性和特异性，因此不作积极的推荐，但可由临床医生根据具体情况进行。然而，由于在整个正常的月经周期子宫内膜的厚度足够宽，经阴道超声不推荐作为绝经前妇女的筛查手段。腹式全子宫切除术尚未证明能够降低子宫内膜癌的死亡率，但对于已经生育并携带 *MLH1*、*MSH2*、*EPCAM*、*PMS2* 或 *MSH6* 变异的妇女来说，是一种可以考虑的降低风险的选择[10,60,63,65,69,70]。由于子宫内膜癌的发生风险受变异基因型的影响，因此，子宫切除术的时机可以根据是否存在其他疾病、家族史和 Lynch 综合征相关基因来进行个体化选择。一项观察性研究表明，在 MMR 相关基因变异携带者中，使用激素类避孕药与较低的子宫内膜癌风险有关（HR，0.39；95%CI：0.23 ~ 0.64，*P*<0.01）[71]。然而，在推荐激素类避孕药用于预防 Lynch 综合征患者的妇科肿瘤之前，还需要前瞻性的数据。一般来说，外科医生与患者之间应详细讨论关于如何降低子宫内膜癌事件的发生风险，包括其相关风险和获益。

（三）卵巢癌患者的随访

Lynch综合征女性患者的卵巢癌风险升高，这决定于变异的MMR相关基因和患病年龄[7,54,72]。经阴道超声和血清CA-125检测用于筛查绝经后妇女的卵巢癌尚未显示出足够的敏感性和特异性，不能作为筛查的常规推荐[64-68]，但可以由临床医生根据具体情况进行。由于缺乏有效的卵巢癌筛查方法，妇女应当了解可能与卵巢癌发展相关症状的出现，如盆腔或腹部疼痛、腹胀、腹围增大、进食困难、早期饱腹感、尿频或尿急。如果这些症状持续数周，且与正常女性基线对比发生变化，应当立即找医生进行检查诊断。

双侧输卵管卵巢切除术（bilateral salpingo-ovariectomy, BSO）可降低卵巢癌的发病率[10,60,63,65,69,70]。但是，由于卵巢癌的发生风险受相关基因的不同变异而异，因此BSO的时机应根据是否生育、绝经状态、是否存在其他疾病、家族史和Lynch综合征相关基因变异来进行个体化选择。与子宫内膜癌的管理相似，外科医生与患者之间应详细讨论关于如何降低卵巢癌发生风险，包括手术相关风险和获益。

（四）其他肿瘤的随访

不同人群中Lynch综合征患者罹患胃癌的终身风险差异很大，在荷兰的患者是2%～4%，而在韩国的患者是30%[57,73]。大多数病例发生在40岁以后，且男性具有更强的易感性。Lynch综合征患者也有3%～6%的小肠癌患病风险[7,29,53,74-76]。尚未有明确证据支持对Lynch综合征患者进行胃癌、十二指肠癌和小肠癌的筛查[77]。对于有选择性的个体，例如伴有胃癌、十二指肠癌和小肠癌家族史或者*MLH1*、*MSH2*或*EPCAM*变异使得遗传风险增加的亚裔患者，外科医生可以考虑从30～35岁开始，每3～5年进行一次食管胃十二指肠镜（esophagogastroduodenoscopy, EGD）检查，并将内镜延伸至十二指肠远端或者进入空肠[78]。幽门螺旋杆菌（*H.pylori*）感染是造成胃癌的原因之一，由于Lynch综合征患者胃癌风险增加，应考虑对幽门螺旋杆菌进行检测和治疗，这也符合ASCO和ESMO的推荐[5]。

70岁以上Lynch综合征患者的尿路癌的风险为1%～6.7%，其中与*MLH1*（2.9%）和*MSH6*（1.7%）变异携带者相比，*MSH2*变异携带者的风险更高（6.9%）[78]。尚未有足够证据支持一种特殊的检测策略，但是有选择性的个体，如伴有尿路上皮癌家族史或者*MSH2*变异的个体（特别是男性），可能从在30～35岁开始每年一次的尿液检查中获益。Lynch综合征患者的胰腺癌和脑瘤的患病风险也有所上升[5,53,54]。然而，目前还没有有效的胰腺癌筛查技术，因此，现在还没有相关的筛查建议。对于中枢神经系统（central nervous system, CNS）癌症，可以考虑从25～30岁开始的每年一次的身体和神经检查，但是缺乏相关数据支持这种检查的收益。

此外，研究表明Lynch综合征患者乳腺癌风险增加[81]，但无足够证据支持在常规乳腺癌筛查基础上的进一步筛查。一项对于188名Lynch综合征男性患者的研究也显示其患前列腺癌的风险增加了5倍[81]，但没有足够的证据支持对Lynch综合征男性患者的前列腺癌筛查。

二、高危家族成员管理

家族中发现Lynch综合征相关基因变异后，需要考虑给其他高危的家族成员提供预测性监测管理指导。高危家族成员可以定义为变异携带者和（或）先证者的一级亲属。如果没有一级亲属或者不愿意接受检测，其他更多的远亲也应该进行已知家族基因变异的检测。对于无症状的个体进行癌症易感性检测时，需考虑更多遗传咨询过程中涉及的问题（详见第1章）。相当数量的个体会选择不接受检测，对于这种情况，重要的是让他们接受遗传咨询；此外，对于致病性变异基因女性携带者，需要提供癌前发生监测咨询，生育分娩后考虑进行预防性子宫切除书和双侧输卵管卵巢切除术；然而，对于已知患有Lynch综合征的个体，通常不建议在结肠癌发生之前进行预防性结肠切除术，因为用息肉切除术筛查结肠镜检查是一种有效的预防措施，阿司匹林疗法可以降低Lynch综合征患者直结肠癌的发生风险[5]。

三、孕产前遗传学诊断

对于生育年龄的患者，建议进行产前诊断和辅助生殖，包括胚胎植入前遗传学诊断。讨论应包括相关技术的风险、局限以及获益（详见第8章）。如果夫妻双方都是同一MMR相关基因或者与*EPCAM*变异结合的携带者（例如，夫妻双方都携带变异的*PMS2*基因），需告知存在结构性错配修复缺陷综合征（constitutional mismatch repair deficiency, CMMRD）的风险，每次生育的该综合征胎儿概率是25%。

Lynch 综合征与多种癌症发生的终生风险增加有关，包括结直肠癌、子宫内膜癌、卵巢癌、泌尿系统肿瘤和皮脂瘤。对 Lynch 综合征相关的结直肠癌和子宫内膜癌进行以免疫组化检测为基础的常规筛查的好处已是众所周知。通过免疫生化检测进行的常规筛查，把所有 MSI-H 或缺少一种或多种 MSI 相关蛋白的病例均被视为筛查阳性。*MLH1* 基因启动子过度甲基化或 *BRAF* 基因变异阳性的病例被认为具有体系变异。然而，对 Lynch 综合征相关的其他重要肿瘤的筛查益处尚不清楚。

最近，Kunnackal John等[82]对2005—2017年MEDLINE数据库中已发表的与Lynch综合征筛查相关的3788篇文章进行了系统的分析，以鉴定Lynch综合征常规筛查的临床意义。分析结果发现，最高的筛查率是皮脂瘤（52.5%），其次是子宫内膜癌（22.65%）、结直肠癌（11.9%）、卵巢癌（11.29%）和泌尿系统肿瘤（11.2%）。还发现皮脂瘤的错配修复相关胚系基因变异阳性率最高（18.8%，33/176），其次是子宫内膜癌（2.6%，97/3 765）、结直肠癌（1.8%，682 / 37 220）、泌尿系统肿瘤（1.8%，3/164）和卵巢癌（0.83%，25/2 983）。与结直肠癌相比，子宫内膜癌有更高的体系变异。因此，除结直肠癌和子宫内膜癌外，Lynch综合征筛查还应该包括卵巢癌、泌尿系统肿瘤和皮脂瘤。分析结果还发现，在对子宫内膜癌进行胚系基因变异检测之前，需要进行免疫组化和基因体系变异检测，因为所有Lynch综合征患者的体细胞基因变异和胚系基因变异患病率都较高。Kunnackal John等这一新研究结果对Lynch综合征筛查的设计及其对遗传咨询服务的成本效益和负担具有重要的临床意义。

临床案例一

先证者（图13-8，Ⅳ-11），男性，47岁，于2016年3月体检时发现大便潜血阳性就诊，肠镜检查结果示：升结肠2cm×3cm肿物，肠镜能通过。病理检查提示腺癌，影像学检查未见远处转移，先证者遂于某肿瘤防治中心住院治疗。入院时医生记录的先证者家族史为“母亲（Ⅲ-2）因升结肠癌去世”，但未注明患病年龄。1周后行升结肠癌根治术，术后病理免疫组化结果显示：结肠中至低分化腺癌，T3N1M0、MLH1和PMS2蛋白表达缺失。结合先证者家族史及免疫组化结果，高度提示患者是Lynch综合征。有遗传学背景的主治医师进一步询问先证者，得知先证者大哥（Ⅳ-2）曾患结肠癌和胃癌，二哥（Ⅳ-9）和一位姐姐（Ⅳ-3）曾患结肠癌。

遂建议先证者进行肿瘤遗传咨询。然而，由于先证者对遗传性肿瘤的认知不足，恐惧心理严重，回避自身疾病的遗传性而多次拒绝。经过近2个月的反复沟通，先证者终于在2016年6月前往某肿瘤防治中心遗传性肠癌门诊就诊，尽管有两位侄儿（Ⅴ-1和Ⅴ-5）的陪同，但先证者的心

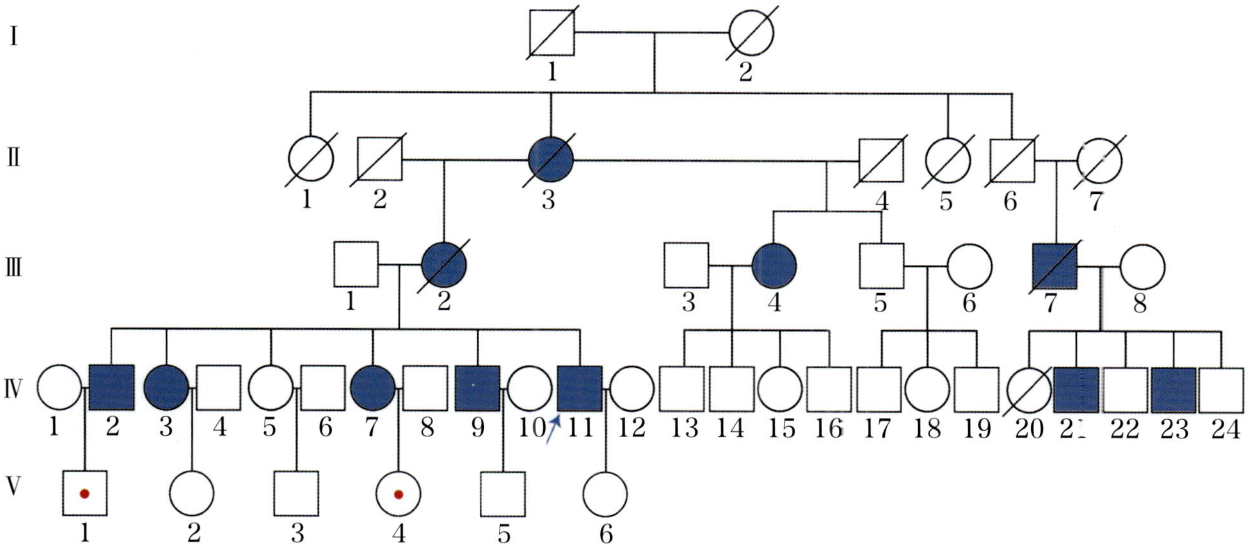

图 13-8 Lynch 综合征相关多发肿瘤家系图——临床案例一

（本案例由丁培荣提供）

情依然非常沉重。

遗传咨询的第一步是采集详细的家族史，绘制家系图，从图13-8可以看出，先证者在前两次交流家族的过程中，仍然存在隐瞒、遗漏的情况，主要是二级、三级亲属未提及。在绘制家系图后，便开始进入对于遗传性肿瘤诊断至关重要的细致家系分析，并了解先证者：①共有6兄弟姐妹，其中大哥（Ⅳ-2）在55岁和61岁时分别诊断为结肠癌和胃癌；大姐（Ⅳ-3）在49岁时诊断为结肠癌；二哥（Ⅳ-9）在35岁时诊断为结肠癌，经过治疗后均缓解，尚健在；②二姐（Ⅳ-5）和三姐（Ⅳ-7）当时告知健康，但从未做过结肠镜检查；③各兄弟姐妹的后代共6位小孩都健康；④母亲（Ⅲ-2）在51岁时诊断为结肠癌，不久后去世；⑤外婆（Ⅱ-3）在52岁时诊断为肠癌，1年后去世；与先证者母亲同母异父的妹妹（Ⅲ-4）现年71岁，在51岁时诊断为子宫内膜癌；⑥表舅（Ⅲ-7）在52岁时诊断为胃癌，该表舅的两个儿子（Ⅳ-21和Ⅳ-23）分别在45岁和37岁时诊断为结肠癌，大女儿（Ⅳ-20）已经去世但原因不明；⑦几乎所有的癌症患者都在50岁左右或50岁以前发病；⑧肿瘤在家族里明显的常染色体显性遗传模式。

综合家族成员肿瘤史的初步分析，该家族共有10位癌症患者，其中包括结肠癌7位，胃癌1位，多部位（结肠和胃）异时性癌1位，子宫内膜癌1位。首先考虑的是结肠癌高发 Lynch综合征。尽管先证者的太外公（Ⅰ-1）或者太外婆（Ⅰ-2）去世前的肿瘤史没有办法了解，初步判断此案例的致病基因很可能是从这两位老人家之一传递下来。

经过长达 1 个多小时的遗传咨询，通过耐心细致的沟通解释，先证者和他的侄子们对疾病都有了比较深入的了解，一致同意做基因检测。

先证者明确诊断为升结肠癌后，通过家族成员患肿瘤的家族史分析，在签署知情同意书后，先证者和他的几位哥哥和姐姐在1个月以内陆续抽血做了遗传性肠癌相关胚系基因变异检测。检测结果发现，先证者是*MLH1*致病性变异c.278delG杂合子，Lynch综合征得到确诊。除了二姐（Ⅳ-5）的检测结果为无变异，先证者其他的哥哥和姐姐均有相同的致病性变异基因。

先证者和已确定的基因变异携带者的肿瘤风险及其预防监控和健康管理十分重要，临床医师和遗传咨询师指导他们定期监测肠内异时性其他原发肿瘤及肠外常见肿瘤的发生。先证者的三姐（Ⅳ-7）是基因变异携带者，但尚未患病且未接受过结肠镜检查；于2016年8月，肠镜下确诊为初期升结肠癌，这样，全家族就多加了一位结肠癌患者；后经手术治疗顺利康复，术后病理显示升结肠中分化腺癌T2N0M0。这样一来，我们实现了对高危人群进行系统健康管理，达到了早发现早治疗相关肿瘤、提高患者生活质量的目的。

2016年8月至12月，携带致病性变异基因者的成年子女均进行了相关基因验证检测，检出大哥（Ⅳ-2）的儿子（Ⅴ-1）和三姐（Ⅳ-7）的女儿（Ⅴ-4）携带该致病基因，进一步结肠镜检查结果为无异常；大姐（Ⅳ-3）的女儿（Ⅴ-2）的基因检测结果为阴性；先证者的女儿（Ⅴ-6）未成年，暂未检测。

经过专业的肿瘤遗传咨询，家族里致病性基因变异携带者都逐步了解他们所需要的健康管理方案，对后续的健康管理很有信心；对于先证者和其他肿瘤患者，后续一直保持良好的沟通联系，除了定期的临床检查外，他们也明白了乐观心态对身体健康的重要性。先证者与兄弟姐妹及其子女，都能坦然接受遗传性肠癌致病基因变异存在的事实，对后续的健康管理方案能够轻松交流；而基因检测结果阴性的成员则放下了沉重的心理负担。

有些遗憾的是，由于先证者的母亲已经去世，与其表姨和表舅的关系较疏远，且他们居住外地农村，肿瘤防治相关认识严重不足，虽然在我们的再三建议下，先证者将遗传性肠癌的相关情况告知他们，他们及其子女至今仍未前来进行遗传咨询和基因检测。可见，遗传性肿瘤的宣传和系统管理工作还有很长的路要走。

临床案例二

先证者（图13-9，Ⅲ-2），女，30岁，于2019年8月转到三甲肿瘤中心诊治。入院时查体结果：消瘦，浅表淋巴结（－），心肺（－），肛指检入肛5 cm可及直肠后壁肿物，质硬，固定，指套见血染；肛周压痛明显。追问病史患者家族史，发现母亲（Ⅱ-4），53岁患升结肠癌治疗后健在，舅舅（Ⅱ-5）50余岁患肝癌去世，外婆（Ⅰ-2）64岁时患肠癌去世，高度怀疑Lynch综合征，签署知情同意书后进行相关基因检测，结果发现*MLH1*致病性变异c.967delC 。

影像学直肠 MR 检查：直肠下段癌侵犯肛提肌，系膜内多发淋巴结，MRF(+)，EMVI(-)。胸腹 CT 未见远处转移。

该先证者的最终诊断为 Lynch 综合征；直肠癌诊断后使用新辅助放化疗，生化检测结果为 MRF（+）MSI-H。根据已有研究报道，MSI-H 型直肠癌新辅助化疗不敏感，并且 MSI-H 型直肠癌新辅助化疗进展风险高，并且 MSI-H 直肠癌放化疗相对不敏感，但是，应用新辅助免疫治疗 MSI-H 直肠癌疗效令人惊喜。因此，于 2019 年 8-10 月，对该患者行 4 个疗程 pemblrolizumab 100 mg（每 3 周一疗程），第 2 ~ 4 疗程联合 ipilimumab 50mg 免疫治疗。2019 年 10 月复查直肠 MR 提示：直肠下段病灶较前缩小，疗效评价为部分缓解。

鉴于先证者基因检测发现的 *MLH1* 致病性变异 c.967delC 变异，经过反复细心的遗传咨询和心理咨询后，家属成员签署知情同意书进行基因检测，发现患者的母亲和一位弟弟（Ⅲ -4）都有同样的 *MLH1* 变异。先证者的女儿刚满 12 岁尚未做相应的基因检测。针对先证者的女性性别和她弟弟的不同年龄，分别给予相应的不同肿瘤发生的监测预防指导，以及有生育需求的孕产前遗传学检测跟进咨询。

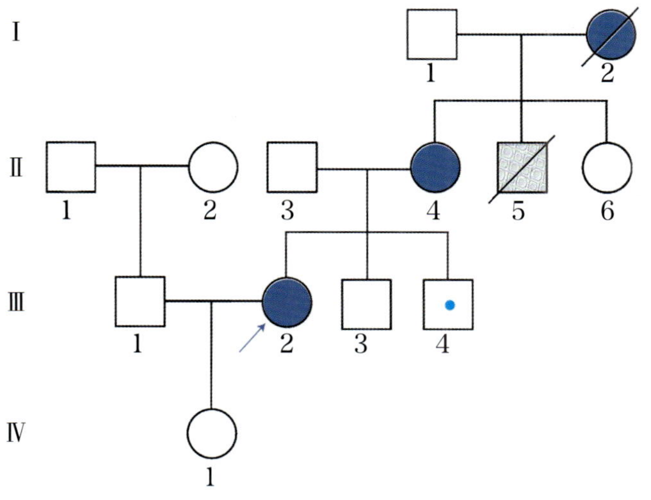

图 13-9 Lynch 综合征相关直肠癌家系图——临床案例二

（本案例由丁培荣提供）

（丁培荣 陆国辉 姜武）

第二节 家族性腺瘤性息肉病

家族性腺瘤性息肉病（familial adenomatous polyposis, FAP）是最常见和最具特征的结肠息肉病，由 *APC* 胚系变异引起，约占每年诊断为结直肠癌的 1%。FAP 包括经典型家族性腺瘤性息肉病（classical FAP, CFAP）和衰减型家族性腺瘤性息肉病（attenuated FAP, AFAP）。CFAP 特征是存在数以百计甚至数千种成片状的良性息肉，或生长在小肠和上消化道。CFAP 患者十几岁时开始出现息肉，95% 的 FAP 患者在 35 岁时发现息肉，结直肠癌的平均发病年龄为 39 岁，如不预防性切除结直肠，至 50 岁时 100% 的患者会转变为结直肠癌。与 CFAP 比较，AFAP 息肉数目少（通常 10 ~ 100 个），在家族中有表型异质性，结直肠癌发病年龄较晚，但患者在 40 岁后结直肠癌发生率大幅上升，至 80 岁可达 70%。

主要临床表现

CFAP 的临床表现[83,85]：

（1）存在≥ 100 个结直肠腺瘤性息肉（足以临床怀疑 FAP）或更少的息肉在较小的年龄发生，特别是存在已知 FAP 的家系中。

（2）家系中遗传方式符合常染色体显性遗传。

（3）结肠外发现，通常为良性发现：①先天性视网膜色素上皮肥大（congenital hypertrophy of the retinal pigment epithelium, CHRPE）；②骨瘤，多生牙；③硬纤维瘤，表皮样囊肿；④十二指肠和其他小肠腺瘤；⑤胃底腺息肉。

（4）其他癌症的风险增加，包括成神经管细胞瘤的风险增加，甲状腺乳头状癌（<2%），和肝母细胞瘤（1% ~ 2%，通常年龄≤ 5 岁），胰腺癌（<1%），胃癌（<1%），十二指肠癌（4% ~ 12%）。

AFAP 的临床表现[83,84]：

（1）存在 10 ~ 100 个结直肠腺瘤性息肉（平均 30 个）。

（2）息肉多发于右侧结肠。

（3）息肉和结直肠癌的发病年龄大于经典FAP（平均结直肠癌诊断年龄 >50 岁）。

（4）胃肠道上部发现，甲状腺和十二指肠癌风险与经典 FAP 相似。

（5）其他结肠外发现 CHRPE 和硬纤维瘤不常见。

遗传方式与相关致病基因

FAP 属常染色体显性遗传，由 *APC* 胚系变异导致，近 1/3 病例的基因变异属新发。携带新发变异的个体可以将变异基因传给后代，传递的概率是 50%。

APC [OMIM: 611731] 位于染色体 5q22.2 区带，于 1991 年被发现，是 FAP 唯一致病基因 [85,86]，属抑癌基因，具有抑制细胞过度分裂和分化的功能，并能帮助维持细胞染色体数目的正常。*APC* 基因编码一种肿瘤抑制蛋白——腺瘤性结肠息肉病蛋白，并作为负调节因子，参与 WNT 信号传导过程。APC 蛋白在多个细胞活动中起扮演重要角色，如由肝细胞生长因子（hepatocyte growth factor, HGF）引导的细胞迁移；在结直肠肿瘤细胞中通过 JNK 信号通路进行的 MMP9 上调和参与 ERBB2 依赖性微管稳定化和 MACF1 的细胞膜定位过程。

目前已发现 800 多种 *APC* 致病性变异。80% 的 FAP 患者中可检测到 *APC* 基因截短变异 [87,88]，变异导致 APC 蛋白变短和功能丢失，从而不能抑制细胞的过度生长，导致息肉的形成，息肉可能癌变。FAP 存在基因型 - 表型相关性，最常见的 *APC* 致病性变异位于密码子 1309（c.3927_3931delAAAGA），该密码子的致病性变异在早期导致大量结肠腺瘤。有 *APC* 基因变异的个体到 50 岁时发生结直肠癌的风险几乎是 100%[84]。

临床诊断依据

FAP 的诊断通常是通过典型的临床表型以及先证者的 *APC* 胚系变异来建立的。关于区分 FAP 和 CFAP 的准确临床诊断标准尚未达成共识。

1. **CFAP 的诊断**。个体携带 *APC* 胚系杂合致病性变异，并符合如下任一条件：①>100 个结直肠腺瘤性息肉个人病史（年龄较小或结肠切除术）的个体，可能少于 100 个结直肠腺瘤性息肉（注：>100 个结肠息肉并非 FAP 特有）；②多发，但 <100 个结直肠腺瘤性息肉个人病史且有一位近亲患 FAP。

2. **AFAP 的诊断**。个体携带 *APC* 胚系杂合致病性变异；且符合以下条件：①一位近亲患 FAP；和（或）② <100 个结直肠腺瘤性息肉个人病史；或 ③ >100 个结直肠腺瘤性息肉个人病史（发病年龄 >40 岁）。

3. 结合中国患者的特征，目前使用的 FAP 临床诊断标准：

（1）结直肠内弥漫腺瘤性息肉≥ 100 个；或

（2）腺瘤性息肉 <100 个且伴有家族史或先天性视网膜色素上皮肥厚（CHRPE）。

4. 2019 年美国 NCCN 指南推荐符合下述任一条件者，进行 APC 基因检测：

（1）大于 20 个腺瘤的个人病史。

（2）家族中存在已知的 *APC* 基因变异。

（3）硬纤维瘤，肝母细胞瘤，甲状腺乳头状癌；或多灶 / 双侧 CHRPE；或 10 ~ 20 个腺瘤个人病史。

主要病理诊断特征

一、细胞形态病理检查

腺瘤息肉（adenomatous polyps）是 FAP 的主要病变。腺瘤息肉通常位于胃肠道上端，随着息肉的增大，甚至成片状（图 13-10），临床体征变得严重，甚至导致肠道梗阻，最终导致结直肠癌的发生。

二、免疫组化染色检查

与 Lynch 综合征相比，免疫组化检测对 FAP 的临床诊治意义不明显。但是，曾有研究结果表明，FAP 患者的腺瘤显示出 HLA 抗原表达明显的降低或丢失，与在散发性结肠癌中观察到的降低相似。FAP 患者结肠中 HLA 基因表达的普遍抑制可能是结肠癌发生的重要早期变化 [89]（详细内容参考第 6 章第二节）。

三、分子病理检测

APC 基因的致病性变异中，大多数是功能缺失型（loss of function，LOF）的变异，包括缺失和截断。据 COSMIC 数据库统计，在观察到的所有变异中，无义变异的比例接近一半。因此，FAP 患者基因检测需注意以下几方面：

（1）对 *APC* 胚系变异的检测应包括基因全长测序以及基因缺失 / 重复分析。

（2）对于家族中有已知的 *APC* 变异的，应直

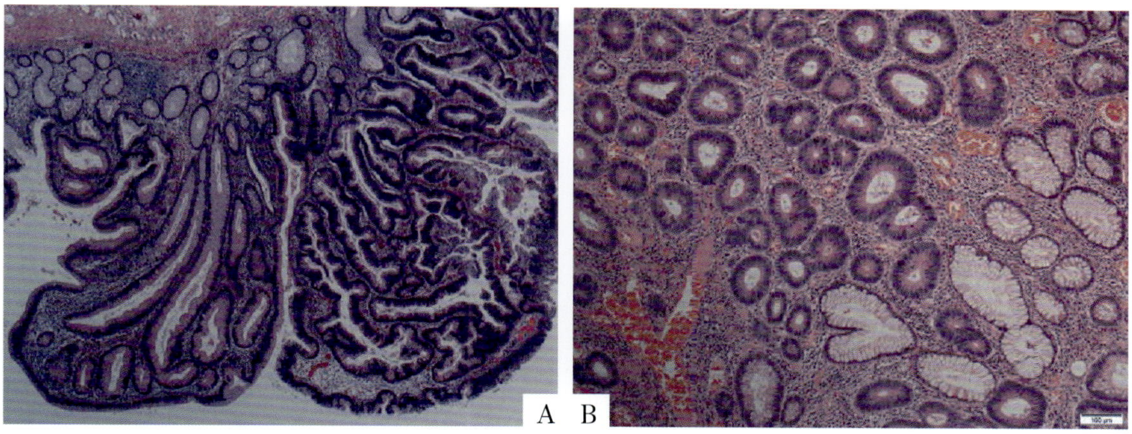

图 13-10 家族性腺瘤性息肉病组织病理表现（HE 染色，图 A 100X，图 B 200X ）

接对家族个体进行相应的 *APC* 变异检测。

（3）对于家族中 *APC* 基因变异未知的，首先考虑对个体进行 *APC* 基因检测。若个体在 *APC* 变异阴性的情况下仍表现出息肉表型，应考虑进行 MAP 相关 *MUYTH* 基因检测，也可考虑进行包含 *APC* 基因以及多个遗传性肿瘤综合征基因的基因检测。

其他检查

一、CT 结肠镜检查

对结肠息肉和结直肠癌的结肠镜检查与第一节里 Lynch 综合征的基本相同。对结肠息肉的检查应将息肉组织取出并送至实验室进行显微镜病理分析；一旦确定微观类型的息肉，建议结肠镜检查的定期随访，每年进行一次乙状结肠镜检查。

先天性视网膜色素上皮肥大（CHRPE）可见于 90% 的 FAP 患者。对 CHRPE 进行肠镜检查有其特点。首先筛查眼睛的视敏度，然后使用托吡卡胺和去氧肾上腺素眼用溶液对瞳孔进行扩张。在瞳孔完全扩张后，进行裂隙灯和间接检眼镜检查以发现 CHRPE 病变。如果发现 CHRPE，记录病变的部位、大小、数量和形状。该过程的常见副作用是视物暂时模糊，但其会在几个小时内恢复原状。对于那些发现 CHRPE 病变的个体则进行乙状结肠镜检查以确定结肠息肉的存在。如果发现有结肠息肉的存在，则进行上部胃肠道内窥镜检查以发现具有恶变可能的胃 - 十二指肠中的息肉。CHRPE 检查从儿童期开始使用，其敏感度可达 76%，特异度为 92%[90]。

二、肿瘤相关微生物组检查

与 FAP 遗传性癌前病变相关的微生物群仍然处于研究阶段。最近对家族性腺瘤性息肉病患者早期的息肉和结肠黏膜炎的研究，发现大肠杆菌分泌的毒素能使结肠上皮中的 DNA 损伤增加而能促进肿瘤的发生[91]。

三、早期粪便试验

1. 每年进行一次粪便潜血试验或粪便免疫化学试验。

2. 每 3 年进行一次粪便 DNA 测试，阳性结果表示结肠息肉或癌症的 DNA 的变化。结果异常者应进行结肠镜检查。

治疗与预防

一、治疗

如不经治疗，FAP 发展为结直肠癌几乎是不可避免的。然而，通过早期筛查和息肉切除术，FAP 患者的结直肠癌发生都是可以得到预防的。

（一）结肠息肉的治疗

1. 对于 CFAP 患者，建议在腺瘤出现后行结肠切除术。行结肠切除术的延迟取决于腺瘤的大小，高级组织学表现（绒毛管状结构伴高度不典型增生），以及腺瘤息肉的数量。结肠切除术的绝对适应证包括有记录的或可疑的结直肠癌或明显症状（例如梗阻、出血等）。相对适应证包括存在多个大于 >6mm 腺瘤，不能由内窥镜检查，监测检查期间发现腺瘤数量显著增加，存在高度不典型增生性腺瘤或无法充分检查的结肠（例如，由于无数的小腺瘤或结肠镜检查的通路 / 依从性有限）。

2. **对于 AFAP 患者，结肠切除术是必要的，AFAP 行结肠切除术的绝对适应证与相对适应证与经典型 FAP 一致**。但大约 1/3 的患者结肠息肉数量有限，定期进行结肠镜下息肉切除术的监测即可。

3. **术式的选择**。FAP 及 AFAP 患者有以下三种手术方式：全大肠切除及回肠贮袋肛管吻合术（total proctocolectomy ileal pouch-anal anastomosis，TPC/IPAA；推荐用于 FAP 患者），全结肠切除并回肠直肠吻合术（total abdominal colectomy ileorectal anastomosis，TAC/IRA；推荐用于 AFAP 患者），或者全大肠切除并单腔回肠造口（TPC/IPAA）[92]。对于 FAP 或者 AFAP，决定何时手术的首要因素是本人或者家族成员的表型，包括直肠的瘤荷（即腺瘤的分布和数量），以及初诊时是否已有结肠癌或者直肠癌。对经典型 FAP 患者，TPC 是优选治疗，因为该术式同时避免结、直肠癌的发生。对 AFAP 患者，优先考虑 TAC/IRA；对于直肠息肉密集且无法通过息肉切除术控制的患者，可以考虑 TPC/IPAA。手术可以在息肉发生时或者稍晚进行，根据家族成员表型和基因型的严重性、诊断时的息肉严重程度、个人意愿以及当地的具体实践和经验来选择。对小于 18 岁的年轻患者，息肉病轻并且家族没有年轻癌症病史或者严重基因型，全大肠切除的时间可以个体化选择。如果推迟手术，那么建议每年做一次结肠镜检查。患者应该到在 FAP 方面有丰富经验的医生或中心治疗，治疗应该采取个体化，充分考虑基因型、表型和个人意愿。

（二）小肠息肉的治疗

如果息肉显示绒毛管状腺瘤变化或严重不典型增生，直径 >1 cm 或引起症状，建议内窥镜或手术切除十二指肠和（或）壶腹部腺瘤。

（三）硬纤维瘤的治疗

FAP 患者腹腔内硬纤维瘤的发生风险提高，腹部手术是引发硬纤维瘤的重要原因，也是 FAP 患者结肠切除术后的主要死因之一。腹腔内硬纤维瘤大多数出现在结肠切除术后 5 年内。因为进展期的硬纤维瘤有较高的并发症和死亡率，因此，尽早诊断可能有获益[93]。虽然支持筛查和治疗的数据有限[94]，但仍建议每年体检时常规腹部触诊。如果家族中存在有症状的硬纤维瘤患者，建议结肠切除术后 1 ~ 3 年内行腹部增强 CT/ 平扫或增强 MRI，之后每 5 ~ 10 年检查一次。如果腹部出现症状，则需要立即行腹部影像学检查。现有的治疗方法包括手术切除（与高复发率相关）、非甾体抗炎药（NSAIDs）、抗雌激素、细胞毒性化疗和放疗。最近的研究表明索拉非尼对硬纤维瘤患者有较好的控制作用，治疗总有效率为 33%（16/48，1 例完全缓解，15 例部分缓解），超过 90% 的毒副反应为 1 ~ 2 度，属于可接受范围[95]。

二、药物预防

普通人群研究表明阿司匹林可以减少结直肠腺瘤的发生和复发率[96-101]。在临床试验中已经表明 NSAIDs 和阿司匹林可以减少结直肠腺瘤的复发率。现已发现环氧化物酶 -2（COX-2）在结直肠腺瘤和结直肠癌中过表达。COX-2 抑制剂塞来昔布是另一种在普通人群中被研究用来预防结直肠腺瘤的非甾体抗炎药[98,100,102-104]。预防结直肠散发性息肉（PreSAP）试验的结果显示，腺瘤切除术后的塞来昔布应用可以在 3 年内减少结直肠腺瘤的复发[102]。塞来昔布预防息肉研究（APC 研究）结果显示，结直肠癌发生高危人群的息肉摘除术后使用塞来昔布可以显著减少 3 年内的腺瘤形成[105]。APC 研究 5 年的安全性和有效性结果显示，和安慰剂相比，接受小剂量塞来昔布组的 5 年进展期腺瘤的发生减少了 41%，接受高剂量塞来昔布组减少了 26%（均 $P<0.001$）[106]。但是，因为增加了心血管的发病率，COX-2 抑制剂暂不推荐用于散发的腺瘤患者[107,108]。

在 FAP 和 AFAP 患者中也研究了 NSAIDs 的药物预防作用。在一项随机、双盲、安慰剂对照的研究中，NSAIDs 舒林酸在外科干预前并不能有效阻止 FAP 患者腺瘤性息肉的发展[109]。另外，最近的一项随机对照研究也未能显示阿司匹林在未接受手术的年轻 FAP 患者身上的化学预防作用，但可能有减少腺瘤大小和数目的趋势[110]。因此，在 FAP 患者中，NSAIDs 似乎并不是有效的初始治疗。一些证据表明，与其他药物联合使用时，NSAIDs 有一定功效。临床前研究表明 COX-2 和表皮生长因子受体（EGFR）信号通路与肠道肿瘤发生发展之间存在关联[111-113]。一项双盲、随机、安慰剂对照试验，研究了舒林酸和 EGFR 抑制剂厄洛替尼对 FAP 患者十二指肠腺瘤的影响。受试的 FAP 患者被随机分为安慰剂组（n=46）和实验组舒林酸

150 mg bid，加上厄洛替尼 75 mg qd（n=46），持续 6 个月。在 6 个月的过程中，安慰剂组的十二指肠瘤荷增加，舒林酸 / 厄洛替尼组的十二指肠瘤荷减少，组间净差 –19.0 mm（95%CI，–32.0 ~ –10.9；P<0.001）[114]。

NSAIDs 化学预防作用也同样被研究用于接受预防性手术后的经典型 FAP 和 AFAP 患者，它作为内镜筛查的补充来进一步减少直肠瘤荷。FAP 患者长期使用舒林酸似乎可以有效促进残存直肠腺瘤退缩、减少高级别腺瘤的发生。在一项随机、双盲、安慰剂对照的研究中，77 例未接受完全大肠切除的 FAP 患者，接受塞来昔布 400mg 每天两次为期 6 个月的化学预防，其息肉数目减少了 28%（P=0.003），息肉总直径减少了 31%（P=0.001），而接受安慰剂的患者分别减少了 4.5%、4.9%[115]。但是值得注意的是，由于缺乏Ⅳ期的临床试验的（随访）数据，2011 年美国食品药品管理局取消了塞来昔布在 FAP 患者的适应证。

最近的一项研究显示在 FAP 和 AFAP 患者中，ω-3 多不饱和脂肪酸 - 二十碳五烯酸（eicosapentaenoic acid, EPA）可能也起到药物预防的作用[116]。接受 6 个月 EPA 治疗的患者，息肉数减少了 22.4%，息肉总直径减小了 29.8%，而安慰剂组总的瘤荷增加。然而，推荐常规使用的证据不足，一项针对普通人群 N-3 多不饱和脂肪酸摄入量和结直肠癌风险相关性的荟萃分析并未明确显示出这些药物的保护效果。

总之，目前尚没有 FDA 批准的用于术后对残存直肠化学预防的药物。然而，数据显示舒林酸单用或与 EGFR 抑制剂厄洛替尼联合使用，可能是一种有效的息肉退缩方式[109,114]，但仍需更长的随访时间和更多的研究来确定瘤荷减少能否降低癌症的发生风险。

遗传咨询与孕产前诊断

诊断为 FAP 的患者或 *APC* 变异携带者，建议寻求具有 FAP 专业知识的医师或中心进行咨询，并根据基因型、表型等个人因素进行个性化管理。遗传咨询包括各年龄段 *APC* 变异相关肿瘤风险（表 13-3）、肿瘤监测的起始年龄、方法、监测间隔，和监测间隔应根据实际息肉负荷进行调整。

对于年龄大于 10 岁的家族成员，当家族中先发病例的基因变异明确时，建议行相应的基因变异检测，阳性者每 1 ~ 2 年进行 1 次肠镜检查；检测阴性个体则按照结直肠癌中等风险个体进行筛查。

表 13-3 *APC* 变异相关肿瘤风险

肿瘤	疾病 / 肿瘤发生年龄（岁）	肿瘤发生风险	正常人群肿瘤发生风险
结 / 直肠癌	家族性腺瘤性息肉病 /21 家族性腺瘤性息肉病 /50 家族性腺瘤性息肉病 /80 衰减型家族性腺瘤性息肉病 /80	7% 93% >99% >70%	<0.1% 0.3% 3.0% 3.0%
硬纤维瘤	80	10% ~ 30%	<0.04%
小肠 / 腹周围肿瘤	80	4% ~ 12%	0.2%
肝母细胞瘤	5	1% ~ 2%	<0.001%
胃癌	80	在西方国家稍升高，但在胃癌高发国家里明显升高	0.5%
甲状腺癌	80	1% ~ 2%	1.1%
中枢系统肿瘤	80	1%	0.5%
胰腺癌	80	风险很可能升高	1%

一、CFAP 患者的监测管理咨询

（一）结肠癌

主要是针对直肠结肠切除术或结肠切除术的术后监测。①如果患者行结肠切除术并回肠直肠吻合术，则根据息肉负荷每 6 ～ 12 个月对直肠进行一次内镜评估。②如果患者行全直肠结肠切除术（total proctocolectomy, TPC）伴回肠袋肛管吻合术（ileal pouch-anal anastomosis, IPAA）或回肠造口术，则视息肉负荷每 1 ～ 3 年进行一次内镜下评估回肠袋或回肠造口术。对于具有绒毛组织学和（或）高度不典型增生的大型扁平息肉，监测频率应增加至每 6 个月一次。③使用药物预防是为了便于术后剩余直肠的管理。目前还没有 FDA 批准的药物治疗这一适应证。虽然有数据说明，舒林达克是最有效的息肉消退药物，但尚不清楚息肉负荷的减轻是否会降低癌症风险。

（二）结肠外肿瘤

1. **十二指肠癌或壶腹周围癌**。从 20 ～ 25 岁左右或结肠切除术前进行上内窥镜检查（包括 Vater 壶腹的完全显示）。如果在 20 岁之前进行结肠切除术，需更早考虑基线上内镜检查。若发现十二指肠腺瘤，监测间隔频率取决于十二指肠腺瘤的严重程度；Spigelman 分期标准可以帮助确定频率 [117]。

2. **胃癌**。上消化道内镜检查时检查胃部（频率由十二指肠息肉监测决定）。基底腺息肉在 FAP 中常见，可发生低度不典型增生，但很少进展。只有在高度不典型增生的情况下，才应考虑胃息肉的特殊性筛查或手术。非基底腺息肉应在内窥镜下监测切除。对于内镜下息肉无法切除，活检发现高度异型增生或浸润性癌的患者，应转诊进行胃切除。

3. **甲状腺癌**。从青少年晚期开始，可以考虑每年进行一次甲状腺超声检查。

4. **中枢神经系统（CNS）肿瘤**。每年体检；由于数据有限，目前无法提供额外的监测建议。

5. **硬纤维瘤**。每年腹部触诊硬纤维瘤。如果有硬纤维瘤家族史，考虑结肠切除术后 1 ～ 3 年内进行 MRI 或 CT 扫描，然后每 5 ～ 10 年进行一次。如提示腹部症状，应立即进行腹部影像学检查。

6. **小肠息肉和肿瘤**。考虑在 CT 或 MRI 中增加小肠显像以检查硬纤维瘤（如适用），尤其是在十二指肠息肉病进展的情况下。

7. **肝母细胞瘤**。尚无关于 FAP 的建议；然而，在其他情况下，也观察到肝母细胞瘤的高风险，并考虑了以下建议：肝触诊，腹部超声，在生命的前 5 年每 3 ～ 6 个月进行一次 FAP 测定。最好在临床试验中进行筛查。

8. **胰腺癌**。由于资料有限，目前不推荐监测。

二、AFAP 患者的监测管理咨询

AFAP 患者监测管理应根据患者年龄及腺瘤负担而定：①<21 岁发现腺瘤，且腺瘤负担小，每 1 ～ 2 年进行一次结肠镜检查息肉切除术；适当时进行外科评估和咨询。②≥ 21 岁发现腺瘤，且腺瘤负荷小，每 1 ～ 2 年进行一次结肠镜检查息肉切除术；可考虑进行结肠切除术和回肠直肠吻合术；适当时进行外科评估和咨询。③无法通过内窥镜处理的腺瘤负担，进行结肠切除术伴回肠直肠吻合术（首选）；如果密集的直肠息肉不能用息肉切除术治疗，可考虑使用回肠袋肛管吻合术进行直肠结肠切除。④结肠癌：如果患者行结肠切除术和回肠直肠吻合术，则根据息肉负荷每 6 ～ 12 个月对直肠进行一次内镜评估；使用药物预防是为了便于术后对剩余直肠的管理。目前还没有 FDA 批准的药物治疗这一适应证。虽然有数据表明，舒林达克是最有效的息肉消退药物，但尚不清楚息肉负荷的减轻是否会降低癌症风险。⑤结肠外肿瘤：年度体检；年度甲状腺检查；从 20 ～ 25 岁每年进行一次上内镜检查（包括 Vater 壶腹的完全显示），如果在 20 岁之前进行结肠切除术，需更早考虑基线上内镜检查。若发现十二指肠腺瘤，监测间隔频率取决于十二指肠腺瘤的严重程度；Spigelman 分期标准可以帮助确定频率。

三、亲属风险

对于患者家属，咨询可能的遗传性肿瘤风险，风险评估的方式和管理。建议患者家属进行遗传咨询并考虑基因检测。

四、孕产前遗传学诊断

FAP 属常染色体显性遗传疾病，患者或者基因携带者可以把变异基因传给下代的概率是 50%，但肿瘤发生的风险随着年龄的增大而升高。对于生育期患者，建议选择产前诊断和辅助生殖技术，包括胚胎植入前的遗传学诊断。需充分讨论肿瘤风险、技术局限性和获益。具体内容详见第 1 章和第 7 章第三节的相关部分。

临床案例三

先证者（图13-11，Ⅲ-1），男，35岁。因“反复大便带血6个月”就诊。手指肛查时，入肛6cm直肠可触及隆起型肿物，质硬，活动性差，与周围粘连，指套见血染。

电子结肠镜检查可顺利进镜至回盲部，距肛门约 7 ~ 12cm，直肠可见近环周隆起型肿物，局部管腔狭窄、管壁僵硬，回盲部、各段结肠、直肠均见多个形态各异、大小不一息肉，总数超过 100 个（图 13-12）。盆腔 MR 平扫 + 增强结果示：直肠肿物下缘距肛缘约 68mm，病变段长约 54mm，累及肠管约 3/4 周径；肿物骑跨腹膜返折，余结构未见肿瘤侵犯。直肠系膜内见多个淋巴结，大的短径约 6mm，未见坏死，边缘尚清楚（图 13-13）。

经遗传咨询，了解到先证者母亲（Ⅱ-2）和外公（Ⅰ-1）分别于69岁和53岁因“肠癌”和“反复大便出血”去世，其余各家族成员没有肿瘤病史。根据先证者的临床表现和影像检查结果，结合先证者的两位亲属“肠癌”和“反复大便出血”病史，首先考虑先证者的疾病为遗传性肠肿瘤而给予活检组织细胞病理检查和分子病理检测前的遗传咨询。

免疫组化检查结果：MRF 阳性；EMVI 阴性。携带消化系统肿瘤基因遗传易感基因检测发现 *APC* 胚系杂合致病性变异 c.1919_1930delCA。明确诊断为：①直肠中分化腺癌 cT4aN2aM0 Ⅲ c 期；②家族性腺瘤性息肉病。

家族性腺瘤性息肉病的遗传方式是常染色体显性。针对患者的*APC*胚系致病性变异，经过多次遗传咨询，先证者的阿姨（Ⅱ-3）和舅舅（Ⅱ-4）都做了相关基因检测，舅舅基因检测结果阴性，而阿姨是*APC*变异携带者。先证者的阿姨为单身，身体状况没有发现异常，给予常规肠镜的结肠息肉检查及肿瘤发生风险指导。先证者的三位小孩都在14岁以下，根据先证者的意见，暂未提供基因检测和肿瘤预防相关遗传咨询和指导。

先证者住院治疗，首先行新辅助放化疗放疗，方案为 50Gy/25f，CTV45Gy/25f，然后行 XELOX 方案 4 程化疗（卡培他滨 1500mg+ 奥沙利铂 214mg）。化疗后行手术治疗，手术方式为 IPAA 复原性全结直肠切除并回肠袋肛管吻合术，术后病理示：Mandard TRG 1 级 pCR，结肠黏膜多发管状-绒毛管状腺瘤。术后行 4 程 XELODA 单药辅助化疗：卡培他滨 1750mg。随后多次复诊肿瘤标志物、胸腹盆CT、肠镜等检查，均未见明显异常。

（陆国辉 丁培荣 姜武）

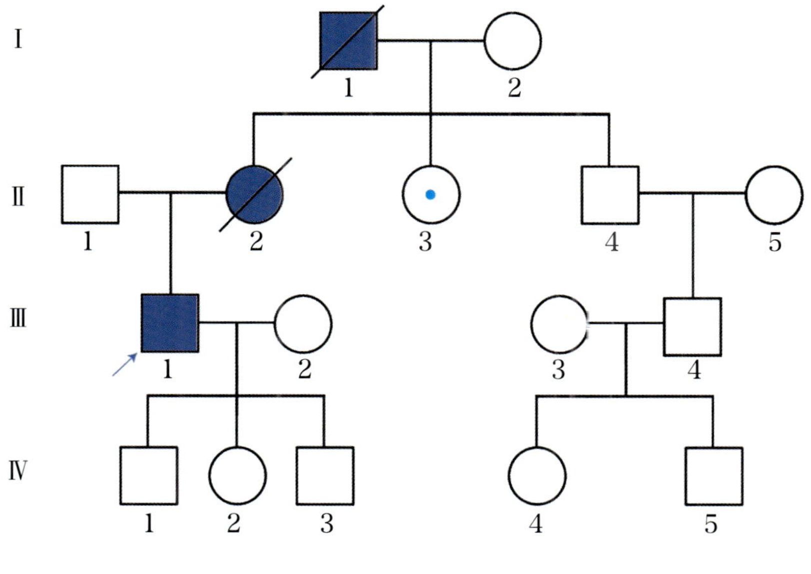

图 13-11 家族性腺瘤性息肉病家系图——临床案例三

（本案例由丁培荣提供）

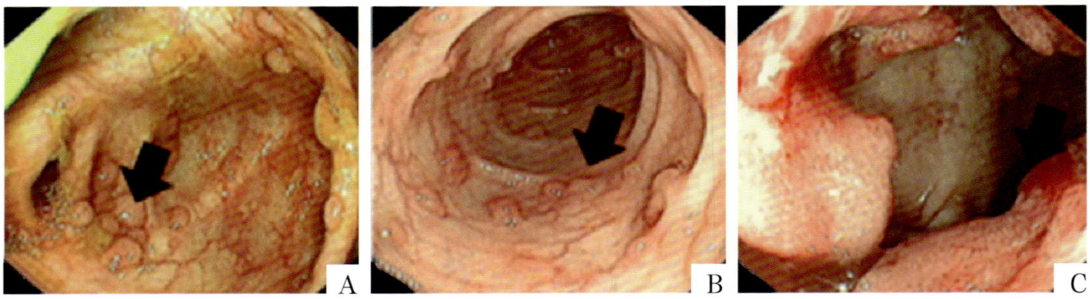

图 13-12　家族性腺瘤性息肉病结肠镜检查结果——临床案例三

图 A、B、C 显示结肠和直肠不同角度分布的超过 100 枚息肉

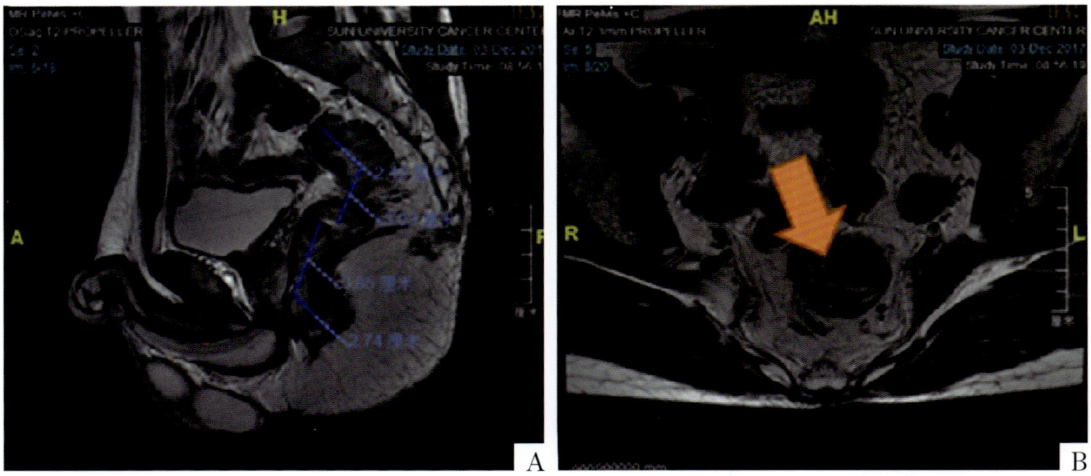

图 13-13　家族性腺瘤性息肉病盆腔 MR 平扫 + 增强检查结果——临床案例三

图 A 和图 B 显示术前侧位和正位的 MRI 直肠病灶

第三节　其他结直肠癌相关息肉综合征

除了本章前两节描述的两个重要疾病，与遗传性结直肠癌相关的疾病还有其他不同息肉综合征，本节将做简单描述。

一、*MUTYH* 相关息肉病

MUTYH 相关息肉病（*MUTYH*-associated polyposis, MAP）是唯一呈常染色体隐性遗传方式的息肉病综合征，在表型上通常类似于轻型的家族性腺瘤性息肉病。疾病的发生需要 *MUTYH* 的两个等位基因都发生变异，但是需要注意的是，单个 *MUTYH* 等位基因发生变异的携带者患结直肠癌的风险升高。对于年龄超过 45 岁有结肠息肉病史的结直肠癌患者，应高度怀疑 *MUTYH* 相关息肉病的诊断 [118,119]。

MUTYH[OMIM: 604933] 位于染色体 1p34.1 区带，编码参与氧化性 DNA 损伤修复的 DNA 糖基化酶。该酶在腺嘌呤与鸟嘌呤，胞嘧啶或 8- 氧代 -7,8- 二氢鸟嘌呤（一种主要的氧化损伤 DNA 损伤）不适当配对的部位从 DNA 主链上切除腺嘌呤碱基。该蛋白质位于细胞核和线粒体中。该基因产物被认为在氧化损伤后通过引入单链断裂而在信号传导凋亡中起作用 [118,119]。编码 A/G 特定的腺嘌呤 DNA 糖基化酶切除修复蛋白（也称为 hMYH），负责切除氧化损伤所致的腺嘌呤核苷和 8- 氧 - 鸟嘌呤的错配。hMYH 的功能缺失会导致 DNA 复制过程中 G:C 颠换为 T:A。

大多数 MAP 患者息肉数少于 100 枚，当然也有少数超过 1000 枚，包括增生性息肉，无蒂锯齿状息肉，以及传统的锯齿状腺瘤。事实上，MAP 患者可能也符合蒂锯齿状息肉的诊断。MAP 患者一生患癌的风险可能很高，易患轻表型腺瘤性息肉病和结直肠癌 [120,121]。发病的中位年龄为 45 ～ 59

岁。然而，MAP 患者十二指肠息肉病比 FAP 少见，大概 5% 的 MAP 患者会发生十二指肠癌。另外，MAP 患者需接受结肠切除的年龄晚于 FAP 患者。根据美国人口的发生率，*MUTYH* 双等位基因变异携带者到 70 岁时的肿瘤发生累积风险（cumulative risk）为：膀胱癌，男性 25%（95%CI：5% ~ 77%），女性 8%（95%CI：2% ~ 33%）；卵巢癌占 14%（95%CI：2% ~ 65%）[118]。

建议有 MAP 家族史并且已知的 *MUTYH* 变异类型的家族成员接受遗传学咨询和基因检测。基因检测阳性（*MUTYH* 双等位基因变异）或者未行基因检测的患者，要在 25 ~ 30 岁开始行结肠镜随访，如果肠镜阴性则每 2 ~ 3 年复查。如果发现息肉，那么就要按照 MAP 患者来处理。上消化道内镜检查（包括完全显示 Vater 壶腹的影像）也可以从 30 ~ 35 岁开始检查，和上文 FAP 患者的随访方法相同。

21 岁以下的个体，如果为 *MUTYH* 双等位基因变异并且瘤荷较小，建议每 1 ~ 2 年行结肠镜检查，并完全切除息肉。必要时还建议进行手术评估和咨询。患者年龄增大后，可考虑全结肠切除并回肠直肠吻合术。对于严重息肉病而息肉切除术无法控制的患者，建议采用结肠切除并回肠直肠吻合术。直肠息肉密集而息肉切除术无法控制的患者，可以考虑全大肠切除并回肠袋肛管吻合术。结肠切除术的范围可能会根据瘤荷（分布和数量）有所调整。

然而，尽管通常认为 *MUTYH* 双基因变异导致 MAP 的发生，必须注意单个等位 *MUTYH* 基因的致病性，加强对变异携带者的肿瘤监测和管理。对这样的携带者个体的检测和健康管理，首先需要监测另一个 *MUTYH* 等位基因后续发生的变异而导致 MAP 的发生，同时，由于 *MUTYH* 单等位基因变异也能使结直肠癌和肠外肿瘤的风险升高，需要关注携带者肿瘤发生的高风险管理[118,119]。

图 13-14 介绍的是一个临床案例。Win 等对 *MUTYH* 单等位变异肿瘤发生的两项研究结果显示，与一般人群的相比，单等位 *MUTYH* 基因变异携带者的胃癌、肝胆癌、子宫内膜癌、乳腺癌的发生风险升高，分别高达 9.3、4.5、2.1 和 1.4 倍 。而单等位基因变异携带者的肿瘤发生累积风险为：胃癌，男性 5%（4% ~ 7%），女性 2.3%（1.7% ~ 3.3%）；肝胆癌，男性 3%（2% ~ 5%），女性 1.4%（0.8% ~ 2.3%）；子宫内膜癌 3%（2% ~ 6%）；乳腺癌 11%（8% ~ 16%）。此外，*MUTYH* 变异杂合子与肠外癌症的发生相关，包括十二指肠、卵巢和膀胱恶性肿瘤，以及良性或恶性内分泌肿瘤由单等位基因变异发生的卵巢癌对相关药物的治疗会产生耐药性，而由双等位基因变异发生的卵巢癌对相关药物治疗敏感[122,123]。*MUTYH* 致病性变异是散发性胃癌和唾液腺分泌癌预后不良的独立预测因子，也与胰腺导管腺癌细胞存活率的降低相关。因此，对 *MUTYH* 单等位变异需要给予常规的肠镜检查监控，建议从 40 岁开始进行结肠镜检查，并根据息肉的有无进行随访，间隔不少于 5 年[124]。

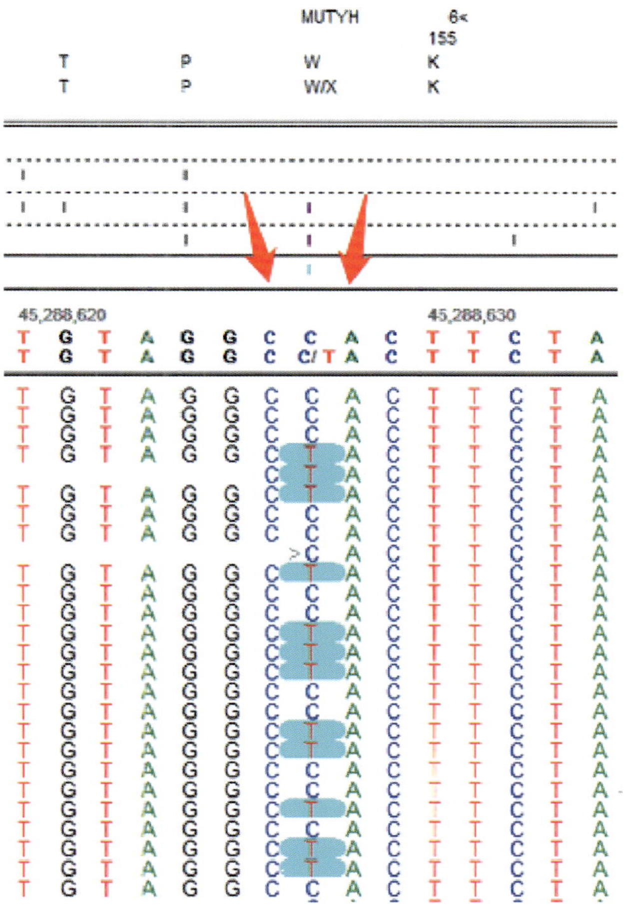

图 13-14 *MUTYH* 基因变异 c.467G>A 杂合子

要求检测者由于父亲曾患有肺癌而进行肿瘤风险基因筛查检测，家族里没有其他成员有肿瘤病史。基因检测发现有 *MUTYH* 单等位基因变异 c.467G>A，父母基因检测没有 *MUTYH* 基因变异

二、错构瘤息肉病综合征

与结直肠癌相关的还有常见的三个错构瘤息肉病（hamartomatous polyposis）综合征：幼年型息肉病综合征（juvenile polyposis syndrome, JPS），Peutz-Jehgers 综合征（Peutz-Jehgers syndrome, PJS）和 Cowden 综合征（Cowden syndrome, CS），三者之间的临床表型和基因型比较见表 13-4。

三、锯齿状息肉病综合征

锯齿状息肉包括增生性息肉、无柄锯齿状腺瘤/息肉和传统锯齿状腺瘤。锯齿状息肉难以被结肠镜检查到，锯齿状息肉通过不同于腺瘤的途径发展为癌症，预后不良。锯齿状息肉病综合征（serrated polyposis syndrome）在霍奇金淋巴瘤幸存者的发病率高[125]。锯齿状息肉病综合征的遗传病因学尚未确

表 13-4　结肠癌相关错构瘤息肉综合征

综合征	发病率	临床表型特征	诊断标准（出现任何一项）	结肠癌多发部位
幼年型息肉病综合征（JPS）	1/100 000 ~ 1/60 000	1. 少年时期（10 岁前）结肠和直肠的多个恶性息肉，结肠息肉倾向于右侧，90% 的患者有出血和贫血症 2. 表型异质性，患者的症状强度和诊断年龄各异 3.50% 的患者有 JPS 家族史 3. 遗传性出血性毛细血管扩张（HHT）风险	1. 结肠里发现 3 ~ 5 个少年型息肉 2. 胃肠道发现多个少年型息肉 3. JPS 家族史阳性者发现一个或者一个以上少年型息肉	1. 结肠、直肠常见 2. 胃癌可见于胃息肉位置
Peutz-Jehgers 综合征	1/200 000 ~ 1/50 000（新生儿）	1. 主要特征为有恶性胃肠息肉，PJS 息肉比 FAP 少，但它们往往更大且有蒂 2. 息肉在嘴唇，颊黏膜，外阴，手指和脚趾上皮肤黏膜黑色素沉着 3. 息肉导致肠套叠，肠梗阻，肠出血等并发症	诊断标准（出现以下两项或两项以上）： 1. 组织学病理检查确诊两个或者多个小肠 Peutz-Jehgers 息肉 2. 口腔，嘴唇，鼻子，眼睛，生殖器或手指的黏膜皮肤色素沉着 3. PJS 家族史阳性	1. 小肠多见 2. 其次是结肠和胃
Cowden 综合征	1/250 000 ~ 1/200 000	1. 多个组织器官的多发性错构瘤样病变和（或）癌性病变 2. 特征性皮肤黏膜病变包括毛细血管瘤，口腔乳头状瘤，黏膜皮肤神经瘤，掌跖角化病，男性阴茎色素沉着，脂肪瘤和血管异常，以及纤维瘤 3. 伴巨头畸形自闭症 4. 多发性原发性肿瘤包括乳腺癌，滤泡或乳头状甲状腺癌，子宫内膜癌 5. 50% 的患者有胃肠道息肉	修改后的国际Cowden 综合征临床诊断标准：（满足下面任一条件）： 1. 3 个或 3 个以上的主要标准，但有一个必须是巨头畸形，小脑发育不良的神经节细胞瘤（LDD）或胃肠道错构瘤； 2. 两个主要标准和三个次要标准	从食管到结肠整个胃肠道

定，尚未发现致病基因，表观遗传和环境因素也被认为在该综合征中起作用，临床误诊、漏诊常见[126]。

除了本章上述的多种肿瘤综合征与结直肠癌发生相关之外，凝血因子基因多态性（clotting factor gene polymorphism）也与结直肠癌的发生风险相关[127]。与正常人群相比，促血栓形成因子Ⅴ Leiden（factor Ⅴ leiden）相关基因变异的纯合携带者显示结肠直肠癌的风险增加 5.8 倍，而其杂合子携带者风险降低 30%。与非携带者相比，凝血酶原 c.20210G>A 的杂合子携带者的直肠癌发生风险也降低 30%。同样，抗血栓形成因子Ⅷ的（p.Val34Leu）多态性位点携带者显示出患结肠直肠癌的风险降低 15%。

（姜武 陆国辉 丁培荣）

基因 / 遗传方式	终生肿瘤发生风险	预防措施
SMAD4（常见），*BMPR1A*/AD	1. 结肠癌：40% ~ 50% 2. 胃癌（多个息肉）：21% 3. 遗传性出血性毛细血管扩张症（HHT）：未知	由于 JPS 罕见，建议转介给专业团队进行管理 1. 结肠癌：从 15 岁开始 （1）发现息肉后每年进行一次肠镜检查 （2）未发现息肉者每隔 2 ~ 3 年进行一次肠镜检查 2. 胃癌：从 15 岁开始，①胃肠上内窥镜检查筛查时间表应与结肠镜检查筛查时间表相匹配（即，如果发现息肉则每年一次，如果未发现息肉则每 2 ~ 3 年一次）。②可能存在与巨大融合息肉的贫血症相关的管理问题。在严重的情况下，如果由于许多胃息肉导致需要输血的贫血，可以考虑进行胃切除术 3. HHT：*SMAD4* 变异携带者，出生前 6 个月筛选与 HHT 相关的血管病变
STK11，*LKB1*/AD	1. 乳腺癌：45% ~ 50% 2. 结肠癌：39% 3. 胰腺癌：11% ~ 36% 4. 胃癌：29% 5. 小肠癌：13% 6. 卵巢癌：18% ~ 21% 子宫癌：9% 宫颈癌：10% 7. 肺癌：15% ~ 17% 8. 睾丸癌：未知	1. 乳腺癌：25 岁开始①每年进行乳房 X 线和 MRI 检查；②每 6 个月进行一次临床乳房检查 2. 结肠癌：青少年后期开始，每隔 2 ~ 3 年进行一次结肠镜检查 3. 胰腺癌：30 ~ 35 岁开始，每隔 1 ~ 2 年进行一次磁共振胰胆管造影或者内窥镜超声检查 4. 胃癌：青少年后期开始，每 2 ~ 3 年进行胃肠上部内窥镜检查 5. 小肠癌：8 ~ 10 岁开始，进行小肠 CT、MRI 肠镜检查或胶囊内镜检查 6. 卵巢癌 / 子宫 / 宫颈癌：从 18 ~ 20 岁开始，①每年盆腔超声或者宫颈涂片的检查；②考虑进行阴道超声检查 7. 肺癌：提供有关症状和戒烟的教育 8. 睾丸癌：每年进行睾丸检查和观察女性化特征变化
PTEN/AD	1. 乳腺癌 85% 2. 甲状腺癌 35% 3. 子宫内膜癌 28% 4. 肾细胞癌 34% 5. 黑色素癌 6% 6. 结直肠癌 9%	详见第 12 章第三节 Cowden 综合征相关内容

参考文献

[1] Siegel RL, Miller KD, Jemal A. Cancer statistics, 2017. CA Cancer J Clin, 2017, 67 (1): 7-30.

[2] Chen W, Zheng R, Baade PD, et al. Cancer statistics in China, 2015. CA Cancer J Clin, 2016, 66 (2): 115-132.

[3] Mucci LA, Hjelmborg JB, Harris JR, et al. Familial risk and heritability of cancer among twins in Nordic countries. JAMA, 2016, 315 (1): 68-76.

[4] Rubenstein JH, Enns R, Heidelbaugh J, et al. Clinical guidelines committee. American gastroenterological association institute guideline on the diagnosis and management of Lynch syndrome. Gastroenterology, 2015, 149 (3): 777-782.

[5] Idos G, Valle L. Lynch Syndrome. // Adam MP, Ardinger HH, Pagon RA, et al. GeneReviews®. Seattle (WA): University of Washington, 1993-2021.

[6] Patel SG, Ahnen DJ, Kinney AY, et al. Knowledge and uptake of genetic counseling and colonoscopic screening among individuals at increased risk for Lynch syndrome and their endoscopists from the family health promotion project. Am J Gastroenterol, 2016, 111 (2): 285-293.

[7] Bonadona V, Bonaïti B, Olschwang S, et al. Cancer risks associated with germline mutations in MLH1, MSH2, and MSH6 genes in Lynch syndrome. JAMA, 2011, 305 (22): 2304-2310.

[8] Leenders EKSM, Westdorp H, Brüggemann RJ, et al. Cancer prevention by aspirin in children with Constitutional Mismatch Repair Deficiency (CMMRD). Eur J Hum Genet, 2018, 26 (10): 1417-1423.

[9] Fernandez-Rozadilla C, Alvarez-Barona M, Schamschula E, et al. Early colorectal cancers provide new evidence for a Lynch syndrome-to-CMMRD phenotypic continuum. Cancers (Basel), 2019, 11 (8): 1081

[10] Wimmer K, Kratz CP, Vasen HF, et al. Diagnostic criteria for constitutional mismatch repair deficiency syndrome: suggestions of the European consortium 'care for CMMRD' (C4CMMRD). J Med Genet, 2014, 51 (6): 355-365.

[11] Durno CA, Sherman PM, Aronson M, et al. Phenotypic and genotypic characterisation of biallelic mismatch repair deficiency (BMMR-D) syndrome. Eur J Cancer, 2015, 51 (8): 977-983.

[12] Lynch HT, de la Chapelle A. Hereditary colorectal cancer. N Engl J Med, 2003, 348 (10): 919-932.

[13] Stoffel EM. Screening in GI Cancers: The role of genetics. J Clin Oncol, 2015, 33 (16): 1721-1728.

[14] Syngal S, Brand RE, Church JM, et al. ACG clinical guideline: Genetic testing and management of hereditary gastrointestinal cancer syndromes. Am J Gastroenterol, 2015, 110 (2): 223-263.

[15] Møller P, Seppälä T, Bernstein I, et al. Cancer incidence and survival in Lynch syndrome patients receiving colonoscopic and gynaecological surveillance: first report from the prospective Lynch syndrome database. Gut, 2017, 66 (3): 464-472.

[16] Kempers MJ, Kuiper RP, Ockeloen CW, et al. Risk of colorectal and endometrial cancers in EPCAM deletion-positive Lynch syndrome: a cohort study. Lancet Oncol, 2011, 12 (1): 49-55.

[17] Rumilla K, Schowalter KV, Lindor NM, et al. Frequency of deletions of EPCAM (TACSTD1) in MSH2-associated Lynch syndrome cases. J Mol Diagn, 2011, 13 (1): 93-99.

[18] Engel C, Loeffler M, Steinke V, et al. Risks of less common cancers in proven mutation carriers with Lynch syndrome. J Clin Oncol, 2012, 30 (35): 4409-4415.

[19] Samadder NJ, Smith KR, Wong J, et al. Cancer risk in families fulfilling the Amsterdam criteria for Lynch syndrome. JAMA Oncol, 2017, 3 (12): 1697-1701.

[20] Vasen HF, Watson P, Mecklin JP, et al. New clinical criteria for hereditary nonpolyposis colorectal cancer (HNPCC, Lynch syndrome) proposed by the International Collaborative group on HNPCC. Gastroenterology, 1999, 116 (6): 1453-1456.

[21] Vasen HF. Clinical diagnosis and management of hereditary colorectal cancer syndromes. J Clin Oncol, 2000, 18 (21 Suppl): 81S-92S.

[22] Hampel H, Frankel WL, Martin E, et al. Feasibility of screening for Lynch syndrome among patients with colorectal cancer. J Clin Oncol, 2008, 26 (35): 5783-5788.

[23] Hampel H, Frankel WL, Martin E, et al. Screening for the Lynch syndrome (hereditary nonpolyposis colorectal cancer). N Engl J Med, 2005, 352 (18): 1851-1860.

[24] Ladabaum U, Wang G, Terdiman J, et al. Strategies to identify the Lynch syndrome among patients with colorectal cancer: a cost effectiveness analysis. Ann Intern Med, 2011, 155 (2): 69-79.

[25] Karlitz JJ, Hsieh MC, Liu Y, et al. Population-based Lynch syndrome screening by microsatellite instability in patients ≤ 50: prevalence, testing determinants, and result availability prior to colon surgery. Am J Gastroenterol, 2015, 110 (7): 948-955.

[26] Heinen CD. Mismatch repair defects and Lynch syndrome: The role of the basic scientist in the battle against cancer. DNA Repair (Amst), 2016, 38: 127-134.

[27] Cushman-Vokoun AM, Stover DG, Zhao Z, et al. Clinical utility of KRAS and BRAF mutations in a cohort of patients with colorectal neoplasms submitted for microsatellite insta-bility testing. Clin Colorectal Cancer, 2013, 12 (3): 168-178.

[28] Hegde M, Ferber M, Mao R, et al. ACMG technical standards and guidelines for genetic testing for inherited colorectal cancer (Lynch syndrome, familial adenomatous polyposis, and MYH-associated polyposis). Genet Med, 2014, 16 (1): 101-116.

[29] Senter L, Clendenning M, Sotamaa K, et al. The clinical phenotype of Lynch syndrome due to germ-line PMS2 mutations. Gastroenterology, 2008, 135 (2): 419-428.

[30] Thompson BA, Spurdle AB, Plazzer JP, et al. Application of a 5-tiered scheme for standardized classification

of 2,360 unique mismatch repair gene variants in the INSIGHT locus-specific database. Nat Genet, 2014, 46 (2): 107-115.

[31] Mori G, Orena BS, Cultrera I, et al. Gut microbiota analysis in postoperative Lynch syndrome patients. Front Microbiol, 2019, 10: 1746.

[32] Yan Y, Drew DA, Markowitz A, et al. Structure of the mucosal and stool microbiome in Lynch syndrome. Cell Host Microbe, 2020, 27 (4): 585-600.

[33] Parry S, Win AK, Parry B, et al. Metachronous colorectal cancer risk for mismatch repair gene mutation carriers: The advantage of more extensive colon surgery. Gut, 2011, 60 (7): 950-957.

[34] Kalady MF, McGannon E, Vogel JD, et al. Risk of colorectal adenoma and carcinoma after colectomy for colorectal cancer in patients meeting Amsterdam criteria. Ann Surg, 2010, 252 (3): 507-513.

[35] Quezada-Diaz FF, Hameed I, Mueffling AV, et al. Risk of metachronous colorectal neoplasm after a segmental colectomy in Lynch syndrome patients according to mismatch repair gene status. J Am Coll Surg, 2020, 230 (4): 669-675.

[36] Ribic CM, Sargent DJ, Moore MJ, et al. Tumor microsatellite-instability status as a predictor of benefit from fluorouracil-based adjuvant chemotherapy for colon cancer. N Engl J Med, 2003, 349 (3): 247-257.

[37] Sargent DJ, Marsoni S, Monges G, et al. Defective mismatch repair as a predictive marker for lack of efficacy of fluorouracil-based adjuvant therapy in colon cancer. J Clin Oncol, 2010, 28 (20): 3219-3226.

[38] Le DT, Uram JN, Wang H, et al. PD-1 Blockade in tumors with mismatch-repair deficiency. N Engl J Med, 2015, 372 (26): 2509-2520.

[39] Marcus L, Lemery SJ, Keegan P, et al. FDA approval summary: pembrolizumab for the treatment of microsatellite instability-high solid tumors. Clin Cancer Res, 2019, 25 (13): 3753-3758.

[40] Overman MJ, McDermott R, Leach JL, et al. Nivolumab in patients with metastatic DNA mismatch repair-deficient or microsatellite instability-high colorectal cancer (CheckMate 142): An Open-Label, Multicentre, Phase 2 Study. Lancet Oncol, 2017, 18 (9): 1182-1191.

[41] Carreno BM, Collins M. The B7 family of ligands and its receptors: new pathways for costimulation and inhibition of immune responses. Annu Rev Immunol, 2002, 20: 29-53.

[42] Overman MJ, Lonardi S, Wong KYM, et al. Durable clinical benefit with Nivolumab plus Ipilimumab in DNA mismatch repair-deficient/microsatellite instability-high metastatic colorectal cancer. J Clin Oncol, 2018, 36 (8): 773-779.

[43] Chalabi M, Fanchi LF, Dijkstra KK, et al. Neoadjuvant immunotherapy leads to pathological responses in MMR-proficient and MMR-deficient early-stage colon cancers. Nat Med, 2020, 26 (4): 566-576.

[44] Bertagnolli MM, Redston M, Compton CC, et al. Microsatellite instability and loss of heterozygosity at chromosomal location 18q: prospective evaluation of biomarkers for stages Ⅱ and Ⅲ colon cancer: a study of CALGB 9581 and 89803. J Clin Oncol, 2011, 29 (23): 3153-3162.

[45] Koopman M, Kortman GA, Mekenkamp L, et al. Deficient mismatch repair system in patients with sporadic advanced colorectal cancer. Br J Cancer, 2009, 100 (2): 266-273.

[46] Popat S, Hubner R, Houlston RS. Systematic review of microsatellite instability and colorectal cancer prognosis. J Clin Oncol, 2005, 23 (3): 609-618.

[47] Gray RG, Quirke P, Handley K, et al. Validation study of a quantitative multigene reverse transcriptase-polymerase chain reaction assay for assessment of recurrence risk in patients with stage Ⅱ colon cancer. J Clin Oncol, 2011, 29 (35): 4611-4619.

[48] Burn J, Gerdes AM, Macrae F, et al. Long-term effect of aspirin on cancer risk in carriers of hereditary colorectal cancer: an analysis from the CAPP2 randomised controlled trial. Lancet, 2011, 378 (9809): 2081-2087.

[49] Movahedi M, Bishop DT, Macrae F, et al. Obesity, aspirin, and risk of colorectal cancer in carriers of hereditary colorectal cancer: a prospective investigation in the CAPP2 study. J Clin Oncol, 2015, 33 (31): 3591-3597.

[50] Cleland JG. Does aspirin really reduce the risk of colon cancer? Lancet, 2012, 379 (9826): 1586, author reply 1587.

[51] Jankowski J, Barr H, Moayyedi P. Does aspirin really reduce the risk of colon cancer? Lancet, 2012, 379 (9826): 1586-1587.

[52] Ait Ouakrim D, Dashti SG, Chau R, et al. Aspirin, ibuprofen, and the risk of colorectal cancer in Lynch syndrome. J Natl Cancer Inst, 2015, 107 (9): djv170.

[53] Kastrinos F, Mukherjee B, Tayob N, et al. Risk of pancreatic cancer in families with Lynch syndrome. JAMA, 2009, 302 (16): 1790-1795.

[54] Watson P, Vasen HF, Mecklin JP, et al. The risk of extra-colonic, extra-endometrial cancer in the Lynch syndrome. Int J Cancer, 2008, 123 (2): 444-449.

[55] Hendriks YM, Wagner A, Morreau H, et al. Cancer risk in hereditary nonpolyposis colorectal cancer due to MSH6 mutations: impact on counseling and surveillance. Gastroenterology, 2004, 127 (1): 17-25.

[56] Ryan NAJ, Morris J, Green K, et al. Association of mismatch repair mutation with age at cancer onset in Lynch syndrome: implications for stratified surveillance strategies. JAMA Oncol, 2017, 3 (12): 1702-1706.

[57] Lindor NM, Petersen GM, Hadley DW, et al. Recommendations for the care of individuals with an inherited predisposition to Lynch syndrome: a systematic review. JAMA, 2006, 296 (12): 1507-1517.

[58] Balmana J, Balaguer F, Cervantes A, et al. Familial riskcolorectal cancer: ESMO clinical practice guidelines. Ann Oncol, 2013, 24 (Suppl6): vi73-vi80.

[59] Giardiello FM, Allen JI, Axilbund JE, et al. Guidelines on genetic evaluation and management of Lynch syndrome: a consensus statement by the US Multi-Society Task Force

on colorectal cancer. Gastroenterology, 2014, 147 (2): 502-526.
[60] Stoffel EM, Mangu PB, Gruber SB, et al. Hereditary colorectal cancer syndromes: American Society of Clinical Oncology clinical practice guideline endorsement of the familial risk-colorectal cancer: European Society for Medical Oncology clinical practice guidelines. J Clin Oncol, 2015, 33 (2): 209-217.
[61] Jenkins MA, Dowty JG, Ait Ouakrim D, et al. Short-term risk of colorectal cancer in individuals with lynch syndrome: a meta-analysis. J Clin Oncol, 2015, 33 (4): 326-331.
[62] Haanstra JF, Kleibeuker JH, Koornstra JJ. Role of new endoscopic techniques in Lynch syndrome. Fam Cancer, 2013, 12 (2): 267-272.
[63] Cop Bulletins-Gynecology. ACOG Practice Bulletin No. 147: Lynch syndrome. Obstet Gynecol, 2014, 124 (5): 1042-1054.
[64] Auranen A, Joutsiniemi T. A systematic review of gynecological cancer surveillance in women belonging to hereditary nonpolyposis colorectal cancer (Lynch syndrome) families. Acta Obstet Gynecol Scand, 2011, 90 (5): 437-444.
[65] Chen LM, Yang KY, Little SE, et al. Gynecologic cancer prevention in Lynch syndrome/hereditary nonpolyposis colorectal cancer families. Obstet Gynecol, 2007, 110 (1): 18-25.
[66] Jarvinen HJ, Renkonen-Sinisalo L, Aktan-Collan K, et al. Ten years after mutation testing for Lynch syndrome: cancer incidence and outcome in mutation-positive and mutation-negative family members. J Clin Oncol, 2009, 27 (28): 4793-4797.
[67] Renkonen-Sinisalo L, Butzow R, Leminen A, et al. Surveillance for endometrial cancer in hereditary nonpolyposis colorectal cancer syndrome. Int J Cancer, 2007, 120 (4): 821-824.
[68] Rijcken FE, Mourits MJ, Kleibeuker JH, et al. Gynecologic screening in hereditary nonpolyposis colorectal cancer. Gynecol Oncol, 2003, 91 (1): 74-80.
[69] Schmeler KM, Lynch HT, Chen LM, et al. Prophylactic surgery to reduce the risk of gynecologic cancers in the Lynch syndrome. N Engl J Med, 2006, 354 (3): 261-269.
[70] Stuckless S, Green J, Dawson L, et al. Impact of gynecological screening in Lynch syndrome carriers with an MSH2 mutation. Clin Genet, 2013, 83 (4): 359-364.
[71] Dashti SG, Chau R, Ouakrim DA, et al. Female hormonal factors and the risk of endometrial cancer in Lynch syndrome. JAMA, 2015, 314 (1): 61-71.
[72] Moller P, Seppala T, Bernstein I, et al. Cancer incidence and survival in Lynch syndrome patients receiving colonoscopic and gynaecological surveillance: first report from the prospective Lynch syndrome database. Gut, 2017, 66 (3): 464-472.
[73] Capelle LG, Van Grieken NC, Lingsma HF, et al. Risk and epidemiological time trends of gastric cancer in Lynch syndrome carriers in the Netherlands. Gastroenterology, 2010, 138 (2): 487-492.
[74] Schulmann K, Engel C, Propping P, et al. Small bowel cancer risk in Lynch syndrome. Gut, 2008, 57 (11): 1629-1630.
[75] Ten Kate GL, Kleibeuker JH, Nagengast FM, et al. Is surveillance of the small bowel indicated for Lynch syndrome families? Gut, 2007, 56 (9): 1198-1201.
[76] Koornstra JJ, Kleibeuker JH, Vasen HF. Small-bowel cancer in Lynch syndrome: is it time for surveillance? Lancet Oncol, 2008, 9 (9): 901-905.
[77] Renkonen-Sinisalo L, Sipponen P, Aarnio M, et al. No support for endoscopic surveillance for gastric cancer in hereditary non-polyposis colorectal cancer. Scand J Gastroenterol, 2002, 37 (5): 574-577.
[78] Vasen HF, Blanco I, Aktan-Collan K, et al. Revised guidelines for the clinical management of Lynch syndrome (HNPCC): recommendations by a group of European experts. Gut, 2013, 62 (6): 812-823.
[79] Joost P, Therkildsen C, Dominguez-Valentin M, et al. Urinary tract cancer in lynch syndrome; increased risk in carriers of MSH2 mutations. Urology, 2015, 86 (6): 1212-1217.
[80] Win AK, Lindor NM, Jenkins MA. Risk of breast cancer in Lynch syndrome: a systematic review. Breast Cancer Res, 2013, 15 (2): R27.
[81] Haraldsdottir S, Hampel H, Wei L, et al. Prostate cancer incidence in males with Lynch syndrome. Genet Med, 2014, 16 (7): 553-557.
[82] John KG, Villgran VD, Caufield-Noll C, et al. Comparison of universal screening in major Lynch-associated tumors: a systematic review of literature. Fam Cancer, 2021, 11. doi: 10. 1007/s10689-020-00226-w.
[83] Gupta S, Provenzale D, Llor X, et al. NCCN guidelines insights: genetic/familial high-risk assessment: colorectal, version 2. 2019. J Natl Compr Canc Netw, 2019, 17 (9): 1032-1041.
[84] Jasperson KW, Patel SG, Ahnen DJ. APC-associated polyposis conditions. //Adam MP, Ardinger HH, Pagon RA, et al. GeneReviews®. Seattle (WA): University of Washington, 1993-2021.
[85] Galiatsatos P, Foulkes WD. Familial adenomatous polyposis. Am J Gastroenterol, 2006, 101 (2): 385-398.
[86] Half E, Bercovich D, Rozen P. Familial adenomatous polyposis. Orphanet J Rare Dis, 2009, 4: 22.
[87] Ballhausen WG. Genetic testing for familial adenomatous polyposis. Ann N Y Acad Sci, 2000, 910: 36-47, discussion 47-39.
[88] Mihalatos M, Apessos A, Papadopoulou E, et al. Genetic alterations of the APC gene in familial adenomatous polyposis patients of the hellenic group for the study of colorectal cancer. Anticancer Res, 2003, 23 (3A): 2191-2193.
[89] Tsioulias G, Godwin TA, Goldstein MF, et al. Loss of colonic HLA antigens in familial adenomatous polyposis. Cancer Res, 1992, 52 (12): 3449-3452.
[90] Nusliha A, Dalpatadu U, Amarasinghe B, et al. Congenital

hypertrophy of retinal pigment epithelium (CHRPE) in patients with familial adenomatous polyposis (FAP); a polyposis registry experience. BMC Research Notes, 2014, 7: 734.

[91] Dejea CM, Fathi P, Craig JM, et al. Patients with familial adenomatous polyposis harbor colonic biofilms containing tumorigenic bacteria. Science, 2018, 359 (6375): 592-597.

[92] Guillem JG, Wood WC, Moley JF, et al. ASCO/SSO review of current role of risk-reducing surgery in common hereditary cancer syndromes. J Clin Oncol, 2006, 24 (28): 4642-4660.

[93] Church J, Lynch C, Neary P, et al. A desmoid tumor-staging system separates patients with intra-abdominal, familial adenomatous polyposis-associated desmoid disease by behavior and prognosis. Dis Colon Rectum, 2008, 51 (6): 897-901.

[94] Quintini C, Ward G, Shatnawei A, et al. Mortality of intraabdominal desmoid tumors in patients with familial adenomatous polyposis: a single center review of 154 patients. Ann Surg, 2012, 255 (3): 511-516.

[95] Gounder MM, Mahoney MR, Tine BAV, et al. Sorafenib for advanced and refractory desmoid tumors. N Engl J Med, 2018, 379 (25): 2417-2428.

[96] Algra AM, Rothwell PM. Effects of regular aspirin on long-term cancer incidence and metastasis: a systematic comparison of evidence from observational studies versus randomised trials. Lancet Oncol, 2012, 13 (5): 518-527.

[97]Baron JA, Cole BF, Sandler RS, et al. A randomized trial of aspirin to prevent colorectal adenomas. N Engl J Med, 2003, 348 (10): 891-899.

[98] Brasky TM, Potter JD, Kristal AR, et al. Non-steroidal anti-inflammatory drugs and cancer incidence by sex in the VITamins And Lifestyle (VITAL) cohort. Cancer Causes Control, 2012, 23 (3): 431-444.

[99] Chan AT, Giovannucci EL, Meyerhardt JA, et al. Long-term use of aspirin and nonsteroidal anti-inflammatory drugs and risk of colorectal cancer. JAMA, 2005, 294 (8): 914-923.

[100] Ruder EH, Laiyemo AO, Graubard BI, et al. Non-steroidal anti-inflammatory drugs and colorectal cancer risk in a large, prospective cohort. Am J Gastroenterol, 2011, 106 (7): 1340-1350.

[101] Sandler RS, Halabi S, Baron JA, et al. A randomized trial of aspirin to prevent colorectal adenomas in patients with previous colorectal cancer. N Engl J Med, 2003, 348 (10): 883-890.

[102] Arber N, Eagle CJ, Spicak J, et al. Celecoxib for the prevention of colorectal adenomatous polyps. N Engl J Med, 2006, 355 (9): 885-895.

[103] Arber N, Spicak J, Racz I, et al. Five-year analysis of the prevention of colorectal sporadic adenomatous polyps trial. Am J Gastroenterol, 2011, 106 (6): 1135-1146.

[104] Baron JA, Sandler RS, Bresalier RS, et al. A randomized trial of rofecoxib for the chemoprevention of colorectal adenomas. Gastroenterology, 2006, 131 (6): 1674-1682.

[105] Bertagnolli MM, Eagle CJ, Zauber AG, et al. Celecoxib for the prevention of sporadic colorectal adenomas. N Engl J Med, 2006, 355 (9): 873-884.

[106] Bertagnolli MM, Eagle CJ, Zauber AG, et al. Five-year efficacy and safety analysis of the adenoma prevention with celecoxib trial. Cancer Prev Res (Phila Pa), 2009, 2 (4): 310-321.

[107] Bresalier RS, Sandler RS, Quan H, et al. Cardiovascular events associated with rofecoxib in a colorectal adenoma chemoprevention trial. N Engl J Med, 2005, 352 (11): 1092-1102.

[108] Solomon SD, McMurray JJ, Pfeffer MA, et al. Cardiovascular risk associated with celecoxib in a clinical trial for colorectal adenoma prevention. N Engl J Med, 2005, 352 (11): 1071-1080.

[109] Giardiello FM, Yang VW, Hylind LM, et al. Primary chemoprevention of familial adenomatous polyposis with sulindac. N Engl J Med, 2002, 346 (14): 1054-1059.

[110] Burn J, Bishop DT, Chapman PD, et al. A randomized placebo-controlled prevention trial of aspirin and/or resistant starch in young people with familial adenomatous polyposis. Cancer Prev Res (Phila), 2011, 4 (5): 655-665.

[111] Coffey RJ, Hawkey CJ, Damstrup L, et al. Epidermal growth factor receptor activation induces nuclear targeting of cyclooxygenase-2, basolateral release of prostaglandins, and mitogenesis in polarizing colon cancer cells. Proc Natl Acad Sci USA, 1997, 94 (2): 657-662.

[112] Eisinger AL, Nadauld LD, Shelton DN, et al. The adenomatous polyposis coli tumor suppressor gene regulates expression of cyclooxygenase-2 by a mechanism that involves retinoic acid. J Biol Chem, 2006, 281 (29): 20474-20482.

[113] Roberts RB, Min L, Washington MK, et al. Importance of epidermal growth factor receptor signaling in establishment of adenomas and maintenance of carcinomas during intestinal tumorigenesis. Proc Natl Acad Sci USA, 2002, 99 (3): 1521-1526.

[114] Samadder NJ, Neklason DW, Boucher KM, et al. Effect of sulindac and erlotinib vs placebo on duodenal neoplasia in familial adenomatous polyposis: a randomized clinical trial. JAMA, 2016, 315 (12): 1266-1275.

[115] Steinbach G, Lynch PM, Phillips RK, et al. The effect of celecoxib, a cyclooxygenase-2 inhibitor, in familial adenomatous polyposis. N Engl J Med, 2000, 342 (26): 1946-1952.

[116] Cruz-Correa M, Hylind LM, Romans KE, et al. Long-term treatment with sulindac in familial adenomatous polyposis: a prospective cohort study. Gastroenterology, 2002, 122 (3): 641-645.

[117] Spigelman AD, Williams CB, Talbot IC, et al. Upper gastrointestinal cancer in patients with familial adenomatous polyposis. Lancet, 1989, 2 (8666): 783-785.

[118] Toboeva MK, Shelygin YA, Frolov SA, et al. MUTYH-associated polyposis. Ter Arkh. 2019, 91 (2): 97-100.

[119] Nielsen M, Morreau H, Vasen HF, et al. MUTYH-associated polyposis (MAP). Crit Rev Oncol Hematol. 2011, 79 (1): 1-16.

[120] Theodoratou E, Campbell H, Tenesa A, et al. A large-

scale metaanalysis to refine colorectal cancer risk estimates associated with MUTYH variants. Br J Cancer, 2010, 103 (12): 1875-1884.
[121] Nieuwenhuis MH, Vogt S, Jones N, et al. Evidence for accelerated colorectal adenoma-carcinoma progression in MUTYH associated polyposis? Gut, 2012, 61 (5): 734-738.
[122] Hutchcraft ML, Gallion HH, Kolesar JM. MUTYH as an emerging predictive biomarker in ovarian cancer. Diagnostics (basel), 2021, 11 (1): 84.
[123] Win AK, Reece JC, Dowty JG, et al. Risk of extracolonic cancers for people with biallelic and monoallelic mutations in MUTYH. Int J Cancer, 2016, 139 (7): 1557-1563.
[124] Curia MC, Catalano T, Aceto GM. MUTYH: Not just polyposis. World J Clin Oncol, 2020, 11 (7): 428-449.
[125] Rigter LS, Spaander MCW, Aleman BMP, et al. High prevalence of advanced colorectal neoplasia and serrated polyposis syndrome in Hodgkin lymphoma survivors. Cancer, 2019, 125 (6): 990-999.
[126] van Herwaarden YJ, Pape S, Vink-Börger E, et al. Reasons why the diagnosis of serrated polyposis syndrome is missed. Eur J Gastroenterol Hepatol, 2019, 31(3): 340-344.
[127] Vossen CY, Hoffmeister MH, Jenny C, et al. Clotting factor gene polymorphisms and Colorectal Cancer Risk. J Clin Oncol, 2011, 29 (13): 1722-1727.

第 14 章 遗传性妇科肿瘤

常见的妇科肿瘤包括卵巢癌、子宫内膜癌、宫颈癌、子宫肌瘤等。在妇科肿瘤中，有明确遗传相关性的肿瘤多为卵巢癌和子宫内膜癌，少部分为子宫肌瘤和宫颈癌，而这些有遗传相关性的卵巢癌和子宫肿瘤，多伴随遗传性癌症综合征（hereditary cancer syndrome）。与遗传性妇科肿瘤相关的最常见的遗传性癌症综合征包括：遗传性乳腺癌 / 卵巢癌综合征、Lynch 综合征、Cowden 综合征和 Peutz-Jeghers 综合征，前三者与乳腺癌密切相关，而 Peutz-Jeghers 综合征将在遗传性皮肤肿瘤一章中详细描述。

第一节　Lynch 综合征相关子宫内膜癌

Lynch 综合征（Lynch syndrome, LS）又称遗传性非息肉性结直肠癌（hereditary nonpolyposis colorectal cancer, HNPCC），是一种由错配修复（mismatch repair, MMR）基因变异导致，易患结直肠癌（colorectal cancer，CRC）和其他恶性肿瘤的常染色体显性遗传病[1-5]。子宫内膜癌（endometrial carcinoma, EC）是 Lynch 综合征中仅次于结直肠癌的常见肿瘤，是 Lynch 综合征女性患者最常见的肠道外肿瘤。罹患 Lynch 综合征的女性患者一生中发生子宫内膜癌的风险为 20% ~ 60%。有学者研究发现 Lynch 综合征女性患者发生子宫内膜癌的风险大于或等于其发生结直肠癌的风险。

主要临床表现

Lynch 综合征的女性患者发生子宫内膜癌的平均年龄为 46.2 岁，小于 50 岁患者中约占 20%[1,2]。

长期无拮抗的雌激素刺激与子宫内膜癌（尤其是 I 型癌）的发生有密切关系，患者常合并不孕、多囊卵巢综合征、肥胖及糖尿病等内分泌异常。尽管 Lynch 综合征相关子宫内膜癌主要发生在育龄期和围绝经期，且往往为子宫内膜样腺癌，但其发生与雌激素刺激无明显依赖性。研究显示，Lynch 综合征相关子宫内膜癌患者多数无肥胖[6]，也不合并不孕、月经异常、长期无排卵，表明相当比例的此类患者与长期雌激素刺激无关。

患者的临床表现可能因其错配修复（mismatch repair，MMR）基因相关变异位点的不同而有所差异，*MSH6* 变异者发生子宫内膜癌的年龄较晚，平均 53 ~ 55 岁，与 I 型癌类似[7,8]。Lynch 综合征相关子宫内膜癌常见的病理类型为子宫内膜样腺癌，以高分化为主，病变好发于子宫下段，但一般不累及宫颈内口[9]。有研究显示，78% 该类型患者为临床 I 期，其余为 II 期及以上，这一比例与散发性内膜癌相近。其总体预后与散发性内膜癌无明显差异，5 年生存率达 88%。但 40 岁以下且子宫体下段受累、组织学高级别的患者，常侵犯深肌层和脉管，预后差[6,10]。

遗传方式与相关致病基因

Lynch 综合征的遗传方式属于常染色体显性遗

传，患者向下一代传递基因变异的概率是 50%。

Lynch 综合征相关子宫内膜癌是一种由多个基因变异引起的异质性疾病，大约 2% 的子宫内膜癌与 Lynch 综合征有关。Lynch 综合征的女性患者中，超过 50% 以子宫内膜癌为首发临床表现，其一生中罹患子宫内膜癌的风险 15% ~ 60%，罹患其他相关肿瘤发生的风险也会增加。2% ~ 6% 子宫内膜癌可归因于 MMR 相关基因变异，其中 *MSH6*[OMIM: 600678] 基因变异与发生子宫内膜癌的高风险密切相关 [1,2]。

MMR 相关基因具有 DNA 碱基错配修复的功能，可维持基因组的稳定性和降低自发性变异。目前已发现人类的 MMR 系统含有 9 个错配修复基因，其中编码错配修复蛋白基因主要有 *MLH1*[OMIM: 609309]、*PMS2*[OMIM: 600259]、*MSH2*[OMIM: 609309]、*MSH6*[OMIM: 600678]、*MLH3*[OMIM: 604395]、*MSH3*[OMIM: 600887] 和 *PMS1*[OMIM: 600258] 等。Lynch 综合征的发生与 DNA MMR 相关蛋白相关基因的胚系变异有关。这些变异使相应的 MMR 蛋白丢失，或影响 MMR 相关蛋白功能，导致微卫星不稳定（microsatellite instability, MSI），增加细胞恶变的风险。1993 年有学者通过对一个大型家系的分析发现了第一个 MMR 相关基因 [11]。与 Lynch 综合征相关的 MMR 相关基因包括上述的 *MSH2*、*MSH6*、*MLH1* 和 *PMS2*，分别定位在染色体 2p21-p16、2p16.3、3p22.2 和 7p22.1 区域。大多数 Lynch 综合征相关基因的变异形式多样，大多分布在上述这些基因中。其中发生在 *MSH2* 占 40%，发生在 *MLH1* 占 50%。此外，非错配修复（non-mismatch repair, NMMC）相关基因，即位于染色体 2p21 的上皮细胞黏附分子（epithelial cellular adhesion molecule, EPCAM）产物相关基因 *EPCAM*[OMIM: 185535]，在细胞分裂过程中发生大片段的缺失，使下游的 *MSH2* 基因沉默而使 MSH2 蛋白无翻译，也可导致 Lynch 综合征的发生 [12]，占 1% ~ 3%。

90% 以上的 Lynch 综合征存在 MSI，但 10% ~ 15% 的散发性 CRC 也存在 MSI，多与 *MLH1* 基因启动子甲基化或存在 *BRAF*[OMIM: 164757] 基因 p.V600E 变异相关。与 Lynch 综合征相关的其他基因还有 *PMS1*、*TGFBR2*[OMIM: 190182]、*MLH3* 以及 *BRAF*。

临床诊断依据

Lynch 综合征相关子宫内膜癌的诊断基于 Lynch 综合征家族史分析、子宫内膜癌的病理检查和相关基因检测结果。

常用的临床诊断标准包括 Amsterdam Ⅱ标准、改良版 Bethesda 指南以及中国抗癌协会大肠癌专业委员会有关中国人 Lynch 综合征 /HNPCC 筛查标准。

一、Amsterdam Ⅱ标准 [1,13]

Amsterdam Ⅱ标准又被称为“3-2-1-0 标准”：

（1）至少 3 个家系成员有 Lynch 综合征相关肿瘤（结直肠癌，子宫内膜癌，小肠癌，输尿管癌或肾盂癌），其中 1 人应该是其他 2 人的一级亲属。

（2）至少连续 2 代有肿瘤受累。

（3）至少 1 人肿瘤诊断年龄低于 50 岁。

（4）没有家族性腺瘤性息肉病（FAP）。

Amsterdam Ⅱ标准在诊断上过分严格限制家族史，并且未考虑所有的 Lynch 综合征相关肿瘤，因此 Amsterdam Ⅱ标准的诊断敏感性较低，68% 的 Lynch 综合征患者漏诊。在我国，由于 20 世纪 80 年代的计划生育政策而普遍出现小家系，能在一个家系里出现三位肿瘤患者比较少见。因此，遗传性肿瘤遗传咨询过程中仅通过家族史分析来发现 Lynch 综合征对遗传肿瘤咨询医师具有挑战。

二、改良版 Bethesda 标准 [2,3]

改良版 Bethesda 标准如下：

（1）CRC 的诊断年龄小于 50 岁。

（2）在任何年龄患有同时或异时 CRC 或其他 Lynch 综合征相关肿瘤，包括结直肠癌、子宫内膜癌、胃癌、小肠癌、卵巢癌、胰腺癌、输尿管癌或肾盂癌、胆管癌、脑肿瘤（主要是胶质母细胞瘤）。

（3）60 岁前患 CRC 且肿瘤组织学特点表现为高度微卫星不稳定（MSI-High, MSI-H）、肿瘤浸润淋巴细胞、Crohn 样淋巴细胞反应、黏液或印戒分化和髓样生长。

（4）有 1 个或多个一级亲属患有 Lynch 综合征相关肿瘤，其中一个癌症患者的诊断年龄早于 50 岁。

（5）有 2 个或多个一级和（或）二级亲属患有 Lynch 综合征相关肿瘤，无论任何发病年龄。

改良版 Bethesda 标准对家族史的依赖程度较低，同时包括较不常见的 Lynch 综合征相关肿瘤。对比 Amsterdam Ⅱ，改良版 Bethesda 标准敏感性较高，但特异性较低，甚至相当多的 Lynch 综合征患者没有达到修订后的 Bethesda 标准。

三、中国抗癌协会大肠癌专业委员会有关中国人 Lynch 综合征 /HNPCC 筛查标准 [14]

1. 家系中至少有 2 例组织病理学明确诊断的 CRC，其中的 2 例是父母与子女或同胞兄弟姐妹的关系（一级亲属），并且符合以下其中的一项：

（1）至少 1 例为多发性 CRC 患者（包括腺瘤）。

（2）至少 1 例 CRC 患者发病年龄早于 50 岁。

（3）家系中至少 1 人患 Lynch 综合征相关性结直肠外恶性肿瘤（包括胃癌、子宫内膜癌、小肠癌、输尿管癌或肾盂癌、卵巢癌、肝胆道癌）。

2. 对于符合上述三个标准中的 1 个或多个的 CRC 患者，均应进行 Lynch 综合征相关肿瘤组织筛查 [MSI 和（或）免疫组化（immmunohistochemistry，IHC）] 染色及基因检测（MMR 相关基因和 *EPCAM*）。

使用 Amsterdam 和 Bethesda 标准鉴别 Lynch 综合征的患者漏诊率约 50%，而符合标准的患者中大约有 50% 并没有 Lynch 综合征。通过肿瘤检测确定的免疫组化染色和（或）微卫星不稳定或符合检测标准的个体，建议考虑 Lynch 综合征特异性基因检测，或鼓励对相关的家庭成员进行多基因检测 [15]。

主要病理诊断特征

一、组织细胞病理检查

Lynch 综合征相关子宫内膜癌多为子宫内膜样腺癌，以高分化、分期早多见 [16-18]。①除子宫内膜样癌外，还可以存在多种组织学类型，包括未分化、去分化、混合性内膜样 / 透明细胞癌、癌肉瘤。单纯的浆液性癌极少见或不存在。② MSI-H 内膜样癌（Lynch 综合征相关和不相关）具有某些组织学特征，包括：存在显著的 Crohn 样肿瘤周围淋巴细胞浸润；肿瘤浸润淋巴细胞增多（热点区＞42 个 /10HPF）；肿瘤异质性（两种不同形态的肿瘤

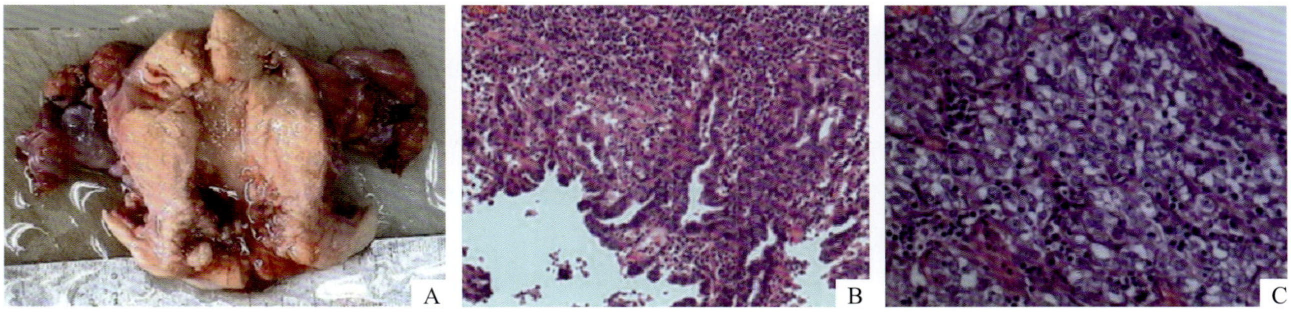

图 14-1　子宫内膜透明细胞腺癌患者大体标本及相关病理结果

子宫内膜透明细胞腺癌患者：图 A，子宫宫颈管及子宫下段见 4cm×3cm×1.5cm 菜花状肿物；图 B，子宫内膜腺体明显异型；图 C，肿瘤细胞胞质较丰富透明

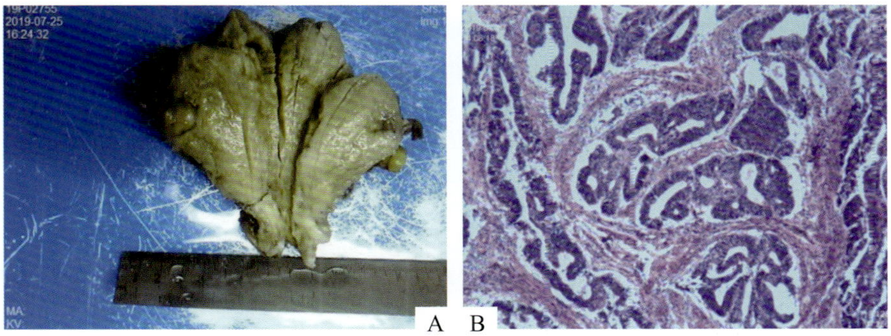

图 14-2　子宫内膜癌患者大体标本及 HE 染色图片

子宫内膜癌患者，（A）子宫体底部见 3cm×2.2cm×1.3cm 的弥漫浸润型肿块；（B）术后病理结果提示子宫内膜栏腺癌，中分化，病变局限于子宫体底部，浸润浅肌层（<1/2）

成分但并不相互混合），包括但不限于去分化内膜样癌；组织学类型不确定（至少两种类型癌交叉重叠，如同时具有内膜样和浆液癌特征）。Lynch 综合征相关子宫内膜样癌多发生于或肿瘤中心位于子宫下段，约为 10%~30%[19,20]。③ Lynch 综合征相关内膜样癌多发生于或肿瘤中心位于子宫下段，约占 10%~30%（图 14-1）；图 14-2 显示了一例子宫内膜癌患者大体标本以及相关病理结果。

二、免疫组化染色检查

免疫组化检测 MMR 相关蛋白表达：

（1）检测肿瘤组织 MMR 相关基因编码蛋白标志物的表达，包括 MLH1、MSH2、MSH6、PMS2 。结果阳性表示所有 4 个 MMR 相关蛋白都是正常表达，提示没有 MMR 相关基因变异。结果阴性则表示至少有一种蛋白没有表达，提示 MMR 相关基因缺陷，应进行相关基因检测，确定基因变异源于胚系或体细胞。根据 IHC 结果指导进一步的基因检测，见表 14-1[2,3]。

（2）如果 IHC 结果显示肿瘤组织中 MLH1（单独或与 PMS2 同时）蛋白未表达，则应对肿瘤组织进行 *BRAF* p.V600E 体细胞基因变异或 *MLH1* 启动子（在血液或正常组织中）的甲基化检测。若检测结果为阳性，则表明为散发性而不是 Lynch 综合征。需要注意的是，由于 *BRAF* p.V600E 体细胞基因变异在子宫内膜癌罕见，因此一般不对子宫内膜癌的肿瘤组织进行 *BRAF* p.V600E 体细胞基因变异检测，只进行 *MLH1* 启动子甲基化检测。

（3）当 IHC 结果显示 MSH2 和 MSH6 相关蛋白未表达时，应考虑 *EPCAM*（也称为 *TACSTD1*）缺失检测。已证明 *EPCAM* 的 3' 末端缺失导致相邻 *MSH2* 基因的启动子高甲基化和表观遗传沉默。

（4）如果临床高度怀疑 Lynch 综合征，即使 IHC 筛查结果为阴性，仍应考虑进行 MMR 相关基因检测。

（5）IHC 检测假阴性率为 5% ~ 10%。

三、分子病理检测

临床上使用高通量基因测序对 50 岁以下疑有子宫内膜癌的患者进行Lynch综合征相关基因检测，特别是 *MLH1*、*MSH2*、*MSH6* 基因检测的阳性率高[21-23]。

（1）错配修复相关胚系基因变异检测是 Lynch 综合征的确诊手段。目前已发现人类的 MMR 系统含有 9 个错配修复基因，其产生的错配修复蛋白主要有 MLH1、PMS2、MSH2、MSH6、MLH3、MSH3 和 PMS1 等。

（2）MMR IHC 检测和 DNA MSI 检测为 Lynch 综合征的筛查手段。

（3）IHC 提示任一 MMR 相关蛋白（MLH1、MSHZ、MSH6、PMS2）缺失即为错配修复缺陷（deficient MMR, dMMR），如 4 个 MMR 相关蛋白均阳性表达，则称为错配修复功能完整（proficient MMR, pMMR）。若有 MLH1 蛋白表达缺失时，需排除 *BRAF* p.V600E 变异或 *MLH1* 启动子区甲基化。

（4） MLH1（PMS2）蛋白表达缺失 / 异常，提示存在 dMMR，建议结合 *MLH1* 基因启动子甲基化状态以及患者病史与家族史，必要时进行遗传

表 14-1 基于 IHC 检测结果的基因检测策略 [2, 3]

IHC 检测结果	跟进基因检测方案
MLH1 和 PMS2 表达阴性	*MLH1* 可能有缺陷，因为 PMS2 只有和 MLH1 形成复合物才能保持稳定，*MLH1* 缺陷会导致 *PMS2* 的继发性缺失。建议先做 *MLH1* 启动子甲基化检测或 *MLH1* 胚系基因变异检测，若结果为阴性，再考虑 *PMS2* 胚系基因变异检测
MSH2 和 MSH6 表达阴性	则 *MSH2* 可能有缺陷，因为在没有 MSH2 的情况下 MSH6 不能保持稳定，*MSH2* 缺陷会导致 *MSH6* 的继发性缺失。建议先做 *MLH2* 胚系基因变异检测，若结果为阴性，再考虑 *MSH6* 胚系基因变异检测
MSH6 或 PMS2 表达阴性	分别提示 *MSH6* 或者 *PMS2* 的缺陷，因为 MLH1 和 MSH2 的稳定性不依赖于复合物的形成。分别做 *MSH6* 或者 *PMS2* 的胚系基因变异检测

咨询及 MMR 相关基因的胚系基因变异检测。

（5）对于家族中有已知的 MMR 相关基因变异的患者，应直接针对该患者进行家族 MMR 相关基因变异检测。*EPCAM* 的胚系缺失导致相邻的 *MSH2* 等位基因通过低甲基化而沉默。相邻的 *MSH2* 等位基因本身不会发生变异（见分子发病机制）。*EPCAM* 的序列分析通常不适用于 Lynch 综合征的诊断[24]。

（6）Lynch 综合征相关子宫内膜癌患者的肿瘤标本若有 MSI 且发现有 MMR 相关基因的变异，则可以诊断为 Lynch 综合征。

（7）MMR/MSI 检测方法选择。首选四种 MMR 相关蛋白的免疫组化检测。免疫组化结果不确定的病例，需采用分子检测技术（首选 PCR 技术）证实。二代测序（next generation sequencing，NGS）技术在检测肿瘤组织基因变异及肿瘤变异负荷（TMB）检测可同时检测 MSI 状态（肿瘤组织）。MMR/MSI 检测结果为 dMMR/MSI-H 时，可进一步用 NGS 检测外周血白细胞确诊 Lynch 综合征（外周血等）。

（8）一旦患者确诊为 HNPCC（即发现错配修复基因变异），则患者的亲属也需要进行同一基因变异检测。

其他检查

一、影像学检查

临床上 Lynch 综合征相关子宫内膜癌与常见散发子宫内膜癌的实验室诊断一致，通过阴道超声检查了解子宫内膜厚度，进一步宫腔镜检查并子宫内膜活检确诊。此外，术前 MRI 及 PET-CT 等影像学检查可帮助了解癌组织浸润转移情况[25]。图 14-3 和图 14-4 显示了两例子宫内膜癌患者相关影像学表现。

二、肿瘤相关微生物组学检测

近年来，研究表明人类肠道菌群能影响 Lynch 综合征患者表型变化，*MSH2* 变异携带者患胃癌的风险高于其他 MMR 相关基因变异携带者。一项荷兰的指南建议对所有 Lynch 综合征致病基因携带者进行幽门螺杆菌筛查，有助于降低胃癌的发生风险[26]。

三、微卫星不稳定性检测

微卫星不稳定性（MSI）检测是 Lynch 综合征的另一种筛查方法，其特征是人类基因组中被称为微卫星的重复 DNA 序列的长度变化，这种变化是由于错配修复活性的丧失而发生的。鉴定 MSI 技术主要包括了检测核苷酸标记技术。如果发现肿瘤中有一定比例的异常微卫星重复标记，则认为是 MSI-H，错配修复缺陷（dMMR）一般相当于低

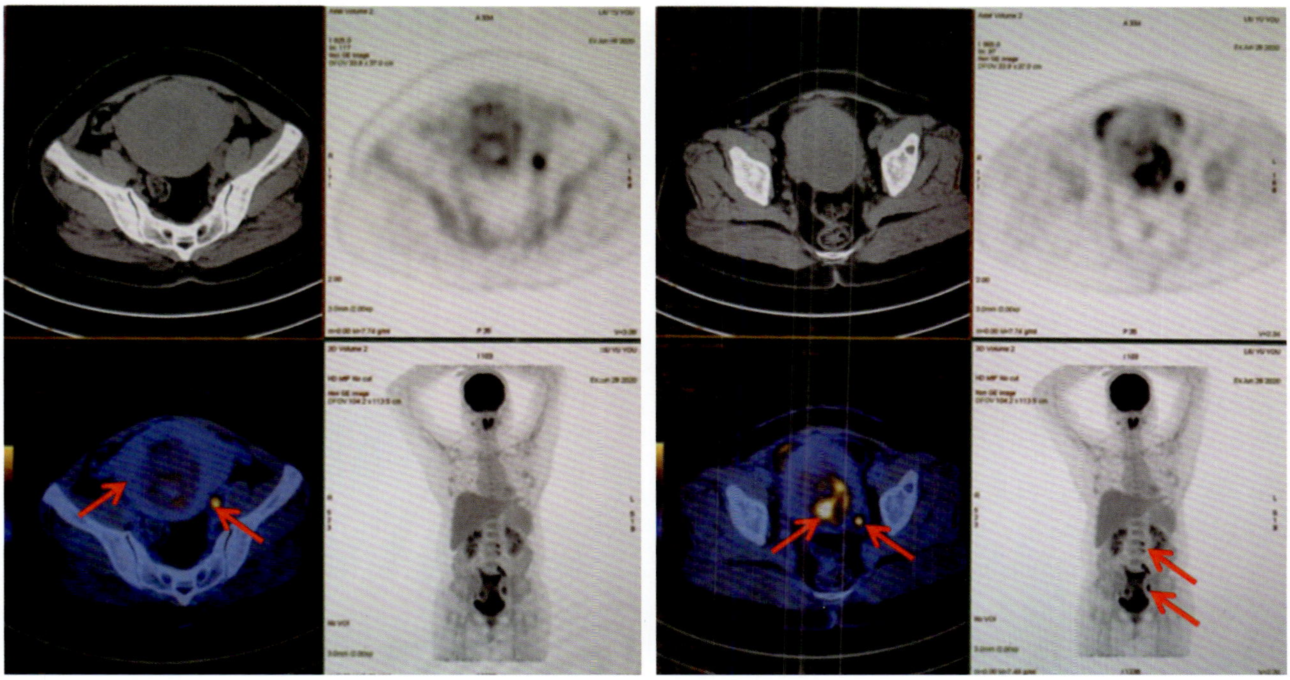

图 14-3 49 岁子宫内膜癌患者淋巴结转移 PET-CT 结果

PET-CT 显示：宫腔内见软组织块放射性浓聚（SUV 约 11.9）；左侧髂血管旁、腹膜后见多发淋巴结放射性浓聚

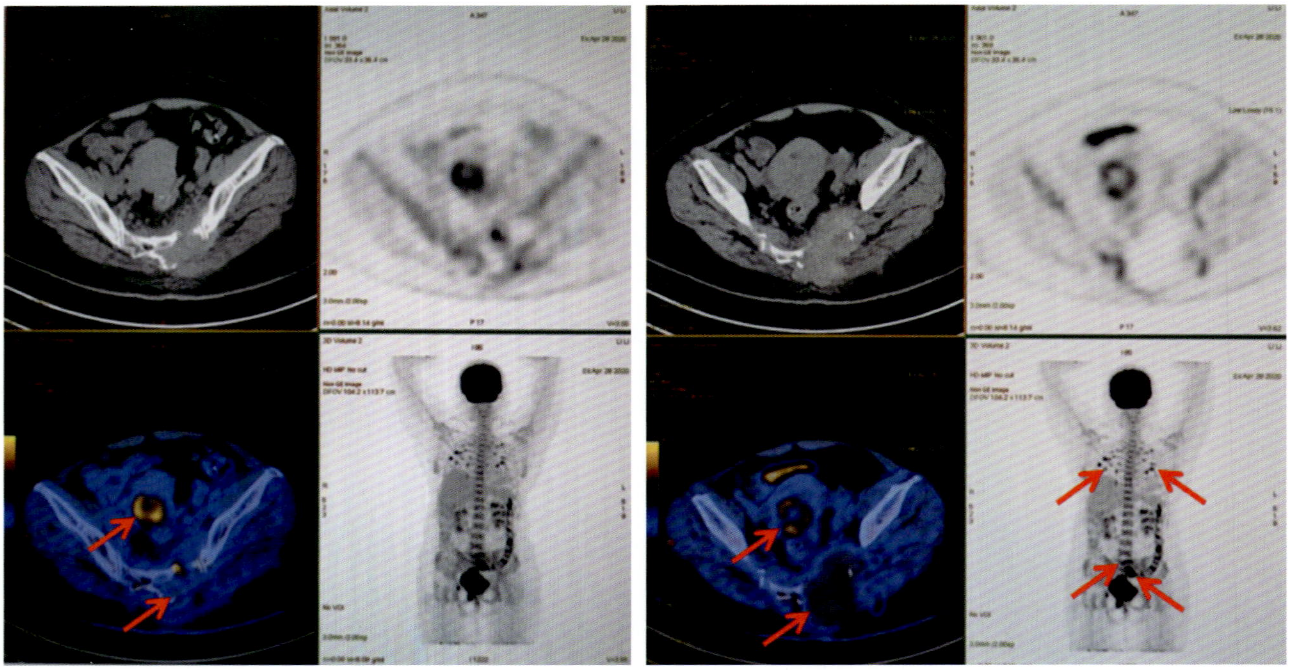

图 14-4 54 岁子宫内膜癌患者多处转移 PET-CT 结果

子宫内膜癌并周围侵犯、双肺多发转移及多发骨转移。PET-CT 显示：宫腔内见软组织块放射性浓聚，病灶累及直乙交界处肠壁；L5 椎体、骨盆骨见多发放射性浓聚灶，骶骨见团块状放射性浓聚软组织肿物；双肺见多发结节状放射性浓聚

度 MSI[15]。MSI 是人类癌症中基因组不稳定的主要类型之一，在结直肠癌和子宫内膜癌中最为常见。MSI 的形成是 DNA MMR 相关蛋白缺失的结果，可以零星发生，也可以发生在最常见的遗传性肿瘤综合征 Lynch 综合征中。MMR 相关基因缺失会引发受累细胞中大量体细胞基因变异的积累，大多是微卫星序列的 indel 变异。MSI 肿瘤是人类免疫原性最强的肿瘤之一，常以明显的局部免疫反应为特征。然而，到目前为止，人们对散发性和遗传性 MSI 肿瘤的免疫学差异知之甚少。一般来说，与散发性 MSI 肿瘤相比，Lynch 综合征相关的 T 细胞浸润更明显，*B2M* 变异频率更高。此外，淋巴细胞招募增强相关的表型特征与遗传性 MSI 结直肠癌特别相关。由于 MSI 的发现，临床上更加强调在基础科学研究和临床试验中区分散发性和遗传性肿瘤的必要性，包括评估 MSI 肿瘤免疫检查点阻断疗法的试验[27]。绝大多数的 Lynch 综合征肿瘤都是 MSI-H 型；可以在散发性结直肠癌出现，因此临床上建议对 MSI-H 型的肿瘤进行胚系检测[15]。

发现免疫组化染色异常和（或）MSI 检测异常，但基因检测未发现胚系变异的患者，可能是肿瘤 DNA 中 MMR 相关双基因变异所致，也可能仍有未发现的Lynch综合征，应根据家族史进行个体化处理。

治疗与预后

一、治疗

子宫内膜癌的治疗以手术治疗为主，辅以放疗、化疗和激素治疗等综合治疗。治疗方案应根据病理诊断和组织学类型、病理分期，以及患者的年龄、全身状况、有无生育要求、有无手术禁忌证、有无内科合并症等综合评估以制订治疗方案。

（一）手术治疗

早期患者以手术为主，术后根据高危因素选择化疗或放疗等辅助治疗。对于影像学评估病灶局限于子宫内膜的高分化年轻有生育要求的子宫内膜癌，可考虑采用孕激素治疗为主的保留生育功能治疗。

手术治疗为首选方法。病变局限于子宫体者的基本术式为：筋膜外全子宫切除＋双侧附件切除＋盆腔及腹主动脉旁淋巴结切除术，Ⅱ期患者行广泛／改良广泛子宫切除＋双侧附件切除＋盆腔及腹主动脉旁淋巴结切除术。病变超出子宫者实施行包括全子宫＋双侧附件切除在内的肿瘤细胞减灭术，以尽可能切除所有肉眼可见病灶为目的。早期患者以实施全面分期手术为宜，也可行前哨淋巴结活检。

（二）术后化疗

目前 Lynch 综合征相关子宫内膜癌与散发子宫内膜癌临床治疗方案的选择大致相同，均依据肿瘤的分期与组织学类型，采用相应的手术和（或）放化疗。2020 年 NCCN 指南提出子宫内膜癌首选的化疗方案为紫杉醇或多西他赛 + 卡铂；放疗仍是治疗子宫内膜癌有效方法之一[28]。

（三）治疗进展

免疫治疗：大约 30% 的原发性子宫内膜癌是高微卫星不稳定性（MSI-H），而 13%~30% 的复发性子宫内膜癌是 MSI-H 或错配修复缺陷（dMMR）。鉴于子宫内膜癌的这些免疫失调特点，已经有与免疫监测点封锁（immune checkpoint blockade，ICB）相关治疗机制的治疗，既可以作为单一疗法，也可以与细胞毒性相关的化学疗法，其他免疫疗法或靶向药物联用。对于 MSI-H 或 dMMR 晚期子宫内膜癌的治疗，PD-1 抑制剂 dostarlimab 和 pembrolizumab 的缓解率分别为 49% 和 57%，而 PD-L1 抑制剂 avelumab 和 durvalumab 的缓解率分别为 27% 和 43%。基于Ⅰb/Ⅱ期研究结果，美国食品药品监理局（FDA）于 2019 年批准了乐伐替尼（lenvatinib）和帕博利珠（pembrolizumab）单抗联合疗法用于治疗非 MSI-H 或 dMMR 的晚期子宫内膜癌。进一步的临床研究尚在进行中[28]。无论是单独使用 PD-1 帕博利珠单抗还是帕博利珠单抗联合其他药物进行免疫治疗，都能明显延长肿瘤患者的生存期，临床资料已经显示免疫疗法将是传统疗法的候选替代疗法[29]。

（四）预后与复发

由于患有 Lynch 综合征的癌症患者终生有发生第二种恶性肿瘤的高风险，故建议已完成生育的女性患者，应考虑进行预防性子宫和双侧附件切除术。子宫和双侧附件切除可有效地降低其发生子宫内膜癌的危险。如果患者不能及时进行预防性手术，则建议立即进行一次子宫内膜活检以及进行阴道超声检查。以后每 1 ~ 2 年进行一次子宫内膜活检以及进行阴道超声检查。医生应全面告知患者 Lynch 综合征发生子宫内膜癌的概率及风险，建议其尽快进行预防性手术。低至中等风险的子宫内膜增生可采用非手术治疗。控制肥胖、糖尿病和高血压等危险因素对预防子宫内膜癌的复发起重要作用[30]。只要做到针对性的定期、全面的检查，采取必要的预防措施，完全可以预防 Lynch 综合征的发生。

有数据表明，阿司匹林能显著降低结直肠癌和肠外肿瘤（包括子宫内膜癌）的发病率（口服阿司匹林 600mg / 天，多于 2 年），起到化学预防作用[31]。建议致病性错配修复基因缺陷（Lynch综合征）的成年携带者，每天服用 600mg 阿司匹林至少 2 年，可以显著降低未来患癌症的风险[32]。长期口服避孕药或甲羟孕酮能使子宫内膜癌风险显著降低。有学者认为，这种激素抑制作用尚不能说明其对 Lynch 综合征患者子宫内膜癌发病率的影响[33]。目前仍需前瞻性的研究支持口服避孕药对 Lynch 综合征患者的预防作用。

二、预后

子宫内膜癌的预后受病理组织分类影响，诊断为 Lynch 综合征的非子宫内膜样（non-endometrioid）子宫内膜癌的无病生存期明显增加，其预后机制有待于对遗传分子谱进一步研究[34]。Lynch 综合征相关子宫内膜癌生存期受分期影响，大多数处于Ⅰ和Ⅱ期的患者预后良好。与其他散发子宫内膜癌并没有区别[35]。

遗传咨询与孕产前诊断

一、携带者 / 患者检测与健康管理咨询

（一）Lynch 综合征相关子宫内膜癌的监测管理咨询

对于患有 Lynch 综合征相关恶性肿瘤的患者，终生第二种恶性肿瘤发生的风险高，应给予筛查和预防措施的咨询。例如，指导 Lynch 综合征相关子宫内膜癌患者进行结直肠癌筛查。对患有 Lynch 综合征相关结直肠癌的女性，应给予有关子宫内膜癌筛查的咨询[36]。

（1）没有证据支持对无症状女性进行子宫内膜癌筛查。大多数指南建议通过阴道超声检查或子宫内膜活检做初步的判断。

（2）由于子宫内膜癌通常可以根据症状早期发现，健康教育中应指导女性及时报告和评估任何异常子宫出血或绝经后出血。这些症状的评估也应包括宫腔镜检查及子宫内膜活检术。子宫内膜癌筛查是否对 Lynch 综合征女性受益还没有得到充分证实。然而，作为诊断程序，子宫内膜活组织检查具

有高度敏感性和特异性。可以考虑每 1 ～ 2 年通过子宫内膜活检进行筛查。

（3）对于有生育要求的年轻女性，需充分咨询保留生育功能的风险程度、癌症风险和生育期望。

（4）应与患者探讨与预防性手术相关的心理、社会和生活质量方面的问题。

二、患者 / 携带者生育咨询

（一）对于生育期患者

1. **根据 2020 年 NCCN 指南**[28] **推荐，符合保留生育功能指征的子宫内膜癌患者才考虑保留生育功能**。指征包括：①分段诊刮标本病理专家核实，病理类型为子宫内膜样腺癌，G1 级；② MRI 检查（首选）或经阴道超声检查发现病灶局限于子宫内膜；③影像学检查未发现可疑的转移病灶；④无药物治疗或妊娠禁忌证；⑤经充分咨询患者明确保留生育功能并非子宫内膜癌的标准治疗方式。

2. **告知有生育需求的 Lynch 综合征患者风险，其致病性基因变异有极大可能会遗传给下一代**。

（二）亲属风险

对于患者家属，咨询可能的遗传性肿瘤风险、风险评估的方式和管理。建议患者家属进行遗传咨询并考虑基因检测。

三、孕产前遗传学诊断

孕前诊断（例如胚胎植入前遗传性检测）和产前诊断对有生育需求的 Lynch 综合征致病性基因变异携带者的最大挑战是携带者的心理影响，然而，这种心理影响会随着时间的延长而递减[37]。

对于担心将变异基因遗传给下一代，可提供胚胎植入前遗传学诊断（preimplantation genetic diagnosis，PGD）进行产前诊断和遗传咨询[38]。

临床案例一

如图14-5是一个典型的Lynch综合征家族。先证者（图14-5，Ⅲ-10），38岁，于2017年初发现不规则阴道流血而到某医院妇科检测，阴道超声检查发现子宫内肿块，根据影像学检查、子宫内膜病理组织活检和免疫组化检测结果：雌激素受体60%阳性，孕激素受体阴性，P53阴性，Ki67 30%阳性，CK7+，MSH2和MSH6 表达缺失，MLH1和PMS2表达阴性，确诊子宫内膜样腺癌（图14-6），行手术治疗。主管医生根据先证者的多个肿瘤家族史而建议先证者进行肿瘤遗传咨询。然而，由于先证者对遗传性肿瘤的认知不足，恐惧心理严

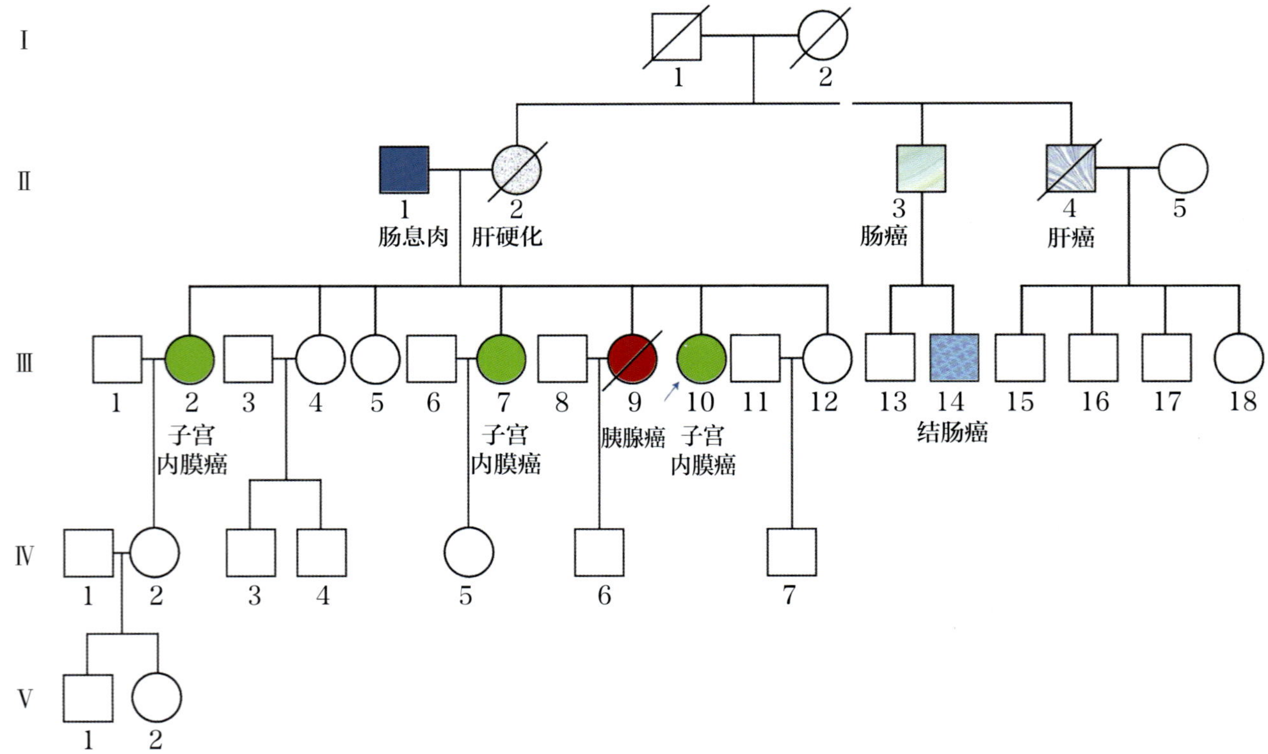

图 14-5　Lynch 综合征家系图——临床案例一

先证者（Ⅲ-10）和她的两位姐姐（Ⅲ-2，Ⅲ-7）患子宫内膜癌（本案例由陆国辉和肖静提供）

图 14-6 Lynch 综合征子宫内膜癌案例病理检查——临床案例一

图 A，病理组织检查（HE 染色，200x）：子宫内膜组织，腺体增生明显。增生腺体密集排列，间质稀少，可见迷路样腔隙、筛状结构，核分裂易见；图 B、C：免疫组化染色（间质细胞内对照显示阳性）：图 B，MSH2 阴性（100x），与基因检测结果一致；图 C，MSH6 阴性（100x），与基因检测结果不一致

重而多次拒绝。经过近2个月的沟通和反复考虑，先证者终于挂号约诊，尽管有一位姐姐（Ⅲ-4）和一位妹妹（Ⅲ-12）的陪同，还是带着沉重的心情到医院的肿瘤遗传咨询门诊就诊。

对于顾虑重重的案例，遗传咨询首先需要做的是如何减轻先证者及其家人的心理压力，这需要富有灵活、耐心和情感的遗传咨询技巧以及充分的沟通时间。经过遗传咨询师亲友关爱般的交流，先证者终于愿意主动沟通。

遗传咨询的家系分析是遗传性肿瘤诊断的重要一环。先证者共有7姐妹，①其中2位姐姐（Ⅲ-2，Ⅲ-7）分别在44岁和42岁时诊断患有子宫内膜癌，都经过治疗缓解康复健在；②五姐（Ⅲ-9）在40岁时诊断患胰腺癌去世；③二姐（Ⅲ-4）、三姐（Ⅲ-5）和妹妹（Ⅲ-12）都健康；④各姐妹的后代共6位小孩（Ⅳ-2、Ⅳ-3、Ⅳ-4、Ⅳ-5、Ⅳ-6、Ⅳ-7）都健康；⑤先证者的70岁父亲（Ⅱ-1）于63岁时诊断为肠息肉病，由于是“片状”型的息肉而已经先后两次手术治疗健康恢复，而母亲（Ⅱ-2）因为“肝硬化”发病后短期内于63岁时去世；⑥一位舅舅（Ⅱ-3）于49岁时发现肠癌，手术治疗后康复状况乐观，其儿子（Ⅲ-14）患有肠癌，早期治疗后健在；而另一位舅舅（Ⅱ-4）于40岁时发现肝癌后短时间内去世;⑦几乎所有的不同癌症患者都在50岁前发病；⑧符合明显的常染色体显性遗传模式。

综合家族成员肿瘤史的分析，共有 8 位罹患癌症，其中包括患子宫内膜癌的 3 位，1 位胰腺癌，其母系一/二级亲属患有肝癌和结肠癌各 1，首先考虑的是子宫内膜癌高发的 Lynch 综合征，因为，除了子宫内膜癌和肠癌外，胰腺癌和肝癌也是 Lynch 综合征相关的重要恶性肿瘤。很明显，从临床资料分析，先证者母亲的“肝硬化”很可能是患有与 Lynch 综合征相关的肝肿瘤。鉴于先证者的父系患有“片状”的肠息肉，而且还没有发现其他直属家族成员患有恶性肿瘤，此案例的 Lynch 综合征家族史是明确的，而致病基因很可能是从先证者的母亲传递下来。

经过长达 75 分钟面对面的遗传咨询，并在专业上和心理上耐心沟通，先证者和她的两姐妹对疾病都有比较好的认识，先证者含着热泪，三姐妹紧抱一起，一致同意做基因检测，门诊结束离开时不约而同地说，“我们进门时的心情是冰凉恐慌的，但我们现在的心都是暖的，手也没有那么冷了，十分感谢你！”

针对先证者子宫内膜癌的临床诊断，通过家族成员患肿瘤的家族史分析，在知情同意书上签名后，先证者和她的父亲，及其相关家族成员分次抽血做了 MMR 相关基因和肠息肉相关基因检测。检测结果发现先证者是 *MSH2* 基因胚系致病性缺失变异 c.1457_1460del4 杂合子，Lynch 综合征就得到确诊。与此同时，先证者的父亲检测结果发现是胚系 *APC* 罕见致病性变异 c.6230C>T 杂合子。与原来估计的一样，结合临床资料分析，确诊为家族性腺瘤性息肉病（FAP），这也进一步得到证据，致病性 *MSH2* 基因变异应该是从先证者已经去世的母亲传递而来。IHC 检测显示 MSH2/MSH6 异二聚体共阴性，可见于 Lynch 综合征相关的子宫内膜癌[31]。然而，经过细致的基因检测分析，没有发现 *MSH6* 基因变异。MSH2 和 MSH6 蛋白相互靠近，形成异源二聚体以识别 *DNA* 错配进行错配修复。免疫组织生化染色检测所显示的 MSH6 蛋白阴性结果，很可能是由于 *MSH2* 变异导致 MSH6 蛋白表达的缺失[31]，或者目前所用的测序技术没有能力把存在的 *MSH6* 变异检测出来。家族中其余亲属的 *APC* 和 *MSH2* 基因变异尚不明确。

对于这样同时存在两个不同肿瘤综合征的临床案例实在少见，这给先证者和家属带来“双重打击”，也带来后续更加复杂的遗传咨询，包括专业上对疾病的沟通和复杂的心理咨询。然而，经过后续的线上线下多次遗传咨询，遵循伦理原则，相关家族成员签署“知情同意书”后进行 *MSH2* 和 *APC* 两个基因的验证检测。对于检测发现有 *MSH2* 或者 *APC* 单个基因变异携带者的心理和健康管理咨询是一个长期的过程，对于同时携带两个不同遗传性肿瘤致病基因变异的症状前携带者的健康管理显得更复杂。经过专业性的肿瘤遗传咨询，家族里的携带者明白和掌握了所需要的健康管理方案指导，都很有信心积极跟进；而对于先证者和其他肿瘤患者本身，后续一直保持联系沟通咨询，除了积极定期的临床检查外，明白自身乐观心态的重要性，“与癌共存”，是预防疾病复发的法宝[37, 39]。

在基因检测后的一次遗传咨询门诊，先证者带三位姐妹前来咨询，各自心情舒畅交流后续的健康管理方案，包括后代小孩的生育健康管理。基因检测阴性结果的家族成员非常高兴，由衷感叹：“我一辈子都可以放下心理压力轻松了”。

（张克强 李小毛 黄神姣 陆国辉）

第二节 遗传性乳腺癌/卵巢癌综合征相关卵巢癌

卵巢癌在妇科恶性肿瘤中病死率居第一位，严重威胁女性的生命健康。流行病学研究发现，约 10% 的卵巢癌具有明显家族遗传倾向，与某些遗传基因变异有关，属于遗传性卵巢癌[40]。遗传性乳腺癌/卵巢癌综合征（hereditary breast and ovarian cancer syndrome，HBOCS）是遗传性卵巢癌最常见的一种临床类型[41]，是指 1 个家族中有 2 个一级亲属或 1 个一级亲属和 1 个二级亲属患乳腺癌或卵巢癌，并具有遗传倾向[42]。80% ~ 90% 的遗传性卵巢癌与 *BRCA1/2* 基因变异有关，故亦称为 *BRCA* 相关乳腺癌/卵巢癌综合征。大多数 HBOCS 由 *BRCA1* 和 *BRCA2* 胚系变异引起，*BRCA1/2* 基因作用于 DNA 的损伤修复、细胞周期的调控和凋亡，能够维持基因组的完整性，促进损伤细胞的凋亡，抑制细胞癌变[43, 44]。*BRCA1/2* 基因变异后，其抑制肿瘤发生的功能丧失，导致肿瘤发生。

主要临床表现

HBOCS 是一种遗传性肿瘤综合征，其特征在于家族中多个成员罹患乳腺癌和（或）卵巢癌[45]。*BRCA1* 和 *BRCA2* 变异相关性卵巢癌与散发性卵巢癌的解剖标本没有区别，但前者的肿瘤多发生在双侧卵巢，或者在一侧卵巢有多于一个的肿瘤发生部位，患者较散发者发病早，多小于 50 岁，病理类型多数为浆液性乳头状囊腺癌。由于卵巢深居盆腔，体积小，缺乏典型症状，难以早期发现。临床症状与散发性卵巢癌无异，早期常无症状，晚期可有不规则阴道流血、消化道症状、全身症状等。

遗传方式与相关致病基因

在所有卵巢癌患者中，HBOCS 患者占 10% ~ 15%[43]。HBOCS 主要由 *BRCA1/2* 胚系变异引起的。*BRCA1/2* 又称乳腺癌易感基因 1 和 2，是抑癌基因。目前已发现千余种变异位点，变异可以从双亲往下一代传递，表现为常染色体显性遗传模式，患者或基因携带者将 *BRCA1/2* 基因变异遗传给子代的概率为 50%。

有关 *BRCA1/2* 基因介绍及变异类型详见第 12 章第一节。

临床诊断依据

一、诊断依据

临床上判断一个乳腺癌或卵巢癌患者是否为 HBOC，主要依靠详细的家族史和家谱分析，包括家族中患肿瘤的人数和关系、发病年龄、肿瘤发生部位、病理类型和预后等。判断肿瘤是否具有遗传倾向主要包括以下几点[45]：

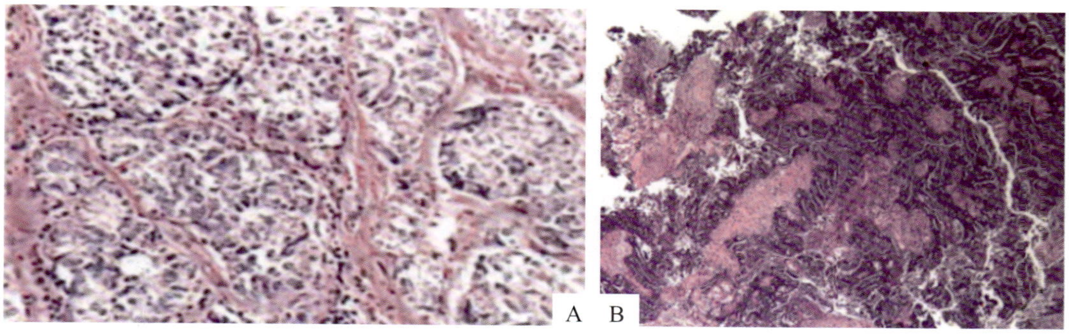

图 14-7 遗传性乳腺癌 / 卵巢癌综合征相关肿瘤病理检查

图 A，HE 染色右侧乳腺；图 B，双侧卵巢高级别浆液性腺癌

（1）肿瘤发生的年龄早，多在 45 岁左右或更早。

（2）肿瘤多发生在双侧卵巢，或者一侧卵巢有多于一个的肿瘤发生部位。

（3）有多个患癌的亲属。

（4）或同时患有乳腺癌和卵巢癌。

患者不能明确区分家族性和遗传性癌症时，需要进一步基因检测鉴别。通常只有在受累家庭成员无法进行检测时，才考虑对没有患癌的家庭成员进行基因检测。值得注意的是即使未检测出致病性变异基因也不能完全排除家庭中存在 *BRCA1/2* 致病性变异的可能性。

二、基因检测标准

由于 *BRCA1/2* 基因变异与 HBOCS 关系密切，该基因变异的检测有助于高危人群的早期筛查，早期诊断，早期预防 [45,46]。检测标准详见第 12 章第一节。

BRCA1/2 基因胚系致病性变异是 HBOCS 确诊的重要依据。

主要病理特征

一、组织细胞病理检查

与大多数散发性乳腺癌或卵巢癌相比，*BRCA1* 相关恶性肿瘤通常具备特点：高级别、低分化、雌激素和孕酮受体表达阴性，而 *BRCA2* 相关恶性肿瘤则没有明显的特征 [47]。

BRCA1/2 变异患者卵巢癌发生率升高，胚系 *BRCA1/2* 变异与 10% 的卵巢上皮癌相关。研究发现，HBOCS 患者的平均年龄为 49 岁，病理类型 90% 为浆液性腺癌、8% 为子宫内膜样腺癌，无黏液性腺癌（图 14-7）；而散发性卵巢癌患者的平均年龄为 55 岁，病理类型 84% 为浆液性腺癌、11% 为黏液性腺癌 [48]。许多研究显示，HBOCS 患者的发病年龄偏早。发病年龄早符合遗传性肿瘤的特征，通过了解 HBOCS 的临床病理特征，有助于发现相关高危人群，从而进行相应的筛查、诊断和防治 [49]。

与非遗传性肿瘤一样，肿瘤组织病理诊断是乳腺癌和卵巢癌诊断的金标准，在大体标本分析的基础上进行组织病理形态检查以及免疫组化检查。

二、免疫组化染色检查

有研究发现，在 *BRCA1/2* 变异的人群中，基因测序与免疫组化染色检测二者具有一致性，可以考虑使用免疫组化染色检测作为筛查工具（图 14-8）。

三、分子病理检测

1. 基因胚系检测报告阴性者应建议进行肿瘤组织的基因检测，以确定 *BRCA1/2* 体细胞基因变异。 同样，对 *BRCA1/2* 体细胞变异阳性者，需进行胚系变异检测。应建议把 *BRCA1/2* 变异阳性患者转诊到遗传咨询，以便对结果及变异基因对个人和家庭的影响进行充分解释 [50]。

2. *BRCA1/2* 变异形式主要包括点变异、插入、缺失和大基因重组，具有很高的外显率。 *BRCA1/2* 基因检测方法应包括基因全长测序和基因缺失 / 重复分析。对 *BRCA1/2* 基因变异的检测可以采用二代测序的方法。需特别强调对基因的初次测序可能会遗漏某些大片段重排，因此对部分病例需要进行补充检测。对 *BRCA1/2* 基因全长进行测序，以提高对大片段重排的检出率。

3. 基因检测结果 [46]：

（1）*BRCA1/2* 基因变异真阳性：个体存有致病性 *BRCA1/2* 基因变异，并且与临床表现、相关检测和家族史等相符。

（2）*BRCA1/2* 基因变异真阴性：个体不存在致病性基因变异，经过临床表现、相关检测和家族史等明确个体存在其他病因。

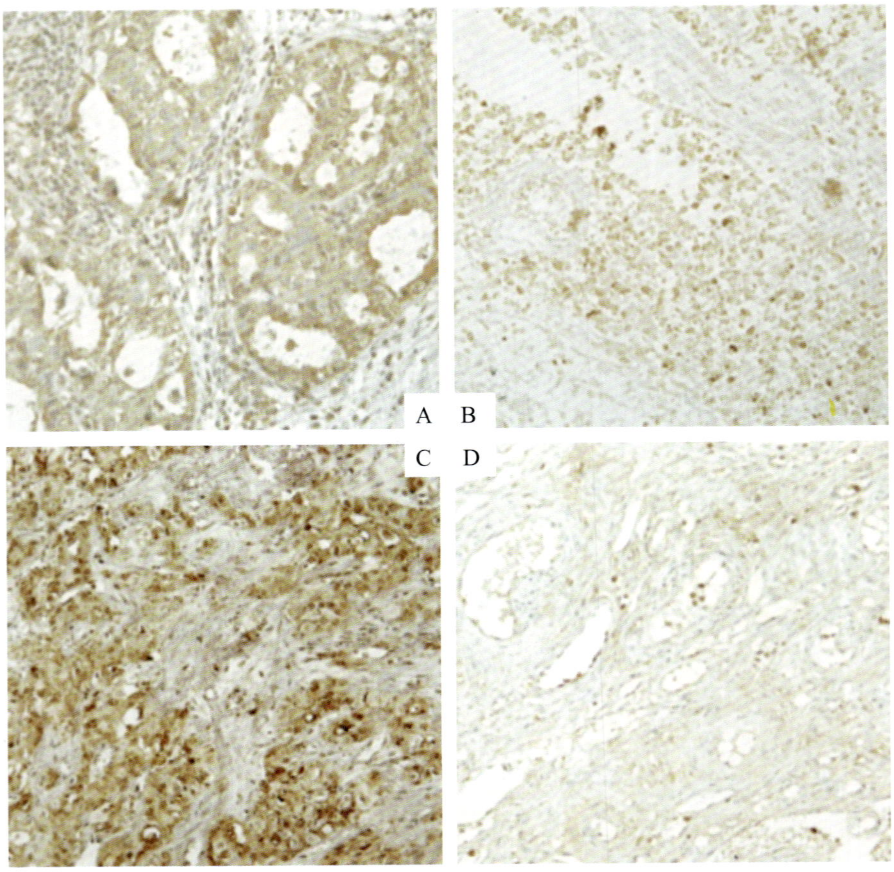

图 14-8 遗传性乳腺癌 / 卵巢癌综合征免疫组化

图 A，HBOCS 患者 BRCA1 表达；图 B，散发性卵巢癌 BRCA1 表达；图 C，HBOCS 患者 BRCA2 表达；图 D，散发性卵巢癌 BRCA1 表达

（3）*BRCA1/2* 基因变异假阴性：个体中未检测出致病性变异，但是，该结果具有不确定性，可能的原因有以下：①家族携带 *BRCA1/2* 基因致病性变异，但由于检测的局限性未检测到；②家族携带另一种高风险变异的基因。

（4）意义不明：存在 *BRCA1/2* 基因的异常，但未明确该变异是否与恶性肿瘤风险相关。

其他检查

一、影像学检查

经基因检测证实为 *BRCA1/2* 变异携带者或临床证明有 HBOCS 家族史者，应早期采取预防措施，如定期行盆腔检查，阴式超声检查，血清 CA125 检测，乳腺 X 线检测 [51]。具有 *BRCA1/2* 变异、卵巢癌患者或家族史年龄在 30 ~ 35 岁之间的妇女，在选择行降低风险的双侧输卵管切除术之前，可以经阴道超声检查或检测血清 CA125 水平进行短期监测，这也是唯一被证明可以降低卵巢癌特异性病死率的干预措施。对于未行双侧附件切除手术的女性，推荐从 30 ~ 35 岁开始进行经阴道超声检查和血清 CA125 检测来筛查卵巢癌。但是，没有证据证明血清 CA125 和经阴道超声作为常规筛查手段可以降低高风险人群卵巢癌相关的病死率 [46]。

CT 检查可以对卵巢癌进展动态的观察（图 14-9）。

二、肿瘤相关微生物组检测

暂未发现特异性的相关微生物组。

治疗与预后

一、治疗

（一）手术治疗

手术是治疗卵巢癌的最主要手段。卵巢癌的主要术式有全面分期手术和肿瘤细胞减灭术。早期局限于卵巢或盆腔的浸润性上皮性卵巢癌行全面分期手术，手术步骤包括：

（1）尽最大努力切除盆腔所有肿瘤组织并评

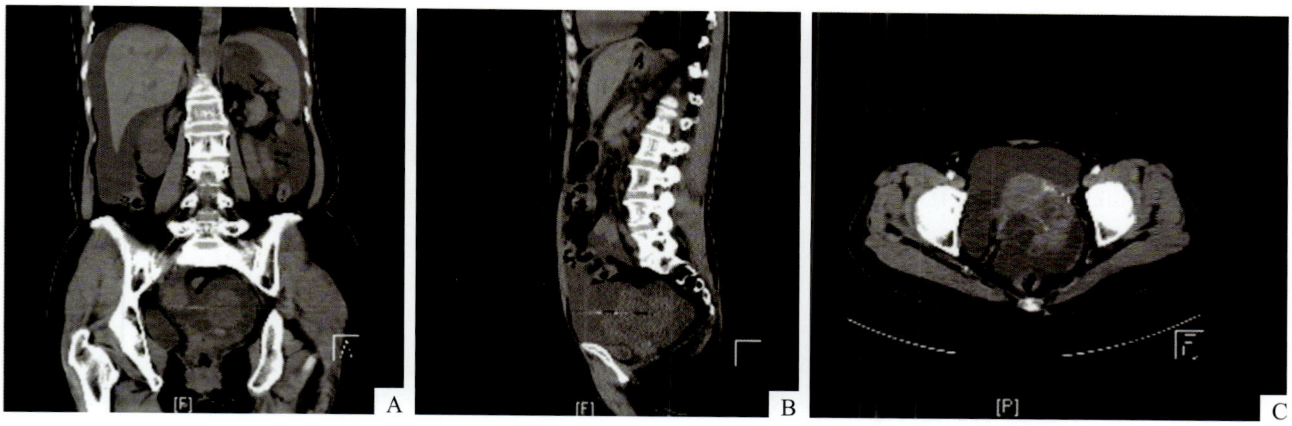

图 14-9 遗传性乳腺癌 / 卵巢癌综合征（HBOCS）相关卵巢癌患者 CT 检查

图 A，HBOCS 相关卵巢癌冠状位；图 B，HBOCS 相关卵巢癌矢状位；图 C，HEOCS 相关卵巢癌横断面

估上腹部或腹膜后的隐匿性病灶。

（2）进入腹腔后，抽吸腹水或腹腔冲洗液行细胞学检查。

（3）对腹膜表面进行全面诊视，可能潜在转移的腹膜组织或粘连组织都要切除或病理活检；如果没有可疑病灶，则行腹膜随机活检并至少包括双侧盆腔、双侧结肠旁沟、隔下等部位（也可使用细胞刮片进行膈下细胞学取样和病理学检查）。

（4）切除子宫和双侧附件，尽力完整切除肿瘤并避免肿瘤破裂。

（5）期望并符合保留生育功能指征的患者，可考虑行单侧附件切除术或切除双侧附件保留子宫。

（6）切除大网膜。

（7）全部切除下腔静脉和腹主动脉表面及两侧的主动脉旁淋巴结，上界至少达到肠系膜下动脉水平，最好达到肾血管水平。

（8）切除盆腔淋巴结时最好包括髂内、外、髂总血管表面和内侧淋巴结和闭孔神经上方的淋巴结。

晚期累及盆腔和上腹部浸润性卵巢上皮性癌行肿瘤细胞减灭术，手术步骤包括：

（1）尽最大努力切除所有盆腔、腹部和腹膜后肿瘤病灶。满意减瘤术标准为残余肿瘤病灶直径 <1 cm，尽量达到无肉眼残留病灶。

（2）取腹水进行细胞学检查。

（3）切除肿瘤累及的所有大网膜。

（4）切除能够切除的肿大或者可疑淋巴结；临床阴性的淋巴结不需要切除。

（5）盆腔外肿瘤病灶≤ 2 cm 者（即Ⅲ B 期）必须行双侧盆腔和主动脉旁淋巴结切除术。

（6）为达到满意的减瘤术，可根据需要切除肠管、阑尾、脾、胆囊、部分肝、部分胃、部分膀胱、胰尾、输尿管及剥除膈肌和其他腹膜。

（7）减瘤术后残余小病灶的卵巢上皮性癌或腹膜癌的患者是腹腔化疗的适应证，可以考虑在初次手术时放置腹腔化疗导管。

晚期患者的淋巴结清扫问题：2019 年 NCCN 指南对比做了更新，即术前影像学和术中检查提示淋巴结未见异常的Ⅱ b~ Ⅳ期卵巢癌，手术若能达到无瘤残存，可不行系统的淋巴清扫。淋巴清扫术会增加手术并发症，与行淋巴清扫术者相比，晚期卵巢癌患者的总生存时间（overall survival, OS）和无瘤生存时间（disease-free survival, DFS）无明显差异[53]。

针对 HBOCS 患者，患有 *BRCA1/2* 变异或携带者，应施行预防性双侧输卵管卵巢切除术，首选腹腔镜微创手术. 取标本时注意采用标本袋将标本完整取出，以免日后病灶在穿刺孔处种植。对特定的基因变异、有生育要求或变异家族史者，手术时机应个体化。预防性双侧输卵管卵巢切除术，应切除所有卵巢和输卵管组织。同时应进行盆腔冲洗液细胞学检查并全面检查腹膜表面。有必要对卵巢和输卵管行完整连续切片以发现隐匿性癌症[46]。预防性附件切除术后，患者出现绝经后症状，需要长期激素替代治疗，手术前需要跟患者充分沟通。

（二）药物治疗

目前指南推荐的卵巢癌化疗的一线化疗方案为铂类为基础的联合化疗，常用方案有紫杉醇 + 铂类、多柔比星脂质体 + 卡铂，二者疗效相当，多柔比星脂质体/卡铂方案的血液毒性较多见，而神经毒性和脱发较为少见。给药途径为静脉化疗为主，对于达到满意肿瘤减灭者可以采用静脉与腹腔化疗联合。对于Ⅲ期患者可在间歇性肿瘤细胞减灭术（interval debulking surgery, IDS）后推荐顺铂行腹腔热灌注化疗[19]。*BRCA1/2* 变异和同源重组缺陷（homologous recombination deficiency, HRD）是三阴性乳腺癌或晚期上皮性卵巢癌患者接受铂类（新）辅助治疗方案的良好预测指标。*BRCA1* 和 *BRCA2* 参与 DNA 的修复过程，而铂类化疗药物可通过与 DNA 交叉联结导致 DNA 复制障碍，*BRCA1/2* 变异的细胞对顺铂及卡铂的敏感性增加，因此在临床上，*BRCA1/2* 变异的上皮性卵巢癌对一线铂类化疗的反应和预后较非 *BRCA1/2* 变异患者更好[54-56]。

（三）治疗进展

2020 年 NCCN 指南推荐不论是初治、还是复发或未控的患者，都建议使用最近获得的肿瘤组织进行肿瘤分子检测，至少包括 *BRCA1/2*、MSI 或 dMMR 相关基因检测，并可考虑进行同源重组缺陷（homologous recombination deficiency, HRD）检测[57]。肿瘤分子检测的意义在于指导选择合适的靶向药物。目前临床上常用的靶向治疗药物包括 PARP 抑制剂和抗血管生成药物。

1. **聚腺苷二酸－核糖聚合酶（poly-ADP-ribose polymerase, PARP）抑制剂**。PARP 是参与单链 DNA 断裂基础切除修复过程的关键核酶。在 HBOCS 肿瘤细胞中因为 *BRCA1/2* 基因缺陷导致 DNA 双链修复功能异常，而患者的正常组织中还有一个正常的同位基因，DNA 双链修复功能还具备。PARP 抑制剂可以使单链断裂 DNA 聚集，进而导致双链 DNA 在复制叉处断裂。正常细胞因为还保留双链修复功能，所以细胞不被破坏，而肿瘤细胞的两个等位基因都已经变异，功能缺失，双链修复功能缺失，肿瘤细胞最终死亡，这就是利用 PARP 抑制剂和 *BRCA1/2* 基因变异功能缺失协同致死性原理来治疗 *BRCA1/2* 缺陷肿瘤，是针对 *BRCA1/2* 变异肿瘤细胞的特异性治疗。

PARP 抑制剂在上皮性卵巢癌中主要有以下几种应用方式：①一线维持治疗：即卵巢癌初始手术＋规范化疗后达到完全或部分缓解后的维持治疗；②二线维持治疗：即铂敏感复发经过规范化疗或再次手术化疗后达到完全或部分缓解后的维持治疗；③针对有 *BRCA1/2* 变异患者的三线或三线以上复发后的治疗。现阶段维持治疗主要用于初始治疗和铂敏感复发化疗后；复发后治疗主要用于铂敏感复发和铂耐药复发。最先取得研究成果的是 SOLO-1 研究，结果表明与安慰剂组相比，奥拉帕利组患者复发或死亡风险下降 70%，两组患者的 3 年无进展生存（progression-free survival, PFS）率分别为 60% 和 27%（HR＝0.30，95%CI：0.23～0.41，$P<0.001$），中位复发时间推迟到 3 年以上[58]。与奥拉帕利类似，卢卡帕利在 ARIEL2 研究中也显示出对有 *BRCA1/2* 变异的既往二线及以上化疗的复发上皮性卵巢癌的抗癌活性，铂敏感复发的卵巢癌患者的目的回应率（objective response rate, ORR）达到了 66%[59]，2016 年 12 月 FDA 批准卢卡帕利用于既往接受二线或以上化疗的 *BRCA* 变异卵巢癌。尼拉帕利治疗复发上皮性卵巢癌的 QUADRA 研究评价了其在同源重组缺陷（HRD）阳性/*BRCA1/2* 野生型以及 HRD 阴性患者中的疗效。研究果明单药尼拉帕利在敏感复发 *BRCA* 变异、HRD 阳性、HRD 阴性患者的 ORR 分别为 39%、26% 和 4%[60]。2019 年 10 月 FDA 批准尼拉帕利用于既往接受三线或以上化疗、HRD 阳性的铂敏感复发卵巢癌，有 *BRCA1/2* 变异的患者可不局限于铂敏感复发。

PARP 抑制剂是近年来卵巢癌治疗领域的最大进展。晚期卵巢癌患者传统治疗模式为手术治疗加系统的化疗，之后进入随访阶段，直到肿瘤复发才又开始治疗。PARP 抑制剂问世改变了卵巢癌的治疗模式，即在初始治疗结束后予以维持或巩固治疗。

2020 年 NCCN 指南推荐[57]：Ⅱ～Ⅳ期卵巢癌一线维持治疗可以采用奥拉帕利或尼拉帕利单药或联合贝伐单抗维持治疗。尼拉帕利适合所有人群，奥拉帕利加贝伐单抗适合有同源重组缺陷的患者。铂敏感复发患者缓解后使用 PARP 抑制剂二线维持治疗已成为标准疗法，推荐尼拉帕利、奥拉帕利、卢卡帕利维持治疗。对于以前使用过 PARP 抑制剂或复发后用过贝伐单抗者的维持治疗者不推荐 PARP 抑制剂联合贝伐单抗。此外，对于反复多次复发，已使用过多线化疗的 *BRAC1/2* 变异患者，难以耐受继续化疗者，可以采用 PARP 抑制剂治疗，可以取得类似化疗的效果。

2. **抗血管生成药物**。以贝伐单抗为代表的抗血管生成药物，几乎适用于所有的实体肿瘤，并不需要依赖肿瘤基因检测结果。在卵巢癌的一线化疗中加上贝伐单抗，在欧洲使用较普遍。贝伐单抗单药或联合化疗是复发患者的首选（特别是合并腹水者），在铂敏感或铂耐药患者中都有效。副作用主要包括高血压、动脉血栓形成和肠穿孔，禁用于有胃肠穿孔高风险的患者。

3. **免疫治疗**。免疫治疗在卵巢癌治疗中的使用率还不高，需根据基因检测结果选择可能有效的靶向药。高度微卫星不稳定性（MSI-H）或者错配修复缺陷（dMMR）患者可选择帕姆单抗，神经营养因子受体络氨酸激酶（Neuro Trophin Receptor Kinase, NTRK）基因融合阳性肿瘤可选择恩曲替尼或拉罗替尼，低级别浆液性癌则可选择曲米替尼。基于 PD-1 /PD-L1 途径抑制剂的治疗可能引起一些不良反应，包括严重的结肠炎、腹泻、肺炎、疲劳、关节炎、呕吐和头痛等症状。

二、预后

HBOCS 患者预后较散发性卵巢癌好，3 年和 5 年生存率分别为 74% 和 55%；而散发性卵巢癌患者 3 年和 5 年生存率分别为 47% 和 21%，两者差异均有统计学意义[48]。可能与 *BRCA1/2* 基因变异阳性者对化疗药物敏感，对化疗反应好有关。

三、复发的预防

（一）手术预防[46]

对携带 *BRCA1/2* 变异的 HBOCS 患者降低卵巢癌风险最有效的策略仍然是预防性双侧输卵管卵巢切除术。根据患者的生育要求和家族史，手术时机因人而异。具有 *BRCA1* 变异者，存在卵巢癌终生高风险，建议在 35 ~ 40 岁进行预防性切除术，而 *BRCA2* 携带者卵巢癌发病年龄晚，手术时机可延迟至 40 ~ 45 岁。对 *BRCA1/2* 变异妇女而言，预防性双侧输卵管切除术是一把双刃剑，好处可降低卵巢癌风险，但卵巢切除后会带来的早期绝经症状，需要长期激素替代治疗，所以手术前一定要跟患者充分沟通。Rebbeck 等建议高危妇女最好在 35 岁之前生育完成后立即进行预防性卵巢切除术，来降低卵巢癌发病率[61, 62]。由于卵巢切除术后还可能发生输卵管癌和原发性腹膜癌，所以建议同时切除两侧输卵管及临近的腹膜[63]。

（二）药物预防

口服避孕药（oral contraceptive，OCP）是遗传性卵巢癌预防性药物治疗中唯一被文献报道有效的药物。对于未患癌的 *BRCA1/2* 变异基因携带者可以口服避孕药降低卵巢癌的发病率，研究显示使用激素类避孕药 1 年，*BRCA1* 变异基因携带者风险降低 33% ~ 80%，*BRCA2* 变异基因携带者降低 58% ~ 63%[64]。对于那些已经完成生育功能但不愿意行预防性卵巢切除的患者，可以考虑先行输卵管结扎加口服避孕药，日后再行卵巢切除[65]。

遗传咨询与产前诊断

遗传咨询包括以下内容：详细族谱，评估风险，知情同意程序。其中，知情同意程序包括就遗传检测的利弊、局限性、可能的结果及与测试结果有关的实际问题和伦理问题，以及对患者和家属进行宣教。

一、携带者患者筛查检测与监测管理咨询

根据美国国家综合癌症网络（NCCN）指南，携带 *BRCA1/2* 致病性或疑似致病性变异（pathogenic/likely pathogenic variants, PV/LPVs）的女性应接受监测方案，包括从 25 岁开始，每 6 ~ 12 个月进行一次临床乳腺检查和每年进行一次乳腺磁共振成像（MRI）；从 30 岁开始，每年进行一次乳腺 X 线检查并考虑断层扫描；从 30 ~ 35 岁开始，每年进行一次经阴道超声检查和血清 CA125 检测，尽管其益处不确定。此外，她们通常在 35 ~ 40 岁之间和完成生育后分别进行预防性双侧乳房切除术和双侧卵巢切除术以降低癌发生的风险[65]。携带 *BRCA1/2* PV/LPVs 的男性应从 35 岁开始，每 6 ~ 12 个月进行一次临床乳腺检查，40 岁开始每年进行一次前列腺癌筛查（尤其是 *BRCA2* PV/LPVs 携带者）[66]。无论男女，黑色素瘤和胰腺癌的筛查应根据家族史进行评估[67]。

二、孕产前遗传咨询

（一）对于生育期患者

家族中有携带 *BRCA1/2* 变异的青年女性，我们要对其进行综合考量，如果还未结婚生育，且年龄不满 35 岁，需要进行与 *BRCA1/2* 基因检测前的规范性遗传咨询，但在怀孕前建议先进行血清

CA125 检测和超声的检查。因为生育本身对于女性预防卵巢癌和乳腺癌是有益的，通过生育或许可以使发病年龄后移甚至达到防癌的目的。*BRCA1/2* 基因变异相关的卵巢癌发病年龄会提前，但是 17 % 发生在 40 岁之前，33 % 发生在 50 岁之前，中位发病年龄在 50 岁左右（一般散发性卵巢癌中位发病年龄为 59 岁）。在年龄尚小（甚至未成年）的情况下，进行 *BRCA1/2* 基因变异检测意义不大，反而会加重心理负担。

此外，*BRCA1* 携带者与 *BRCA2* 携带者、非携带者相比，卵巢储备功能降低[68]。年轻 *BRCA1/2* 基因携带者的治疗方案需要医患双方深入讨论以满足其生育要求。这类患者可选择卵母细胞或胚胎冷冻保存（参考第 1 章第四节）。

（二）亲属风险

对于患者家属，咨询可能的遗传性肿瘤风险，风险评估的方式和管理。建议患者家属进行遗传咨询并考虑基因检测。

三、孕产前遗传学诊断

对 HBOCS 患者（*BRCA1/2* 基因致病性变异或者疑似致病性变异携带者）进行孕产前诊断（例如胚胎植入前遗传性检测）是阻断 HBOCS 向后代传递的重要举措。携带 *BRCA1/2* 基因变异的妇女向其子代传递相同变异的概率达 50%。目前阻断这种传递有两种方法：一种是在怀孕早期进行绒毛活检或羊水评估，如果胎儿携带变异基因则选择流产；第 2 种方法是进行试管受精，胚胎植入前进行基因诊断，取没有携带变异基因的受精卵植入宫腔[69]。

临床案例二

如图 14-10 是一个典型的 HBOCS 家族。先证者（Ⅳ -3），36 岁，10 年前顺产一男孩。于 2018 年发现下腹部包块就诊广州某医院，阴道超声子宫后方低回声包块，血清 CA125 浓度为 4952U，盆腔 CT 显示，双侧卵巢增大，盆腔右侧壁及肠管周围多发结节（考虑淋巴结肿大），考虑卵巢恶性肿瘤，遂行手术治疗。术后病理提示，双侧卵巢浆液性乳头状癌。医生根据先证者多个肿瘤家族史而建议先证者进行肿瘤遗传咨询。先证者虽然心情沉重，但想要更多了解自己

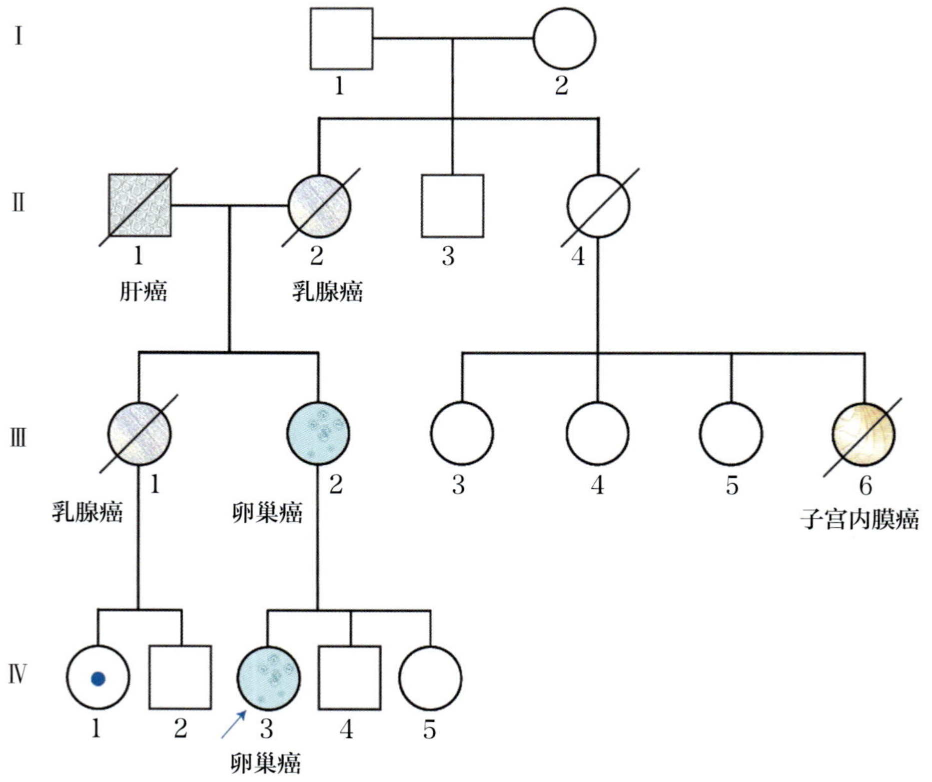

图 14-10 遗传性乳腺癌 / 卵巢癌综合征患者家系图——临床案例二

（本案例由黄神娇提供）

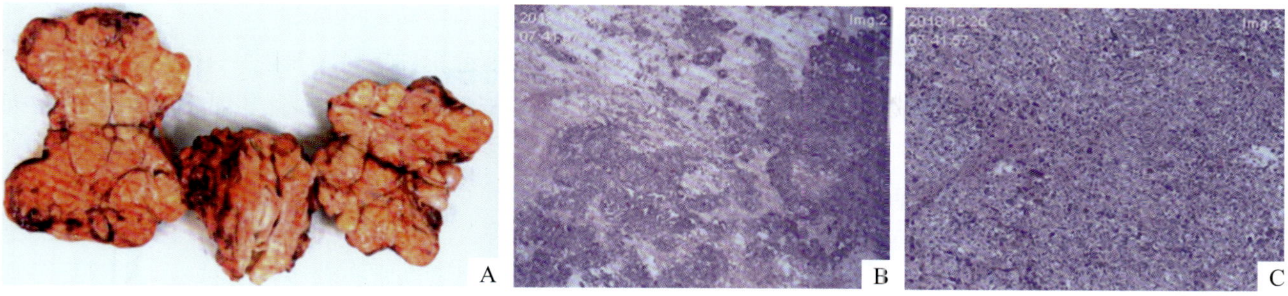

图 14-11 遗传性乳腺癌 / 卵巢癌综合征相关卵巢癌病理表现——临床案例二

图 A，双侧卵巢；图 B、C，卵巢高级别浆液性癌（HE 染色）

和家人情况及以后定期需做哪些检查以尽早发现问题，先证者在妹妹（Ⅳ-5）的陪同到遗传咨询门诊就诊。

遗传咨询需先做巧妙的沟通，让先证者解脱其心理压力，愿意主动沟通其相关情况。

遗传咨询的家系分析是遗传性肿瘤的重要一环。①先证者的1位妹妹和1位弟弟都健康；②先证者母亲（Ⅲ-2），58岁，确诊为卵巢黏液腺癌Ⅲc，于外院行肿瘤细胞减灭术，截至本例先证者就诊时术后无症状生存9个月；③先证者姨妈（Ⅲ-1）38岁死于乳腺癌，病理类型为浸润性导管癌，育有1儿（Ⅳ-2）1女（Ⅳ-1），目前均体健；④先证者表姨妈(Ⅲ-6) 42 岁死于子宫内膜癌（病理类型不详）；⑤先证者外祖父(Ⅱ-1) 71 岁死于肝癌；⑥先证者外祖母（Ⅱ-2）62 岁死于乳腺癌（病理类型不详）。

综合家族成员肿瘤病史的分型，共 6 位患有癌症，其中包括 1 例子宫内膜癌，2 例卵巢癌，2 例乳腺癌，1 例肝癌。患者 1 位一级亲属和 1 位二级亲属分别患有卵巢癌、乳腺癌，并有遗传倾向，首先考虑的是 HBOCS。很明显，从临床资料分析，先证者的母亲及 1 位表姨妈分别有乳腺癌和子宫内膜癌，先证者的外祖母罹患乳腺癌，致病基因很可能是从先证者的外祖母传递下来。先证者外祖父患有肝癌去世，但没有发现其他直系家属成员患有恶性肿瘤。

经过详细的遗传咨询，先证者与其妹妹对此疾病均有比较好的认识，一致同意做基因检测。针对先证者的临床诊断，通过家族成员患肿瘤的家族史分析，在知情同意书签字后，先证者与其相关家族成员进行了*BRCA1/2*基因检测。检测结果显示先证者*BRCA1*基因发生一个胚系杂合基因变异c.2680A>T，这是无义变异，分类为致病性变异。与此同时，先证者母亲（Ⅲ-2）检测结果发现同样*BRCA1*致病性变异。先证者妹妹（Ⅳ-5）行*BCRA1*检测没有基因变异。其表妹（Ⅳ-1）26岁，行*BRCA1*检测，结果也有同样*BRCA1*致病性变异，正在密切随访中，建议完成生育需求后行双侧输卵管卵巢切除术。

通过遗传咨询及家族直系近亲进行基因检测可评估遗传性卵巢癌患者亲属的患癌风险，早期采取积极预防措施或干预措施，能很大程度上降低卵巢癌的病死率。

（黄神姣 张克强 王沂峰）

第三节 遗传性平滑肌瘤病－肾细胞癌综合征

遗传性平滑肌瘤病－肾细胞癌（hereditary leiomyomatosis and renal cell cancer，HLRCC）综合征，也称 Reed 综合征，是一种常染色体（1q42.3-43）显性遗传的不完全外显性遗传性癌症综合征，此疾病较罕见，与延胡索酸水化酶（fumarate hydratase，FH）基因胚系变异相关。目前病理及 FH 基因检测对该病的诊断上均存在一定困难，需结合临床表现综合考虑。HLRCC 综合征呈家族聚集性，90% ~ 100% 的家庭成员受到影响。患者常表现为皮肤（75%）或子宫平滑肌瘤（80 ~ 90%），两者可单独发生或同时发生，部分并发肾细胞癌（2% ~ 43%）。该病好发于年轻女性。药物及手术治疗是皮肤平滑肌瘤和子宫肌瘤的常见疗法，而 HLRCC 综合征相关肾癌的治疗方法尚存争议，及时的手术干预有助于减少癌症的转移。

主要临床表现

一、皮肤平滑肌瘤

皮肤平滑肌瘤的发生年龄平均为 24.1 岁（中位数为 25 岁；9 ~ 45 岁），但症状发病和诊断年龄分别为 31.4 岁、36.6 岁。少数女性报告中显示激素变化后出现皮肤平滑肌瘤，例如青春期、怀孕或开始口服避孕药。

HLRCC 综合征相关的皮肤平滑肌瘤为硬的肉色至红棕色丘疹或结节，可以是散在性病变、聚集性病变或聚集性和散在性病变相结合。聚集性病变最常见于躯干，其次为下肢、上肢、头部和颈部。散在病灶多见于上肢，其次为躯干、下肢和头颈部。少数患者病变呈对称性或单侧分布。大多生长于立毛肌中，与毛孔相连。约 90% 的患者感到疼痛，约 22% 的患者生活质量受到中度到重度的影响。疼痛是最敏感和特异的临床标志性症状，最常见的是锐痛、刺痛，但也可能出现灼痛、酸痛。疼痛可能是自发发生的，也可能是由寒冷、触摸、创伤、热、压力或情绪引起的。皮肤平滑肌瘤可分为 3 种类型：①毛细血管平滑肌瘤，这是最常见也是最痛苦的，来源于毛囊的竖毛肌（hair follicle）；②生殖器平滑肌瘤，罕见且通常无痛，这些突起在生殖器和乳头表面；③血管平滑肌瘤，罕见，源于血管平滑肌（图 14-12）[70,71]。

二、子宫平滑肌瘤

与散发性子宫平滑肌瘤不同，该综合征患者子宫平滑肌瘤有直径大（1 ~ 10cm）和多发（1 ~ 20cm）的特点，且很早就有症状。HLRCC 综合征相关的子宫平滑肌瘤平均确诊年龄为 31 岁（中位数年龄 30 岁；年龄范围：19 ~ 47 岁），但患者在十几岁到二十几岁的时候可能已经呈现出逐渐加重的症状，包括月经过多、腹部疼痛、异常子宫出血等。其中约 28% 的患者因子宫肌瘤导致生育力下降（不孕、流产等）。约 80%患者的生活质量受到中度至重度影响，患者通常在较年轻的时候就需要行子宫切除术。虽然皮肤平滑肌瘤是该综合征患者最敏感和特异的临床标志性症状，但子宫平滑肌瘤往往是女性患者的首要表现。

三、肾细胞癌

2016 年，WHO 对泌尿系统肿瘤的分类新增一类 HLRCC 综合征相关的肾细胞癌。约有 20%-30% 的 HLRCC 综合征患者会伴发肾细胞癌，患者常常以血尿及背痛为首要症状，以单侧的Ⅱ型乳头状肾癌多见，此外也可能出现集合管癌和透明细胞癌，病灶出现于双侧肾的情况较少见。此癌侵袭性较强，在肾原发病灶较小且局限时，也可能出现淋巴结转移或远处转移，最常转移至肺，其他依次为骨、淋巴结、肝、肾上腺及脑等，通常预后不良。

遗传方式与相关致病基因

HLRCC 综合征呈家族聚集性，遗传方式为常染色体显性遗传。HLRCC 综合征相关基因存在外显不全，且外显率与年龄相关。在所有 HLRCC 综合征患者中，80% ~ 90% 可检测出 *FH* 基因变异。FH 蛋白被归类为肿瘤抑制因子，其失活可见于肿瘤患者的体细胞中。*FH*[OMIM: 136850] 基因编码延胡索酸酶，通常在柠檬酸循环中催化延胡索酸与

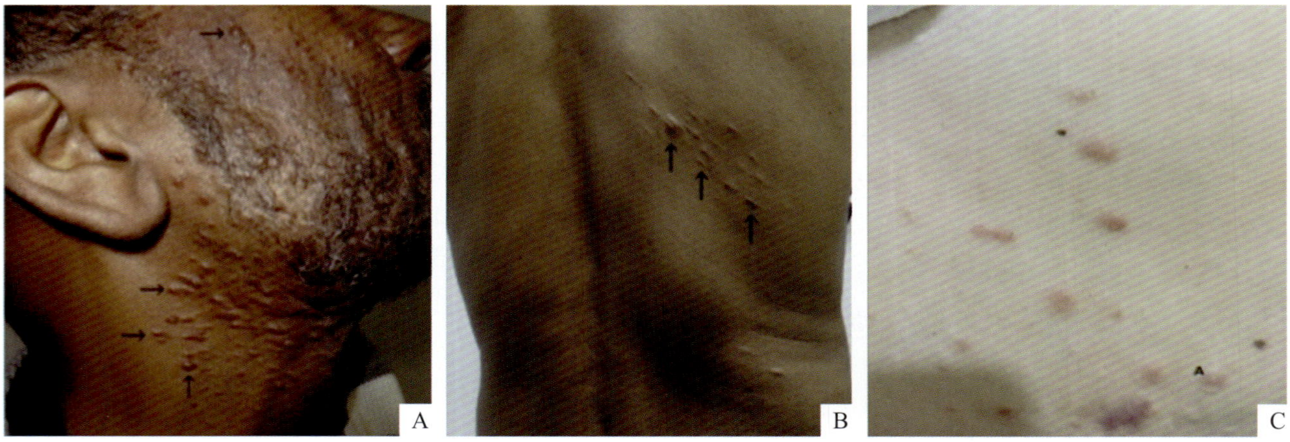

图 14-12 皮肤平滑肌瘤临床表现

图 A，面颈部皮肤平滑肌瘤；图 B，节段性皮肤平滑肌瘤；图 C，血管平滑肌瘤

苹果酸的水化。*FH* 的致病性变异可导致肿瘤中 FH 酶水平显著降低或缺失。延胡索酸的异常积累被认为是导致缺氧诱导因子（hypoxia inducible factor, HIF）的激活，并在下游激活细胞生存和增殖基因[72]。

FH 变异中错义变异最为常见，也有移码变异、无义变异、插入 / 缺失变异、剪接位点变异。患者表现 HLRCC 综合征特征，但 *FH* 基因点变异检测结果为阴性，可能是 *FH* 基因发生缺失或重复，也可能是新的 *FH* 基因变异类型未被检测出，诊断需结合临床症状综合考虑。

临床诊断依据

出现多发性皮肤平滑肌瘤、散发肾细胞癌年轻患者，或有乳头状肾细胞癌家族史者；体积较大的子宫多发肌瘤，年轻患者的子宫肌瘤，子宫外的平滑肌瘤，如弥漫性腹膜平滑肌瘤、静脉内平滑肌瘤、良性转移性平滑肌瘤、腹膜后平滑肌瘤和寄生性平滑肌瘤，应警惕 HLRCC 综合征。

Patel 等[70]总结了经 Smit 和 Schmidt 两个研究团队修改后的 HLRCC 综合征临床诊断标准，包含 2 条主要标准和 4 条次要标准。主要标准为：①多发性皮肤平滑肌瘤，特别是伴随刺痛；②一个或多个毛发平滑肌瘤，伴随特征性刺痛。次要标准为：①孤立性平滑肌瘤和 HLRCC 综合征家族史；② 40 岁前出现 Ⅱ 型乳头状肾细胞癌；③女性 40 岁前出现严重的伴有临床表现的子宫肌瘤；④有一级家庭成员满足以上任意一条标准，或有二级父系家庭女性成员在 40 岁前出现严重的伴有临床表现的子宫肌瘤。患者符合主要标准时，表明患 HLRCC 综合征的可能性很高若仅符合不少于 2 条次要标准，医生可怀疑其为 HLRCC，需进行进一步的检测以辅助诊断，如病理学分析、基因检测等[73]。

主要病理诊断特征

一、组织细胞病理检查

（一）皮肤平滑肌瘤

3 种亚型的皮肤平滑肌瘤均表现为边界不清的平滑肌细胞交织排列，平滑肌细胞胞质嗜酸性，细胞核位于中央，两端呈钝状拉长（“雪茄形”）。免疫组化染色检查显示平滑肌细胞标志物阳性，如肌动蛋白。皮肤平滑肌瘤主要位于真皮，但也可能延伸到皮下组织，神经密度明显高于周围组织。此外，生殖器平滑肌瘤可能表现为局灶性囊肿和平滑肌细胞束内的黏液样改变。血管平滑肌瘤表现为平滑肌细胞束之间具有裂隙样或扩张的血管（图 14-13）[74,75]。

（二）子宫平滑肌瘤

平滑肌细胞呈不典型性，具有与 HLRCC 综合征的肾细胞癌相似的核特征（核大，核仁明显，呈嗜酸性包涵体样）。核分裂象罕见，但有些病例可见到 1~2/10HPF。缺乏坏死，可见到鹿角状分支血管（图 14-14）。

（三）肾细胞癌

典型表现为乳头状结构，大细胞，具有丰富嗜酸性胞质，大核仁，和明显嗜酸性包涵体样核仁。可见多种变异体，包括管状、管囊状、实性和混合性结构。核特征可呈灶性（图 14-15）。

二、免疫组化染色检查

如患者具有 HLRCC 综合征临床特征，但 *FH*

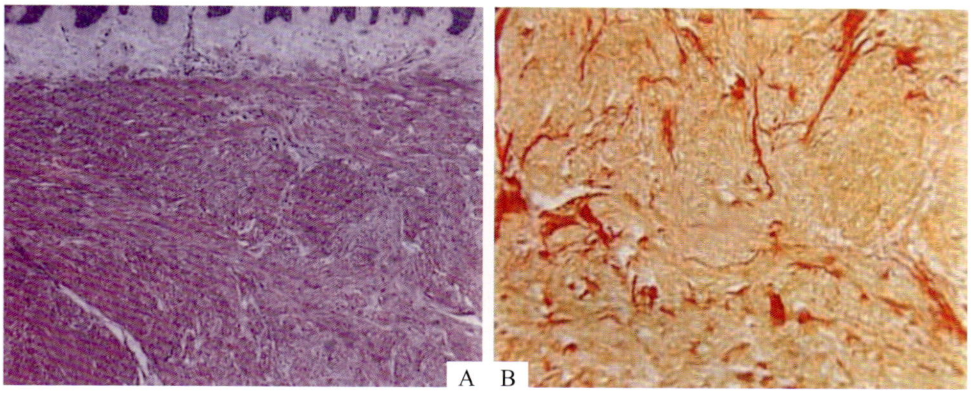

图 14-13　皮肤平滑肌瘤病理表现

图 A，皮肤平滑肌瘤 HE 染色（100×）；图 B，Van Giason 染色

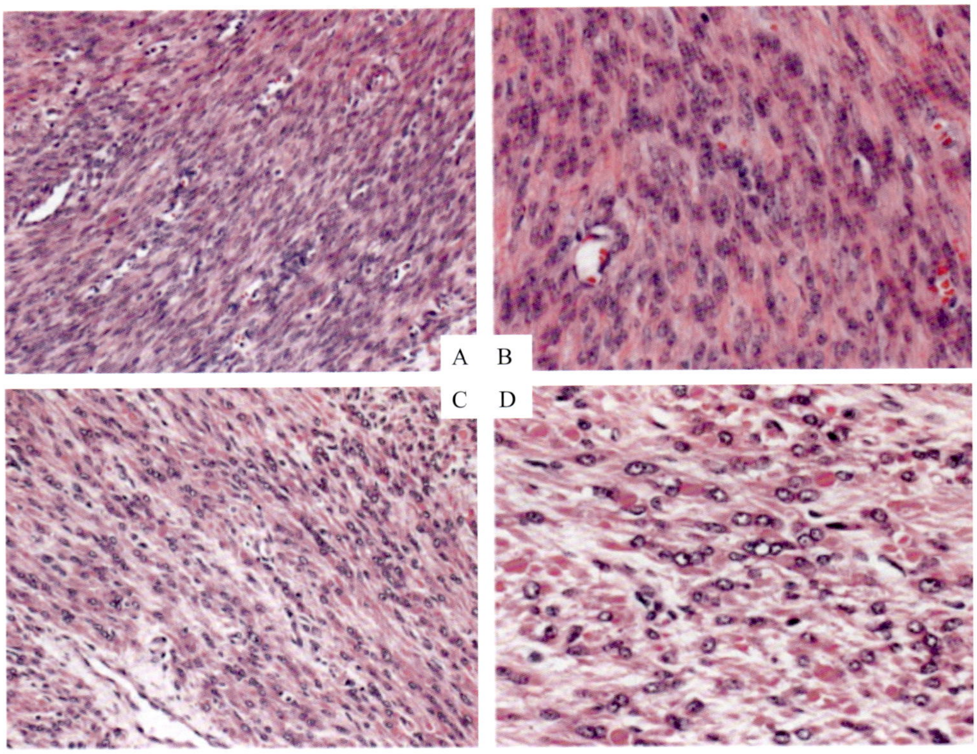

图 14-14　子宫平滑肌瘤 *FH* 野生型（A、B）与 *FH* 变异型（C、D）核仁比较

图 A、B，肿瘤细胞可见小核仁，或不明显；图 C，相比图 A、B，肿瘤细胞核增大；图 D，核大，核仁明显，呈嗜酸性包涵体样。

基因点变异检测阴性，而且没有发现基因的大缺失或者重复，可以测定病灶组织中检测 FH 分子的酶活性，低于正常值的 60% ~ 78% 即可确诊以达到诊断。延胡索酸水合酶活性测定仅适用于没有可识别的 *FH* 基因变异的患者。

HLRCC 综合征检测方法包括延胡索酸水合酶免疫组化染色，显示 HLRCC 综合征患者延胡索酸酶染色缺失。然而，错义变异可以显示保留染色。这表明 FH 染色的缺失是特异性的潜在 *FH* 基因缺陷，但 FH 的免疫组化并不能有效检测 *FH* 基因的错义变异，FH 染色的存在也不能排除 HLRCC 的可能性。

尽管 FH 染色缺失具有特异性，但在 FH 缺乏症中积累的 2- 琥珀半胱氨酸（cysteine z-succinate，2SC）染色阳性（图 14-16）对 HLRCC 综合征相关肿瘤的检测更为敏感，而且 2SC 有鉴别肾细胞癌前驱病变的潜力，但目前 2SC 抗体尚未普及 [76,77]。

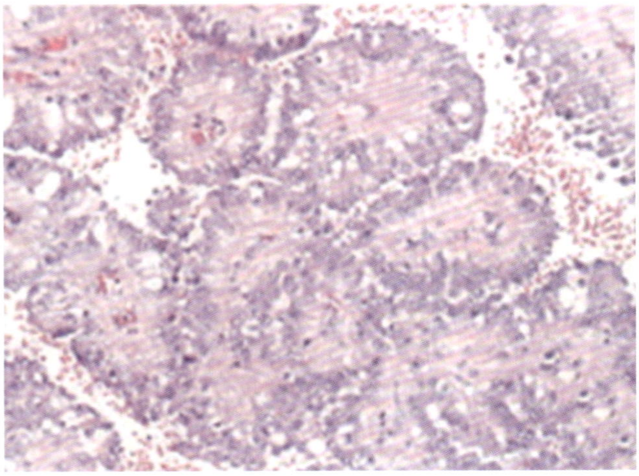

图 14-15　肾细胞癌组织病理（HE 染色，400x）

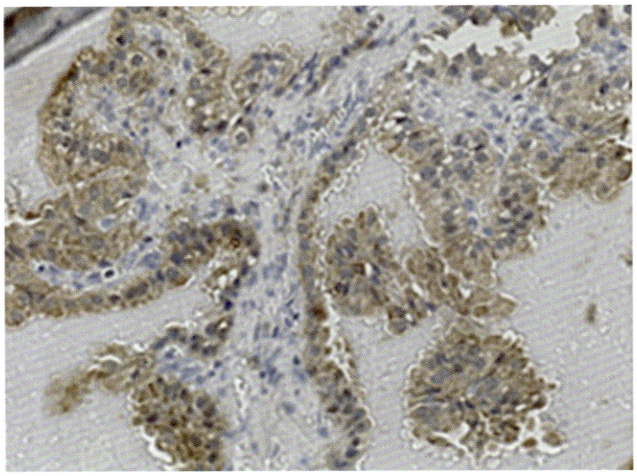

图 14-16　HLRCC 综合征相关肿瘤性 2SC 染色

三、分子病理检测

HLRCC 综合征由 *FH* 致病性变异引发，可采用二代测序检测 *FH* 基因变异情况。对 *FH* 基因检测阴性患者，*FH* 基因可能发生缺失或重复，可采用定量聚合酶链式反应（quantitative PCR，Q-PCR）技术、多重连接依赖式探针扩增（multiplex ligation-dependent probe amplification，MLPA）或基因靶向微阵列来检测 *FH* 基因拷贝数的改变，若无缺失或重复，可用其他检测方法如 2SC、FH 分子免疫组化检测等辅助诊断。

其他检查

一、影像学检查

超声检查能初步区分浅表皮肤肌瘤、子宫肌瘤及肾占位可用于简易筛查，但可能遗漏等回声病变。CT 及磁共振检查可是较准确检查方法，可准确判断肌瘤大小、数目、位置，肾占位浸润程度，有无转移等情况，PET/CT 在多源性肿瘤的诊断中具有潜在的应用价值[71,78,79]（图 14-17 和图 14-18）。

二、肿瘤相关微生物组检测

与疾病发生和治疗相关的特异性微生物组在深入研究中。

治疗与预后

一、治疗

（一）手术治疗与药物治疗

皮肤平滑肌瘤的治疗方案主要根据皮损的数量、疼痛程度和美容外观综合考虑。对孤立、局部的病变、结节性、症状严重部位可经由手术切除，约 50% 的患者在皮肤肌瘤手术后 6 周至 15 年内复发。对于手术切除可能产生不可接受的美容结果和大瘢痕的较大区域，也可考虑实用二氧化碳激光消

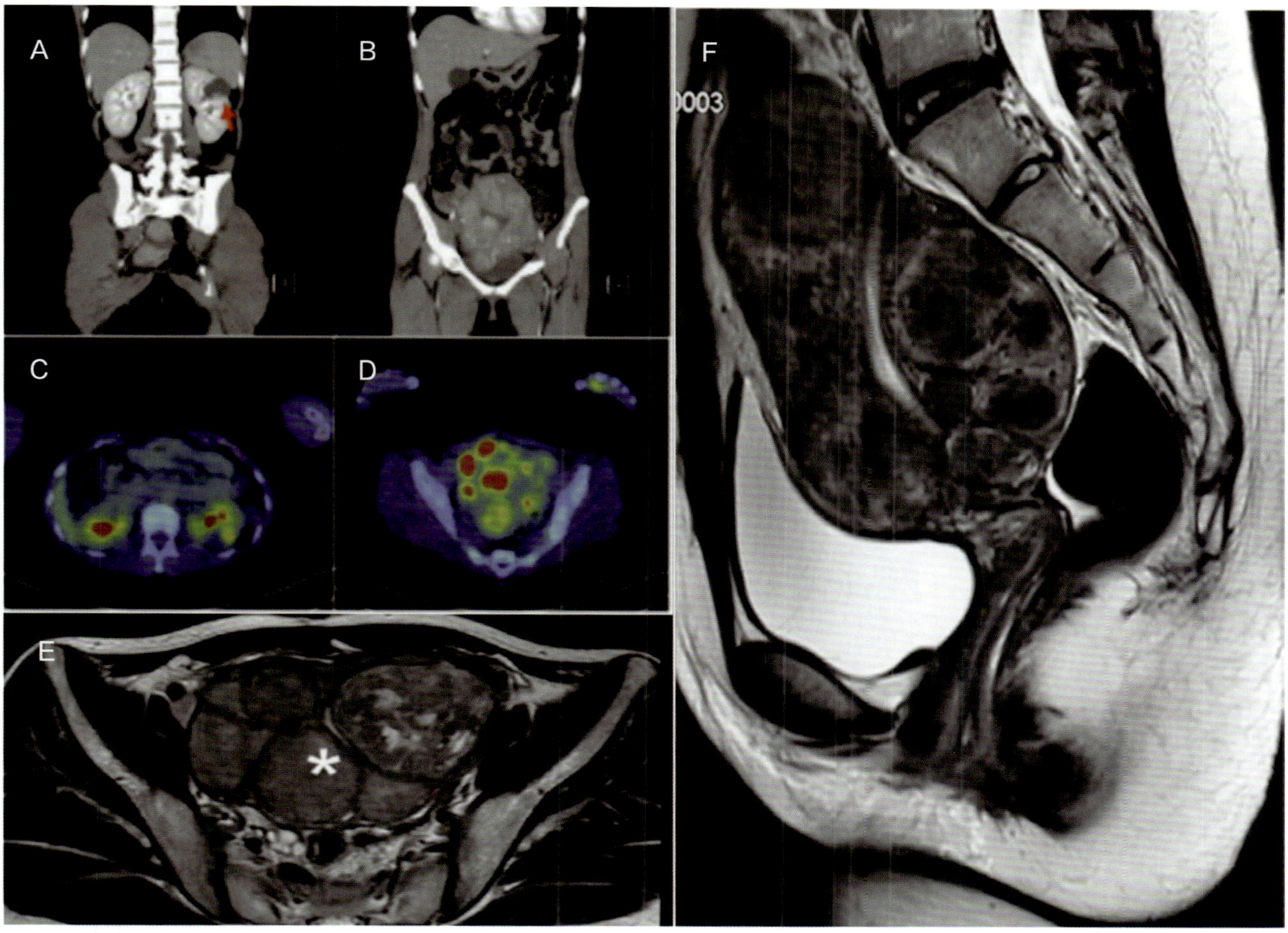

图 14-17 HLRCC 综合征影像学表现

图 A，一个大的多发性子宫肌瘤；图 B，18F－氟代脱氧葡萄糖正电子发射断层扫描（FDG- pet）显示左侧囊性肾肿瘤 FDG 摄取［最大标准摄取值（SUVmax）4.58］；图 C，子宫肌瘤（SUVmax 17.13）；图 D，肿瘤转移情况；图 E，多发性子宫肌瘤横断面；图 F，多发性子宫肌瘤矢状位

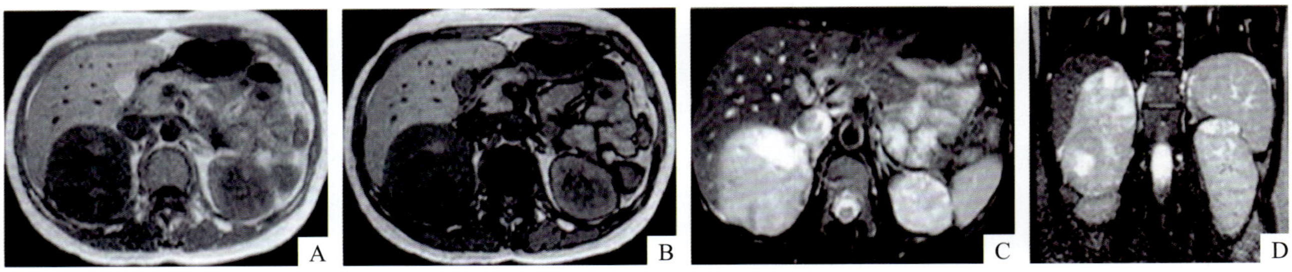

图 14-18 HLRCC 综合征患者腹部 MRI 表现

图 A 和 B，右肾上腺区及左肾上极病灶信号反相位较正相位未见衰减；图 C，T2-SPIR 轴位示双侧病灶呈不均匀高信号；图 D，冠状位显示更加清晰

融，冷冻法、电离子透入疗法等治疗方法。对于病灶小、症状轻微的病例，可用化妆品遮盖和尽量避免冷热、碰触的刺激所带来的疼痛即可。由于疼痛源于神经纤维受压迫、肿瘤肌肉的收缩或立毛肌α-肾上腺素能受体的激发，首选作用于平滑肌细胞的药物，如硝酸甘油、硝苯地平、苯氧苄胺或多沙唑嗪，加巴喷丁、普瑞巴林或度洛西汀也已单独使用或与上述药物联合使用。麻醉药品肉毒杆菌毒素，可能会抑制神经肽的释放，可以改善生活质量和静息疼痛，但不会改变冰刺激后的平均皮损疼痛或疼痛[73]。

子宫平滑肌瘤的治疗大多需要手术治疗，手术剔除不能缓解症状，可完成生育后行子宫切除，其他方法包括子宫动脉栓塞、促性腺激素释放激素激动剂（GnRH-agonist）和孕激素释放宫内避孕器。

肾细胞癌的治疗方案目前尚存争议。一般建议根治性肾切除术和腹膜后淋巴结切除术。术前可用分子靶向药物阿西替尼作为新辅助治疗手段，可诱导部分肾肿瘤组织死亡。

（二）治疗进展

主要是免疫治疗。派姆单抗和阿昔替尼用于晚期肾癌患者的一线治疗[80]，由于发病机制尚不明确，探索新的治疗方法，如靶向药物治疗或免疫治疗正在研究中的药物有：二甲双胍，二甲双胍与凡德他尼联合用药，贝伐单抗和埃罗替尼等。

二、预后与复发

HLRCC 综合征相关肾细胞癌的原发性肿瘤可以迅速在淋巴结和全身转移，肺是肾细胞癌最常见的远处转移部位。Muller 等[81]追踪了 2004 — 2016 年全法国来自 114 个家庭的 182 例 HLRCC 综合征患者的病情发展情况，19% 有肾细胞癌史，且大部分属于Ⅱ型乳头状肾细胞癌，其中 82% 在诊断时即已转移或在接下来的 3 年内发生转移，癌症转移患者的中位生存期是 18 个月；133 例患者（73%）有皮肤平滑肌瘤史，其中有 3 例后来发展为皮肤平滑肌肉瘤，占有皮肤平滑肌瘤病史患者的 2.3%；女性患者中 77% 有子宫肌瘤，未发现子宫平滑肌肉瘤。

HLRCC 综合征相关性肾细胞癌发生的最小年龄为 10 岁，要严密监测肾功能，6.7% 的患者 20 岁之前发生了肾肿瘤，确诊时 50% 已出现远处转移。70% 的患者在确诊后 5 年内死于转移性疾病。Kamai 等[82]通过根治性肾切除术和腹膜后淋巴结切除术，成功治愈 1 位 48 岁患有局部晚期 HLRCC 综合征相关肾细胞癌的女性。该患者属于 HLRCC 综合征易感个体，主动定期对肾进行监测，术前以阿西替尼作为新辅助治疗手段，成功诱导 2/3 肾肿瘤组织坏死，且 ^{18}F- 氟代脱氧葡萄糖水平降低，手术后 33 个月内，患者状态始终良好。针对发病机制，探索新的治疗方法，如靶向药物治疗或免疫治疗也可能为 HLRCC 综合征患者带来曙光[82]。

遗传咨询与孕产前诊断

一、携带者 / 患者检测与健康管理咨询

对有患病危险的家庭中，对 8 岁以上的成员进行预测性的胚系基因变异检测。对于 *FH* 胚系致病性变异携带者，建议 8 岁以后每年进行肾 MRI 检查，检测有无肾细胞癌的发展及进程。建议使用靶向于肾的方案进行增强的病变检测，若检测到肾细胞癌病灶，应尽早进行手术干预。对已确诊为 HLRCC 综合征的患者，应每 1 ~ 2 年进行一次全面的皮肤检查，以评估是否进展为恶性皮肤平滑肌肉瘤。至少从 20 岁起每年进行妇科检查，评估子宫平滑肌瘤的生长情况。如经济条件允许，最好进行敏感技术如 MRI 的定期筛查[78]。

二、携带者生育咨询

对有患病危险的女性患者，尽早行 *FH* 胚系基因变异检测，如为 *FH* 致病性变异携带者，建议尽早生育，如检测出的某些变异位点只会导致子宫肌瘤，变异携带者生育男性胎儿较为安全。

三、孕产前遗传学诊断

对有患病危险的家庭成员孕前均进行预测性的胚系基因变异检测（相关内容参考第 1 章）。

临床案例三

先证者（图 14-19，Ⅲ-2），42 岁，于 2018 年因多发子宫肌瘤、重度贫血入院治疗。彩超提示：子宫多发肌瘤，最大者 10cm（图 14-20）。予以纠正贫血后行全子宫切除。术后病理提示：子宫平滑肌瘤（图 14-20）。详细询问病史中发现，先证者的 3 个妹妹均有子宫平滑肌瘤，且先证者有皮肤平滑肌瘤，现用药物治疗。查体发现先证者躯干有聚集的红棕色丘疹，诉对冷热刺激敏感，会引起疼痛。根据先证者的家族史，考虑可能为 HLRCC 综合征，建议先证者进行肿瘤遗传咨询。先证者虽然经济条件不好，但听到遗传性疾病，想要知道自己子女有多大风险，还是怀着沉重的心情就诊遗传门诊咨询。

遗传咨询的家系分析是遗传肿瘤诊断的重要一环。先证者有3个妹妹，二妹（Ⅲ-3）36岁时因肾癌去世，在生检查时发现其同时有皮肤平滑肌瘤、子宫平滑肌瘤。双胞胎三妹（Ⅲ-4）和四妹（Ⅲ-5）均患子宫平滑肌瘤，先证者的2个女儿（Ⅳ-2、Ⅳ-3）通过检查后均发现多发子宫肌瘤，平素月经量多，下腹痛，考虑痛经，未进一步就诊。先证者父亲已去世，生前亦患有皮肤平滑肌瘤。先证者的奶奶因肾癌去世，爷爷健在。

综合家族成员病史的分析，共有 1 位肾癌患者，4 例子宫平滑肌瘤患者，1 位同时患有皮肤平滑肌瘤和子宫平滑肌瘤，1 例同时患有皮肤平滑肌瘤、子宫平滑肌瘤和肾癌。首先考虑的是 HLRCC 综合征。此案例的 HLRCC 综合征家族是较明确的，而致病基因很可能是从先证者的爷爷传递下来。

针对先证者子宫内膜癌的临床诊断，通过家族成员患肿瘤的家族史分析，在知情同意书上签名后，先证者及其家族成员行基因组 DNA 进行测序分析，发现患者 *FH* 基因 4 号外显子有 p.R190H 杂合变异。患者的 2 个健在妹妹和 2 个女儿基因检测均提示有 *FH* 基因 p.R190H 变异。先证者儿子为 *FH* 变异携带者，没有肾肿瘤或皮

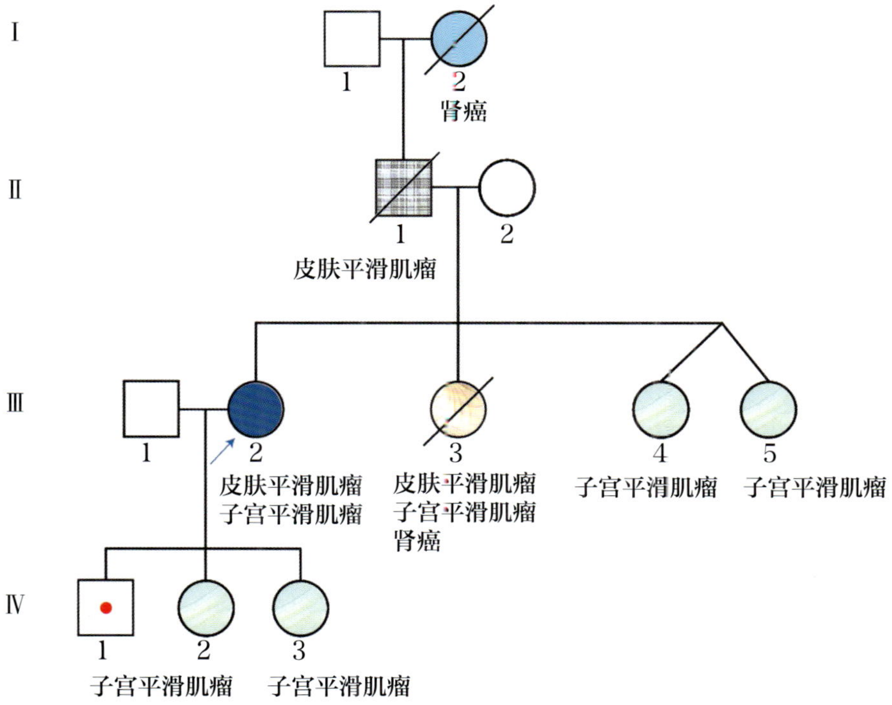

图 14-19 HLRCC 综合征患者家系图——临床案例三

（本案例由文斌提供）

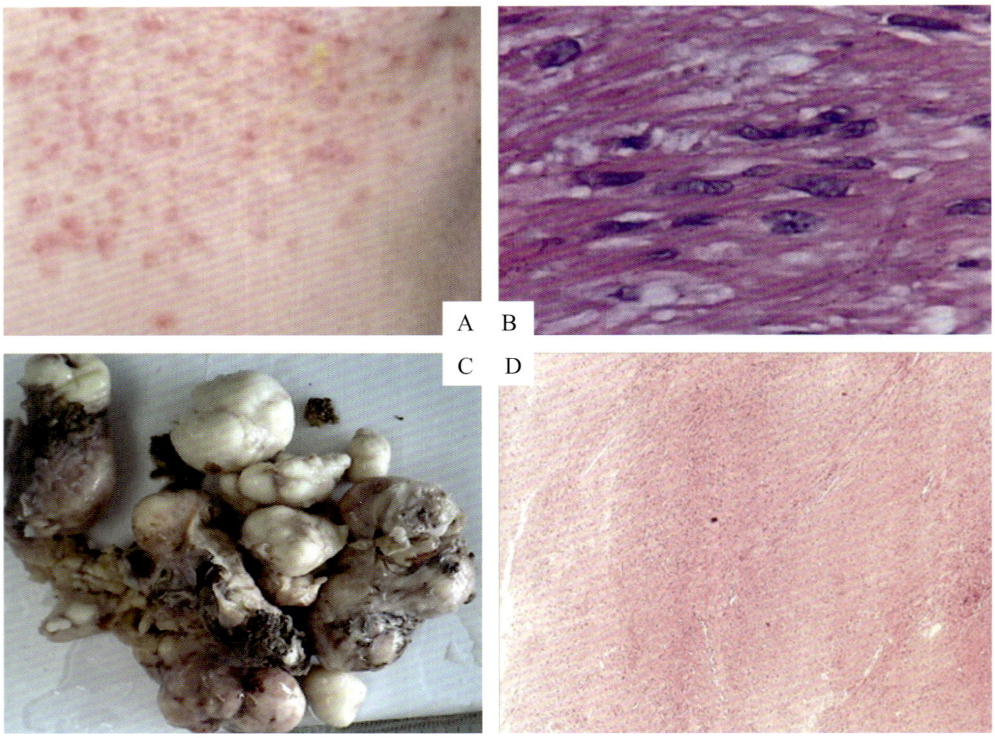

图 14-20 HLRCC 综合征病理表现——临床案例三

图 A，患者胸前壁皮损；图 B，皮损病理活检（HE 染色）；图 C，全子宫切除术后大体病理标本；图 D，组织病理 HE 染色

肤平滑肌瘤。爷爷基因检测没有 *FH* 基因变异。因此，*FH* 基因变异很可能源自于因肾癌去世的奶奶。

根据目前检测结果，建议患者的妹妹、女儿、儿子均需定期检查皮肤、子宫、肾。患者的 2 个妹妹检查发现多发子宫肌瘤，均存在生育困难情况，建议生殖科咨询，完成生育需求后尽早行子宫切除术[82]。

通过遗传咨询门诊医师的耐心解释，患者对自己以及家人的情况有了明确的认识，知道以后需定期检查，早发现、早诊断、早治疗。

（文斌 王沂峰）

第四节 Cowden 综合征相关子宫内膜癌

Cowden 综合征（Cowden syndrome, CS）也可称为多发性错构瘤综合征，是由 PTEN[OMIM: 601728] 胚系变异引起，以起源于外、中、内三胚层的多发性错构瘤为特征的罕见常染色体显性遗传病，Cowden 综合征的发病率为 1/250 000 ~ 1/200 000[84]，以皮肤黏膜错构瘤和多发全身肿瘤为特征。在 Cowden 综合征患者中，子宫内膜癌的发生率约为 28%。

主要临床表现

Cowden 综合征的临床表现多种多样，诊断困难[85]。Cowden 综合征患者发生子宫内膜癌的平均年龄约为 44 岁，罕见病例可发生在 14 岁左右[86]。在临床表现上，Cowden 综合征相关的子宫内膜癌与常见的散发子宫内膜癌的表现是相似的，多数表现为异常子宫出血、绝经后阴道流血；Cowden 综合征相关的宫颈癌与常见的散发宫颈癌相似，多数表现为接触性阴道出血[83,87]。

遗传方式与相关致病基因

Cowden 综合征是由 *PTEN* 胚系变异引起的常染色体显性遗传疾病。*PTEN* 是最容易发生变异的抑癌基因之一，其编码的蛋白能在各种细胞里表达。与 Cowden 综合征相关的基因还包括 *SDHB*[OMIM: 185470]，*SDHC*[OMIM: 602413]，*SDHD*[OMIM: 602690] 和 *KLLN* [OMIM: 612105] 等[88]。

PTEN 是 PI3K -AKT 的负调控因子，是 mTOR 信号通路的机制靶点，对细胞增殖、细胞周期进展和凋亡至关重要[89]。该基因功能的缺失有助于肿瘤

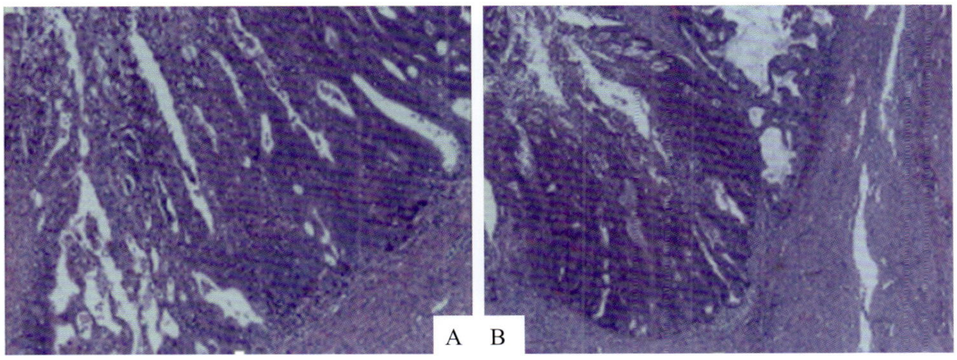

图 14-21 Cowden 综合征相关子宫内膜癌病理表现

图 A，子宫内膜样腺癌，腺体排列密集，出现共壁结构，局灶实性；图 B，子宫内膜样癌，呈推挤性浸润子宫肌层，浸润周围有间质反应

的发生，并且在各种恶性肿瘤中经常发现体细胞基因变异。因此，位于染色体 10q23.31 上的 *PTEN* 基因被认为是抑癌基因 [90-93]。

PTEN 胚系变异可在许多 Cowden 综合征患者中检测到 [94]。有报道认为高达 83% 的符合 Cowden 综合征临床标准的个体可检测到的 *PTEN* 变异 [95]。近期的文献显示，在符合 Cowden 综合征临床标准或基因检测标准的患者中包括女性乳腺癌、子宫内膜癌、甲状腺癌、肾癌、大肠癌和黑色素瘤，约有 20% ~ 34% 的患者存在 *PTEN* 胚系变异 [96,97]。

在 Cowden 综合征中观察到基因异质性，患有 Cowden 综合征和类似 Cowden 综合征的患者亚群（如：具有 Cowden 综合征的某些特征，但不符合诊断标准）检测 *PTEN* 基因非同义点变异为阴性，但实际上这些患者的 *PTEN* 基因有较大的结构重排，或 *PTEN* 基因存在启动子区域缺失，导致 *PTEN* 表达明显减少。

KLLN 基因位于 10q23.31 号染色体上，是 p53 调控的 DNA 合成抑制剂，与 *PTEN* 基因具有相同的转录位点 [98]。在一些 *PTEN* 变异阴性的患者中，*KLLN*（*KILLIN*）基因存在启动子的高甲基化，这导致 KLLN 蛋白表达降低 [99]。

此外，除了 *PTEN*、*KLLN* 变异外，Cowden 综合征与 *SDHB*、*SDHC*、*SDHD*、*SEC23B*[OMIM: 610512] 等基因变异相关 [88,100-103]。

临床诊断依据

Cowden 综合征诊断标准详见第 12 章第三节 Cowden 综合征相关部分。

对 Cowden 综合征相关的子宫内膜癌诊断的建立是基于 Cowden 综合征家族史分析、肿瘤的病理检查和相关基因检测结果 [104]。

主要病理特征

与散发性子宫内膜癌一样，Cowden 综合征相关的子宫内膜癌肿瘤组织病理诊断是 Cowden 综合征相关的子宫内膜癌诊断的金标准，在大体标本分析的基础上进行组织病理形态检查以及免疫组化检查。

一、组织细胞病理检查

Cowden 综合征相关的子宫内膜癌大部分为子宫内膜样癌（42%），部分为浆液性癌或透明细胞癌（5%），少部分为黏液性腺癌（0.3%）[85,86]。在高级别和低级别子宫内膜样癌的患者中，*PTEN* 的变异率分别为 90% 和 67%，而在浆液性癌中只有 2.7% [105]（图 14-21）。

二、免疫组化染色检查

Cowden 综合征的免疫组化检测详见第 12 章第三节 Cowden 综合征相关部分。

三、分子病理检测

Cowden 综合征的基因检测详见第 12 章第三节 Cowden 综合征相关部分。

Cowden 综合征是一种复杂的癌症易感性综合征，表现多样。诊断为多发性或早期发病的癌症患者应被视为潜在的 *PTEN* 变异携带者，并建议进行基因检测。应为确诊的携带者及其家属提供相关肿瘤条件的筛查 [106]。许多研究表明，几种癌症亚型的癌症风险与背景人群相比有所提高。因此，一旦诊断出致病性 *PTEN* 变异，对早期癌症检测的最佳监测时机对于提高患者生存率至关重要 [107]。*PTEN* 变异检测，包括整个编码区的序列分析和缺失 / 重复分析 [108]。大多数 *PTEN* 变异是通过测序检测到的，其中包括错义、无义、剪接位点、插入和缺失[95,100,101]。*PTEN* 启动子中也有变异报道，该基因这一区域的变异检测已在临床上应用。

尽管尚不清楚潜在结果的临床实用性，但仍可以针对 Cowden 综合征患者的临床表现做相关的基因检测，包括 *AKT1*[OMIM: 164730]，*KLLN*，*PIK3CA*[OMIM: 171834]，*SDHB*、*SDHC*、*SEC23B* 和 *SDHD* 等。可以在基因检测注册处（Genetic Testing Registry, GTR）的临床认可的分子遗传学诊断实验室中查询特定的基因检测可用性。

其他检查

一、影像学检查

Cowden 综合征相关的子宫内膜癌没有特异性的影像学检查方法，可通过经阴道超声对异常阴道流血的原因做出初步判断，可为进一步检查提供参考依据。而像 MRI 及 CT 等则主要用于对肿瘤浸润的深度及是否有子宫外转移做出较准确的判断与评估。

NCCN 建议 30 ～ 35 岁每年进行子宫内膜活检和（或）超声检查。建议与患者讨论是否选择子宫切除术。有研究建议年龄在 30 ～ 35 岁或相关的家庭成员每年进行一次经阴道超声检查，并辅以子宫内膜活检[107]。此外，鼓励对患者进行教育，并对诸如出血、体重减轻、疼痛、呼吸困难和腹水等症状做出及时诊治。

二、肿瘤相关微生物组检测

Cowden 综合征的肿瘤相关病原体检测详见第 12 章第三节 Cowden 综合征相关内容。

治疗与预后

一、治疗

Cowden 综合征的治疗与预后详见第 12 章第三节 Cowden 综合征相关内容。

（一）手术治疗

Cowden 综合征患者的子宫内膜癌手术及辅助治疗策略与Lynch综合征相关子宫内膜癌基本一致。

（二）药物治疗

对于患有 Cowden 综合征子宫内膜癌要求保留生育的早期患者，可予高效、大剂量、长期应用孕激素治疗，醋酸甲羟孕酮（MPA）、醋酸甲地孕酮（MA）、含孕激素 IUD（曼月乐）等药物，治疗期间每 3 个月行宫腔镜检查，如病变进展，不宜继续药物保守治疗。以上方法对孕激素受体阳性的患者有效率更高，也可用于晚期、不适宜手术的患者。

（三）免疫治疗

西罗莫司（也称为雷帕霉素）通常用于实体器官移植后的免疫抑制，它通过抑制 mTOR 的机制靶点来抑制细胞增殖。在实验性 Cowden 综合征的小鼠模型中，西罗莫司的给药导致皮肤黏膜损伤的消退，如果在其发展之前给药，则可以减少皮肤黏膜损伤的发生[109]。到目前为止，尽管有 *PTEN* 变异相关患者使用的西罗莫司治疗，其预后各不相同，尚没有足够的临床数据证实西罗莫司对 Cowden 综合征相关卵巢癌或子宫内膜癌的确实疗效，需要更大量的临床数据的收集[110]。

二、预后与复发

Cowden 综合征是一种罕见的常染色体显性综合征，源于 *PTEN* 抑癌基因的变异。患有 Cowden 综合征的妇女一生中患子宫内膜癌的风险约为 13% ～ 28%[96,111-113]。预防性子宫切除术不是一线治疗，但可能是一种选择，取决于患者的意愿和家族史[107]。目前认为对于已完成生育的女性患者，可考虑进行预防性子宫和双侧附件切除术。子宫和双侧附件切除可有效地降低其发生子宫内膜癌的危险，但仍未被指南推荐为标准的治疗方法。如果患者不愿接受预防性手术，鼓励教育患者及早发现并及时处理异常子宫出血等症状，建议每 1 ～ 2 年进行一次随机子宫内膜活检和超声检查，及早发现子宫内膜病变。

Cowden 综合征患者中子宫内膜癌患者的预后数据有限，总体预后情况与并发的恶性肿瘤相关。

遗传咨询与孕产前诊断

一、携带者筛查与监测管理咨询

（一）Cowden 综合征相关子宫内膜癌的监测管理咨询

（1）对该类患者进行健康教育，鼓励患者及早发现并及时处理异常子宫出血等症状。鼓励患者记录月经周期以识别不规则的月经周期。

（2）由于子宫内膜癌通常可以根据临床症状而能在早期发现，因此应教育女性及时报告和评估任何异常子宫出血或绝经后出血的重要性。这些症状的评估应包括子宫内膜活检。

（3）子宫内膜癌筛查对 Cowden 综合征或 PTEN 错构瘤肿瘤综合征（PTEN hamartoma tumor syndrome, PHTS）女性是否受益缺乏大样本数据支持。然而，作为诊断程序，子宫内膜活组织检查具有高度敏感性和特异性。推荐每 1 ~ 2 年通过宫腔镜子宫内膜活检进行筛查。

（二）亲属风险

所有疑似或确诊为 Cowden 综合征的患者都应转诊进行基因检测和咨询。主要目的是确定有风险的家庭成员 [107]。对于患者家属，咨询可能的遗传性肿瘤风险、风险评估的方式和管理策略。建议患者家属进行遗传咨询并推荐进行基因检测，除 *PTEN* 外，也需要进行 *SDHB*、*SDHC*、*SDHD* 和 *KLLN* 等肿瘤基因检测 [85]。

二、携带者生育咨询

目前，对于年轻女性的癌症治疗，生育力保留是一个相当重要的问题。

Cowden 综合征的遗传方式是常染色体显性遗传，患者或者致病性变异基因携带者能把基因传给后代的概率是 50%，而肿瘤发生的风险随着年龄的增大而升高。对于生育期患者，建议选择产前诊断和辅助生殖技术，包括胚胎植入前遗传学诊断。需充分讨论肿瘤风险、技术局限性和获益。

三、孕产前遗传学诊断

对 Cowden 综合征相关子宫内膜癌的患者进行孕产前诊断（例如胚胎植入前遗传性诊断）和遗传咨询是阻断 Cowden 综合征向后代传递的重要途径（详细内容参考第 1 章）。

临床案例四

此案例是 Cowden 综合征相关多发性肿瘤家系。如图 14-22，先证者（Ⅲ -1）28 岁时因出现盆腔疼痛 2 个月就诊，被诊断为左侧附件肿块。首次超声检查结果显示盆腔肿块 4 cm，怀疑为子宫肌瘤。盆腔 MRI 显示左附件肿块 10 cm，呈多叶状，与囊性部分相关，囊性部分有黏液性边界上皮。先证者的血清 CA125 水平为 237 UI/ml，癌胚抗原水平为 37.6 ng/ml。先证者首先接受了腹腔镜下左侧附件切除术和左髂淋巴结切除术。组织学分析显示（图 14-23）：卵巢透明细胞癌（ovarian clear cell carcinoma, OCCC）15 cm，包膜破裂，与输卵管系膜内 7cm 的卫星结节相连。5 个髂淋巴结分析正常。经多学科讨论，决定行对侧附件切除术加子宫切除术、盆腔及主动脉旁

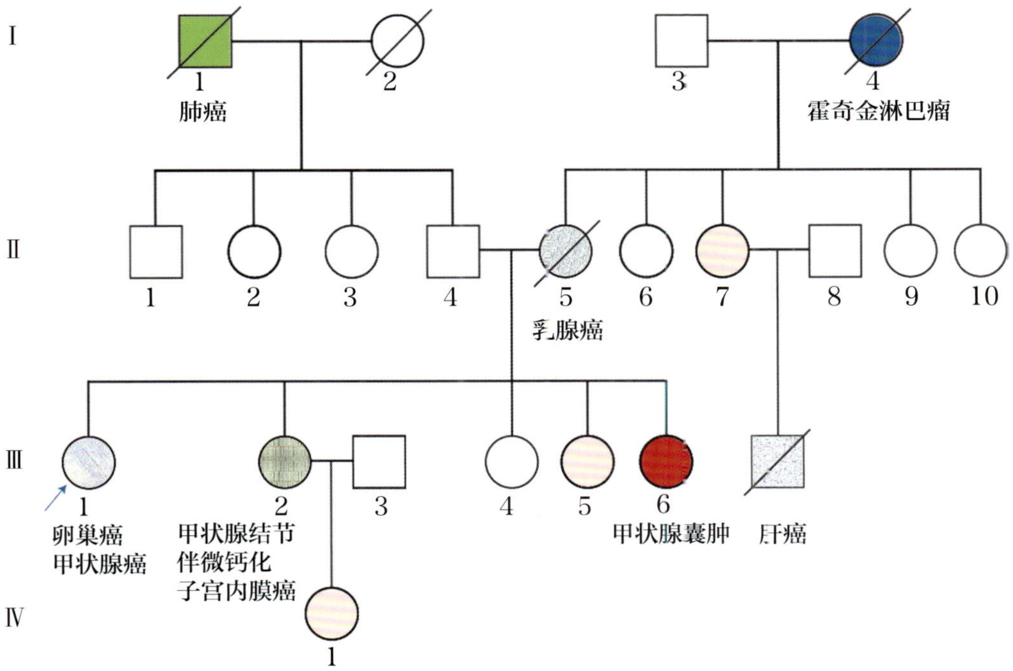

图 14-22 Cowden 综合征家系图——临床案例四

（本案例由黄神娇提供）

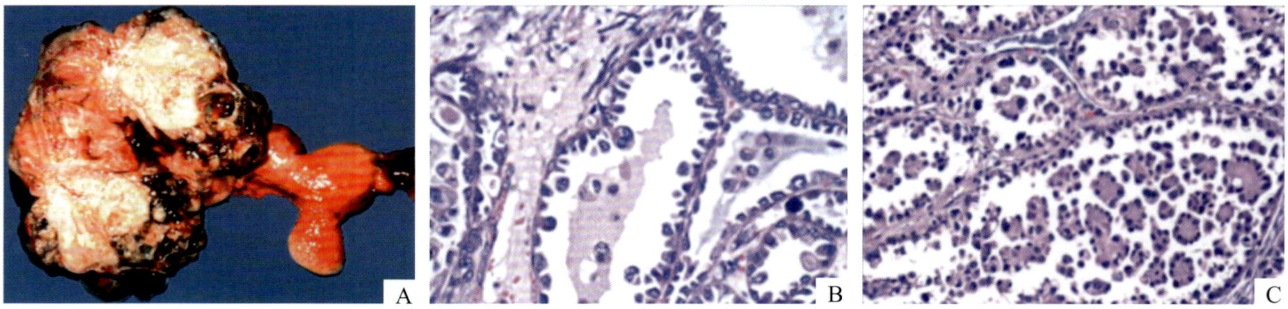

图 14-23 Cowden 综合征卵巢癌病理表现——临床案例四

图 A，卵巢透明细胞癌大体标本；图 B、C，卵巢透明细胞癌 HE 染色

淋巴结切除术、阑尾切除术、卵巢切除术、腹膜活检术，根据2014年FIGO分类为OCCC ⅡB期，术后开始6个疗程的卡铂和紫杉醇联合化疗[114]。由于先证者诊断时年龄较小，转诊给肿瘤遗传学专家随诊。

遗传咨询的家系分析是遗传性肿瘤诊断的重要一环。先证者首先进行了胚系*BRCA1/2*测序[112]，结果显示没有发现致病性或可能致病性变异。卵巢肿瘤微卫星稳定，错配修复蛋白免疫染色结果显示MLH1、MSH2、MSH6、PMS2表达正常。经遗传咨询得知，①先证者的母亲（Ⅱ-5）曾行甲状腺全切除术，33岁时因左侧乳腺癌（浸润性导管癌）转移而死亡，而姨姨（Ⅱ-7）患有甲状腺囊肿；②妹妹（Ⅲ-2）有腹部皮下结节病变（可能是脂肪瘤），28岁时被诊断为子宫内膜腺癌，也因甲状腺结节伴微钙化而做了甲状腺全切除术，并有学习障碍；③妹妹（Ⅲ-5）有左叶甲状腺囊肿；④妹妹（Ⅲ-2）和妹妹（Ⅲ-5）和1个外甥女（Ⅳ-1）都有大头畸形；⑤先证者的外婆（Ⅰ-4）疑似患有霍奇金淋巴瘤。而先证者的临床检查突出表现为大头畸形（63cm；+5SD）、耳部和背部毛细血管瘤、口腔乳头瘤病和肢端角化症。进一步探究家族病史发现，在她的母系亲属中可能已经发现了致病性*PTEN*变异，但没有确定的基因异常数据。由于特异性皮肤病变、大头症和家族史等Cowden样表现，先证者进行了*PTEN*测序。该分析显示，先证者携带了一个位于*PTEN*基因5号外显子c.388C>T的胚系致病变异，提示Cowden综合征。在*PTEN*测序后，先证者出现甲状腺滤泡性肿瘤。

家族基因检测发现先证者姨姨（Ⅱ-7）有同样的基因变异，根据家族成员基因检测结果，这个*PTEN*变异是由母亲遗传。先证者卵巢细胞免疫组化分析报告显示PTEN表达完全丧失，支持*PTEN*变异参与该癌症的发生。第二次广泛手术后8个月，胸部、腹部和骨盆的后续CT扫描没有发现演化性肿瘤。随后的甲状腺超声检查显示右叶结节，根据甲状腺影像报告和数据系统（TI-RADS）为4B类。细针结节穿刺结果诊断为甲状腺滤泡性肿瘤（分类为BethesdaⅣ类）。由于*PTEN*变异，建议行甲状腺全切除术[115]。此后通过全面身体检查以及严密癌症监测等定期检查，先证者OCCC确诊3年后，身体健康，未再发生肿瘤。

（李小毛 陆国辉 黄神姣）

参考文献

[1] Kanth P, Grimmett J, Champine M, et al. Hereditary colorectal polyposis and cancer syndromes: a primer on diagnosis and management. Am J Gastroenterol, 2017, 112 (10): 1509-1525.

[2] 中国抗癌协会专业委员会遗传学组. 遗传性结直肠癌临床诊治和家系管理中国专家共识. 中华肿瘤杂志, 2018, 40 (1)：64-77.

[3] Sammour T, Hayes IP, Hill AG, et al. Familial colorectal cancer syndromes: an overview of clinical management. Expert Rev Gastroenterol Hepatol, 2015, 9 (6): 757-764.

[4] Kennelly RP, Gryfe R, Winter DC. Familial colorectal cancer: patient assessment, surveillance and surgical management. Eur J Surg Oncol, 2017, 43 (2): 294-302.

[5] Gupta S, Provenzale D, Llor X, et al. NCCN guidelines

insights: genetic/familial high-risk assessment: colorectal, version 2, 2019. J Natl Compr Canc Netw, 2019, 17 (9): 1032-1041.
[6] Masuda K, Banno K, Yanokura M, et al. Carcinoma of the lower uterine segment (LUS): clinicopathological characteristics and association with Lynch syndrome. Cur Genomics, 2011, 12 (1): 25-29.
[7] Baglietto L, Lindor NM, Dowty JG, et al. Risks of Lynch syndrome cancers for MSH6 mutation carriers. J Natl Cancer Inst, 2010, 102 (3): 193-201.
[8] Bonadona V, Bonaïti B, Olschwang S, et al. Cancer risks associated with germline mutations in MLH1, MSH2, and MSH6 genes in Lynch syndrome. JAMA, 2011, 305 (22): 2304-2310.
[9] Wang Y, Xue F, Broaddus RR, et al. Clinicopathological features in endometrial carcinoma associated with Lynch syndrome in China. Int J Gynecol Cancer, 2009, 19 (4): 651-656.
[10] Shih KK, Garg K, Levine DA, et al. Clinicopathologic significance of DNA mismatch repair protein defects and endometrial cancer in women 40 years of age and younger. Gynecol Oncol, 2011, 123 (1): 88-94.
[11] Maida M, Macaluso FS, Ianiro G, et al. Screening of colorectal cancer: present and future. Expert Rev Anticancer Ther, 2017, 17 (12): 1131-1146.
[12] Dominguez-Valentin M, Sampson JR, Seppälä TT, et al. Cancer risks by gene, age, and gender in 6350 carriers of pathogenic mismatch repair variants: findings from the prospective Lynch syndrome database. Genet Med, 2020, 22 (1): 15-25.
[13] Shannon KM, Chittenden A. Cancer principles & practice of oncology: handbook of clinical cancer cenetics. Philadelphia: Wolters Kluwer/Lippincott Williams & Wilkins, 2013.
[14] 中国抗癌协会大肠癌专业委员会遗传学组. 遗传性结直肠癌临床诊治和家系管理中国专家共识. 实用肿瘤杂志, 2018, 33 (1): 3-16.
[15] Bhattacharya P, McHugh TW. Lynch Syndrome. In: StatPearls. Treasure Island (FL): StatPearls Publishing, January, 2021.
[16] Walsh MD, Cummings MC, Buchanan DD, et al. Molecular, pathologic, and clinical features of early-onset endometrial cancer: identifying presumptive Lynch syndrome patients. Clin Cancer Res, 2008, 14 (6): 1692-1700.
[17] Carcangiu ML, Radice P, Casalini P, et al. Lynch syndrome-related endometrial carcinomas show a high frequency of nonendometrioid types and of high FIGO grade endometrioid types. Int J Surg Pathol, 2010, 18 (1): 21-26.
[18] Wong A, Ngeow J. Hereditary syndromes manifesting as endometrial carcinoma: how can pathological features aid risk assessment? Biomed Res Int, 2015, 2015: 219012.
[19] Buchanan DD, Tan YY, Walsh MD, et al. Tumor mismatch repair immunohistochemistry and DNA MLH1 methylation testing of patients with endometrial cancer diagnosed at age younger than 60 years optimizes triage for population-level germline mismatch repair gene mutation testing. J Clin Oncol, 2014, 32 (2): 90-100.
[20] Musulén E, Sanz C, Muñoz-Mármol AM, et al. Mismatch repair protein immunohistochemistry: a useful population screening strategy for Lynch syndrome. Hum Pathol, 2014, 45 (7): 1388-1396.
[21] Libera L, Craparotta I, Sahnane N, et al. Targeted gene sequencing of Lynch syndrome-related and sporadic endometrial carcinomas. Hum Pathol, 2018, 81: 235-244.
[22] Özdemir TR, Alan M, Sancı M, et al. Targeted next-generation sequencing of MLH1, MSH2, and MSH6 genes in patients with endometrial carcinoma under 50 years of age. Balkan Med J, 2019, 36 (1): 37-42.
[23] He Y, Tao X, Huang F, et al. Clinicopathologic features of endometrial cancer in Chinese patients younger than 50 years with a family history of cancer. Medicine (Baltimore), 2018, 97 (43): e12968.
[24] Kohlmann W, Gruber SB. Lynch Syndrome. // Adam MP, Ardinger HH, Pagon RA, et al. GeneReviews®. Seattle (WA): University of Washington, 1993-2021.
[25] Minamiguchi K, Takahama J, Uchiyama T, et al. Uterine endometrial carcinoma with DNA mismatch repair deficiency: magnetic resonance imaging findings and clinical features. Jpn J Radiol, 2018, 36 (7): 429-436.
[26] Soer EC, Leicher LW, Langers AM, et al. Equivalent helicobacter pylori infection rates in Lynch syndrome mutation carriers with and without a first-degree relative with gastric cancer. Int J Colorectal Dis, 2016, 31 (3): 693-697.
[27] Graham RP, Kerr SE, Butz ML, et al. Heterogenous MSH6 loss is a result of microsatellite instability within MSH6 and occurs in sporadic and hereditary colorectal and endometrial carcinomas. Am J Surg Pathol, 2015, 39 (10): 1370-1376.
[28] Green AK, Feinberg J, Makker V. A review of immune checkpoint blockade therapy in endometrial cancer. Am Soc Clin Oncol Educ Book, 2020, 40: 1-7.
[29] Winer A, Ghatalia P, Bubes N, et al. Dual checkpoint inhibition with Ipilimumab plus Nivolumab after progression on sequential PD-1/PDL-1 inhibitors pembrolizumab and Atezolizumab in a patient with Lynch syndrome, metastatic colon, and localized urothelial cancer. Oncologist, 2019, 24 (11): 1416-1419.
[30] Braun MM, Overbeek-Wager EA, Grumbo RJ. Diagnosis and management of endometrial cancer. Am Fam Physician, 2016, 93 (6): 468-474.
[31] Dillon JL, Gonzalez JL, DeMars L, et al. Universal screening for Lynch syndrome in endometrial cancers: frequency of germline mutations and identification of patients with Lynch-like syndrome. Hum Pathol, 2017, 70: 121-128.
[32] Burn J, Sheth H, Elliott F, et al. Cancer prevention with aspirin in hereditary colorectal cancer (Lynch syndrome), 10-year follow-up and registry-based 20-year data in the CAPP2 study: a double-blind, randomised, placebo-controlled trial. Lancet, 2020, 395 (10240): 1855-1863.
[33] Stoffel EM, Walsh C. Chemoprevention of endometrial

cancer in Lynch syndrome: a step forward. Cancer Prevent Res, 2013, 6 (8): 755-759.
[34] Bogani G, Tibiletti MG, Ricci MT, et al. Lynch syndrome-related non-endometrioid endometrial cancer: analysis of outcomes. J Gynecol Cancer, 2020, 30 (1): 56-61.
[35] Rossi L, Le Frere-Belda MA, Laurent-Puig P, et al. Clinicopathologic characteristics of endometrial cancer in Lynch syndrome: a french multicenter study. Int J Gynecol Cancer, 2017, 27 (5): 953-960.
[36] Meyer LA, Broaddus RR, Lu KH. Endometrial cancer and Lynch syndrome: clinical and pathologic considerations. Cancer Control, 2009, 16 (1): 14-22.
[37] Duffour J, Combes A, Crapez E, et al. Reproductive decision-making in MMR mutation carriers after results disclosure: impact of psychological status in childbearing options. J Genet Couns, 2016, 25 (3): 432-442.
[38] Vasen HF, Blanco I, Aktan-Collan K, et al. Revised guidelines for the clinical management of Lynch syndrome (HNPCC): recommendations by a group of European experts. Gut, 2013, 62 (6): 812-823.
[39] Dewanwala A, Chittenden A, Rosenblatt M, et al. Attitudes toward childbearing and prenatal testing in individuals undergoing genetic testing for Lynch syndrome. Fam Cancer, 2011, 10 (3): 549-556.
[40] Pal T, Permuth Wey J, Betts JA, et al. BRCA1 and BRCA2 mutations account for a large proportion of ovarian carcinoma cases. Cancer, 2005, 104 (12): 2807-2816.
[41] Boland CR. Evolution of the nomenclature for the hereditary colorectal cancer syndromes. Fam Cancer, 2005, 4 (3): 211-218.
[42] Singer CF, Tea MK, Pristauz G, et al. Clinical practice guideline for the prevention and early detection of breast and ovarian cancer in women from HBOC (hereditary breast and ovarian cancer) families. Wien Klin Wochenschr, 2015, 127 (23-24): 981-986.
[43] Ewald IP, Cossio SL, Palmero EI, et al. BRCA1 and BRCA2 rearrangements in Brazilian individuals with hereditary breast and ovarian cancer syndrome. Genet Mol Biol, 2016, 39 (2): 223-231.
[44] Nielsen HR, Nilbert M, Petersen J, et al. BRCA1/BRCA2 founder mutations and cancer risks: impact in the western Danish population. Fam Cancer, 2016, 15 (4): 507-512.
[45] 狄文, 戴岚. 开启卵巢恶性肿瘤“精准筛查”的新模式新策略. 中国实用妇科与产科杂志, 2016, 32 (05): 390-392.
[46] 张远丽, 陈明明, 张师前, 等. 2017 ACOG《遗传性乳腺癌卵巢癌综合征》指南解读（卵巢癌篇）. 中国实用妇科与产科杂志. 中国实用妇科与产科杂志, 2017, 33 (11): 1164-1166.
[47] Garber JE, Offit K. Hereditary cancer predisposition syndromes. J Clin Oncol, 2005, 23 (22): 276-292.
[48] 钟艳, 盛修贵, 马志芳, 等. 遗传性卵巢上皮性癌综合征的临床研究. 中华妇产科杂志, 2009, 44: 676-680.
[49] 马学功, 薛凤霞. 遗传性卵巢癌综合征的研究进展. 中华妇产科杂志, 2011， 46 (12)：955-958.
[50] Palacios J, de la Hoya M, Bellosillo B, et al. Mutational screening of BRCA1/2 genes as a predictive factor for therapeutic response in epithelial ovarian cancer: a consensus guide from the Spanish society of pathology (SEAP-IAP) and the Spanish society of human genetics (AEGH). Virchows Arch, 2020, 476 (2): 195-207.
[51] 李天人, 畅华, 郭科军. 遗传性乳腺癌 - 卵巢癌综合征中BRCA1/2 的表达. 解剖科学进展, 2014, 20 (3): 233-236.
[52] Eoh KJ, Lee JY, Yoon JW, et al. Role of systematic lymphadenectomy as part of primary debulking surgery for optimally cytoreduced advanced ovarian cancer: Reappraisal in the era of radical surgery. Oncotarget, 2017, 8 (23): 37807-37816.
[53] NCCN. NCCN Clinical Practice Guidelines in Oncology Version 3. 2019. Ovarian cancer including fallopian tube cancer and primary peritoneal cancer [EB/OL]. https: // www. nccn. org /patients. 2019.
[54] Audeh MW, Carmichael J, Penson RT, et al. Oral poly (ADP-ribose) polymerase inhibitor olaparib in patients with BRCA1 or BRCA2 mutations and recurrent ovarian cancer: a proof-of-concept trial. Lancet, 2010, 376 (9737): 245-251.
[55] Giaccone G. A phase I combination study of olaparib and cisplatin plus gemcitabine in adults with solid tumors. Clin Oncol (Meeting Abstracts), 2010, 28 (15): 3027.
[56] Eikesdal HP, Yndestad S, Elzawahry A, et al. Olaparib monotherapy as primary treatment in unselected triple negative breast cancer. Ann Oncol, 2021, 32 (2): 240-249.
[57] NCCN. NCCN Clinical Practice Guidelines in Oncology Version 1. 2020. Ovarian cancer including fallopian tube cancer and primary peritoneal cancer [EB/OL]. https: // www. nccn. org /patients. 2020-03-11.
[58] Moore K, Colombo N, Scambia G, et al. Maintenance olaparib in patients with newly diagnosed advanced ovarian cancer. N Engl J Med, 2018, 379 (26): 2495-2505.
[59] Kristeleit RS, Shapira-Frommer R, Oaknin A, et al. Clinical activity of the poly (ADP-ribose) polymerase (PARP) inhibitor rucaparib in patients (pts) with high-grade ovarian carcinoma (HGOC) and a BRCA mutation (BRCAmut): Analysis of pooled data from Study 10 (parts 1 , 2a, and 3) and ARIEL2 (parts 1 and 2). J Annals of Oncology, 2016, 27 (6): 8560.
[60] Moore KN, Secord AA, Geller MA, et al. Niraparib monotherapy for late-line treatment of ovarian cancer (QUADRA) : a multicentre, open-label, single-arm, phase 2 trial. Lancet Oncol , 2019, 20 (5): 636-648.
[61] Kauff ND, Satagopan JM, Robson ME, et al. Risk-reducing salpingo - oophorectomy in women with BRCA -1 or BRCA -2 mutation. N Engl Med, 2002, 346 (21): 1609-1615.
[62] Rebbeck TR, Lynch HT, Neuhausen SL, et al. Prophylactic oophorectomy in carriers of BRCA-1 mutations. N Engl J Med, 2002, 346 (21): 1616-1622.
[63] Levine DA, Argenta PA, Yee CJ, et al. Fallopian tube and primary peritoneal carcinomas associated with BRCA mutations. J Clin Oncol, 2003, 21 (22): 4222-4227.
[64] Friebel TM, Domchek SM, Rebbeck TR. Modifiers of cancer risk in BRCA1 and BRCA2 mutation carriers:

systematic review and meta-analysis. J Natl Cancer Inst, 2014, 106 (6): dju091.
[65] 李艳红, 姚元庆. 遗传性乳腺癌 - 卵巢癌综合征. 中国实用妇科与产科杂志, 2006 (09): 709-710.
[66] Carroll PH, Mohler JL. NCCN guidelines updates: prostate cancer and prostate cancer early detection. J Natl Compr Canc Netw, 2018, 16 (5S): 620-623.
[67] Daly MB, Pilarski R, Yurgelun MB, et al. NCCN guidelines insights: genetic/familial high-risk assessment: breast, ovarian, and pancreatic, Version 1. 2020. J Natl Compr Canc Netw, 2020 18 (4): 380-391.
[68] Phillips KA, Collins IM, Milne RL, et al. Anti-Müllerian hormone serum concentrations of women with germline BRCA1 or BRCA2 mutations. Hum Reprod, 2016, 31 (5): 1126-1132.
[69] Kuliev A, Verlinsky Y. Place of preimplantation diagnosis in genetic practice. Am J Med Genet A, 2005, 134A (1): 105-110.
[70] Patel VM, Handler MZ, Schwartz RA, et al. Hereditary leiomyomatosis and renal cell cancer syndrome: an update and review. J Am Acad Dermatol, 2017, 77 (1): 149-158.
[71] Yonamine T, Kaname T, Chinen Y, et al. Hereditary leiomyomatosis and renal cell cancer (HLRCC): a case report. Urol Case Rep, 2020, 30: 101141.
[72] Schultz K, Rednam SP, Kamihara J, et al. PTEN, DICER1, FH, and their associated tumor susceptibility syndromes: clinical features, genetics, and surveillance recommendations in childhood. Clin Cancer Res, 2017, 23 (12): 76-82.
[73] 赵子辰, 王文慧, 冯凤芝. 遗传性平滑肌瘤病及肾细胞癌综合征研究进展. 实用妇产科杂志, 2018, 34 (04): 257-260.
[74] Medikare V, Kandukuri LR, Ananthapur, et al. The genetic bases of uterine fibroids: a review. J Reprod Infertil, 2011, 12 (3): 181-191.
[75] Kennedy JM, Wang X, Plouffe KR, et al. Clinical and morphologic review of 60 hereditary renal tumors from 30 hereditary renal cell carcinoma syndrome patients: lessons from a contemporary single institution series. Med Oncol, 2019, 36 (9): 74.
[76] Joseph NM, Solomon DA, Frizzell N, et al. Morphology and immunohistochemistry for 2SC and FH aid in detection of fumarate hydratase gene aberrations in uterine leiomyomas from young patients. Am J Surg Pathol, 2015, 39 (11): 1529-1539.
[77] Hol JA, Jongmans MCJ, Littooij AS, et al. Renal cell carcinoma in young FH mutation carriers: case series and review of the literature. Familial Cancer, 2020, 19 (1): 55-63.
[78] Zhao Z, Wang W, You Y, et al. Novel FH mutation associated with multiple uterine leiomyomas in Chinese siblings. Mol Genet Genomic Med, 2020, 8 (1): e1068.
[79] 郭修玉, 陈皓鋆, 孙龙, 等. 遗传性平滑肌瘤病和肾细胞癌综合征合并肾上腺皮质癌一例. 功能与分子医学影像学 (电子版), 2017, 6 (02): 1211-1213.
[80] Feng D, Yang Y, Han P, et al. The preliminary outcome of the combination of immunotherapy and targeted therapy after recurrence and metastasis for hereditary leiomyomatosis and renal cell cancer-a case report. Transl Androl Urol, 2020, 9 (2): 789-793.
[81] Muller M, Ferlicot S, Guillaud-Bataille M, et al. Reassessing the clinical spectrum associated with hereditary leiomyomatosis and renal cell carcinoma syndrome in French FH mutation carriers. Clin Genet, 2017, 92 (6): 606-615.
[82] Kamai T, Abe H, Arai K, et al. Radical nephrectomy and regional lymph node dissection for locally advanced type 2 papillary renal cell carcinoma in an at-risk individual from a family with hereditary leiomyomatosis and renal cell cancer: a case report. BMC Cancer, 2016, 16: 232.
[83] Wei MH, Toure O, Glenn GM, et al. Novel mutations in FH and expansion of the spectrum of phenotypes expressed in families with hereditary leiomyomatosis and renal cell cancer. J Med Genet, 2006, 43 (1): 18-27.
[84] Pilarski R. Cowden syndrome: a critical review of the clinical literature. J Genet Couns, 2009, 18 (1): 13-27.
[85] Veena P, Rajan P, Raghavan SS. Cowden syndrome. Indian J Gynecol Oncol, 2017, 15 (1): 1-3.
[86] Mahdi H, Mester JL, Nizialek EA, et al. Germline PTEN, SDHB-D and KLLN alterations in endometrial cancer patients with Cowden and Cowden-like syndromes: an international, multicenter, prospective study. Cancer, 2015, 121 (5): 688-696.
[87] Farooq A, Walker LJ, Bowling J, et al. Cowden syndrome. Cancer Treat Rev, 2010, 36 (8): 577-583.
[88] Yehia L, Niazi F, Ni Y, et al. Germline heterozygous variants in SEC23B are associated with Cowden syndrome and enriched in apparently sporadic thyroid cancer. Am J Hum Genet, 2015, 97 (5): 661-676.
[89] Stambolic V, Suzuki A, de la Pompa JL, et al. Negative regulation of PKB/Akt-dependent cell survival by the tumor suppressor PTEN. Cell, 1998, 95 (1): 29-39.
[90] Nelen MR, Padberg GW, Peeters EA, et al. Localization of the gene for Cowden disease to chromosome 10q22-23. Nat Genet, 1996, 13 (1): 114-116.
[91] Keniry M, Parsons R. The role of PTEN signaling perturbations in cancer and in targeted therapy. Oncogene, 2008, 27 (41) 5477-5485.
[92] Sansal I, Sellers WR. The biology and clinical relevance of the PTEN tumor suppressor pathway. J Clin Oncol, 2004, 22 (14): 2954-2963.
[93] Álvarez-Garcia V, Tawil Y, Wise HM, et al. Mechanisms of PTEN loss in cancer: it's all about diversity. Semin Cancer Biol, 2019, 59: 66-79.
[94] Liaw D, Marsh DJ, Li J, et al. Germline mutations of the PTEN gene in Cowden disease, an inherited breast and thyroid cancer syndrome. Nat Genet, 1997, 16 (1): 64-67.
[95] Marsh DJ, Coulon V, Lunetta KL, et al. Mutation spectrum and genotype-phenotype analyses in Cowden disease and Bannayan-Zonana syndrome, two hamartoma syndromes with germline PTEN mutation. Hum Mol Genet, 1998, 7 (3): 507-515.

[96] Pilarski R, Stephens JA, Noss R, et al. Predicting PTEN mutations: an evaluation of Cowden syndrome and Bannayan-Riley-Ruvalcaba syndrome clinical features. J Med Genet, 2011, 48 (8): 505-512.
[97] Tan MH, Mester J, Peterson C, et al. A clinical scoring system for selection of patients for PTEN mutation testing is proposed on the basis of a prospective study of 3042 probands. Am J Hum Genet, 2011, 88 (1): 42-56.
[98] Cho YJ, Liang P. Killin is a p53-regulated nuclear inhibitor of DNA synthesis. Proc Natl Acad Sci USA, 2008, 105 (14): 5396-5401.
[99] Bennett KL, Mester J, Eng C. Germline epigenetic regulation of KILLIN in Cowden and Cowden-like syndrome. JAMA, 2010, 304 (24): 2724-2731.
[100] Chibon F, Primois C, Bressieux JM, et al. Contribution of PTEN large rearrangements in Cowden disease: a multiplex amplifiable probe hybridisation (MAPH) screening approach. J Med Genet, 2008, 45 (10): 657-665.
[101] Zhou XP, Waite KA, Pilarski R, et al. Germline PTEN promoter mutations and deletions in Cowden/Bannayan-Riley-Ruvalcaba syndrome result in aberrant PTEN protein and dysregulation of the phosphoinositol-3-kinase/Akt pathway. Am J Hum Genet, 2003, 73 (2): 404-411.
[102] Ni Y, Zbuk KM, Sadler T, et al. Germline mutations and variants in the succinate dehydrogenase genes in Cowden and Cowden-like syndromes. Am J Hum Genet, 2008, 83 (2): 261-268.
[103] Orloff MS, He X, Peterson C, et al. Germline PIK3CA and AKT1 mutations in Cowden and Cowden-like syndromes. Am J Hum Genet, 2013, 92 (1): 76-80.
[104] Pilarski R, Burt R, Kohlman W, et al. Cowden syndrome and the PTEN hamartoma tumor syndrome: systematic review and revised diagnostic criteria. J Natl Cancer Inst, 2013, 105 (21): 1607-1616.
[105] McConechy MK, Ding J, Cheang MC, et al. Use of mutation profiles to refine the classification of endometrial carcinomas. J Pathol, 2012, 228 (1): 20-30.
[106] Heaney RM, Farrell M, Stokes M, et al. Cowden syndrome: serendipitous diagnosis in patients with significant breast disease. Breast J, 2017, 23 (1): 90-94.
[107] Smerdel MP, Skytte AB, Jelsig AM, et al. Revised Danish guidelines for the cancer surveillance of patients with Cowden Syndrome. Eur J Med Genet, 2020, 63 (5): 103873.
[108] Yehia L, Eng C, Adam MP, et al. PTEN hamartoma tumor syndrome. //GeneReviews®. Seattle (WA): University of Washington, 1993–2021.
[109] Squarize CH, Castilho RM, Gutkind JS. Chemoprevention and treatment of experimental Cowden's disease by mTOR inhibition with rapamycin. Cancer Res, 2008, 68 (17): 7066-7072.
[110] Peiró G, Peiró FM, Ortiz-Martínez F, Association of mammalian target of rapamycin with aggressive type II endometrial carcinomas and poor outcome: a potential target treatment. Hum Pathol, 2013, 44 (2): 218-25.
[111] Heald B, Mester J, Rybicki L, et al. Frequent gastrointestinal polyps and colorectal adenocarcinomas in a prospective series of PTEN mutation carriers. Gastroenterology, 2010, 139 (6): 1927-1933.
[112] Riegert-Johnson DL, Gleeson FC, Roberts M, et al. Cancer and Lhermitte-Duclos disease are common in Cowden syndrome patients. Hered Cancer Clin Pract, 2010, 8 (1): 6.
[113] Tan MH, Mester JL, Ngeow J, et al. Lifetime cancer risks in individuals with germline PTEN mutations. Clin Cancer Res, 2012, 18 (2): 400-407.
[114] Prat J. FIGO Committee on Gynecologic Oncology. FIGO's staging classification for cancer of the ovary, fallopian tube, and peritoneum: abridged republication. J Gynecol Oncol, 2015, 26 (2): 87-89.
[115] Tosur M, Brandt ML, Athanassaki ID, et al. Considerations for total thyroidectomy in an adolescent with PTEN mutation. Ther Adv Endocrinol Metab, 2018, 9 (9): 299-301.

第 15 章 遗传性泌尿系统肿瘤

泌尿系统遗传性肿瘤可发生于泌尿系统各个器官。家族性肾细胞癌可分为两组：von Hippel-Lindau（VHL）综合征伴发的肾癌；不伴其他临床特征的单纯遗传性肾细胞癌。肾母细胞瘤（nephroblastoma）又称 Wilms 瘤（Wilms tumor, WT），是儿童最常见的恶性肿瘤之一，5% ~ 10% 的患者为双侧或多发性肾肿瘤，该类患者通常具有遗传性肿瘤家族史。5% ~ 10% 的前列腺癌患者为遗传性前列腺癌，目前认为家族史是遗传性前列腺癌最强的考虑依据。肾上腺肿瘤可分为皮质和髓质肿瘤，与遗传因素较为密切的是肾上腺髓质来源的嗜铬细胞瘤，家族性的肾上腺嗜铬细胞瘤临床上可见两类疾病，一类与 VHL 综合征伴随发生的嗜铬细胞瘤，另一类为多发性内分泌腺瘤病 2 型。临床上睾丸肿瘤的家族性聚集在年轻人中多见，常易累及双侧睾丸。尿路上皮癌的家族聚集现象少见。

第一节 von Hippel-Lindau 综合征

von Hippel-Lindau 综合征（VHL 综合征），是最常见的遗传性肿瘤综合征之一，发病率约为 1/36 000[1, 2]，其临床表现包括：发生于全身多系统的血管母细胞瘤（累及小脑、脊髓、肾以及视网膜）和（或）良、恶性肿瘤（累及肾、肾上腺髓质、交感神经副神经节、内淋巴囊、附睾及阔韧带）。位于 3 号染色体短臂 3p25.3 区带的抑癌基因 *VHL* 是目前已知的唯一致病基因。VHL 综合征可导致家族性透明细胞型肾癌。

主要临床表现

VHL 综合征的主要临床表现包括不同系统的良性和（或）恶性肿瘤[3]：

（1）血管母细胞瘤：小脑、脊髓和视网膜。

（2）肾病变：肾囊肿和肾透明细胞癌。

（3）嗜铬细胞瘤和副神经节瘤。

（4）胰腺病变：胰腺囊肿，神经内分泌肿瘤。

（5）内淋巴囊肿瘤。

（6）附睾和阔韧带囊腺瘤。

VHL 综合征相关基因变异外显率高，接近 100%，但临床表型复杂，且不同患者间的表现异质性大，对于携带同一变异类型家系中的不同个体，其临床表型也存在较大差异。中枢神经系统（central nervous system, CNS）血管母细胞瘤是 VHL 综合征的典型病变。小脑血管母细胞瘤可导致头痛、呕吐、步态障碍和共济失调。视网膜血管母细胞瘤可导致视力下降，常为 VHL 综合征的初发症状。70% 的 VHL 综合征患者存在视网膜病变，平均发病年龄为 25 岁。嗜铬细胞瘤可无症状，亦可引起持续性或发作性高血压。内淋巴囊肿瘤可引起不同程度的听力损失。多发和双侧肾囊肿在 VHL 综合征患者中较为常见。

按照疾病表型，VHL 综合征可分为两个亚型，Ⅰ型和Ⅱ型。其主要区别在于，Ⅱ型通常伴有嗜铬细胞瘤，而Ⅰ型的嗜铬细胞瘤少见。根据肾细胞癌发生风险，Ⅱ型进一步被分为 3 个亚型，其临床表型和基因型之间的关系和区别见表 15-1。

表 15-1 *VHL* 基因型 / 临床表型相互关系

VHL 分型	嗜铬细胞瘤	肾细胞癌	血管母细胞瘤	主要基因变异类型
Ⅰ型	罕见或者缺乏	高	高	大片段缺失、无义变异、移码变异
Ⅱ A 型	高	罕见	高	错义变异
Ⅱ B 型	高	高	高	错义变异
Ⅱ C 型	高	缺乏	缺乏	错义变异

资料来自：Varshney N, et al; Maher ER, et al [2,3].

大多数 VHL 综合征相关肾肿瘤是小的低度恶性肿瘤，但临床进展和死亡率不可忽略。Capitanio 等 [4] 对 96 位 VHL 综合征相关非转移性肾癌患者随访，VHL 综合征的中位发病年龄为 34 岁，从 VHL 综合征诊断到发现肾癌的平均时间约 3 年。VHL 综合征诊断与肾癌治疗之间的平均间隔为 79 个月。中位随访 8 年，在 5 年和 10 年时的临床肾癌进展率分别为 11.7% 和 29.3%，而总死亡率分别为 4% 和 7.5%。

遗传方式与相关致病基因

到目前为止，已知导致 VHL 综合征发生的致病基因是 *VHL*[OMIM: 608537]，位于 3p25.3 区带，遗传方式是常染色体显性遗传，遗传风险为 50%。*VHL* 基因属于抑癌基因，编码 pVHL 蛋白复合体。pVHL 蛋白复合体在机体内发挥多种生物学功能，包括转录调控、转录后基因表达、细胞凋亡、细胞外基质形成和泛素化等 [5]。关于 pVHL 蛋白在细胞低氧环境中的作用机制，目前研究最为深入。pVHL 蛋白可通过 pVHL-HIF 途径，介导低氧诱导因子（hypoxia-inducible factor transcription factor，HIF）的泛素化和蛋白酶体降解。pVHL 蛋白功能失活，则可导致 HIF 异常堆积及核转位，继而激活下游缺氧相关信号，如血管内皮生长因子（vascular endothelial growth factor，VEGF）、血小板源性生长因子 β（platelet derived growth factor-β, PDGF-β）、葡萄糖转运蛋白 -1、促红细胞生成素等，介导肾细胞癌的发生 [5]。具有 VHL 综合征家族史的患者，通过家系遗传获得单个 *VHL* 等位基因变异。但其相关恶性肿瘤（例如肾细胞癌）的发生须继发于另一个 *VHL* 等位基因的“二次打击”，最常见为发生杂合性缺失（loss of heterozygosity，LOH）。*VHL* 的外显率高，在 65 岁前几乎所有（90% ~ 97%）致病基因变异携带者均会出现疾病相关的临床表型。因此，对于临床怀疑 VHL 综合征的患者，若基因检测发现 *VHL* 基因的致病性变异，即可诊断为 VHL 综合征。

临床上，根据嗜铬细胞瘤、肾细胞癌和血管母细胞瘤的发病风险，其临床分型与 *VHL* 基因变异类型相互关联（表 15-1）。造成 pVHL 蛋白截短的大片段缺失、无义变异或移码变异与Ⅰ型 VHL 综合征发生相关 [6]。该类患者肾癌、视网膜及中枢神经系统血管母细胞瘤发生风险高，而嗜铬细胞瘤的发生风险则较低。Ⅱ型 VHL 综合征通常与 *VHL* 基因错义变异相关。该类患者嗜铬细胞瘤发病风险高，甚至部分患者仅发生嗜铬细胞瘤。

导致 *VHL* 基因功能丢失的机制包括：基因本身的变异、染色体 3p25.3 区带的缺失或包含 *VHL* 基因的染色体区带发生基因重排 [4,7,8]。从 1993 年发现 *VHL* 基因至今，全球已累计报道超过 900 个 VHL 综合征家系，累计发现超过 200 种 *VHL* 基因变异。这些不同的 *VHL* 变异类型中，错义变异最为常见，约占 52%，其次依次为移码变异（13%），无义变异（11%），大片段 / 完全缺失变异（11%），剪接变异（7%）和框内缺失 / 插入变异（7%）[5,6]。与大多数抑癌基因相似，绝大部分 *VHL* 变异为罕见变异，但仍存在热点变异的相关报道。其中最为常见的热点变异为：p.T292C、p.T334C。该类变异易导致Ⅱ A 型 VHL 综合征。携带该类型变异的患者嗜铬细胞瘤的发生风险高，而肾细胞癌的发生风险则相对较低。VHL 综合征为常染色体显性遗传性疾病，约 80% 的 VHL 综合征患者通过遗传，从其父亲或者母亲获得变异的 *VHL* 基因，其余 20% 则为发生于该个体的新发变异。此外，仍需注意少数 VHL 综合征患者存在胚系基因嵌合体现象，常导致基因检测（主要为一代测序）结果的假阴性。相较杂合变异患者，嵌合体患者 VHL 综合征的相关临床症状较轻或无明显症状。二代测序技术对嵌合体诊断的准确性高，为嵌合体患者的基因筛查提供了有效的技术手段。

与 VHL 综合征不一样，家族性透明细胞型肾癌发生相关的基因包括：*TRC8*[OMIM: 603046] 和 *OGG1*[OMIM: 601982]。*TRC8* 基因又称 *RNF139*（ring finger protein 139），位于 8 号染色体长臂的 8q24.13 区带，编码内质网上的跨膜蛋白，可能与 VHL 蛋白存在相互作用。有证据表明 TRC8 蛋白具有泛素连接酶的功能。研究发现染色体易位 t(3;8)(p14.2;q24.1) 可破坏位于 8 号染色体的 *TRC8* 基因，导致家族性透明细胞型肾癌的发生[9]。*OGG1*（8-hydroxyguanine DNA glycosylase）基因位于 3 号染色体短臂的 3p25.3 区带，与 *VHL* 基因接近。*OGG1* 基因编码 DNA 氧化修复相关酶类[10]。

临床诊断依据

VHL 综合征的诊断需结合相关临床表型特征，并通过基因检测识别先证者的 *VHL* 胚系致病性变异来明确。临床诊断分开两种情况而定[6, 10]

一、有 VHL 综合征家族史

至少出现一个或一个以上 VHL 综合征特征性肿瘤，包括：①视网膜血管母细胞瘤；②脊髓或者小脑血管母细胞瘤；③肾上腺或肾上腺以外肿瘤；④肾细胞癌；⑤多发肾和胰腺囊肿。

二、无家族史

符合 VHL 综合征两个或者两个以上主要病变：①两个或两个以上视网膜、脊髓或小脑的血管母细胞瘤或单个血管母细胞瘤与内脏相关肿瘤（例如，多个肾或胰腺囊肿）；②肾细胞癌；③肾上腺或肾上腺外嗜铬细胞瘤；④少见的内淋巴囊肿瘤，附睾或阔韧带乳头状囊腺瘤，或者胰腺神经内分泌肿瘤。

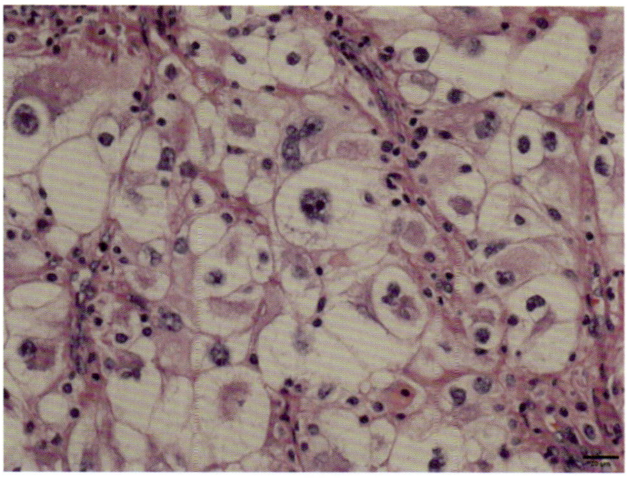

图 15-1 Ⅱ级透明细胞型肾细胞癌病理表现（HE 染色，400×）

主要病理诊断特征

一、组织细胞病理检查

家族性透明细胞型肾癌在 VHL 综合征患者中的发生率约为 40%，是 VHL 综合征患者的主要死亡原因之一，中位发病年龄为 40 ~ 45 岁，常为双侧性多发性肾细胞癌。VHL 综合征肾病理改变包括：①单纯性囊性变，即囊壁仅由一到两层透明细胞构成；②非典型囊性变，表现为复杂性上皮增生，伴囊内散在由肾实质透明细胞增生形成的肿物；③透明细胞癌。VHL 综合征透明细胞癌，既可由囊内病变导致，亦可原发于非囊性肾实质。显微镜下，肿瘤细胞呈典型的透明细胞癌特征：细胞类似肺泡上皮呈巢状排列，胞质透明，核级和分期均较低，肿瘤细胞周围富含丰富的毛细血管网（图 15-1）。近期研究报道，VHL 综合征肾癌还可表现为透明乳头状细胞癌的病理特征，但此类病例较为罕见。

二、免疫组化染色检查

VHL 综合征相关性肾细胞癌，透明细胞癌亚型肿瘤细胞无特异性免疫组化标记。相比散发性肿瘤，罕见的透明乳头状细胞癌亚型缺乏 CK7 和 CA-IX 表达。

三、分子病理检测

VHL 综合征是由 *VHL* 胚系变异导致，进行 *VHL* 基因检测，可明确 VHL 综合征的诊断。对于 *VHL* 基因的检测应包括：基因全长测序以及基因缺失 / 重复分析。可以采集外周血运用 PCR 结合基因测序或 Southern 杂交等分子遗传方法检测家族成员是否携带 *VHL* 胚系变异。前一种方法可检测出 80% 的 *VHL* 变异，后一种方法可以检测出剩余 20% 的大片段缺失或插入变异。常规染色体分析或染色体微阵列分析（chromosomal microarray analysis, CMA）检测可以发现 3 号染色体丢失和 3p25-26 区带的缺失或重排。结合 NGS、染色体分析和 CMA 分析可以检测几乎所有已经报道的 *VHL* 基因或者相关的基因组变异。

若个体在 *VHL* 变异检测阴性的情况下仍表现出 VHL 综合征相关临床表型，则应考虑进行包含多个肿瘤综合征相关基因的基因检测。

其他检查

一、影像学检查

VHL 综合征相关性肾细胞癌典型的影像学特征为双肾多发性肿瘤。肾肿瘤可为囊性或实性改变，表现为单纯性或复杂性肾囊肿的影像学特征。影像学诊断方面，MRI 优于 CT，其对实性成分和小结节的评估更为准确。并且由于 MRI 无射线、增强扫描造影剂无肾毒性的优点，对于低龄及肾功能不全的患者，推荐进行 MRI 检查。

二、其他实验室检查

通过脑脊髓 MRI、眼底镜、腹部超声 /MRI、血 / 尿儿茶酚胺代谢物可协助临床诊断，早期尿儿茶酚胺和外周血去甲肾上腺素升高是嗜铬细胞瘤诊断的重要诊断指标。

治疗与预后

一、治疗

（一）手术及微创治疗

目前对 VHL 综合征的治疗尚无统一定论。其治疗的首要目的是预防恶性肿瘤的发生及转移，防止肿瘤引发的失明、耳聋和中枢神经系统病变所引发的头痛、呕吐和共济失调等症状。治疗方案主要包括，通过放射疗法、激光疗法、冷冻疗法、透热疗法等方式在肿瘤早期予以清除。一旦发生恶性肿瘤，则预后不良。对于 VHL 综合征导致的肾细胞癌，手术切除是局限性肾癌患者的主要治疗方式。通过肿瘤切除或剜除术，最大限度地切除肉眼或超声可见的所有肿瘤，以期最大限度地保护肾实质。手术治疗推荐遵循“3 cm 原则”，即当肿瘤直径 <3 cm 时，可进行积极主动监测；当肿瘤直径 >3 cm 时，则需进行手术治疗 [11, 12]。值得注意的是，即使手术切除所有肿瘤，*VHL* 基因变异携带者在相同器官仍存在肿瘤复发的风险。其发病原因可能与新发“二次打击”造成正常细胞的 *VHL* 等位基因的变异有关，从而诱发新肿瘤的发生。对于肿瘤复发者，必要时仍可考虑再次手术 [13]。

（二）药物治疗

以酪氨酸激酶抑制剂（tyrosine kinase inhibitor, TKI）为基础的靶向治疗也是局限性 VHL 综合征相关性肾癌的有效治疗手段。相关Ⅱ期临床试验报道的客观缓解率可达 42% ~ 50%[14, 15]。2020 年初 ASCO 会议报道的Ⅱ期临床试验提示，HIF-2α 抑制剂（MK6482）可有效控制肿瘤进展，其长期疗效仍待进一步观察。对于转移性肾癌患者，其系统化治疗方案目前尚不明确。在动物试验中，HIF-2α 抑制剂可发挥较强的抗肿瘤作用，其相关Ⅱ期临床试验（NCT03401788）正在进行，前景可期。

二、预后

由于 VHL 综合征易导致多器官病变，患者总体预后不佳，其死亡率与受累器官的多少密切相关。受累器官越多，患者的死亡风险则显著增加。肾细胞癌是威胁患者生命的主要因素之一。中枢神经系统血管母细胞瘤，肿瘤破裂出血也是导致患者死亡的常见原因。视网膜病变可导致白内障、青光眼、视网膜脱落、黄斑渗出和玻璃体积血等并发症。内淋巴管囊肿常发生于双耳，可引起耳鸣、听力丧失和面部无力。VHL 综合征患者还可发生嗜铬细胞瘤，引起恶性高血压。胰腺多为囊性病变，导致相关并发症少，其肿瘤恶变风险低，对患者生命危险相对较小。

三、复发

由于 VHL 综合征患者发病年龄早，疾病受累器官多，中枢神经系统肿瘤可以是良性或者恶性，以肾细胞癌发病率最高。目前对 VHL 伴发肾细胞癌的肾单位保留手术已经成功广泛使用，手术适应证从原来的 <3 cm 肿瘤大小增加至 4 cm。术后 5 年和 10 年的存活率可以分别高达 96% 和 82%[16,17]。因此早期诊断、密切监测、规律的复查随访并根据随访结果及时调整治疗方案是影响患者预后及复发的关键。随访内容主要包括肿瘤学评估、生活质量及心理学评估及并发症等。其中对 VHL 综合征伴

肾癌患者治疗后的肾功能检测尤为重要[4]。

遗传咨询与孕产前诊断

由于 VHL 综合征的临床表型多样化及其不同影响因素的存在，*VHL* 基因的变异能导致儿童在不同年龄阶段发生不同疾病，恶性肿瘤难以控制，因此遗传咨询显得更复杂，需要结合 VHL 综合征相关透明细胞乳头状肾细胞癌发生特点，进行良性或低恶性分类，从不同的层面与咨询者沟通[11,12]，对有 VHL 综合征高风险的家族成员，包括儿童在内，建议给予 *VHL* 基因筛查以便早期预防诊断和早期干预。诊断为 VHL 综合征的患者或 *VHL* 基因变异携带者，建议具有 VHL 综合征相关专业知识的医师或中心对其进行咨询，并根据基因型、表型进行个性化管理，遗传咨询包括各年龄 *VHL* 变异相关病变发生风险、病变监测的起始年龄、方法、监测间隔。

一、携带者 / 患者检测与健康管理咨询

VHL 综合征患者的随访及监测方案较多，本书推荐的方案见下表[10]（表 15-2）。另外，对于患者家属，咨询可能的遗传性肿瘤风险，风险评估的方式和管理。建议患者家属进行遗传咨询并考虑基因检测。

二、携带者生育咨询

VHL 综合征的遗传方式属于常染色体显性遗传，患者家族里患者或者致病性变异基因携带者后代基因携带者的概率是 50%，而发病的风险随着年龄增加而提高，对于生育期患者，建议选择产前诊断和辅助生殖技术，包括胚胎植入前的遗传学诊断。需充分讨论肿瘤风险、基因检测技术的局限性、获益、伦理等。

妊娠相关疾病风险是影响有生育需求的 VHL 综合征女性决定是否生育的另一重要因素。虽然妊娠不是 VHL 综合征的禁忌证，而目前对妊娠是否增加 VHL 综合征的疾病进展和肿瘤发生风险尚存在争议[16-18]，但孕期疾病监测仍十分重要。研究表明在备孕前对潜在威胁孕妇生命的相关并发症的评估具有重要临床意义，该类并发症包括：嗜铬细胞瘤和由中枢神经系统血管母细胞瘤导致的脑积水等[16]。推荐 VHL 综合征患者在孕期进行相关疾病的监测和筛查，包括：常规的眼底检查，孕 4 个月时的脑部及全脊柱非增强 MRI 检查，并建议患者进行剖宫产，以降低颅内压升高的风险[16,19]。

三、孕产前遗传学诊断

由于疾病本身的影响，罹患 VHL 综合征的父母希望他们的后代能得到更好的治疗，提高生活质

表 15-2 VHL 综合征患者推荐筛查意见

检测内容	检测开始年龄及检测频率
尿液儿茶酚胺	从 5 岁开始，每年一次
眼底镜检查	从 0 岁开始，每年一次
血压测量及神经评估	从 0 岁开始，每年一次
脑部及全脊柱 MRI 检查	从 16 岁开始，每 1 ~ 2 年一次
腹部 CT 或 MRI 检查	若提示 VHL 综合征患者从 ≤ 8 岁开始每年一次腹部超声，反之则从 16 岁开始，每年一次腹部超声检查，且每 2 年一次 MRI 检查；若发现生化异常，则从 5 岁开始每年进行腹部 MRI 或功能成像扫描
听力评估	若反复耳道感染，则 2 ~ 3 年一次；若此基础上出现耳鸣、听力丧失或眩晕，则 1 年一次

量。因此，该类人群对产前诊断的接受度通常较高。随着胚胎植入前遗传学诊断技术的不断发展，为降低该类人群的生育风险提供了更好的技术保障。在法国 VHL 综合征工作组中，目前已有 11 名儿童通过此项技术健康出生，并且有更多的父母希望通过该项技术孕育健康的后代。但由于该项技术费用高，且费时费力，而促排卵相关激素治疗和体外胚胎培养也存在诱发肿瘤的风险，在很大程度上限制了该项技术的开展。

临床案例一

如图15-2，先证者（Ⅲ-4），26岁，因肥胖多汗至当地医院就诊，血压偏高，体检发现：颈部黑棘皮，腹部紫纹，双侧腋下色素沉着，颌下毛发旺盛，临床诊断为肾上腺嗜铬细胞瘤而进行手术，术后病理检查证实为肾上腺嗜铬细胞瘤（图15-3），免疫组化检查结果：CKpan（-），Vimentin（-），EMA（-），S-100（-），CgA（+），Syn（+），CD56（+），CD10（-），Pax-8（部分+），Inhibin-α（-），Ki67（2%阳性），NSE（部分+）。治疗出院后单纯性肥胖症，肺部磨玻璃影，脂肪肝，肝功能异常，高甘油三酯血症，甲状腺结节（To治疗出院后单纯类）。临床考虑内分泌肿瘤而进行肾上腺嗜铬细胞瘤相关基因的检测和分析。检测前的遗传咨询了解到先证者祖父（Ⅰ-1）45岁时因为“肾肿大”去世，先证者父母以及其他亲属均健康。

采集先证者和其父母外周血进行二代测序检测，发现先证者及其父亲(Ⅱ-4)是*VHL*基因杂合变异c.467A>G。拷贝数和 SNP 分析没有检测到与临床表现可能相关的拷贝数变异。

经过文献查阅及分析，发现 *VHL* 基因 c.467A>G 变异曾在多个肾上腺嗜铬细胞瘤相关临床病例中被报道，而且同一家系中的部分携带者可能没有临床症状[20-22]。到目前为止，该变异在参考人群基因数据库中还没有被记载。但是，该变异所在区域是蛋白的重要组成部分，不同物种的氨基酸序列高度保守。计算机辅助分析预测这个变异影响蛋白结构 / 功能的可能性较大。结

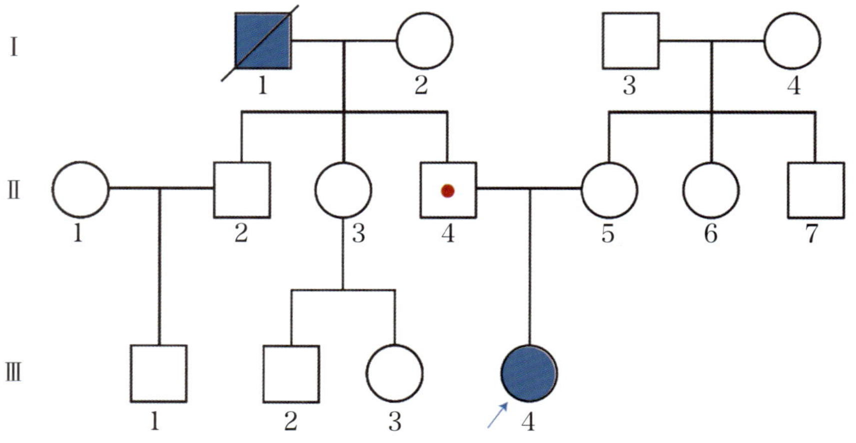

图 15-2　von Hippel-Lindau 综合征相关肾上腺嗜铬细胞瘤家系图——临床案例一

（此案例由曾浩提供）

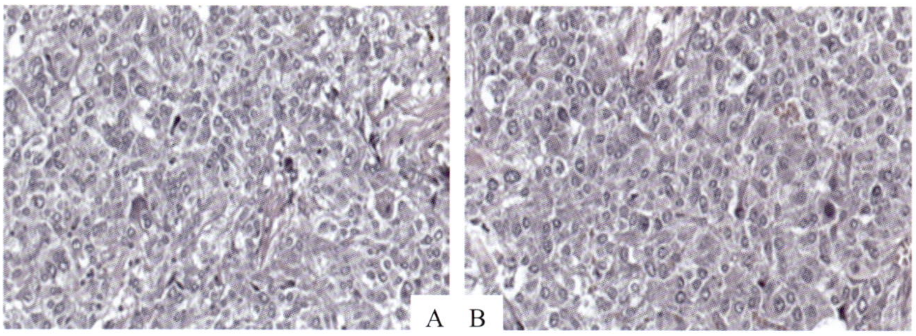

图 15-3　肾上腺嗜铬细胞瘤病理表现——临床案例一（HE 染色，200×）

合先证者的临床表现以及先证者父亲是相同基因变异携带者，先证者祖父因“肾肿大”去世的家族史，虽然没有能够验证相关基因，但推测肾肿瘤可能性大，因此推测该变异可以为致病性变异。

在遗传咨询过程中，经过耐心与先证者及其家人解释，让他们了解到*VHL*基因相关疾病为VHL综合征，能导致多种不同肿瘤和疾病的发生，包括多种血管母细胞瘤。VHL综合征的遗传方式是常染色体显性遗传，下一代传递变异基因的概率是50%，临床表型主要包括：脑、脊髓和视网膜血管母细胞瘤、肾囊肿和肾透明细胞癌、肾上腺嗜铬细胞瘤、胰腺囊肿、神经内分泌肿瘤、内淋巴囊肿瘤以及附睾和阔韧带囊肿等[3]。

鉴于先证者还较年轻，在门诊后的连续遗传咨询中我们提供心理咨询，在使患者放下心理压力的同时，提供治疗和康复的指导，对患者及其亲人所担心的以后婚姻和生育重要事项逐一给予健康管理指导。针对先证者的父亲是变异*VHL*基因的携带者，还没有发现肿瘤，也给予肿瘤发生预防的健康管理指导，包括每年一次的详细体检和肿瘤高发器官的影像检查。经过反复的心理咨询和最终得到知情同意，家族里相关成员也做了*VHL*基因c.467A>G的验证检测，但没有发现其他携带者。

临床案例二

血管母细胞瘤是VHL综合征最常见的肿瘤，这一案例描述的先证者是以多发胰腺囊肿首发，1个月内又发现后丘脑血管母细胞瘤的年轻患者。

如图15-4，先证者（Ⅲ-2），25岁，由于最近有腹胀而到医院看医生，腹部影像提示胰腺异常、肿胀、外形不规则，疑似胰腺弥漫多发囊肿而到找有遗传学基础的医生。问诊中了解到先证者的父亲（Ⅱ-2）和祖父（Ⅰ-1）都患有脑神经母细胞瘤，并且都已去世，而建议先证者进行肿瘤遗传学检测。在签署知情同意书后，抽外周血邮寄到外地检测，检测结果发现先证者有与VHL综合征相关的*VHL*基因变异c.280G>T，以及*BRCA2*基因变异c.5722_5723delCT（图15-5）。

这两个基因变异均为少见，预测都可能会导致蛋白质合成提前出现氨基酸的终止密码。*VHL*基因的变异c.280G>T在VHL综合征相关嗜铬细胞瘤的临床病例中被报道过，而*BRCA2*基因的移码变异c.5722_5723delCT在乳腺癌患者中被报道过，也曾经在多种遗传性肿瘤的案例里报道过，包括乳腺癌、卵巢癌和胰腺癌等。查对现有数据库资料，这两个变异在参考人群基因数据库中频率极低或没有报道。这两个变异所在区域都是基因编码蛋白的重要组成部分，不同物种的氨基酸

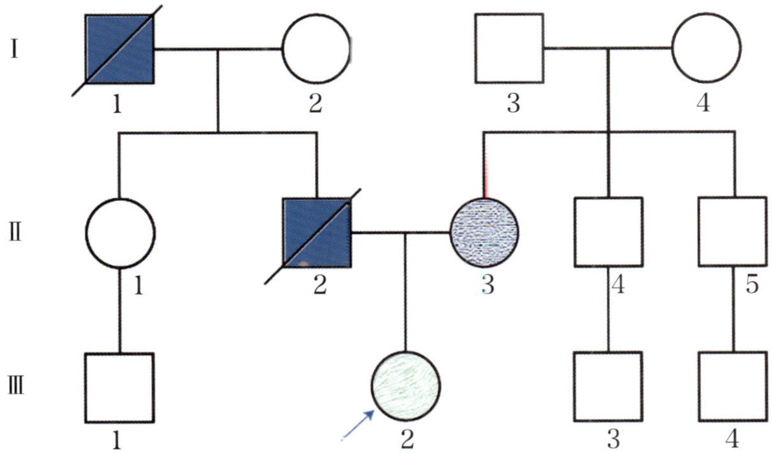

图15-4 *VHL/BRCA2*变异家系图——临床案例二

（此案例由陆国辉教授提供）

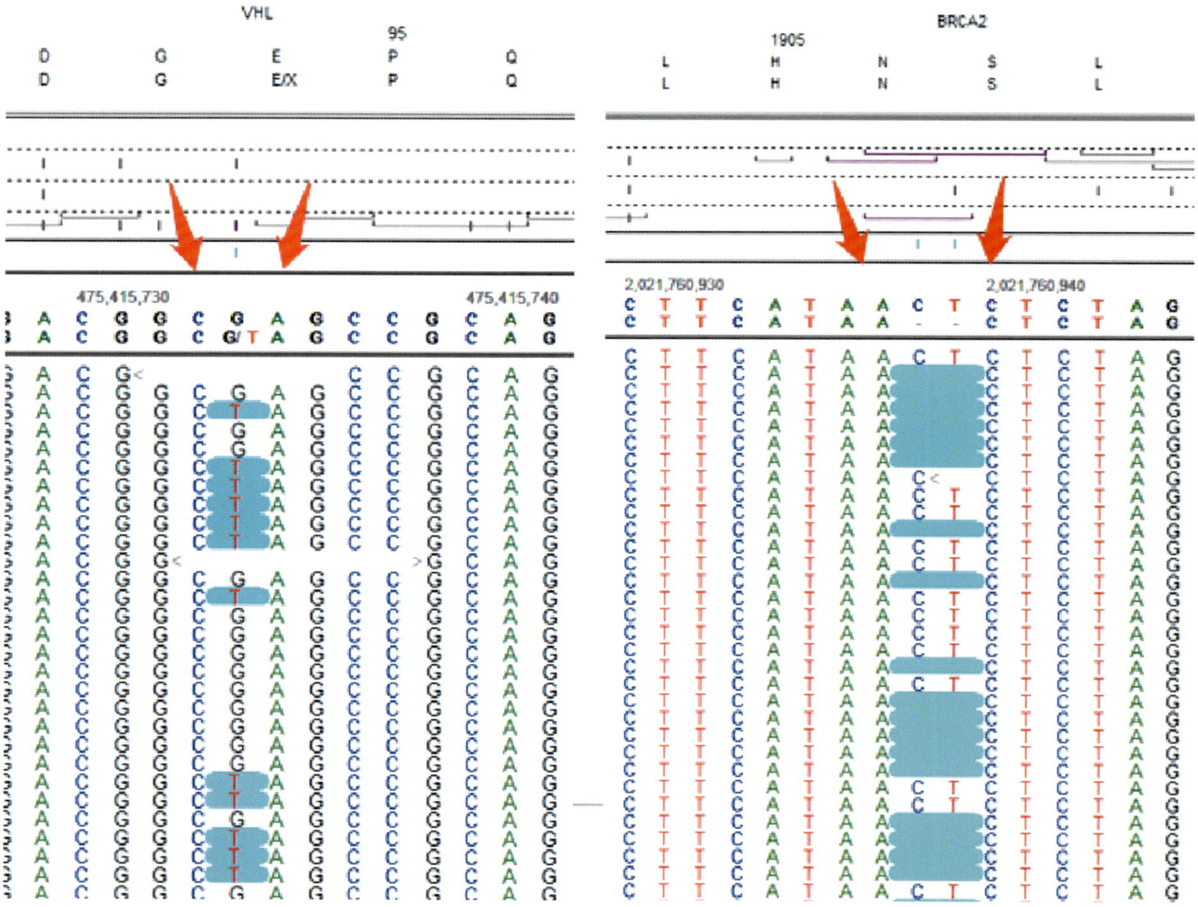

图 15-5　*VHL*、*BRCA2* 变异二代测序图

左图显示 *VHL* 变异 c.280G>T(p.E94*)；右图显示 *BRCA2* 变异 c.5722_5723delCT(p.L1908Rfs*2)

序列高度保守。综上所述，结合送检者的临床表现，根据美国 ACMG 变异分类指南，这两个变异均为“Ⅱ类－可能致病性”变异。

得到基因检测结果后，首先征得患者的同意进行电话遗传咨询，了解到先证者的父亲和祖父的确分别在 43 岁和 65 岁患有“脑血管母细胞瘤”而去世，对 VHL 综合征的诊断基本确定。至于 *BRCA2* 基因变异 c.5722_5723delCT 的发现，先证者否认家族里其他成员的肿瘤病史，而说母亲曾因为“有乳腺肿块”而进行手术，手术治疗后恢复“很好”，“不是乳腺癌”。经过反复面对面细心沟通，征得先证者的主动配合，与先证者的母亲（Ⅱ-3）电话联系沟通，证实最近的乳腺手术后康复很好，这也可以在电话沟通中的语气可以知道她的精神状态不错。然而，结合基因检测到 *BRCA2* 基因变异 c.5722_5723delCT 致病性分析，对“不是乳腺癌”需要进一步的分析。经过反复的细心沟通，得到病理检查报告，证实是“原位腺癌”。

在同一个患者身上发现两个不同肿瘤易感基因的致病性变异，对任何一位患者都会是一种“双重打击”而带来严重的心理压力。考虑到先证者年轻，特地预约到先证者所在地医院，在目的地医院与先证者进行一对一的遗传咨询。

针对先证者的现状，首先从心理咨询开始，让先证者缓解压力。可喜的是先证者的心态非常好，性格外向容易沟通，很快就畅谈如左右双手配合自如。经过两个半小时的细心充分交流沟通，从专业的疾病发生咨询到心理上的辅导，从疾病的复杂性及其健康管理的重要性指导到先证者本人的工作和生活建议，最终使咨询者许诺

"我有什么问题都随时告诉你"，微笑高兴离开门诊。

之后，遗传咨询门诊与先证者一直保持联系，及时早期发现脑血管母细胞瘤而及时到专科医院诊治，期间也赋予力所能及的帮助和精神上的鼓励。由于及时的诊治，加上先证者的好心态和开朗性格，先证者的健康状况一直"非常不错"。

（陆国辉 曾浩）

第二节 肾母细胞瘤

肾母细胞瘤（nephroblastoma），又称 Wilms 瘤（Wilms tumor, WT），在小于 15 岁欧洲裔人群中发病率约为 1/10 000，是最常见的儿童恶性肿瘤之一。其发病率约占儿童恶性肿瘤的 6%，占儿童肾恶性肿瘤的 90%。90% 的患者为肾单发性肿瘤，中位发病年龄为 5 岁，而绝大多数（95%）患者在 10 岁前发病。5% ~ 10% 的患者为双侧性或多发性肾肿瘤。该类患者通常具有遗传性肿瘤家族史，因此中位发病年龄较散发型患者更早（中位发病年龄为 2 岁）。Wilms 瘤男女发病率无明显差别，但不同人种间 Wilms 瘤的发病率存在较大差异。非洲裔人群发病率最高（1/100 000），亚洲裔人群发病率最低（3/1 000 000），多数欧洲裔人群发病居于两者之间（6/1 000 000 ~ 9/1 000 000）[23, 24]。但欧洲裔和亚洲裔儿童的平均发病年龄均早于非洲裔儿童[25]。此外，个别病例也可发生于成人。

与其他儿童肾恶性肿瘤的单基因变异驱动方式不同，目前已报道的 Wilms 瘤体细胞变异相关驱动基因多达 40 个（表 15-3）。相较于成人肾细胞癌变异负荷（1~10/Mb），Wilms 瘤肿瘤变异负荷低，

表 15-3 Wilms 瘤患者中变异发生率 >1% 的体细胞变异基因

基因 / 染色体位置	发生率（%）	临床病理特征
WT1[OMIM: 607102]/11p13	10 ~ 20	早期事件，与 ILNR 相关与间质性肿瘤亚型相关
CTNNB1[OMIM: 116806]/3p22.1	15	晚期事件，与 NR 无关与非退行性肿瘤亚型相关
AMER1[OMIM: 300647]/Xq11.2	15 ~ 20	与临床病理特征无明显相关性
IGF2[OMIM: 147470]/11p15.5	69	早期事件，与 PLNR 相关与上皮及间叶型肿瘤亚型相关
TP53[OMIM: 191170]/17p13.1	70	与无进展生存和总生存时间呈负相关在无弥漫退行性肿瘤亚型中少见
MYCN[OMIM: 164840]/2p24.3	13	与无进展生存和总生存时间呈负相关与退行性肿瘤亚型相关
miRNAPGsa[a]	15 ~ 18	与 PLNR 相关 *DGCR8*[OMIM: 609030] 变异在女性患者中常见（88%）若同时合并 *SIX1* 或 *SIX2* 变异时，与无进展生存和总生存时间呈负相关
SIX1[OMIM: 601205]/14q23.1 和 *SIX2*[OMIM: 604994]/2p21	7 ~ 18	与 PLNR 相关若同时合并 *miRNAPGsa* 相关基因变异时，与无进展生存和总生存时间呈负相关
SMARCA4[OMIM: 603254]/19p13.2	4.5	暂无相关报道
MLLT1[OMIM: 159556]/19p13.3	4	早期事件，与 ILNR 相关发病年龄早
BCORL1[OMIM: 300688]/Xq26.1	3.8	暂无相关报道
COL6A3[OMIM: 120250]/2q37.3	3.2	暂无相关报道

续表

基因	发生率（%）	临床病理特征
NF1[OMIM: 613113]/17q11.2	2.9	暂无相关报道
BCOR[OMIM: 300485]/Xp11.4	2.6	暂无相关报道
NONO[OMIM: 300084]/Xp13.1	2	暂无相关报道
ARID1A[OMIM: 603024]/1p36.11	1.8	暂无相关报道
MAP3K4[OMIM: 602425]/6q26	1.7	暂无相关报道
MAX[OMIM: 154950]/14q23.3	1.7	暂无相关报道
ASXL1[OMIM: 612990]/20q11.21	1.7	暂无相关报道
BRD7[OMIM: 618489]/16q12.1	1.5	暂无相关报道
FGFR1[OMIM: 136350]/8p11.23	1.4	暂无相关报道
HDAC4[OMIM: 605314]/2q37.3	1.2	暂无相关报道
CHD4[OMIM: 603277]/12p13.31	1.2	暂无相关报道
ACTB[OMIM: 102630]/7p22.1	1.1	暂无相关报道

资料来自：Treger TD, et al[28].

注：1. ILNR，叶内型肾原性停滞（intralobar nephrogenic rest）；PLNR，叶周型肾原性停滞（perilobar nephrogenic rest）；NRs，肾原性停滞（nephrogenicrest）。

2. miRNAPGsa 包括：*DROSHA*[OMIM: 608828]/5p13.3、*DICER1*[OMIM: 606241]/14q32.13、*DGCR8*[OMIM: 609030]/22q11.21、*XPO5*[OMIM: 607845]/6q21.1、*DIS3L2*[OMIM: 614184]/2q37.1 和 *TARBP2*[OMIM: 605053]/12q13.13。

中位肿瘤变异负荷仅为 0.17/Mb[26, 27]。

最早关于 Wilms 瘤的病因研究，主要基于遗传性 Wilms 瘤家系。通过研究发现 Wilms 瘤基因（Wilms tumor 1, *WT1*）在肿瘤发生中起关键作用。目前，基于人群的大规模二代测序研究则进一步揭示了体细胞和胚系基因变异在 Wilms 瘤发生中的作用。

主要临床表现

1. **腹部肿块**。肾母细胞瘤起源于未分化的后肾胚基，可形成肾的各种成分（囊胚、上皮和基质），瘤体大小不一，覆有薄而脆的假包膜，形成腹部肿块。

2. **约 25% ~ 30% 的患儿有腹痛、发热、贫血、血尿和高血压等症状**。

3. **其他先天畸形**。15% 患儿伴有其他先天畸形，如无虹膜（1%）、偏身肥大（3%）或泌尿生殖系统缺陷（4%）等。

4. **Denys-Drash 综合征**。肾母细胞瘤伴男性外生殖器女性化表现[14,15]。

遗传方式与相关致病基因

绝大多数的 Wilms 瘤为散发型，10% ~ 15% 的 Wilms 瘤患者存在胚系致病性基因变异（表 15-4），其中最常见的胚系致病性变异基因是 *WT1*[OMIM: 607102]。携带 *WT1* 胚系基因变异的 Wilms 瘤的遗传方式为常染色体显性遗传，肿瘤外显率随变异类型不同而存在差异。*WT1* 基因变异绝大部分为新发变异，患儿父母通常不是 *WT1* 基因变异的携带者。当一条等位基因发生变异，而另一等位基因继发 LOH 时即可致病。少数 Wilms 瘤患者存在胚系变异基因嵌合体现象，相较杂合变异患者，其下一代的遗传风险较低。

一、*WT1* 变异相关 Wilms 瘤[28, 29]

WT1 基因位于染色体 11p13 区带，属于抑癌基因，编码锌指 DNA 结合蛋白。WT1 蛋白在肾和某些造血细胞中高表达，作为转录因子，可调控多种肾发育相关基因的表达，在胚肾发育中起关键作

用[30]。导致 *WT1* 基因功能丢失的因素包括：基因本身的变异和染色体 11p13 带区的缺失或重排。目前已报到的 *WT1* 基因变异类型超过 60 种，其中约 50% 为错义变异，其余变异类型包括：无义变异、剪接变异、插入 / 缺失和移码变异和大片段缺失。*WT1* 基因变异位点分散，目前尚无高频变异的报道。值得注意的是，相关区域的大片段缺失或 *WT1* 基因缺失均可导致 Wilms 瘤的发生[31, 32]。

1. WAGR 综合征（Wilms tumor, aniridia, genitourinary tract abnormalities and a range of developmental delays，WAGR syndrome）。本病为常染色体显性遗传，由包含 *WT1* 和 *PAX6*[OMIM: 607108]/11p13 在内的 11p13 区带缺失所导致。*PAX6* 距离 *WT1* 较近（约 0.6Mb 的范围内），其缺失可导致先天性无虹膜[33]，而 *WT1* 基因缺失则可导致 Wilms 瘤的发生。WAGR 综合征患儿 Wilms 瘤的发病风险约为 50%。该类患儿 Wilms 瘤的发病年龄较早，且双肾肿瘤的发生风险高[34]。

2. Denys-Drash 综合征（Denys-Drash syndrome，DDS）。本病为常染色体显性遗传，由 *WT1* 基因中编码 DNA 结合域的 8 号或 9 号外显子发生错义变异导致[35]。DDS 患者 Wilms 瘤的发病风险约为 74%，且 20% 为双肾肿瘤。

3. Frasier 综合征（Frasier syndrom）。本病为常染色体显性遗传，由 *WT1* 基因 9 号内含子区域发生可变剪接位点所导致，其临床表现与 DDS 相似。

二、染色体 11p15.5 区带相关性 Wilms 瘤[28,29]

贝 - 维综合征（Beckwith-Wiedemann syndrome，BWS）。为常染色体显性遗传，由 11p15.5 染色体印记区胚系表观遗传改变或基因变异引起[36]，导致单亲二体或 *H19*[OMIM: 103280] 基因甲基化，继而激活 *IGF2*[OMIM: 147470] 双等位基因的表达和 IGF 信号通路的活化。贝 - 维综合征患儿 Wilms 瘤的发病风险约为 20%[37]。值得注意的是，*KCNQ1*[OMIM: 607542] 基因的去甲基化虽然是贝 - 维综合征患者最常见的表观遗传变异，但该类表观遗传变异并不会导致 Wilms 瘤的发生。

三、其他 Wilms 瘤相关综合征

1. X- 连锁 SGB 综合征（X-linked Simpson-Golabi-Behmel syndrome，X-linked SGBS）。是一种常见的过度生长综合征，其发生与 *GPC3*[OMIM: 300037] 基因变异相关。*GPC3* 基因编码包外糖蛋白，其正常表达可促进 WNT 信号活化[38]。

2. Perlman 综合征（Perlman syncrome）。是一种罕见的过度生长综合征，其发生与 *DIS3L2*[OMIM: 614184] 基因变异相关[39]。Perlman 综合征相关性 Wilms 瘤患儿，约半数发生双肾肿瘤。

3. **其他的遗传肿瘤综合征**。如 Li-Fraumeni 综合征（由 *TP53* 变异导致）和范科尼贫血（Fanconi anemia）（由 *BRCA2*[OMIM: 600185] 和 *PALB2* 变异导致）均与 Wilms 瘤发生相关[40, 41]。

四、非遗传综合征相关性 Wilms 瘤

约 10% 非遗传综合征相关性 Wilms 瘤患者存在胚系基因变异[40]，其变异基因主要包括：*REST*、*CHEK2*、*EP300*[OMIM: 602700]、*PALB2* 和 *ARID1A*[40, 42]。*CHEK2*[OMIM: 604373] 为抑癌基因，其双等位胚系基因变异可导致遗传性乳腺癌 / 卵巢癌综合征。*CHEK2* 胚系变异还与在儿童高级别神经系统肿瘤和成人肾细胞癌的发生相关。*PALB2*[OMIM: 610355] 是另一个与遗传性乳腺癌 / 卵巢癌综合征相关的抑癌基因。其双等位胚系基因变异易导致弥漫间变型 Wilms 瘤的发生。*PALB2* 胚系变异还可引起 FA-N 亚型 Fanconi 贫血，而该类疾病亦可导致 Wilms 瘤的发生[41]。*REST*[OMIM: 600571] 为抑癌基因，其编码的转录抑制因子在胚胎发育过程发挥非冗长作用[42]。研究发现家族性 Wilms 瘤患者家系中存在 *REST* 变异。其变异还与神经母细胞瘤等多种肿瘤的发生相关。

五、体细胞基因变异

直到几年前，研究报道的与 Wilms 瘤发生相关的基因或区带仅包括：*WT1*、*AMER1*、*CTNNB1*、*TP53*、*MYCN* 和 11p15。其中，*TP53* 和 *MYCN* 基因变异与 Wilms 瘤患者的临床病理特征相关。而随着二代测序技术的成熟及其在肿瘤遗传领域的广泛应用，大量与 Wilms 瘤发生相关的驱动基因被相继发现。目前，已报道的与 Wilms 瘤发生相关的驱动基因多达 40 个（表 15-3 和表 15-4），其中包括：表观遗传调控基因（如，*SMARCA4* 和 *ARID1A*），组蛋白修饰基因（如，*BCOR*、*MAP3K4*、*BRD7*、*CREBBP*[OMIM: 600140] 和 *HDAC4*），microRNA 合成及加工相关基因（如，*DROSHA*、*DICER1*、*DGCR8*、*XPO5*、*DIS3L2* 和 *TARBP2*）、癌基因（如，

表 15-4 Wilms 瘤相关疾病 / 遗传综合征

疾病／遗传综合征	变异基因
Wilms 瘤高风险（>20%）	
WAGR 综合征	*WT1* 缺失
Denys-Drash 综合征	*WT1* 点变异
Perlman 综合征	*DIS3L2* 变异
范科尼贫血	*BRCA2* 或 *PALB2* 双等位基因变异
镶嵌斑非整倍性（mosaic variegated aneuploidy）	*BUB1B*[OMIM: 602860] 或 *TRIP13*[OMIM: 604507] 双等位基因变异
Wilms 瘤中等风险（5% ~ 20%）Frasier 综合征	*WT1* 基因 9 号内含子剪接变异
Beckwith-Wiedemann 综合征（贝 - 维综合征）	单亲二体或 *H19* 表观遗传改变
Simpson-Golabi-Behmel 综合征	*GPC3* 变异
Wilms 瘤低风险（<5%）	
Bloom 综合征	*BLM*[OMIM: 604610]/*RECQL3*[OMIM: 604610] 双等位基因变异
DICER1 综合征	*DICER1* 变异
Li-Fraumeni 综合征	*TP53* 变异
单纯性半边肥大症（isolated hemihypertrophy）	多基因变异
甲状旁腺功能亢进 - 颌骨肿瘤综合征（hyperparathyroidism-jaw tumour syndrome）	*CDC73*[OMIM: 607393] 变异
Mulibrey 矮小综合征（Mulibrey nanism syndrome）	*TRIM37*[OMIM: 605073] 变异
RIK3CA 相关性阶段性过度增生（PIK3CA-related segmental overgrowth）	*PIK3CA*[OMIM: 171834] 变异

资料来自：Treger TD. et al[28].

SIX1 和 *SIX2*）和转录抑制基因（如，*BCORL1*）。此外，近期研究报道，转录延伸相关基因（包括：*MLLT1*、*CREBBP*、*EP300*、*CTR9*[OMIM: 609366]、*MAP3K4* 和 *BRD7*）也可能与 Wilms 瘤发生有关[40]。但由于其在 Wilms 瘤患者中的变异频率较低，可能仅在肿瘤晚期阶段发挥作用，因此仍有待进一步明确。

临床诊断依据

尽管国际儿科肿瘤学会（International Society of Paediatric Oncology）已多次更新 Wilms 瘤的诊疗方案[17]，但关于 Wilms 瘤的诊断标准仍存在争议。目前，Wilms 瘤的诊断主要包括：临床体征、影像学及病理学特征、家族史及 Wilms 瘤相关基因变异检测。

如存在以下任一临床特征，可提示 Wilms 瘤可能[42]：①双侧或多灶性肾肿瘤。② Wilms 瘤相关遗传综合征相关表型或先天畸形特征。如 *WT1* 相关 Wilms 瘤的特征：无虹膜、泌尿生殖系统异常、肾功能不全（或衰竭）和智力障碍等；贝 - 维综合征（BWS）的特征：巨大儿、耳褶 / 凹陷、巨舌症、脐膨出、内脏肿大、其他胚胎肿瘤（例如，肝母细胞瘤，神经母细胞瘤和横纹肌肉瘤）、偏身肥大、肾上腺皮质细胞肿大和肾异常等。③ Wilms 瘤家族史。④特征性肾肿瘤病理学检查结果提示 Wilms 瘤可能（见下文“主要病理诊断特征”）。

Wilms 瘤相关基因的胚系致病性变异是确诊的重要依据。

主要病理诊断特征

一、病理大体特征

多数为单个病灶，不到 10% 为单侧或双侧肾的多个病灶；肿瘤常呈孤立性、圆形、多结节样，与邻近肾实质分界清楚，可有假包膜。切面常呈浅灰色或棕褐色，质软，均质状；也可质韧和螺旋状。可呈囊性。

二、组织细胞病理检查

肿瘤组织主要由 3 种成分组成，即：未分化胚基细胞、不同程度及不同比例分化的上皮细胞和间质细胞（图 15-6）。

1. **未分化胚基细胞，体积小，圆形或卵圆形，胞质极少，核染色质略粗，核仁小，核分裂象活跃；呈肉瘤样弥漫分布**。

2. **上皮成分，可呈未成熟的肾小球和肾小管样结构，分化早期可类似原始菊形团样结构**。可有异源性上皮分化，常见黏液和鳞状上皮。

3. **间质成分包括平滑肌和纤维母细胞分化**。骨骼肌是最常见的异源性间质细胞类型，其他异源性分化成分包括脂肪组织、软骨、骨、神经节细胞和神经胶质组织。

三、免疫组化染色检查

肿瘤细胞缺乏特异性免疫组化标志，约 80% 的病例表达 WTI，但限于胚基细胞和上皮细胞，间质不表达。

四、分子病理检测[43]

1. **对存在 Wilms 瘤相关临床表型，影像学及病理组织学特征，或存在 Wilms 瘤家族史的个体，推荐进行基因检测**。基因检测方法包括：单基因测序、基因缺失 / 重排分析、甲基化分析、多基因检测和染色体微阵列分析（chromosome microarray analysis, CMA）。检测方法的选择应基于患者的临床、影像、病理及疑似遗传特征综合决定。若基因检测发现存在以下变异，包括：*WT1* 基因变异或 11p13 区带染色体缺失 / 重排以及 11p15.5 的单亲二体或印记中心 1（ICR1）甲基化，即可诊断 Wilms 瘤。

2. **非遗传综合征相关性 Wilms 瘤**。应首先进行 *WT1* 基因全长测序，若未检测到 *WT1* 致病性变异，则应进行 *WT1* 基因缺失 / 重排分析；若未检测到已知 *WT1* 胚系变异，则进行 11p15.5 区带 ICR1 的甲基化检测。若仍未检测相关变异，则应考虑进行包含多个遗传性肿瘤综合征相关基因在内的多基因检测。

3. **Wilms 瘤伴泌尿生殖系统异常或肾衰竭**。应首先进行 *WT1* 基因全长测序，若未检测到 *WT1* 致病性变异，则进行 *WT1* 基因缺失 / 重排分析。

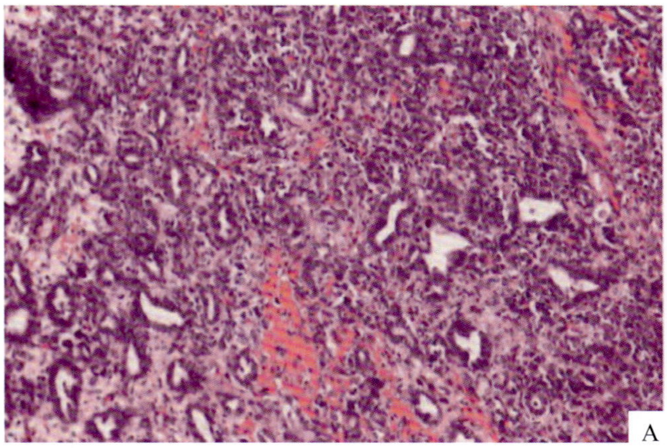

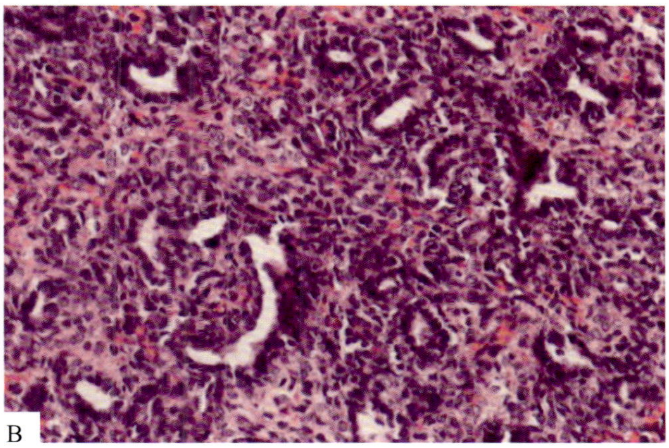

A B

图 15-6 Wilms 瘤病理表现

图 A，低倍镜下显示典型的 Wilms 瘤（HE 染色，40×）；图 B，中倍镜下 Wilms 瘤（HE 染色，200×）；典型的 Wilms 瘤由未分化的胚基细胞、分化的上皮细胞和间质细胞三种成分组成。胚基细胞呈弥漫、结节状或条索状结构，高核浆比，免疫组化染色 WT1+，Desmin+ 和 Vimentin+。分化好的上皮成分形成裂隙、腺泡或管状排列，免疫组化染色 WT1+，CK+ 和 EMA+。间质成分可见梭形细胞、平滑肌、脂肪和软骨等多种成分，Vimentin 和 S100 免疫染色可能阳性（本病理图片由罗丕福教授提供）

4. Wilms **瘤伴贝－维综合征特征**。11p15.5 区带 ICR1 甲基化检测应首先在疑似 BWS 特征的个体中进行。

5. Wilms **瘤伴无虹膜**。CMA 应首先在疑似 WAGR 综合征（Wilms 肿瘤，无虹膜，泌尿生殖系统异常和智力发育迟滞）的个体中进行。CMA 可检测包含 *WT1* 和 *PAX6* 基因在内的 11p13 区带的缺失。

其他检查

一、影像学检查

超声、增强 CT 扫描和 MRI 是 Wilms 瘤的常用影像学检查。腹部超声检查可作为增强 CT 或 MRI 检查前的首选检查方式。增强 CT 扫描可明确腹部肿物的大小、位置、有无自发性破裂出血、是否为肾来源和双肾肿瘤等[44]。约 4% 的 Wilms 瘤患儿初诊时即合并下腔静脉或动脉癌栓，约 11% 的患儿合并肾静脉癌栓。在极少数情况下，静脉癌栓脱落可导致肺动脉栓塞，危及患儿生命，因此明确诊断极为重要。CT 扫描对癌栓诊断具有较高的敏感性和特异性，因此可作为癌栓诊断的首选检查。此外，约 15% 的患儿在初诊时即合并肺转移，胸部增强 CT 扫描可作为首选推荐。Wilms 瘤对 ^{18}F-FDG 敏感，^{18}F-FDG PET-CT 可特异性显示原发和转移病灶中的 FDG 活跃区，尤其适用于双肾肿瘤或接受术前辅助化疗患儿的影像诊断[45]。

二、其他检查

化疗前行肿物穿刺活检术可明确肿瘤的病理诊断，并指导化疗方案的选择。但由于穿刺活检可能导致肿瘤针道转移及播散，其临床价值存在争议。因此，如果患儿肿瘤为Ⅲ级及以上，可考虑进行穿刺活检；但对于Ⅰ或Ⅱ级肿瘤，则不推荐进行该项检测[46, 47]。

治疗与预后

一、治疗

治疗的首要目的是预防恶性肿瘤的发生及转移，保障患者生命。由于其发病率低，目前尚缺乏公认的治疗方案。因此，对于所以确诊的 Wilms 瘤患儿，均建议入组相关临床试验接受进一步治疗。Wilms 瘤的治疗方案包括：根治性手术切除术、手术切除结合术前新辅助或术后辅助化疗和放疗。关于 Wilms 瘤的治疗，COG 肾肿瘤委员会（COG Renal Tumor Committee, COG RTC）和国际儿科肿瘤学学会（International Society of Paediatric Oncology, SIOP）的方案是目前普遍接受的标准方案。COG RTC 主张对所有单侧肾肿瘤患儿进行即刻手术治疗；而 SIOP 则建议患儿在新辅助化疗后再行手术治疗。两种方案均推荐对于能耐受化疗的患儿进行术后的辅助化疗。对于进展期患者，可考虑进行局部放疗。

（一）手术治疗

手术治疗的目的是在确保包膜完整的情况下，完整切除肾肿瘤，并明确肿瘤的分期和分级。根治性肾切除术＋淋巴结活检术的手术入路包括经腹腔和胸腹联合入路两种方式[48]。由于侧腹腔切口影响肾的充分暴露，通常不作为常规推荐。保留肾单位手术对患者预后的影响尚存在争议，因此不作为常规推荐。除非术前影像学检查提示双侧肾占位，不建议进行对侧肾探查[49]。若术前影像学检查提示双侧肾占位者，则应进行保留肾单位手术。对于肿瘤体积较大者，外科医生手术时应格外注意肿瘤破裂导致种植播散的风险[50]。对于术前影像学明确为Ⅳ级肿瘤的患儿（如，术前已明确存在肺转移），仍可考虑进行根治性肾肿瘤切除术。对于Ⅰ或Ⅱ级 Wilms 瘤且合并远处转移的患儿，不常规推荐进行局部放疗。

约 2% 的 Wilms 瘤可累及患侧输尿管。因此，对合并肉眼血尿、肾功能不全或肾积水的患儿，应进行术前膀胱镜检查。对于明确输尿管受累的患儿推荐同时行全段输尿管切除，以预防肿瘤种植转移[51]。

（二）化学治疗

化疗药物中，放线菌素 D 和长春新碱对 Wilms 瘤非常敏感，结合手术为基础的综合性治疗方案，可明显改善患者预后。局限性 Wilms 瘤患者总体预后良好。各肿瘤分期的局限性 Wilms 瘤患儿 2 年生存率均可在 80% 以上，甚至达 90% 以上，是目前化疗效果最佳的恶性肿瘤之一。放疗常用于晚期患儿的姑息性治疗。虽然 Wilms 瘤患儿总体预后良好，但仍需注意的是，10% ～ 15% 的患儿在接受综合性治疗后，仍有可能出现肿瘤复发，而该类患儿的预后通常较差，2 年生存率下降至 50% ～ 60%。关于该类肿瘤的治疗，目前仍是 Wilms 瘤治疗重点和难点[43, 52, 53]。

（三）放射治疗

放射的主要目的是增强肿瘤局控和针对转移性病灶进行治疗。放疗的方案选择主要取决于肿瘤分期和组织病理分型，近期研究提示，肿瘤的遗传特征也是影响放疗方案选择的重要因素[54]。

二、预后与复发

对于绝大部分患儿，Wilms 瘤是可治愈的实体肿瘤。从 20 世纪 80 年代以来，对于组织学较好（favorable histology, FH）的 Wilms 瘤，患儿的 5 年生存率已达到 90% 以上。尽管在治疗方案的调整中，治疗时间不断缩短，放疗剂量和范围不断减小，接受放疗患儿的比例明显下降，但患儿的总生存时间却未受到治疗方案改变的影响。影响预后的危险因素主要包括：①组织病理学特征；②疾病分级；③肿瘤基因特征，如合并 1q 扩增、1p 或 16q 杂合性缺失的患者，预后通常较差；④年龄，发病年龄越大，患者预后通常越差。

规律的复查随访并根据随访结果及时调整治疗方案是影响患者预后及复发的关键，随访内容主要包括肿瘤学评估、生活质量及心理学评估及并发症等。

遗传咨询与孕产前诊断

一、携带者 / 患者检测与健康管理咨询

仅不到 5% 的 Wilms 瘤是由胚系基因变异导致，绝大部分 Wilms 瘤（90% ~ 95%）属于散发性肿瘤，且受环境因素影响小，因此由于体细胞基因变异或染色体异常所导致的可能性大。Wilms 瘤可单独发生，也由其他遗传性肿瘤综合征所导致。由于 Wilms 瘤的临床表型多样，相关遗传学背景复杂，因而遗传咨询尤为重要，但亦给遗传咨询医生带来很大挑战。因此，准确有效的遗传咨询非常重要。

对 Wilms 瘤遗传易感的个体，建议进行相关基因检测，以便早期诊疗和干预。对于 *WT1* 胚系变异携带者，11p15.5 区带单亲二体或 ICR1 甲基化的个体，双侧或多灶性 Wilms 瘤患者，建议由熟悉 Wilms 瘤遗传咨询的专业医师或遗传中心进行相关遗传咨询，并根据基因型、临床表型等进行个性化诊疗。遗传咨询的主要内容包括：Wilms 瘤易感性相关的先天性疾病或综合征表型特征评估，肿瘤监测的起始年龄、方法和随访方案等。

遗传易感性 Wilms 瘤患者（*WT1* 胚系变异携带者，11p15.5 区带单亲二体或 ICR1 甲基化的个体）的监测管理咨询[29]如下：

（1）对于携带 *WT1* 胚系变异的个体。从出生开始，每 3 个月进行一次腹部超声检查，直到 5 岁。

（2）对于 11p15 单亲二体、ICR1 甲基化或未发现遗传或表观遗传改变的 BWS 患儿，从出生开始，建议每三个月进行一次腹部超声检查，直到 8 岁。

（3）无明确的分子病因的双侧或多灶 Wilms 瘤患者。Wilms 瘤治疗结束后，每 3 个月进行一次肾超声检查，直到 8 岁。

（4）对于患者家属，咨询可能的肿瘤易感风险，风险评估的方式和管理。建议患者家属进行遗传咨询并考虑行基因检测。

二、携带者生育咨询

Wilms 瘤的发生与多种遗传性肿瘤综合征相关，这些综合征由不同的基因变异或者其他表观遗传学改变导致，因而给产前诊断带来较大挑战。对于生育期患者，建议针对性选择产前诊断和辅助生殖技术，如：胚胎植入前遗传学诊断。

三、孕产前遗传学诊断

产前诊断需综合肿瘤易感风险、基因检测技术特征等因素进行评估（详细内容见第 1 章）。

（曾浩 陆国辉 李永红）

第三节 前列腺癌

前列腺癌（prostate cancer, PC）是男性泌尿生殖系统肿瘤中最常见的恶性肿瘤，在世界范围内全部男性恶性肿瘤中发病率排名第二。

前列腺癌的发病率的地域差异明显，澳大利亚 / 新西兰、北美、北欧和西欧国家高发，而在东亚、中南亚地区国家低发。我国前列腺癌发病率和死亡率都较低，但近年来前列腺癌发病率快速持续增长，可能与饮食结构改变、人口老龄化以及早期诊断技术提高有关。同时我国前列腺癌发病率具有明显的地域差异，总体来说经济发达的大城市发病率较农村地区高。

前列腺癌最重要的 4 个危险因素是种族、年龄、

遗传家族史及胚系基因变异。

世界范围内，黑人前列腺癌的发病率和死亡率最高，白人居于中等水平，而亚裔黄种人风险最低。

前列腺癌的发病率与年龄关系密切，本病多发生于50岁以后，其发病率在50岁以后呈指数式增长，在我国，75 ~ 79岁达到前列腺癌发病高峰，而小于60岁患前列腺癌的风险相对较低。但是，全世界小于40岁被诊断为前列腺癌的人数趋向上升，这些患者常常预后不佳[55]。目前正在开展对于年轻前列腺癌患者的易感基因的研究，因为早发性前列腺癌可能与胚系致病性变异相关。

前列腺癌具有高度遗传性，其家族性风险的遗传性高达近60%[56]。据统计，5% ~ 10%的前列腺癌病例可归咎于高危遗传因素或者前列腺癌易感基因。大型研究表明，家族史是前列腺癌主要危险因素之一[57, 58]。但几乎没有证据表明家族史与不良临床结果相关[59]。

前列腺癌还被发现与一些由于胚系基因变异导致的癌症综合征相关，如同源DNA修复基因变异导致的遗传性乳腺癌/卵巢癌综合征（hereditary breast and ovarian cancer syndrome, HBOCS）、错配修复（mismatch repair，MMR）基因变异导致的Lynch综合征以及*HOXB13*[OMIM: 604607]变异导致的遗传性前列腺癌（hereditary prostate cancer，HPC）等。据报道，*BRCA1*[OMIM: 113705]、*BRCA2*[OMIM: 600185]胚系变异与前列腺癌易感风险增加相关[60, 61]，有限的数据也提示*ATM*[OMIM: 607585]、*PALB2*及*CHEK2*胚系变异可增加前列腺癌的风险[62-65]。此外，研究显示，1.7%的有前列腺癌史的患者存在MMR相关基因中*PMS2*[OMIM: 600259]、*MLH1*[OMIM: 120436]、*MSH2*[OMIM: 609309]或*MSH6*[OMIM: 600678]的胚系变异[66]。

其他因素主要包括睾酮及雌激素水平紊乱、炎症、饮食习惯等。其中，雄激素暴露程度以及雌激素与前列腺癌的发生密切相关，饮食中富含植物雌激素人群发病率低，但当雄激素和雌激素联合作用导致炎症或者产生致变异的代谢产物时，反而可能增加前列腺癌的发病风险。此外，高脂饮食也可增加前列腺癌的患病风险。

主要临床表现

早期前列腺癌常无症状，肿瘤进一步发展，可出现局部梗阻和远处转移的症状。

（1）当肿瘤阻塞尿道时，可造成排尿困难、尿频、尿急、血尿、尿失禁等下尿路症状。

（2）当肿瘤侵犯输尿管口及输尿管下段，可出现上尿路梗阻及肾功能不全。

（3）肿瘤向后压迫或者侵犯直肠，可出现排便困难，甚至血便。

（4）若肿瘤发生骨转移，可出现骨痛、病理性骨折、贫血、脊髓压迫等症状。

遗传方式与相关致病基因

大多数的前列腺癌是散发性的，但对于家族性前列腺癌，其遗传性可高达58%，而环境因素对其影响则非常小[67]。

前列腺癌可能由不同遗传模式、外显率的多种基因所致。1992年第一次报道了早发性前列腺癌的家族性聚集可归咎于一种罕见但具有高外显率的高风险等位基因通过常染色体显性方式遗传[57]。而第一个为隐性遗传提供证据的分离分析则来自于芬兰人群体，结果显示携带风险等位基因的个体比未携带者更早发病[68]。以下基因被认为与前列腺癌相关。

一、DNA损伤修复相关基因

（一）*BRCA 1/2*

BRCA 1/2[OMIM: 113705/600185]都参与维持基因组的稳定性，尤其是双链DNA修复的同源重组途径。*BRCA1*编码一种核磷蛋白，这种蛋白可参与维持基因组稳定性并且作为一种肿瘤抑制因子。编码蛋白与其他肿瘤抑制因子、DNA损伤感应器以及信号转导因子组成一个大型多亚单位蛋白复合物，称为*BRCA1*相关基因组检测复合物（BASC），参与转录。这种蛋白还在DNA双链断裂的修复和重组中起作用。*BRCA2*含有BRC基序，基序介导了其与具有DNA修复功能的RAD51重组酶的结合。*BRCA1/2*被认为是一种肿瘤抑制基因。通过家系研究以及二代测序（next generation sequencing，NGS）技术的方法，发现了肿瘤抑制DNA修复相关基因*BRCA1*、*BRCA2*的胚系变异以及*HOXB13*胚系变异与部分前列腺

癌相关[69]。

BRCA1 和 *BRCA2* 变异与遗传性乳腺癌 / 卵巢癌综合征（HBOCS）密切相关，HBOCS 通常被发现于乳腺癌、卵巢癌、胰腺癌和（或）黑色素瘤的家族中，尤其是出现早年发病个体的家族[70]。研究表明，*BRCA1* 变异会使小于 65 岁患前列腺癌的相对危险性提升至 2 倍，*BRCA2* 变异会使小于 65 岁患前列腺癌的相对危险性提升至 7 倍[71-73]。同时，*BRCA1/2* 变异还与临床中更具侵袭性的肿瘤、更高概率的转移淋巴结、出现远处转移以及更短的生存期有关[74]。

（二）*ATM*

ATM[OMIM: 607585] 基因命名来源于共济失调毛细血管扩张症（ataxia telangiectasia，AT），这是一种常染色体隐性遗传病。*ATM* 在细胞周期调节和 DNA 损伤修复应答中起着重要的作用，DNA 损伤的情况下，ATM 蛋白可参与介导细胞周期停滞、DNA 修复以及细胞凋亡。研究表明 *ATM* 变异与前列腺癌的发生有关[63]，其与前列腺癌易感性的相关的证据也在不断被报道。

其他的一些 DNA 损伤修复相关基因如 *CHEK2*、*PALB2*、*BRIP1*[OMIM: 605882]、*NBS1/NBN*[OMIM: 602667]、*RAD51D*[OMIM: 602954]、*GEN1*[OMIM: 612449]、*MRE11A*[OMIM: 600814]、*FAM175A*[OMIM: 611143] 等胚系变异也与转移性前列腺癌有关[75]。

我国一项纳入 316 名中国前列腺癌患者的研究，对比中美队列转移性前列腺癌患者中变异频率发现，虽然胚系致病性变异的比例总体相近（12% vs 12%），但是，中国的研究中出现了国外较罕见的变异基因，这提示我国转移性前列腺癌患者胚系基因变异谱与国外人群存在差异。总体上 9.8% 的受试者携带致病性变异，其中包括 *BRCA2*（6.33%）、*BRCA1*（0.63%）、*ATM*（0.63%）、*GEN1*（0.63%）、*MSH6*（0.63%）、*MSH2*（0.63%）、*CHEK2*（0.31%）和 *FANCA*[OMIM: 607139]（0.31%）[76]。

二、错配修复基因

DNA 错配修复（mismatch repair，MMR）基因涉及 5 个基因，包括 *MLH1*、*MSH2*、*MSH6*、*PMS2* 以及 *EPCAM*[OMIM: 185535]，分别位于染色体 3p22.2、2p21-p16、2p16.3、7p22.1 和 2p21。有 73% 的携带 MMR 相关基因致病性变异的前列腺癌患者为 MMR 蛋白缺陷[77]。研究发现，MMR 相关基因变异型前列腺癌患者临床和病理学特征更具侵袭性[78]。肿瘤 MMR 相关基因变异会导致肿瘤微卫星不稳定（microsatellite instability，MSI）和错配修复缺陷（dMMR），并且有时与胚系基因变异和 Lynch 综合征相关。据报道，有 2% ~ 5% 的前列腺癌患者为 dMMR 以及 MSI-H 患者[79, 80]。Lynch 综合征，又称遗传性非息肉性结直肠癌，根据 Amsterdam Ⅱ标准，家族中至少有 3 名成员有相关癌症，如结直肠癌、子宫内膜癌、小肠癌，肾盂癌和尿路上皮癌等，与 DNA 错配修复胚系基因变异有关（关于 Lynch 综合征的更多信息可以参考本书第 13 章第一节 Lynch 综合征相关结直肠癌）。患有 Lynch 综合征的个体前列腺癌的易感风险会增至 2 ~ 5 倍[81-84]。

三、*HOXB13* 基因

HOXB13[OMIM: 604607] 是第一个被鉴定与遗传性前列腺癌尤其是早发性前列腺癌有关的基因，它位于染色体 17q21.32 区域。*HOXB13* 在前列腺癌的发展中起作用且与雄激素受体（androgen receptor, AR）相互作用，但是其促进前列腺癌发病的机制尚不明确。遗传性前列腺癌是指患者的直系亲属中至少有 3 个患此病或者至少有 2 个直系亲属早期发病（<55 岁）。初步研究表明，不同人群可能有不同 *HOXB13* 变异，这些变异与该人群前列腺癌的易感风险有关。

发生在 *HOXB13* 基因中的 p.G84E 致病性变异可以使前列腺癌总体易感风险增至 3~5 倍、早发性前列腺癌的风险增至 10 倍[85-88]。但是 p.G84E 变异几乎只存在欧洲血统人群中，并且与侵袭性肿瘤无关[89, 90]。

在一项针对我国男性 *HOXB13* 胚系变异情况的研究中，未发现 p.G84E 变异，却发现了 p.G135E 变异，可能与我国男性患前列腺癌的风险相关[91]。另外针对日本男性前列腺癌患者和非前列腺癌患者的研究中，也发现了一个新的变异 p.G132E 可能与前列腺癌相关[92]。

四、其他基因

（一）*TP53*

经研究，*TP53*[OMIM: 191170] 也与患前列腺

癌的风险存在着潜在关联。肿瘤细胞来源的 *TP53* 基因变异体能够促使细胞发生转化，而野生型的 *TP53* 基因则不能，*TP53* 是一个最重要的抑癌基因，该基因的异常与超过半数的肿瘤相关。Li-Fraumei 综合征（Li-Fraumeni syndrome，LFS）是一种罕见的常染色体显性遗传易感综合征，是由 *TP53* 基因变异引起的。在对荷兰 180 个符合 LFS 或类 LFS 的家庭进行的 *TP53* 变异分析的研究中，在 24 个每组均有一例前列腺癌的家庭中发现了有害的 *TP53* 变异。在进行了肿瘤检测的前列腺癌患者中，也发现了 *TP53* 胚系致病性变异[93]。

中国人群与高加索人群共有的 *PCDH9*[OMIM: 603581] 和 *PLXNA1*[OMIM: 601055] 基因变异与疾病进展风险相关[94]。此外，胚系拷贝数变异（copy number variation, CNV）也与中国人群前列腺癌遗传学风险有关[95]。

五、单核苷酸多态性

通过前列腺癌全基因组关联分析（genome-wide association studies, GWAS），已识别出超过 150 个单核苷酸多态性（single nucleotide polymorphism, SNP）位点与前列腺癌发展相关[69]，最早鉴定的位点位于 8q24，其遗传变异可影响 *MYC*[OMIM: 190080] 的表达，而 *MYC* 是前列腺癌形成的重要基因[96]。有 5 个及以上 SNP 的男性比无 SNP 男性与前列腺癌发生的关系更加密切[97]。目前已发现的前列腺癌相关 SNP 大约一半与中国人群前列腺癌发病关系密切[98]，但发现两个与欧美人群前列腺癌遗传易感性不同的 SNP 位点 9q31.2(rs817826) 和 19q13.4(rs103294) 与中国人前列腺癌患病关系密切，可用于将来中国人前列腺癌风险预测[99]。

临床诊断依据

前列腺癌由于早期常无典型症状，一般由直肠指诊（digital rectal examination, DRE）或前列腺特异性抗原（prostate-specific antigen, PSA）筛查异常发现，其确诊则需要穿刺活检或经尿道前列腺切除取得组织标本后进行组织病理学检查。临床诊断主要依据如下：

一、临床症状

见本节“主要临床表现”部分。

二、体格检查

直肠指诊（digital rectal examination, DRE）：前列腺癌大多起源于前列腺外周带，肿瘤体积≥ 2ml 时可通过 DRE 发现，DRE 异常是穿刺活检指征之一。

三、前列腺肿瘤标志物

（一）血清前列腺特异性抗原（PSA）

1. 前列腺癌筛查。前列腺癌筛查主要是针对无临床症状、身体状况良好且预期寿命 10 年以上的高危人群男性开展基于 PSA 的筛查。血清总 PSA（tPSA）<4.0ng/ml 为正常，但不可排除前列腺癌可能。初次 PSA 异常建议复查。PSA 值 4~10ng/ml 为可疑值，需参考 PSA 衍生指标。

2. PSA 相关衍生指标。

（1）fPSA/tPSA：正常值≥ 0.16；

（2）前列腺特异性抗原密度（prostate specific antigen density, PSAD）：正常值≤ 0.15ng/ml；

（3）前列腺特异性抗原速率（prostate specific antigen velocity, PSAV）：正常值 <0.75ng/ml/ 年。

（二）其他标志物

前列腺健康指数（prostate health index PHI），以及 4 种激肽释放酶分数检测（4K）、尿液检测标志物等。

四、前列腺组织活检病理诊断

病理诊断是确诊前列腺癌最重要、最可靠的检查手段。获取组织的方式包括：①前列腺穿刺活检；②经尿道前列腺电切术；③根治性前列腺切除术。

DRE 触及可疑结节、MRI 发现异常信号、TRUS 发现低回声结节以及 PSA>10ng/ml 均为穿刺活检适应证。PSA 值 4~10ng/ml 则需参考 f/tPSA、PSAD 及影像学检查决定是否穿刺活检。穿刺活检可分为系统穿刺与靶向穿刺，当穿刺活检前 mpMRI 阳性，初次活检患者建议行系统穿刺联合靶向穿刺，而既往活检阴性患者可考虑仅行靶向穿刺。

第一次穿刺结果阴性，但发现不典型小腺泡增生（atypical small acinar proliferation, ASAP），或高级别上皮内瘤变（high grade prostatic intraepithelial neoplasia, HGPIN），或复查 PSA>10ng/ml 应行重复穿刺。若 PSA 值 4~10ng/ml 则应参考复查 f/tPSA、PSAD、PSAV、DRE、影像学检查决定是否重复穿刺。重复穿刺前建议行 mpMRI 检查，

并进行基于 mpMRI 的靶向穿刺以提高检出率。

穿刺活检入路包括超声引导下经直肠穿刺活检（transrectal biopsy, TRBx）、超声引导下经会阴穿刺活检（transperineal biopsy, TPBx），二者检出率和并发症发生率相当。

主要病理诊断特征

一、病理大体特征

约 70% 的肿瘤发生在前列腺的周围区，呈灰白结节状，质韧、硬，和周围组织界限不清。

二、组织细胞病理检查

几乎所有前列腺癌的共同特征是单一类型细胞，没有基底细胞层。肿瘤腺体排列拥挤，呈不规则的方式生长，可呈筛状结构、腺体融合等，腺体可见背靠背现象。高分化腺癌腺体由单层细胞构成，外层的基底细胞缺如，核仁增大。低分化腺癌细胞排列成条索、巢状或片状。

1. 前列腺癌病理分类。包括：①腺泡腺癌；②导管内癌；③导管腺癌；④尿路上皮癌；⑤腺鳞癌；⑥鳞状细胞癌；⑦基底细胞癌；⑧神经内分泌肿瘤。

2. 前列腺癌病理评分。Gleason 分级（表 15-5）是目前最为广泛应用的分级系统。但 Gleason 评分仅适用于腺泡腺癌以及导管腺癌。前列腺癌的 Gleason 评分是肿瘤主要成分与次要成分（>5%）Gleason 分级的总和（图 15-7）。近年来，Gleason 评分系统常与国际泌尿病理协会（International Society Urologic Pathology, ISUP）病理分级（表 15-6）系统联合使用。

最新发布的 2020 NCCN 指南对初诊局限性前列腺癌风险分为 5 组（表 15-7）[100]。

表 15-5 前列腺腺癌 Gleason 分级标准

分级	组织学特征
1 级	单个的分化良好的腺体密集排列，形成界限清楚的结节
2 级	单个的分化良好的腺体较疏松排列，形成界限较清楚的结节（可伴微小浸润）
3 级	分散、独立的分化良好的腺体
4 级	分化不良、融合的或筛状（包括肾小球样结构）的腺体
5 级	缺乏腺性分化（片状、条索状、线状、实性、单个细胞）和（或）坏死（乳头 / 筛状 / 实性伴坏死）

表 15-6 2014 年国际泌尿病理协会（International Society Urologic Pathology, ISUP）病理分级系统与 Gleason 评分系统

分级	Gleason 评分	
1	≤1	≤1+3
2	7	3+4
3	7	4+3
4	8	4+4，3+5，5+3
5	9 或 10	4+5，5+4，5+5

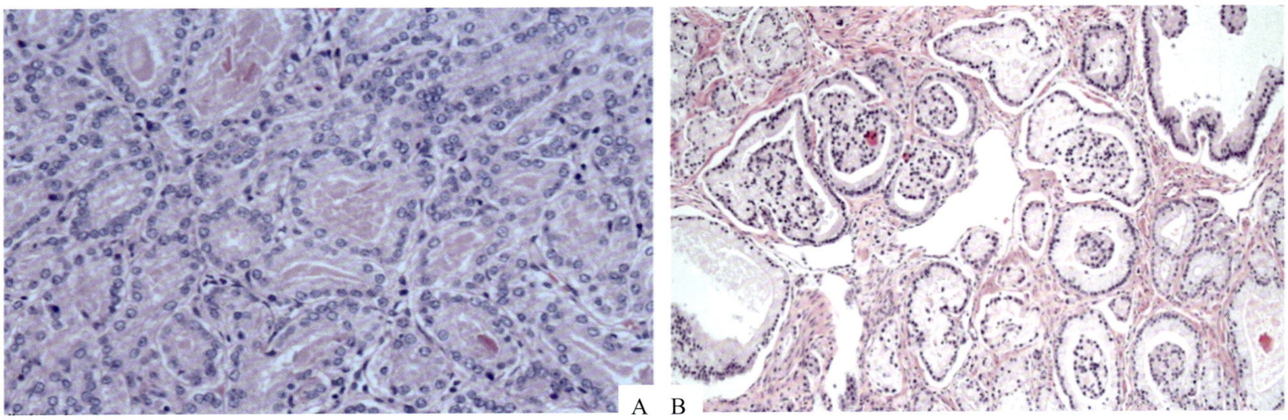

图 15-7 前列腺腺癌 Gleason 分级典型病理表现

图 A，部分腺体融合呈筛状，Gleason 评分 3+4=7（图片来自中山大学肿瘤防治中心）；图 B，标本中腺体分散；部分管腔扭曲堵塞；核增大，核仁色素沉着明显，Gleason 评分 3+3=6

表 15-7 2020 年 NCCN 前列腺癌指南初诊局限期前列腺癌风险分组

风险分组	极低危	低危	中危	高危	极高危
临床 / 病理学特征	满足以下所有条件：	满足以下条件但不符合非常低风险条件：	无高、极高风险特征且有≥ 1 个中风险因素：	无极高风险特征且有≥ 1 个高风险特征：	有≥ 1 个以下特征：
	·T1c ·1 级 ·穿刺活检阳性针数少于 3 针，每针中肿瘤组织≤ 50%	·T1-T2a ·1 级 ·PSA<10 ng/ml	·T2b-T2c ·2 或 3 级 ·PSA 10 ～ 20 ng/ml	·T3a ·4 或 5 级 ·PSA>20 ng/ml	·T3b-T4 ·主要成分 Gleason 5 级 ·2 或 3 个高危特征 ·>4 针 4 或 5 级

三、免疫组化检测

常用免疫组化标记多为基底细胞特异性的标志物（P63、CK5/6、P40、34βE12），若基底细胞消失，提示前列腺癌。此外 P504S（AMACR）若表达阳性亦常提示前列腺癌。

四、分子病理检测

根据最新发布的国内外权威共识及指南对前列腺癌进行分子病理检测[100-102]。

1. **胚系基因变异检测适应证**

（1）转移性前列腺癌（mCRPC 或 mHSPC）。

（2）非转移性前列腺癌，符合以下任意一条：

• 进展期疾病（T3a 或以上）；

• 前列腺导管内癌（IDC-P）/ 前列腺导管腺癌（DAP）；

• ISUP 分级 4 级（Gleason 评分 8 分）或以上。

（3）有相关家族史：

1）前列腺癌家族史：受检者有 1 个直系亲属（父亲或兄弟）或至少 2 个男性亲属符合以下其中一条：

• 诊断前列腺癌时年龄 <60 岁；

• 死于前列腺癌；

• 患有转移性前列腺癌。

2）其他癌症家族史：同系亲属中有至少 2 个患有 HBOCS 或 Lynch 综合征肿瘤谱中的任何癌症（尤其是诊断时 <50 岁）。

2. **应根据检测目的不同区分胚系基因变异检测与体细胞基因变异检测。胚系基因变异可使用受试者血液、唾液和口腔拭子等样本进行检**

测。而体细胞基因变异是指利用受试者肿瘤组织或循环肿瘤细胞 DNA（circulating tumor DNA，ctDNA）进行变异检测，检测应包括胚系及体系，必要时需要进行胚系基因验证。

3. 检测技术主要应用二代测序（next generation sequencing，NGS），主要程序包括从样本中提取 DNA、构建文库、对变异进行分析和注释以及分析基因变异信息并提出报告。

4. 基因包（panels）主要包括：

（1）基于指南的聚焦基因包（focused panels），包括 5~6 个基因。

（2）前列腺癌特异性基因包（PCA-specific panels），包括 10~15 个基因。

（3）全面癌症基因包（comprehensive/cancer panels），包括大约 80 个基因。

（4）反映基因包（reflex panels），初检优先检测基因然后扩大检测范围。反映基因包可考虑应用于所有患者，但尤其是针对考虑进行主动监测的非转移性患者或为早期发现癌症的未患 PCA 被检测者，通过初检基因的检测可提示对于这些人群的管理。之后还可检测额外的基因来解释个人癌症史及家族史，从而达到全面的遗传评估。

5. 考虑检测的基因主要包括： *BRCA1*、*BRCA2*、*HOXB13*、*CHEK2*、*ATM*、*NBN*、*MSH2*、*MSH6*、*MLH1*、*PMS2*、*PALB2*、*BRIP1*、*TP53*、*EPCAM* 及 *FANCA*。

6. 对于转移性前列腺癌患者进行胚系 + 体细胞检测，推荐全面癌症基因包检测，以指导治疗及确认临床试验资格。

（1）优先检测 *BRCA2*、*BRCA1*、MMR 相关基因（包括 *MSH2*、*MSH6*、*MLH1*、*PMS2* 和 *EPCAM*）、*ATM*、*GEN1*、*FANCA* 和 *CHEK2*。

（2）可根据个人史或家族史额外检测其他基因。

（3）对于发现 *BRCA2*、*BRCA1*、MMR 相关基因（包括 *MSH2*、*MSH6*、*MLH1*、*PMS2* 和 *EPCAM*）、*ATM*、*GEN1*、*FANCA* 和 *CHEK2* 体细胞基因变异，推荐进行胚系验证检测，从而确定对于遗传性癌症的易感性，建议进行遗传咨询，并可根据个人史和家族史额外检测其他基因。

7. 对于非转移性前列腺癌患者进行胚系检测，推荐反映基因包检测

（1）优先检测 *BRCA2*、*ATM*、*GEN1*、*FANCA* 和 *CHEK2*；

（2）可根据个人史或家族史额外检测其他基因。

8. 对于有相关家族史，未诊断前列腺癌受检者、初诊未进行风险分层及中低危患者进行胚系检测，推荐反映基因包检测

（1）优先检测 *BRCA2*、*HOXB13*、*BRCA1*、*ATM*、MMR 相关基因（包括 *MSH2*、*MSH6*、*MLH1*、*PMS2* 和 *EPCAM*）、*GEN1*、*FANCA* 和 *CHEK2*；

（2）可根据个人史或家族史额外检测其他基因。

五、肿瘤相关微生物组检测

近年来，许多研究表明，微生物与前列腺癌的形成、进展及肿瘤对于治疗的反应有关[103-106]，但目前仍不清楚人类微生物群对于前列腺癌究竟是根本因素还是促进因素[107]。栖居于不同部位的微生物组，其与前列腺癌相关的方式也可能不同，比如泌尿道微生物可通过引起前列腺炎症、上皮损伤及增生从而导致前列腺慢性炎症[106, 108-114]，而慢性炎症是前列腺癌变的驱动因素[115]；肠道微生物可通过刺激代谢物及雄激素的产生来影响前列腺癌的发展[103, 104, 114, 116-118]。

目前，关于微生物组如何调节前列腺癌形成的机制仍处于研究之中，对于机制的理解尚不完全，因此临床应用较少，但随着研究的深入，未来可应用于肿瘤的诊断、预防及治疗中。

其他检查

一、影像学检查

（一）经直肠超声

前列腺癌经直肠超声检查（transrectal ultrasonography, TRUS）典型表现为外周带低回声结节。TRUS 主要用于引导穿刺活检，其对于病灶检出率不及多参数磁共振成像（multi-parametric magnetic resonance imaging, mpMRI）。

（二）磁共振成像

磁共振成像（magnetic resonance imaging，MRI）对于前列腺癌临床分期有重要作用。mpMRI 比其他影像学检查更具诊断效能。基于 mpMRI 的前列腺影像报告和数据评分系统（PI-RADS）（表 15-8）可用于前列腺癌定位、诊断和危险分组。

表 15-8 PI-RADS 评分及其处理

评分	前列腺癌可能性	穿刺阳性率	处理
1	非常低（极不可能出现）	-	不建议进行临床干预
2	低（不太可能出现）	-	
3	中等（可疑存在）	20%	决定于 mpMRI 外因素
4	高（可能存在）	50%	考虑进行靶向和系统性活检
5	非常高（极有可能出现）	80%	

（三）其他影像学检查

全身核素骨显像检查（radionuclide bone imaging）可用于发现前列腺骨转移病灶，敏感性高但特异性低；PSMA-PET-CT 可显著提高转移灶诊断准确率、PET/MRI 可显示腺体和前列腺外受累情况；CT 对前列腺癌的诊断敏感性较低，可用于辅助分期。

治疗与预后

一、治疗

根据肿瘤分期、患者年龄及并存疾病选择相应的治疗方法。

（一）主动监测与等待观察

对于低危及少部分中危局限性前列腺患者，若预期寿命 >10 年，可在规范的影像、病理诊断的基础上，选择主动监测（active surveillance, AS），并严密随访，若发现疾病进展，则转入积极治疗。

对于预期寿命较短、不愿意或者无法耐受主动治疗的患者，为避免治疗的副作用及对生活质量的影响，可选择等待观察（watchful waiting, WW），直至患者出现症状，再采取姑息性治疗。

（二）手术治疗

手术治疗主要包括根治性、挽救性及姑息性手术。根治性前列腺切除术（radical prostatectomy, RP）是局限性及局部进展期患者的治愈性治疗方法之一，对于预期寿命较长的局限性及局部进展期患者可行 RP 或将 RP 作为综合治疗的一部分。挽救性根治性前列腺切除术（salvage radical prostatectomy，SRP）可用于高度选择的根治性放疗后局部复发的患者。姑息性手术可在确保安全的情况下应用于出现下尿路症状的晚期前列腺癌患者。

（三）放射治疗

放射治疗的应用主要有根治性放疗、辅助挽救性放疗及姑息性放疗，主要的形式包括外放疗（external beam radiotherapy，EBRT）和近距离照射治疗（brachy therapy），外放疗的主要形式有调强放疗（intensity modulated radiation therapy, IMRT）、立体定向放疗（stereotactic body radiation therapy, SBRT）及三维适形放疗（three-dimensional conformal radiation therapy, 3D-CRT）；近距离照射治疗的主要形式包括暂时性粒子插植治疗（常用铱 ^{192}）和永久粒子植入（常用碘 ^{125} 和钯 ^{103}）。

根治性放疗主要适用于局限性及局部进展期患者，其中部分局限性和局部进展期患者可能需要联合内分泌治疗；挽救性放疗主要适用于根治性治疗后复发患者；姑息性放疗主要用于因原发灶或转移灶导致相关症状的治疗。

（四）内分泌治疗

任何去除雄激素和抑制雄激素活性的治疗方法统称为内分泌治疗。主要包括雄激素剥夺治疗（androgen deprivation therapy，ADT），又称为去势治疗（可采用手术或药物）、传统抗雄药物（如比卡鲁胺）、新型内分泌药物（如阿比特龙、恩扎卢胺、阿帕他胺）。内分泌治疗是转移性前列腺癌（metastatic prostate cancer, mPC）的基础治疗。

（五）化学治疗

化学治疗主要包括多西他赛、卡巴他赛及米托蒽醌等。主要用于 mPCa（尤其是去势抵抗型转移性前列腺癌）的治疗。铂类化疗可用于 DNA 损伤修复基因变异前列腺癌的治疗。

（六）其他局部治疗

如前列腺冷冻消融、高能聚焦超声、不可逆电穿孔、组织内肿瘤射频消融、光动力治疗等。主要用于局限期前列腺癌的治疗。

（七）免疫治疗

对于无症状或轻微症状转移性去势抵抗性前列腺癌（metastatic castration-resistant prostate cancer, mCRPC）的治疗，可以用肿瘤疫苗 Sipuleucel-T 治疗。帕博丽珠单抗等抗 PD-1 治疗见治疗进展部分。

（八）治疗进展

大型临床研究、指南和专家共识均指出 DNA 修复基因缺陷型前列腺癌患者可能对奥拉帕利（olaparib）等多聚腺苷二磷酸核糖聚合酶（poly ADP-ribose polymerase, PARP）抑制剂以及铂类药物敏感[101, 102, 119]。根据《2019 费城共识》，*BRCA2* 变异对于 PARP 抑制剂治疗的反应达到高度共识（推荐，共识程度 >75%），而 *BRCA1* 变异达到了中度共识（考虑，共识程度 50%~75%）。*BRCA2*、*BRCA1* 变异对于铂类药物化疗的反应均达到中度共识（考虑，共识程度 50%~75%）。由于目前与 PARP 抑制剂反应的联系有限，*ATM* 变异并未得到专家共识来提示使用 PARP 抑制剂治疗。共识还推荐考虑 DNA 修复基因变异携带者，若在使用阿比特龙后仍进展，接下来可使用 PARP 抑制剂[102]。

帕博丽珠单抗（pembrolizumab）是一种抗 PD-1 抗体，已被 FDA 批准用于无法切除、高度微卫星不稳定（MSI-H）以及错配修复缺陷（dMMR）的实体瘤，可用于已使用或排除了其他可用治疗之后（如阿比特龙、卡巴他赛、多西他赛等）的 MSI-H 或 dMMR 的转移性去势抵抗型前列腺癌。《2019 费城共识》中，对于男性 MMR 相关基因胚系变异使用抗 PD-1 治疗，专家达成了中度共识（考虑，共识程度 50%~75%），但更多考虑用于临床试验[102]。

此外，与 AR、P53、PI3K/AKT 信号转导通路、WNT 信号转导通路、细胞周期通路、MAPK 信号转导通路及染色体重塑等基因变异相关的药物正在研究当中[100]。

二、预后

前列腺癌的异质性很强，不同个体间的肿瘤生物学特性及预后差异很大。

三、复发

规律的复查随访并根据随访结果及时调整治疗方案是影响患者预后及复发的关键，随访内容主要包括肿瘤学评估、生活质量及心理学评估及并发症等。

遗传咨询与孕产前诊断

一、基因检测前遗传咨询

我国前列腺癌相关基因检测及精准治疗处于蓬勃发展的阶段，但由于涉及前列腺癌易感性、侵袭性及转移性的基因变异众多，因此穿插于基因检测前后的遗传咨询就显得格外重要。根据最新的《2019 费城共识》及《NCCN 指南》，有基因检测适应证（具体见上文基因检测部分）及检测意愿的患者应接受检测前的遗传咨询，咨询时收集被检测者详细的家族史、医疗史以及被检测者或家族中前列腺癌患者的具体临床或病理特征，并使患者充分理解并同意以下内容[101, 102, 120, 121]：

1. **明确患者进行基因检测的目的**。精准治疗、肿瘤早期发现策略和（或）检测遗传性癌症综合征或其风险。

2. **可能发现遗传性癌症综合征**。基于被检测者家族史，可能检测出包括遗传性乳腺癌 / 卵巢癌综合征、Lynch 综合征以及一些其他的遗传性癌症综合征。

3. **选择基因包**。考虑检测的各种多基因基因包（聚焦前列腺癌基因包 vs. 全面癌症基因包 vs. 反映基因包），并与被检测者讨论每种选择的获益及风险，如发现癌症风险、越大的基因包可能会发现越多临床意义不明变异（VUS）或有无相关管理指南等。

4. **可能出现的检测结果**。应讨论三种主要的类型：变异（致病性 / 疑似致病性变异）、VUS 及阴性，同时讨论这些结果对于疾病管理的意义。

5. **发现其他癌症风险的可能**。可能检测出多种基因特异性癌症风险，而不仅限于前列腺癌的风险，这将对被检测者及其家族都会造成影响。

6. **连锁检测 / 其他家族性检测**。对具有血缘关系的亲属进行致病性变异检测或根据家族史进行其他基因检测。遗传性肿瘤的检测可能会导致受检者的担心和焦虑，还会对家庭关系造成影响。

7. 还应与检测者讨论检测费用、基因歧视、检测数据共享及数据售卖政策、检测的隐私等问题。

二、检测后咨询的主要内容

1. 讨论检测结果及相关医学风险、就个人及家族癌症史解释检测结果及讨论检测结果对于医疗管理方案的影响。

2. 评估检测结果对于被检者情绪状态的影响。

3. 讨论对于有风险的家族成员进行基因检测。

4. 讨论可用医疗资源，如高风险门诊、特定疾病支持组及相关科学研究等。

5. 对于育龄患者，提供生育咨询和孕产前诊断的建议。

三、携带者筛查与监测管理咨询

（一）携带 DNA 修复相关基因胚系变异

1. 携带 *BRCA1/2* 胚系变异。*BRCA1*、*BRCA2* 胚系变异可使前列腺癌风险增加，且与前列腺癌的早发、更具侵袭性的表型及更短的生存期相关，尤其是 *BRCA2* 变异使前列腺癌风险增加 1 ~ 5 倍，但 *BRCA1* 变异与前列腺癌风险增加的联系并不那么密切，因此对于未患病的 *BRCA1/2* 变异携带者，根据《2019 费城指南》，推荐（共识程度 >75%）对 *BRCA2* 变异携带者从 40 岁或从比家族中诊断前列腺癌最小年龄小 10 岁开始进行基于 PSA 的前列腺癌筛查。考虑（共识程度 50%~75%）对 *BRCA1* 变异携带者从 40 岁或从比家族中诊断前列腺癌最小年龄小 10 岁开始进行基于 PSA 的前列腺癌筛查。对于非转移性的前列腺癌患者，推荐基因检测发现 *BRCA2* 变异（共识程度 >75%）时进行 AS 讨论。AS 讨论时主要应该参考患者临床病理标准、年龄及总体健康情况，以帮助患者做出下一步的医疗决策。

此外，由于 *BRCA1/2* 胚系变异还与 HBOCS 相关，根据《NCCN 指南》，*BRCA1/2* 变异携带男性还应考虑男性乳腺癌管理，包括从 35 岁其进行乳腺自我检查的训练及教育和每 12 个月进行一次临床乳腺检查（目前对于支持进行乳腺影像检查的数据有限）。对于有胰腺癌家族史的 *BRCA1/2* 变异携带者的胰腺癌筛查以及通过年度全身皮肤检查和减少 UV 暴露来管理总体黑色素瘤风险。

2. *ATM* 胚系变异。由于目前提示 *ATM* 提升前列腺癌风险的数据有限，因此对于携带 *ATM* 胚系变异受检者，没有充足的证据对前列腺癌进行筛查。此外有限的数据提示 *ATM* 胚系变异与胰腺癌相关，因此应考虑 *ATM* 变异携带者胰腺癌风险，但是根据 NCCN 指南，若无胰腺癌家族史，不推荐进行胰腺癌筛查。研究显示，由于 *ATM* 变异与侵袭性疾病和不良预后相关，可能导致主动监测期间患者活检等级升高 [122]，因此对于非转移性的前列腺癌患者，推荐基因检测发现 *ATM* 变异（共识程度 50%~75%）时进行主动监测讨论，AS 讨论内容同 *BRCA2* 变异。

（二）*HOXB13* 胚系变异

尽管筛查结果数据有限，*HOXB13* 胚系变异与前列腺癌风险及前列腺癌的早发关系密切，因此对于未患病 *HOXB13* 胚系基因变异携带者，根据《2019 费城共识》，推荐考虑（共识程度 50%~75%）对 *HOXB13* 变异携带者从 40 岁或从比家族中诊断前列腺癌最小年龄小 10 岁开始进行基于 PSA 的前列腺癌筛查。

（三）错配修复基因

MMR 相关基因中，*MSH2* 与前列腺癌相关性最高，其他 MMR 相关基因相关性较低或有限，但是对全 Lynch 综合征基因的检测有利于发现 Lynch 综合征和临床试验，因此根据《2019 费城共识》，推荐考虑（共识程度 50%~75%）对 MMR 基因（尤其是 *MSH2*）变异携带者从 40 岁或从比家族中诊断前列腺癌最小年龄小 10 岁开始进行基于 PSA 的前列腺癌筛查。此外，还应对 Lynch 综合征相关癌症进行筛查，具体可参考本书 Lynch 综合征相关部分。

（四）临床意义不明变异（VUS）或阴性结果

咨询提供者需要与患者讨论 VUS 的结果并给出基于家族史的癌症筛查推荐。当 VUS 被重新划分为“致病性或疑似致病性变异”时，可能需要转诊部分具有可疑 VUS 的男性进行遗传咨询。有癌症家族史的男性可能也需转诊进行遗传咨询。

（五）亲属风险

对于患者亲属，咨询可能的肿瘤易感风险、风险评估的方式和管理。建议患者家属进行遗传咨询并考虑基因检测。

四、携带者生育咨询

对于生育期患者：

（1）建议选择产前诊断和辅助生殖技术，包括胚胎植入前遗传学诊断。需充分讨论肿瘤风险、技术局限性和获益。

（2）需要咨询常染色体隐性遗传病，由于部分遗传性前列腺癌存在 DNA 修复基因及 MMR 相关蛋白相关基因变异，因此可参照 HBOCS、Lynch 综合征部分常染色体隐性遗传病，关于其他前列腺癌相关胚系基因变异所涉及的常染色体隐性遗传病证据有限。

五、孕产前遗传学诊断

前列腺癌的孕前诊断（如胚胎植入前遗传性检测）和产前诊断对于有生育需求的致病性变异基因携带者的研究有限，但由于可引起遗传性前列腺癌的胚系致病性变异基因如 *BRCA1/2*、MMR 相关基因等也与 HBOCS、Lynch 综合征等相关，因此携带相应基因胚系致病性变异者可参考本书相关章节孕产前诊断。

孕产前诊断总体伦理原则：

（1）咨询时应充分告知并使孕妇理解产前诊断的目的、风险及后续处理措施，并由孕妇自行选择接受或拒绝医生提出的方案。

（2）孕周 28 周前若产前诊断发现异常者，医务人员告知具体情况后，孕妇及家属可在医生建议下选择是否终止妊娠。28 周后，除非胎儿疾病诊断明确、诊断疾病可致死亡或缺乏认知发育能力以及孕妇自身情况不允许，否则禁止终止妊娠。

（3）除非发现胎儿性染色体非整倍体异常，否则禁止进行性别鉴定。

（4）在产前诊断过程中，应遵守相应规章制度及操作规范，工作人员应认真负责，以保护母胎利益为首位。

（5）慎重讨论是否行胚胎植入前遗传学检测（PGT），防范利用 PGT 进行性别鉴定。对双胎及多胎妊娠孕妇，应讨论风险问题，以及若发现胎儿染色体异常的后续处理。

（6）产前诊断应有专业遗传咨询医师进行，有助于减少盲目引产，从而减低妊娠终止率。

临床案例三

如图15-8，先证者（Ⅱ-3），男，55岁，因“左髋部疼痛不适4个月”于2019年1月至外院就诊，检查发现左侧股骨及骨盆肿瘤，于2019年1月8日行“左侧全髋关节置换术”，术后病理提示为前列腺癌转移，行内分泌治疗（药物去势）。于2019年2月14日至某肿瘤防治中心泌尿科就诊，查PSA为39.95 ng/ml，睾酮 0.779 nmol/L，2月19日盆腔MR提示前列腺癌，左侧髂血管旁淋巴结转移，骨盆多发转移，于当天行前列腺穿刺活检，术后病理示：前列腺癌，腺泡型腺癌；Gleason评分：3+3=6分（ISUP 1级）（图15-9）。2月21日全身骨扫描示全身多发骨转移。3月5日行双侧睾丸术，联合比卡鲁胺口服。7月4日查PSA上升至1476 ng/ml，先证者出现全身多处骨痛不适。先证者于7月5日至10月1日期间行

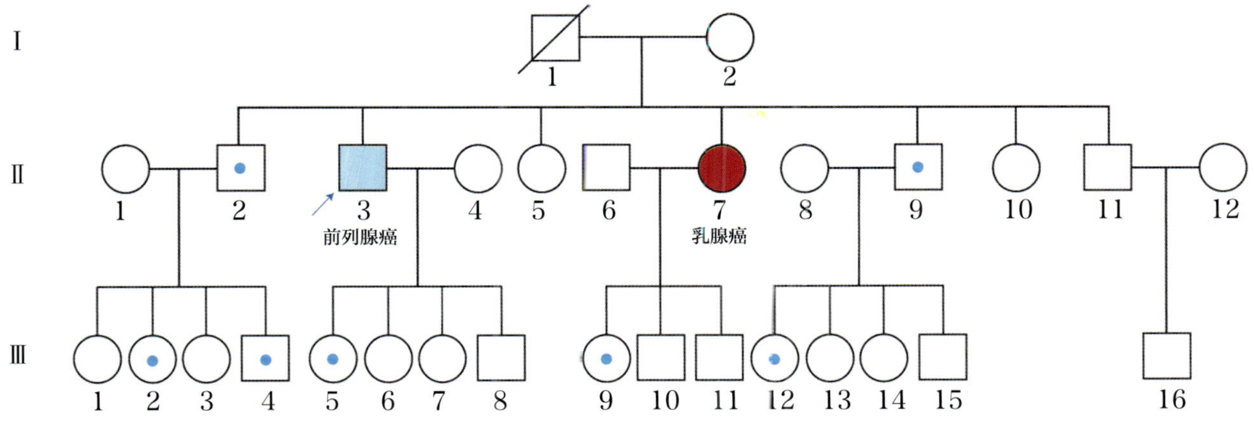

图 15-8 前列腺癌患者家系图——临床病例三

（本案例由李永红提供）

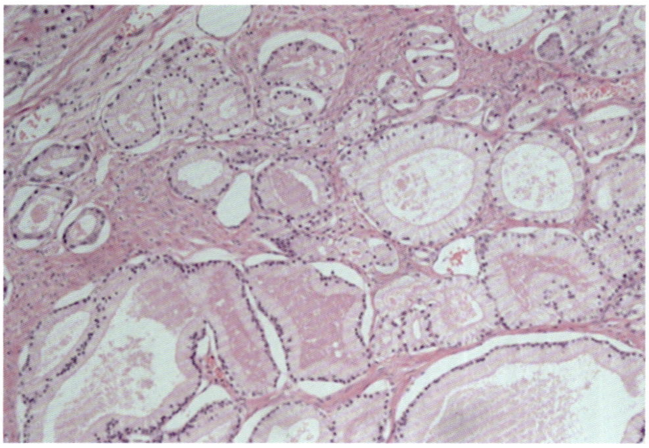

图 15-9 Gleason 评分 3+3 病理表现——临床病例三

多西他赛140 mg+泼尼松5 mg方案化疗5个疗程，1程化疗后骨痛不适明显减轻，4程化疗后PSA下降至40.2 ng/ml，5程化疗后PSA上升至59.52 ng/ml。先证者接受了基因检测，结果显示患者存在*BRCA2*胚系致病性变异。于2019年10月22日至2020年1月16日期间改用多西他赛120 mg+卡铂600 mg方案化疗5个疗程，2020年1月15日复查TPSA 31.76 ng/ml，先证者无明显自觉不适，复查全身CT及全身骨显像未见新发病灶。

在对先证者进行基因检测前进行遗传咨询，了解到先证者的妹妹（Ⅱ-7）在41岁时诊断为乳腺癌，对其妹进行基因检测后发现同样存在*BRCA2*胚系致病性变异，遂对其整个家族进行连锁检测，结果发现先证者家族中存在多个成员（Ⅱ-2，Ⅱ-9，Ⅲ-2，Ⅲ-4，Ⅲ-5，Ⅲ-9，Ⅲ-12）携带*BRCA2*胚系致病性变异。鉴于家族中两位成员已经罹患肿瘤，基于国际共识及指南对于亲属风险及癌症筛查的意见在遗传咨询时我们给予先证者建议，对于先证者家族中其他的7位携带者进行定期的随访及对如乳腺癌、卵巢癌、胰腺癌、前列腺癌等肿瘤进行规范的筛查。

这个病例初诊时已经为转移性前列腺癌，具备进行基因检测的适应证，由于目前基因检测费用及医疗保险等影响，实际应用受到限制。随着胚系基因变异与肿瘤的关系日益清晰，医保政策也将逐渐跟进，治疗方案可再优化。重视病人的家族史采集，选择合适的患者进行基因检测，有利于患者治疗及对家属开展遗传咨询。

（李永红 赵迪威）

第四节 其他常见泌尿系统遗传性肿瘤相关综合征

泌尿系统遗传性肿瘤主要包括：遗传性肾细胞癌（hereditary renal cell carcinoma）、尿路上皮癌（urothelial carcinoma, UC）和肾母细胞瘤（Wilms tumor，Wilms 瘤）。普通人群肾癌发病率约为 1.6%，具有遗传性肾癌家族史的个体，肾癌发病风险为正常人群的 2.6 ~ 2.8 倍。肾细胞癌中，绝大部分为散发性肾癌（约 90%），遗传性肾癌仅占所有肾癌的 2% ~ 8%[123, 124]。

尿路上皮癌是与 Lynch 综合征（见 Lynch 综合征相关内容）相关的尿路上皮恶性肿瘤。Lynch 综合征患者，肿瘤发病风险是正常人群的 22 倍，中位发病年龄为 56 岁，比正常人提前 10 ~ 15 年。Lynch 综合征患者 70 岁前罹患尿路上皮恶性肿瘤的风险为 6.7%，其中 *MSH2*、*MLH1* 携带者的发病风险最高[125]。

遗传性肾细胞癌是由单胚系基因变异导致，多并发全身其他组织器官良性和（或）恶性病变，称为肾细胞癌相关遗传综合征（表 15-9）。目前关于肾细胞癌相关遗传综合征的发病率尚缺乏大样本流行病学研究，美国癌症基因组图谱（The cancer genome atlas，TCGA）对 893 例肾细胞患者进行高通量测序后发现，约 6% ~ 9% 的肾癌患者存在肿瘤相关易感基因的胚系致病性变异[126-128]。近期研究提示，在非透明细胞癌患者中，遗传性肾癌的比例可高达 12%[129]。由于肾细胞癌相关遗传综合征患者的临床表型复杂，诊断依赖基因检测，在临床中易被临床医生所忽视，其真实发病率可能仍被低估。不同类型的肾细胞癌相关遗传综合征患者的病理类型和临床表现存在很大差异，如遗传性乳头状肾细胞癌（hereditary papillary renal cell carcinoma, HPRCC）为 I 型乳头状肾细胞癌亚型，肾癌是其唯一临床表现；而 VHL 综合征相关性肾癌则为肾透明细胞癌亚型，患者多合并其他器官的良性肿瘤（视网膜、小脑血管母细胞瘤）。

肾细胞癌相关遗传综合征的遗传方式主要为常染色体显性遗传（表 15-9），其相关胚系变异的基因主要包括：*VHL*、*MET*、*FH*、*TSC1/TSC2*、*FLCN*、*SDHA/B/C/D*、*BAP1*、*CDC73* 和 *MITF*。

VHL、*MET*、*FH*、*TSC1/TSC2*、*FLCN* 和 *CDC73* 胚系致病性变异相关的遗传综合征的临床表型已较为明确。*SDHA/B/C/D*、*BAP1* 和 *MITF* 胚系致病性变异相关的遗传综合征，虽可导致肾癌发生，但其临床表型仍待进一步明确。不同类型的肾细胞癌相关遗传综合征，肿瘤的恶性程度存在较大差异。VHL 综合征、Birt-Hogg-Dubé 综合征和 HPRCC，肾肿瘤的恶性程度低；相反，遗传性平滑肌瘤和肾细胞癌（hereditary leiomyomatosis and renal cell carcinoma, HLRCC）和 BAP1 癌症综合征相关性肾癌则具有高度恶性的生物学特性。

（李永红 陆国辉）

表 15-9 遗传性肾细胞癌相关遗传综合征

综合征	基因	临床表型	肾细胞癌种类	遗传方式	肾癌风险(%)
VHL 综合征	*VHL*[OMIM: 608537]	血管母细胞瘤（小脑,脊髓,视网膜），嗜铬细胞瘤，乳头状囊腺瘤（胰腺,附睾,附件，内淋巴囊肿，胰腺囊肿及神经内分泌肿瘤）	透明细胞癌	AD	30 ~ 40
Birt-Hogg-Dubé 综合征	*FLCN*[OMIM: 607273]	纤维毛囊瘤，毛盘状瘤，细胞软垂疣，肺囊肿，自发性气胸	混合性嗜酸细胞瘤	AD	30
遗传性平滑肌瘤肾细胞癌	*FH*[OMIM: 136850]	皮肤平滑肌瘤，子宫平滑肌瘤	2 型乳头状细胞，其他肾癌类型	AD	15 ~ 32
遗传性乳头状肾细胞癌	*MET*[OMIM: 164860]	无其他特征	1 型乳头状细胞	AD	100
结节性硬化复合症	*TSC1/2*[OMIM: 605284/191092]	肾血管平滑肌脂肪瘤；皮肤病变；皮质发育不全；室管膜下巨细胞星形细胞瘤；淋巴管肌瘤病	透明细胞癌；乳头状细胞癌；嫌色细胞癌	AD	<5
遗传性嗜铬细胞瘤 / 副神经节瘤综合征	*SDHB/SDHC/SDHD* [OMIM: 185470/602413/602690]	嗜铬细胞瘤；副神经节瘤；胃肠间质瘤	透明细胞癌；其他类型	AD	<10
Cowden 综合征	*PTEN*[OMIM: 601728]	皮肤病变；乳腺癌；甲状腺癌；子宫内膜癌；前列腺癌；结肠息肉病	透明细胞癌；乳头状细胞癌；嫌色细胞癌	AD	10 ~ 15

续表

综合征	基因	临床表型	肾细胞癌种类	遗传方式	肾癌风险(%)
甲状旁腺功能亢进 - 颌骨肿瘤综合征	*CDC73*[OMIM: 607393]	肾细胞癌；Wilms瘤；甲状旁腺功能亢进；甲状旁腺癌；颌骨纤维瘤；子宫癌	肾细胞癌；Wilms 瘤	AD	待明确，可能 <10
3 号染色体易位综合征		无其他特征	透明细胞癌	待明确	30
BAP1 癌症综合征	*BAP1*[OMIM: 603089]	葡萄膜、皮肤恶性黑色素细胞瘤；胸膜间皮瘤	透明细胞癌	AD	9 ~ 13
MITF 癌症综合征	*MITF*[OMIM: 156845]	恶性黑色素细胞瘤；胰腺癌；嗜铬细胞瘤	待明确，可能与转位型肾癌类似	AD	可能 <10
CHEK2 相关综合征	*CHEK2*[OMIM: 604373]	乳腺、前列腺、结肠、甲状腺、卵巢、睾丸恶性肿瘤	所有肾癌亚型	AD	<10

注：AD，常染色体显性遗传

参考文献

[1] Mikhail MI, Singh AK. Von Hippel Lindau syndrome. StatPearls. Treasure Island (FL); StatPearls Publishing Copyright © 2020, StatPearls Publishing LLC. 2020.

[2] Varshney N, Kebede AA, Owusu-Dapaah H, et al. A review of von Hippel-Lindau syndrome. Journal of kidney cancer and VHL, 2017, 4 (3): 20-9.

[3] Ong KR, Woodward ER, Killick P, et al. Genotype-phenotype correlations in von Hippel-Lindau disease. Human mutation, 2007, 28 (2): 143-9.

[4] Capitanio U, Rosiello G, Erdem S, et al. Clinical, surgical, pathological and follow-up features of kidney cancer patients with von Hippel-Lindau syndrome: novel insights from a large consortium. World J Urol, 2021. doi: 10. 1007/s00345-020-03574-5.

[5] Gossage L, Eisen T, Maher ER. VHL, the story of a tumour suppressor gene. Nat Rev Cancer, 2015, 15 (1): 55-64.

[6] Van Leeuwaarde RS, Ahmad S, Links TP, et al. von Hippel-Lindau syndrome //Adam MP, Ardinger HH, Pagon RA, et al. GeneReviews ®. Seattle (WA): University of Washington, 1993-2021.

[7] Schmidt LS, Linehan W M. Hereditary leiomyomatosis and renal cell carcinoma. Int J Neph Renovas Dis, 2014, 7: 253-260.

[8] Stratton KL, Alanee S, Glogowski E A, et al. Outcome of genetic evaluation of patients with kidney cancer referred for suspected hereditary cancer syndromes. Urol Oncol, 2016, 34 (5): 238, 1-7.

[9] Poland KS, Azim M, Folsom M, et al. A constitutional balanced t(3;8)(p14;q24. 1) translocation results in disruption of the TRC8 gene and predisposition to clear cell renal cell carcinoma. Genes Chromosomes Cancer, 2007, 46 (9): 805-812.

[10] Nielsen SM, Rhodes L, Blanco I, et al. Von Hippel-Lindau disease: genetics and role of genetic counseling in a multiple neoplasia syndrome. J Clin Oncol, 2016, 34 (18): 2172-2181.

[11] Williamson SR. Clear cell papillary renal cell carcinoma: an update after 15 years. Pathology, 2021, 53 (1): 109-119.

[12] Carlo M I, Hakimi A A, Stewart G D, et al. Familial kidney cancer: implications of new syndromes and molecular insights. Eur Urol, 2019, 76 (6): 754-764.

[13] Singer EA, Vourganti S, Lin KY, et al. Outcomes of patients with surgically treated bilateral renal masses and a minimum of 10 years of followup. J Urol, 2012, 188 (6): 2084-2088.

[14] Jonasch E, Mccutcheon IE, Waguespack S G, et al. Pilot trial of sunitinib therapy in patients with von Hippel-Lindau disease. Ann Oncol, 2011, 22 (12): 2661-2666.

[15] Jonasch E, Mccutcheon IE, Gombos D S, et al. Pazopanib in patients with von Hippel-Lindau disease: a single-arm, single-centre, phase 2 trial. The Lancet Oncology, 2018, 19 (10): 1351-1359.
[16] Frantzen C, Kruizinga R, Van Asselt S, et al. Pregnancy-related hemangioblastoma progression and complications in von Hippel-Lindau disease. Neurology, 2012, 79 (8): 793-796.
[17] Ye D, Bakhtian K, Asthagiri A, et al. Effect of pregnancy on hemangioblastoma development and progression in von Hippel-Lindau disease. J Neurosurg, 2012, 117 (5): 818-824.
[18] Frantzen C, Van Asselt S, Kruizinga R, et al. Letter to the editor: pregnancy and von Hippel-Lindau disease. J Neurosurg, 2013, 118 (6): 1380.
[19] Vf A. The VHL handbook, what you need to know about VHL. Mehta: Create Space Independent Publishing Platform, 2012.
[20] Neumann HP, Bausch B, Mcwhinney SR, et al. Germ-line mutations in nonsyndromic pheochromocytoma. N Engl J Med, 2002, 346 (19): 1459-1466.
[21] Boedeker CC, Erlic Z, Richard S, et al. Head and neck paragangliomas in von Hippel-Lindau disease and multiple endocrine neoplasia type 2. J Clin Endocrinol Metab, 2009, 94 (6): 1938-1944.
[22] Pigny P, Cardot-Bauters C, Do Cao C, et al. Should genetic testing be performed in each patient with sporadic pheochromocytoma at presentation? Eur J Endocrinol, 2009, 160 (2): 227-231.
[23] Breslow N, Olshan A, Beckwith J B, et al. Epidemiology of Wilms tumor. Med Pediat Oncol, 1993, 21 (3): 172-181.
[24] Nakata K, Ito Y, Magadi W, et al. Childhood cancer incidence and survival in Japan and England: a population-based study (1993-2010). Cancer Science, 2018, 109 (2): 422-434.
[25] Yannelli JR, Thurman GB, Mrowca-Bastin A, et al. Enhancement of human lymphokine-activated killer cell cytolysis and a method for increasing lymphokine-activated killer cell yields to cancer patients. Cancer Res, 1988, 48 (20): 5696-5700.
[26] Alexandrov LB, Nik-Zainal S, Wedge DC, et al. Signatures of mutational processes in human cancer. Nature, 2013, 500 (7463): 415-421.
[27] Ma X, Liu Y, Liu Y, et al. Pan-cancer genome and transcriptome analyses of 1, 699 paediatric leukaemias and solid tumours. Nature, 2018, 555 (7696): 371-376.
[28] Treger TD, Chowdhury T, Pritchard-Jones K, et al. The genetic changes of Wilms tumour. Nat Rev Nephrol, 2019, 15 (4): 240-251.
[29] Dome JS, Huff V. Wilms Tumor Predisposition //Adam MP, Ardinger HH, Pagon RA, et al. GeneReviews®. Seattle (WA): University of Washington, 1993-2021.
[30] Hartwig S, Ho J, Pandey P, et al. Genomic characterization of Wilms' tumor suppressor 1 targets in nephron progenitor cells during kidney development. Development (Cambridge, England), 2010, 137 (7): 1189-1203.
[31] Cone EB, Dalton SS, Van Noord M, et al. Biomarkers for Wilms Tumor: A Systematic Review. J Urol, 2016, 196 (5): 1530-1535.
[32] Bieli ń ska E, Matiakowska K, Haus O. Heterogeneity of human WT1 gene. Postepy higieny i medycyny doswiadczalnej (Online), 2017, 71 (0): 595-601.
[33] Clericuzio C, Hingorani M, Crolla JA, et al. Clinical utility gene card for: WAGR syndrome. Eur J Hum Genet : EJHG, 2011, 19 (4).
[34] Breslow NE, Norris R, Norkool P A, et al. Characteristics and outcomes of children with the Wilms tumor-Aniridia syndrome: a report from the National Wilms Tumor Study Group. J Clin Oncol, 2003, 21 (24): 4579-4585.
[35] Pelletier J, Bruening W, Kashtan CE, et al. Germline mutations in the Wilms' tumor suppressor gene are associated with abnormal urogenital development in Denys-Drash syndrome. Cell, 1991, 67 (2): 437-447.
[36] Karnik P, Chen P, Paris M, et al. Loss of heterozygosity at chromosome 11p15 in Wilms tumors: identification of two independent regions. Oncogene, 1998, 17 (2): 237-240.
[37] Scott RH, Murray A, Baskcomb L, et al. Stratification of Wilms tumor by genetic and epigenetic analysis. Oncotarget, 2012, 3 (3): 327-335.
[38] Pilia G, Hughes-Benzie RM, Mackenzie A, et al. Mutations in GPC3, a glypican gene, cause the Simpson-Golabi-Behmel overgrowth syndrome. Nat Genet, 1996, 12 (3): 241-247.
[39] Astuti D, Morris MR, Cooper WN, et al. Germline mutations in DIS3L2 cause the Perlman syndrome of overgrowth and Wilms tumor susceptibility. Nat Genet, 2012, 44 (3): 277-284.
[40] Scott RH, Stiller CA, Walker L, et al. Syndromes and constitutional chromosomal abnormalities associated with Wilms tumour. J Med Genet, 2006, 43 (9): 705-715.
[41] Reid S, Schindler D, Hanenberg H, et al. Biallelic mutations in PALB2 cause Fanconi anemia subtype FA-N and predispose to childhood cancer. Nat Genet, 2007, 39 (2): 162-164.
[42] Mahamdallie SS, Hanks S, Karlin K L, et al. Mutations in the transcriptional repressor REST predispose to Wilms tumor. Nat Genet, 2015, 47 (12): 1471-1474.
[43] Vujanic G M, Gessler M, Ooms A, et al. The UMBRELLA SIOP-RTSG 2016 Wilms tumour pathology and molecular biology protocol. Nat Rev Urol, 2018, 15 (11): 693-701.
[44] Khanna G, Naranjo A, Hoffer F, et al. Detection of preoperative wilms tumor rupture with CT: a report from the Children' s Oncology Group. Radiology, 2013, 266 (2): 610-617.
[45] Begent J, Sebire N, Levitt G, et al. Pilot study of F (18)-fluorodeoxyglucose positron emission tomography/ computerised tomography in Wilms' tumour: correlation with conventional imaging, pathology and immunohistochemistry. European journal of cancer (Oxford, England : 1990), 2011, 47 (3): 389-396.
[46] Shamberger R, Guthrie K, Ritchey M, et al. Surgery-related factors and local recurrence of Wilms tumor in National

Wilms Tumor Study 4. Annals of surgery, 1999, 229 (2): 292-297.
[47] Ehrlich P, Chi Y, Chintagumpala M, et al. Results of the first prospective multi-institutional treatment study in Children with bilateral Wilms tumor (AREN0534): a report from the Children's Oncology Group. Ann Surg, 2017, 266 (3): 470-478.
[48] Kieran K, Anderson JR, Dome JS, et al. Lymph node involvement in Wilms tumor: results from National Wilms Tumor Studies 4 and 5. J Pediatr Surg, 2012, 47 (4): 700-706.
[49] Ritchey M, Shamberger R, Hamilton T, et al. Fate of bilateral renal lesions missed on preoperative imaging: a report from the National Wilms Tumor Study Group. J Urol, 2005, 174: 1519-1521.
[50] Gow K, Barnhart D, Hamilton T, et al. Primary nephrectomy and intraoperative tumor spill: report from the Children's Oncology Group (COG) renal tumors committee. Pediat Surg, 2013, 48 (1): 34-38.
[51] Ritchey M, Daley S, Shamberger R, et al. Ureteral extension in Wilms' tumor: a report from the National Wilms' Tumor Study Group (NWTSG). J Pediat Surg, 2008, 43 (9): 1625-1629.
[52] Eriksen KO, Johal NS, Mushtaq I. Minimally invasive surgery in management of renal tumours in children. Transl Pediat, 2016, 5 (4): 305-314.
[53] Gleason J M, Lorenzo AJ, Bowlin PR, et al. Innovations in the management of Wilms' tumor. Therap Advan Urol, 2014, 6 (4): 165-176.
[54] Fernandez C, Perlman E, Mullen E, et al. Clinical outcome and biological predictors of relapse after nephrectomy only for very low-risk Wilms tumor: a report from children' s oncology group AREN0532. Ann Surg, 2017, 265 (4): 835-840.
[55] Bleyer A, Spreafico F, Barr R. Prostate cancer in young men: an emerging young adult and older adolescent challenge. Cancer, 2020, 126 (1): 46-57.
[56] Mucci LA, Hjelmborg JB, Harris JR, et al. Familial risk and heritability of cancer among twins in nordic countries. JAMA, 2016, 315 (1): 68-76.
[57] Carter BS, Beaty TH, Steinberg GD, et al. Mendelian inheritance of familial prostate cancer. Proc Natl Acad Sci U S A, 1992, 89 (8): 3367-3371.
[58] Gronberg H, Damber L, Damber JE. Familial prostate cancer in Sweden. A nationwide register cohort study. Cancer, 1996, 77 (1): 138-143.
[59] Brath JM, Grill S, Ankerst D P, et al. No detrimental effect of a positive family history on long-term outcomes following radical prostatectomy. J Urol, 2016, 195 (2): 343-348.
[60] Moran A, O' hara C, Khan S, et al. Risk of cancer other than breast or ovarian in individuals with BRCA1 and BRCA2 mutations. Fam Cancer, 2012, 11 (2): 235-242.
[61] Mersch J, Jackson MA, Park M, et al. Cancers associated with BRCA1 and BRCA2 mutations other than breast and ovarian. Cancer, 2015, 121 (2): 269-275.
[62] Erkko H, Xia B, Nikkila J, et al. A recurrent mutation in PALB2 in Finnish cancer families. Nature, 2007, 446 (7133): 316-319.
[63] Helgason H, Rafnar T, Olafsdottir HS, et al. Loss-of-function variants in ATM confer risk of gastric cancer. Nat Genet, 2015, 47 (8): 906-910.
[64] Naslund-Koch C, Nordestgaard BG, Bojesen SE. Increased risk for other cancers in addition to breast cancer for CHEK2*1100delC heterozygotes estimated from the copenhagen general population study. J Clin Oncol, 2016, 34 (11): 1208-1216.
[65] Wu Y, Yu H, Zheng SL, et al. A comprehensive evaluation of CHEK2 germline mutations in men with prostate cancer. Prostate, 2018, 78 (8): 607-615.
[66] Nicolosi P, Ledet E, Yang S, et al. Prevalence of germline variants in prostate cancer and implications for current genetic testing guidelines. JAMA Oncol, 2019, 5 (4): 523-528.
[67] Lichtenstein P, Holm NV, Verkasalo PK, et al. Environmental and heritable factors in the causation of cancer--analyses of cohorts of twins from Sweden, Denmark, and Finland. N Engl J Med, 2000, 343 (2): 78-85.
[68] Pakkanen S, Baffoe-Bonnie AB, Matikainen MP, et al. Segregation analysis of 1, 546 prostate cancer families in Finland shows recessive inheritance. Hum Genet, 2007, 121 (2): 257-267.
[69] PDQ® Cancer Genetics Editorial Board. PDQ Genetics of Prostate Cancer. [May 22, 2020]. http: //www. cancer. gov/types/prostate/hp/prostate-genetics-pdq.
[70] Nation Comprehensive Cancer Network®. NCCN Clinical Practice Guidelines in Oncology Genetic/Familial High-Risk Assessment: Breast, Ovarian, and Pancreatic Version1. 2020. [December 4, 2019]. http: //www. nccn. org/professionals/physician_gls/f_guidelines. asp#detection.
[71] Akbari MR, Wallis CJ, Toi A, et al. The impact of a BRCA2 mutation on mortality from screen-detected prostate cancer. Br J Cancer, 2014, 111 (6): 1238-1240.
[72] Mateo J, Boysen G, Barbieri CE, et al. DNA repair in prostate cancer: biology and clinical implications. Eur Urol, 2017, 71 (3): 417-425.
[73] Na R, Zheng SL, Han M, et al. Germline mutations in ATM and BRCA1/2 distinguish risk for lethal and indolent prostate cancer and are associated with early age at death. Eur Urol, 2017, 71 (5): 740-747.
[74] Castro E, Goh C, Olmos D, et al. Germline BRCA mutations are associated with higher risk of nodal involvement, distant metastasis, and poor survival outcomes in prostate cancer. J Clin Oncol, 2013, 31 (14): 1748-1757.
[75] Pritchard CC, Mateo J, Walsh M F, et al. Inherited DNA-repair gene mutations in men with metastatic prostate cancer. N Engl J Med, 2016, 375 (5): 443-453.
[76] Wei Y, Wu J, Gu W, et al. Germline DNA repair gene mutation landscape in chinese prostate cancer patients. Eur Urol, 2019, 76 (3): 280-283.
[77] Ryan S, Jenkins MA, Win AK. Risk of prostate cancer in

Lynch syndrome: a systematic review and meta-analysis. Cancer Epid Biomark Prev, 2014, 23 (3): 437-449.
[78] Antonarakis ES, Shaukat F, Isaacsson Velho P, et al. Clinical features and therapeutic outcomes in men with advanced prostate cancer and DNA mismatch repair gene mutations. Eur Urol, 2019, 75 (3): 378-382.
[79] Robinson D, Van Allen E M, Wu Y M, et al. Integrative clinical genomics of advanced prostate cancer. Cell, 2015, 161 (5): 1215-1228.
[80] Le DT, Durham JN, Smith KN, et al. Mismatch repair deficiency predicts response of solid tumors to PD-1 blockade. Science, 2017, 357 (6349): 409-413.
[81] Bauer CM, Ray AM, Halstead-Nussloch BA, et al. Hereditary prostate cancer as a feature of Lynch syndrome. Fam Cancer, 2011, 10 (1): 37-42.
[82] Raymond V M, Mukherjee B, Wang F, et al. Elevated risk of prostate cancer among men with Lynch syndrome. J Clin Oncol, 2013, 31 (14): 1713-1718.
[83] Haraldsdottir S, Hampel H, Wei L, et al. Prostate cancer incidence in males with Lynch syndrome. Genet Med, 2014, 16 (7): 553-557.
[84] Samadder NJ, Smith KR, Wong J, et al. Cancer risk in families fulfilling the Amsterdam criteria for Lynch syndrome. JAMA Oncol, 2017, 3 (12): 1697-1701.
[85] Shang Z, Zhu S, Zhang H, et al. Germline homeobox B13 (HOXB13) G84E mutation and prostate cancer risk in European descendants: a meta-analysis of 24, 213 cases and 73, 631 controls. Eur Urol, 2013, 64 (1): 173-176.
[86] Witte JS, Mefford J, Plummer SJ, et al. HOXB13 mutation and prostate cancer: studies of siblings and aggressive disease. Cancer Epid Biomark Prev, 2013, 22 (4): 675-680.
[87] Huang H, Cai B. G84E mutation in HOXB13 is firmly associated with prostate cancer risk: a meta-analysis. Tumour Biol, 2014, 35 (2): 1177-1182.
[88] Cai Q, Wang X, Li X, et al. Germline HOXB13 p. Gly84Glu mutation and cancer susceptibility: a pooled analysis of 25 epidemiological studies with 145, 257 participates. Oncotarget, 2015, 6 (39): 42312-42321.
[89] Ewing CM, Ray AM, Lange EM, et al. Germline mutations in HOXB13 and prostate-cancer risk. N Engl J Med, 2012, 366 (2): 141-149.
[90] Beebe-Dimmer JL, Isaacs WB, Zuhlke KA, et al. Prevalence of the HOXB13 G84E prostate cancer risk allele in men treated with radical prostatectomy. BJU Int, 2014, 113 (5): 830-835.
[91] Lin X, Qu L, Chen Z, et al. A novel germline mutation in HOXB13 is associated with prostate cancer risk in Chinese men. Prostate, 2013, 73 (2): 169-175.
[92] Momozawa Y, Iwasaki Y, Hirata M, et al. Germline pathogenic variants in 7636 Japanese patients with prostate cancer and 12 366 controls. J Natl Cancer Inst, 2020, 112 (4): 369-376.
[93] Ruijs MW, Verhoef S, Rookus MA, et al. TP53 germline mutation testing in 180 families suspected of Li-Fraumeni syndrome: mutation detection rate and relative frequency of cancers in different familial phenotypes. J Med Genet, 2010, 47 (6): 421-428.
[94] Ren S, Wei GH, Liu D, et al. Whole-genome and transcriptome sequencing of prostate cancer identify new genetic alterations driving disease progression. Eur Urol, 2018, 73 (3): 322-339.
[95] Wu Y, Chen H, Jiang G, et al. Genome-wide association study (gwas) of germline copy number variations (CNVs) reveal genetic risks of prostate cancer in Chinese population. J Cancer, 2018, 9 (5): 923-928.
[96] Zheng SL, Sun J, Cheng Y, et al. Association between two unlinked loci at 8q24 and prostate cancer risk among European Americans. J Natl Cancer Inst, 2007, 99 (20): 1525-1533.
[97] Zheng SL, Sun J, Wiklund F, et al. Cumulative association of five genetic variants with prostate cancer. N Engl J Med, 2008, 358 (9): 910-919.
[98] Na R, Liu F, Zhang P, et al. Evaluation of reported prostate cancer risk-associated SNPs from genome-wide association studies of various racial populations in Chinese men. Prostate, 2013, 73 (15): 1623-1635.
[99] Xu J, Mo Z, Ye D, et al. Genome-wide association study in Chinese men identifies two new prostate cancer risk loci at 9q31. 2 and 19q13. 4. Nat Genet, 2012, 44 (11): 1231-125.
[100] National Comprehensive Cancer Network. NCCN clinical practice guidelines in oncology prostate cancer version 2. 2020. [May 21, 2020]. https: // www. nccn. org/ professionals/physician_gls/default. aspx.
[101] 中国抗癌协会泌尿男生殖系肿瘤专业委员会, 中国临床肿瘤学会前列腺癌专家委员会. 中国前列腺癌患者基因检测专家共识 (2019 年版). 中国癌症杂志, 2019, 29 (7): 553-560.
[102] Giri VN, Knudsen KE, Kelly WK, et al. Implementation of germline testing for prostate cancer: philadelphia prostate cancer consensus conference 2019. J Clin Oncol, 2020, 38(24): Jco2000046.
[103] Ohadian Moghadam S, Momeni SA. Human microbiome and prostate cancer development: current insights into the prevention and treatment. Front Med. 2021, 15(1):11-32.
[104] Sfanos KS, Markowski MC, Peiffer L B, et al. Compositional differences in gastrointestinal microbiota in prostate cancer patients treated with androgen axis-targeted therapies. Prostate Cancer Prostatic Dis, 2018, 21 (4): 539-548.
[105] Sfanos KS, Yegnasubramanian S, Nelson WG, et al. The inflammatory microenvironment and microbiome in prostate cancer development. Nat Rev Urol, 2018, 15 (1): 11-24.
[106] Shrestha E, White JR, Yu SH, et al. Profiling the urinary microbiome in men with positive versus negative biopsies for prostate cancer. J Urol, 2018, 199 (1): 161-171.
[107] Ohadian Moghadam S, Momeni SA. Human microbiome and prostate cancer development: current insights into the prevention and treatment. Front Med. 2020.
[108] Sfanos KS, Sauvageot J, Fedor HL, et al. A molecular analysis of prokaryotic and viral DNA sequences in prostate tissue from patients with prostate cancer indicates

the presence of multiple and diverse microorganisms. Prostate, 2008, 68 (3): 306-320.

[109] Elkahwaji JE, Hauke RJ, Brawner CM. Chronic bacterial inflammation induces prostatic intraepithelial neoplasia in mouse prostate. Br J Cancer, 2009, 101 (10): 1740-1748.

[110] Simons BW, Durham NM, Bruno TC, et al. A human prostatic bacterial isolate alters the prostatic microenvironment and accelerates prostate cancer progression. J Pathol, 2015, 235 (3): 478-489.

[111] Kakegawa T, Bae Y, Ito T, et al. Frequency of propionibacterium acnes infection in prostate glands with negative biopsy results is an independent risk factor for prostate cancer in patients with increased serum PSA titers. PLoS One, 2017, 12 (1): e0169984.

[112] Porter CM, Shrestha E, Peiffer LB, et al. The microbiome in prostate inflammation and prostate cancer. Prostate Cancer Prostatic Dis, 2018, 21 (3): 345-354.

[113] Banerjee S, Alwine JC, Wei Z, et al. Microbiome signatures in prostate cancer. Carcinogenesis, 2019, 40 (6): 749-764.

[114] De Bono JS, Guo C, Gurel B, et al. Prostate carcinogenesis: inflammatory storms. Nat Rev Cancer, 2020, 20(8): 455-469.

[115] Sfanos KS, De Marzo AM. Prostate cancer and inflammation: the evidence. Histopathology, 2012, 60 (1): 199-215.

[116] Poutahidis T, Cappelle K, Levkovich T, et al. Pathogenic intestinal bacteria enhance prostate cancer development via systemic activation of immune cells in mice. PLoS One, 2013, 8 (8): e73933.

[117] Ridlon JM, Ikegawa S, Alves J M, et al. Clostridium scindens: a human gut microbe with a high potential to convert glucocorticoids into androgens. J Lipid Res, 2013, 54 (9): 2437-2449.

[118] Golombos DM, Ayangbesan A, O' malley P, et al. The role of Gut microbiome in the pathogenesis of prostate cancer: A Prospective, Pilot Study. Urology, 2018, 111(1): 122-128.

[119] Giri VN, Hyatt C, Gomella LG. Germline testing for men with prostate cancer: navigating an expanding new world of genetic evaluation for precision therapy and precision management. J Clin Oncol, 2019, 37 (17): 1455-1459.

[120] 刘娟，程琳，冯春，等. 产前诊断中的伦理问题. 中国医学伦理学，2018，31 (12)：1523-1527.

[121] National Comprehensive Cancer Network. NCCN clinical practice guidelines in oncology genetic/familial high-risk assessment: breast, ovarian, and pancreatic. [December 4, 2019]. https: //www. nccn. org/professionals/ physician_gls/default. aspx.

[122] Carter HB, Helfand B, Mamawala M, et al. Germline mutations in ATM and BRCA1/2 are associated with grade reclassification in men on active surveillance for prostate cancer. Eur Urol, 2019, 75 (5): 743-749.

[123] Shuch B, Vourganti S, Ricketts CJ, et al. Defining early-onset kidney cancer: implications for germline and somatic mutation testing and clinical management. J Clin Oncol, 2014, 32 (5): 431-437.

[124] Adeniran AJ, Shuch B, Humphrey PA. Hereditary renal cell carcinoma syndromes: clinical, pathologic, and genetic features. Am J Surg Pathol, 2015, 39 (12): 1-18.

[125] Gupta S, Provenzale D, Llor X, et al. NCCN guidelines insights: genetic/familial high-risk assessment: colorectal, version 2. 2019. J Natl Compr Canc Netw, 2019, 17 (9): 1032-1041.

[126] Cancer Genome Atlas Research N. Comprehensive molecular characterization of clear cell renal cell carcinoma. Nature, 2013, 499 (7456): 43-49.

[127] Davis CF, Ricketts CJ, Wang M, et al. The somatic genomic landscape of chromophobe renal cell carcinoma. Cancer Cell, 2014, 26 (3): 319-330.

[128] Cancer Genome Atlas Research N, Linehan W M, Spellman PT, et al. Comprehensive molecular characterization of papillary renal-cell carcinoma. N Engl J Med, 2016, 374 (2): 135-145.

[129] Carlo MI, Mukherjee S, Mandelker D, et al. Prevalence of germline mutations in cancer susceptibility genes in patients with advanced renal cell carcinoma. JAMA Oncol, 2 018, 4 (9): 1228-1235.

[130] Lui ST,Shuch B. Genetic testing in kidney cancer patients: who, when, and how? Eur Urol Focus, 2019, 5 (6): 973-976.

第 16 章 遗传性皮肤肿瘤

皮肤肿瘤是人体常见肿瘤之一，发病率逐年增高。调查显示，2000—2012 年，因皮肤恶性肿瘤产生的医疗保险支付费用增加了 13%[1]。通常情况下，皮肤恶性肿瘤的发生可能与紫外线照射、免疫抑制治疗或放疗有关。少数患者可能与遗传背景相关，这部分人群往往具有遗传易感性，呈聚集性发病，同一家族中多个成员受累，给患者家庭造成严重负担，因此也需要引起我们的重视。其中常见而且恶性程度高的是遗传性黑色素瘤（hereditary melanoma）。另外，遗传性恶性肿瘤也是基底细胞痣综合征（basal cell nevus syndrome）的特征表现之一。

第一节　遗传性黑色素瘤

黑色素瘤（melanoma）是起源于黑色素细胞（melanocyte）的高度恶性肿瘤，多发生于皮肤。黑色素瘤因其发病率和死亡率呈持续上升的趋势，越来越引起人们的重视。目前黑色素瘤占全部肿瘤的 3%，其发病率以每年 4% ~ 6% 的速度增长。黑色素瘤的病因目前尚未完全清楚，一般认为与种族、创伤、病毒感染、紫外线照射、免疫等因素有关，遗传因素也在发病中起到一定作用。早在 1820 年，William Norris 就报道一对父子均死于黑色素瘤，提示该病可能受遗传背景影响[2]。8% ~ 14% 的黑色素瘤患者具有家族发病史。在遗传性黑色素瘤家族中，20% ~ 40% 的家族成员检测到 *CDKN2A* 基因变异。目前认为 *CDKN2A* 是最常见的黑色素瘤易感基因，遗传方式为常染色体显性遗传。

主要临床表现

遗传性黑色素瘤通常表现为家族聚集性发病，受累家族成员往往表现为：皮肤出现黑色素瘤的风险增加；更容易出现多发原发性皮肤黑色素瘤；患者确诊皮肤黑色素瘤时年龄更小以及出现多发的发育不良痣 / 非典型痣。

发育不良痣 / 非典型痣通常出现在日光暴露部位，也可以出现在非日光暴露部位。在外观上，发育不良痣 / 非典型痣往往具有 ABCD 四个特点[3]：A（Asymmetry）：形状不对称；B（Border）：边缘不规整；C（Color）：颜色不均一，大多呈黑色或蓝黑色；D（Diameter）：直径通常 ≥ 5 mm（图 16-1）。非典

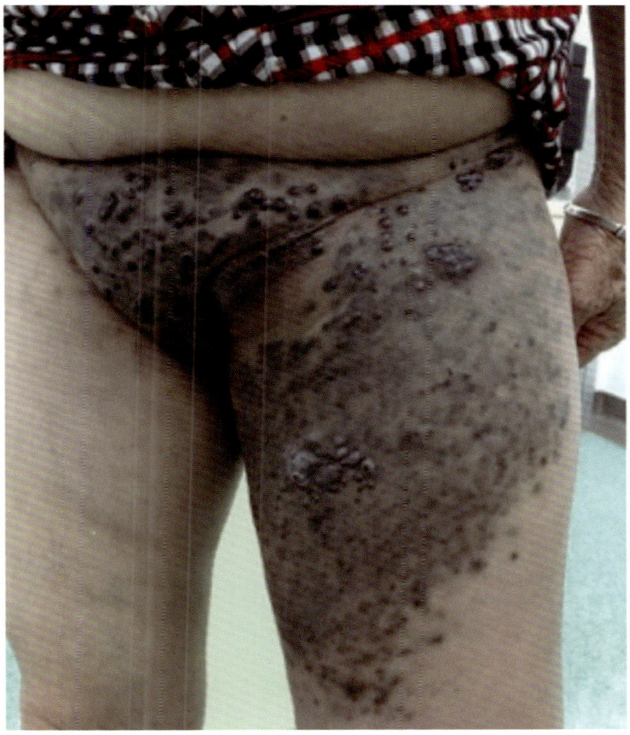

图 16-1　黑色素瘤患者皮肤表现

左大腿、下腹部以及会阴部弥漫黑斑，边界不清，表面散在绿豆至黄豆大小黑色丘疹、结节

型痣与黑色素瘤风险增加有关，带有 *CDKN2A* 变异的非典型痣患者早期出现其他肿瘤的风险也会增高，但非典型痣并不能作为携带 *CDKN2A* 基因变异的预测标志 [3]。

遗传方式与相关致病基因

遗传性黑色素瘤主要与 *CDKN2A*[OMIM: 600160] 和 *CDK4*[OMIM: 123829] 两个基因的变异相关，携带基因变异的个体发生黑色素瘤的风险比无相关基因变异者增加 10 倍以上。*CDKN2A* 变异比 *CDK4* 变异更常见。*CDKN2A* 相关疾病遗传方式为常染色体显性遗传，变异向下一代传递的概率为 50%。*CDKN2A* 和 *CDK4* 都是抑癌基因。*CDKN2A* 基因定位于 9p21，具有四个外显子，并选择性剪接编码两个产物：p16 和 p14ARF。p16 具有抑制 CDK4 和 CDK6 蛋白的作用。*CDK4* 编码调节细胞周期的激酶，定位于 12q14，作用于 G1-S 的转期过程。*CDKN2A* 变异导致 p16 蛋白功能改变而不能抑制 CDK4 和 CDK6 蛋白，导致细胞异常生长 [4,5]。

特别值得注意的是，少数由于 *CDKN2A* 基因变异导致遗传性黑色素瘤的家系发生胰腺癌风险也增高 [6]。

目前观察到 *CDKN2A* 外显率因地理位置的不同而存在差异。一项基于个人和家族黑色素瘤阳性史的 *CDKN2A* 携带者研究发现，*CDKN2A* 变异携带者黑色素瘤发生的风险在欧洲为 58%，在美国为 76%，在澳大利亚则为 91%。这种差异可能与不同地理位置的日照模式有关，或者家庭中存在着其他的黑色素瘤危险因素。某些基因的变异也会影响 *CDKN2A* 的外显率，比如 *MC1R*[OMIM: 155555] 基因变异能使 *CDKN2A* 基因的外显率升高 [7]

另外，在某些遗传性肿瘤综合征患者中，如 BAP1 癌症综合征、遗传性乳腺癌 / 卵巢癌综合征、着色性干皮病、PTEN 错构瘤肿瘤综合征、Li-Fraumeni 综合征等也会导致黑色素瘤风险的增高（表 16-1）。

临床诊断依据

遗传性黑色素瘤往往表现为家族性不典型多发痣 - 黑色素瘤（familial atypical multiple mole-melanoma，FAMMM）综合征。FAMMM 的临床表现包括：多发痣，部分不典型痣以及黑色素瘤家族史。其诊断标准包括：①一级或二级亲属中出现一例或多例皮肤黑色素瘤；②体表大量色素痣，多发的不典型痣；③痣部位的特征性组织病理学特征：不对称性，表皮下纤维化，梭形或上皮样黑色素细胞呈雀斑样痣样增生和真皮不同程度的淋巴细胞浸润。诊断需同时满足上述 3 个条件 [10]。临床怀疑黑色素瘤必须活检或切除后送病理检查明确诊断。若确诊为黑色素瘤，要保证切缘干净和足够的切缘离肿瘤距离，防止黑色素瘤的复发和转移。

表 16-1 与黑色素瘤发生相关的遗传性疾病或肿瘤综合征 [8,9]

疾病／综合征	基因	非黑色素肿瘤发生器官	黑色素瘤发生器官
BAP1 癌症综合征	*BAP1*[OMIM: 603089]	肾、肺（间皮质瘤）	眼、皮肤
PTEN 错构瘤肿瘤综合征	*PTEN*[OMIM: 601728]	乳房、子宫、甲状腺、肾	皮肤
遗传性乳腺癌 / 卵巢癌综合征	*BRCA1*[OMIM: 113705], *BRCA2*[OMIM: 600185]	乳房、卵巢、前列腺、胰腺	皮肤、眼
Li-Fraumeni 综合征	*TP53*[OMIM: 191170]	乳房、肉瘤、中枢神经系统、淋巴瘤、白血病	皮肤
黑色素瘤 - 星形细胞瘤综合征	*CDKN2A*[p14(ARF)]	神经系统肿瘤	皮肤
黑色素瘤和肾细胞癌易感	*MITF*[OMIM: 156845]	肾	皮肤
着色性干皮病	*XPA*[OMIM: 611153], *ERCC1*[OMIM: 126380], *XPC*[OMIM: 613208], *ERCC2*[OMIM: 126340], *DDB2*[OMIM: 600811], *ERCC4*[OMIM: 133520], *ERCC5*[OMIM: 133530], *POLH*[OMIM: 603968]	皮肤、口腔、眼睛	皮肤

遗传性黑色素瘤相关基因胚系致病性变异是确诊的重要依据。

主要病理诊断特征

一、组织细胞病理检查

恶性黑色素瘤根据生长方式、发生部位和其前期病变不同分类，分类很复杂。按其生长方式可分为恶性雀斑样痣、浅表扩散型、结节型和促纤维反应增生型黑色素瘤等。遗传性黑色素瘤最常见于躯干部，大约 70.2% 患者组织病理表现为浅表扩散型黑色素瘤，Breslow 厚度多 <1.0 mm。少部分患者病理表现为恶性雀斑样痣[11]。

最常见浅表扩散型黑色素瘤的病理诊断要点为（图 16-2A）：①不典型黑色素细胞在表皮和真皮交界的乳头层增生，单个或成巢水平方向生长；②细胞呈圆形、卵圆或梭形向上迁移至表皮全层；③肿瘤细胞垂直向下生长，突破基底膜形成浸润；④乳头层和真皮浅层可见大量淋巴细胞聚集，围绕肿瘤细胞巢；⑤有时可见表层溃疡、核分裂，这些特征与浸润深度都是黑色素瘤病理分期、判断肿瘤临床行为和预后的重要指标。免疫组化染色，如：Mart-1（图 16-2C）和 HMB45（图 16-2D）可以协助诊断和判断黑色素瘤的浸润深度。

恶性雀斑样痣是原位黑色素瘤的一种形式，病理诊断要点为（图 16-2B）：①含黑色素的痣细胞在表皮和真皮交界的乳头层增生，多为单个细胞增生为主，可沿毛囊生长；②少数细胞向上迁移至表皮层；③乳头层和真皮浅层可见淋巴细胞聚集，围绕增生的不典型痣细胞。

结节型黑色素瘤的病理诊断依据包括[12]：①肿瘤细胞的间变性或异形性：主要为核增大、深染，细胞形态大小不一；②恶性交界变化：真表皮交界处的痣细胞不典型增生，细胞分散不成巢，或巢与巢融合，表皮嵴之间的基底层有连续的不典型的黑素细胞增生；③不典型的痣细胞突破基底膜，侵入真皮（图 16-3A）；④除幼年型黑色素瘤外，一般真皮深层看不到痣细胞的核有丝分裂象，如出现此现象，常常是恶变的征象；⑤瘤细胞散布表皮全层；⑥缺乏成熟现象（图 16-3B）。

二、免疫组化染色检查

免疫组化技术是诊断黑色素瘤的重要辅助方法。常用的免疫组化标记物包括：S-100、Melan-A、

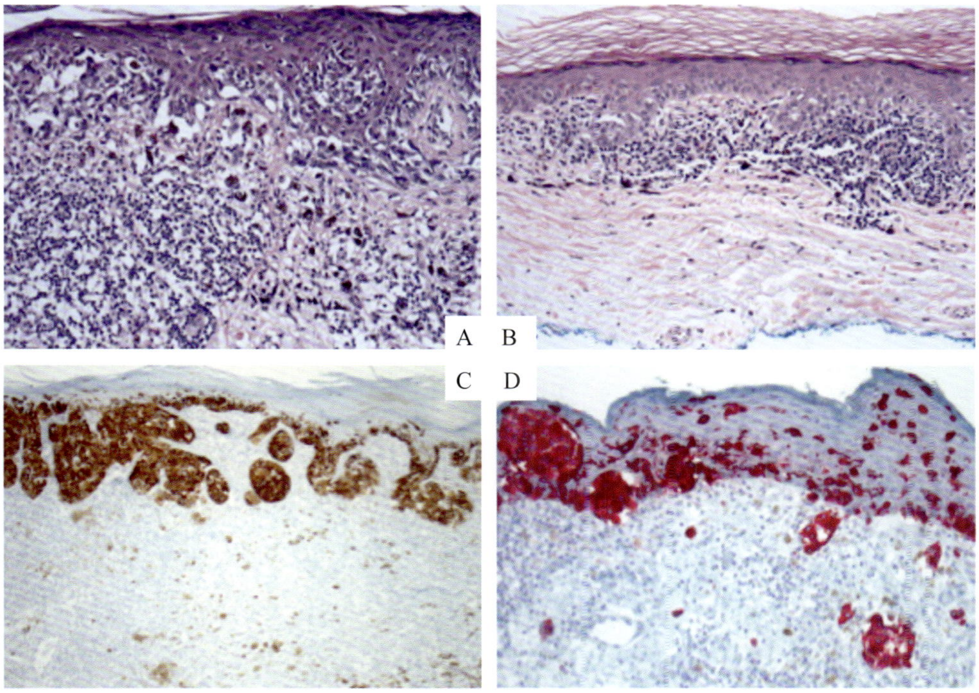

图 16-2 黑色素瘤的病理表现

图 A，浅表扩散型黑色素瘤的病理特征（HE 染色，200×）；图 B，恶性雀斑样痣的病理特征（HE 染色，200×）；图 C，Mart-1 免疫组化染色证实浅表扩散型黑色素瘤（HE 染色，100×）；图 D，HMB45 免疫组化染色证实浅表扩散型黑色素瘤和浸润深度（HE 染色，100×）（本病理图片由罗丕福提供）

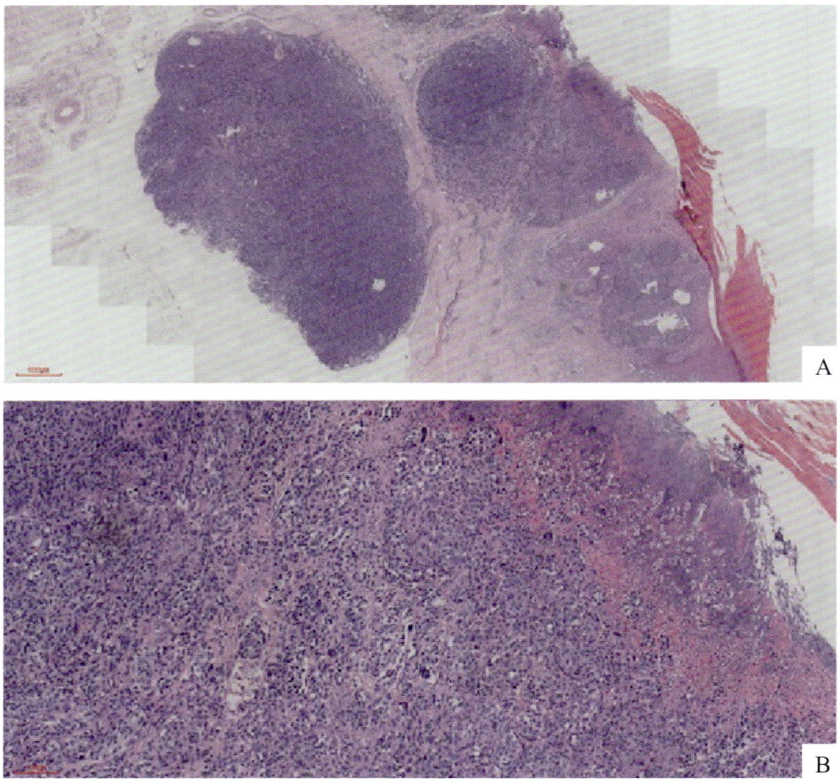

图 16-3　结节型黑色素瘤的病理表现

图 A，肿瘤细胞和团块累及表皮、皮下组织，呈结节状侵犯真皮和皮下组织，表皮可见坏死和溃疡形成（HE 染色，20×）；图 B，肿瘤细胞成巢片状生长，核大、深染、扭曲，可见异型性及核分裂象；大量肿瘤细胞迁移至表皮中，浅层可见溃疡（HE 染色，100×）

HMB45（图 16-2D）以及 SOX10。可以采用 MIB-1 作为肿瘤细胞增殖标记[13]。在做色素丰富的黑色素瘤免疫组化时，应选用红色呈色剂，棕黄色呈色剂难以与黑色素颗粒鉴别（图 16-2D）。

三、分子病理检测

遗传性黑色素瘤主要与 *CDKN2A* 基因的变异相关，*CDKN2A* 变异的检出率受很多因素影响。比如患者所在的群体、紫外线照射的强度等。黑色素瘤家族如果同时存在胰腺癌会增加 *CDKN2A* 变异的检出率。对患有 3 个或更多黑素瘤的个体进行 *CDKN2A* 变异检测，其检出率通常为 38%，但如果加上有胰腺癌家族史，其变异的检出率可以上升至 72%[14]。另外，*TP53*、*TERT*[OMIM: 187270]、*PTEN* 等基因变异也参与遗传性黑色素瘤发生和发展。*CDKN2A* 和 *CDK4* 虽然是遗传性黑色素瘤的主要变异基因，它们也可见于很多非遗传性黑色素瘤中。有些基因的检测可用于筛选治疗黑色素瘤的靶向药物和免疫抑制剂，如 *BRAF*[OMIM: 164757] 和 *HRAS*[OMIM: 190020] 基因等，在黑色素瘤的基因检测中考虑以基因包形式放在一起检测，目前市场上也有这样的基因检测产品。

其他检查

一、影像学检查

磁共振成像在黑色素瘤诊断方面的应用报道较少。典型的黑色素瘤组织表现为 T1W 信号增强，T2W 信号减弱。但肿瘤组织黑色素的含量以及出血程度均会影响磁共振成像，黑色素含量越高，T1W 信号越强，T2W 信号越弱。黑色素瘤在核磁共振成像中，T1W 和 T2W 均可表现出强信号、等信号或者弱信号，因此，即使缺乏典型的磁共振成像表现也不能排除黑色素瘤的可能[15]。尽管磁共振成像在黑色素瘤的诊断中价值不如组织病理学检查，但对于内脏黑色素瘤、颅脑黑色素瘤、球后黑色素瘤的发现以及评估黑色素瘤分期是有价值的。

PET-CT 在黑色素瘤中的使用是否对患者有益，目前仍存有争议，但对于疾病分期、评估患者对化疗以及免疫治疗的反应性、评估复发方面有价值[16]。

二、皮肤镜检查

皮肤镜检查比较特征性的表现有：不典型色素网、多种颜色不对称分布、不规则血管结构（图 16-4A）、不规则黑褐色小点 / 小球、条纹（图 16-4B）、皮脊平行模式（图 16-4C）。此外还可以见

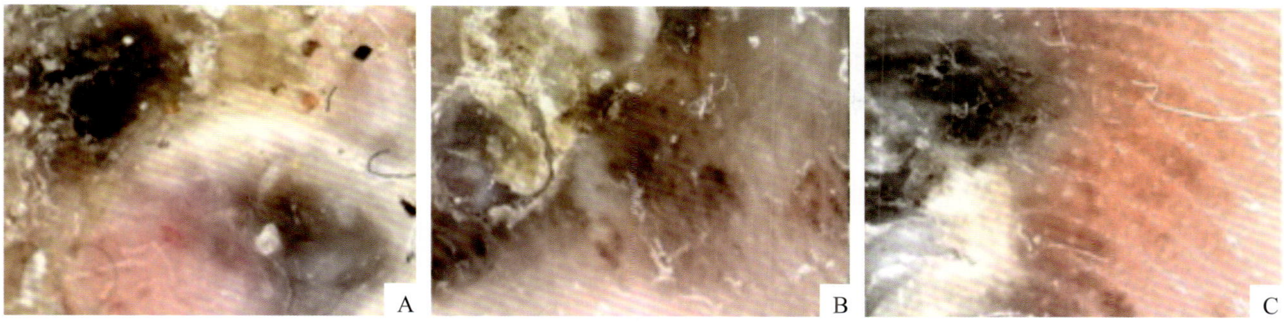

图 16-4 黑色素瘤皮肤镜表现

图 A，不规则污斑，蓝白幕；不规则血管结构；图 B，不规则条纹；图 C，皮脊平行模式

到蓝灰色静脉以及多形性血管[17-20]。

三、肿瘤相关微生物组检查

自从 1970 年仓鼠黑色素瘤中发现病毒样颗粒[21]，人们就开始探索病毒在人类黑色素瘤病因中的作用。利用电镜技术以及生化技术，人们首先在人类黑色素瘤中检测到逆转录病毒样颗粒[22-28]。采用原位杂交技术研究表明，人类黑色素瘤细胞中存在高拷贝数的人类内源性逆转录病毒（human endogenous retrovirus，HERV）K108 pol 序列[29]，2002 年在一例黑色素瘤患者的肿瘤细胞中发现 HERV-K 抗原[30]。但目前仍未明确 HERV-K 在黑色素瘤的病理生理以及病因中发挥的作用。

治疗与预后

一、治疗

（一）手术治疗

手术切除是黑色素瘤主要的治疗方法，尤其对于早期病变。手术切除的方法包括局部扩大切除以及 Mohs 显微外科切除。黑色素瘤的厚度是决定局部扩大切除范围的关键因素：对于原位黑色素瘤患者，推荐扩大 0.5 ~ 1 cm 切除，皮损厚度 <2 mm，则扩大 1 cm 切除，皮损厚度 >2 mm，则扩大 3 cm 切除。Mohs 显微外科手术主要用于部分非浸润性原位黑色素瘤患者，不作为浸润性黑色素瘤的标准治疗。目前还没有临床研究比较局部扩大切除以及 Mohs 显微外科手术在黑色素瘤治疗中的优劣性。有回顾性研究表明，二者在术后总体复发率以及黑色素瘤特异性死亡率方面无统计学意义[31,32]。

（二）药物治疗

单药或者联合化疗仅对部分患者有效，可延长患者存活时间。通常用于接受其他全身治疗方案后病情仍在进展的晚期黑色素瘤患者。一般作为二线或者三线治疗方案。单药化疗最常用的药物包括达卡巴嗪和替莫唑胺。一般认为达卡巴嗪是对转移性黑色素瘤患者最具活性的单药，其缓解率为 8% ~ 20%。绝大多数缓解只是部分缓解，中位缓解持续时间是 4 ~ 6 个月，不足 2% 的患者预计能够存活 6 年[33]。

（三）综合治疗

联合化疗方面，目前没有随机试验表明联合化疗对转移性黑素瘤患者的疗效优于单药达卡巴嗪或替莫唑胺。然而，对于经过免疫治疗和（或）靶向治疗仍不能控制病情的患者，联合治疗方案可能有帮助。

（四）治疗进展

随着免疫治疗和有丝分裂原活化蛋白激酶（MAPK）靶向治疗的引入，Ⅲ期和Ⅳ期黑色素瘤患者的总体存活率得到了显著提高。这些疗法在 20% 的黑色素瘤患者中产生持久的反应，在接受免疫检查点抑制剂 ipilimumab 治疗的一部分患者中，生存期可延长到 10 年。对于转移风险高以及扩散性黑色素瘤患者，也可能会获益[34-37]。

目前用于黑色素瘤的免疫治疗主要有以下几种：

1. **程序性细胞死亡受体 -1（programmed cell death receptor 1，PD-1）抑制剂**。PD-1 是活化 T 细胞表面的抑制性受体，而活化的肿瘤细胞表面表达 PD-1 的配体：PD-L1 和 PD-L2，当 PD-L1 或 PD-L2 与 PD-1 结合后，T 细胞的免疫应答能力被抑制。纳武利尤单抗和帕博利珠单抗是针对 PD-1 的单克隆抗体，可以阻碍 PD-1 与其配体的结合。Ⅰ期以及Ⅱ期扩展队列研究显示，相当数量的患者应用纳武利尤单抗和帕博利珠单抗后疾病未再进展[34-37]。三期临床试验确立了纳武利尤单抗和帕博利珠单抗作为大多数晚期黑色素瘤患者首选免疫治疗方案。

2. 细胞毒性T淋巴细胞抗原4（cytotoxic T lymphocyte antigen 4, CTLA-4）抑制剂。CTLA-4是T细胞活化的负调控因子，抑制T细胞活化。易普利单抗是抗CTLA-4的单克隆抗体。Ⅲ期临床试验表明，易普利单抗可显著延长晚期黑色素瘤的总体生存期，小部分患者甚至获得完全缓解[38]。

3. 其他免疫治疗。尽管抗PD-1/L1和抗CTLA-4抗体可以引起持久抗肿瘤免疫力并改善黑色素瘤临床治疗效果，但仍有一部分患者未接受治疗预期的治疗效果。除了阻断共抑制途径外，临床前和临床证据还表明，通过激动剂（例如CD137，OX40，CD40，GITR和CD27）触发共刺激途径，可能是对黑色素瘤的下一步治疗方法[39]。OX40是T细胞共刺激分子的TNF受体。一项Ⅰ期试验纳入30例晚期恶性肿瘤患者，评估了针对OX40的单克隆抗体，其中12例患者有至少1个转移灶消退[40]。

二、预后

遗传性黑色素瘤具有家族性聚集发病的倾向，比一般黑色素瘤更早发病[41]，部分家族中其他实体肿瘤的发病率也会增加，比如胰腺癌、肺癌和乳腺癌[42,43]。

三、复发

遗传性黑色素瘤患者的发病或者复发一方面取决于遗传因素，另一方面取决于环境因素。环境因素方面最重要的是紫外线的照射。早期积极的防晒有助于降低复发的风险。防晒措施包括：避免紫外线照射强的时间（上午10点至下午2点之间）进行户外日晒、穿防晒的衣物和戴宽檐帽以及使用广谱防晒霜。患者积极的自我全身皮肤检查以及让伴侣、家属配合进行皮肤检查，并定期对可疑皮损拍照，定期到皮肤科医生处进行体检，有助于发现早期复发皮疹，尽早干预。

遗传咨询与孕产前诊断

一、携带者/患者检测与健康管理咨询

遗传性黑色素瘤发生率较低，目前推荐在黑色素瘤发病率不同的地区根据不同的标准对*CDKN2A*（*p16*）基因进行筛查检测[44,45]。

1. 黑色素瘤发病率中等至高等的地区/人群（美国、北欧或澳大利亚等）

（1）同一个体患三个或三个以上（同时或非同时）原发性黑色素瘤；和（或）

（2）家族中同一代或两代成员中至少有一个浸润性黑色素瘤和两个或多个其他的浸润性黑色素瘤和（或）胰腺癌患者。

2. 黑色素瘤发病率低的地区/人群（意大利、西班牙或法国等）

（1）同一个体患两个或两个以上（同时或非同时）原发性黑色素瘤；和（或）

（2）家族中同一侧的一代或二代近亲中至少有一个浸润性黑色素瘤和一个或多个其他的黑色素瘤和（或）胰腺癌患者。

使用这一标准鉴别候选人以进行黑色素瘤基因检测，*CDKN2A*基因变异的检测阳性率大约为10%。对于符合上述检测标准的，或者个人史或家族史中存在*CDKN2A*相关癌症的个体，建议进行*CDKN2A*基因变异检测。

虽然遗传性黑色素瘤在中国比较少见，但其早期发现、早期治疗十分重要，规范的遗传咨询与其早期诊断关系密切[46-48]。

关于*CDKN2A*基因检测用于筛查的临床应用和潜在影响方面数据有限，仍存在争议。在进行基因检测之前，患者应由遗传咨询师或具有黑色素瘤遗传学知识的专业人员对其告知遗传性黑色素瘤的可能性、基因检测的受益和局限性以及可能的检测结果等。

对于*CDKN2A*致病性变异携带者以及遗传性黑色素瘤的高风险人群进行充分的咨询后，可建议通过定期的临床皮肤检查、自我皮肤检查以及防晒进行健康管理咨询。

1. 对于*CDKN2A*基因变异携带者，推荐进行强化水平的黑色素瘤监测管理[48]：

（1）每3～6个月进行一次全身皮肤检查，使用皮肤镜检查或全身照相。

（2）对疑似病变进行活检。

（3）进行皮肤防晒教育，避免长时间阳光直射，并使用防晒衣和防晒霜。

（4）自我皮肤检查。

（5）告知有风险亲属，进行遗传咨询及监测管理。

（6）胰腺癌的监测管理：转诊至消化科制定胰腺癌筛查方案。

2. 对于临床意义不明的*CDKN2A*变异、未检测到*CDKN2A*变异以及未进行*CDKN2A*变异基因

检测的，此种情况下黑色素瘤病因尚不清楚，推荐进行高水平的黑色素瘤监测管理：

（1）每 6 ~ 12 个月进行一次全身皮肤检查，使用皮肤镜检或全身照相。

（2）对家庭成员进行黑色素瘤患病风险评估。

（3）进行皮肤防晒教育，避免长时间阳光直射，并使用防晒衣和防晒霜。

二、携带者生育咨询

遗传性黑色素瘤为常染色显性遗传，因此当夫妻中一方患有遗传性黑色素瘤，其后代有同样的变异概率是 50%。

三、孕产前遗传学诊断

携带基因变异的夫妻如果想生育孩子，可以考虑进行植入前遗传诊断，即是通过体外受精方式培养胚胎，当胚胎生长到一定程度，从胚胎上获取单个细胞，检测是否存在相应基因变异，然后挑选出不含该变异基因的胚胎植入子宫中。这种方式已经成功用于多种遗传性肿瘤的产前预防，但是过程很繁琐，耗费精力且花费较大。

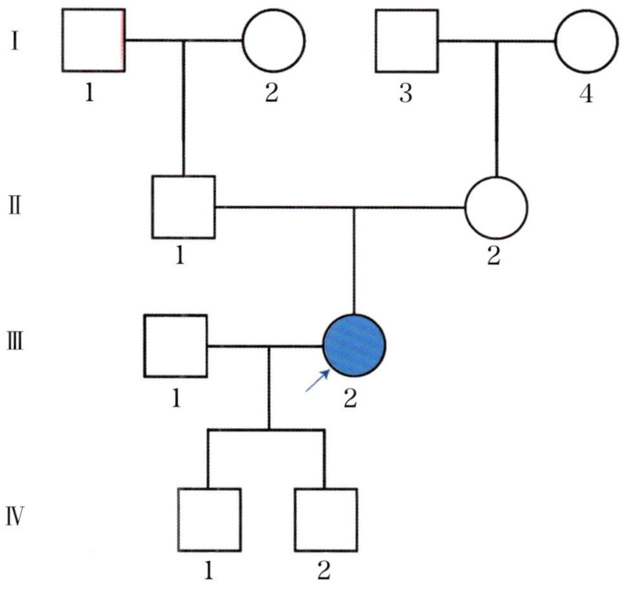

图 16-5 阴道痣细胞黑色素瘤家系图——临床案例一

（本案例由陆国辉提供）

临床案例一

如图 16-5，先证者（Ⅲ -2），26 岁，分娩第二胎后阴道流血不止 3 个月，先后在当地三甲医院妇产科和肿瘤医院求医，最后通过肿瘤标志物检测，发现 CD125 明显升高达 189U/ml 而怀疑是“阴道肿瘤”。接着对患者血浆中外泌体检测，发现 miRNA 过度表达。MiR-21 是主要的致癌因子，在大多数癌症中都高度表达，而 MiR-21 过度表达是恶性黑色素瘤的常见分子特征 [49-51]，因此，对恶性黑色素瘤高度怀疑。考虑到黑色素瘤是美国高发肿瘤，患者及其家属决定到美国求医。

刚生下小孩不久就远离家乡，在美国两个肿瘤中心来回求医，但是由于人生地不熟，无法稳住进院看医生，心情沉重，极度难受。后来通过朋友的介绍住在一位华人医生家里。第一次见面时，先证者和丈夫心情沉重，心理压力之大可想而知，远离 4 岁和刚出生 5 个月的小孩以及家人，真的“吃不下，睡不着”，一问起疾病时就一直流泪咽声。

经过多次交谈引导，逐步解开心理压力，后来结合在中国医院的所有检测结果以及在纽约肿瘤医院的病理检查结果，诊断为“阴道痣细胞黑色素瘤”。

恶性黑色素瘤在美国人多见，但中国人很少见，阴道黑色素瘤更是罕见，罕见肿瘤是遗传性肿瘤的特征之一，需要排除遗传性黑色素瘤的可能性。在肿瘤医生朋友的帮助陪同，患者到肿瘤中心挂号诊治，病理检查证实是黑色素瘤；与医生交流后做黑色素瘤的基因检测，肿瘤组织基因检测结果发现 *CDKN2A* 致病性变异，后续进行的外周血 *CDKN2A* 验证检测结果也是阳性，属遗传性黑色素瘤，对此医生也感到惊讶。

先证者安心治病，也幸运能纳进药物临床试验，心情自然放松。在美国治疗长达 7 个月，也把在中国的房子卖掉支付医疗费用。

在先证者情绪稳定愿意主动沟通时，根据情绪状态，逐步向患者解释“遗传性”肿瘤的概念，而了解肿瘤家族史，得知三代里都没有其他肿瘤患者，但是由于是患者父母方都是典型独生子女的小家系，难以显示肿瘤在家系里的遗传传递模式，后来也解释相关基因如何在家人里传递及其 50% 概率……慢慢地，真的是“一步一个脚印”，使患者接受事实而把“罪恶感”逐步减轻，多次远程视频主动说服在国内的父母进行 *CDKN2A*

变异的基因验证检测，检测结果都阴性，说明患者的基因变异属于新发变异。经过解释，各家族成员对一生中患有同样黑色素瘤的风险低，相对地减轻了压力。

对于年轻患者来讲，想起两位小孩的50%携带者概率，恐惧感又重现。经过不断的心理咨询和精神压力的释放，使先证者先集中精力治病康复，慢慢地，心理压力减轻，先证者自己认为需要“顺其自然”，先把自己的疾病治好，等到小孩达到适当年龄和有需要时，才考虑小孩的基因验证检测。

（梁燕华　陆国辉）

第二节　基底细胞痣综合征

基底细胞痣综合征（basal cell nevus syndrome）是一种罕见的遗传性疾病，皮肤是主要的受累器官，还可以累及内分泌系统、神经系统、眼和骨骼等，也称为Gorlin综合征、Gorlin-Goltz综合征、痣样基底细胞癌综合征（nevoid basal cell carcinoma syndrome, NBCCS）等。患者往往进入青春期后会出现基底细胞癌（basal cell carcinoma）。基底细胞癌属于非黑色素瘤皮肤癌（nonmelanoma skin cancer, NMSC），发病率为1/164 000 ～ 1/56 000。不同人种的发病率有明显的差异，以白种人最常见，并且常见于45岁以上人群，发病可能与长时间阳光暴露有关[52]。

基底细胞痣综合征患者是基底细胞癌的高危人群，50% ～ 75%的基底细胞痣综合征患者可以发生基底细胞癌。该病为常染色体显性遗传疾病，*PTCH1*[OMIM: 601309]基因是主要致病基因。

主要临床表现

基底细胞痣综合征可以累及皮肤、骨骼、眼、神经、生殖器等多个器官，其中以皮肤基底细胞癌、颌骨囊肿、手掌或足底角化不良和骨骼异常最为常见[52]。

1. **皮肤基底细胞癌**。患者在儿童期或青春期皮肤容易出现多发性痣样基底细胞癌或多发良性囊肿和肿瘤，如表皮囊肿、脂肪瘤、纤维瘤等。基底细胞癌发病率随着年龄的增大而增高，紫外线照射可能会加速基底细胞癌的发生（图16-6）。

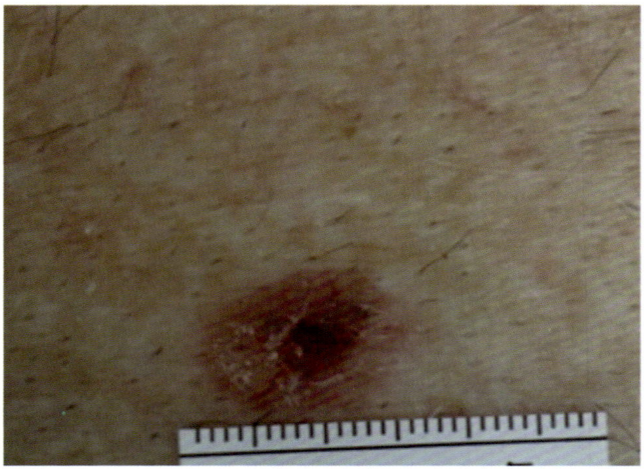

图16-6　基底细胞癌皮肤表现：皮肤红色斑块，边缘略隆起，中央溃疡，表面血管扩张

2. **颌骨角化囊肿**。常为多发性，以下颌骨多见，为X线检查最突出的临床表现。

3. **手掌或足跖角化不良**。表现为掌跖部位多个小窝状病变，直径0.1 ～ 0.3 cm，常见于儿童期和青春期。

4. **骨骼系统异常**。包括肋骨分叉，掌和拇指骨末节缩短、脊柱后凸、侧凸或骨性结合等。

5. **其他**。常见脑积水。部分患者可出现硬脑膜钙化、隐睾、先天性失明、脉络膜裂和视神经缺陷等。

遗传方式与相关致病基因

基底细胞痣综合征是一种罕见的遗传病，其致病基因是位于染色体9q22.3区域的*PTCH1*抑癌基因，为常染色体显性遗传[52-54]，基因变异向下一代传递的概率为50%。70% ～ 80%的基底细胞痣综合征患者双亲有一个受累，20% ～ 30%的*PTCH1*基因变异属于新发变异。基底细胞痣综合征属于完全外显，但临床表型可变[54]，这可能使临床诊断变得困难。

*PTCH1*基因具有生成修补蛋白(patched-1蛋白)的功能。这种蛋白作为受体发挥作用，patched-1蛋白受体通过与其配体Sonic Hedgehog蛋白结合进而影响细胞的发育，控制细胞生长、分裂和形态变化。*PTCH1*基因的变异导致修补蛋白功能的改变，从而失去对细胞生长、分裂的控制，最后导致细胞发生病理变化。据报道，少量病例是由于包含*PTCH1*基因的染色体9q22.3区带缺失导致的[54]。

此外，也有*SUFU*[OMIM: 607035]基因变异导致基底细胞痣综合征的报道[55]。

临床诊断依据

大多数病例在幼年或青少年期发病，患者通常在 9 岁时就有比较明显的临床表现。由于本病有伴发基底细胞癌的风险，早期诊断非常重要。基底细胞痣综合征的诊断需要结合临床表现以及基因检测识别 *PTCH1* 或 *SUFU* 基因变异。

当满足如下 2 项主要诊断标准，或者 1 项主要诊断标准加上 2 项次要诊断标准时，即可临床诊断基底细胞痣综合征[56,57]。

1. 主要诊断标准

（1）多个基底细胞癌（一生中超过 5 个）或 30 岁之前出现一个基底细胞癌。

（2）颌骨牙源性角化囊肿。

（3）掌跖部位皮肤出现 2 个及以上点状凹陷。

（4）异位钙化或早期（<20 岁）大脑镰钙化。

（5）一级亲属发现基底细胞痣综合征。

2. 次要诊断标准

（1）髓母细胞瘤。

（2）淋巴肠系膜囊肿或胸膜囊肿。

（3）颅面畸形（大头畸形、额部隆起、眶距增宽）。

（4）唇腭裂。

（5）脊椎 / 肋骨异常：肋骨分叉、肋骨外翻、颈椎肋骨、椎骨裂等异常。

（6）小指和拇指多指。

（7）卵巢纤维瘤或心脏纤维瘤。

（8）眼部异常（白内障、发育缺陷、视网膜上皮色素改变）。

50% ~ 80% 的基底细胞痣综合征患者有 *PTCH1* 胚系致病性变异。*PTCH1* 基因检测是确诊的重要根据。

主要病理诊断特征

一、组织细胞病理检查

病理上可见多种肿瘤表现：比如基底细胞癌、囊肿、脂肪瘤、纤维瘤等改变。皮肤病理主要表现为基底细胞癌，病理特点为：结节和（或）条索状非典型基底样细胞（图 16-7A），细胞核呈栅栏状排列（图 16-7B），可见细胞凋亡和散发的真皮层有丝分裂相。肿瘤小叶与周围基质间可出现裂隙，其间可有黏液沉积。真皮通常存在日光性弹性组织变性。

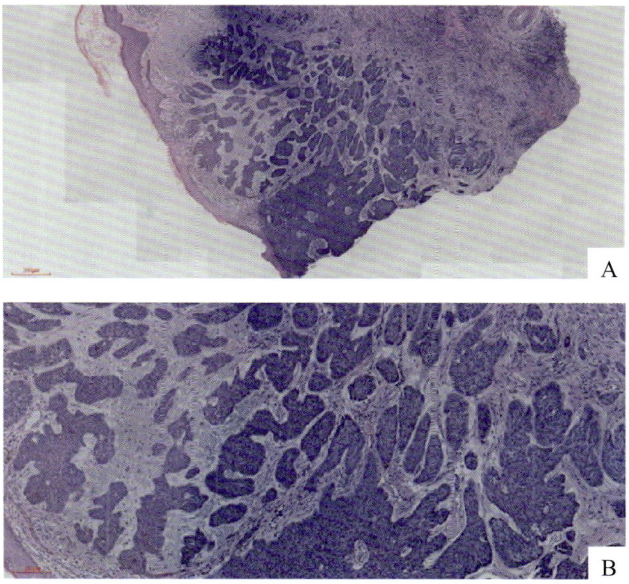

图 16-7 基底细胞癌病理表现

图 A，结节状、条索状肿瘤团块，从表皮基底部向真皮深部浸润性生长（HE 染色，40×），图 B，肿瘤小叶与周围基质间可见收缩裂隙，肿瘤团块边缘细胞呈栅栏状排列（HE 染色，100×）

二、免疫组化染色检查

通常情况下，基底细胞癌的诊断无需免疫组检查，有时可借助免疫组化技术与其他肿瘤（比如黑色素瘤）相鉴别。

三、分子病理检测

检测 *PTCH1* 基因变异是诊断基底细胞痣综合征重要依据。对于符合上述临床诊断标准的个体，建议进行 *PTCH1* 基因检测，*PTCH1* 基因的检测包括基因全长测序以及基因缺失 / 重复分析。若未检测到携带 *PTCH1* 基因变异，则建议进行 *SUFU* 基因检测；对于有髓母细胞瘤而没有下颌角化囊肿家族史的个体，应首先考虑 *SUFU* 基因检测[58]。少数情况下，还可以考虑包括 *PTCH1*、*SUFU* 和与基底细胞痣综合征表型相关的其他遗传综合征（见本章第四节）的多基因检测（表 16-2）。

其他检查

一、影像学检查

颅骨 X 线片或 CT 能显示大脑镰钙化、蝶鞍完全或部分桥连，或者鼻根增宽。断层扫描有助于发现牙源性角化囊肿，MRI 能更好地显示囊肿的内部组成和结构[59]。胸部X线片有助于发现肋骨异常（如分叉肋）。手和足X线片可能存在火焰形透亮区（溶骨性病变）[60]。超声可发现隐睾等。

二、皮肤镜检查

基底细胞癌皮肤镜下一般缺乏色素网且存在至少一项以下表现：叶状区域（图16-8A）、大的蓝灰色卵圆巢、多个非聚集性蓝灰色小球、轮辐状结构（图16-8B）、树枝状血管（图16-8C），包括同心性小球、溃疡和小糜烂、亮白色斑和条纹（偏振光皮肤镜下）[61,62]。

三、肿瘤相关病原体检查

部分研究发现，在器官移植和银屑病患者中，基底细胞癌的风险增加可能与HPV感染有关[63,64]。与无皮肤肿瘤对照者相比，基底细胞癌患者肿瘤部位以及血清更容易出现β-HPV阳性，提示β-HPV可能在基底细胞癌的发病中发挥一定的作用[65]，最常检测出的HPV类型为β1-HPV[66]。也有研究认为HPV与基底细胞癌之间没有关联[67]。目前HPV与基底细胞癌之间关系仍有争议，对于基底细胞癌患者，HPV的检测不作为临床常规检测。

治疗与预后

一、治疗

（一）手术治疗

手术可以直接切除病变组织，Mohs显微外科手术似乎特别有效。手术治疗除了考虑充分切除病变组织，还要考虑远期的美容效果，尤其对于面部皮损。除手术切除外，还可以选用激光治疗、液氮冷冻治疗以及光动力治疗[68]。对于卵巢纤维瘤需要手术治疗，建议保留卵巢组织，但要注意有复发风险。角化囊肿通常需要手术切除。

（二）药物治疗

药物治疗方面，主要用于浅表性基底细胞癌，可以考虑外用5%的5-氟尿嘧啶、0.1%维A酸乳膏以及5%咪喹莫特乳膏[68,69]。

（三）综合治疗

目前缺乏基底细胞痣综合征患者综合治疗方面的研究，针对皮肤基底细胞癌病变，手术治疗联合外用药物或光动力可能有助于减少复发。

（四）治疗进展

对于基底细胞癌，hedgehog（HH）通路抑制剂可能为晚期或转移性基底细胞癌患者提供新的治疗方向。维莫德吉（vismodegib）是一种口服HH通路拮抗剂，被批准用于治疗局部或晚期转移性基底细胞癌，部分研究表明其在基底细胞痣综合征患者中也有一定疗效[70]，主要不良反应包括：味觉丧失、肌肉痉挛、脱发和体重增加等。一项小样本研究得出，索尼德吉（sanidegib）每日400mg口服，连用12周，7例基底细胞痣综合征患者有3例皮损完全清除，另外4例中等程度清除，不良反应主要为肌肉痉挛、脱发、肌酸激酶增高，一般为轻度至中度。索尼德吉可能是将来治疗NBCCS的一种选择[71]。

二、预后

基底细胞痣综合征治疗后容易复发，并且伴发其他肿瘤的概率也比一般人群高，要注意监测。

三、复发的预防

避免紫外线照射，并应穿长袖、高领及戴帽子以遮盖外露的皮肤，使用防晒霜[72]。尽可能避免

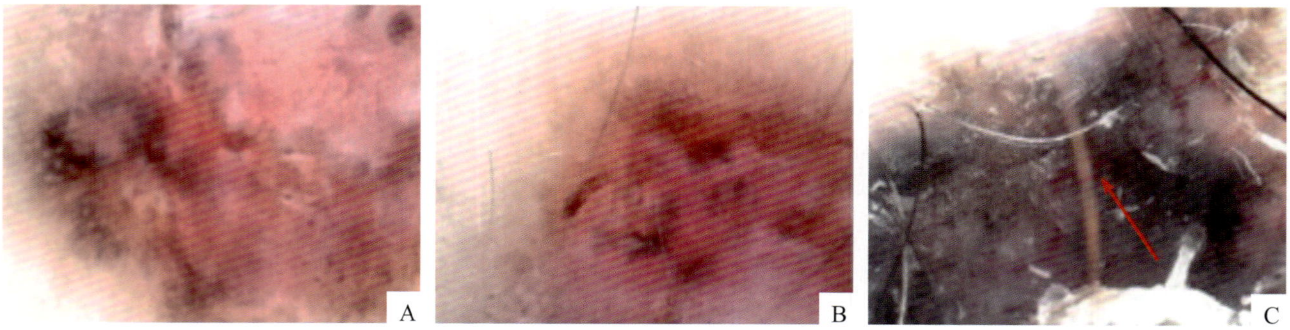

图16-8 基底细胞癌皮肤镜表现

图A，边缘枫叶状结构；图B，轮辐状结构；图C，粗大分枝状血管（红色箭头）

治疗性电离辐射（如检查首选 MRI 而非 CT）[73]。

遗传咨询与孕产前诊断

一、携带者 / 患者检测与健康管理咨询

基于 2016 年 10 月在马萨诸塞州波士顿举行的 AACR 儿童癌症易感性研讨会的文献回顾和讨论，需对基底细胞痣综合征家族中基因变异携带者和家庭成员进行监测管理[74]。

（一）对于基底细胞痣综合征患者的监测管理

1. 对 *PTCH1* 变异携带者的监测管理

（1）从 10 岁开始，每年进行一次基底细胞癌筛查，在首次发现基底细胞癌后增加筛查频率。

（2）从婴儿期开始，进行基线超声心动图检查；8 岁开始，每 12 ~ 18 个月进行一次颌骨 X 线检查；18 岁开始进行卵巢超声检查。

（3）*PTCH1* 变异携带者髓母细胞瘤风险较低，除非涉及神经系统检查、伴有头围改变或其他异常体征或症状，否则不进行 X 线检查。

（4）若发生髓母细胞瘤，不进行放射治疗，因放射可诱发皮肤癌。

（5）需要注意 *PTCH1* 合子后嵌合（postzygotic mosaicism）的可能性。注意尽管嵌合比例低，也可能出现与导致 *PTCH1* 胚系变异所引起的疾病相似的症状。

2. 对 *SUFU* 变异携带者的监测管理

（1）由于在 *SUFU* 变异携带者中尚未有角化囊肿，不进行颌骨 X 线检查，其他监测方法与 *PTCH1* 变异携带者一致。

（2）需额外进行髓母细胞瘤筛查，每 4 个月进行一次脑部 MRI 检查至 3 岁，然后每 6 个月进行一次脑部 MRI，至 5 岁。与 *PTCH1* 变异携带者一样，如果发生髓母细胞瘤，考虑到辐射诱发皮肤癌的风险，应考虑无放射治疗。

（二）亲属风险

对于患者家庭成员，建议进行遗传咨询，咨询相关的风险，符合临床诊断标准的建议考虑基因检测。

由于髓母细胞瘤是儿童期基底细胞痣综合征中最危及生命的肿瘤，而且这些个体通常在 2 岁之前出现，因此建议在家庭成员（婴儿）中考虑进行 *PTCH1* 和 *SUFU* 基因检测。对于家族中 *PTCH1* 和 *SUFU* 基因变异已知的，更需要在婴儿中进行相关家族基因变异检测。

儿童和年轻人的非黑色素瘤皮肤癌通常与易感性疾病或医源性致癌物质暴露有关。应尽早发现高风险患者，以提供适当的咨询和管理[75]。

二、携带者生育咨询

基底细胞痣综合征的遗传方式是常染色体显性遗传，患者或者变异基因携带者传递变异基因至下代的概率是 50%，而相关肿瘤的发生风险随着年龄的增大而升高。

三、孕产前遗传学诊断

对于生育期患者，建议选择产前诊断和辅助生殖技术，包括胚胎植入前遗传学诊断。需充分讨论患病风险、基因检测技术的局限性和获益。

（梁燕华）

第三节 毛发上皮瘤

毛发上皮瘤（trichoepithelioma）又称囊性腺样上皮瘤，是一种起源于毛囊的良性皮肤肿瘤，被认为是皮脂腺位置的良性错构瘤，分为单发型和多发型两种类型。单发性毛发上皮瘤少见，未见家族史，常在 20 ~ 30 岁发病。多发性又称为多发性家族性毛发上皮瘤（multiple familial trichoepithelioma，MFT）较多见，呈常染色体显性遗传，常在青少年期发病[76]。

主要临床表现

多发性家族性毛发上皮瘤的特征表现是鼻唇沟、前额、面颊等部位有多个丘疹和结节，表现为肤色、质硬结节，呈半球形或圆锥形，直径约 2~5mm，偶尔累及头皮、颈部和上躯干等部位[77]。皮损常常无自觉症状，有时可有轻度烧灼感或痒感。

单发型毛发上皮瘤多见于成人面部，偶见于头皮、颈、背、外阴、和四肢近端等部位，表现为缓慢生长的肤色、质硬丘疹或结节，无自觉症状[78]。

遗传方式与相关致病基因

多发性家族性毛发上皮瘤为常染色体显性遗传病，其致病基因与染色体 9p21 区域和染色体 16q12.1 上的 *CYLD*[OMIM: 605018] 基因变异有关。*CYLD* 基因又名圆柱瘤基因，位于染色体 16q12.1

上，全长约56 kb，包含20个外显子。该基因编码CYLD蛋白，又称为泛素特异性加工蛋白酶或泛素羧基端水解酶，是一种具有去泛素活性的酶，此酶通过参与其靶蛋白的翻译后修饰及去除靶蛋白第63个氨基酸-赖氨酸所关联的泛素而发挥作用[79]。CYLD负性调节TRAF2、TRAF6、NEMO及BCL3等蛋白，从而影响NF-κB信号通路。该基因变异导致NF-κB信号途径失去调节，表皮附属器组织过度增生，形成肿瘤[80]。

*CYLD*基因也是Brooke-Spiegler综合征（Brooke-Spiegler syndrome）和家族性圆柱瘤（familial cylindromatosis，FC）的致病基因。

临床诊断依据

多发型临床特点较明确，根据临床特征容易诊断；单发型临床无特征，常需要组织病理学检查和基因检测以明确诊断。

主要病理诊断特征

一、组织细胞病理检查

多发性毛发上皮瘤组织病理检查通常显示真皮内的角质囊肿和肿瘤团块。角质囊肿为中心完全角化的角质，外周有一层扁平的嗜碱性细胞，边缘有时可见栅栏状排列的细胞。肿瘤团由基底样细胞的嗜碱性细胞排列成花边样网状或筛状，也可成实体团块，与基底细胞癌难以区分。有些毛发上皮瘤无明显角质囊肿，病变由散布在结缔组织间质的基底样细胞小叶组成，这种特殊模式可能发生于面部以外的部位[81]。

单发性和多发性在组织病理上基本相同，病理学特点为真皮内多个嗜碱性基底样细胞组成瘤团，瘤团可呈实体性、束状或筛孔状，瘤团周边细胞呈栅栏状排列，可见角质囊肿。

二、免疫组化染色检查

免疫组化仅见CK15在多数毛发上皮瘤中表达而不在基底细胞癌中表达；Bcl-2在基底细胞癌中广泛表达，而在毛发上皮瘤中主要在肿瘤周围表达。毛发上皮瘤间质中有CD34^{+}，而基底细胞癌缺乏。CK20（+）和AR（—）倾向于毛发上皮瘤，而CK20（—）和AR（+）则多见于基底细胞癌患者[82]。如果皮损单发而诊断不确定时，可以按角化型基底细胞癌治疗。

三、基因检测

对于多发型毛发上皮瘤，提供*CYLD*基因检测。对该基因进行检测，可以发现多种不同类型的变异，包括：无义变异、错义变异、移码变异和剪接变异等[83,84]。

治疗与预后

一、治疗

（一）传统治疗

单发性可选择手术切除、电凝、冷冻、化学剥脱等方法，疗效确切；传统疗法治疗多发性皮损不易根除，且容易形成瘢痕、色沉等副作用，治疗效果一般[85]。有报道使用二极管消融激光微创治疗，可取得较满意的疗效[86]。

（二）治疗进展

国内有报道对面部多发性毛发上皮瘤进行皮肤软组织扩张术治疗，成功去除病灶且无明显瘢痕增生，疗效较好[87]。

二、预后与复发

本病预后良好，罕见恶变。由于本病多发病于颜面部，影响患者外在形象，因此在治疗及随访期间应关注患者及家属心理社会问题的疏导。对于*CYLD*基因变异携带者早期识别可在一定程度上减轻损容或肿瘤恶变的发生概率。

遗传咨询与孕产前诊断

一、携带者/患者检测与健康管理咨询

临床如发现毛发上皮瘤患者，组织病理结合临床明确诊断后，均需要进行致病基因*CYLD*变异筛查。如发现致病性变异，则在知情同意的前提下该患者家族中至少三代应行该致病性变异检测以明确变异携带情况。

有文献报道家族性圆柱瘤、多发性家族性毛发上皮瘤和粟丘疹可能在同一家系中同时发生。这三种肿瘤均可出现在Brooke-Spiegel综合征患者中，表明这几种疾病可能是同一疾病的不同表现形式，可出现在同一个家系中，也可由相同的基因变异导致，所以，目前认为这可能是一个疾病系谱的临床变异类型。因此，在患者家系成员中除了需要筛查致病性变异外，尚需要对以上的临床表型进行筛查。

本病的治疗手段较为多样，且疗效及预后较好，除了在一定程度上有损美观外，对机体并没有太大的伤害，因此需要与患者做好沟通，消除其恐惧的心理，积极治疗，帮助患者建立良好的心理和正确积极的生活态度。

二、携带者生育咨询

毛发上皮瘤基因携带者生育咨询参考本章第二节相关内容。

三、孕产前遗传学诊断

（一）生育期患者

由于本病预后良好，对机体并无明显的伤害，因此对于生育期患者，需做好疾病全面的介绍，在患者强烈要求及知情同意的前提下，可行产前诊断，或者借助于辅助生殖技术。但是需要充分考虑相关技术的风险性和局限性以及患者的获益。

（二）亲属风险

本病为常染色体显性遗传，如患者为杂合变异基因型，其与正常人婚配，子女患病风险为 50%；与杂合变异患者婚配，子女患病风险为 75%；与纯合变异患者婚配，子女患病风险为 100%，均无性别差异。若先证者为纯合变异基因型，只要婚配，其子女患病风险均为 100%，无性别差异。同样，由于本病可与家族性圆柱瘤、粟丘疹等疾病同时出现在一个家系中，因此，需要做好相关的医疗沟通。

（三）孕产前遗传学诊断

由于本病预后良好，因此是否行孕前诊断需要充分和患者及其家属沟通，在知情同意的前提下，充分评估产前诊断技术的优缺点后，如患者及其家属同意，可进行孕产前诊断。首先对胎儿 gDNA 样本（可以孕早期取绒毛，中期取羊水）进行提取，根据先证者的变异类型采用相应的遗传学检测技术进行基因诊断。明确基因变异后，要与患者进行充分的遗传咨询，由患者及其家属决定是否继续妊娠。对于产前基因诊断后出生的新生儿，应进行随访和记录。

临床案例二

图16-9是一个典型的多发性家族性毛发上皮瘤家系。先证者（Ⅲ-2）是9岁的男孩，6岁发病，2017年安徽省某医院就诊。先证者一般情况尚可，生长发育正常，智力正常。皮肤科专科检查提示：面部以鼻部对称分布粟粒及绿豆大小的肤色或者淡红色质硬的丘疹及结节，未见水疱及破溃，部分见轻度脱屑，其余部位未见皮疹。先证者皮肤损害在夏天和出汗后有轻微瘙痒症状，有时搔抓，偶尔出现少数皮损轻度破溃结痂（图16-10）。先证者头发较为稀疏，但是其他体格检查及系统检查均无异常。根据患者临床表现，初步诊断为多发性毛发上皮瘤，明确诊断需要行组织病理及基因检测。鉴于该病有遗传发病倾向，因此，进一步的遗传咨询非常必要。在征得先证者父母知情同意后，对其进行遗传信息的采集，发现如下特点：①该先证者的父亲Ⅱ-2、姑姑Ⅱ-4、哥哥Ⅲ-1及祖母Ⅰ-2均患有该病；②遗传方式符合常染色体显性遗传，男女发病无显著性差异；③家系中Ⅲ-3为3岁的女孩，Ⅲ-4为5岁的女孩，目前未出现类似的皮肤损害；④先证者家族中其他成员正常；⑤除皮肤的表现之外，家系中，先证者祖母患有糖尿病，其他成员目前未发现其他疾病。

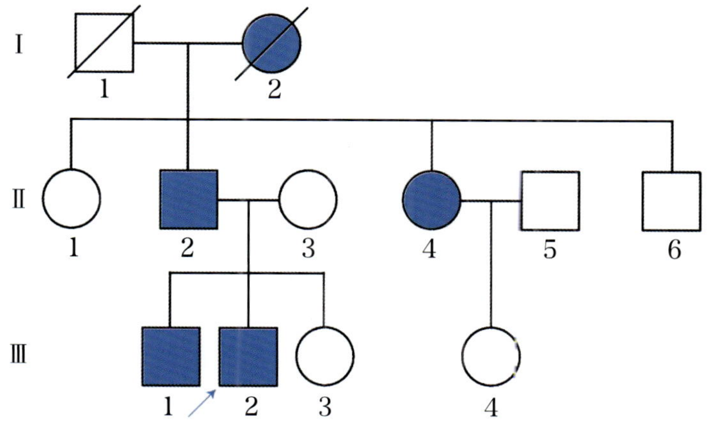

图 16-9 多发性家族性毛发上皮瘤家系图——临床案例二

（本案例由崔勇和高敏提供）

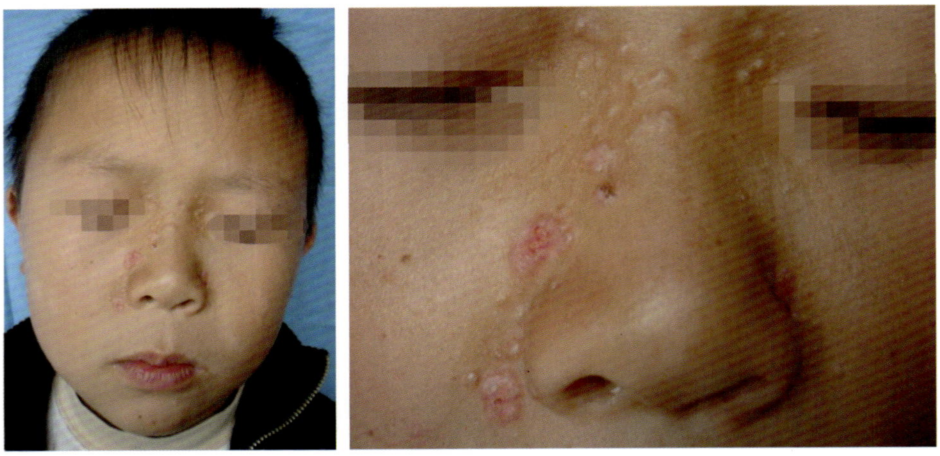

图 16-10　多发性毛发上皮瘤皮肤临床表现——临床案例二

先证者面部，以鼻翼两侧为主，见粟粒至绿豆大小的质硬丘疹及小结节，未见水疱，部分见抓痕及细小脱屑

先证者面部，以鼻翼两侧为主，见粟粒至绿豆大小的质硬丘疹及小结节，未见水疱，部分见抓痕及细小脱屑。

多发性家族性毛发上皮瘤的明确诊断除了依据临床表现之外，必须行组织病理和基因检测。该患者的组织病理检查结果显示真皮内完全角化的角质囊肿和肿瘤团块，外周有一层扁平的嗜碱性细胞，边缘有时可见栅栏状排列的细胞。肿瘤团块由基底样细胞的嗜碱性细胞排列成花边样网状或筛状（图 16-11）。本病致病性基因明确，经过耐心的解释和沟通，收集该家系中所有成员的血液标本，并对其行*CYLD*致病性变异的检测，同时为避免罕见单核苷酸多态性的假阳性，另外对 100 例正常当地人群进行该基因变异检测。检测结果表明，家系中所有患者均携带*CYLD*第 20 个外显子的 c.2711C>T 基因变异，家系中正常人及 100 例无亲缘关系的正常人也无此变异，表明该变异是该家系患者的致病性变异。

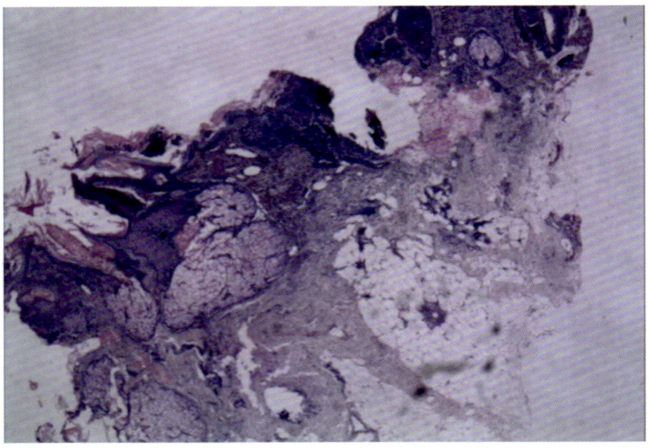

图 16-11　多发性家族性毛发上皮瘤组织病理表现——临床案例二

显示真皮内角质囊肿和肿瘤团块，外周有一层扁平的嗜碱性细胞，边缘有时可见栅栏状排列的细胞（HE 染色，10×）

先证者姑姑Ⅱ-4担心再次妊娠携带此变异的患儿，故到遗传咨询门诊就诊，寻求帮助。该家系以及此病的遗传特征，符合常染色体显性遗传。由于Ⅱ-4是患者，Ⅱ-5是正常人，因此后代的患病概率为50%，且男女无差异。该家系的致病性变异已经明确，如患者家属有强烈需求，可行产前诊断。首先提取胎儿DNA样本，根据先证者的致病性变异类型采用相应的遗传学检测方法，检测胎儿是否携带致病性变异基因，从而得出是否会罹患与先证者相同致病性变异所致的多发性家族性毛发上皮瘤的结论。由于本病预后良好，因此告知患者家属，缓解心理压力，做好交流沟通。此后应按照相应的时间节点，对患者及家庭成员进行健康管理，帮助他们做好以后的健康随访。

（高敏　崔勇）

第四节　其他皮肤肿瘤相关综合征

除遗传性黑色素瘤、基底细胞痣综合征外，还有很多其他肿瘤综合征可以导致皮肤良性或恶性肿瘤的发生，常见可导致皮肤肿瘤的疾病或综合征见表 16-2（请参考相关章节）。

（陆国辉　梁燕华）

表 16-2 常见的可导致皮肤肿瘤的疾病或遗传综合征

疾病 / 综合征	基因 / 遗传方式	发病率	皮肤肿瘤类型	其他主要累及器官
以良性皮肤肿瘤为表现的综合征				
Cowden 综合征	*PTEN*/AD	1/200 000	毛根鞘瘤、口腔黏膜乳头状瘤、脂肪瘤	乳腺、甲状腺、子宫、胃、小肠、结肠
Birt-Hogg-Dubé 综合征	*FLCN*[OMIM: 607273] /AD	未知	纤维毛囊瘤、毛盘状瘤、鼻咽血管纤维瘤、毛囊周围纤维瘤	肾
Lynch 综合征	*PMS2*[OMIM: 600259] /AD	未知	神经纤维瘤	血液系统、神经系统、结肠、小肠、尿道
遗传性平滑肌瘤病和肾细胞癌	*FH*[OMIM: 136850] / AD	未知	皮肤平滑肌瘤	肾、子宫
多发性内分泌腺瘤病 2B 型	*RET*[OMIM: 164761] / AD	1/400 000	嘴唇 / 舌黏膜神经瘤	甲状腺、肾上腺、胃肠道
神经纤维瘤病 I 型	*NF1*[OMIM: 613113]/ AD	1/3000 ~ 1/2500（新生儿）	神经纤维瘤（皮肤、皮下组织）、皮肤血管瘤、黄色肉芽肿、血管球瘤	大脑、脊柱、周围神经系统、视觉系统、小肠、神经内分泌、乳腺
神经纤维瘤病 II 型	*NF2*[OMIM: 607379] / AD	1/40 000 ~ 1/30 000（新生儿）	皮内神经鞘瘤、皮下神经鞘瘤、皮肤神经纤维瘤	大脑、脊柱、周围神经系统、视觉系统
结节硬化症	*TSC1*[OMIM: 605284], *TSC2*[OMIM: 191092] /AD	1/6000	爪状纤维瘤	脑、肾、心脏、神经内分泌
以恶性皮肤癌为临床特征的疾病				
着色性干皮病	*XPA*,*ERCC3*, *HPC*, *ERCC2*, *ERCC6*[OMIM: 609413], *DDB2*, *ERCC4*, *ERCC5*, *POLH*/AR	1/250 000（美国）	黑色素瘤、基底细胞癌、鳞状细胞癌	口腔、皮肤
Lynch 综合征	*MSH2*[OMIM: 609309], *MLH1*[OMIM: 120436], *MSH6*[OMIM: 600678], *PMS2*, *EPCAM*[OMIM: 185535] /AD	1/2000 ~ 1/660	皮脂腺瘤、角化棘皮瘤	乳腺、子宫、前列腺、胰腺
遗传性乳腺癌 / 卵巢癌综合征	*BRCA1/2*（常见），*TP53*, *PTEN*, *CDH1* [OMIM: 192090]，*ATM* [OMIM: 607585]，*CHEK2* [OMIM: 604373], *PALB2* [OMIM: 610355] /AD	约 1/100 人群带有 *BRCA1/2* 基因变异	黑色素瘤	乳腺、子宫、前列腺、胰腺

注：AD，常染色体显性遗传；AR，常染色体隐性遗传。

参考文献

[1] Rogers HW, Weinstock MA, Feldman SR, et al. Incidence estimate of nonmelanoma skin cancer (keratinocyte carcinomas) in the U. S. Population, 2012. JAMA Dermatol, 2015, 151 (10): 1081-1086.
[2] Norris W. Case of fungoid disease. Edinb Med Surg J, 1820, 16 (65): 562-565.
[3] Gabree M, Patel D, Rodgers L. Clinical applications of melanoma genetics. Curr Treat Options Oncol, 2014, 15 (2): 336-350.
[4] Rossi M, Pellegrini C, Cardelli L, et al. Familial melanoma: diagnostic and management implications. Dermatol Pract Concept, 2019, 9 (1): 10-16.
[5] Marzuka-Alcalá A, Gabree MJ, Tsao H. Melanoma susceptibility genes and risk assessment. Methods Mol Biol, 2014, 1102: 381-393.
[6] Noë M, Hackeng WM, de Leng WWJ, et al. Well-differentiated pancreatic neuroendocrine tumor in a patient with familial atypical multiple mole melanoma syndrome (FAMMM). Am J Surg Pathol, 2019, 43 (9): 1297-1302.
[7] Chaudru V, Laud K, Avril MF, et al. Melanocortin-1 receptor (MC1R) gene variants and dysplastic nevi modify penetrance of CDKN2A mutations in French melanoma-prone pedigrees. Cancer Epidemiol Biomarkers Prev, 2005, 14 (10): 2384-2390.
[8] Soura E, Eliades PJ, Shannon K, et al. Hereditary melanoma: update on syndromes and management: emerging melanoma cancer complexes and genetic counseling. J Am Acad Dermatol, 2016, 74 (3): 411-420.
[9] Gabree M, Patel D, Rodgers L. Clinical applications of melanoma genetics. Curr Treat Options Oncol, 2014, 15 (2): 336-350.
[10] Goldstein AM, Chan M, Harland M, et al. Features associated with germline CDKN2A mutations: a GenoMEL study of melanoma-prone families from three continents. J Med Genet, 2007, 44 (2): 99-106.
[11] Sá BCS, Moredo LF, Gomes EE, et al. Hereditary melanoma: a five-year study of Brazilian patients in a cancer referral center-phenotypic characteristics of probands and pathological features of primary tumors. An Bras Dermatol, 2018, 93 (3): 337-340.
[12] 赵辨. 中国临床皮肤病学. 南京：江苏科学出版社，2009.
[13] Garbe C, Amaral T, Peris K, et al. European Dermatology Forum (EDF), the European Association of Dermato-Oncology (EADO), and the European Organization for Research and Treatment of Cancer (EORTC). European consensus-based interdisciplinary guideline for melanoma. Part 1: Diagnostics - Update 2019. Eur J Cancer, 2020, 126: 141-158.
[14] Rossi M, Pellegrini C, Cardelli L, et al. Familial melanoma: diagnostic and management implications. Dermatol Pract Concept, 2019, 9 (1): 10-16.
[15] Liu QY, Zeng YP, Lin XF, et al. MRI findings in primary vaginal melanoma-a report of four cases. Clin Imaging, 2015, 39 (3): 533-537.
[16] Sánchez-Sánchez R, Serrano-Falcón C, Rebollo Aguirre AC. Diagnostic imaging in dermatology: utility of PET-CT in cutaneous melanoma. Actas Dermosifiliogr, 2015, 106 (1): 29-34.
[17] Menzies SW, Ingvar C, McCarthy WH. A sensitivity and specificity analysis of the surface microscopy features of invasive melanoma. Melanoma Res, 1996, 6 (1): 55-62.
[18] Nachbar F, Stolz W, Merkle T, et al. The ABCD rule of dermatoscopy. High prospective value in the diagnosis of doubtful melanocytic skin lesions. J Am Acad Dermatol, 1994, 30 (4): 551-559.
[19] Argenziano G, Longo C, Cameron A, et al. Blue-black rule: a simple dermoscopic clue to recognize pigmented nodular melanoma. Br J Dermatol, 2011, 165 (6): 1251-1255.
[20] Argenziano G, Soyer HP, Chimenti S, et al. Dermoscopy of pigmented skin lesions: results of a consensus meeting via the Internet. J Am Acad Dermatol, 2003, 48 (5): 679-693.
[21] Epstein WL, Fukuyama K. Light and electron microscopic studies of a transplantable melanoma associated with virus-like particles. Cancer Res, 1970, 30 (5): 1241-1247.
[22] Birkmayer GD, Balda BR, Miller F, et al. Virus-like particles in metastases of human malignant melanoma. Naturwissenschaften, 1972, 59 (8): 369-370.
[23] Balda BR, Birkmayer GD. Further evidence for viral etiology of human melanoma. Naturwissenschaften, 1973, 60 (6): 304.
[24] Birkmayer GD, Balda BR, Miller F. Oncorna-viral information in human melanoma. Eur J Cancer, 1974, 10 (7): 419-424.
[25] Parsons PG, Goss P, Pope JH. Detection in human melanoma cell lines of particles with some properties in common with RNA tumour viruses. Int J Cancer, 1974, 13 (5): 606-618.
[26] Balda BR, Hehlmann R, Cho JR, et al. Oncornavirus-like particles in human skin cancers. Proc Natl Acad Sci USA, 1975, 72 (9): 3697-3700.
[27] Parsons PG, Klucis E, Goss PD, et al. Oncornavirus-like particles in malignant melanoma and control biopsies. Int J Cancer, 1976, 18 (6): 757-763.
[28] Hehlmann R, Balda BR, Spiegelman S. Murine and human melanomas containing a high molecular weight RNA associated with an RNA-instructed DNA polymerase. Int J Dermatol, 1978, 17 (2): 115-122.
[29] Muster T, Waltenberger A, Grassauer A, et al. An endogenous retrovirus derived from human melanoma cells. Cancer Res, 2003, 63 (24): 8735-8741.
[30] Schiavetti F, Thonnard J, Colau D, et al. A human endogenous retroviral sequence encoding an antigen recognized on melanoma by cytolytic T lymphocytes. Cancer Res, 2002, 62 (19): 5510-5516.
[31] Nosrati A, Berliner JG, Goel S, et al. Outcomes of melanoma in situ treated with mohs micrographic surgery compared with wide local excision. JAMA Dermatol, 2017, 153 (5): 436-441.

[32] Bricca GM, Brodland DG, Ren D, et al. Cutaneous head and neck melanoma treated with Mohs micrographic surgery. J Am Acad Dermatol, 2005, 52 (1): 92-100.

[33] Houghton AN, Legha S, Bajorin DF. Chemotherapy for metastatic melanoma. //Balch CN, Houghton AN, Milton GW, et al. Cutaneous Melanoma, 2nd. Philadelphia: JB Lippincott Company, 1992, 498.

[34] Ribas A, Hamid O, Daud A, et al. Association of pembrolizumab with tumor response and survival among patients with advanced melanoma. JAMA, 2016, 315 (15): 1600-1609.

[35] Hamid O, Robert C, Daud A, et al. Five-year survival outcomes for patients with advanced melanoma treated with pembrolizumab in KEYNOTE-001. Ann Oncol, 2019, 30 (4): 582-588.

[36] Topalian SL, Sznol M, McDermott DF, et al. Survival, durable tumor remission, and long-term safety in patients with advanced melanoma receiving nivolumab. J Clin Oncol, 2014, 32 (10): 1020-1030.

[37] Topalian SL, Hodi FS, Brahmer JR, et al. Five-year survival and correlates among patients with advanced melanoma, renal cell carcinoma, or non-small cell lung cancer treated with nivolumab. JAMA Oncol, 2019, 5 (10): 1411-1420.

[38] Hodi FS, O'Day SJ, McDermott DF, et al. Improved survival with ipilimumab in patients with metastatic melanoma. N Engl J Med, 2010, 363 (8): 711-723.

[39] He S, Xu J, Wu J. The emerging role of co-stimulatory molecules and their agonistic mAb-based combination therapies in melanoma. Int Immunopharmacol, 2020, 89 (Pt B): 107097.

[40] Curti BD, Kovacsovics-Bankowski M, Morris N, et al. OX40 is a potent immune-stimulating target in late-stage cancer patients. Cancer Res, 2013, 73 (24): 7189-7198.

[41] Goldstein AM, Fraser MC, Clark WH Jr, et al. Age at diagnosis and transmission of invasive melanoma in 23 families with cutaneous malignant melanoma/dysplastic nevi. J Natl Cancer Inst, 1994, 86 (18): 1385-1390.

[42] Goldstein AM, Fraser MC, Struewing JP, et al. Increased risk of pancreatic cancer in melanoma-prone kindreds with p16INK4 mutations. N Engl J Med, 1995, 333 (15): 970-974.

[43] Borg A, Sandberg T, Nilsson K, et al. High frequency of multiple melanomas and breast and pancreas carcinomas in CDKN2A mutation-positive melanoma families. J Natl Cancer Inst, 2000, 92 (15): 1260-1266.

[44] Rossi M, Pellegrini C, Cardelli L, et al. Familial melanoma: diagnostic and management implications. Dermatol Pract Concept, 2019, 9 (1): 10-16.

[45] Aspinwall LG, Stump TK, Taber JM, et al. Genetic test reporting of CDKN2A provides informational and motivational benefits for managing melanoma risk. Transl Behav Med, 2018, 8 (1): 29-43.

[46] Levin T, Mæhle L. Uptake of genetic counseling, genetic testing and surveillance in hereditary malignant melanoma (CDKN2A) in Norway. Fam Cancer, 2017, 16 (2): 257-265.

[47] Taber JM, Aspinwall LG. Framing recommendations to promote prevention behaviors among people at high risk: a simulation study of responses to melanoma genetic test reporting. J Genet Couns, 2015, 24 (5): 771-782.

[48] Soura E, Eliades PJ, Shannon K, et al. Hereditary melanoma: update on syndromes and management: genetics of familial atypical multiple mole melanoma syndrome. J Am Acad Dermatol, 2016, 74 (3): 395-407.

[49] Pfeffer SR, Grossmann KF, Cassidy PB, et al. Detection of exosomal miRNAs in the plasma of melanoma patients. J Clin Med, 2015, 4 (12): 2012-2027.

[50] Satzger I, Mattern A, Kuettler U, et al. microRNA-21 is upregulated in malignant melanoma and influences apoptosis of melanocytic cells. Exp Dermatol, 2012, 21 (7): 509-514.

[51] Neagu M, Constantin C, Cretoiu SM, et al. miRNAs in the diagnosis and prognosis of skin cancer. Front Cell Dev Biol, 2020, 8: 71.

[52] Witmanowski H, Szychta P, Błochowiak K, et al. Basal cell nevus syndrome (Gorlin-Goltz syndrome): genetic predisposition, clinical picture and treatment. Postepy Dermatol Alergol, 2017, 34 (4): 381-387.

[53] John AM, Schwartz RA. Basal cell naevus syndrome: an update on genetics and treatment. Br J Dermatol, 2016, 174 (1): 68-76

[54] Chen CP, Lin SP, Wang TH, et al. Perinatal findings and molecular cytogenetic analyses of de novo interstitial deletion of 9q (9q22. 3-->q31. 3) associated with Gorlin syndrome. Prenat Diagn, 2006, 26 (8): 725-729.

[55] Tom WL, Hurley MY, Oliver DS, et al. Features of basal cell carcinoma in basal cell nevus syndrome. Am J Med Genet A, 2011, 155A (9): 2098-2104.

[56] Jones EA, Sajid MI, Shenton A, et al. Basal cell carcinomas in Gorlin syndrome:a review of 202 Patients. J Skin Cancer, 2011, 2011: 217378-217384

[57] Bree AF, Shah MR, BCNS Colloquium Group. Consensus statement from the first international colloquium on basal cell nevus syndrome (BCNS). Am J Med Genet A, 2011, 155A (9): 2091-2097.

[58] Smith MJ, Beetz C, Williams SG, et al. Germline mutations in SUFU cause Gorlin syndrome-associated childhood medulloblastoma and redefine the risk associated with PTCH1 mutations. J Clin Oncol, 2014, 32 (36): 4155-4161.

[59] Palacios E, Serou M, Restrepo S, et al. Odontogenic keratocysts in nevoid basal cell carcinoma (Gorlin's) syndrome: CT and MRI evaluation. Ear Nose Throat J, 2004, 83 (1): 40-42.

[60] Kimonis VE, Goldstein AM, Pastakia B, et al. Clinical manifestations in 105 persons with nevoid basal cell carcinoma syndrome. Am J Med Genet, 1997, 69 (3): 299-308.

[61] Menzies SW, Westerhoff K, Rabinovitz H, et al. Surface microscopy of pigmented basal cell carcinoma. Arch Dermatol, 2000, 136 (8): 1012-1016.

[62] Navarrete-Dechent C, Bajaj S, Marchetti MA, et al. Association of shiny white blotches and strands with nonpigmented basal cell carcinoma: evaluation of an

additional dermoscopic diagnostic criterion. JAMA Dermatol, 2016, 152 (5): 546-552.
[63] Genders RE, Mazlom H, Michel A, et al. The presence of betapapillomavirus antibodies around transplantation predicts the development of keratinocyte carcinoma in organ transplant recipients: a cohort study. J Invest Dermatol, 2015, 135 (5): 1275-1282.
[64] Wu PA, Chen CA, Stern RS. Presence of hand warts is associated with subsequent development of cutaneous squamous cell carcinoma in psoriasis patients treated with psoralen UVA (PUVA). J Invest Dermatol, 2016, 136 (11): 2317-2319.
[65] Iannacone MR, Gheit T, Waterboer T, et al. Case-control study of cutaneous human papillomavirus infection in Basal cell carcinoma of the skin. J Invest Dermatol, 2013, 133 (6): 1512-1520.
[66] Zakrzewska K, Regalbuto E, Pierucci F, et al. Pattern of HPV infection in basal cell carcinoma and in perilesional skin biopsies from immunocompetent patients. Virol J, 2012, 9: 309.
[67] Ally MS, Tang JY, Arron ST. Cutaneous human papillomavirus infection and Basal cell carcinoma of the skin. J Invest Dermatol, 2013, 133 (6): 1456-1458.
[68] Fisher J, Moustafa D, Su KA, et al. A pediatric approach to management of skin growths in basal cell nevus syndrome. Pediatr Dermatol, 2020, 37 (3): 527-530.
[69] Micali G, Lacarrubba F, Nasca MR, et al. The use of imiquimod 5% cream for the treatment of basal cell carcinoma as observed in Gorlin's syndrome. Clin Exp Dermatol, 2003, 28 (S1): 19-23.
[70] Wong C, Poblete-Lopez C, Vidimos A. Comparison of daily dosing versus Monday through Friday dosing of vismodegib for locally advanced basal cell carcinoma and basal cell nevus syndrome: a retrospective case series. J Am Acad Dermatol, 2020, 82 (6): 1539-1542.
[71] Lear JT, Hauschild A, Stockfleth E, et al. Efficacy and safety of sonidegib in adult patients with nevoid basal cell carcinoma syndrome (gorlin syndrome): results from a phase 2, double-blind, randomized trial. Clin Cosmet Investig Dermatol, 2020, 13: 117-121.
[72] Waldman RA, Grant-Kels JM. Sunscreen may prevent the development of basal cell carcinoma in individuals with basal cell carcinoma nevus syndrome: a retrospective survey study. J Am Acad Dermatol, 2019, 81 (4): 1028-1030.
[73] Frentz G, Munch-Petersen B, Wulf HC, et al. The nevoid basal cell carcinoma syndrome: sensitivity to ultraviolet and x-ray irradiation. J Am Acad Dermatol, 1987, 17 (4): 637-643.
[74] Foulkes WD, Kamihara J, Evans DGR, et al. Cancer surveillance in gorlin syndrome and rhabdoid tumor predisposition syndrome. Clin Cancer Res, 2017, 23 (12): 62-67.
[75] Huang JT, Coughlin CC, Hawryluk EB, et al. Risk factors and outcomes of nonmelanoma skin cancer in children and young adults. J Pediatr, 2019, 211: 152-158.
[76] Amaro C, Freitas I, Lamarão P, et al. Multiple trichoepitheliomas--a novel mutation in the CYLD gene. J Eur Acad Dermatology Venereol, 2010, 24 (7): 844-846.
[77] Yiltok SJ, Echejoh GO, Mohammad AM, et al. Multiple familial trichoepithelioma: a case report and review of literature. Niger J Clin Pract, 2010, 13 (2): 230-232.
[78] 董秀芹. 单发性毛发上皮瘤 1 例 . 皮肤性病诊疗学杂志, 2010, 17(4): 301, 304.
[79] 汪丹 , 何永萍 , 汪盛 . 多发性家族性毛发上皮瘤 1 家系 CYLD 基因变异的检测 . 中国皮肤性病学杂志, 2017: 31 (01): 20-23.
[80] Kovalenko A, Chable-Bessia C, Cantarella G, et al. The tumour suppressor CYLD negatively regulates NF- κ B signalling by deubiquitination. Nature, 2003, 424 (6950): 801-805.
[81] 赵辨 . 中国临床皮肤病学 . 南京 : 江苏科学技术出版社 , 2012.
[82] Evangelista MT, North JP. Comparative analysis of cytokeratin 15, TDAG51, cytokeratin 20 and androgen receptor in sclerosing adnexal neoplasms and variants of basal cell carcinoma. J Cutan Pathol, 2015, 42 (11): 824-831.
[83] Blake PW, Toro JR. Update of cylindromatosis gene (CYLD) mutations in Brooke-Spiegler syndrome: novel insights into the role of deubiquitination in cell signaling. Hum Mutat, 2009, 30 (7): 1025-1036.
[84] Kazakov DV, Schaller J, Vanecek T, et al. Brooke-Spiegler syndrome: report of a case with a novel mutation in the CYLD gene and different types of somatic mutations in benign and malignant tumors. J Cutan Pathol, 2010, 37 (8): 886-890.
[85] 景桃勤, 唐正喜, 袁伟. 家族性多发性毛发上皮瘤 1 例 . 中国皮肤性病学杂志, 2016, 30 (12): 1267-1268.
[86] Tawfika AA, ittaha MRA, Fawzyb MM. A novel technique for the treatment of multiple trichoepitheliomas using a high-intensity diode laser. J Egyptian Women's Dermatol Society, 2016, 13 (1): 17-22.
[87] 廖佳, 李春燕, 韦敏, 等. 1 例皮肤软组织扩张术治疗头面部多发性毛发上皮瘤患者的护理体会. 广西医科大学学报, 2019, 36 (10): 1703-1705.

第 17 章

遗传性胃癌

胃癌是全球第五大癌症，也是第三大常见癌症死因。绝大多数胃癌是散发性的，但目前已证实有 1% ~ 3% 的胃癌起源于肿瘤遗传易感综合征[1]。这些病变综合征包括 Li-Fraumeni 综合征、Lynch 综合征、Peutz-Jeghers 综合征、遗传性乳腺癌 / 卵巢癌综合征、*MUTYH* 相关腺瘤性息肉病、家族性腺瘤性息肉病、少年息肉病综合征以及 PTEN 错构瘤综合征（Cowden 综合征）等。在这些遗传综合征中，胃癌总体发病率并不高，所涉及的胚系基因变异也各不相同。但有一种遗传性胃癌与 *CDH1* 基因 [编码肿瘤抑癌蛋白，上皮钙黏素（E-cadherin, E-CD）] 的胚系基因变异密切相关，其 *CDH1* 胚系变异使得发生弥漫性胃癌和乳腺小叶癌的风险明显增高，这种遗传性胃癌被称之为遗传性弥漫性胃癌（hereditary diffuse gastric cancer，HDGC），近十余年来备受研究者关注，本章主要针对 HDGC 进行描述。

第一节　遗传性弥漫性胃癌

1998 年，Guilford P 及其同事在对毛利人胃癌家族聚集现象进行研究时发现，由于编码 E-CD 的 *CDH1* 胚系变异导致了这种常染色体显性遗传肿瘤[2]。作为第一种被识别的遗传性胃癌，1999 年国际遗传性胃癌协作组（International Collaborative Group on Hereditary Gastric Cancer，ICG-HGC）提出了 HDGC 的诊断标准，并在 2010 年和 2015 年对诊断标准进行了修订和补充。

HDGC 是常染色体显性遗传病，其弥漫性胃癌发生的风险率在男性为 67%，女性为 83%。癌多数发生在 40 岁之前，且患印戒细胞型结肠癌的风险率为 20%。对于女性而言，患乳腺小叶癌的风险率为 39%。与其他胃癌相关遗传综合征导致的肠型胃癌不同，HDGC 是唯一一种导致弥漫性胃癌的遗传综合征，通常是多灶性的，在完整的黏膜表面下发生，印戒样癌细胞弥漫性浸润间质。

主要临床表现

HDGC 在家族里可发现多个发病年龄早的胃癌患者，临床表现主要以上腹部不适、疼痛为主，部分患者有黑便、上腹部饱胀、食欲减退、呕吐、腹部包块等症状和体征。不同地区报道的弥漫性胃癌发病部位并不一致，可能还与环境因素和发病机制不同相关。新西兰的报道病变多位于胃窦 - 体交界处，英国的报道多发于胃底，而美国研究者则报道多发于胃近端 1/3 处。除胃癌发生外，HDGC 患者多伴有胃外肿瘤。其中女性乳腺小叶癌是第二高发肿瘤，发生结肠癌也较普通人群高。部分家系中有唇、腭裂等先天性畸形患者，这是因为 E-CD 原本应在胚胎时期的唇和腭部高表达，由于基因变异该蛋白表达降低所致[3]。

遗传方式与相关致病基因

遗传性弥漫性胃癌的主要致病基因是 *CDH1*[OMIM: 192090]，定位于 16q22.1，遗传方式为常染色体显性遗传，遗传变异向下一代传递的概率为 50%。研究发现，大约 30% 的 HDGC 家族与 *CDH1* 胚系变异有关，其中胃癌的终生风险超过 80%，而家族女性携带者罹患乳腺小叶癌的风险高达 60%。*CDH1* 胚系变异是导致遗传性弥漫性胃癌和乳腺小叶癌的遗传学基础，*CDH1* 基因编码 E-CD，该蛋白质的作用是帮助邻近细胞互相黏附，起到抑癌蛋白的作用。*CDH1* 基因变异主要包括点变异和大片段缺失，外显率高达 80% 以上。基因变异导致 E-CD 在细胞膜上的定位和稳定性异常，表现为 E-CD 表达减弱或缺失，以及定位异常，最终导致肿瘤发生[4-7]。

目前已知至少有 155 种不同类型的 *CDH1* 胚系变异，多数致病性变异是截短变异，产生无功能蛋白质，破坏正常细胞和组织结构，另有 5% 的变异形式是外显子缺失。*CDH1* 基因是抑癌基因，因此需要"二次打击"体细胞基因变异才能启动肿瘤。"二次打击"的形式多样，包括甲基化、体细胞基因变异和杂合性缺失等，这个二次打击类型与胚系变异的类型和位点无关。对于无胚系变异的散发性体细胞 *CDH1* 基因改变，最为常见的是甲基化[8,9]。目前，还没有建立 HDGC 的 *CDH1* 胚系变异的基因数据库，相关基因变异等数据信息由 Leiden Open source Variation Database（LOVD）基因变异平台收集和管理，临床医师和研究者可通过 http://www.LOVD.nl/CDH1 网站进行查询，比对和发现已确定或未被确定的新基因变异类型。

个别 HDGC 患者并无 *CDH1* 胚系变异存在，说明除了 *CDH1* 基因外，还有其他的基因变异参与到 HDGC 的发病过程中，同时也提示了 *CDH1* 基因也并非 HDGC 诊断的唯一指标。目前的研究发现，HDGC 也与少见的 *CTNNA1* 基因变异相关。*CTNNA1*[OMIM: 116805] 编码 p120-catenin，其功能是在适当的位置把 E-CD 保持在细胞膜上，防止被内吞或者过早分解，以保持其功能。除此以外，*MAP3K6*[OMIM: 604468]、*BRCA2*[OMIM: 600185]、*PALB2*[OMIM: 610355] 等基因变异也可能与遗传性弥漫性胃癌相关。

临床诊断依据

HDGC 诊断标准的确定经历了一个循序渐进的过程。1999 年，国际遗传性胃癌协作组（ICG-HGC）提出了 HDGC 的诊断标准，即①一级或二级亲属中有 2 例或 3 例弥漫性胃癌患者，其中 1 例年龄小于 50 岁；②一级或二级亲属中有 3 例以上弥漫性胃癌患者，不论年龄大小；符合这两条标准的任何一条均可诊断为 HDGC。

2010 年，ICG-HGC 修订了该诊断标准，更新为：

（1）一级或二级亲属中至少有 2 例胃癌患者，其中至少 1 例病理确诊为弥漫性胃癌。

（2）40 岁以前诊断为弥漫性胃癌，无论是否有家族史。

（3）同时患乳腺小叶癌和弥漫性胃癌的患者或其家属。

符合以上任一条件的个体，均可疑似为 HDGC 患者，建议进行 *CDH1* 胚系变异检测。

2015 年，在 2010 标准的基础上又增加了支持诊断指标，提出对具有以下几种情况的家族应考虑行 *CDH1* 基因检测，包括：

（1）双侧乳腺小叶癌患者或家族中有 2 个及以上 50 岁之前的乳腺小叶癌患者。

（2）家族中有弥漫性胃癌患者伴有唇 / 腭裂病史。

（3）有原位印戒细胞癌和（或）印戒细胞的派杰样播散患者。

基因检测发现相关基因胚系致病性变异是确诊的关键依据。

主要病理诊断特征

一、组织细胞病理检查

HDGC 的特征性病变是胃印戒细胞癌，有时病灶很小，隐藏在胃黏膜固有层中，很难被发现。因此，对有弥漫性胃癌家族史的个体进行胃镜组织活检时，应仔细观察并通过特殊染色或免疫组化协助识别肿瘤细胞，并应记录所有病变特征，包括病灶的大小、数量、部位、间质反应、炎症程度、肠化、萎缩以及有无病原体感染等。对于 *CDH1* 基因携带者，特征性病变的发现可以支持预防性胃切除的决定。即使是没有已知基因缺陷的个体中，这些病变的检出也提示该患者患癌症的风险很高，并可根据具体情况讨论是否进行预防性胃切除术。

胃印戒细胞癌有 2 种早期病变：原位印戒细胞癌（in situ signet ring cell carcinoma）和印戒细胞派杰样播散（pagetoid spread of signet ring cell）。前者是指印戒细胞取代了胃黏膜正常腺体细胞，未突破腺体的基底膜；后一种情况是指印戒样细胞成排分布于胃黏膜正常腺体细胞和基底膜之间，也未突破基底膜。

这两种早期病变很特异，是发现和诊断 HDGC

的重要病理组织学线索。因为不论是 HDGC 还是散发性弥漫性印戒细胞癌，在病变晚期时均表现“革囊胃”，在镜下为印戒细胞弥漫浸润于胃壁，呈片状分布或形成不规则的腺管结构，有时会伴有黏液湖形成，这些组织学表现不足以区别是否为 HDGC，但 HDGC 总是不同程度地伴有上述两种早期印戒细胞病变，因而一旦发现这些早期病变，就应该提示可能具有遗传性背景。已有研究对比了具有 *CDH1* 胚系变异和不具有 *CDH1* 胚系变异的弥漫性胃癌的形态学表现，不具有 *CDH1* 基因变异的弥漫性胃癌均不表现为“原位印戒细胞癌”和“印戒细胞派杰样播散”（图 17-1）[10]。

遗传性乳腺小叶癌的形态特点与散发型病例并无明显区别，可表现为小叶原位癌或浸润性小叶癌，其形态学表现为缺乏黏附性的癌细胞呈单细胞线状排列，或围绕残存的腺管呈“靶状”或洋葱皮样浸润，可见印戒细胞和黏液细胞。

二、免疫组化染色检查

HDGC 的细胞形态多为“印戒细胞样”，病理诊断时多为“低分化腺癌”或“印戒细胞癌”。免疫组化染色时，可见这些印戒样癌细胞 E-CD 表达完全缺失，或部分胞质内表达（定位异常），与周围正常黏膜腺体细胞出现明显的差异。因此，E-CD 免疫组化表达缺失可以作为一个鉴别 HDGC 的诊断线索，但绝不是唯一和必要条件（图 17-2）。因为也有 HGDC 病例出现异质性细胞膜表达，甚至完整膜表达 E-CD，这是因为胚系 *CDH1* 等位基因变异类型为错义变异或位于 2269 位点的变异，这些类型的变异仍可产生位于细胞膜上的蛋白。另外，一些散发性非遗传性弥漫性胃癌也可出现 E-CD 的表达缺失或定位异常，这是因为 *CDH1* 基因出现了体细胞基因变异的结果，并不能诊断为遗传性弥漫性胃癌。因此，E-CD 免疫组化表达缺失仅可作为一个诊断线索，不能作为遗传性或散发性胃癌的鉴别要点（更多相关详细内容，请参考第 6 章第二节相关部分）。

三、分子病理检测

欧美国家人群 HDGC 患者 *CDH1* 胚系变异的检出率约 30% ~ 50%，*CDH1* 基因检测是确诊的重要根据。但目前还缺乏中国人群 *CDH1* 胚系基因变异

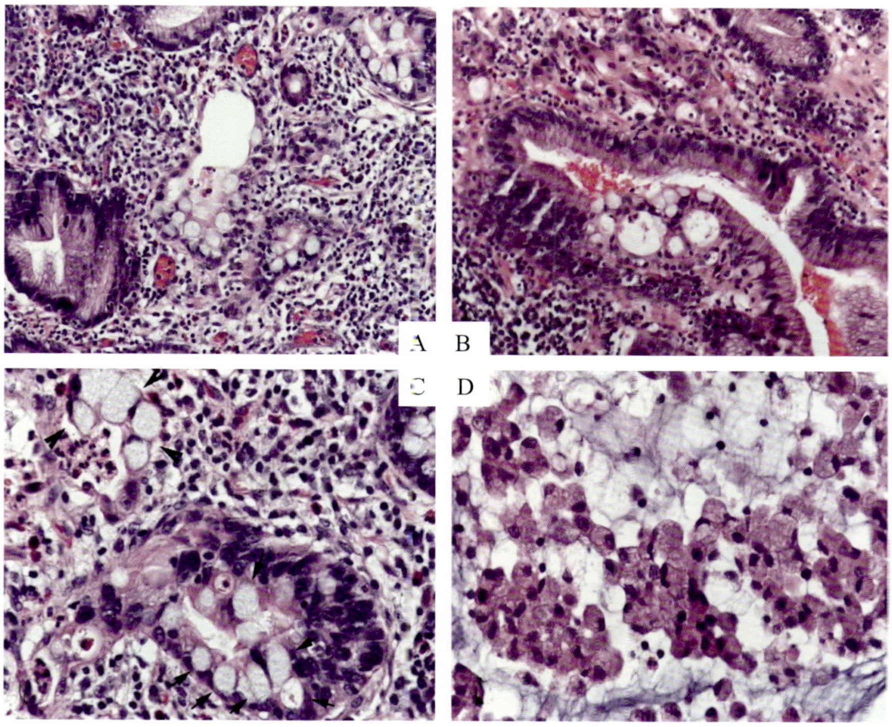

图 17-1 遗传性弥漫性胃癌的组织学形态特点

图 A，早期病变时，可见个别“原位印戒细胞癌”表现，胃黏膜腺体的轮廓尚存，印戒样细胞取代了全部腺管上皮细胞，基底膜保存，右上角可见呈“派杰样播散”的腺体；图 B，早期病变中可见“派杰样播散”表现，胃黏膜腺体内出现一排印戒样细胞，位于腺体上皮和基底膜之间，基底膜未破坏；图 C，病灶中可见腺体内的“派杰样播散”（图下方细箭头所示）和小灶浸润性印戒细胞癌（图左上角粗箭头所示）；图 D，病变晚期的浸润性印戒细胞癌

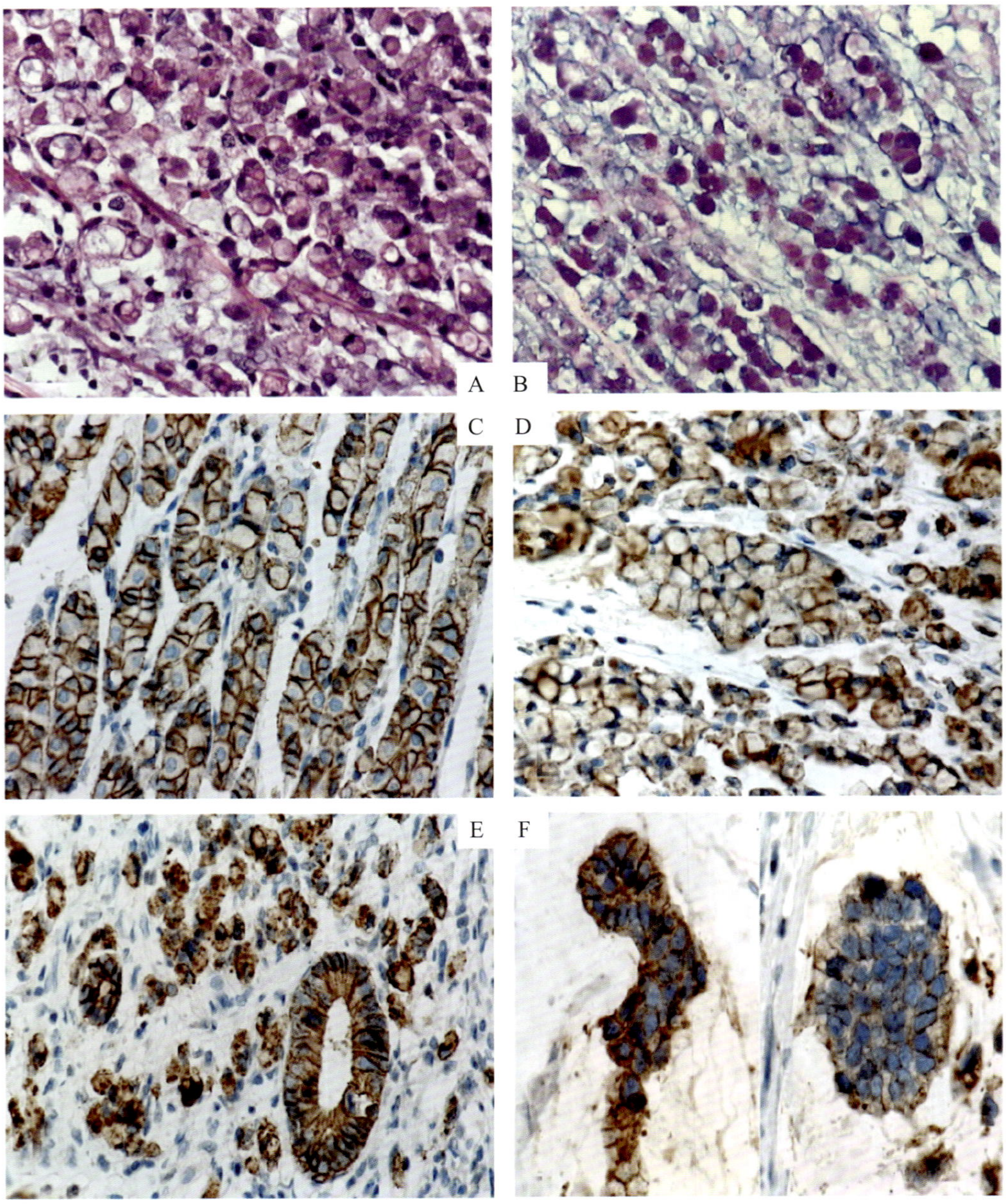

图 17-2　遗传性弥漫性胃癌的免疫组化染色和特殊染色特征

图 A，组织学形态大多表现为印戒细胞癌或低分化腺癌表现；图 B，特殊染色 PAS 显示印戒细胞癌胞质内的黏液成分；图 C，部分病例免疫组化上皮钙黏素（E-CD）可完整表达于癌细胞胞膜；图 D，部分病例则 E-CD 膜表达减弱或消失，或表达于细胞质内；图 E，与正常胃黏膜腺体（居中有完整管腔者）的完整膜表达 E-CD 相比较，在印戒细胞癌中的膜表达不完整，且多位于胞质内；图 F，同一个病例中，既有 E-CD 完整膜表达的癌细胞（图左），也有膜表达减弱或完全消失的癌细胞（图右）。故 E-CD 在癌细胞中的表达状态不能作为诊断遗传性弥漫性胃癌的绝对证据

的大样本统计数据。据估计，*CDH1* 胚系变异在中国散发性胃癌人群中变异比例约为 1%，在 HDGC 人群中比例仅为 7%~8%，远低于西方国家人群比例。明确致病性变异的检出率约为 5%，p.L630V 为热点变异，其他变异类型包括剪接变异、无义变异和错义变异。大片段缺失占病例数的 4%，框内缺失和启动子甲基化占病例数的 1%，因此对于符合临床诊断标准或推荐基因检测的个体应建议进行 *CDH1* 基因检测，*CDH1* 基因的检测应针对全部开放阅读框，包括内含子 - 外显子边界和拷贝数分析。

若未检测到携带 *CDH1* 基因变异，建议考虑包括 *CDH1* 以及可导致胃癌风险增加的其他遗传性肿瘤综合相关致病基因的多基因检测，包括遗传性乳腺癌 / 卵巢癌综合征（*BRCA1/2*），家族性腺瘤性息肉病（*APC*）等 [11]。

其他检查

一、影像学检查

螺旋 CT 和 PET/CT 是胃癌术前分期和术后病变监测的首选影像学检查手段。在影像学上，弥漫性胃壁不规则增厚（革囊胃）是最常见的弥漫性胃癌表现。肿瘤侵犯邻近器官、胃周围淋巴结肿大和远处器官转移也较为常见。但这些影像学特征不能将 HDGC 与散发性胃癌区分开来，当患者发病年龄较轻时应引起怀疑并需要进一步检查其遗传学背景。

磁共振成像 MRI 可以很好地显示软组织结构，有助于明确进展期胃癌的 T 分期。弥散加权成像（DWI）对评估淋巴结转移特别有帮助，动态对比增强 MRI 在预测肿瘤的组织学类型和生物学侵袭性方面有较好的提示作用。超声和 MRI 在乳腺小叶癌的监测中也是有明确作用的，由于乳腺钼靶 X 线检查和超声检查对于乳腺小叶癌有非特异性影像学表现，故 MRI 在乳腺多发性病变和评估肿瘤的扩散中的作用和意义更大。

二、肿瘤相关病原体检查

目前尚无 HDGC 相关的病原体确定。幽门螺杆菌（*Helicobacter pylori*）感染未显示与 HDGC 发生相关，但鉴于幽门螺杆菌为世界卫生组织定义的Ⅰ类致癌物并有大量研究报道该细菌与胃癌发生相关， 可对 CDH1 变异者行幽门螺杆菌检测，阳性患者给予根除治疗。 幽门螺旋杆菌产生的毒性因子可以激活控制细胞增殖的不同细胞信号通路，使细胞不断增殖而导致或者促进癌症的发生[14]。

治疗与预后

一、治疗

（一）传统治疗

由于 HDGC 早期诊断困难，发现时多属晚期，大部分患者已失去了手术切除的机会，仅有约 10% 的患者可施行根治性手术，但 5 年生存率也不足 30%。因此，对于 *CDH1* 基因致病性变异携带者，预防性胃切除术可以降低死亡风险。其手术的目的并非预防发病，因为即使术前无相关症状，且内镜下无阳性发现，部分变异基因携带者术后标本检测仍可发现 T1a 或 T1b 期肿瘤，且可能有淋巴结转移。手术方式通常选择全胃切除和 Roux-En-Y 重建，应确保食管 - 空肠吻合口至空肠 - 空肠吻合口的距离至少 50 cm，以减少胆汁反流风险。近端切缘必须跨越食管鳞状上皮远端，以确保没有胃黏膜残留。因存在淋巴结转移的可能，还需要做第一站淋巴结清扫。

由于全胃切除及其近、远期并发症对患者终生带来重大的生理和社会心理影响，术前应充分与患者沟通并在尊重其意愿的前提下，开展联合临床外科、遗传病学家、营养学家和病理学、心理学工作者多学科治疗团队（multi-disciplinary team, MDT）谨慎评估，目前预防性胃切除术的最佳时机还未达成一致意见，建议在 20 ~ 30 岁之间实施手术，75 岁以上的患者应慎重考虑是否手术[12,13]。

目前 HDGC 患者接受与散发性胃癌患者相同的化学治疗方案，但对于大多数 HDGC 患者无效。

（二）治疗进展

目前尚无针对 HDGC 的靶向治疗和免疫治疗方案，通过高通量基因检测发现 HDGC 不同于散发性胃癌的特异性靶点可能是实现 HDGC 个体化治疗途径之一。

二、预后

HDGC 预后不佳，即使有根治性手术机会并辅助化疗或新辅助化疗，其 5 年生存率不足 30%，施行预防性胃切除术可以降低死亡风险。

遗传咨询与孕产前诊断

一、携带者 / 患者检测与健康管理咨询

（一）弥漫性胃癌

胃癌的症状直到病情发展到晚期才会出现，而且通常是非特异性的。早期胃癌的生存率比晚期胃癌的生存率高，早期发现病变是获得最佳生存质量的必要条件。因此，对于 *CDH1* 基因变异携带者进行相关病变的监测管理尤为重要。对 *CDH1* 基因变异携带者的最佳监测管理存在争议，因为筛查的益处尚未得到证实。通常建议筛查开始于家庭中最早的癌症诊断前 5 ~ 10 年。具有 *CDH1* 基因变异携带者进行预防性全胃切除术，手术的时间可能会根据个人选择和年龄以及身体和心理健康状况而有所不同。

一般而言，对拒绝手术的 *CDH1* 基因致病性变异携带者，以及 *CDH1* 基因无变异或发生意义不明变异的人群，可考虑定期内镜监测，推荐每 6 ~ 12 个月进行一次。建议每次检查前使用祛泡剂。由于不同地区报道的病变部位不同，建议采取多点活检，胃窦、窦 - 体交界、胃体、胃底和贲门每个部位各

取活检至少6块，活检总数大于30块。内镜检查过程中应充分注气充盈胃腔，若发现胃腔充盈不佳或胃黏膜异常皱缩，应警惕有无病变，并进一步完善内镜超声和腹部CT检查。若内镜下发现任何恶性病变，即建议进行全胃切除术。然而，弥漫性胃癌很难通过内镜检查早期发现，通常进展到晚期无法治愈时才被发现[15,16]。

窄带成像内镜有助于提高病变检出率，共聚焦内镜、红外内镜等的病变检出率有待进一步验证。应请有经验的病理科医师进行阅片，观察是否存在低分化腺癌或印戒细胞癌，以及异常活跃的印戒细胞。

（二）乳腺小叶癌

由于HDGC的女性乳腺小叶癌的高风险（80岁时60%），建议：①在20岁开始每月进行乳房自我检查。②从30岁开始，医生或护士每6个月进行一次临床乳房检查，常规乳腺钼靶成像与X线、超声或磁共振成像（MRI）等。对于携带*CDH1*基因致病性变异的高危人群，推荐行预防性乳房切除术。

（三）结肠癌

*CDH1*变异家系中结肠癌患病风险是否增加尚不明确，但已有HDGC的家庭患结肠癌风险增加的报道，结肠癌显示印戒细胞特征。目前没有足够的数据支持对结直肠癌筛查的建议。对于已发生弥漫性胃癌和结肠癌的家庭中，应谨慎考虑每3～5年进行一次结肠镜检查，建议筛查开始于40岁或家庭中最早的结肠癌诊断前10年。

（四）其他相关疾病

有证据表明*CDH1*变异可能与乳腺小叶癌和（或）几种先天性异常，例如口面裂，唇裂/腭裂等有关，而没有弥漫性胃癌的任何个人或家族史。值得注意的是，*CDH1*的相同核苷酸变异会导致不同的临床表现，在进行遗传咨询时需要注意。

（五）亲属风险

对于患者家庭成员，建议进行遗传咨询，咨询内容包括相关的风险评估方式和监测管理方法，符合临床诊断标准者建议考虑基因检测，但对有风险的亲属进行基因变异检测的最低年龄标准尚不明确。有研究显示*CDH1*基因变异者在20岁后发生弥漫性胃癌的风险显著增加，因此，一般推荐从16～18岁开始对有风险的HDGC患者亲属进行基因变异检测。

二、携带者生育咨询

遗传性弥漫性胃癌的遗传方式是常染色体显性遗传，患者或者变异基因携带者传递变异基因至后代的概率是50%，而相关肿瘤的发生风险随着年龄的增大而升高。但目前暂无针对*CDH1*基因致病性变异携带者的备孕备育建议。对于生育期患者，建议选择产前诊断和辅助生殖技术，包括胚胎植入前遗传学诊断。需充分讨论患病风险、基因检测技术的局限性和获益，以降低下一代携带致病性变异基因的风险。有接受预防性胃切除术的致病性变异基因携带者在术后生产了完全健康的后代的报道，至少在一定程度上提示对疾病的及早干预对于降低后代致病风险的作用。

三、孕产前遗传学诊断

可行胚胎植入前遗传学诊断（孕前诊断）或妊娠中期抽取羊水进行产前诊断。孕前诊断是胚胎植入子宫之前进行的积极性优生方式，仅将遗传学正常的胚胎植入子宫，从而避免了产前诊断因发现异常后选择流产的缺点。

（李智 刘艳辉）

第二节 遗传性胃癌发生相关综合征

遗传性胃癌可以发生在多个肿瘤相关综合征，包括遗传性乳腺癌/卵巢癌综合征，家族性腺瘤性息肉病，Li-Fraumeni综合征，Lynch综合征，Peutz Jeghers综合征，幼年型息肉病综合征等（表17-1，详见各相关疾病）。

（李智 刘艳辉）

表17-1 肿瘤综合征胃癌发生风险

疾病名称	基因	发病率	胃癌发生风险（%）
遗传性弥漫性胃癌	*CDH1*[OMIM: 192090]	少见	>80
遗传性乳腺癌/卵巢癌综合征	*BRCA1/2*[OMIM: 113705/ 600185]	1/400 ～ 1/40	2.6 ～ 5.5

续表

疾病名称	基因	发病率	胃癌发生风险（%）
Lynch 综合征	*MLH1*[OMIM: 120436], *MSH2*[OMIM: 609309], *MSH6*[OMIM: 600678], *PMS2*[OMIM: 600259], *EPCAM*[OMIM: 185535] 1/440	1/440	6 ~ 13
Li-Fraumeni 综合征	*TP53*[OMIM: 191170]	1/5 000	2.8
家族性腺瘤性息肉病	*APC*[OMIM: 611731]	1/20 000 ~ 1/10 000	0.5 ~ 2.0
幼年型息肉病综合征	*SMAD4*[OMIM: 600993], *BMPR1A*[OMIM: 601299]	1/20 000 ~ 1/16 000	21
Peutz-Jeghers 综合征	*STK11*[OMIM: 602216]	1/25 000 ~ 1/20 000	29

临床案例一

先证者(图 17-3，Ⅱ-2)，男，40 岁，1 年前发现临床 1 期胃癌。癌症诊断后成功手术切除，没有发现复发。家族史分析了解到先证者父亲（Ⅰ-1）在 10 年前也发现早期胃癌，6 年前发现早期结肠癌，两次肿瘤成功手术治疗后健在；姐姐（Ⅱ-1）在 8 年前发现卵巢癌后及时手术治疗后健在。母亲和其他家族成员健康。

胃癌病理检查结果显示，胃黏膜腺体异型增生，结构类似肠癌(图 17-4)，呈浸润性生长。

根据家族史分析结果，两代共有 3 位共 3 种不同肿瘤的患者，高度怀疑遗传性肿瘤，建议先证者做遗传性肿瘤基因检测。经过对先证者进行遗传性肿瘤概念的解释及其往下代传递的风险分析，先证者考虑到后代的健康，签署了知情同意书。健在的 3 位肿瘤患者同时抽血做含 69 个遗传性肿瘤易感基因的二代测序检测：*APC*、*ATM*、*AXIN2*、*BAP1*、*BARD1*、*BLM*、*BMPR1A*、*BRCA1*、*BRCA2*、*BRIP1*、*CDC73*、*CDH1*、*CDK4*, *CDKN1B*、*CDKN2A*、*CHEK2*、*DICER1*、*EPCAM*、*FANCC*、*FH*、*FLCN*、*GALNT12*、*HOXB13*、*KIT*、*MAX*、*MEN1*、*MET*、*MLH1*、*MLH3*、*MRE11A*、*MSH2*、*MSH3*、*MSH6*、*MUTYH*、*NBN*、*NF1*、*NF*、*NTRK1*、*PALB2*、*PDGFRA*、*PIK3CA*、*PMS1*、*PMS2*、*POLD1*、*POLE*、*PTCH1*、*PTCH2*、*PTEN*、*RAD50*、

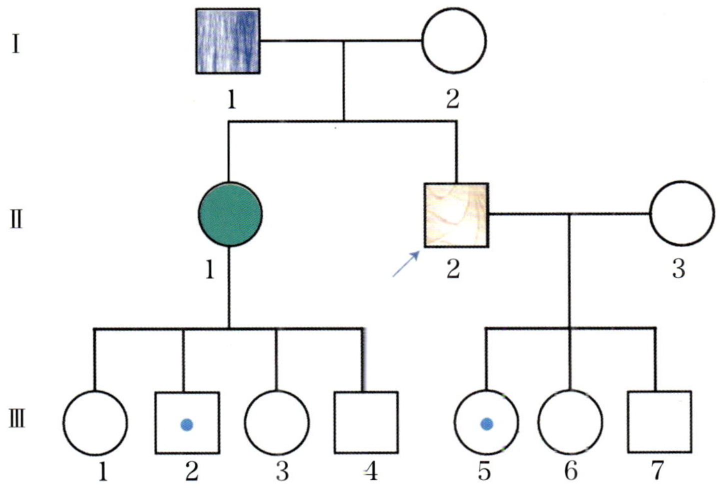

图 17-3 *RAD51D* 变异遗传性胃癌家系图——临床案例一

（本案例由陈国辉提供）

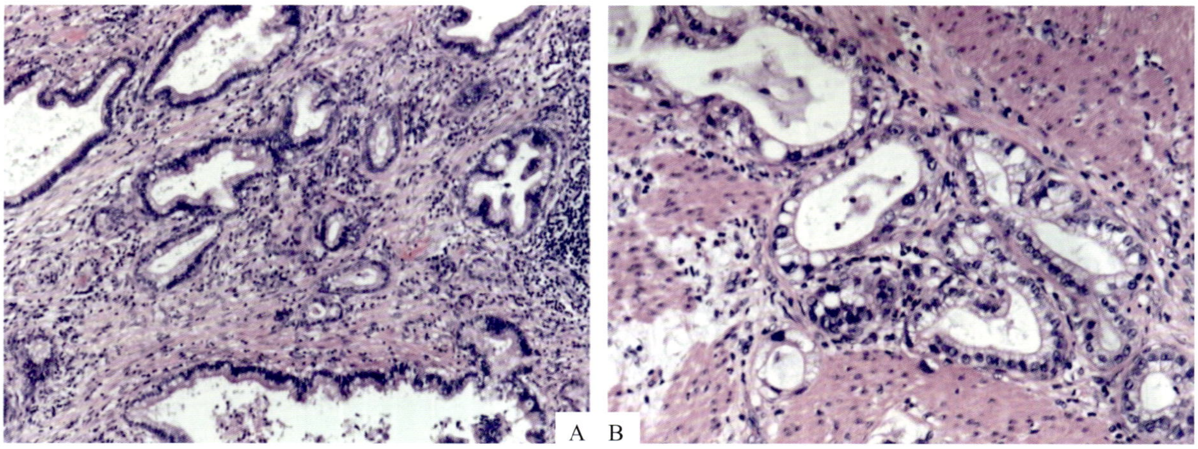

图 17-4　胃体肠型腺癌病理表现——临床案例一

图 A，显示胃黏膜腺体异型增生，呈腺管状结构，似肠腺体，形态不规则，间质有促纤维增生性反应（HE 染色，100×）；图 B，异型腺体浸润胃壁固有肌层，病变符合肠型腺癌，中分化（HE 染色，400×）

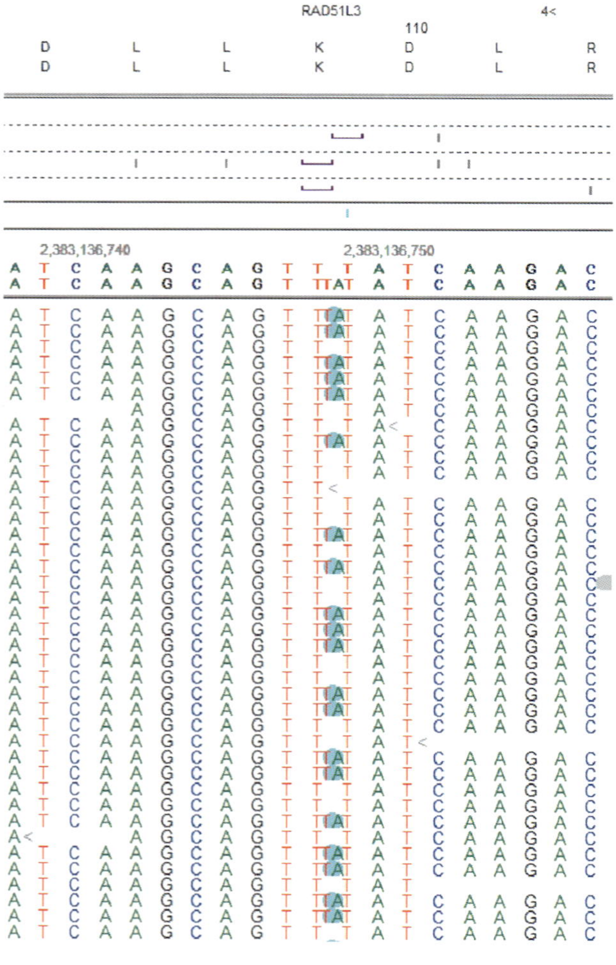

图 17-5　*RAD51D* 基因移码变异 NM_133629.3:c.330_331dup 二代测序图——临床案例一

（注：*RAD51D* 又名 *RAD51L3*）

RAD51C、*RAD51D*、*RB1*、*RET*、*SDHA*、*SDHAF2*、*SDHB*、*SDHC*、*SDHD*、*SMAD4*、*SMARCA4*、*SMARCB1*、*STK11*、*TMEM127*、*TP53*、*TSC1*、*TSC2*、*VHL*、*WT1* 和 *XRCC2*。检测结果发现 *RAD51D* 基因（17q12）移码变异 c.330_331dup（图 17-5）。

RAD51D（又名 *RAD51L3*）基因编码 DNA 修复蛋白 RAD51，参与 DNA 复制或 DNA 损伤诱导的同源重组修复 (HRR) 通路。目前发现的 *RAD51D* 胚系变异相关疾病主要为乳腺癌和卵巢癌[17-19]，但由于该基因缺陷影响 DNA 的修复功能，也可以导致其他种类的癌症易感性，建议对被检测者相关亲属进行相应定点变异检测[20]。患病亲属签署知情同意书后抽血检测。检测结果发现父亲和姐姐都有同样的 *RAD51D* 基因 c.330_331dup 变异，从而反证了该基因的致病性和不同肿瘤的相关性。检测结果也发现健康的未婚外甥(Ⅲ-2）和女儿(Ⅲ-5）是 *RAD51D* 基因 c.330_331dup 变异携带者，在随后的多次遗传咨询过程给予肿瘤监测和生育的指导。

本案例 3 位肿瘤患者的治疗效果乐观，体现了肿瘤早发现、早治疗的重要性。现在确定相关基因变异属于胚系基因变异，常染色体显性遗传，两位基因变异携带者尚年轻，需要肿瘤风险监测和健康管理指导的规范性遗传咨询。

临床案例二

先证者(Ⅱ-4，图17-6)，男，33岁，未婚，身高1.52m，左乳房女性样发育，有幽门螺杆菌(helicobacter pylori)感染，阿莫西林和克拉霉素治疗史，吸烟史，近两年胃痛治疗后缓解，2个月前胃镜检查发现多处溃疡行胃切除术，组织病理检查发现癌变(图17-7)，免疫组化检查表现见图17-8。

考虑多个肿瘤患者的家族史，大姐(Ⅱ-1)陪同先证者到肿瘤遗传咨询门诊就诊。经过反复、详细地咨询，了解到先证者的肿瘤家族史(图17-6)：父亲(Ⅰ-1)于65岁时发现胃癌，综合性手术化疗无效，去世；二姐(Ⅱ-2)于35岁时发现卵巢癌，腹腔转移治疗无效，去世；三姐(Ⅱ-3)及其大女儿(Ⅲ-1)从小就有皮肤多处轻度蓝褐色素沉着，三姐成年后皮肤容易感染；母亲健在，其他亲属健康没有肿瘤病史。了解到疾病能传递到下一代，先证者因多种疾病在身而决定单身过日子，但与大姐和三姐商量后决定依从基因检测的建议，签署知情同意书进行抽血二代测序检测。针对家族里有胃癌、肠癌和卵巢癌多个肿瘤和皮肤色素变化患者的特点，使用遗传性肿瘤基因包进行检测。不出所料，先证者的检测结果提示Peutz-Jeghers综合征相关的*STK11*基因变异，三姐及其大女儿(Ⅲ-5)也有同样的基因变异，大姐和其他家族成员的基因检测结果呈阴性。这是一个新型的移码变异c.652_667del16(图17-9)，能导致蛋白质合成提前出现氨基酸的终止密码子。

Peutz-Jeghers综合征是一种遗传性癌症综合征，其特征是胃肠道息肉病，皮肤黏膜色素斑和皮肤癌易感性(详见第24章)。相关的肿瘤以各种非胃肠道上皮恶性肿瘤多见，例如乳腺癌、子宫癌和子宫颈癌、肺癌以及卵巢肿瘤和睾丸肿瘤；Peutz-Jeghers综合征患者罹患大肠、胰腺和胃肠道癌的风险增加[21]。在各种恶性肿瘤中，结直肠癌最常见，终生风险为39%，其次是乳腺癌，终身风险为32%～54%。患有Peutz-Jeghers综合征的女性也有患妇科癌症的风险，例如卵巢和输卵管的黏液性肿瘤。患有Peutz-Jeghers综合征的男性有患睾丸支持细胞瘤的危险。男性有男性乳腺发育症、骨龄高、身材矮小等异常[21,22]。先证者的三姐及其大女儿患有皮肤蓝褐色素沉着，符合Peutz-Jeghers综合征的临床特征[23]。这一家族四位患者的综合临床表型与由*STK11*基因致病性变异导致的Peutz-Jeghers综合征的特征性表型相一致。按照遗传性肿瘤遗传咨询规范要求，对家族里各致病性变

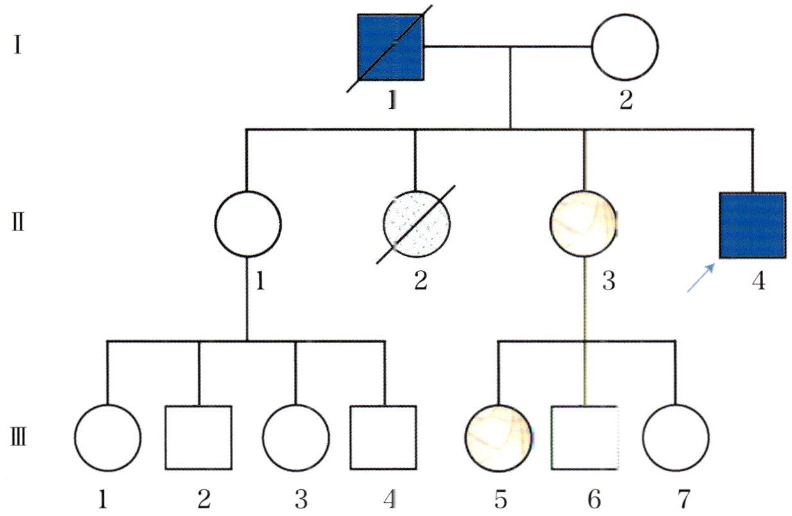

图17-6 Peutz-Jeghers综合征相关胃癌家系图——临床案例二

先证者父亲(Ⅰ-1)、二姐(Ⅱ-2)、三姐(Ⅱ-3)及其女儿(Ⅲ-5)分别患有胃癌、卵巢癌和皮肤色素斑

(本案例由陆国辉提供)

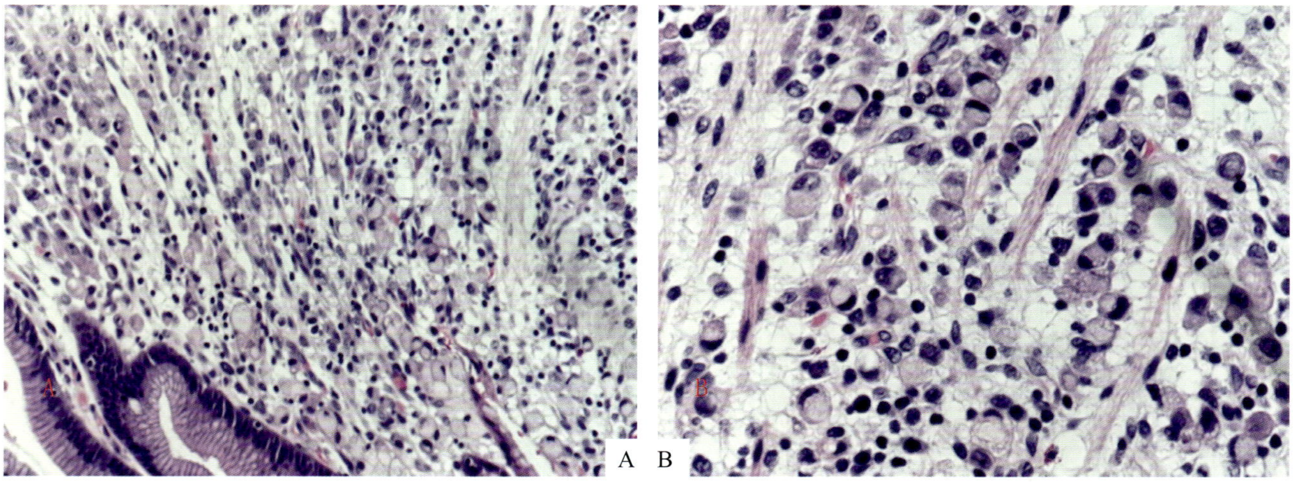

图 17-7　胃弥漫性腺癌病理检查——临床案例二

图 A，显示正常胃黏膜腺体下方异型细胞浸润，异形细胞弥散分布，不形成腺管结构（HE 染色，100×）；图 B，高倍镜下可见异型细胞胞质丰富，核偏位，呈印戒细胞样，病变符合胃印戒细胞癌，弥漫型（HE 染色，400×）

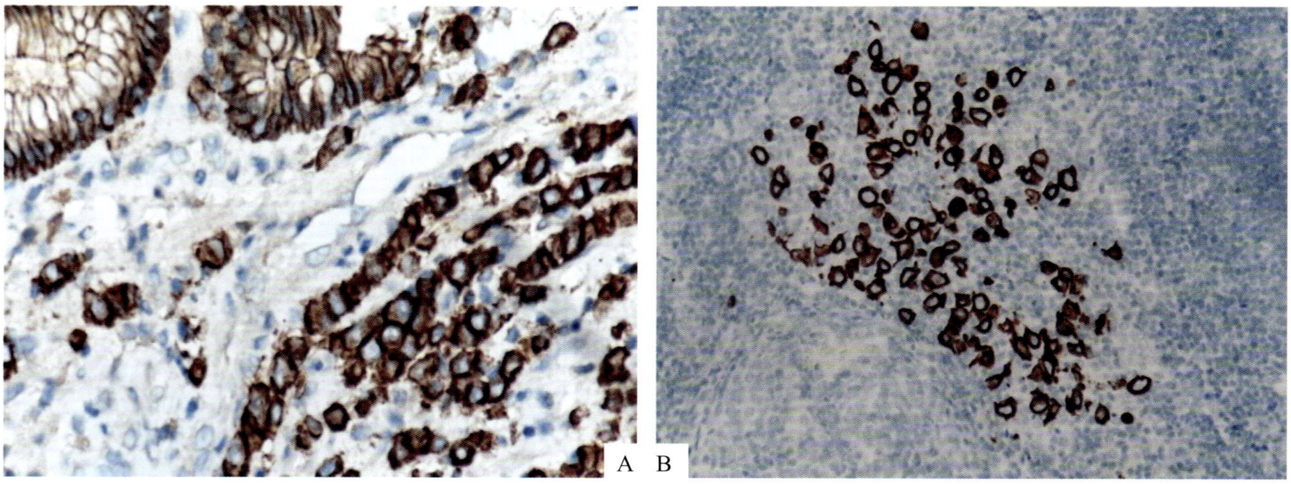

图 17-8　胃弥漫性腺癌免疫组化特征——临床案例二

图 A，显示腺癌细胞上皮钙黏素异常表达于细胞质内，与邻近正常胃黏膜腺体细胞膜表达有所差异（400×）。图 B，淋巴结内可见转移癌巢，免疫组化角蛋白（CK）阳性，提示伴发淋巴结转移（400×）

异基因携带者和先证者进行认真的监测和健康管理指导[21,22]。

此案例先证者和父亲都患有胃癌，先证者有幽门螺杆菌感染和胃溃疡病史，其胃癌发病年龄远比父亲的早，这可以用微生物组对肿瘤发生的作用解释[23,24]。幽门螺杆菌已被国际癌症研究机构确认为Ⅰ类致癌物，能在恶劣的胃环境中独特地长期生存，通过细菌因素、宿主因素和环境因素之间的复杂相互作用，激活许多信号通路，利用各种毒力因子，针对不同的细胞蛋白来调节宿主的炎症反应并在胃黏膜上引发多个“打击”，从而导致慢性胃炎和消化性溃疡，对胃黏膜产生致癌作用[25-28]。O'Brien 等[29]最近的动物模式研究结果，进一步证实持续的幽门杆菌感染可以促进胃癌的癌前病变的后期发展，表现为 T 细胞浸润严重、巨噬细胞极化改变、不同化生轨迹、非典型腺体增多，并促进增生和扩散。

（李智　刘艳辉　陆国辉）

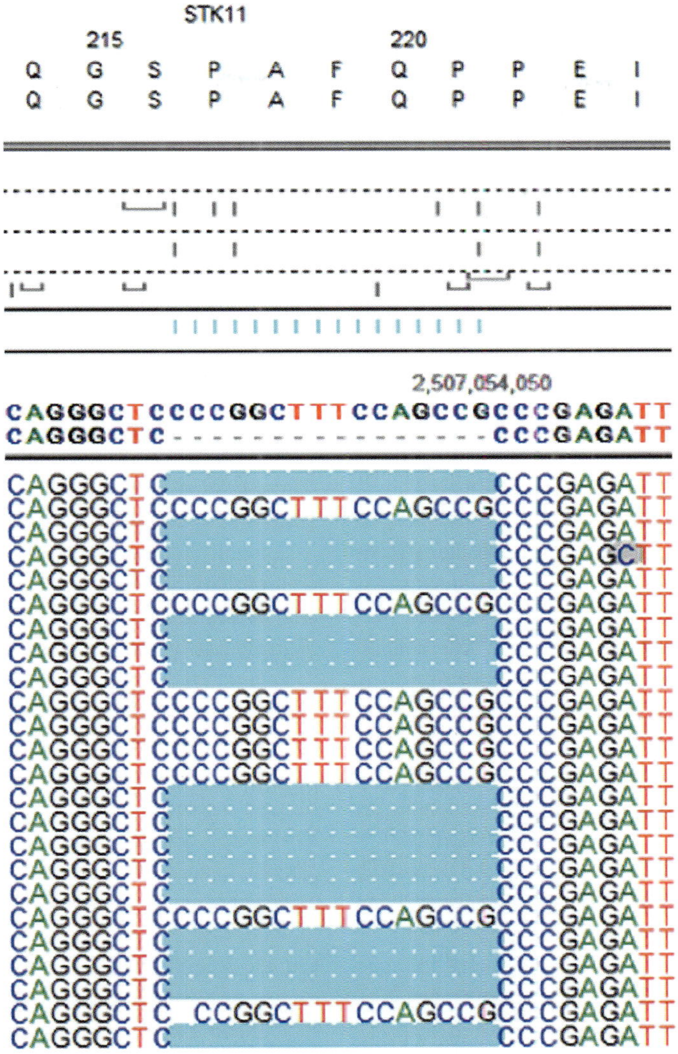

图 17-9 *STK11* 基因 NM_000455.5: c.652_667del 变异二代测序图——临床案例二

参考文献

[1] Kaurah P, Huntsman DG. Hereditary diffuse gastric cancer. //Adam MP, Ardinger HH, Pagon RA, et al. GeneReviews®. Seattle (WA): University of Washington, 1993-2021.

[2] Frebourg T, Oliveira C, Hochain P, et al. Cleft lip/palate and CDH1/E-cadherin mutations in families with hereditary diffuse gastric cancer. J Med Genet, 2006, 43 (2): 138-142.

[3] Lee HE, Smyrk TC, Zhang L. Histologic and immunohistochemical differences between hereditary and sporadic diffuse gastric carcinoma. Hum Pathol, 2018, 74: 64-72.

[4] Hansford S, Kaurah P, Li-Chang, et al. Hereditary diffuse gastric cancer syndrome: CDH1 mutations and beyond. JAMA Oncol, 2015, 1 (1): 23-32.

[5] Kluijt I, Siemerink EJ, Ausems MG, et al. CDH1-related hereditary diffuse gastric cancer syndrome: clinical variations and implications for counseling. Int J Cancer, 2012, 131 (2): 367-376.

[6] Gurzu S, Jung I, Orlowska J, et al. Hereditary diffuse gastric cancer--An overview. Pathol Res Pract, 2015, 211 (9): 629-632.

[7] van der Post RS, Vogelaar IP, Carneiro F, et al. Hereditary diffuse gastric cancer: updated clinical guidelines with an emphasis on germline CDH1 mutation carriers. J Med Genet, 2015, 52 (6): 361-374.

[8] Strong VE, Gholami S, Shah MA, et al. Total gastrectomy for hereditary diffuse gastric cancer at a single center: postsurgical outcomes in 41 patients. Ann Surg, 2017, 266 (6): 1006-1012.

[9] Lynch HT, Nustas R, Kassim T, et al. The benefits of a model of interval comprehensive assessments (MICA) in hereditary

cancer syndromes: hereditary diffuse gastric cancer (HDGC) as an example. Cancer Genet, 2019, 233-234: 43-47.
[10] Figueiredo J, Melo S, Carneiro P, et al. Clinical spectrum and pleiotropic nature of CDH1 germline mutations. J Med Genet, 2019, 56 (4): 199-208.
[11] Fitzgerald RC, Hardwick R, Huntsman D, et al. Hereditary diffuse gastric cancer: updated consensus guidelines for clinical management and directions for future research. J Med Genet, 2010, 47 (7): 436-444.
[12] Corso G, Montagna G, Figueiredo J, et al. Hereditary gastric and breast cancer syndromes related to CDH1 germline mutation: a multidisciplinary clinical review. Cancers (Basel), 2020, 12 (6): 1598.
[13] Tsugeno Y, Nakano K, Nakajima T, et al. Histopathologic analysis of signet-ring cell carcinoma in situ in patients with hereditary diffuse gastric cancer. Am J Surg Pathol, 2020, 44 (9): 1204-1212.
[14] Alipour M. Molecular mechanism of helicobacter pylori-induced gastric cancer. J Gastrointest Cancer, 2021, 52(1):23-30.
[15] Kumar S, Long JM, Ginsberg GG, et al. The role of endoscopy in the management of hereditary diffuse gastric cancer syndrome. World J Gastroenterol, 2019, 25 (23): 2878-2886.
[16] Shenoy S. CDH1 (E-Cadherin) mutation and gastric cancer: genetics, molecular mechanisms and guidelines for management. Cancer Manag Res, 2019, 11: 10477-10486.
[17] Loveday C, Turnbull C, Ramsay E, et al. Germline mutations in RAD51D confer susceptibility to ovarian cancer. Nat Genet. 2011, 43 (9): 879-882.
[18] Song H, Dicks E, Ramus SJ, et al. Contribution of germline mutations in the RAD51B, RAD51C, and RAD51D Genes to ovarian cancer in the population. J ClinOncol, 2015, 33 (26): 2901-2907.
[19] Konstanta I, Fostira F, Apostolou P, et al. Contribution of RAD51D germline mutations in breast and ovarian cancer in Greece. J Hum Genet, 2018, 63 (11): 1149-1158.
[20] Piombino C, Cortesi L, Lambertini M. Secondary prevention in hereditary breast and/or ovarian cancer syndromes other than BRCA. J Oncol, 2020: 6384190.
[21] Wu M, Krishnamurthy K. Peutz-Jeghers Syndrome. // StatPearls. Treasure Island (FL): StatPearls Publishing, 2020.
[22] Syngal S, Brand RE, Church JM. ACG clinical guideline: genetic testing and management of hereditary gastrointestinal cancer syndromes. Am J Gastroenterol, 2015, 110 (2): 223-262.
[23] Nevozinskaya Z, Korsunskaya I, Sakaniya L, et al. Peutz-Jeghers syndrome in dermatology. Acta Dermatovenerol Alp Pannonica Adriat, 2019, 28 (3): 135-137.
[24] Amieva M, Peek RM Jr. et al. Pathobiology of helicobacter pylori-induced gastric cancer. Gastroenterology, 2016, 150 (1): 64-78.
[25] Wang F, Meng W, Wang B, et al. Helicobacter pylori-induced gastric inflammation and gastric cancer. Cancer Lett, 2014, 345 (2): 196-202.
[26] Polk DB, Peek Jr RM. Helicobacter pylori: gastric cancer and beyond. Nat Rev Cancer, 2010, 10 (6): 403-414.
[27] Kodaman N, Pazos A, Schneider BG, et al. Human and helicobacter pylori coevolution shapes the risk of gastric disease. Proc Natl AcadSci USA, 2014, 111 (4): 1455-1460.
[28] Kodaman N, Sobota RS, Mera R, et al. Disrupted human-pathogen co-evolution: a model for disease. Front Genet, 2014, 5: 290.
[29] O'Brien VP, Koehne AL, Dubrulle J, et al. Sustained helicobacter pylori infection accelerates gastric dysplasia in a mouse model. Life Sci Alliance, 2020, 4 (2): e202000967.

第 18 章

遗传性内分泌系统与胰腺肿瘤

遗传性内分泌肿瘤的特征是在一个或一个以上的内分泌器官中发生的良性或恶性肿瘤。这些肿瘤患者的发病时间通常比散发性内分泌肿瘤患者发病时年龄小，常为常染色体显性遗传。因为家系不同成员和不同家系之间，外显率的影响因素较多，另外，肿瘤临床表型异质性很大，所以临床医生不能单纯依靠家族史诊断。根据遗传性内分泌综合征的特征，可以对患者及其家属进行适当和及时的风险评估、遗传咨询和基因检测，确定高危家庭成员，早期发现、定期监测可以使他们更多受益[1]。

随着时间的推移，除了最早发现与肿瘤易感基因相关的多发性内分泌腺瘤病（multiple endocrine neoplasia, MEN）外，内分泌肿瘤相关综合征的数量已大大增加，例如，肾上腺皮质癌、嗜铬细胞瘤、副神经节瘤、中枢神经系统肿瘤、分化型甲状腺癌和甲状腺髓样癌等等。在临床研究中也发现了非内分泌肿瘤与遗传性内分泌肿瘤综合征之间的关系，以及内分泌肿瘤与非经典内分泌肿瘤综合征之间的关系，例如，导致嗜铬细胞瘤发生的 von Hippel-Lindau 综合征，导致胰腺癌发生的 Lynch 综合征，与 *PTEN* 基因变异导致甲状腺癌发生的 Cowden 综合征等[2]，所以本章把遗传性胰腺癌与遗传性内分泌肿瘤合并在一起介绍。

这些发现无疑扩大了医疗需要关注的范围，需要一支专业的医护人员和研究人员共同组成团队，包括临床遗传学医师、遗传咨询师、内分泌科医师和内分泌外科医师，采用多学科方法，在监测、诊断和治疗的每个步骤中给患者提供合理的诊治策略，包括针对遗传综合征患者特有的诊治和监测。对确定未受影响或无疾病的基因变异携带者，制订健康管理及监测方案显得尤其重要。

第一节　多发性内分泌腺瘤病

多发性内分泌腺瘤病分为 4 型，即多发性内分泌腺瘤病 1 型（multiple endocrine neoplasia type 1, MEN1），也被称为 Wermer 综合征（Wermer syndrome）、多发性内分泌腺瘤病 2 型（multiple endocrine neoplasia type 2, MEN2），包括多发性内分泌腺瘤病 2A 型（multiple endocrine neoplasia type 2A, MEN2A）和多发性内分泌腺瘤病 2B 型（multiple endocrine neoplasia type 2B, MEN2B）和后来发现的多发性内分泌腺瘤病 4 型（multiple endocrine neoplasia type 4, MEN4）。也有把常发生在 MEN2 里的家族性甲状腺髓样癌（familial medullary thyroid carcinoma, FMTC）列为 MEN2 的一个分型。多发性内分泌腺瘤病患者的临床表现多种多样，通常与特定激素的过量分泌有关[3]。

以 MEN1 和 MEN2 最为常见。MEN1 的发病率为 1/10 000 ~ 30 000；MEN2 的发病率为 1/35 000，而 MEN4 的发病率尚不清楚[4]。

主要临床表型

如表 18-1，多发性内分泌腺瘤病三个分型的主

表 18-1 多发性内分泌腺瘤病（MEN）相关肿瘤或疾病发病率

疾病	MEN 分型		
	MEN1	MEN2A	MEN2B
甲状旁腺瘤	90%	20% ~ 30%	-
胃 - 肠 - 胰腺神经内分泌肿瘤	30% ~ 70%	-	-
垂体腺瘤	30% ~ 40%	-	-
甲状腺髓样癌	-	90%	＞90%
肾上腺皮质腺瘤	＜1%		
嗜铬细胞瘤	40%	50%	50%
黏膜神经纤维瘤	-	-	接近 100%
类马方综合征	-	-	接近 100%

要肿瘤种类及其发病率各不相同[1,5]。

MEN4 的特征在于甲状旁腺和脑垂体前叶肿瘤的发生，也可能与肾上腺、肾和生殖器官肿瘤有关[1]。

一、 MEN1

MEN1 患者的临床特征是甲状旁腺、胰腺、垂体腺肿瘤。少数患者可能出现类癌、肾上腺皮质腺瘤、面部血管纤维瘤，或少见的胶原瘤和脂质瘤[6,7]。虽然 MEN1 常累及多种内分泌腺体，但以甲状旁腺（parathyroid）、垂体（pituitary）和胃 - 肠 - 胰（gastro-entero-pancreatic, GEP）多见。这些腺体中的肿瘤会导致相关激素的过度分泌。

（一）甲状旁腺增生或腺瘤

甲状旁腺增生或甲状旁腺腺瘤在 MEN1 中最常见，约 95% 的患者会发生甲状旁腺瘤，而甲状旁腺瘤分泌过多的甲状旁腺素[4]。甲状旁腺瘤激素分泌过多所致的原发性甲状旁腺功能亢进症（primary hyperparathyroidism, PHPT）是常见的早期表现，也是门诊患者高钙血症的常见原因[8]，但家族性甲状旁腺功能亢进症（familial hyperparathyroidism, FHPT）占 PHPT 的总比例不超过 2% ~ 5%[9,10]。与散发性甲状旁腺功能亢进症病例相比较，PHPT 起病较早（20 余岁），临床诊断依据与一般散发性病例一致。PHPT 导致高钙血症，当并存胃泌素瘤（gastrinoma）时，患者的消化道临床症状明显，并且血胃泌素水平升高。高钙血症最终可以导致骨质疏松、骨痛、骨折、恶心呕吐、便秘、消化不良、高血压、乏力和疲劳等的发生。尿液中过量的钙导致肾结石的发生。疾病的发生无性别差异，也没有地域、人种或族群的差异。

（二）胃 - 肠 - 胰腺神经内分泌肿瘤

胃 - 肠 - 胰腺神经内分泌肿瘤（gastro-entero-pancreatic neuroendocrine neoplasm，GEP-NEN），是 MEN1 第二种常见肿瘤，大约 40% 的 MEN1 患者发生该肿瘤，以胃泌素瘤（Zollinger-Ellison 综合征）和胰岛素瘤（insulinoma）多见，胃泌素瘤通常以＜ 0.5 cm 病灶出现，多位于胃窦和十二指肠，分泌胃泌素而导致 Zollinger-Ellison 综合征的发生，约占 MEN1 中胃 - 肠 - 胰神经内分泌肿瘤的 50%[11]。此种胃泌素瘤的特点是体积小、多中心性，也表现为异位性而位于十二指肠黏膜下，常为恶性，但其侵袭性较散发患者为轻。胃泌素瘤形态学上表现为低级别神经内分泌肿瘤（类癌），但常发生转移。

周围神经外胚瘤（peripheral neuroectodermal tumor, PNET）与甲状旁腺和垂体腺瘤在 MEN1 同时发生[12]。

（三）垂体腺瘤

30% 的 MEN1 患者患有垂体瘤（pituitary tumor），是 MEN1 的第三大常见肿瘤，以垂体腺瘤多见，发病时通常是良性。功能性垂体腺瘤中最常见的是泌乳素瘤，其他为生长激素腺瘤、促肾上腺皮质激素（adrenocorticotropin, ACTH）腺瘤等。

垂体瘤多为生长激素瘤、无功能瘤、促肾上

腺皮质激素腺瘤，引起内源性皮质醇过多症而导致 Cushing 综合征的发生。与 MEN1 相关的 Cushing 综合征可能与肾上腺皮质疾病有关[13,14]。

（四）肾上腺皮质腺瘤以及其他病变

很早以前已发现许多遗传性疾病和肿瘤综合征伴有肾上腺皮质腺瘤发生。除了 MEN1 外，这些疾病和综合征包括 Carney 复合征（Carney complex）、家族性腺瘤病、先天性肾上腺增生症、家族性原发性醛固酮增多症、McCune-Albright 综合征、Beckwith-Wiedemann 综合征和 Li-Fraumeni 综合征等[15]。

尽管大部分与 MEN1 相关的肿瘤在发病时是良性，但患者最终发展为恶性肿瘤风险高。此外，MEN1 患者也经常发生各种非内分泌相关肿瘤，例如，类癌、面部血管纤维瘤、脂肪瘤、脑膜瘤、子宫肌瘤等[4,8]。

二．MEN2

MEN2 分为 MEN2A 和 MEN2B，也有把家族性甲状腺髓样癌列为 MEN2 的第三个分型。MEN2A 和 MEN2B 的症状和体征以及特定肿瘤发生的风险不同。甲状旁腺功能亢进症通常发生在 2A 型，而甲状腺髓样癌在 MEN2A 和 MEN2B 都有发生，但甲状腺髓样癌是家族性甲状腺髓样癌的唯一特征性肿瘤。一个家族中的不同 MEN2 患者的临床表现相对一致。

总体来讲，MEN2 的内分泌肿瘤通常是多器官性或者双侧性，或者多腺体性，发病年龄早也是其特点。MEN2 最常见的三个临床表型是：①甲状腺髓样癌（medullary thyroic carcinoma，MTC）；②嗜铬细胞瘤；和③甲状旁腺功能亢进症。

（一）甲状腺髓样癌

甲状腺髓样癌占 MEN2 的 80% ~ 92%，起源于甲状腺 C 细胞。临床上除甲状腺肿大外，还有因过度分泌降钙素或多种异位分泌激素（ACTH、VIP、5-HT 等）而引起的多种临床症候群，包括消化性溃疡、腹泻、皮肤潮红、高血压、血降钙素升高但血清钙并不低甚至偏高等。

不同基因变异导致的肿瘤发生年龄段也不同。早发的甲状腺髓样癌恶性度高，进展快，总生存率低，其肿瘤的发生风险与基因型有密切相关。MEN2B 型患者通常在儿童早期发生甲状腺髓样癌，而甲状腺髓样癌通常发生在 MEN2A 型患者的成年早期和 FMTC 患者的中年期。

甲状腺髓样癌在三个分型各有不同的基因变异和甲状腺外病变（表 18-2）[16,17]。

（二）嗜铬细胞瘤

嗜铬细胞瘤（pheochromocytoma）可发生在 70% ~ 80% 的 MEN2 患者身上，多见于双侧肾上腺髓质，但肿瘤较少转移。MEN2 相关嗜铬细胞瘤以分泌肾上腺素为主，其中的 70% 患者呈家族性，

表 18-2 遗传性甲状腺髓样癌的临床特征

MEN2 分型	遗传模式	基因	常见变异密码子	MTC 特点	甲状腺癌发生风险（%）	甲状腺外病变特点
MEN2A	常染色体显性	*RET*	609,611,618,620,630,634,790,791	多发，双侧	100	嗜铬细胞瘤（42 %） 甲状旁腺功能亢进症（10% ~ 30%） Hirschsprung 病（10%） 皮肤苔藓样淀粉样变性（罕见） 血流动力学不稳定（罕见）
MEN2B	常染色体显性	*RET*	883,918	多发，双侧	100	嗜铬细胞瘤（40 %） 类马方综合征（80 %） 胃肠道神经节神经瘤 / 多发性黏膜神经瘤（>95 %）
FMTC	常染色体显性	*RET*	533,609,611,618,620,768,804,891	多发，双侧	100	NA

注：Hirschsprung 病是由肠端的神经节细胞—肠神经元缺失而导致的肠道疾病，临床表现主要包括便秘、呕吐、腹胀和生长衰竭；MEN，多发性内分泌腺瘤病；MTC，甲状腺髓样癌；FMTC，家族性甲状腺髓样癌

90% 的 MEN2 具有嗜铬细胞瘤临床特征，而 10% 的患者没有临床症状。嗜铬细胞瘤可引起发作性高血压，或者在麻醉情况下容易导致高血压危象的发生，临床上对这样的情况出现应特别引起重视。

（三）甲状旁腺病变

甲状旁腺功能亢进症可以发生在 50% 的 MEN2 患者，临床表现为高钙血症。甲状旁腺病变主要包括甲状旁腺增生和甲状旁腺腺瘤，无临床症状或者轻度的血钙升高。

最近 Kovac 等[18] 报道部分儿科骨肉瘤(osteosarcoma)可以发生在与 *RET* 胚系变异相关的多发性内分泌腺瘤病，在临床上需要引起重视。

三、MEN4

MEN4 是一种罕见的综合征，甲状旁腺功能亢进症是最常见的特征，其次是垂体瘤、其他内分泌腺和器官的病变。MEN4 也可以发生胃肠道神经内分泌肿瘤。MEN4 的临床症状和体征与 MEN1 的相似，因此，对 MEN4 的确诊必须对 *CDKN1B* 基因进行检测[19]。

遗传方式与相关致病基因

一、MEN1

MEN1 是一种常染色体显性遗传疾病，由抑癌基因 *MEN1*[OMIM: 613733]/11q13.1 变异导致疾病的发生。*MEN1* 基因编码一种多发性内分泌腺瘤病蛋白（Menin），具有转录调控、基因组稳定、细胞分裂和细胞周期调控等功能。目前已经发现超过 1 300 种分布在整个 *MEN1* 编码区不同位置的基因变异。已经报道的大部分 *MEN1* 变异是能导致 Menin 蛋白截短，例如，移码变异、无义变异、大片段缺失等，也有剪接变异的报道（表 18-3）。最经典的 *MEN1* 变异能导致核定位功能丧失（loss of function），被认为是疾病发生的机制。在同一家族内或家族间，甚至在同卵双胞胎中，基因型和临床表现有很大的差异。最近有研究结果表明 *MEN1* 第 2 外显子变异的 MEN1 型年轻患者发生胰腺神经内分泌肿瘤的风险升高 2 倍，远处转移的风险高[4]。

MEN1 变异类型有多种，其中以移码变异最常见[19,20]。

不同类型的变异散布在基因的整个编码区。*MEN1* 基因 9 个位点的变异占所有胚系基因变异的 20%以上（表 18-3）[21]。这些变异为热点变异。而缺失和插入变异的产生与复制滑动模型（replication slippage model）相关，这意味着 *MEN1* 基因似乎包含可能使其易于发生缺失和插入的 DNA 序列[4]。目前尚未发现 *MEN1* 基因启动子区的变异报道[22]。

有 5% ~ 10% 的 MEN1 患者没有在 *MEN1* 基因编码区域内检测到变异，可能发生了断点在启动子或翻译区外的大片段缺失。传统的 Sanger 测序很难检测到基因的大片段缺失，但是 NGS 技术能够检测出大片段的拷贝数变异。

MEN1 基因被认为是一种肿瘤抑制基因，因为 MEN1 患者中超过 90% 的肿瘤表现出杂合性丢失（loss of heterozygosity, LOH）。在一些未发现 LOH 的 MEN1 患者在肿瘤组织 *MEN1* 基因检测时，发现体细胞变异，说明 MEN1 发病机制与 Knudson 的“二次打击”假说一致[23,24]。

已经发现 MEN1 的基因型 - 表型的关联性。由 *MEN1* 基因 2、9、10 外显子变异导致的恶性肿瘤发生率高[16]。Menin 是组蛋白甲基转移酶复合物的重要组成部分，可以通过组蛋白甲基化或乙酰化在表观遗传上调控基因表达。因此，由环境因素触发的表观遗传机制能产生与携带 *MEN1* 变异患者相同的疾病表型[16]。

二、MEN2

RET 胚系变异与 MEN2 的发生相关，属常染色体显性遗传。*RET*[OMIM: 164761] 基因位于染色

表 18-3 *MEN1* 基因 9 个常见变异密码子及变异

变异类型	核苷酸改变	密码子位置
插入或缺失变异	c.249_252delGTCT	83–84
	c.358_360delAAG	120
	c.628_631delACAG	210–211
	c.1546delC	516
	c.1546_1547insC	516
剪接变异	c.784-9G>A	Intron 4
无义变异	c.292C>T	98
	c.1243C>T	415
	c.1378C>T	460

* 每一密码子可有多种不同类型的变异

体 10q11.21，是原癌基因，编码包括细胞间、跨细胞膜、细胞内结构域的酪氨酸激酶受体。*RET* 基因变异则会激活酪氨酸激酶受体，引起细胞过度生长和分裂，从而导致肿瘤的发生；*RET* 基因不同密码子变异与甲状腺髓样癌发生密切相关，这种基因型 - 表型关联性有助于提高基因检测对临床的指导作用（表 18-4）[5]。部分 MEN2 患者不携带 *RET* 基因变异，表明存在其他基因变异导致 MEN2 和散发性甲状腺髓样癌的发生，包括 *RB1*[OMIM: 614041]、*TP53*[OMIM: 191170] 和 *RAS* 家族基因等 [25]。

MEN2 的基因型与表型之间的关联性比较明显。含第 918 位密码子变异的儿童患病风险最高，可达 95%，建议尽早进行手术，并且最好在出生后第 1 年内手术，在 4 岁之前可以通过专家进行手术治愈。

同一个密码子位置的变异，不同年龄的发病风险存在明显差异。如第 611 位密码子变异，到 70 岁时发生甲状腺髓样癌的概率约为 89%，而在 20 岁时仅为 10%。另外，对于位于同一个外显子的变异，甲状腺髓样癌的外显率和侵袭性也存在差异。在 *RET* 基因第 10 外显子变异的患者中，发生变异位置越靠近跨膜结构域，发病年龄越年轻，例如，第 618/620 位密码子变异患者的平均发病年龄早于第 609/611 位密码子 [26,27]。

此外，在 7.3% 的散发性甲状腺髓样癌病例中，也可以发现 *RET* 胚系变异。因此，对每个散发甲状腺髓样癌的患者进行 *RET* 胚系变异检测显得非常重要 [26]。

三、MEN4

目前发现的导致 MEN4 发生的基因是 *CDKN1B* 基因，属常染色体显性遗传。*CDKN1B*[OMIM: 600778] 基因位于 12p13.1，编码组成 196 个氨基酸

表 18-4 *RET* 基因密码子变异与甲状腺髓样癌发生风险

甲状腺髓样癌发生风险	最常见密码子变异	预防性甲状腺切除年龄
A 级	p.Arg321Gly, p.Glu529_Cys531dup, p.Gly532dup, p.Cys515Ser, p.Gly533Cys, p.Arg600Gln, p.Lys603Glu, p.Tyr606Cys, p.Lys634_Arg635insGluLeuCysArg, p.Thr636Pro, p.Lys666Glu, p.Glu768Asp, p.Asn777Ser, p.Leu790Phe, p.Val804Leu, p.Val804Met, p.Gly819Lys, p.Arg833Cys, p.Arg844Gln, p.Arg866Trp, p.Ser891Ala, p.Arg912Pro	若符合标准可推迟到 5 岁以上
B 级	p.Cys609Phe, p.Cys609Arg, p.Cys609Gly, p.Cys609Ser, p.Cys609Tyr, p.Cys611Arg, p.Cys611Gly, p.Cys611Phe, p.Cys611Ser, p.Cys611Trp, p.Cys611Tyr, p.Cys618Arg, p.Cys618Gly, p.Cys618Phe, p.Cys618Ser, p.Cys618Tyr, p.Cys620Arg, p.Cys620Gly, p.Cys620Phe, p.Cys620Ser, p.Cys620Trp, p.Cys620Tyr, p.Cys630Arg, p.Cys630Phe, p.Cys630Ser, p.Cys630Tyr, p.Asp631Tyr, p.Cys634_Thr636dup, p.Lys634_Arg635 insHisGluLeuCys, [p.Val804Met, p.Val778Ile]	<5 岁（若符合标准可推迟）
C 级	p.Cys634Arg, p.Cys634Gly, p.Cys634Phe, p.Cys634Ser, p.Cys634Trp, p.Cys634Tyr	<5 岁
D 级	p.Ala883Phe, p.Met918Thr, [p.Val804Met, p.Glu805Lys], [p.Val804Met, p.Tyr806Cys], [p.Val804Met, p.Ser904Cys]	尽快进行手术（<1 岁）

[] 括号里包含的变异为顺式排列，出现在同一条染色体上。推迟手术的标准：每年的血清降钙素、颈部超声检查结果正常；家族史为浸润性较弱的 MTC

的 p27 蛋白，并被 H3K4 甲基化激活[4]。与 Menin 蛋白一样，p27 蛋白也是抑癌基因产物，有助于控制细胞的生长和分裂。在 *CDKN1B* 基因发生变异情况下，p27 蛋白表达量和功能发生变化，使细胞生长和分裂失去控制，导致内分泌腺和其他组织肿瘤的发生。值得注意的是，*CDKN1B* 功能丧失的胚系变异可导致儿童 Cushing 综合征，患儿可能不伴有 MEN4 表型[28]。

临床诊断依据

根据不同内分泌肿瘤的发生，结合相应的肿瘤基因检测可以作不同类型的多发性内分泌腺瘤病的诊断。

一、MEN1 诊断标准

1. **符合以下任何一项，即可临床诊断为 MEN1。**已经诊断患有两种或两种以上内分泌肿瘤，包括甲状旁腺腺瘤、垂体瘤或者胃 - 肠 - 胰神经内分泌肿瘤（包括胃、十二指肠、胰腺和肠道）的个体。

2. **已经被确诊为 MEN1 相关肿瘤中的一种（甲状旁腺瘤、垂体瘤或者胃 – 肠 – 胰腺瘤），并有一位一级亲属诊断为 MEN1 的个体。**

3. **已经证明携带 *MEN1* 基因胚系变异的个体，此个体可能是无症状并且尚未表现出提示肿瘤发生的血清生化指标或影像学异常。**

MEN1 基因的胚系致病性变异是 MEN1 诊断的重要依据。

二、MEN2 诊断标准

发现符合临床诊断标准的先证者是 MEN2 诊断的重要步骤。 在诊断为原发性 C 细胞增生或甲状腺髓样癌或 MEN2 的临床诊断的所有个体中，如果临床特征尚无定论，均需进行分子遗传学检测以鉴定是否有 *RET* 胚系致病性变异[29]。

符合以下任何一项，即可临床诊断为 MEN2：

1. **MEN2A 的临床诊断。**同一个体或者近亲患有 2 种或者 2 种以上的特定内分泌肿瘤，包括甲状腺髓样癌、嗜铬细胞瘤或甲状旁腺瘤 / 增生。

2. **MEN2B 的临床诊断。**早发性甲状腺髓样癌，唇舌黏膜神经纤维瘤，神经纤维瘤，特征性面容和大唇，类马方综合征等表现。

3. **FMTC 的临床诊断。**在没有嗜铬细胞瘤或甲状旁腺瘤 / 增生的情况下，家族中有 3 个或 3 个以上甲状腺髓样癌患者。

4. **已经证明携带 *RET* 胚系基因变异的个体，尽管个体的临床特征不明确为 MEN2，也可以诊断**为 MEN2。

RET 基因的胚系致病性变异是 MEN2 诊断的重要依据。

三、MEN4 诊断标准

由于 MEN4 分型的设定比较晚，现在还没有临床诊断标准。MEN4 的临床症状和体征与 MEN1 的相似，对 MEN4 的临床诊断依据是 *CDKN1B* 胚系致病性变异。

病理诊断依据

一、组织病理学检查

（一）MEN1

1. **甲状旁腺腺瘤。**多个甲状旁腺腺体受累是

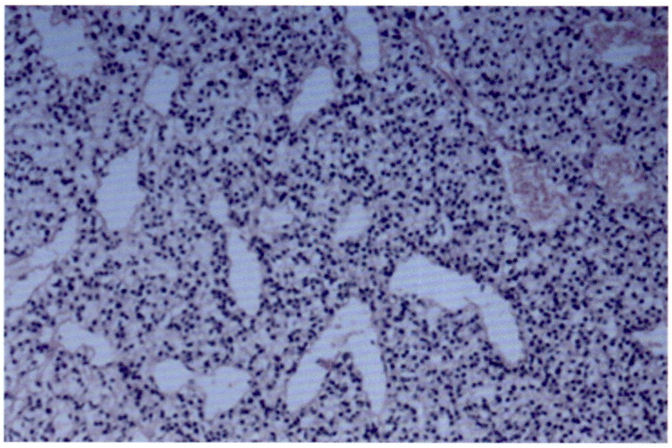

图 18-1 甲状旁腺腺瘤

肿瘤显示主要由透明细胞构成（HE 染色，100×）
（本图引自：陆国辉，张学 主编《产前遗传病诊断》第二版，2020）

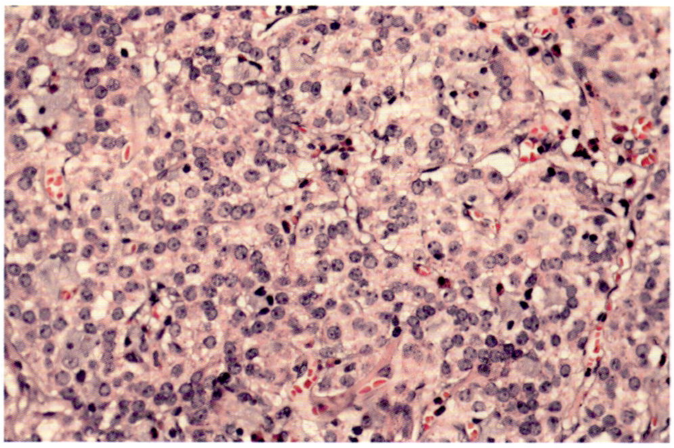

图 18-2 胃泌素瘤病理检查结果

肿瘤显示腺样和器官样排列，细胞具有典型类癌的神经内分泌肿瘤特征（HE 染色，200×）（本图由罗丕福提供）

MEN1 的特征性病变。组织学上，主要表现为由主细胞构成的多结节增生，其次是嗜酸性细胞和透明细胞（图 18-1）。核异型性、坏死和明显的核分裂象并不常见。

2. **胃 - 肠 - 胰腺神经内分泌肿瘤**。以胃泌素瘤多见，其特点是体积小、多中心性，也可以是异位性而位于十二指肠黏膜下，通常表现为神经内分泌肿瘤。肿瘤细胞形态特点为核小、圆形、核浆比低、胞浆淡染（图 18-2）。

3. **垂体腺瘤**。MEN1 相关的垂体腺瘤较散发性垂体腺瘤更常多发。与散发性病例相比，巨腺瘤体积更大、更具侵袭性及具有更高的 Ki67 指数。肿瘤细胞以嗜酸性为主，核大小一致，核呈点彩和细颗粒感，胞质丰富。肿瘤常因挤压而产生细胞异型和染色质深染假象，但核分裂少见，不要误诊为垂体腺癌（图 18-3）。远处转移是诊断垂体腺癌可靠的依据。

4. **肾上腺皮质病变**。肾上腺皮质病变可影响一半以上的 MEN1 患者，包括增生性病变和肿瘤病变，其中以肾上腺皮质肿瘤（adrenocortical tumor, ACT）多见，可达 20% ~ 73%。多数肿瘤呈双侧无功能性病变，但也有只表现为激素分泌过多的情况，需要加以鉴定，进行定期监测以减少发病率和死亡率 [30-32]。无功能性病变包括多发性肾上腺皮质腺瘤、增生、囊肿或恶性肿瘤。只有不到 10% 的 MEN1 相关的肾上腺皮质肿瘤患者表现出激素分泌过多，但这很有可能导致原发性醛固酮增多症和（或）非 ACTH 依赖性 Cushing 综合征 [31]。肾上腺皮质癌最早发病年龄为 3 岁。

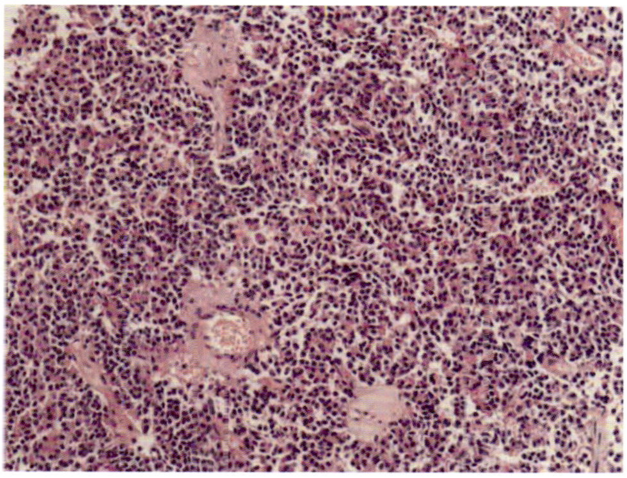

图 18-3 垂体腺瘤病理检查

显示大小较一致嫌色细胞弥漫片状或索状排列，胞浆较丰富，核有不同程度的异型性，核分裂象罕见（HE 染色，400×）

（二）MEN2

1. **甲状腺髓样癌组织病理**。甲状腺髓样癌的组织形态多样，大部分病例的肿瘤间质有淡粉色、团块状物质沉积。肿瘤细胞可为多角形、圆形、梭形或浆细胞样，胞质呈颗粒状，嗜酸或嗜双色，核分裂少见，肿瘤细胞呈滤泡状或腺样排列（图 18-4）。

组织病理检查仍然是肿瘤诊断的金标准，超声引导的甲状腺细针穿刺活检（fine needle aspiration biopsy, FNAB）是一种易于操作的诊断程序，相应风险很低，是明确甲状腺结节性质的有效检查方法。甲状腺结节的细针穿刺活检病理检查，结合基因检测和免疫组化染色检查（见下文）能够对病变进行

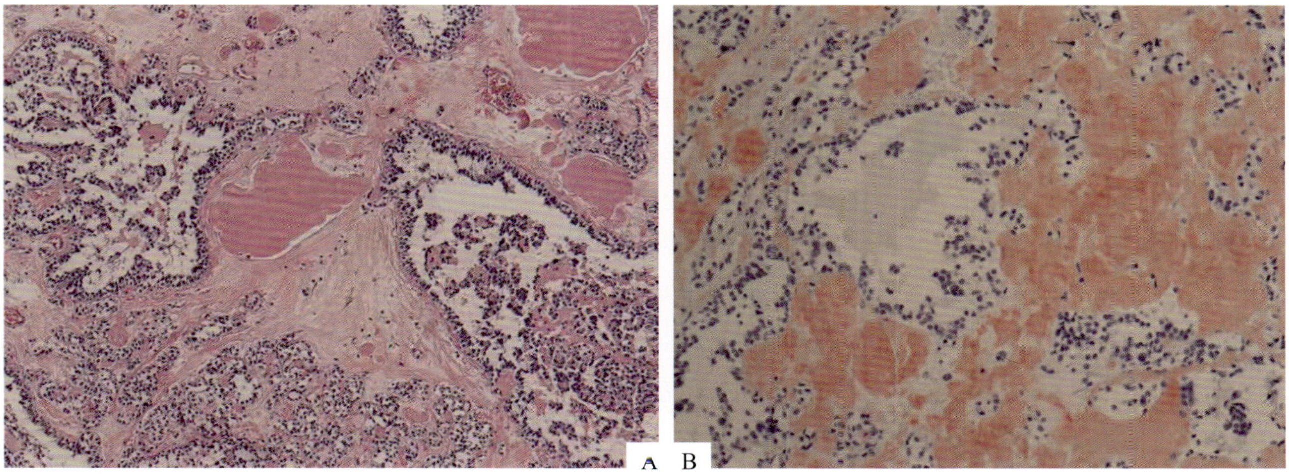

A B

图 18-4 甲状腺髓样癌

图 A、B，肿瘤细胞呈滤泡状或腺样排列，间质内可见多量淀粉样物质沉积，刚果红染色阳性（HE 染色，200x）

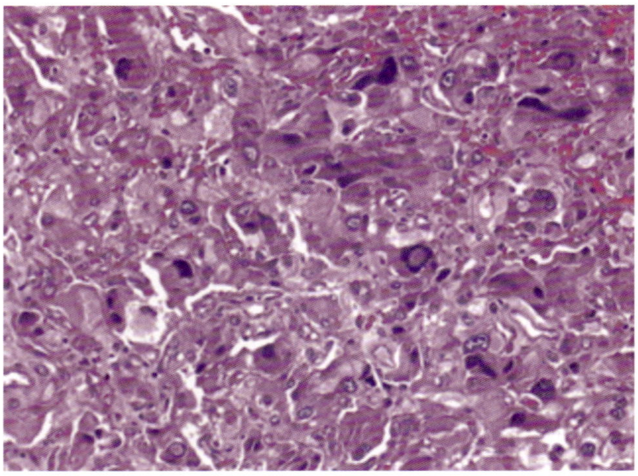

图 18-5　嗜铬细胞瘤

肿瘤细胞核形态怪异、大小不一，胞浆丰富、嗜碱（HE 染色，400×）
（本图引自：陆国辉，张学 主编《产前遗传病诊断》第二版，2020）

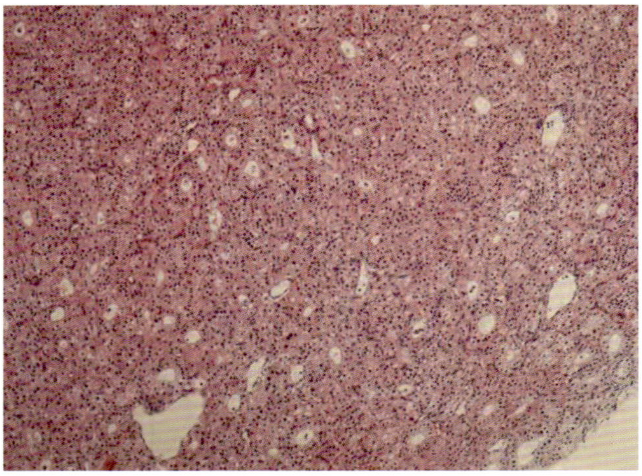

图 18-6　甲状旁腺腺瘤

主要由嗜酸性细胞构成，呈腺样排列，间质血管丰富，
境界较清楚（右下角）（HE 染色，100×）

早期诊断。然而，对小儿甲状腺结节的肿瘤发生及其恶性变化的诊断，进行 FNAB 具有一定挑战性[33,34]。

2. **嗜铬细胞瘤**。肾上腺嗜铬细胞瘤的肿瘤细胞大小和形态极不一致，可见核深染、胞质丰富、略嗜碱性（图 18-5），可见分布于粉色纤维状背景。

3. **甲状旁腺增生或腺瘤**。大部分甲状旁腺腺瘤具有包膜，以主细胞为主，也常见与嗜酸性细胞混合（图 18-6）。肿瘤排列成实性片状或结节状、梁状、滤泡样、腺泡样等。肿瘤间质稀少，富于血管。

（三）MEN4

已有与 MEN4 相关的多种肿瘤的报道，最常见的是甲状旁腺、垂体和胰腺的神经内分泌肿瘤，以及在其他部位（如宫颈、支气管和胃）发生的神经内分泌肿瘤。所有报道过的 MEN4 患者都存在原发性甲状旁腺功能亢进症（primary hyperparathyroidism, PHPT）。

垂体腺瘤占 MEN4 相关肿瘤的 37%，类型包括无功能性、生长激素瘤、催乳素瘤或 ACTH 腺瘤。MEN4 患者的垂体腺瘤的大小比 MEN1 的小而且发展缓慢。其他少见的肿瘤有神经内分泌瘤、子宫肿瘤、肾上腺皮质肿瘤和甲状腺肿瘤[35]。

二、免疫组化染色检查

MEN 是一种有多个不同内分泌腺异常的疾病，首发临床表现是相关内分泌腺分泌激素的异常。免疫组化检查常用于 MEN1 甲状旁腺腺瘤和胃泌素瘤的诊断，其标记包括 GATA3、PTH、CD56、突触素（synaptophysin, Syn）、嗜铬粒蛋白（chromogranin, CgA）等（图 18-7，图 18-8）。

三、分子病理检测

有关 MEN1 或 MEN2 的基因检测分别是对 *MEN1* 和 *RET* 的单基因变异检测，还包括与内分泌系统肿瘤相关的其他遗传综合征基因在内的多基因检测。对 *MEN1* 的单基因检测应包括相关基因全长测序以及基因缺失、重复等基因分析。通常，*MEN1* 基因中的杂合胚系变异（第一次打击）发生后，出现其正常拷贝在体细胞的丢失或变异（第二次打击）。全外显子组测序已常规用于与不同类型肿瘤发生相关变异的检测。与多发性内分泌腺瘤病发生相关的其他基因检测主要包括 *PTEN*[OMIM: 601728]、*ADHX*[OMIM: 103710] 和 *VHL*[OMIM: 608537] 等。

MEN1 胚系变异的检出率高，可见于 80% ~ 90% 的有 2 位以上家族 MEN1 患者，或者 65% 的没有明确家族史的单个患者。

约 20% 的散发性甲状旁腺瘤及一部分散发性胰腺内分泌癌、肺癌也出现 *MEN1* 基因变异，但此种变异属于体细胞基因变异，只发生于肿瘤组织而不见于患者的外周血细胞，故不形成疾病家族性聚集现象。

Southern 印记分析或其他基因检测方法，例如，阵列比较基因组杂交或 NGS 可用于检测 *MEN1* 基因总体改变，例如大片段缺失，插入或涉及 *MEN1* 基因的其他大基因组重排。多重连接依赖性探针扩增（MLPA）是一种定量且非常灵敏和准确的基于

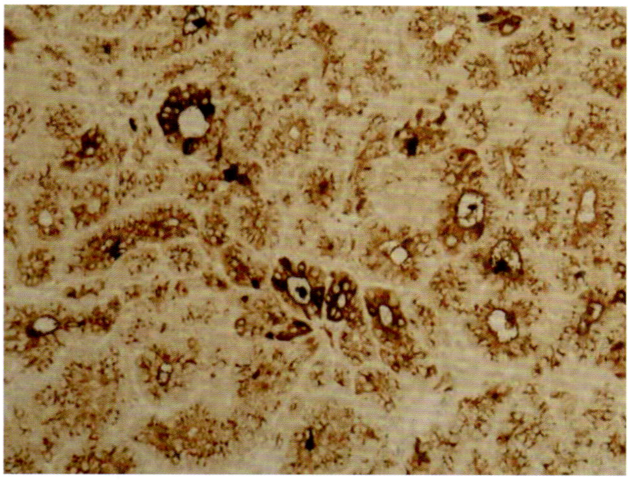

图 18-7 MEN1 甲状旁腺腺瘤

免疫组化显示 PTH 弥漫阳性（200×）

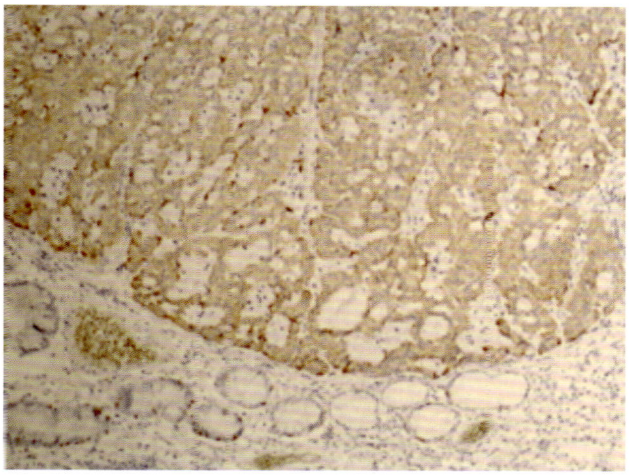

图 18-8 MEN1 胃泌素瘤

免疫组化染色显示 Chromogranin 阳性（200×）

（本图由罗丕福提供）

多重聚合酶链反应的方法，可检测特定基因内的拷贝数变化。因此，可以揭示整个基因和（或）整个外显子的变化。当测序或 MPLA 筛查阴性时，仍应考虑进行家属的单倍型分析[36]。

几乎所有的遗传性甲状腺髓样癌患者都发生 *RET* 胚系变异，而高达 75% 的散发性甲状腺髓样癌患者也发生 *RET* 体细胞变异。因此，规范地对 *RET* 基因检测是 MEN2 肿瘤临床管理的重要组成部分。有体细胞性 *RET* 基因变异的甲状腺髓样癌比没有 *RET* 体细胞基因变异的甲状腺髓样癌患者的临床表型更严重，病情进展快，并且预后差。

在 MEN2A 中，*RET* 基因外显子 11 中的密码子 634 是最常见变异的密码子（图 18-9），其他常见变异的密码子包括 611、618 和 620。NGS 在对甲状腺髓样癌中 *RET* 变异检测发挥着越来越重要的作用，其最重要的好处之一是对甲状腺髓样癌中分子变化的全面分析，可快速鉴别具有不同风险水平的患者[37]。

MEN4 是一种罕见的遗传疾病，由 *CDKN1B* 胚系变异导致发生的占 90% 以上。只能通过对 *CDKN1B* 变异进行基因检测来确定 MEN4 的诊断。

CDKN1B 中的变异，无论是单独发生还是与 *MEN1* 的变异相结合，都会导致 p27 蛋白表达的大幅度降低，从而导致肿瘤的发生。Borsari 等[38]研究结果表明，有 *MEN1* 变异的双等位基因失活可能与抑制 *CDKN1B* 基因转录直接下调 p27 表达有关，因此，在基因检测过程中，需要注意双等位基因变异的发现。

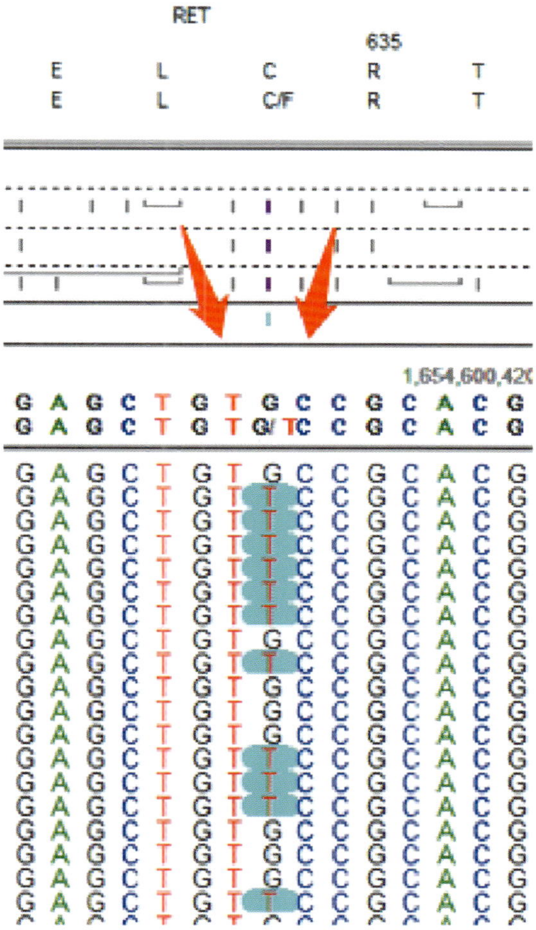

图 18-9 *RET* 基因密码子 634 错义变异 c.1901G>T 二代测序图

患者是一位 30 岁的男士，临床表现有血压升高，肾上腺占位性病变，免疫组化染色检查结果为 CD34（－），CD56（++－），IgA（+++），临床主要表型包括：①双侧肾上腺嗜铬细胞瘤；②左肾门区嗜铬细胞瘤；③结节性甲状腺肿；④糖耐量异常等而诊断为 MEN2A 型，此基因变异属于新发变异，父母及其亲属没有相关的疾病史，基因检测没有发现 *RET* 基因变异

常见的 *CDKN1B* 变异包括：c.692G>A、

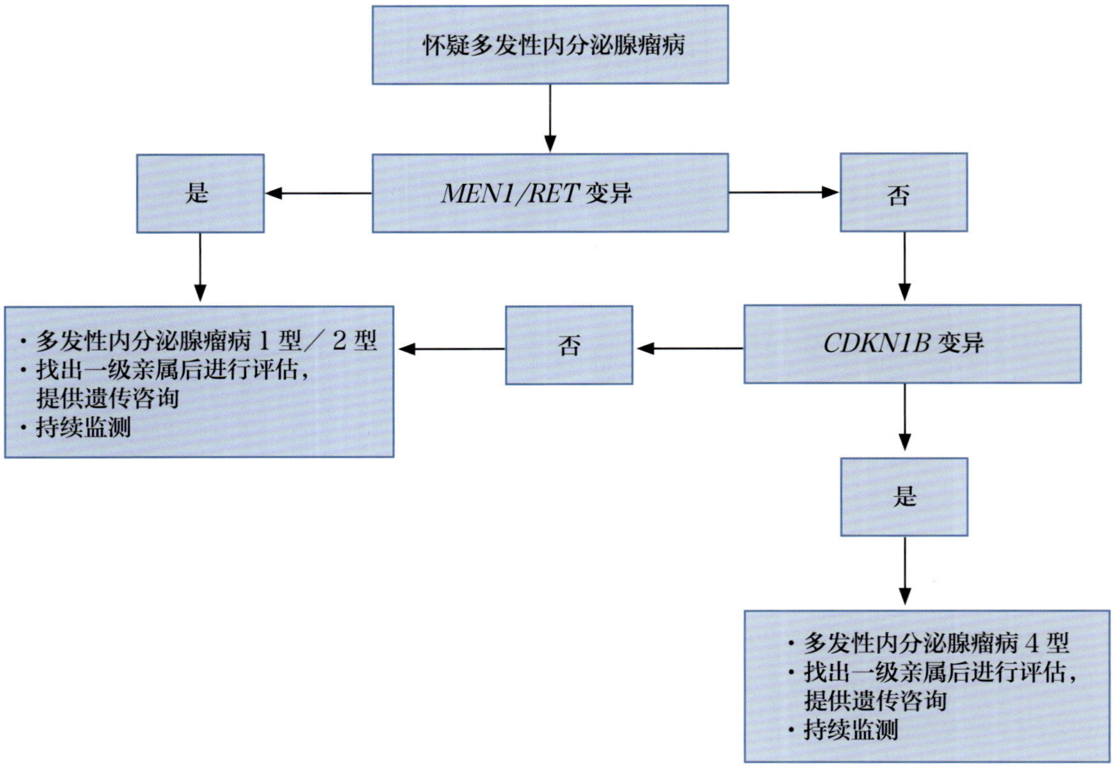

图 18-10 多发性内分泌腺瘤病 4 型 *CDKN1B* 基因检测流程图[39]

c.59_77dup、c.283C>T 、c.595T>C、c.678C>T、c.25G>A、c.397C>A、c.32_29delGAGA、c.163G>A、c.374_375delCT、c.378G>C、c.456_453delCCTT、c.356T>C、c.286A>C、c.80C>T、c.29_26delAGAG 和 c.397C>A 等[19]。

在临床实践中，如果临床医生遇到年龄小于 30 岁的有（或）无症状的原发性甲状旁腺功能亢进症患者、多内分泌腺疾病、甲状旁腺腺癌或非典型腺瘤，有家族病史或有肿瘤综合征症状但不能确诊 MEN1 或 MEN2 时，应该进行 *CDKN1B* 的基因检测（图 18-10）。

其他检查

MEN1 相关胃泌素瘤的诊断依据是同时存在高胃泌素血症及高胃酸分泌，需要与常见的胃酸缺乏症伴高胃泌素血症相鉴别。胃泌素瘤患者血浆胃泌素升高，必要时可考虑作胃泌素（gastrin）兴奋试验。由于 MEN1 相关胃泌素瘤体积小，其定位诊断较困难，CT 及 MRI 可检出肝转移性病灶，但对胃泌素瘤原发病灶往往难以确诊。进一步定位方法包括内镜超声、选择性动脉注射胰泌素后肝静脉采血测定胃泌素以及放射性核素标记奥曲肽扫描。MEN1 中胰岛素瘤约占胰岛肿瘤的 20%，其余的为胰高糖素瘤、舒血管肠肽瘤及无功能瘤。MEN1 中胰岛素瘤发生部位常不固定，定位亦较困难，内镜超声检查等有助于定位。

一、影像学检查

影像学检查如 X 线、超声、CT 扫描等可发现甲状旁腺腺瘤、嗜铬细胞瘤、甲状腺髓样癌、肾上腺腺瘤、肾上腺转移癌，或者颈部、腹膜后淋巴结肿大等；也可以检出消化性溃疡、巨结肠等病变。

肾上腺腺瘤或者肾上腺皮质肿瘤是多发性内分泌腺瘤病常见的肿瘤，但也可以发生在不同肿瘤相关综合征或者疾病，包括 Carney 复合征（Carney complex）、McCune-Albright 综合征、家族性肾上腺瘤病、先天性肾上腺皮质增生症、原发性醛固酮增多症、Beckwith-Wiedemann 综合征和 Li-Fraumeni 综合征。所以，在影像学检查发现肾上腺肿块时需要加以鉴别诊断。需要明确肾上腺单侧或双侧增生，腺瘤或者肾上腺皮质癌，在临床上需要加以鉴别[15]。

胰腺、胸腺和支气管神经内分泌瘤是 MEN1 患者死亡的主要原因，应积极考虑至少每 2 年一次进行计算机断层扫描检查[39]。

二、激素检测

测定血液中各种激素浓度如甲状旁腺激素、胰岛素、胰高糖素、胃泌素、生长激素等垂体前叶激素和靶腺激素、5- 羟色胺等。

三、生化检查

尿香草扁桃酸（vanilly mandelic acid，VMA）、血钙和血糖可明显升高，需进行血电解质、T3、T4、醛固酮、皮质醇及胰高血糖素等常规检查。

癌胚抗原检查：对甲状腺髓样癌诊断的癌胚抗原和降钙素（calcitonin, Ctn）是重要的检查；此外，C 细胞也能分泌癌胚抗原（carcinoembryonic antigen，CEA），因此，甲状腺髓样癌病人的 CEA 水平也可能升高。尽管 CEA 的特异性不强，无法作为一个理想的 MTC 筛查指标，但一经诊断为 MTC，仍建议同时检测血清 Ctn 和 CEA 浓度作为诊断和随访指标。

治疗与预后

一、与 MEN1 相关的甲状旁腺功能亢进症的治疗

1. **饮食治疗**。限制钙摄入，停用一切可引起高钙血症的药物。

2. **高钙危象处理**。纠正脱水及电解质紊乱；可以考虑糖皮质激素静注或口服。降钙素可用于维生素 D 中毒。

3. **暂时低钙血症**。常见于术后，可输入 10% 葡萄糖酸钙。

二、MEN1 相关肾上腺皮质病变治疗

1. **手术治疗**。腺瘤切除术，对皮质癌应行根治手术。

2. **药物治疗**。包括氨格鲁米特和甲吡酮等药物。

三、MEN2 甲状腺髓样癌治疗

1. **早期甲状腺切除术和中央淋巴结清扫术是遗传性甲状腺髓样癌的有效预防性治疗**[40,41]。对于晚期局部区域性疾病，可以考虑使用外部束放射疗法或调强放射疗法。激酶抑制剂可用于转移性甲状腺髓样癌。对于原发性甲状旁腺功能亢进症治疗，可以通过手术去除一个或多个甲状旁腺，或考虑使用减少甲状旁腺激素分泌的药物治疗。

2. **初发临床表现的预防**。建议对已鉴定有 *RET* 胚系致病性变异的个体进行预防性甲状腺切除术。

3. **监测**。每年测血清降钙素浓度，以发现甲状腺切除术后残留或复发的甲状腺髓样癌，也适用于疾病异常生化证据出现前进行甲状腺切除的患者。需要监测所有甲状腺切除术和甲状旁腺自体移植患者是否出现甲状旁腺功能减退症。

4. **应避免的药物**。对于合并未控制的哮喘或充血性心力衰竭的患者，应慎用 β- 肾上腺素能受体拮抗剂；在 a- 肾上腺素能受体未被完全抑制的情况下给予 β- 肾上腺素能受体拮抗剂，可导致血压进一步升高，诱发急性肺水肿和左心衰竭，因而需要避免使用。

甲状腺髓样癌是 MEN2 常见的肿瘤。大多数遗传性甲状腺髓样癌患者和所有散发性甲状腺髓样癌患者都有甲状腺结节，其中大部分在诊断时已经有区域淋巴结或远处转移，包括脑、骨、肺和肝。然而，淋巴结清扫术难以治愈甲状腺髓样癌。对于远处转移发生在单个器官的患者，可以用治疗性手术切除或其他治疗处理，如射频消融或外照射治疗（图 18-11）[42,43]。外照射放疗可提高对局部疾病的控制。化疗对甲状腺髓样癌相对无效。

已有几个靶向治疗药物用于局部性晚期或转移性甲状腺髓样癌患者的临床试验，包括多酪氨酸激酶抑制剂凡德他尼（vandetanib）、卡博替尼（carbozantinib）、普雷替尼（pralsetinib）、塞尔帕替尼（selpercatinib）等，其中凡德他尼和卡博替尼已被欧美批准用于局部晚期或远处转移性 MTC 的临床治疗[41,43,44]。

四、嗜铬细胞瘤治疗

MEN2A 和 MEN2B 分别有近 40% 和 20% 的患者会发生嗜铬细胞瘤，而嗜铬细胞瘤也可能是双侧的和多中心的。对于患有双侧嗜铬细胞瘤或只存在单侧疾病的患者，而且有一个家族成员有侵袭性双侧肿瘤的病史，建议进行双侧肾上腺切除术[3]。

建议单侧嗜铬细胞瘤但对侧腺外观正常的患者，建议单侧肾上腺切除术。在单侧或双侧肾上腺切除术之前，患者应在术前接受 α 阻断药物治疗[3]。

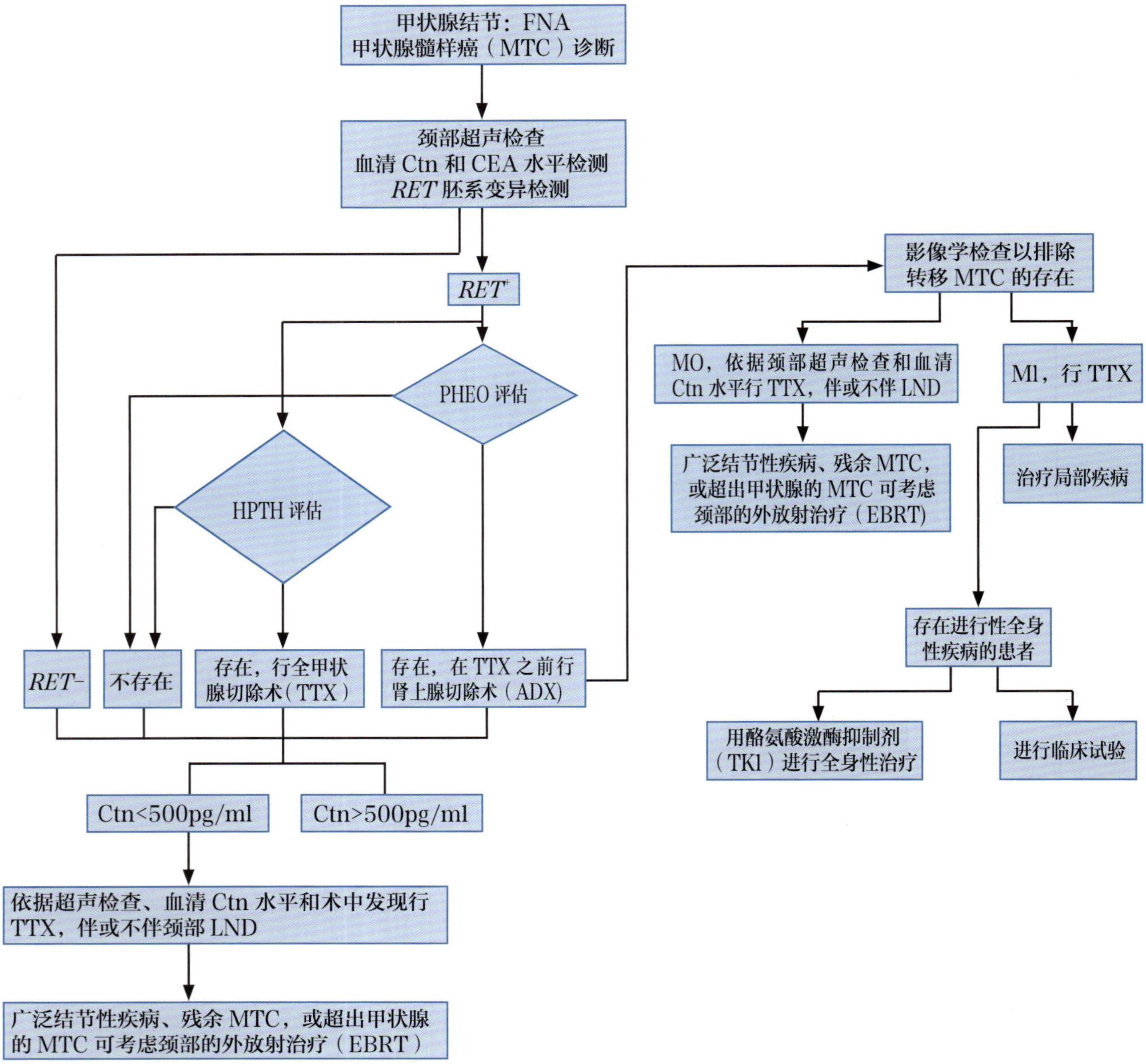

图 18-11 甲状腺结节细针穿刺诊治流程[41]

PHEO，嗜铬细胞瘤；HPTH，甲状旁腺功能亢进；FNA，细针抽吸术；M0、M1 部分代表肿瘤的转移分期 M0、M1；LND，淋巴结清扫

五、原发性甲状旁腺功能亢进症治疗

原发性甲状旁腺功能亢进症可以发生在 10% ~ 25% 的 MEN2A 患者，但在 MEN2B 家族中极少发生。因为该疾病通常是轻度的，而且出现较晚，在临床上通常也是进展缓慢，所以对无症状患者不建议进行甲状旁腺预防性切除，而需要关注高钙血症、骨质疏松和肾功能不全恶化的患者。因此，需要每隔 1 或 2 年对患者进行一次血清钙、肌酐和骨密度监测，而不是手术去除腺体。只有当疾病的临床表现变得明显并且有进展时才进行甲状旁腺切除术。同样，应筛查患者是否并发肾上腺嗜铬细胞瘤，如果存在，则应在甲状旁腺切除术之前进行肾上腺切除术。

多发性内分泌腺瘤病各型的临床表现各不相同，通常与过量分泌特定激素有关。各分型疾病的治疗方法取决于位置、复发或恶性肿瘤的风险、激素过量和手术后发病率。多学科管理应包括遗传学家、遗传咨询师、内分泌学家和内分泌外科医生[3]。

遗传咨询与产前诊断

多发性内分泌腺瘤病的特征是在一种上述内分泌器官/组织中发生良性或恶性肿瘤。这些肿瘤患者发病时通常比散发性内分泌肿瘤患者年轻，并遵循常染色体显性遗传模式。由于家族成员中间和不同家族中间与年龄有关的外显率和临床表型的异质性很大，临床医生不能完全依赖家族史进行诊断。充分认识遗传性多发性内分泌腺瘤病的临床特征有助于进行适当、及时的风险评估、遗传咨询和基因检测，并确定能够从早期和定期筛查中收益的高危家族成员[45]。

一、携带者/患者检测与健康管理咨询

多发性内分泌腺瘤病的早期诊断至关重要。进行基因检测以发现 *MEN1* 和 *RET* 胚系变异，对于鉴定家族中的高危成员、及时监测和指导外科治疗、诊治可能对危及生命的肿瘤至关重要。

MEN1 基因变异携带者应接受生化和影像学筛查，以早期发现肿瘤并评估其随时间推进的变化或癌变。对有 *RET* 基因变异的儿童携带者，应根据检测到的基因致病性变异类别进行预防性全甲状腺切除术，而对 MEN2 成人患者确诊后即进行手术。在 MEN1 患者中，由于十二指肠胰腺神经内分泌瘤的潜在的恶性，应特别注意评估其进展[46]。另外，胸腺神经内分泌瘤最为致命，应尽早检出。降钙素（Ctn）和癌胚抗原（CEA）是很好的用于监测的用于检测 MEN2 相关甲状腺髓样癌的标志物，其术前水平与肿瘤大小相关，并可以预测术后疗效。对降钙素和癌胚抗原倍增时间的测定具有重要的预后价值，所以需要对降钙素和癌胚抗原进行定期监测。

多学科管理对患者诊治非常重要。此外，应全面告知患者并使其能够参与决策过程。除了跨学科管理，还应尽可能遵循相关指南和建议[47]。

（一）MEN1 的遗传咨询、监测与管理

1. **注意家族史的分析**。90% 的 MEN1 患者的基因变异都来自于父亲或母亲，但可能因为患者父母长期无症状、早期死亡或者发病延迟而不能发现家族史。

2. **实验室筛查**。需要对 MEN1 患者的家族成员作全面的病史采集及查体。血浆游离钙浓度测定很重要，应从 15 岁起开始定期检查，如无法测定血浆游离钙，可以测定血清总钙，再使用血清白蛋白对其进行校正。此外，泌乳素、胃泌素及空腹血糖测定也有助于诊断。*MEN1* 基因变异检测是重要的筛查手段。

3. **肿瘤监测**。患者可有甲状旁腺、胰腺、垂体、肾上腺和甲状腺等多种内分泌肿瘤，以及呼吸道和胃肠道的神经内分泌肿瘤。有些患者，特别是家族性甲状腺髓样癌患者，愿意接受早期预防性手术治疗，但还需要注意，许多患者在术后在一定年龄段还会再次发生肿瘤，其有效的早期筛查方法是影像学检查。

4. **对于高风险亲属的检测**。应向已经检测到 *MEN1* 胚系致病性变异的患者的所有高风险亲属提供 *MEN1* 基因分子遗传学检测。

5. **内分泌腺外肿瘤的监测**。在有 *MEN1* 基因变异的家族成员中，出现皮下脂肪瘤、皮肤胶原瘤或多发性面部血管纤维瘤可高达 30% ~ 90%；对有此类临床表现的个体建议进行基因检测，以明确 *MEN1* 基因变异携带情况，给以相应的监测和遗传

表 18-5 MEN1 相关肿瘤的生化和影像监测管理

肿瘤	开始监测年龄（岁）	生化监测（每年）	影像监测（每隔 3 年）
甲状旁腺腺瘤 胰腺神经内分泌肿瘤	8	血钙，甲状旁腺激素	无
胃泌素瘤	20	胃泌素（± 胃酸检测）	无
胰岛素瘤	5	空腹血糖，胰岛素	无
其他肠/胰瘤神经内分泌肿瘤	<10	嗜铬粒蛋白 -A；胰多肽，胰高血糖素	MRI、CT 或者超声内镜（每年）

续表

肿瘤	开始监测年龄（岁）	生化监测（每年）	影像监测（每隔 3 年）
垂体瘤	5	泌乳素，胰岛素样生长因子 1	MRI（每 3 年）
肾上腺皮质腺瘤	<10	无，除非发现功能性肿瘤的症状或特征，或肿瘤 >1 cm	MRI 或者 CT（每年）同时进行胰腺影像学评估
前肠类癌	20	无	CT 或者 MRI（每 1 ~ 2 年）

CT、计算机断层扫描；MRI、磁共振成像

咨询。表 18-5 列举不同年龄段 MEN1 型患者应接受相关肿瘤的生化和影像检查[4]。

（二）MEN2 的遗传咨询、监测与管理

MEN2 是一种具有高外显率的罕见家族性肿瘤综合征。最常见受累的器官是内分泌腺，如甲状腺、肾上腺和甲状旁腺，以及其他源自神经细胞的组织。约 25% 的甲状腺髓样癌患者有 *RET* 基因变异，因此，有必要结合生化和影像学筛查，对 *RET* 变异相关的 MEN2 其他常见肿瘤筛查管理，还应建议一级亲属进行基因检测，以便为他们提供足够的预防和治疗干预，降低总体发病率和死亡率（图 18-12）。对于甲状腺髓样癌，即使处于癌变前阶段，也应切除整个甲状腺，在极其必要时，可以考虑在甲状腺切除术前进行肾上腺切除术，以避免围术期致命性并发症。在单侧或双侧肾上腺切除术之前，患者应在术前接受 α 受体阻滞剂治疗。由于诊断、治疗和随访方面的挑战，应由专科护士、临床医生和药剂师组成的多学科团队对患者进行综合管理以达到最佳效果。

1. 患者监测

（1）对已确定携带 *RET* 胚系致病性变异的患者进行预防性甲状腺切除术。在患有 MEN2A 或 MEN2B 的个体进行任何手术之前，应通过适当的生化检查排除嗜铬细胞瘤的存在，预防手术并发症。

（2）监测内容：每年测定血清降钙素浓度，以检测甲状腺切除术后甲状腺髓样癌的残留或复发。对在发现疾病相关生化改变之前进行甲状腺切除的患者，也需要定期测定血清降钙素浓度。此外，所有接受甲状腺切除术和甲状旁腺自体移植的患者均需监测甲状旁腺功能减退情况。

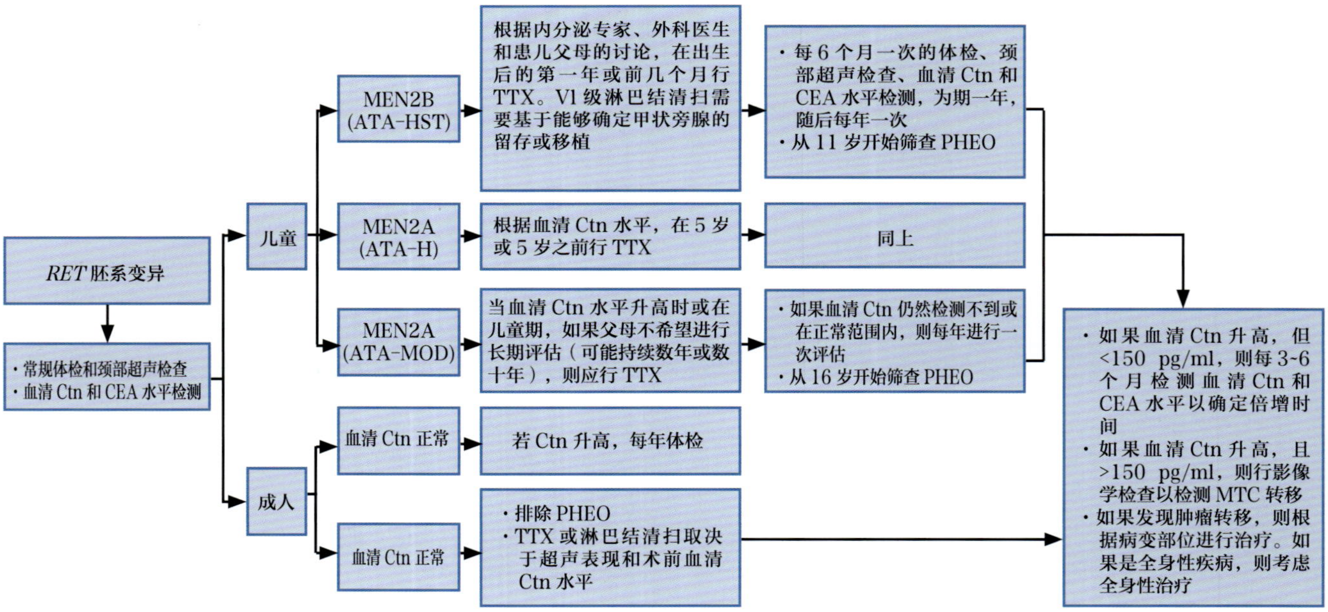

图 18-12 *RET* 胚系变异儿童和成人携带者的管理[41]

美国甲状腺协会（ATA）对于侵袭性甲状腺髓样癌（MTC）的风险类别：HST，最高风险；H，高风险；MOD，中风险。Ctn，降钙素；CEA，癌胚抗原；HPTH，甲状旁腺功能亢进；PHEO，嗜铬细胞瘤；TTX，全甲状腺切除术；US，超声

（3）应避免使用的药物：嗜铬细胞瘤患者使用多巴胺 D2 受体拮抗剂和 β-受体阻滞剂会产生不良反应，应避免使用。

（4）妊娠管理：在计划怀孕前或计划外怀孕期间，应尽早筛查 MEN2 女性患者的嗜铬细胞瘤。

RET 变异携带者面临多种挑战，包括对肿瘤不良结局的恐惧，对后代传递变异基因的负罪感，癌症治疗的副作用，慢性且通常无法治愈的癌症的长期应对，以及获取充足的医疗资源的困难等，专业人员需要采取恰当的监测管理策略，以尽量减轻患者疾病负担和心理压力，改善和提高患者的生活质量。

2. 携带者监测

（1）基因筛查：如果 *RET* 基因变异明确，应对 MEN2 患者的家族成员进行基因检测，通过基因检测进行筛查比测定降钙素更可靠。MEN2 相关肿瘤发生风险与 *RET* 基因变异有明确关系，建议作早期筛查（表 18-6）。

（2）MEN2 疾病发病早，病情进展快，预后差，所以主张把患者转诊到能够提供专业诊断、治疗、和连续性护理和心理支持的专业团队，以确保患者得到良好诊治。*RET* 基因变异携带者一生中患甲状腺髓样癌的风险几乎为 100%。需要注意的是，如果 MEN2B 患者不在 1 岁前行预防性甲状腺切除术，肿瘤会发生早期转移。

（3）嗜铬细胞瘤的外显率和发病年龄以及 *RET* 基因变异类型关系密切，随着年龄的增长，外显率稳步增加，需要对患者终身随访。

（4）需要注意的是，1% ~ 7% 的散发性甲状腺髓样癌患者也有 *RET* 基因变异，因此需要进行家系分析加以鉴别。

（5）应向已检测出 *RET* 胚系致病性变异的患者的所有高风险家属提供 *RET* 分子遗传学检测。

3. 亲属风险 [29]

（1）诊断为 MEN2 患者中 95% 的父母患病。*RET* 基因变异在 MEN2 各亚型中发生相关甲状腺髓样癌、嗜铬细胞瘤和甲状旁腺疾病的外显率有所不同（表 18-7）。如果在先证者已检测出 *RET* 致病性变异，则应评估先证者父母的疾病表现并提供分子遗传学检测。

（2）由新发 *RET* 胚系致病性变异引起的 MEN2B 的比例为 50%，且多数胚系变异起源于父系。

（3）对临床诊断为 MEN2 但检测不到 *RET* 致病性变异的先证者的父母，建议评估甲状腺超声检查，同时对甲状腺髓样癌、嗜铬细胞瘤和甲状旁腺功能亢进症进行定期的生化筛查。

（4）一些确诊为 MEN2 的个体的家族史可能是阴性，原因多种，可能是家庭成员的疾病未被识

表 18-6 MEN2 甲状腺癌风险监测时间安排

风险水平	基因检测	颈部超声检查	血清降钙素检测	甲状腺切除术
A 级	3 ~ 5 岁前	3 ~ 5 岁后	3 ~ 5 岁后	5 岁后由家长决定（降钙素，颈部超声检查正常，或者甲状腺髓样癌家族史不明确时）
B 级	3 ~ 5 岁前	3 ~ 5 岁后	3 ~ 5 岁后	5 岁前
C 级	3 ~ 5 岁前	3 ~ 5 岁后	3 ~ 5 岁后	5 岁前
D 级	即时	即时	即时	即时

表 18-7 基因变异与 MEN2 亚型肿瘤发生

疾病分型	甲状腺髓样癌	嗜铬细胞瘤	甲状旁腺疾病
MEN2A	95%	50%	20% ~ 30%
FMTC	100%	0%	0%
MEN2B	100%	50%	少见

别，外显率减少，患者父母在症状出现前过早死亡或在疾病晚期发病。因此，除非对先证者的父母进行了适当的临床评估和（或）分子遗传学监测，否则无法确认家族史为阴性。

4. 先证者同胞。先证者同胞的风险取决于先证者父母的遗传状况。

（1）如果先证者的父母任一方有 *RET* 胚系致病性变异，同胞遗传该变异的概率为 50%。

（2）即使先证者父母无临床症状，先证者同胞仍为 MEN2 高风险，父母未患病可能是因为基因变异外显率低所导致。

（3）如果在任何一方父母的白细胞 DNA 中均无法检测到在先证者中发现的 *RET* 致病性变异，则有胚系嵌合变异的可能性，同胞患病的风险较低，但仍高于普通人群。

5. 先证者后代

（1）MEN2 个体的每个孩子都有 50% 的概率遗传 *RET* 致病性变异，有生育需求的需要进行产前诊断。

（2）没有甲状腺髓样癌家族史而患有单纯性甲状腺髓样癌且没有检测到 *RET* 胚系致病性变异个体的后代，遗传 *RET* 致病性变异的概率为 0.18%。

二、携带者生育咨询与孕产前遗传学诊断

MEN1 和 MEN2 主要分别由 *MEN1* 和 *RET* 变异而发病，其遗传方式是常染色体显性遗传，患者或者基因变异携带者下代是基因携带者的概率是 50%，而相关肿瘤的发生风险与年龄关系密切。MEN4 的发生与 *CDKN1B* 相关，需注意双等位基因变异的可能性，需要多学科讨论给予咨询。对于生育期患者，建议选择产前诊断和辅助生殖技术，包括胚胎植入前遗传学诊断。需充分讨论患病风险、基因检测技术的局限性和获益。孕产前诊断需要有先证者的准确基因诊断。

已知有多种导致内分泌瘤发生的肿瘤综合征及其基因，表 18-8 列出的是常见的相关肿瘤综合征 [5]。

临床案例一

患者（Ⅲ-1，图 18-13），男，23 岁，因近 1 个月来体力明显下降，伴复发性低血糖性昏迷，于 2011 年 6 月入院就诊。体格检查：身高 169 cm，体重 73 kg，体温 36.2℃，血压 138/96 mmHg，精神状态较差，时有呼吸困难症状，上腹扪及约 8 cm×6 cm 肿块，质硬，轻触痛，其他检查无异常，收进住院。

入院后实验室检查：空腹血糖（波动于 1.2 ~

表 18-8 主要内分泌系统肿瘤与相关基因

肿瘤	基因 / 相关疾病				
	MEN1/ MEN1	*RET*/ MEN2	*PTEN*/ CS, PHTS	*SDHX*/ HPCC, PGL	*VHL*/ VHL
肾上腺嗜铬细胞瘤		+		+	+
类癌	+				+
神经内分泌肿瘤	+			+	
胰腺癌（胰岛细胞癌）	+				+
甲状旁腺瘤	+	+			
副神经节瘤				+	+
垂体瘤	+				
甲状腺瘤		MTC	PTC，FTC		

注：MEN1，多发性内分泌腺瘤病 1 型；MEN2，多发性内分泌腺瘤病 2 型；CS，Cowden 综合征；PHTS， PTEN 错构瘤综合征；HPCC，遗传性嗜铬细胞瘤；PGL，副神经节瘤；VHL，von Hippel-Lindau 综合征；MTC，甲状腺髓样癌；PTC，甲状腺乳头状癌；FTC，甲状腺滤泡性癌

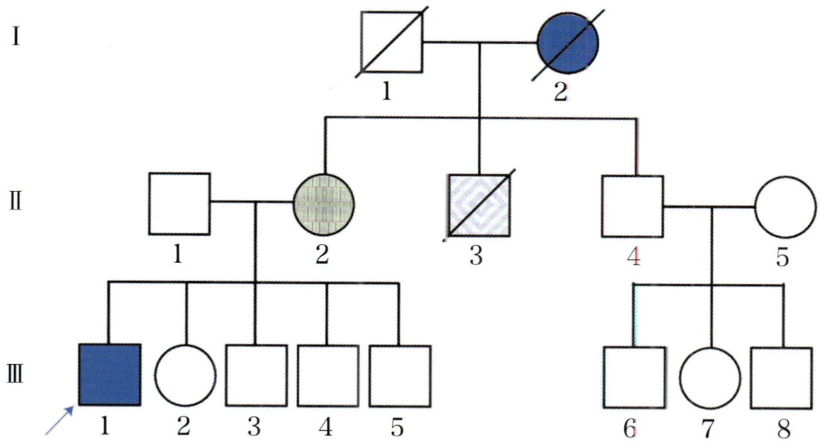

图 18-13 多发性内分泌腺瘤病 1 型相关胰腺癌兼多种癌症家系图——临床案例一

（本案例由徐克成提供）

2.2 mmol/L); 空腹 C 肽 (21.8 μg/L)、空腹胰岛素 (109.5 μU/ml)、泌乳素 (34.7 μg/L)、促甲状腺激素 (30.7 μIU/mL) 及甲状旁腺激素 (12.4 pmol/L)，都明显高于正常值范围；胃泌素、CA19-9、肾上腺及甲状腺相关激素水平均正常；血清电解质检测显示游离钙 (1.43 mmol/L) 升高，磷 (0.47 mmol/L) 降低。针对患者的腹部肿块进行影像学检查：胸部、全腹部 CT 平扫加增强显示胰尾病变（图 18-14）和左肾上腺病变，并且发现除左前纵隔淋巴结巨大转移瘤 (5.4 cm×4.7 cm) 外，

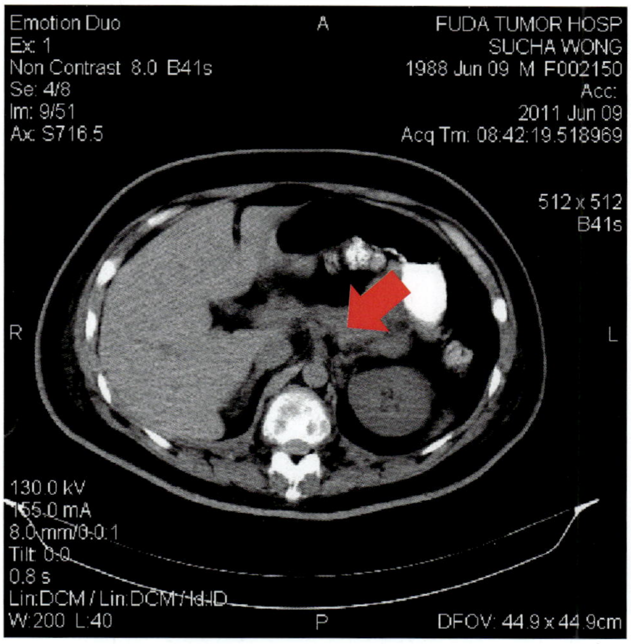

图 18-14 腹部 CT 平扫加增强检查——临床案例一

箭头所示为胰尾部肿瘤，体积较小，3.4 cm×3.4 cm

还有肺内、骨盆、脊柱广泛骨转移。垂体及甲状腺 CT 扫描未发现肿瘤。

综合患者的胰尾病变、空腹胰岛素和 C 肽偏高、血糖值低于正常值等检查结果，初步考虑为胰岛素瘤。进一步结合患者入院时血钙偏高，血磷下降，血清甲状旁腺激素升高，甲状旁腺功能亢进；泌乳素及促甲状腺激素明显高于正常范围，提示甲状旁腺和垂体病变。家族史分析了解到患者的母亲（Ⅱ-2）在 36 岁时患“甲状腺癌”，手术治疗，现健在；奶奶（Ⅰ-2）于 46 岁时患胰腺癌后去世；舅舅（Ⅱ-3）在 26 岁时患“肾癌”去世。其余亲属没有肿瘤病史。患者家族连续三代都有内分泌腺肿瘤，高度怀疑多发性内分泌腺瘤病。通过遗传咨询给予解析，患者知情后签署知情同意书，采集患者外周血进行遗传性肿瘤基因检测。检测结果发现 *MEN1* 基因致病性变异 c.1108delinsAAA，属移码变异（图 18-15），确诊多发性内分泌腺瘤病 1 型，而患者舅舅的“肾癌”很可能是多发性内分泌腺瘤病 1 型常发的肾上腺皮质瘤。

疾病诊断明确后，鉴于患者病情早已进入晚期，全身多处肿瘤转移，失去早期手术切除治疗机会，故制定相应的治疗方案：①纵隔淋巴结肿瘤体积较大，出现明显呼吸压迫症状，拟优先治疗；②胰尾部的高功能性胰岛素瘤引起的高胰岛素血症是患者反复发作性低血糖昏迷的主要原因，故先给予每日持续补糖以缓解症状；③肾上腺肿瘤体积较大，已出现肾脏压迫症状，拟于胰尾肿瘤冷冻消融手术时联合治疗。

对纵隔肿瘤进行冷冻消融术。治疗过程中在 CT 引导下行胰腺肿瘤活检，病理报告及免疫组化染色检查结果显示 Vimentin(－)、S100(－)、CAM5.2（+，44%）、Syn(+，60%)、CgA(+，55%)、CEA(+，48%)、CK(－)、Ki67(+，76%)（图 18-16)，考虑神经内分泌肿瘤，2 级，进一步支持 MEN1 的诊断。冷冻消融术 1 个月后病情渐转稳定。之后分别以胰尾部肿瘤和左肾上腺肿瘤为靶区，行冷冻消融术。术后第 14 天的生化检查，包括空腹血糖、空腹胰岛素、空腹 C- 肽等恢复正常。持续监测各项血糖相关指标到术后 120 天，皆稳定在正常范围之内。

对家族成员进行基因检测是确定携带者的重要方法，在患者心理压力明显改善后，对患者和在其身边的父亲进行遗传咨询，使患者及其家属了解多发性内分泌腺瘤病的常染色体显性遗传方式，理解和接受对携带者进行检测和健康管理的重要性。患者母亲同意进行 *MEN1* 基因变异的验证检测，检测结果证实患者的 *MEN1*

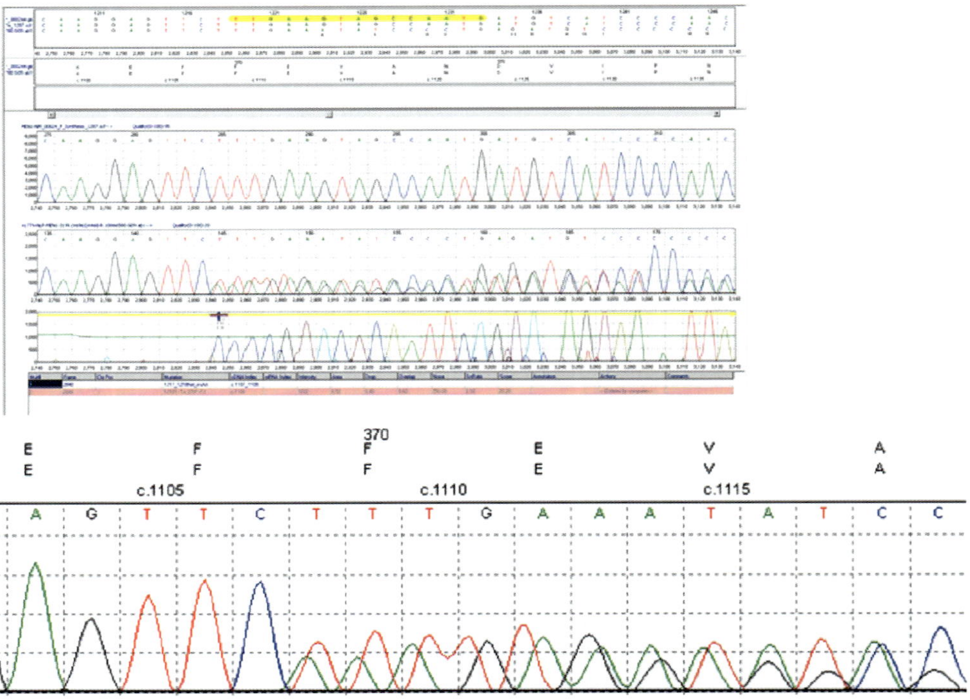

图 18-15 *MEN1* 基因检测图

结果显示 *MEN1* 基因致病性变异 c.1108delinsAAA
下图为上图中 *MEN1* c.1108delinsAAA 变异部分放大图

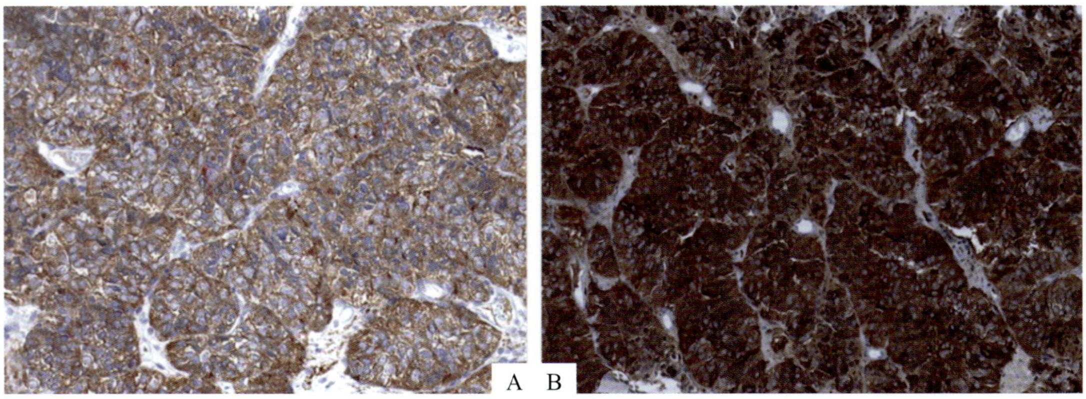

图 18-16 胰腺肿瘤免疫组化染色结果——临床案例一

图 A，Syn 阳性（200×）；图 B，CgA 阳性（200×）（本图由罗丕福提供）

c.1108delinsAAA 变异遗传自母亲，结合三代都有内分泌器官肿瘤，符合常染色体显性遗传。患者的另一位舅舅（Ⅱ –4）的基因检测结果阴性，摆脱了下一代发生肿瘤的忧虑。由于患者的四位弟妹年龄都在 18 岁以下，暂时没有要求他们进行基因检测，但给予内分泌腺肿瘤，特别是高发的甲状旁腺肿瘤的监控管理指导。

临床案例二

先证者（图 18–17，Ⅲ –15），男，50 岁，于 2014 年 3 月健康体检发现左肾上腺占位，大小 68mm × 55mm × 65mm，怀疑乙状结肠绒毛状腺瘤，无血压升高、突发心悸、头疼及出冷汗、指端无力等不适，到当地医院诊治。行腹腔镜左肾上腺切除术，术后病理检查结果：肿瘤细胞部分区核明显异型，呈弥漫性生长，透明细胞占全部肿瘤细胞 <25%，偶见核分裂象（约 2 个 /50HPF），可见病理性核分裂象，肿瘤细胞片状坏死，部分肿瘤组织见浸润肿瘤纤维被膜。免疫组化染色检查结果：A103（–），CK（–），Ki67（密集区 10%–20%），α –inhibin（–），Vimentin（部分 –），Syn（灶性 +），CHG（–），CD56（100% +），CD34（血管 +）。该病例诊断为“肾上腺皮质癌”。先后两次手术兼“依维莫司”治疗，定期复查。

先证者发病治疗 6 年后，2016 年 2 月 CT 复查显示“腹腔多个肿物较前增大”，考虑肾上腺皮质癌复发和转移，而到广州暨南大学附属复大肿瘤医院治疗。

病史问诊了解到父亲（Ⅱ –5）和奶奶（Ⅰ –2）都患有肠癌，父亲治疗后健在而奶奶去世；姐姐（Ⅱ –14）47 岁时患有子宫内膜癌，经治疗健在；伯父（Ⅱ –1）于 65 岁时因胃癌去世，伯父的儿子（Ⅲ –3）于 48 岁时诊断为肠癌，经治疗健在；姑姑（Ⅱ –4）早已去世，而死因不明；其余家属成员健康。

根据先证者家族里连续三代共有 6 位肿瘤患者，包括 3 位肠癌、1 位胃癌、1 位子宫内膜癌和先证者的肾上腺皮质癌，高度怀疑 Lynch 综合征。Lynch 综合征相关的肾上腺皮质癌罕见。经过详细耐心的遗传咨询，先证者同意进行 Lynch 综合征相关基因检测，检测结果发现携带与 Lynch 综合征相关的一个常见基因 *MSH2* 的致病性变异 c.657_658delAG，因而确诊 Lynch 综合征（图 18–18）。

先证者住院后经过详细的检查，于 2016 年 4 月行左肾前腹膜后肿瘤及左侧腹腔肿瘤的不可逆电穿孔消融术、D–CIK 免疫细胞回输、腹腔残余

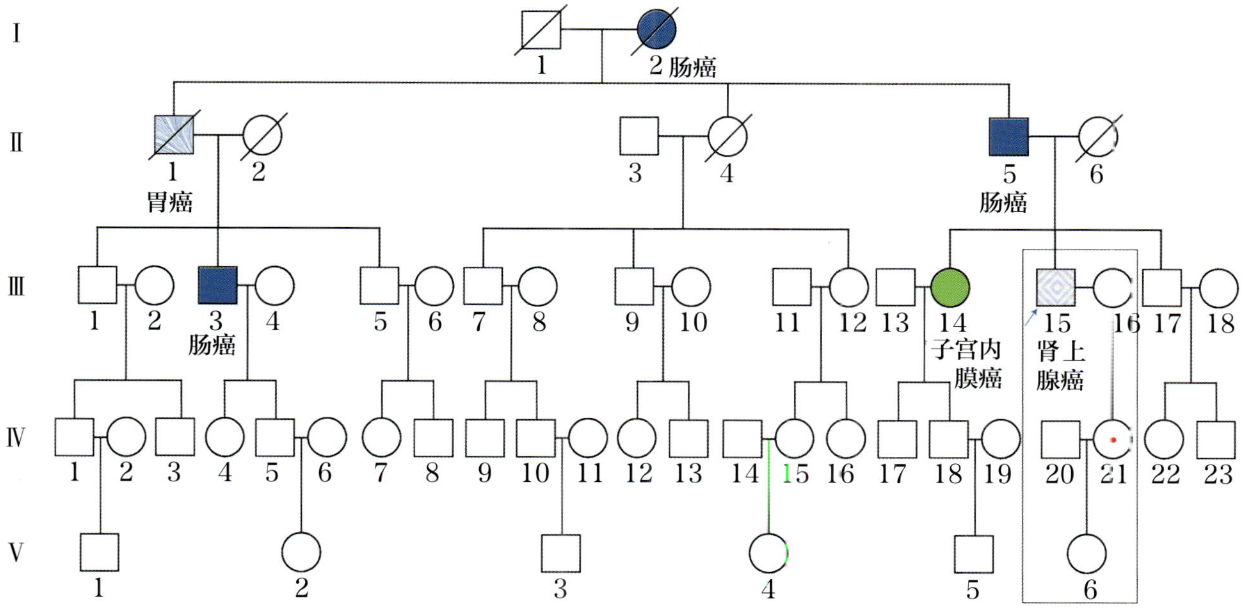

图 18–17 Lynch 综合征相关肾上腺皮质癌家系图——临床案例二

（本案例由徐克成提供）

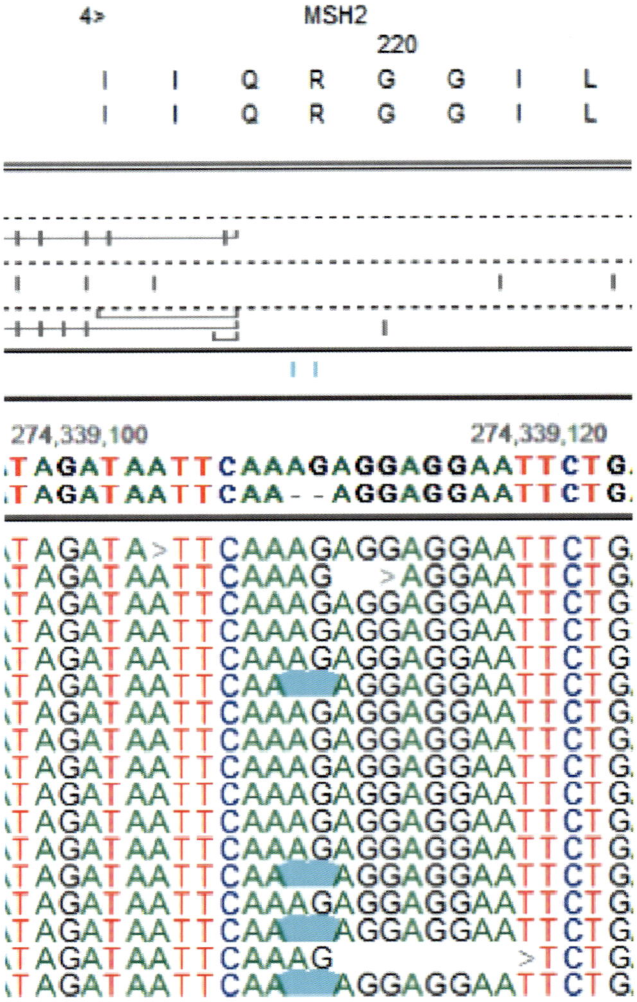

图 18-18 *MSN2* 基因的致病性变异 c.657_658delAG——临床案例二

肿瘤冷冻＋碘粒子、脾旁肿瘤冷冻＋碘粒子等治疗，治疗后病情明显改善，对症处理后好转出院。

先证者按照治疗计划于 2018 年 4 月返回医院复查治疗，在静吸复合全麻下行剖腹探查，进行左侧肾切除＋胰腺体尾部切除术＋脾切除术＋结肠部分切除术＋腹壁肿瘤切除术＋回盲部肿瘤切除术＋肠黏连松解术＋网膜肿瘤切除术，手术顺利。术后病理检查结果支持腹腔转移性肾上腺皮质癌（图 18-19），免疫组化染色检查结果为：CD56(+), CEA(−), CgA(−), CK(−), CK20(−), CK8(+), EMA(−), P53(+), PD−1(−), PDL−1(+), Syn(+), Vim(−), Ki67(约 10%+)。手术后对肝、腹壁转移瘤给予不可逆电穿孔消融治疗、氩氦刀冷冻＋药物注射术及其切除手术，手术成功，添加来托坦治疗后定期复查，肿瘤稳定。注意营养、康复、心理和精神等指导，目前健康状况良好。

Lynch 综合征的遗传方式是常染色体显性遗传，变异的基因往下代传递的概率是 50%。基因携带者的肿瘤风险随着年龄的加大而增加，并且可能有多个不同系统肿瘤的发生，但已经有比较成熟的携带者肿瘤管理方案可循。先证者对此十分理解并积极配合，耐心动员家族共 19 位亲属进行相关基因检查，其中 12 位发现存在同样的 *MSH2* 致病性变异 c.657_658delAG，包括有生育需求的 26 岁女儿（Ⅳ-21）。先证者及其女儿明白后代携带该致病基因的概率和肿瘤发生的风险，以及相关健康管理指南，决定趁年轻做胚胎植入前遗传学诊断，怀二胎。

（朱惠娟 陆国辉 罗丕福）

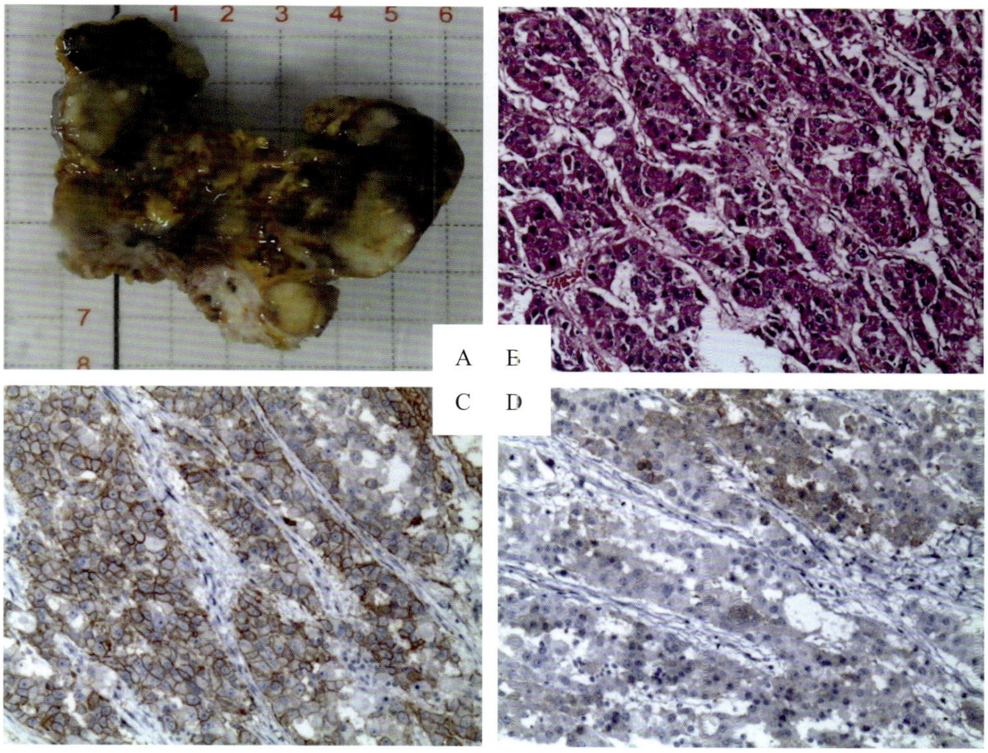

图 18-19 转移性肾上腺支质癌——临床案例二

图 A，转移性肾上腺皮质癌，肿瘤位于肾、脾、和结肠之间；图 B，肿瘤细胞胞质丰富、略嗜碱性，颗粒状，核深染；呈假腺样或器官样排列，间质血管丰富；图 C，CD56 的免疫组化染色显示肿瘤细胞膜弥漫阳性；图 D，Syn 免疫组化染色显示肿瘤细胞胞质弥漫

第二节 家族性非髓样甲状腺癌

甲状腺癌是最常见的内分泌恶性肿瘤，甲状腺恶性肿瘤约占所有恶性肿瘤的 3.4%，其发病率在世界范围内呈快速上升趋势[48]。

甲状腺癌主要包括两大类：甲状腺髓样癌（medullary thyroid carcinoma, MTC）和非髓样甲状腺癌（nonmedullary thyroid carcinoma, NMTC）。几乎 95 % 的甲状腺癌患者为非髓样甲状腺癌，即滤泡细胞来源的高分化癌，主要包括甲状腺乳头状癌（papillary thyroid carcinoma, PTC）（占 80% ~ 90 %），甲状腺滤泡状癌（follicular thyroid cancer, FTC）（占 10 ~ 15%），低分化甲状腺癌（poorly differentiated thyroid carcinoma）和间变性甲状腺癌（anaplastic thyroid cancer）[49-52]。

遗传性甲状腺髓样癌（hereditary medullary thyroid carcinoma, HMTC）发生在多发性内分泌腺瘤病 2A 型和 2B 型，与 *RET* 原癌基因的激活性胚系变异相关，约占甲状腺癌病例的 3%（见本章第一节多发性内分泌腺瘤病）。本节描述的是家族性非髓样甲状腺癌（familial nonmedullary thyroid carcinoma, FNMTC），其中以家族性甲状腺乳头状癌最常见，占所有甲状腺癌的近 10% [51]。

主要临床表现

FNMTC 分为两类：综合征性和非综合征性（图 18-20）。与综合征性 FNMTC 相比，非综合征性 FNMTC 更常见。在综合征性 FNMTC 中，患者发生非髓样甲状腺癌（NMTC）和各种其他相关良性或者恶性肿瘤的风险升高，其相关的易感基因已知。然而，在非综合征性 FNMTC 中，NMTC 是该疾病的主要特征，以常染色体显性遗传或可变外显率单独发生，其相关易感基因仍处于深入研究中。

与FNMTC相关的肿瘤综合征主要包括家族性腺瘤性息肉病、Gardner综合征（Gardner syndrome）、Cowden综合征（Cowden syndrome, CS）、Carney 复合征（Carney complex）、Werner综合征（Werner

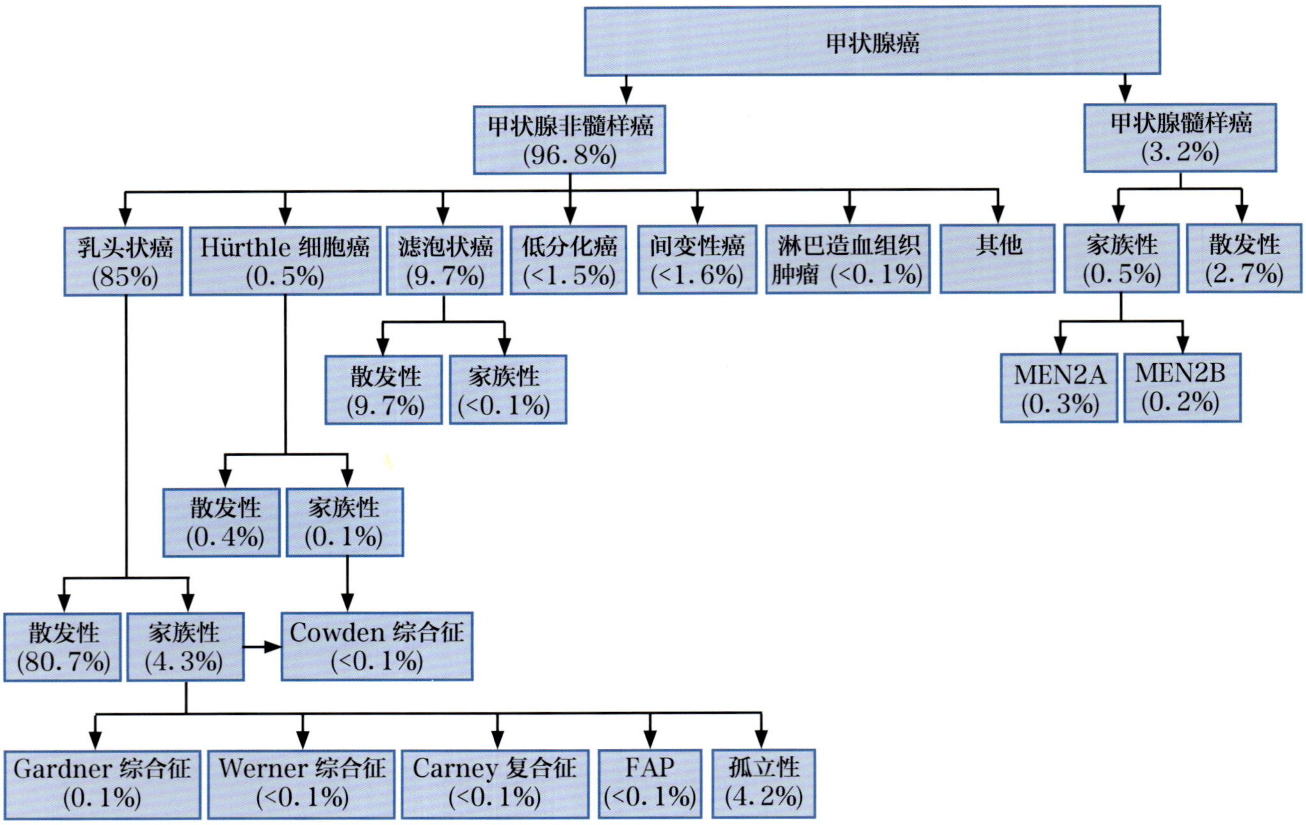

图 18-20 甲状腺癌分类

（基于2009 年Vrlens 等[52]原有内容更新）（把 IIA和 IIB 分别改为 2A 和 2B）FAP，家族性腺瘤性息肉病；MEN2A，多发性内分泌腺瘤病 2A 型；MEN2B，多发性内分泌腺瘤病 2B 型

syndrome）和乳头状肾肿瘤（papillary renal neoplasia）等。各综合征性FNMTC有其不同的临床特征和独特的病理学特征（表18-9）。FNMTC以甲状腺乳头状癌最常见，甲状腺滤泡癌仅次于甲状腺乳头状癌而居第2位[50,51]。

与散发性甲状腺癌相比，非综合征性 FNMTC 倾向于甲状腺乳头状癌，通常为多灶性和双侧性。肿瘤的周围组织浸润以及合并慢性淋巴细胞性甲状腺炎是 FNMTC 的主要临床特征，淋巴结转移常见；这类患者的良性甲状腺疾病（如甲状腺滤泡腺瘤、甲状腺炎和多结节性甲状腺腺瘤）的发生频率增加[53]，肿瘤的浸润性导致较高的肿瘤复发率和较低的患者生存率[54]。

综合征性和非综合征性 FNMTC 总体临床表现有如下的特点[49-51]：

（1）患病年龄多在 40 岁或者更小。

（2）早期无痛性颈部甲状腺结节，患者通常无明显不适。

（3）大部分患者的肿瘤增长缓慢，晚期患者可出现不同程度的压迫和局部侵犯症状，主要是声音嘶哑、发音困难、吞咽困难和呼吸困难等。

（4）小部分患者可以颈部转移性包块或者肺转移灶症状为首发的临床表现。

（5）淋巴结转移以锁骨上、颈静脉旁和气管旁多见，少数病例可见腋窝淋巴结转移。

（6）甲状腺肿瘤特征：质地较硬，边沿模糊，表面凹凸不平。若肿瘤局限于腺体内，可随吞咽活动并可在腺体内活动。若肿瘤侵犯气管或周围组织，则较固定；部分患者可伴有甲状腺功能亢进。高分化乳头状和滤泡性甲状腺癌（well differentiated papillary and follicular thyroid cancer, WDTC）的预后通常好，预后不理想的患者少见[55]。

遗传方式与相关致病基因

综合征性 FNMTC 的基因明确，其遗传模式是常染色体显性遗传或者隐性遗传（表 18-9）。

表 18-9 综合征性家族性非髓样甲状腺癌临床表现[52,54]

综合征 / 疾病	易感基因 / 遗传模式	甲状腺癌种类 / 甲状腺癌发生率	临床特征
Cowden 综合征	*PTEN*/AD	PTC, FTC/>10%	乳腺、肾、结肠、子宫内膜和大脑血管瘤和上皮肿瘤，皮肤黏膜病变，大头畸形
Werner 综合征	*WRN*/AR	PTC, FTC, ATC/18%	早衰，硬皮病样皮肤改变，白内障，头发过早脱落和（或）变白，身材矮小
Carney 复合征	*PRKAR1A*/AD	PTC, FTC/15%	软组织黏液瘤，皮肤和黏膜色素沉着（蓝痣），施万细胞瘤（Schwannomas），肾上腺、垂体和睾丸肿瘤
FAP	*APC*/AD	PTC/2%~12%	多发性腺瘤性息肉，胃肠道恶性肿瘤，尤其是结肠
Pendred 综合征	*SLC26A4, FOXI1, KCNJ10*/AR	TC, FTC, ATC/ 少见	听力障碍和良性多结节性甲状腺肿
共济失调毛细管扩张症	*ATM*/AR	PTC/ 少见	自主运动的协调能力受损、共济失毛细血眼球运动失用，眼皮肤毛细血管扩张，胸腺缺失或发育不全，免疫缺陷，恶性肿瘤，胰岛素胰岛素抵抗性糖尿病，放射线敏感
Bannayan-Riley-Ruvalcaba 综合征	*PTEN*/AD	PTC, FTC/ 少见	大头畸形，肠错构瘤性息肉，脂肪瘤，阴茎色素斑，发育迟缓和智力低下
DICER1 综合征	*DICER1*/AD	DTC/ 少见	家族性胸膜肺母细胞瘤，囊性肾瘤，卵巢支持 - 间质细胞肿瘤
Peutz-Jeghers 综合征	*STK11*/AD	PTC, DTC/ 少见	胃肠道错构瘤性息肉；皮肤黏膜色素沉着；上皮来源恶性肿瘤风险增加（例如胰腺、乳房、子宫、卵巢和睾丸）
PTEN 错构瘤综合征	*PTEN, SDH, KLLN, PIK3CA, AKT1, SEC23B*/AD	FTC/5% ~ 10%	Cowden 综合征，Bannayan-Riley-Ruvalcaba 综合征，Proteus 样综合征

FAP，家族性腺瘤性息肉病；PTC，甲状腺乳头状癌；FTC，甲状腺滤泡癌；ATC，间变性甲状腺癌；DTC，分化型甲状腺癌；AD，常染色体显性遗传；AR，常染色体隐性遗传

目前研究确定与非综合征性 FNMTC 相关的 14 个基因是：*DICER1*（14q32.13）、*FOXE1*（9q22.33）、*PTCSC2*（9q22）、*MYH9*（22q12.3）、*SRGAP1*（12q14.2）、*HABP2*（10q25.3）、*BRCA1*（17q21.31）、*CHEK2*（22q12.1）、*ATM*（11q22.3）、*RASAL1*（12q14）、*SRRM2*（16p13.3）、*XRCC1*（19q13.31）、*NKX2-1*（14q13）、*PTCSC3*（19q13.31）[56]，其中已鉴定与 FNMTC 易感性高度相关的基因是 *NKX2-1*、*SRGAP1*、*FOXE1* 和 *HABP2*，具有高外显率[57]，相关疾病为非髓样甲状腺癌易感性 1、2、4、5 型，遗传方式为常染色体显性遗传。

NKX2-1[OMIM: 606523] 基因编码的是最初被鉴定为甲状腺特异性转录因子的蛋白，与甲状腺球蛋白启动子结合并调节甲状腺特异性基因的表达，也可调节参与形态发生相关基因的表达。该基因的变异和缺失也与良性遗传性舞蹈病、先天性甲状腺功能减退和新生儿呼吸窘迫相关，并已经证实与甲状腺癌的发生相关。*SRGAP1*[OMIM: 606523] 基因

编码的蛋白是 GTPase 激活剂，与 GTPase CDC42 协同作用，负调控神经元迁移。该蛋白与跨膜受体 ROBO1 相互作用而使 CDC42 失活。*FOXE1* [OMIM: 602617] 基因编码的蛋白属于转录因子的叉头家族。该家族成员包含一个保守的含 100 个氨基酸的 DNA 结合“叉头”结构域。编码的蛋白作为甲状腺转录因子参与甲状腺的形态发生。该基因的变异与 Bamforth-Lazarus 综合征及非髓样甲状腺癌的易感性有关。*HABP2*[OMIM: 603924] 基因编码的蛋白为蛋白酶 S1 家族丝氨酸蛋白酶的成员。该基因编码的前蛋白由肝细胞分泌，经过蛋白水解处理形成重链和轻链，组成成熟的异二聚体，进一步经过蛋白水解产生较小的无活性肽。这种细胞外蛋白酶可与透明质酸结合，并在凝血和纤维蛋白溶解系统中发挥作用。该基因的变异与非髓样甲状腺癌和静脉血栓栓塞的易感相关。

其他多个非综合征性 FNMTC 相关基因的外显率低，疾病的遗传方式尚未确定。有研究认为是常染色体显性遗传，相关机制还在深入研究中 [56]。

此外，近年的研究也发现 microRNA 多态性与 NMTC的发生相关。miRNA SNPrs2910164（miR-146a）、rs4919510（miR-608）、rs79402775（miR-933）和 rs2292832（miR-149）与甲状腺乳头状癌发生风险增加相关 [58]。*XPO5*[OMIM: 687045]/6p21.2 是遗传性甲状腺炎相关的另一个基因，编码核小蛋白的家族成员，是小 RNA 与双链 RNA 结合蛋白从细胞核转运到细胞质所需要。*XPO5* miRNA-SNP rs11077 与甲状腺癌的发生相关，该 SNP 位点可能通过影响 XPO5 蛋白的表达参与甲状腺癌的发生 [59]。此外，染色体端粒缩短也能增加 FNMTC 发生的风险 [60-62]。

临床诊断依据

发病年龄小，多灶或双侧性，特别是质硬，固定，边沿模糊，表面凹凸不平的甲状腺肿块是 FNMYC 的临床特点。加上有声音嘶哑、发音困难、吞咽困难和呼吸困难等压迫症状者应该高度怀疑 FNMTC。

主要诊断标准：①在一级亲属中有 2 位或 2 位以上的甲状腺乳头状癌患者；②一级亲属中有 1 位甲状腺乳头状癌患者和 3 位结节性甲状腺肿瘤患者。

次要诊断标准：①发病年龄小（40 岁以下）；②多发癌灶或双侧乳头状癌；③ T4 病灶；④淋巴结转移或者远处转移。

满足以上 2 个主要诊断标准或者 1 个主要诊断标准和 3 个次要诊断标准即可高度怀疑家族性甲状腺乳头状癌。

对于综合征性 FNMTC 的诊断依据还包括相关综合征的良性或者恶性肿瘤，而其相关基因胚系变异的发现是诊断的重要依据。对于非综合征性 FNMTC 的基因检测，需要紧密结合家族史进行分析作判断。

部分患者在发病时，甲状腺肿块不明显，但在发现转移灶就医时，应考虑未分化甲状腺癌的可能。

病理诊断依据

一、组织细胞病理检查

（一）甲状腺乳头状癌 [50,63]

1. 肉眼检查。甲状腺乳头状癌通常呈结节状，切面灰白色，质地较硬，常伴有钙化或骨化。肿瘤多向周围组织星芒状浸润性生长，也有被纤维组织包裹的局限性生长。部分病例有囊形成，囊内可见乳头，故称为乳头状囊腺癌。

2. 显微镜检查。经典的甲状腺乳头癌具有两个主要的形态学特征：乳头状结构和特征性核改变（图 18-21）。乳头具有纤维血管轴心，表面衬附肿瘤性上皮。甲状腺乳头状癌的特征性核改变表现在三个方面：核的大小与形状、核膜不规则和特征性的染色质。核的大小与形状改变包括核增大、核重叠和核拉长。甲状腺乳头状癌细胞核的典型特征是核

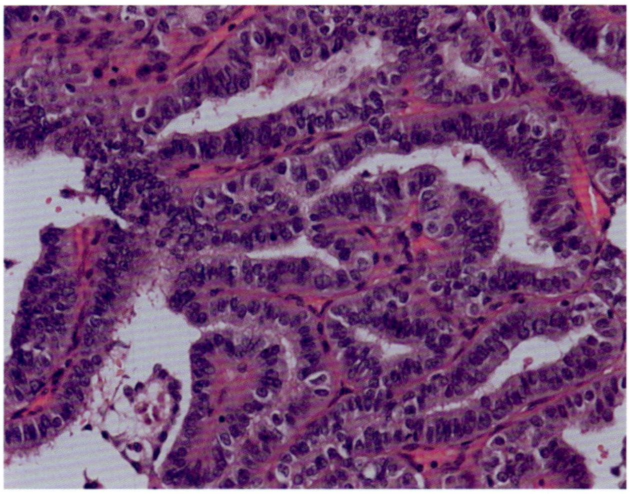

图 18-21　甲状腺乳头状癌

肿瘤排列成乳头状结构，乳头表面衬附异型的滤泡上皮，细胞核增大、拉长并重叠，可见核沟（HE 染色，400X）

轮廓高度不规则，核内有假包涵体或明显的纵沟及呈毛玻璃样。与甲状腺乳头状癌相关的典型结构是砂砾体，呈同心层状的圆形钙化结节。真正的砂砾体存在于间质或淋巴管内，有助于甲状腺乳头状癌的诊断。甲状腺乳头状癌有时以微小癌出现，直径≤ 1 cm，临床称之为“隐匿性癌”。

大多数甲状腺乳头状癌病例可以通过组织形态学检查得到诊断，但一些甲状腺良性肿瘤或病变可以出现类似甲状腺乳头状癌的病理特征，包括滤泡性腺瘤、嗜酸细胞型滤泡状肿瘤、结节性甲状腺肿、甲状腺弥漫性乳头状增生和未经治疗的甲亢等，可辅以免疫组化染色或分子检测进行鉴别诊断[63]。

（二）甲状腺滤泡癌

甲状腺滤泡癌的肉眼观为结节状，包膜不完整，境界较清楚，切面灰白、质软（图 18-22）。镜下可见不同分化程度的滤泡，有时分化好的滤泡癌难以与腺瘤区别，须做多处取材、切片，细致分析，注意是否有包膜和血管侵犯加以鉴别；分化差的呈实性巢片状，瘤细胞异型性明显，滤泡少而不完整。

（三）未分化癌

未分化癌，又称间变性癌或肉瘤样癌，少见。肉眼观为肿块较大，病变不规则，无包膜，广泛浸润破坏，切面灰白，常有出血或者坏死。镜下可见癌细胞大小、形态和染色深浅不一，核分裂象多[50,63]。

（四）甲状腺细针穿刺活检

甲状腺结节的多部位细针穿刺细胞检查确定肿物的恶性性质是诊断的金标准。Bethesda 甲状腺细胞病理学报告系统（TBSRTC）为甲状腺细针穿刺细胞检查建立了标准化报告系统。2017 年修订版重申，每项甲状腺 FNAC 报告的诊断类别包括：①无法诊断或不令人满意；②良性；③意义不明的非典型性（atypia of undetermined significance, AUS）或意义不明的滤泡性病变（follicular lesion of undetermined significance, FLUS）；④滤泡性肿瘤或可疑滤泡性肿瘤；⑤可疑恶性肿瘤；⑥恶性。最近将一些甲状腺肿瘤重新分类为具有乳头状核特征非侵袭性滤泡性甲状腺肿瘤（noninvasive follicular thyroid neoplasm with papillary-like nuclear features, NIFTP），这有利于对恶性肿瘤的风险评估，此类说明有助于指导手术管理[64,65]。

二、免疫组化染色检查

免疫组化（IHC）染色检测早已成为一种具有成本效益的策略，用于检测或推断是否存在综合征性 FNMTC 相关肿瘤及其相关胚系基因变异。

（一）甲状腺乳头状癌的免疫表型

乳头状癌呈细胞角蛋白（CK）、甲状腺球蛋白（Tg）、PAX8 和甲状腺转化因子-1（TTF-1）免疫阳性反应，但突触素（Syn）和铬粒素 A（CgA）呈阴性。Galectin 3、HBME1、CK19 和 CITED1 免疫染色可能有助于区分 PTC 和良性病变，但应结合组织形态学进行分析。CK19 是诊断恶性特异性最差的一个指标。伴有转移的乳头状癌典型表现是 p27 免疫阴性或 cyclinD1 免疫阳性，而没有转移的乳头状癌则相反，呈 p27 免疫阳性和 cyclinD1 免疫阴性。

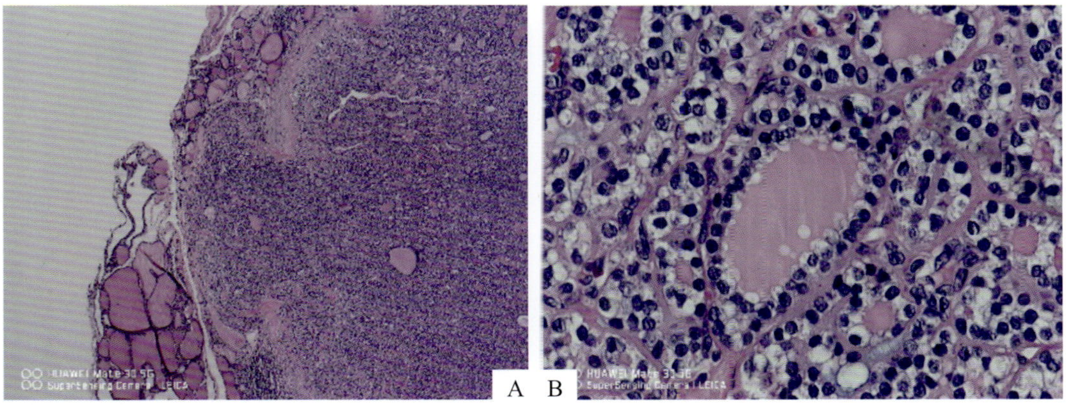

图 18-22 甲状腺滤泡癌

图 A，甲状腺滤泡癌组织垂直穿透包膜，呈蘑菇样形态，显示浸润性生长方式（HE 染色，40×）；图 B，甲状腺滤泡癌组织呈小滤泡样结构，细胞形态较温和，核稍增大，可见小核仁，胞质较丰富，粉染或透明（HE 染色，400×）

（二）甲状腺滤泡癌的免疫表型

甲状腺滤泡癌呈 TTF-1、Tg 和低分子量细胞角蛋白免疫阳性反应。在部分滤泡癌中，对 CK19、一些天然的和唾液酸化的 Lewis 血抗原呈局灶性免疫反应阳性。有报道 Galectin-3、HBME-1、CD15 和 CD44V6 也有阳性表达。与正常甲状腺、良性滤泡疾病和乳头状癌滤泡亚型一样，滤泡癌通常显示 E-cadherin 和 β-catenin 膜阳性，但广泛侵袭性滤泡癌的 E-cadherin 表达下降。一般情况下，滤泡癌呈 BCL-2 阳性，p53 阴性，cyclinD1 低表达，和 p27 高表达。然而，各种标记物在鉴别良性和恶性滤泡性结节中的价值各有优点和不足。甲状腺滤泡性癌的诊断主要依赖于形态学检查[51]。

（三）未分化癌的免疫表型

常见的甲状腺谱系标志物，如 TTF1 和甲状腺球蛋白通常是丢失的，而另一种甲状腺谱系标志物 PAX8，在大约一半的病例中表达。角蛋白（cytokeratin）表达支持未分化癌的上皮特性，但角蛋白阴性，并

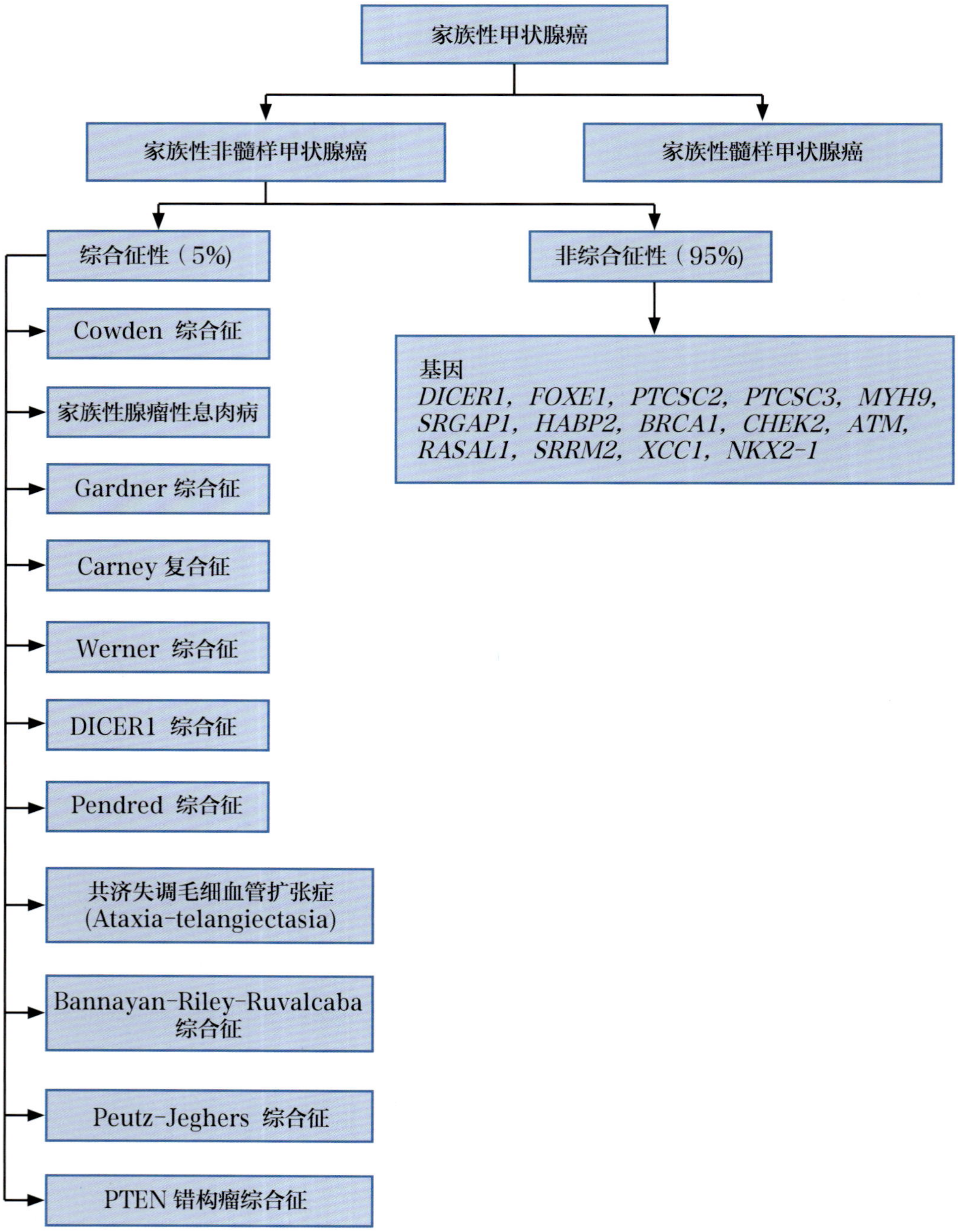

图 18-23 FNMTC 基因检测[49,54,56]

不能排除未分化癌的诊断。另外，可以使用CD45和其他淋巴标记物以及黑色素细胞标记物来鉴别甲状腺未分化癌与淋巴瘤以及黑色素瘤等。

二、分子病理检测

在所有的 FNMTC 病例中，只有 5%的有症状的病例发现有相关驱动基因胚系变异的综合征。这些综合征包括 Cowden 综合征、家族性腺瘤性息肉病、Gardner 综合征、Carney 复合征、Werner 综合征和 DICER1 综合征等。对临床医生来说，认识这些综合征的表型很重要，这样可以启动遗传咨询和相关基因检测，以监测相关的恶性肿瘤和进行家庭成员的基因检测。进行检测的基因包括各综合征相关的基因（表 18-9）和非综合征 FNMTC 相关基因或者基因组检测。对于综合征性 FNMTC 的基因检测，请参考相关肿瘤章节里的分子病理检测部分相关内容。

与非综合征性 FNMTC 的基因见本节“遗传方式与相关致病基因”部分内容。在对基因检测结果解读时注意相关基因外显率的可变性，需要紧密结合家族史综合分析。

其他检查

一、影像学检查

对高危家庭成员的超声筛查能更早发现低风险 FNMTC，并且能减少过度的初始治疗。由于过度的筛查可能导致过度治疗，因此应谨慎实施，特别是对老年人的筛查[66]。

英国甲状腺协会建议把甲状腺结节或甲状腺肿的超声检查列为 FNAC 检查和临床管理，其中与 FNMTC 相关的内容包括[67]：

（1）对于具有可疑超声特征的所有结节（U3-U5），应考虑使用 FNAC。如果结节直径小于 10 mm，则不建议使用超声引导的 FNAC，除非超声检查还发现临床上可疑的淋巴结。

（2）对于甲状腺癌患者，术前应通过超声和横截面影像学检查（CT 或 MRI）对甲状腺中央和外侧颈区的甲状腺外延伸和淋巴结病变进行评估。

（3）对于发现 Thy 3f 或 Thy 4 的患者，建议进行诊断性甲状腺切除术。

（4）对于直径大于 4 cm 的肿瘤或具有以下任何特征的任何大小的肿瘤，建议进行全甲状腺切除术：多灶性疾病，双侧疾病，甲状腺外扩散（pT3 和 pT4a），有医学和放射接触相关的淋巴结和（或）或远处转移。

（5）对于有临床或放射接触证据的甲状腺乳头状癌患者，如果符合以下所有条件，则不建议进行常规的中隔颈淋巴结清扫术：典型甲状腺乳头状癌、45 岁以下的患者、单灶性肿瘤、小于 4 cm 和超声检查无甲状腺外延伸。

（6）在外侧室发生转移的患者应接受治疗性的外侧和中央室颈淋巴清扫术。

（7）滤泡癌且肿瘤大于 4 cm 的患者应接受全甲状腺切除术治疗。

（8）碘 ^{131} 消融仅在具有适当设施的中心进行。

（9）对所有分化型甲状腺癌术后患者，应检查血清甲状腺球蛋白（thyroglobulin, Tg），但不得早于手术后 6 周进行。

（10）接受完全或几乎完全甲状腺切除术的患者，术后应开始使用每千克体重 2 μg 左甲状腺素或始用 20 mcg tds 碘甲状腺素。

（11）大部分直径超过 1 cm 的肿瘤患者，全部或几乎全部接受了甲状腺切除术，均应进行碘 ^{131} 消融。

（12）碘 ^{131} 消融后 3 ~ 10 天应进行消融后扫描。

（13）应尽可能通过手术处理可切除的复发性或持续性疾病。

（14）应使用碘 ^{131} 疗法治疗碘高含量的远处转移和不适合手术的部位切除。

（15）建议对分化型甲状腺癌患者进行长期随访。

（16）随访应基于临床检查，结合血清 Tg 和促甲状腺激素检查结果进行评估。

（17）对疑似甲状腺髓样癌的患者应进行降钙素和癌胚抗原（CEA）检查，24h 儿茶酚胺和（或）非肾上腺素尿液检测或非肾上腺素尿液检测，血清钙和甲状旁腺激素的检测。

（18）建议进行相关的影像学检查以指导手术范围。

二、肿瘤相关微生物组检查

肠道微生物组的平衡对人体健康至关重要，特别是对免疫和内分泌系统而言。健康的肠道菌群不仅有益于保持免疫系统活性，也有利于甲状腺功能的维护。已有越来越多的肠道菌群变化对甲状腺功能和疾病发生影响的研究，但尚没有道肠道微生物组与甲状腺内分泌失调关系导致甲状腺癌和甲状腺结节发生的报道[68,69]。

治疗与预后

一、治疗

甲状腺乳头状癌是恶性肿瘤中治愈率最高的癌症，标准治疗包括手术，用于分化肿瘤的放射性碘 ^{131} 消融以及用甲状腺激素抑制甲状腺素的治疗。手术切除后的复发或者转移的概率非常小，但术后要求每天坚持服用左甲状腺纳（优甲乐），防止甲状腺功能低下引起的各种症状。

对肿块比较大的甲状腺乳头状癌需要考虑进行手术根治，包括颈部淋巴结清扫，术后需要长期口服内分泌治疗的药物。如果术后病理提示比较多的颈部淋巴结转移数目，还需要配合核素碘 ^{131} 治疗 [70]。

结合美国 Mayo 诊所对 PTC 进行外科手术治疗的决策依据，再加上最近发表的大型机构研究报告和对患者预后的 meta 分析，对于甲状腺乳头状癌 > 1 cm 的建议包括以下内容 [71,72]：

（1）术前超声识别和定位颈外淋巴结转移的位置。

（2）双侧全甲状腺或全甲状腺切除术。

（3）常规颈（Ⅵ区）淋巴结清扫术。

（4）必要时包括颈外侧淋巴结清扫术。

此外，需要根据甲状腺切除术和淋巴结清扫术时的肿瘤解剖发现进行对应的处理 [71]。

甲状腺全切除术和放射碘治疗后，分化型甲状腺癌在大多数患者中仍然是一种顽固但可治愈的疾病，而甲状腺髓样癌的治愈率较低，这取决于早期诊断。大多数间变性甲状腺癌（anaplastic thyroid cancer, ATC）是无法治愈的 [72]。

经过标准疗法后而肿瘤持续存在或复发的甲状腺癌预后较差，而细胞毒性化学疗法或外部束放射疗法在这些患者中疗效低下。酪氨酸激酶抑制剂（tyrosine kinase inhibitor, TKI）的“靶向治疗”是治疗放射性碘难治性（radioiodine refractory, RAI-R）分化型甲状腺癌、甲状腺髓样癌、分化不良的晚期病例和间变性甲状腺癌的重要治疗选择。目前，已被 FDA 和 EMA 批准的索拉非尼和 lenvatinib 用于治疗进行性 RAI-DTC，vandetanib 和 cabozantinib 用于治疗晚期和进行性甲状腺髓样癌 [72,73]。

然而，甲状腺癌的靶向治疗仍有许多不确定性，耐药现象和某些病灶的重新生长或新病灶的出现是 TKI 靶向治疗药物的普遍问题，其原因仍然不明确。往后需要对二线和三线药物以及新型药物或药物组合的开发和应用，而免疫治疗，或用于靶向癌症干细胞的药物是未来要探索的新领域 [72,73]。

二、预后

FNMTC 区域淋巴结和对侧腺体复发率都较散发性者的高。甲状腺乳头状癌是一种分化型甲状腺癌，是治疗效果最好的一个分型。很多微小甲状腺乳头状癌都不需要做手术，复发率很低，但目前尚没有确切的统计数据说明具体的复发率 [74]。

遗传咨询与孕产前诊断

一、携带者 / 患者检测与健康管理咨询

亲代子女 FNMTC 的复发率比散发性 NMTC 的高。第二代 FNMTC 患者比第一代患者表现出更具侵袭性的临床特征 [74]。第二代子女在更早的年龄患病，在确诊时常为更晚期的疾病 [74,75]。

当病理检查提示多灶、浸润周围组织、双侧、颈部淋巴结转移等情况时，强烈建议其一级亲属进行甲状腺检查，包括医生体格检查及超声检查，而超声是甲状腺结节最好的检查手段。如果一级亲属确诊为甲状腺乳头状癌，且具有以上的病理特点，此个体一定要进行甲状腺检查。

对于综合征性 FNMTC 家族成员的基因筛查 / 患者监测管理、生育咨询和孕产前遗传学检测的处理与对相应综合征的处理原则相同，详见相关疾病的章节内容（见第 1 章、第 7 章和第 8 章）。对于非综合征性 FNMYC 案例，在筛查时需要注意相关基因的低外显率或者外显不全的特点，结合家族史谨慎分析判断结果。

基因组监测技术已应用于生殖遗传学筛查。生殖遗传学筛查的目的是帮助携带者自主的生殖选择。基因检测技术的临床应用通常增加伦理争议，妇女需要经过规范的遗传咨询而对孕产前基因筛查做出明智的决定。需要进行必要的检测前遗传咨询，医疗保健人员需要提供准确和最新的信息，包括书面和（或）电子学习工具，并提供心理支持，以便夫妻双方了解相应检测的优缺点。这对于相关基因胚系变异还没有确定的 FNMTC 家族尤其重要 [76]。

（陆国辉　朱惠娟）

第三节 家族性胰腺癌

胰腺癌（pancreatic carcinoma）是最致命的恶性肿瘤之一，以胰腺腺癌（pancreatic adenocarcinoma）常见。胰腺癌通常在晚期被发现，其早期诊断非常困难，确诊患者中只有 20% 适合手术治疗，尽管手术有所改善，但复发率仍为 80%，患者的 5 年存活率只有 7%。大多数治疗方案无效，导致总体预后不良。近年来采用的免疫疗法与其他方式相结合的组合方法，治疗效果有所改善[77]。

有胰腺癌家族史的个体患上该疾病的风险增加，这可能与潜在的遗传因素有关，但在这些家族的大多数中，只有大约 20% 的病例可以识别出与胰腺癌发生风险增加的遗传性肿瘤综合征。由于其遗传基因的可筛查性和可检测性，对遗传性胰腺癌的早预防早诊断和早治疗有重要的临床意义。

遗传性胰腺癌可发生于多种不同的肿瘤综合征或疾病，主要包括遗传性胰腺炎、遗传性乳腺癌 / 卵巢癌综合征、Lynch 综合征、家族性非典型多发性黑色素瘤综合征、Peutz-Jeghers 综合征、von Hippel-Lindau 综合征、家族性腺瘤性息肉病、共济失调毛细血管扩张症（ataxia telangiectasia, A-T）等（表 18-10，详见其他章相关肿瘤）[77-81]。不同的肿瘤综合征或疾病发生胰腺癌的风险不一样，其中的幼年期开始反复发生的遗传性胰腺炎（hereditary pancreatitis）患者的胰腺癌风险率高达 40%。遗传性胰腺炎主要与 *PRSS1* [OMIM: 276000] 基因（位于染色体 7q34）胚系变异相关。*PRSS1* 基因具有编码阳离子胰蛋白酶原的功能。已发现多个 *PRSS1* 基因变异位点，其中最常见的是 p.R122H 和 p.N29I[82]。

家族性胰腺癌（familial pancreatic cancer, FPC）被广泛定义为家族里有 2 个一级亲属患有胰腺癌，占胰腺癌患者的 4% ~ 10%。与家族性胰腺癌相关的疾病或遗传综合征包括：Peutz-Jeghers 综合征、遗传性胰腺炎、遗传性乳腺癌 / 卵巢癌综合征，Lynch 综合征和家族性腺瘤性息肉病等（表 18-9）。与其他家族性肿瘤相比，家族聚集通常不大。然而，FPC 发生的种族偏见（Ashkenazi 犹太人 > 高加索人）和年轻发病常见[80]。

表 18-10 胰腺癌风险升高相关性肿瘤综合征或疾病

综合征 / 疾病	基因 / 遗传方式	基因功能	主要临床表型特征	胰腺癌发生风险（%）
遗传性胰腺炎	*PRSS1*[OMIM: 276000]/AD	阳离子胰蛋白酶原	慢性胰腺炎	25 ~ 40
黑色素瘤 - 胰腺癌综合征	*p16/CDKN2A* [OMIM: 600160]/AD	抑癌因子	黑色素瘤（通常是多发性和早期发生）；其他：发育不良痣	10 ~ 17
遗传性乳腺癌 / 卵巢癌综合征	*BRCA1* [OMIM: 113705]/AD	抑癌因子	乳腺癌（特别是绝经前），卵巢癌，男性乳腺癌，前列腺癌	5
遗传性乳腺癌 / 卵巢癌综合征	*BRCA2* [OMIM: 600185]/AD	抑癌因子	乳腺癌（特别是绝经前），卵巢癌，男性乳腺癌，前列腺癌，黑色素瘤（皮肤，眼）	7
Peutz-Jeghers 综合征	*STK11* [OMIM: 602216] / AD	抑癌因子 / 丝氨酸苏氨酸激酶	结直肠癌，小肠癌，胃癌，乳腺癌，其他妇科肿瘤；其他：黑色素沉着（皮肤黏膜）小肠套叠	36

续表

综合征 / 疾病	基因 / 遗传方式	基因功能	主要临床表型特征	胰腺癌发生风险（%）
Lynch 综合征	*MLH1*[OMIM: 120436], *MSH2*[OMIM: 609309], *MSH6*[OMIM: 600678], *PMS2*[OMIM: 600259], *EPCAM*[OMIM: 185535]/AD	错配修复	结直肠癌，子宫内膜癌，卵巢癌，胃癌，小肠癌，泌尿道癌（输尿管，肾盂），胆道癌，脑癌（胶质母细胞瘤），皮肤癌（皮脂腺）	3.7
共济失调毛细血管扩张症 *	*ATM*[OMIM: 607585], *PALB2*[OMIM: 610355]/AD	抑癌基因；PALB2 蛋白与 BRCA2 蛋白紧密结合	主要：白血病和淋巴瘤为主，风险率为 38%；其他：乳腺癌，男性乳腺癌	相当于正常人的 6 倍

注：AD：常染色体显性；*ATM 基因双等位基因变异相关疾病是共济失调毛细血管扩张症，ATM 变异与胰腺癌风险增加有关

家族性胰腺癌以胰导管腺癌（pancreatic ductal adenocarcinoma, PDAC）最常见，在家族中至少有 2 名一级亲属患有胰腺癌，或者有三个或更多亲属患有不同程度的胰导管腺癌[83,84]，FPC 家族里的健康个体一生中患胰腺癌的风险增加[80,85]。在对 FPC 患者家系进行基因检测时，发现 *BRCA2* 基因变异高达 17% ~ 19%[78-80,84-87]。

主要临床表现

在携带胰腺癌相关基因变异及有胰腺癌高患病率的家族中，胰腺异常（主要是低度恶性的小胰腺囊肿）的发生率高于一般人群[80,84]。癌前病变主要是胰腺上皮内瘤变、导管内乳头状黏液性肿瘤和黏液性囊性肿瘤[88]。临床表现与散发性胰腺癌相同，分子病理检测结果仍然为诊断的重要依据（见下文）。

常见的临床症状包括：①皮肤和眼睛黄染，尿液变暗，粪便颜色变浅等，是胆道堵塞引起黄疸的征兆；②上腹部或上背部疼痛；③由于血凝块而引起的手臂或腿的疼痛肿胀；④胃或胃肠烧灼感；⑤胃胀；⑥由于身体不能消化脂肪而产生的特别难闻的气味和异常颜色的浮粪；⑦食欲缺乏；⑧疲倦；⑨恶心和呕吐；⑩发烧。此外，还有不明原因的体重减轻。症状随着肿瘤的发展而加重。

遗传方式与相关致病基因

如表 18-10 所示，多个遗传综合征或疾病及其基因变异能导致 FPC 的发生，包括 *BRCA1*、*BRCA2*、*PALB2*、*CDKN2A*、*ATM*、*PALB2*、*STK11* 等，以及与 Lynch 综合征发生相关的基因，包括 *MLH1*、*MSH2*、*MSH6*、*PMS2* 和 *EPCAM*。这些基因胚系变异携带者患胰腺癌以及其他类型癌症的风险增加。遗传方式通常是常染色体显性遗传。值得注意的是，在对患者及其家属进行基因检测时，不一定能发现家族性胰腺癌相应的肿瘤综合征的基因变异[85]。

临床诊断依据

家族性胰腺癌的诊断依据：

1. 有两个或两个以上一级亲属（父母、兄弟、姐妹或子女）患胰腺癌的家庭。

2. 相关基因致病性变异。符合以下任一条件的个体，可建议进行胰腺癌相关基因检测。

（1）符合家族性胰腺癌诊断标准的个体，但需注意的是，部分符合家族性胰腺癌诊断的个体可能检测不出基因致病性变异。

（2）家族中一级亲属中有三个或三个以上胰腺癌患者的个体。

（3）符合胰腺癌相关遗传综合征诊断标准的个体。至于相关肿瘤综合征的临床诊断，可参考相关疾病相应内容。

家族性胰腺癌相关基因胚系致病性变异是确诊的重要依据。

主要病理诊断特征

一、组织细胞病理检查

一般来说，家族性胰腺癌和散发性胰腺癌在肿瘤亚型、平均肿瘤大小、神经周围浸润、血管淋巴浸润、淋巴结转移和病理分期等方面没有太大差异。有胰腺癌家族史患者的胰腺切除标本更常见癌前病变，且级别更高，包括导管内乳头状黏液性肿瘤和胰腺导管上皮内瘤变（图 18-24 和图 18-25）。

二、免疫组化染色检查

使用免疫组化技术检测不同的肿瘤标记物（图 18-26），对家族性胰腺癌具有诊治和预后临床意义，包括 KIF3B、TM4SF1、MTA1、K17、CAM5.2、CK19.9、CDK9、MUC1、TRIM29、S100p、CDX2 等[89-96]。

KIF3B 表达与胰腺癌的恶性进展尤其是分化有关[90,91]；胰腺癌组织和胰腺癌细胞中 TM4SF1 的表达较高[92]，MTA1 表达降低[93]；K17 表达的增加也与胰腺导管腺癌患者的存活率降低有关[94]；几乎所有胰小管乳头状肿瘤可以表达 CAM5.2、CK7 和 CK19；大多数表达 CA19.9 和 MUC1[95]，而 CDK9 是胰腺癌预后差的标志物，但 CDK9 的抑制剂可能是有效的治疗[96]。

三、分子病理检测

与家族性胰腺癌相关的胚系变异基因见表 18-10，除非家族中有已知的胰腺癌相关基因变异，否则应进行包含表 18-10 里所列基因的多基因检测来鉴定个体的基因变异。一项有 3030 例成年胰腺癌患者临床检测研究，发现 5.5% 的患者与家族性胰

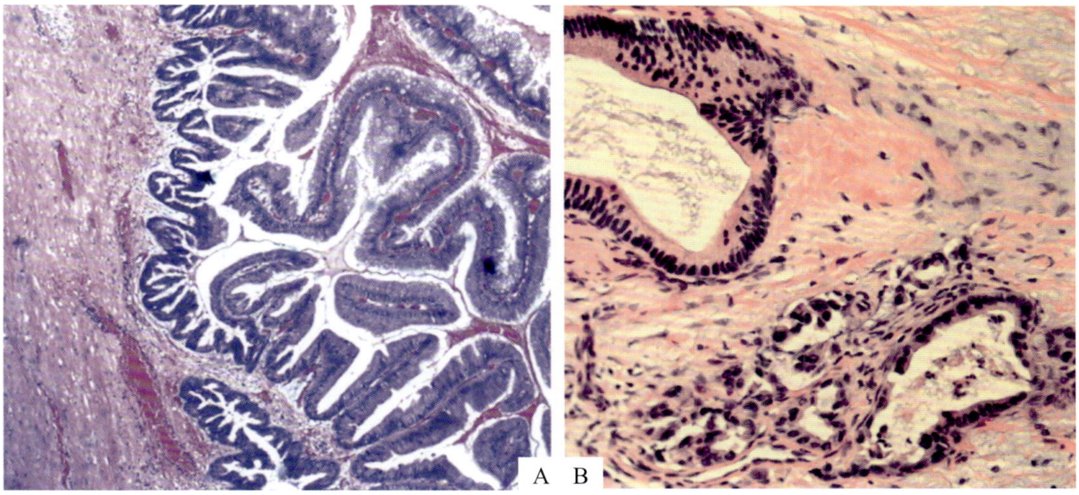

图 18-24 胰腺的癌前病变

图 A，导管内乳头状黏液性肿瘤（HE 染色，100×）；胰腺导管扩张，含黏液的杯状或柱状上皮细胞沿着扩张导管增生，形成乳头样结构。图 B，胰腺导管上皮内瘤变（HE 染色，100×）。导管上皮增生，核深染、增大，核质比增高

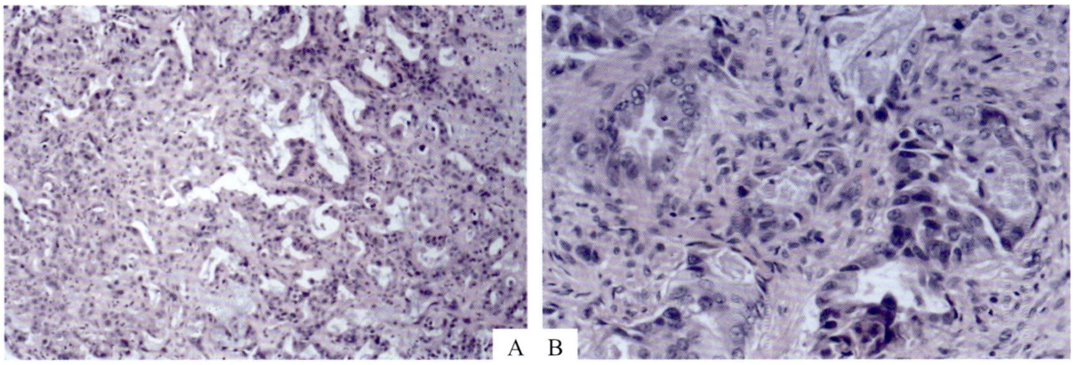

图 18-25 胰腺导管腺癌

图 A，肿瘤排列成不规则的腺样或散在浸润性生长，部分腺腔不完整（HE 染色）；图 B，肿瘤细胞异型性明显，核大、深染，核质比高，腺腔内黏液聚集（HE 染色）

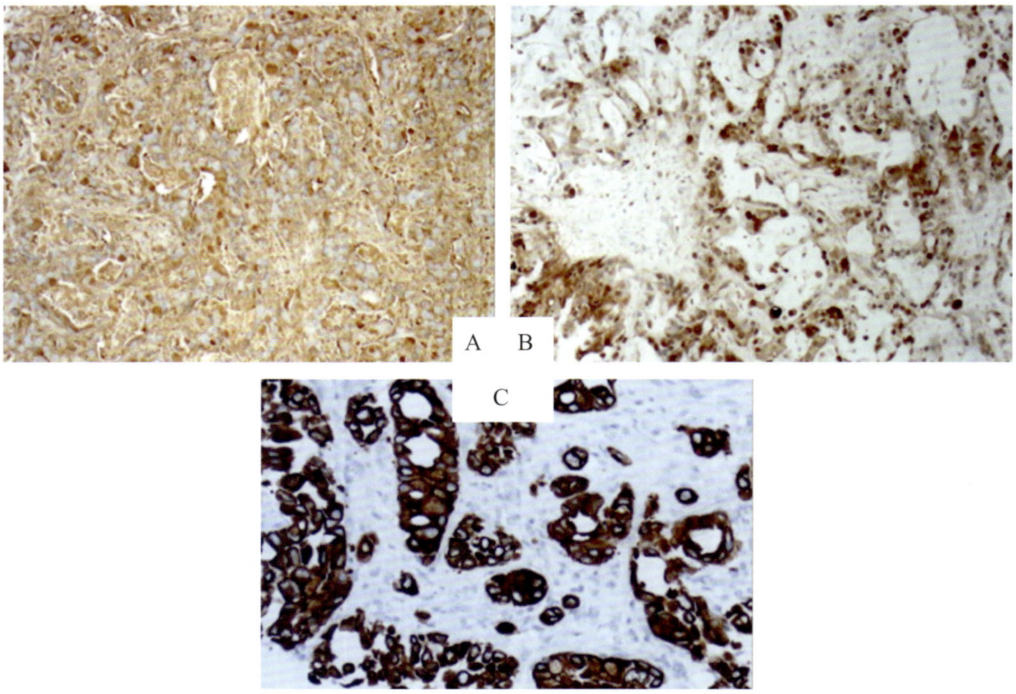

图 18-26　胰腺导管腺癌免疫组化检测

图 A，CA19.9（弥漫+，67%）；图 B， S100p（+，44%）；图 C，CK7（弥漫+，52%）

腺癌相关的 6 个基因（*CDKN2A*、*TP53*、*MLH1*、*BRCA1*、*BRCA2*、*ATM*）的变异，包括 7.9% 有胰腺癌家族史的患者和 5.2% 无胰腺癌家族史的患者 [97]。

使用二代测序技术同时对多个基因进行检测已经成为常规的检测方法，但是，对检测到的基因变异的解读需要专业和经验，仍然是目前遗传性胰腺癌诊断的瓶颈。

其他检查

一、影像学检查

影像检查能在多达 25% 的病例中发现癌前病变。 对于这些风险较高的患者，建议进行影像学筛查。早期筛查是实现胰腺癌早期诊断的重要方法。多探测器计算机断层扫描（multidetector computed tomography），MRI 或磁共振胰胆管造影（magnetic resonance cholangiopancreatography）以及内窥镜超声检查可以用作筛查手段。内窥镜超声检查有助于导管内乳头状黏液性肿瘤的诊断，而内窥镜超声引导的细针穿刺可提供小胰腺病变的样本。MRI 为胰腺癌提供一种无风险的对高危人群的筛查方法，同时可以避免辐射暴露和胰腺炎的危险。双能 CT 和全身 MRI 的最新进展已经为临床提供一线成像筛查选项 [98,99]。

二、肿瘤相关微生物组检查

对胰腺导管腺癌（pancreatic ductal adenocarcinoma，PDAC）中微生物组的深入研究可以帮助肿瘤筛查或早期诊断方法的建立，实施癌症细菌疗法，调整治疗效果甚至减轻不良反应等，为 PDAC 患者带来新的治疗机会和生存希望 [100-103]。已经证明口腔病原体、齿龈卟啉单胞菌和聚合放线菌放线菌与胰腺癌发生的高风险相关，而弗氏杆菌属及其瘦足菌属能降低胰腺癌发生风险 [104]。具体机制主要包括维持炎症、调节免疫系统 - 微生物 - 肿瘤轴、影响新陈代谢以及改变肿瘤的微环境细菌和病毒可导致慢性炎症、抗凋亡而延长细胞存活等。

越来越多的证据表明，肠道菌群参与化学治疗药物和肿瘤微环境（tumor microenvironment，TME）的代谢，影响常规化学疗法和免疫疗法对胰腺癌的疗效 [105]。

肠道菌群与癌症疗法之间的相互作用是复杂的，可以是癌症依赖性、治疗依赖性甚至肿瘤分期依赖性，即在某些癌症中，肠道菌群是维持疗效的前提条件。然而，在其他癌症中，肠道菌群的消耗能显著提高疗效 [105]。

使用宏基因组学（metagenomics）分析和其他

高通量技术对 16S rRNA 鉴定，临床医生可以在肿瘤发生侵袭前监测治疗效果，替代当前的一线治疗方案，并提供可能的治愈目标。

治疗与预后

胰腺癌被诊断时，往往伴有严重疼痛，缓解症状的处理仍然是癌症护理和治疗的重要组成部分。这也称为症状管理、姑息治疗或支持性护理。

手术切除是胰腺癌唯一的可能治愈方法，需要早期进行。然而，只有 15% ~ 20% 的患者在诊断时可以进行胰腺切除术。胰十二指肠切除术后的 5 年生存率虽然低，但明显高于那些不能手术切除的患者。在某些高风险人群，包括有家族性胰腺癌和遗传性肿瘤综合征的个体，其胰腺癌的终生风险显著升高，可能受益于筛查，目的是监控可干预的早期胰腺癌病变[106]。目前，有 80%以上的患者在切除后复发。

用于 *BRCA1/2* 变异病例的 ADP- 核糖聚合酶抑制剂或用于错配修复缺陷病例的免疫检查点抑制剂的临床试验正在进行中[106]。

胰腺腺癌的预后很差，仍然是致命的恶性肿瘤。当前，许多临床试验试图评估 PAC 中免疫治疗策略的有效性，包括免疫细胞周期监控点抑制剂、癌症疫苗、过继性细胞转移、MEK 抑制剂，以及低氧和基质靶向剂放疗化疗或其他分子靶向药物的联合治疗；然而，其具体疗效仍然在深入研究中。当采用免疫疗法与其他治疗方式相结合的联合治疗方法时，似乎具有提高疗效的协同效应[107]。

胰腺导管腺癌被认为是高度免疫抑制和异质性肿瘤。尽管对肿瘤的遗传背景有了更深入的了解，并且对肿瘤的微环境有了更好的了解，但免疫检查点抑制剂疗法（靶向 CTLA4、PD1、PDL1）对 PDAC 并不是很成功。用 6- 重氮 -5- 氧 -l- 正亮氨酸（6-diazo-5-oxo-l-norleucine， DON）治疗可以增加胰腺肿瘤对 PD-1 疗法敏感性，导致肿瘤消退并能延长生存期[108,109]。

采用冷冻消融术治疗胰腺癌能延长无法手术切除胰腺癌患者的存活期。该治疗模式对经选择的患者能较满意的局部控制胰腺癌肿，延长患者存活期。已有使用经皮冷冻联合放射性碘粒子植入对晚期遗传性胰腺癌治疗而取得较满意疗效的案例，有治疗后存活期可达 4 年的报道[110,111]。

遗传咨询与孕产前诊断

一、家族性胰腺癌筛查

1. **最近美国胃肠病学协会（**American Gastro-entero logical Association**）对高危人群的胰腺癌筛查提出13个建议**[112]**：**

（1）在确定为高风险的患者中，应考虑对胰腺癌进行筛查，包括患有胰腺癌患者的一级亲属，且其亲属中至少有 2 个肿瘤相关的亲属。

（2）对于胰腺癌风险增加的遗传综合征患者，应考虑进行胰腺癌筛查，包括所有 Peutz-Jeghers 综合征、遗传性胰腺炎和 *CDKN2A* 基因变异的患者，患有 Lynch 综合征的胰腺癌亲属，以及 *BRCA1*，*BRCA2*，*PALB2* 和 *ATM* 基因变异的家属成员。

（3）对于家族性胰腺癌亲属，应考虑进行基因检测和咨询。

（4）对于能接受胰腺癌筛查的高危患者，应转诊至胰腺肿瘤诊断中心。

（5）临床医生不应对风险一般的个体进行胰腺癌筛查。

（6）高危人群的胰腺癌筛查应从 50 岁开始，或者比家族患者的最早发病年龄低 10 岁。对于患有遗传性胰腺炎的 *CKDN2A* 和 *PRSS1* 变异携带者，应在 40 岁时开始筛查，而对于 Peutz-Jeghers 综合征基因携带者，应在 35 岁时开始筛查。

（7）应结合磁共振成像和内镜超声（EUS）使用，作为接受胰腺癌筛查个人的首选筛查方法。

（8）筛查检测的目标胰腺肿瘤是可切除的 I 期胰腺导管腺癌和高危前肿瘤，例如导管内乳头状黏液性肿瘤，高度不典型增生和一些增大的胰腺上皮内瘤变。

（9）当没有胰腺病变时，应考虑 12 个月的筛查间隔。间隔检查期发现低风险病变时应使用内镜超声进行检查，并结合多学科小组会诊。对于没有计划手术切除的案例，应在 3-6 个月内使用内镜超声对不确定的病变进行评估，对高危病变的应在 3 个月内使用内镜超声进行评估。对于高危个体兼有新发糖尿病患者，应使用其他诊断方法和调整监测间隔。

（10）应组成多学科团队，与高风险个体及其家人一起共同沟通，针对筛查期间的异常发现制定治疗决策。

表 18-11 家族性胰腺癌在家族成员中的发生风险

患胰腺癌一级亲属个数	标准发病率	胰腺癌终生发生风险（%）
≥3 个一级亲属患胰腺癌	32（10.4 ~ 74.7）	40
2 个一级亲属患胰腺癌	6.4（1.8 ~ 16.4）	8 ~ 12
1 个一级亲属患胰腺癌	4.5（0.54 ~ 16.3）	6.0

（11）应在胰腺肿瘤患者流量大的医疗中心进行手术切除。

（12）对有由非胰腺癌导致严重并发症死亡风险，而鉴定不宜进行胰腺切除术的高危人群，临床医生应考虑停止进行家族性胰腺癌筛查。

（13）应在开始筛查之前与患者讨论胰腺癌筛查的局限性和潜在风险。

2. **对于发现有癌前症状或有可识别的遗传易感的患者，建议进行影像学筛查**。多探测器计算机断层扫描，MRI 或磁共振胰胆管造影以及内窥镜超声检查可以用作筛查手段。

无创性的双能 CT 和全身 MRI 检查可以用于一线筛查选项[99]。

二、携带者生育咨询

家族性胰腺癌风险评估比较复杂，如果能确定属于常染色体显性遗传，患者或者变异基因携带者后代是基因携带者的概率是 50%，而胰腺癌的发生风险在不同的肿瘤综合征有差异，随着年龄的增大以及家族里肿瘤患者数增加而升高（表 18-11）。对于生育期患者，建议选择产前诊断和辅助生殖技术，包括胚胎植入前遗传学诊断。需充分讨论患病风险、基因检测技术的局限性和获益。

二、孕产前遗传学诊断

对于患者家庭成员，建议进行遗传咨询，咨询相关的风险评估方式和监测管理方法，若符合临床诊断标准的推荐，应考虑基因检测（详细请参考第 1 章）。

（田艳涛　陆国辉）

第四节　遗传性胰腺炎

遗传性胰腺炎（hereditary pancreatitis, HP）患者的胰腺癌风险高于一般人群，所以在此也对遗传性胰腺炎进行描述。

遗传性胰腺炎传统上指的是一个家族中有两个或两个以上的个体患病[113-115]，于 1952 年首次描述，其发病率大约是每 30 万人中就有 1 人患此病[114]。此外，HP 可以导致有胚系致病性变异的胰腺癌[113,115]。

主要临床表现

遗传性胰腺炎患者的临床特征包括儿童急性发作、疼痛、糖尿病、和胰腺癌发病风险增加。其病程从几天到几周不等，可以复发，发展为超过 6 个月的慢性胰腺炎，持续时间为几年。大多数遗传性胰腺炎患者在 10 岁时首先出现急性胰腺炎，在 20 岁时出现慢性疾病，患者（特别是 10 岁前发病）的胰腺腺癌的风险显著增加。遗传性胰腺炎患者可能会出现慢性胰腺炎的后遗症，例如狭窄和积液以及外分泌和内分泌功能不全[115]。

遗传方式与相关致病基因

目前已经发现能影响胰腺消化酶作用的多个基因缺陷。最常见的是 *PRSS1*、*CFTR*、*SPINK1* 和 *CTRC* 基因。*PRSS1* 相关遗传性胰腺炎的遗传方式是常染色体显性遗传，而 *CFTR* 和 *SPINK1* 基因变异相关遗传性胰腺炎的遗传方式通常是常染色体隐性遗传，*CTRC* 基因变异能够增加 HP 发病风险。环境因素也会与遗传因素相结合增加发病风险[114-116]。

位于染色体 7q34 的 *PRSS1*[OMIM: 276000] 基因发生变异是胰腺炎最常见的遗传原因，占 HP 的 80%[117-120]。该基因编码阳离子胰蛋白酶原，是丝氨酸蛋白酶家族成员之一，由胰腺分泌到小肠中发挥作用。

遗传方式是常染色体显性的遗传性胰腺炎，相关基因的外显率存在差异，在 40% ~ 96%[121-124]。因此，难以预测携带致病性 *PRSS1* 基因变异的症状前个体的疾病进展状态，即使在同一个家庭中患病成员之间，症状和发病时间有非常大的区别。已发现高外显率的 *PRSS1* 致病性变异，包括 p.Asn29Ile、p.Arg122His、p.Arg16Val 和 p.Arg122Cys[124]。

CFTR[OMIM: 602421] 基因，位于染色体 7q31.2。*CFTR* 基因变异与影响多系统的囊性纤维化相关，属于常染色体隐性遗传。囊性纤维化最常见的特征之一是胰腺功能改变，因此在孤立性胰腺疾病患者中发现 *CFTR* 基因变异并不奇怪[125,126]。然而，与携带两个 *CFTR* 相位基因致病性变异的典型囊性纤维化患者不同，遗传性胰腺炎患者的一个等位基因是有致病性严重的 *CFTR* 基因变异，而另一个 *CFTR* 等位基因变异的致病性温和，或者两个致病性低等位基因变异[125]。某些 *CFTR* 变异，例如 p.R75Q，只与胰腺炎的发生相关而与囊性纤维化无关[127]。*CFTR* 和 *SPINK1* 基因变异可通过双基因显性或隐性遗传从而增加胰腺炎发生的风险[128]。

与丝氨酸蛋白酶抑制剂 Kazal 1 型相关基因 *SPINK1*[OMIM: 167790]，位于染色体 5q32，是遗传性胰腺炎的另一个基因。SPINK1 蛋白通过抑制胰腺中的胰蛋白酶活性来阻止胰蛋白酶原的过早激活[126]。因此，*SPINK1* 基因变异可能导致 SPINK1 蛋白抑制胰蛋白酶的能力降低[124]。*SPINK1* 变异通常属常染色体隐性遗传，其中以第 34 号密码子的单个变异(p.N34S)最常见[129,130]。*CFTR* 基因 p.R75Q 变异和 *SPINK1* 基因变异的共同存在能导致 HP 发病风险的增加[129]。

位于染色体 1p36.21 的 *CTRC* 基因 [OMIM: 601405] 的变异能增加胰腺炎的风险[131]。*CTRC* 基因编码一种称为糜蛋白酶 C（chymotrypsin C, CTRC）的消化酶，能促进胰蛋白酶原和胰蛋白酶的蛋白水解失活过程，是限制胰腺内胰蛋白酶原激活所必需。*CTRC* 的功能丧失型变异导致 CTRC 蛋白的分泌能力减弱，催化活性减弱，不能降解胰蛋白酶。已经发现不少 *CTRC* 变异与胰腺炎的发生相关，例如 p.A73T、p.V235I、p.R253W、和 p.K247_R254del 等，但是，*CTRC* 变异属于遗传性胰腺炎的易感因素，需要通过与 *SPINK1* 变异或与环境因素的相互作用才导致疾病的发生[132]。

HP 的复杂性及其可变外显率表明，虽然基因变异是疾病的危险因素，但一些环境因素，如不良饮食习惯、抽烟、饮酒，也会增加疾病发生风险。

临床诊断依据

HP 的临床表现与慢性酒精性胰腺炎相似。然而，慢性酒精性胰腺炎多在 40 ~ 50 岁发病，而遗传性胰腺炎的发生年龄轻，通常是 10 ~ 20 岁，而且通常出现复发性急性胰腺炎。在家族里出现两个或两个以上一级亲属或两个二级亲属患者，胰腺癌发生风险高[115]。

遗传性胰腺炎相关基因的胚系致病性变异是确诊的重要依据。

主要病理诊断特征

这里主要介绍的是基因检测。遗传性胰腺炎的基因检测通常需要分步进行[114-116,124]。

第一步是对 *PRSS1* 基因进行基因检测。当有症状的患者发现单一 *PRSS1* 基因致病性变异，就可以作为遗传性胰腺炎诊断依据，而对无症状的个体来说是疾病发生的高风险。

如果 *PRSS1* 检测结果为阴性，则可以考虑对 *CFTR*、*SPINK1* 和 *CTRC* 进行基因检测。患者通常是常染色体隐性遗传，也可以是双基因遗传，或者与环境结合的复杂遗传，因此需要确认两个致病性变异才能确认有症状个体的诊断。单个致病性变异会增加胰腺炎发生的风险，但本身并不会导致疾病的发生。

使用四个遗传性胰腺炎相关基因的综合检测可以作为遗传性胰腺炎患者的初步检测。然而，这可能会增加结果分析的复杂性，例如临床意义不明的变异，所以在决定使用这样的检测项目之前，患者应该得到遗传咨询[133]。

值得注意的是，多达 1/3 的急性和慢性胰腺炎病例是由复杂的遗传因素引起，在某些情况下，环境因素可能比遗传因素在这种疾病的发生中起到更重要的作用[85,124]。

治疗与预后

遗传性胰腺炎的治疗因其急性和慢性病程而异。疼痛治疗是急性胰腺炎患者的主要关注点[85,124]。建议急性疾病患者规避吸烟、饮酒[85,125]。慢性胰腺炎患者可采用胰酶替代疗法以帮助消化。在一些严重的病例中，患者可以接受胰岛自体移植全胰切除术[85,124]。额外的治疗应根据疾病的临床表现（如糖尿病）而定。遗传性胰腺炎继发的糖尿病具有较早发病，多样的临床表现以及极其不稳定的血糖控制等特点。糖尿病的治疗方法因临床表现而异，通常需要使用胰岛素来控制血糖[134]。

遗传性胰腺炎是慢性胰腺炎的原因之一，而大约80%的慢性胰腺炎患者出现复发性或慢性上腹部疼痛。慢性胰腺炎的长期后遗症是糖尿病（38%～40%）和外分泌功能不全（30%～48%）。慢性胰腺炎的诊断是基于胰腺钙化、导管扩张和萎缩的发生，可以通过计算机断层扫描显像或磁共振成像或两者结合而发现。对影像检查正常或模棱两可的复发性急性胰腺炎患者，内窥镜超声可助于慢性胰腺炎的诊断。一线治疗包括戒酒戒烟，并停止使用止痛药（非甾体类抗炎药和阿片类弱类药物，如曲马多）。多种维生素、硒和蛋氨酸组合的使用，能改善胰腺功能，可以控制多达50%慢性胰腺炎患者的临床症状。对有结石、狭窄或两者兼有而导致胰管阻塞的患者，可通过内镜逆行胰胆管造影术（endoscopic retrograde cholangiopancreatography, ERCP），或外科引流方法，例如有或无胰头切除术的胰空肠造口术从导管引流，缓解疼痛[135]。

遗传性胰腺炎预后的另一重点是胰腺癌的发生。在20岁时出现慢性胰腺炎的遗传性胰腺炎患者的胰腺癌风险显著增加[114,115]。以往的一项研究显示：对于遗传性胰腺炎癌变的患者，其发生胰腺炎时的平均年龄为13.9±12.2岁，确诊胰腺癌时的平均年龄为56.9±11.2岁，该研究表明在胰腺炎后39.6±9.7年的胰腺癌风险升高[136]。2018年美国的一项研究显示[116]，HP患者的预期寿命与普通人群相似，而*PRSS1*变异携带者在70岁时罹患胰腺癌的累积风险明显升高达7.2%（95% CI 0-15.4%），但明显低于之前报道的超过44%[115,121]。

遗传咨询与孕产前诊断

遗传性胰腺炎的发生通常与*PRSS1*变异相关，属常染色体显性遗传疾病，其外显率高达80%。疾病能在儿童期发生急性胰腺炎，而在成年初期引起慢性胰腺炎，胰腺癌风险高是疾病的特点，所以疾病对家庭的影响相当大。

由于HP的严重性和结果高度不可预测，疾病对个人和家庭的影响各不相同：①对疾病疼痛的“担心”和“无助”是家庭经常面对的最大问题；②患者对药物的成瘾会对其家庭带来严重的影响；③患者在学校学习的影响及其给家长带来的工作限制而导致家庭中度到严重的经济困难；④家族成员对疾病的遗传方式不理解而对疾病的遗传学检查重要性不重视。这些都是遗传咨询师进行遗传咨询时应该考虑的重要内容[135,137]。

HP患者的管理包括：①避免环境触发因素，例如喝酒，吸烟等；②监视胰腺腺癌的发生；③内分泌功能不全的药物治疗；④疼痛治疗；⑤对内镜检查或手术并发症的治疗。对患者的护理应个体化，重点在于早期诊断和多学科参与。

临床上，建议对满足以下一项或多项的患者进行基因检测[115]：

（1）特发性慢性胰腺炎，复发性急性胰腺炎或儿童胰腺炎的家族病史。

（2）已知基因变异的HP亲属。

（3）小儿原因不明的胰腺炎。

（4）<25岁患者的特发性慢性胰腺炎。

（5）病因不明的复发性急性胰腺炎。

检测阳性结果一生中患HP的风险高达80%。对未成年无症状患者进行基因检测的决定应因人而异。

导致遗传性胰腺炎的遗传方式有常染色体显性和常染色体隐性，但也受其他因素的影响而复杂，在进行遗传咨询和孕产前基因检测时需要按照全面的遗传学分析[85,124,133]。有关其他的遗传咨询和孕产前诊断详见第1章相关内容。

（陆国辉 田艳涛）

参考文献

[1] Nagy R. The genetics of endocrine neoplasia. Curr Probl Cancer, 2014, 38(6): 262-273.
[2] Petr EJ, Else T. Genetic predisposition to endocrine tumors: diagnosis, surveillance and challenges in care. Semin Oncol, 2016, 43(5): 582-590.
[3] McDonnell JE, Gild ML, Clifton-Bligh RJ, et al. Multiple endocrine neoplasia: an update. Intern Med J, 2019, 49(8): 954-961.
[4] Thakker RV. Multiple endocrine neoplasia type 1 (MEN 1) and type 4 (MEN 4). Mol Cell Endocrinol, 2014, 386: 2-15.
[5] Kloos RT, Eng C, Evans DB, et al. Medullary thyroid cancer: management guidelines of the American Thyroid

Association. Thyroid, 2009, 19: 565–612.
[6] Singh G, Mulji NJ, Jialal I. Multiple Endocrine Neoplasia Type 1 (MEN I, Wermer Syndrome). //StatPearls [Internet]. Treasure Island (FL): StatPearls Publishing, 2021.
[7] Thakker RV, Newey PJ, Walls GV, et al. Clinical practice guidelines for multiple endocrine neoplasia type 1 (MEN1). J Clin Endocrinol Metab, 2012, 97(9): 2990-3011.
[8] Walls GV. Multiple endocrine neoplasia (MEN) syndromes. Semin Pediatr Surg, 2014, 23: 96-101.
[9] Cristina EV, Falchetti Alberto F. Management of familial hyperparathyroidism syndromes: MEN1, MEN2, MEN4, HPT-Jaw tumour, familial isolated hyperparathyroidism, FHH, and neonatal severe hyperparathyroidism. Best Pract Res Clin Endocrinol Metab, 2018, 32(6): 861-875.
[10] Cetani F, Saponaro F, Borsari S, et al. Familial and hereditary forms of primary hyperparathyroidism. Front Horm Res, 2019, 51: 40-51.
[11] Ospina NS, Donegan D, Rodriguez-Gutierrez R, et al. Assessing for multiple endocrine neoplasia type 1 in patients evaluated for Zollinger-Ellison syndrome—clues to a safer diagnostic process. Am J Med, 2017, 130: 603-605.
[12] Frost M, Lines KE, Thakker RV. Et al. Current and emerging therapies for PNETs in patients with or without MEN1. Nat Rev Endocrinol, 2018, 14(4): 216-227.
[13] Takagi J, Otaken K, Morishita M, et al. Multiple endocrine neoplasia type 1 and cushing's syndrome due to an aggressive ACTH producing thymic carcinoid. Intern Med, 2006, 45(2): 81-86.
[14] Simonds W, Varghese S, Marx SJ, et al. Cushing's syndrome in multiple endocrine neoplasia type 1. Clin Endocrinol (Oxf), 2012, 76(3): 379-386.
[15] Lips CJ, Dreijerink KM, Höppener JW. Variable clinical expression in patients with a germline MEN1 disease gene mutation: clues to a genotype-phenotype correlation. Clinics (Sao Paulo), 2012, 67(Suppl 1): 49-56.
[16] Bano G, Hodgson S. Diagnosis and management of hereditary thyroid cancer. Recent Results Cancer Res, 2016, 205: 29-44.
[17] Coyle D, Friedmacher F, Puri P. The association between Hirschsprung's disease and multiple endocrine neoplasia type 2a: a systematic review. Pediatr Surg Int, 2014, 30(8): 751-756.
[18] Kovac M, Woolley C, Ribi S, et al. Germline RET variants underlie a subset of paediatric osteosarcoma. J Med Genet, 2021, 58(1): 20-24.
[19] Alrezk R, Hannah-Shmouni F, Stratakis CA. MEN4 and CDKN1B mutations: the latest of the MEN syndromes. Endocr Relat Cancer, 2017, 24(10): T195-T208.
[20] Agarwal SK, Kester MB, Debelenko LV, et al. Germline mutations of the MEN1 gene in familial multiple endocrine neoplasia type 1 and related states. Hum Mol Genet, 1997, 6(7): 1169-1175.
[21] Lemos MC, Thakker RV. Multiple endocrine neoplasia type 1 (MEN1): analysis of 1336 mutations reported in the first decade following identification of the gene. Hum Mutat, 2008, 29(1): 22-32.
[22] Karges W, Jostarndt K, Maier S, et al. Multiple endocrine neoplasia type 1 (MEN1) gene mutations in a subset of patients with sporadic and familial primary hyperparathyroidism target the coding sequence but spare the promoter region. J Endocrinol, 2000, 166(1): 1-9.
[23] Pannett AA, Thakker RV. Somatic mutations in MEN type 1 tumors, consistent with the Knudson "two-hit" hypothesis. J Clin Endocrinol Metab, 2001, 86(9): 4371-4374.
[24] Knudson AG, Jr, Strong LC, Anderson DE. Heredity and cancer in man. Prog Med Genet, 1973, 9: 113-158.
[25] Plaza-Menacho I. Structure and function of RET in multiple endocrine neoplasia type 2. Endocr Relat Cancer, 2018, 25(2): T79-T90.
[26] Raue F, Frank-Raue K. Update on multiple endocrine neoplasia type 2: focus on medullary thyroid carcinoma. J Endocr Soc, 2018, 2(8): 933-943.
[27] Yasir M, Mulji NJ, Kasi A. Multiple Endocrine Neoplasias, Type 2 (MEN Ⅱ, Pheochromocytoma and Amyloid Producing Medullary Thyroid Carcinoma, Sipple Syndrome). //StatPearls [Internet]. Treasure Island (FL): StatPearls Publishing, 2021.
[28] Chasseloup F, Pankratz N, Lane J, et al. Germline CDKN1B loss-of-function variants cause pediatric Cushing's disease with or without an MEN4 phenotype. J Clin Endocrinol Metab. 2020, 105(6): 1983-2005.
[29] Eng C. Multiple Endocrine Neoplasia Type 2. //Adam MP, Ardinger HH, Pagon RA, et al. GeneReviews®. Seattle (WA): University of Washington, 1993-2021.
[30] Ventura M, Melo M, Carrilho F. et al. Outcome and long-term follow-up of adrenal lesions in multiple endocrine neoplasia type 1. Arch Endocrinol Metat, 2019, 63(5): 516-523.
[31] Gatta-Cherifi B, Chabre O, Murat A, et al. Adrenal involvement in MEN1. Analysis of 715 cases from the Groupe détude des Tumeurs Endocrines database. Eur J Endocrinol, 2012, 166: 269-279.
[32] Langer P, Cupisti K, Bartsch DK, et al. Adrenal involvement in multiple endocrine neoplasia type 1. World J Surg, 2002, 26: 891-896.
[33] Plamper M, Schreiner F, Gohlke B, et al. Thyroid disease in children and adolescents with PTEN hamartoma tumor syndrome (PHTS). Eur J Pediatr, 2018, 177(3): 429-435.
[34] Singh-Ospina N, Brito JP, Maraka S, et al. Diagnostic accuracy of ultrasound-guided fine needle aspiration biopsy for thyroid malignancy: systematic review and meta-analysis. Endocrine, 2016, 53(3): 651-661.
[35] Schernthaner-Reiter MH, Trivellin G, Stratakis CA. MEN1, MEN4, and Carney complex: pathology and molecular genetics. Neuroendocrinology, 2016, 103(1): 18-31.
[36] Turner JJ, Christie PT, Pearce SH, et al. Diagnostic challenges due to phenocopies: lessons from multiple endocrine neoplasia type1 (MEN1). Hum Mutat, 2010, 31(1): E1089-1101.
[37] Accardo G, Conzo G, Esposito D, et al. Genetics of medullary thyroid cancer: an overview. Int J Surg, 2017,

41(Suppl) 1: S2-S6.
[38] Borsari S, Pardi E, Pellegata NS, et al. Loss of p27 expression is associated with MEN1 gene mutations in sporadic parathyroid adenomas. Endocrine, 2017, 55(2): 386-397.
[39] Norton JA, Krampitz G, Jensen RT. Multiple endocrine neoplasia: genetics and clinical management. Surg Oncol Clin N Am, 2015, 24(4): 795-832.
[40] Grubbs EG, Lechan RM, Edeiken-Monroe B, et al. Early thyroidectomy in multiple endocrine neoplasia: a four decade experience. Endocr Relat Cancer, 2020, 27(8): T1-T8.
[41] Samuel A. Wells, Jr. , Sylvia L. ASA, et al. Revised american thyroid association guidelines for the management of medullary thyroid carcinoma. Pediatrics, 2018, 142(6): e20183062.
[42] Redaelli S, Plaza-Menacho I, Mologni L. Novel targeted therapeutics for MEN2. Endocr Relat Cancer, 2018, 25(2): T53-T68.
[43] Ilanchezhian M, Khan S, Okafor C, et al. Update on the treatment of medullary thyroid carcinoma in patients with multiple endocrine neoplasia type 2. Horm Metab Res, 2020, 52(8): 588-597
[44] Li AY, McCusker MG, Russo A, et al. RET fusions in solid tumors. Cancer Treat Rev, 2019, 81: 101911.
[45] Wells SA Jr. Progress in endocrine neoplasia. Clin Cancer Res, 2016, 22(20): 4981-4988.
[46] Bartsch DK, Langer P, Wild A, et al. Pancreaticoduodenal endocrine tumors in multiple endocrine neoplasia type 1: surgery or surveillance? Surgery, 2000, 128(6): 958-966.
[47] Al-Salameh A, Baudry C, Cohen R. Update on multiple endocrine neoplasia type 1 and 2. Presse Med, 2018, 47(9): 722-731.
[48] Wild CP, Weiderpass E, Stewart BW. World cancer report: cancer research for cancer prevention. Lyon: International Agency for Research on Cancer, 2020.
[49] Guilmette J, Nosé V. Hereditary and familial thyroid tumours. Histopathology, 2018, 72(1): 70-81.
[50] Ammar SA, Alobuia WM, Kebebew E. An update on familial nonmedullary thyroid cancer. Endocrine, 2020, 68(3): 502-507.
[51] Capezzone M, Robenshtok E, Cantara S, et al. Familial non-medullary thyroid cancer: a critical review. J Endocrinol Invest, 2021, 44(5): 943-950.
[52] Vriens MR, Suh I, Moses W, et al. Clinical features and genetic predisposition to hereditary nonmedullary thyroid cancer. Thyroid, 2009, 19(12): 1343-1349.
[53] Zhang Q, Yang S, Meng XY, et al. Clinical analysis of familial nonmedullary thyroid carcinoma. World J Surg, 2016, 40(3): 570-573.
[54] Mazeh H, Sippel RS. Familial nonmedullary thyroid carcinoma. Thyroid, 2013, 23(9): 1049-1056.
[55] Gillanders SL, O'Neill JP. Prognostic markers in well differentiated papillary and follicular thyroid cancer (WDTC). Eur J Surg Oncol, 2018, 44(3): 286-296.
[56] Hi ń cza K, Kowalik A, Kowalska A. Current knowledge of germline genetic risk factors for the development of non-medullary thyroid cancer. Genes (Basel), 2019, 10(7): 482.
[57] Yang SP, Ngeow J. Familial non-medullary thyroid cancer: unraveling the genetic maze. Endocr Relat Cancer, 2016, 23(12): R577-R595.
[58] Dong G, Zhang R, Xu J, et al. Association between microRNA polymorphisms and papillary thyroid cancer susceptibility. Int J Clin Exp Pathol, 2015, 8(10): 13450-13457.
[59] Wen J, Gao Q, Wang N, et al. Association of microRNA-related gene XPO5 rs11077 polymorphism with susceptibility to thyroid cancer. Medicine (Baltimore), 2017, 96(24): e6351.
[60] Capezzone M, Cantara S, Marchisotta S, et al. Short telomeres, telomerase reverse transcriptase gene amplification, and increased telomerase activity in the blood of familial papillary thyroid cancer patients. J Clin Endocrinol Metab, 2008, 93(10): 3950-3957.
[61] Capezzone M, Cantara S, Marchisotta S, et al. Telomere length in neoplastic and nonneoplastic tissues of patients with familial and sporadic papillary thyroid cancer. J Clin Endocrinol Metab, 2011, 96(11): E1852-E1856.
[62] He M, Bian B, Gesuwan K, et al. Telomere length is shorter in affected members of families with familial nonmedullary thyroid cancer. Thyroid, 2013, 23(3): 301-307.
[63] Kitano M, Sugitani I, Kazuhisa Toda K, et al. Cytopathological review of patients that underwent thyroidectomies based on the diagnosis of papillary thyroid carcinoma by fine needle aspiration cytology but were later found to have benign tumors by histopathology. Surg Today, 2013, 43(6): 632-637.
[64] Cibas ES, Ali SZ. The 2017 Bethesda system for reporting thyroid cytopathology. Thyroid, 2017, 27(11): 1341-1346.
[65] Filetti S, Durante C, Hartl D, ESMO Guidelines Committee, et al. Thyroid cancer: ESMO clinical practice guidelines for diagnosis, treatment and follow-up. Ann Oncol, 2019, 30(12): 1856-1883.
[66] Klubo-Gwiezdzinska J, Yang L, Roxanne Merkel R, et al. Results of screening in familial non-medullary thyroid cancer. Thyroid, 2017, 27(8): 1017-1024.
[67] Mitchell AL, Gandhi A, Scott-Coombes D, et al. Management of thyroid cancer: United Kingdom National Multidisciplinary Guidelines. J Laryngol Otol, 2016, 130(S2): S150-S160.
[68] Zhang J, Zhang F, Zhao C, et al. Dysbiosis of the gut microbiome is associated with thyroid cancer and thyroid nodules and correlated with clinical index of thyroid function. Endocrine, 2019, 64(3): 564-574.
[69] Feng J, Zhao F, Sun J, et al. Alterations in the gut microbiota and metabolite profiles of thyroid carcinoma patients. Int J Cancer, 2019, 144(11): 2728-2745.
[70] Capezzone M, Fralassi N, Secchi C, et al. Long-term clinical outcome in familial and sporadic papillary thyroid carcinoma. Eur Thyroid J, 2020, 9(4): 213-220.
[71] Grant CS. Papillary thyroid cancer: strategies for optimal individualized surgical management. Clin Ther, 2014,

36(7): 1117-1126.
[72] Raue F, Frank-Raue K. Thyroid cancer: risk-stratified management and individualized therapy. Clin Cancer Res, 2016, 15, 22(20): 5012-5021.
[73] Valerio L, Pieruzzi L, Giani C, et al. Targeted therapy in thyroid cancer: state of the art. Clinical Oncology, 2017, 29(5): 316-324.
[74] Park YJ, Ahn HY, Choi HS, et al. The long-term outcomes of the second generation of familial nonmedullary thyroid carcinoma are more aggressive than sporadic cases. Thyroid, 2012, 22(4): 356-362.
[75] Capezzone M, Marchisotta S, Cantara S, et al. Familial non-medullary thyroid carcinoma displays the features of clinical anticipation suggestive of a distinct biological entity. Endocr Relat Cancer, 2008, 15(4): 1075-1081.
[76] Metcalfe SA. Genetic counselling, patient education, and informed decision-making in the genomic era. Semin Fetal Neonatal Med, 2018, 23(2): 142-149.
[77] Schizas D, Charalampakis N, Kole C, et al. Immunotherapy for pancreatic cancer: a 2020 update. Cancer Treat Rev, 2020, 86: 102016.
[78] Hahn SA, Greenhalf B, Ellis I, et al. BRCA2 germline mutations in familial pancreatic carcinoma. J Natl Cancer Inst, 2003, 95(3): 214-221.
[79] Greer JB, Whitcomb DC, Brand RE. Genetic predisposition to pancreatic cancer: a brief review. Am J Gastroenterol, 2007, 102(11): 2564-2569.
[80] Matsubayashi H, akaori K, Chigusa Morizane C, et al. Familial pancreatic cancer: concept, management and issues. World J Gastroenterol, 2017, 23(6): 935-948.
[81] Carrera S, Sancho A, Azkona E, et al. Hereditary pancreatic cancer: related syndromes and clinical perspective. Hered Cancer Clin Pract, 2017, 15: 19.
[82] Teich N, Rosendahl J, Toth M, et al. Mutations of human cationic trypsinogen (PRSS1) and chronic pancreatitis. Hum Mutat, 2006, 27(8): 721-730.
[83] Stoffel EM, McKernin SE, Brand R, et al. Evaluating susceptibility to pancreatic cancer: asco provisional clinical opinion. J Clin Oncol, 2019, 37(4): 153-164.
[84] Mintziras I, Bartsch DK. Progress report: familial pancreatic cancer. Fam Cancer, 2019, 18(3): 359-362.
[85] Llach J, Carballal S, Moreira L. Familial pancreatic cancer: current perspectives. Cancer Manag Res, 2020, 12: 743-758.
[86] Rahman AU, Zahid E, Khan MT, et al. Familial pancreatic cancer: a critical review. Crit Rev Oncog, 2019, 24(2): 149-156.
[87] Goggins M, Overbeek KA, Brand R, et al. Management of patients with increased risk for familial pancreatic cancer: updated recommendations from the International Cancer of the Pancreas Screening (CAPS) Consortium. Gut, 2020, 69(1): 7-17.
[88] Benzel J, Fendrich V. Familial pancreatic cancer. Oncol Res Treat, 2018, 41(10): 611-618.
[89] Sun H, Dai X, Han B. TRIM29 as a novel biomarker in pancreatic adenocarcinoma. Dis Markers, 2014, 2014: 317817.
[90] Liu ZH, Dong SX, Jia JH, et al. KIF3B promotes the proliferation of pancreatic cancer. Cancer Biother Radiopharm, 2019, 34(6): 355-361.
[91] Li BY, He LJ, Zhang XL, et al. High expression of RAB38 promotes malignant progression of pancreatic cancer. Mol Med Rep, 2019, 19(2): 909-918.
[92] Cao J, Yang JC, Ramachandran V, et al. TM4SF1 regulates pancreatic cancer migration and invasion in vitro and in vivo. Cell Physiol Biochem, 2016, 39(2): 740-50.
[93] Pavlidis ET, Lambropoulou M, Symeonidis NG, et al. The immunohistochemical expression mta 1 protein and its prognostic value in pancreatic cancer. J Invest Surg, 2018, 31(2): 142-150.
[94] Roa-Peña L, Leiton CV, Babu S, et al. Keratin 17 identifies the most lethal molecular subtype of pancreatic cancer. Sci Rep, 2019, 9(1): 11239.
[95] Basturk O, Adsay V, Askan G, et al Intraductal tubulopapillary neoplasm of the pancreas: a clinicopathologic and immunohistochemical analysis of 33 cases. Am J Surg Pathol, 2017, 41(3): 313-325.
[96] Kretz AL, Schaum M, Richter J, et al. CDK9 is a prognostic marker and therapeutic target in pancreatic cancer. Tumour Biol, 2017, 39(2): 1010428317694304.
[97] Hu C, Hart SN, Polley EC, et al. Association between inherited germline mutations in cancer predisposition genes and risk of pancreatic cancer. AMA, 2018, 319(23): 2401-2409.
[98] Yoshida T, Yamashita Y, Kitano M. Endoscopic ultrasound for early diagnosis of pancreatic cancer. Diagnostics (Basel), 2019, 9(3): 81.
[99] Burk KS, Lo GC, Gee MS, et al. Imaging and screening of pancreatic cancer. Radiol Clin North Am, 2017, 55(6): 1223-1234.
[100] Signoretti M, Roggiolani R, Stornello C, et al. Gut microbiota and pancreatic diseases. Minerva Gastroenterol Dietol, 2017, 63(4): 399-410.
[101] Karpiński TM. The microbiota and pancreatic cancer. Gastroenterol Clin North Am, 2019, 48(3): 447-464.
[102] Wei MY, Shi S, Liang C, et al. The microbiota and microbiome in pancreatic cancer: more influential than expected. Mol Cancer, 2019, 18(1): 97.
[103] Ertz-Archambault N, Keim P, Von Hoff D. Microbiome and pancreatic cancer: a comprehensive topic review of literature. World J Gastroenterol, 2017, 23(10): 1899-1908.
[104] Fan X, Alekseyenko AV, Wu J, Human oral microbiome and prospective risk for pancreatic cancer: a population-based nested case-control study. Gut, 2018, 67(1): 120-127.
[105] Zhang X, Liu Q, Liao Q, et al. Pancreatic cancer, gut microbiota, and therapeutic efficacy. J Cancer, 2020, 11(10): 2749-2758.
[106] Ohmoto A, Yachida S, Morizane C. Genomic features and clinical management of patients with hereditary pancreatic cancer syndromes and familial pancreatic cancer. Int J Mol Sci, 2019, 20(3): 561.
[107] Rocha FG. Landmark Series: Immunotherapy and targeted therapy for pancreatic cancer. Ann Surg Oncol, 2021,

28(3): 1400-1406.
[108] Sharma NS, Gupta VK, Garrido VT, et al. Targeting tumor-intrinsic hexosamine biosynthesis sensitizes pancreatic cancer to anti-PD1 therapy. J Clin Invest, 2020, 130(1): 451-465.
[109] Ho WJ, Jaffee EM. Disrupting a converging metabolic target turns up the immunologic-heat in pancreatic tumors. J Clin Invest, 2020, 130(1): 71-73.
[110] 行艳丽, 徐克成, 牛立志, 等. 经皮冷冻治疗胰腺鳞状细胞癌一例. 中华胰腺病杂志, 2011, 11(2): 126.
[111] 徐克成. 践行中国式控癌. 广州 : 羊城晚报出版社, 2018.
[112] Aslanian HR, Lee JH, Canto MI. AGA clinical practice update on pancreas cancer screening in high-risk individuals: expert review. Gastroenterology, 2020, 159(1): 358-362.
[113] LaRusch J, Solomon S, Whitcomb DC. Pancreatitis overview. // Pagon RA, Adam MP, Ardinger HH, et al. GeneReviews®. Seattle (WA): University of Washington, 1993-2021.
[114] Rebours V, Levy P, Ruszniewski P. An overview of hereditary pancreatitis. Dig Liver Dis, 2012, 44(1): 8-15.
[115] Raphael KL, Willingham FF. Hereditary pancreatitis: current perspectives. Clin Exp Gastroenterol, 2016, 9: 197-207.
[116] Shelton CA, Umapathy C, Stello K, et al. Hereditary pancreatitis in the United States: survival and rates of pancreatic cancer. Am J Gastroenterol, 2018, 113(9): 1376.
[117] Teich N, Rosendahl J, Toth M, et al. Mutations of human cationic trypsinogen (PRSS1) and chronic pancreatitis. Hum Mutat, 2006, 27(8): 721-730.
[118] Rinderknecht H, Renner IG, Carmack C. Trypsinogen variants in pancreatic juice of healthy volunteers, chronic alcoholics, and patients with pancreatitis and cancer of the pancreas. Gut, 1979, 20(10): 886-891.
[119] Chen JM, Kukor Z, Le Marechal C, et al. Evolution of trypsinogen activation peptides. Mol Biol Evol, 2003, 20(11): 1767-1777.
[120] Sahin-Toth M, Toth M. Gain-of-function mutations associated with hereditary pancreatitis enhance autoactivation of human cationic trypsinogen. Biochem Biophys Res Commun, 2000, 278(2): 286-289.
[121] Howes N, Lerch MM, Greenhalf W, et al. Clinical and genetic characteristics of hereditary pancreatitis in Europe. Clin Gastroenterol Hepatol, 2004, 2(3): 252-261.
[122] de las Heras-Castano G, Castro-Senosiain B, Fontalba A, et al. Hereditary pancreatitis: clinical features and inheritance characteristics of the R122C mutation in the cationic tryp-sinogen gene (PRSS1) in six Spanish families. JOP, 2009, 10(3): 249-55.
[123] Joergensen M, Brusgaard K, Cruger DG, et al. Incidence, prevalence, etiology, and prognosis of first-time chronic pancreatitis in young patients: a nationwide cohort study. Dig Dis Sci, 2010, 55(10): 2988-2998.
[124] Shelton C, Solomon S, LaRusch J, et al. PRSS1-Related Hereditary Pancreatitis. //Adam MP, Ardinger HH, Pagon RA, et al. GeneReviews®. Seattle (WA): University of Washington, 1993-2021.
[125] Sharer N, Schwarz M, Malone G, et al. Mutations of the cystic fibrosis gene in patients with chronicpancreatitis. N Engl J Med 1998, 339(10): 645-652.
[126] Masamune A. Genetics of pancreatitis: the 2014 update. Tohoku J Exp Med, 2014, 232(2): 69-77.
[127] Ooi CY, Durie PR. Cystic fibrosis transmembrane conductance regulator (CFTR) gene mutations in pancreatitis. Review. J Cyst Fibros, 2012, 11(5): 355-362.
[128] Rosendahl J, Landt O, Bernadova J, et al. CFTR, SPINK1, CTRC and PRSS1 variants in chronic pancreatitis: is the role of mutated CFTR overestimated? Gut, 2013, 62(4): 582-592.
[129] Witt H, Luck W, Hennies HC, et al. Mutations in the gene encoding the serine protease inhibitor, Kazal type 1 are associated with chronic pancreatitis. Nat Genet, 2000, 25(2): 213-216.
[130] LaRusch J, Barmada MM, Solomon S, et al. Whole exome sequencing identifies multiple, complex etiologies in an idiopathic hereditary pancreatitis kindred. JOP, 2012, 13(3): 258-262.
[131] Rosendahl J, Witt H, Szmola R, et al. Chymotrypsin C (CTRC) variants that diminish activity or secretion are associated with chronic pancreatitis. Nat Genet, 2008, 40(1): 78-82.
[132] Beer S, Zhou J, Szabo A, et al. Comprehensive functional analysis of chymotrypsin C (CTRC) variants reveals distinct loss-of-function mechanisms associated with pancreatitis risk. Gut, 2013, 62(11): 1616-1624.
[133] Ellis I. Genetic counseling for hereditary pancreatitis--the role of molecular genetics testing for the cationic trypsinogen gene, cystic fibrosis and serine protease inhibitor Kazal type 1. Gastroenterol Clin North Am, 2004, 33(4): 839-854.
[134] Dytz MG, Marcelino PA, de Castro Santos O, et al. Clinical aspects of pancreatogenic diabetes secondary to hereditary pancreatitis. Diabetol Metab Syndr, 2017, 9: 4. doi: 10. 1186/s13098-017-0203-7.
[135] Singh VK, Yadav D, Garg PK. Diagnosis and management of chronic pancreatitis: a review. JAMA, 2019, 322(24): 2422-2434.
[136] Lowenfels AB, Maisonneuve P, DiMagno EP, et al. Hereditary pancreatitis and the risk of pancreatic cancer. International Hereditary Pancreatitis Study Group. J Natl Cancer Inst, 1997, 89(6): 442-446.
[137]Shelton CA,Grubs RE,Umapathy C,et al. Impact of hereditary pancreatitis on patients and their families. J Genet Couns, 2020, 29(6):971-982.

第 19 章

遗传性肺癌

据 2020 年最新统计，肺癌是全世界最常见的癌症之一，新发病例超 220 万，占所有癌症病例的 11.4%，死亡率很高，占所有癌症死亡病例的 18%，每年造成近 180 万人死亡[1]。肺癌的发生与吸烟有关，但也会影响从不吸烟者。

肺癌的发病率因地区而异，反映出不同的烟草接触史模式。最新统计数据显示[1]，男性发病率在密克罗尼西亚 / 波利尼西亚、东亚和欧洲大部分地区、尤其是东欧最高；而在非洲总体上很低。女性发病率在北美、北欧和西欧以及澳大利亚 / 新西兰最高。但是值得注意的是，中国女性的肺癌发病率与法国等西欧国家接近，尽管这些人群之间的吸烟率存在显著差异，可能是由于中国女性持续暴露在取暖和烹饪等燃烧木炭所产生的烟雾中[1]。

目前的遗传性肺癌研究还处于初期，相对明确的是 *EGFR*[OMIM: 131550] p.T790M 变异与遗传性肺癌综合征相关，遗传性肺癌占肺癌总病例数的百分比也在研究中。

最近的临床研究发现，多原发肺癌（multiple primary lung cancer，MPLC）具有遗传倾向。一项研究表明有肺癌家族史的患者 MPLC 的发病率显著高于无肺癌家族史患者[2]。既往报道显示 MPLC 与基因缺陷有关，如细胞的微卫星不稳定、杂合性缺失、p53、K-ras 过表达等[3]。Li 等人发现 MPLC 先证者有独特的 *EGFR* 变异特征[4]。

第一节　肺癌与吸烟和易感基因的关系

肺癌的两种主要组织学类型是非小细胞肺癌（non-small cell lung carcinoma, NSCLC）（约占病例的 85%）和小细胞肺癌（small cell lung carcinoma, SCLC）。NSCLC 包括 3 种主要类型：鳞状细胞癌、腺癌和大细胞癌[5]。与肺癌发生相关的主要风险因素为烟草烟雾吸入，吸烟导致癌基因和抑癌基因的遗传改变积累，最终导致癌症的发生[6]。在西方人群中，吸烟者占所有肺癌病例的 80% 以上，与从不吸烟者相比，吸烟者患肺癌的相对风险率（relative risk, RR）增加了 10 ~ 20 倍[1,7]。吸烟与 SCLC 和鳞状细胞癌关系最密切，而从不吸烟者中腺癌是最常见的肺癌类型[5]。数据表明，10% ~ 25% 的肺癌病例发生在从不吸烟者中[8]，而就从不吸烟人群来说，肺癌在全球范围内是第四大致死性癌症，仅次于子宫颈癌 / 胰腺癌和前列腺癌[9]。

数据表明，吸烟者和从不吸烟者的肺癌是不同的，它们不仅在流行病学上不同，而且在分子改变和肿瘤微环境特征方面也不同。对于从不吸烟的肺癌患者，深入的分子评估和针对性的治疗选择具有重要意义，因为他们的肿瘤与“常规”吸烟相关的肿瘤相比，分子病理学 / 预后和对治疗的反应明显不同[10]。

（1）流行病学研究表明，从不吸烟的肺癌患者多为女性，表现为腺癌（adenocarcinoma）组织学类型，并且多见于东亚族裔。在亚洲国家，从不吸烟的肺癌患者比例通常高达 15%[11]。

（2）从不吸烟的肺癌患者往往更年轻，对治疗反应更好，预后更佳。主要原因是某些癌基因发生可靶向变异的频率更高，使患者可以使用酪氨酸激酶受体抑制剂（tyrosine kinase inhibitor, TKI）进行靶向治疗。例如，对比吸烟者的腺癌或鳞状细胞癌，*ALK*[OMIM: 105590] 基因重排在从不吸烟者的腺癌中更为常见[10]。而对于以*ALK*重排为特征的肿瘤中，诸如克唑替尼、塞瑞替尼、阿来替尼、布加替尼和劳拉替尼等靶向治疗药物是有效的治疗选择，因此正确诊断肿瘤的分子谱非常重要[12,13]。另外，肿瘤代谢综合征也与肺腺癌的发生有关，特别是在从不吸烟人群中，全基因组关联研究（Genome-Wide Association Studies，GWAS）已证明*EGFR*、*VTL1A*、*TNFRSF10C*[OMIM: 603613]、*C3ORF21*[OMIM: 614552]、*TNFSF10C*、*BHLHB5*[OMIM: 613483]和*BOLL*[OMIM: 606165]基因的高度甲基化参与了肺腺癌以及肿瘤代谢综合征的致病途径[10,14]。

（3）在吸烟者和从不吸烟者中，肿瘤的微环境似乎也不同；因为吸烟会导致肺上皮细胞的DNA损伤并改变局部支气管的免疫系统[10]，最终导致微环境的改变；而在从不吸烟者中，肿瘤微环境内的免疫稳态似乎没有受到损害[15]。因此，某些类型的免疫细胞功能异常很有可能导致吸烟的肺癌患者预后恶化。

随着目前控制烟草使用的政策在全球范围内的实施，从不吸烟者中肺癌病例的比例相对增加。因此，需要更好地了解疾病的致病因素，包括遗传易感性。许多从不吸烟的肺癌患者表现出明显的遗传易感性，有几个基因与肺癌发生风险的增加有关。由于预后与疾病诊断阶段密切相关，因此，医生需要更好地了解与从不吸烟者肺癌相关的遗传因素以及何时需要进行遗传咨询，以便为易感家庭提供有效的筛查方法和检测无症状携带者。有必要开展更多的研究，为潜在的肺癌风险相关胚系等位基因变异携带者提供基于证据的筛查指南。

2017年发表的一项候选基因研究使用来自555例肺腺癌的胚系序列数据来评估肺腺癌与*ATM*[OMIM: 607585]、*BRCA2*[OMIM: 600185]、*CHEK2*[OMIM: 604373]、*EGFR*、*PARK2*[OMIM: 600116]、*TERT*[OMIM: 187270]、*TP53*[OMIM: 191170]和*YAP1*[OMIM: 606608]等基因的关系。研究结果表明在5个基因中发现了14个致病性变异，频率为2.5%。这些变异在与DNA修复途径相关的基因中更常见，例如*ATM*，其占比高达50%，其次是*TP53*、*BRCA2*、*EGFR*和*PARK2*[13]。

（周清　周承志）

第二节　*EGFR* p.T790M 变异相关遗传性肺癌综合征

尽管来自各个器官的绝大多数恶性肿瘤都呈散发性，但我们有时还会遇到遗传性癌症综合征，例如遗传性非息肉性结直肠癌（hereditary nonpolyposis colorectal cancer, HNPCC）、家族性腺瘤性息肉病（familial adenomatous polyposis, FAP）、遗传性乳腺癌/卵巢癌综合征（hereditary breast and ovarian cancer syndrome, HBOCS）、Li-Fraumeni综合征、视网膜母细胞瘤和多发性内分泌腺瘤病。与其他器官相比，大多数肺癌是散发的，而遗传性肺癌很少见。尽管很少观察到遗传性肺癌，但是最近的研究发现某些肺癌患者却存在“遗传性*EGFR*变异”，而且数据表明，*EGFR*胚系变异可能与肺癌风险增加有关。一些病例报告描述了EGFR激酶结构域中的胚系基因变异，例如p.R776G、p.R776H、p.T790M、p.V843I和p.P848L等，这些变异会增加患癌的风险。其中，p.T790M是最常被报告的，似乎与从不吸烟者的特定肺癌综合征有关[17,18]。各种研究已表明肺癌的家族聚集与*EGFR* p.T790M胚系变异相关，称之为*EGFR* p.T790M变异相关遗传性肺癌综合征。*EGFR*被认为是主要的癌症易感基因，在携带*EGFR* p.T790M胚系变异的从不吸烟者中，肺癌的发生风险估计为31%[19]。据推测，携带有p.T790M变异的*EGFR*本身是一个弱癌基因，但当与常见的继发性体细胞*EGFR*激活变异相关联时，致癌潜力显著增强，可能有助于疾病的早期发生。已经发现73%患有肺癌且携带p.T790M胚系基因变异的患者带有第二个激活变异[19]。

主要临床表现

早期肺癌基本上没有症状，与散发性肺癌相比，*EGFR* p.T790M胚系变异相关遗传性肺癌综合征多见于女性，发病年龄早，肺内可见多个肿瘤，并以腺癌常见。

EGFR p.T790M胚系变异存在于大约1%的NSCLC病例中[18]，诊断中位年龄为40岁，最常见的组织学类型是腺癌。Gazdar等[19]研究了带有*EGFR* p.T790M胚系变异的家系，p.T790M胚系基因变异与女性和从不吸烟者的关联更为频繁，这与散发性肺癌不同。数例p.T790M胚系基因变异的患者有

多个肺肿瘤，而未受影响的携带者的计算机断层扫描（CT）显示双侧肺有多个病因不明的磨玻璃样结节，这意味着他们有多个侵袭前病变。尽管 *EGFR* 的体细胞基因变异在东亚患者中更为普遍，但已有报道显示，p.T790M 胚系基因变异可能在白种人或东印度人中更为高发，东亚种族中尚未见 p.T790M 胚系基因变异的报道。2 份报告中出现 *EGFR* p.V8431 胚系基因变异的受影响成员为东亚人，另一份报道则为白种人[17]。

遗传方式与相关致病基因

正如上述，*EGFR* p.T790M 变异相关遗传性肺癌综合征与 *EGFR* 基因变异相关，其遗传方式被认为是常染色体显性遗传。

EGFR [OMIM: 131550] 位于染色体 7p11.2 区域，全长 192.61 kb，包含 28 个外显子，27 个内含子（NM_005228.5）。*EGFR* 编码的蛋白是表皮生长因子受体，是蛋白激酶的超家族成员中的一种跨膜糖蛋白。EGFR 作为细胞表面蛋白可与表皮生长因子家族成员结合，引发受体的二聚化和细胞内激酶结构域的自磷酸化并激活下游信号通路，导致细胞增殖[5]。

最初对酪氨酸激酶抑制剂（tyrosine kinase inhibitor，TKI）做出反应的肺癌通常在表皮生长因子受体基因 *EGFR* 的酪氨酸激酶结构域中具有体细胞功能性变异[20,21]。尽管对 TKI 疗法有初始反应，但肿瘤通常会因获得性耐药的发生而复发或进展。获得性耐药的主要机制是在外显子 20 中存在第二个 *EGFR* 点变异 p.T790M。p.T790M 变异的存在，无论是否伴有更典型的激活变异，都预示了对第一、二代 *EGFR* p.TKI 有耐药性。*EGFR* 基因胚系变异是一种罕见的肺癌遗传易感基因变异，p.T790M 变异通常与常见的激活变异一起发生，并且大大增加了初始变异的 ATP 结合亲和力[22-27]。

Gazdar 等[19]报告了一个 29 岁的先证者从其母亲遗传了 p.T790M 变异，作者获得了先证者五代的相关家族史，并检测了三代人的胚系基因变异后，发现 15 名受检测的母系家庭成员中有 8 名变异阳性，占 53.3%，体现出常染色体显性遗传方式。如表 19-1 所示，*EGFR* 胚系变异有多种不同的基因型。

临床诊断依据

遗传性肺癌的诊断不常见，可能是“偶然”现象，先证者在体检中通过 CT 发现肺部肿物，进而通过病理活检确诊。与散发肺癌区别的是，先证者不仅需有肺癌的疾病特征，还需检出明确的胚系基因变异；例如 *EGFR* p.T790M 胚系变异相关遗传性肺癌综合征，先证者携带 *EGFR* p.T790M 胚系变异。

表 19-1 部分已报道的肺癌相关 *EGFR* 胚系变异

作者	年份	胚系变异	种族
Bell	2005	*EGFR* p.T790M	高加索
Sequist	2006	*EGFR* p.P848L	暂无资料
Ikeda	2008	*EGFR* p.V843I	东亚
Prudkin	2009	*EGFR* p.T790M	暂无资料
Girard	2010	*EGFR* p.T790M	东印度 / 高加索
Tibaldi	2011	*EGFR* p.T790M	高加索
Ohtsuka	2011	*EGFR* p.V843I	东亚
Centeno	2011	*EGFR* p.R776G	暂无资料
Oxnard	2012	*EGFR* p.T790M	暂无资料
van Noesel	2013	*EGFR* p.R776H	高加索
Gazdar	2014	*EGFR* p.T790M	高加索
Prim	2014	*EGFR* p.V843I	高加索
Prim	2014	*EGFR* p.P848L	高加索
Yamamoto	2014	*HER2* p.G660D	东亚

胚系基因变异同样存在于先证者的直系亲属中，尽管遗传性肺癌综合征家系存在更高的患癌风险，然而部分亲属可能终生不患癌，即使进展为癌症，也可能是肺癌以外的其他原发性肿瘤的转移。

由于对无症状人群直接进行 *EGFR* 胚系变异筛查尚缺乏依据，因此 p.T790M 相关遗传性肺癌的筛查路径通常建议如下所示：

（1）先证者首先通过影像学、病理诊断明确为肺癌，此时是否存在胚系基因变异以及存在何种基因变异尚不明确。

（2）对该肺癌患者进行临床特征分析，是否符合女性、低龄（确诊时小于 50 岁）、无主动吸烟史、多发部位肿瘤（双肺多处结节或肺部以外肿瘤灶）、家族中有癌症患者等特征之一，以初步判断家族遗传性肺癌的可能性。对于有明显遗传倾向或通过肿瘤基因检测发现 *EGFR* p.T790M 变异的患者，建议使用外周血标本进行胚系基因变异基因检测。

（3）胚系变异基因检测。如确认先证者存在 *EGFR* p.T790M 胚系变异，需在充分的遗传咨询之后考虑对患者家属进行胚系基因变异基因检测，携带 *EGFR* p.T790M 胚系变异的肺癌患者及其家属，均可确诊为 *EGFR* p.T790M 变异相关遗传性肺癌综合征。

由此可见，胚系变异检测在遗传性肺癌筛查的过程中占核心地位。与其他遗传性肿瘤不同的是，不同的基因分型在散发性肺癌中的应用已十分普遍，临床已经有常规的与诊治相关的肺癌驱动基因的体细胞变异（somatic mutation）检测。*EGFR* 胚系变异已成为肺癌的必检内容之一，常见的 *EGFR* 变异位点检测包括 L858R、第 19 号外显子缺失、p.T790M 以及 p.L861Q、p.G719X、p.S768I 等罕见变异。其中，*EGFR* p.T790M 变异通常存在于接受一代 EGFR TKI 治疗后耐药的肺癌患者中，极少患者携带 *EGFR* p.T790M 胚系基因变异。但对于检出 *EGFR* p.T790M 变异，同时又符合上述筛查路径 2 的患者，可加做胚系基因变异检测，检测标本是外周血，以便确定是否携带遗传易感基因。随着基因检测技术进步，部分 *EGFR* 变异检测已将胚系基因变异纳入常规检测流程，驱动基因的检测报告可以同时呈现体细胞和胚系基因变异。

综上所述，遗传性肺癌综合征筛查路径可归纳为图 19-1[28]。传统方法是先考虑先证者的临床特征（图 19-1 左图），随后对家属进行胚系基因变异检测加以确认。Lynch 综合征的分子特征使得基于多重 PCR 或免疫组化为基础的检测成为临床特征后必须考虑的分子特征（图 19-1 中图）；同样，遗传性肺癌综合征的筛查，因驱动基因检测已常规进行，对于发现肿瘤细胞有 *EGFR* p.T790M 变异的患者，可再行胚系基因变异检测用于确诊遗传性肺癌综合征。另外，加入外周血正常细胞（白细胞）对照的二代测序（next generation sequencing, NGS）肿瘤基因检测技术可一次性发现体细胞和胚系基因变异，目前这一流程已逐渐被临床接受，经过进一

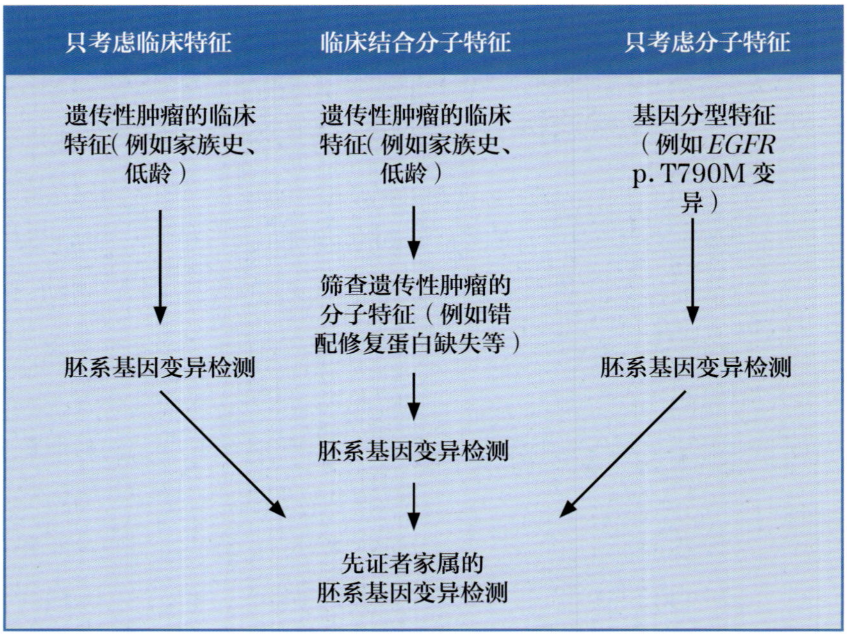

图 19-1 遗传性肺癌综合征筛查路径流程图

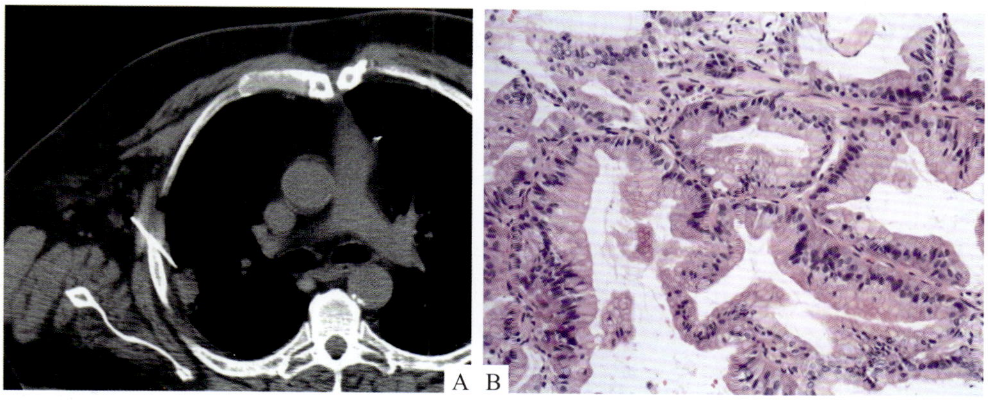

图 19-2 遗传性肺癌综合征检查结果

图 A，右肺下叶 CT 指导下活检肺磨玻璃结节；图 B，病理检查显示肺腺癌（HE 染色，200×）
（CT 和病理图片由罗丕福提供）

步简化（图 19-1 右图），有望成为筛查“新策略”。

总之，*EGFR* p.T790M 胚系变异是确诊遗传性肺癌综合征的依据。

主要病理诊断特征

一、组织细胞病理检查

对于已进展为癌症的遗传性肺癌综合征患者，以腺癌多见（图 19-2）。还没有发现与散发性非小细胞肺癌特征性区别的病理改变。

全身多处癌前病变是遗传性肺癌综合征患者早期的病理特点之一[19]。对未患癌的遗传易感基因变异携带者进行 CT 筛查，如发现多处磨玻璃样结节，可能为癌前病变。

二、免疫组化染色检查

遗传性肺癌的免疫组化标志物与非遗传性肺癌没有区别，包括肺腺癌的标志物 CK7、TTF-1 和 Napsin A（图 19-3A 和 B），肺鳞状细胞癌的标志物 p63、p40、CK5/6 和神经内分泌癌的标志物

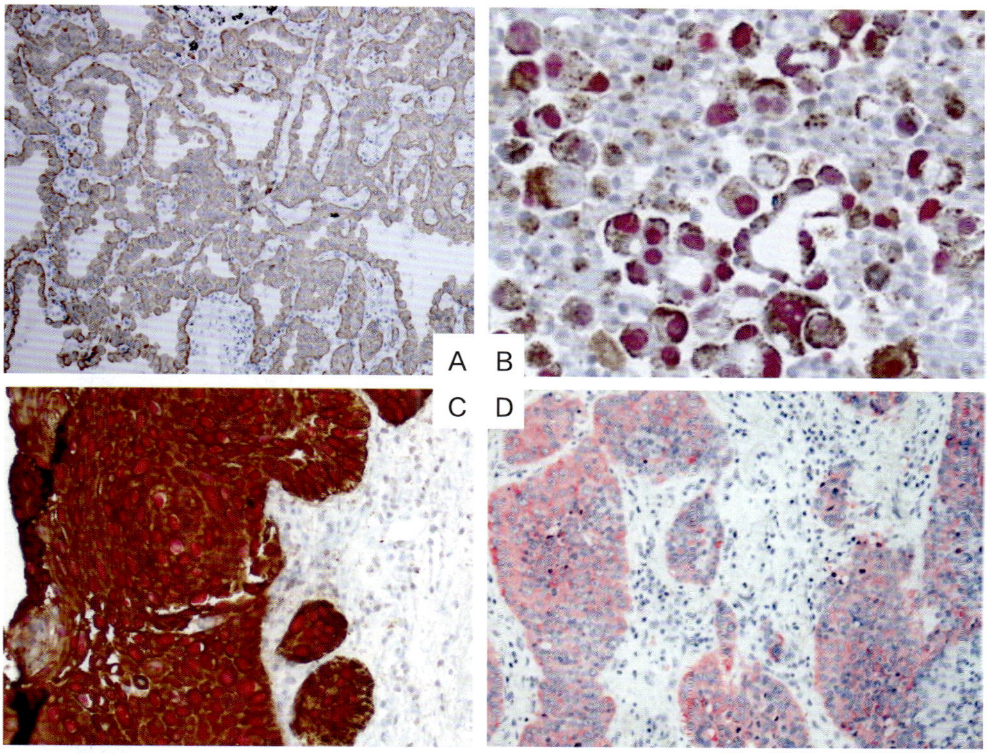

图 19-3 肺癌常用免疫组化标志物

图 A，CK7 标记肺腺癌；图 B，TTF-1（红色染核）和 Napsin A（棕色染胞质）双标记肺腺癌；图 C，p40（红色染核）和 CK5/6（棕色染胞质）双标记肺鳞状细胞癌；图 D，Syn 标记肺大细胞神经内分泌癌（100×）（病理图片由罗丕福提供）

CgA、Syn、CD56 等 [8]（图 19-3C 和 D）。

三、分子病理检测

通过基因检测对肿瘤遗传易感基因进行筛查，能够提早预测患癌风险、及早采取治疗干预，对癌症防治具有重要意义。遗传性肺癌综合征特指携带胚系基因变异的患者，检测方法可采用基因的一代测序（Sanger 测序）或二代测序（NGS）。

（一）Sanger 测序

Sanger 法又称双脱氧链末端终止法，其基本原理是在每一轮测序反应的引物延伸步骤中，随机引入已分别被 4 种不同颜色荧光标记的双脱氧核苷三磷酸以终止延伸反应，从而得到一系列末端被荧光标记的、长短不一（终止位点不同）的延伸产物，用电泳分离这些延伸产物后，可通过延伸产物末端荧光颜色来读出 DNA 碱基序列。Sanger 测序法是最经典的一代测序技术，时至今日依然被认为是 DNA 序列测定的金标准，目前可对长达 1000 bp 的 DNA 片段进行测序，但一次只能测定一条基因序列。在单独对 *EGFR* p.T790M 进行胚系基因变异检测尤为适用。

（二）NGS 测序

二代测序即高通量测序或大规模平行测序，一次可检测大量靶基因及其变异位点，检测灵敏度和特异性高，可节约标本，降低测序成本。有研究显示 73% 的遗传性肺癌患者携带 *EGFR* p.T790M 胚系变异 [19]，*EGFR* 其他外显子的胚系变异（如 21 号外显子 V843I 等），*HER2*、*BRCA1/2* 等其他驱动基因的胚系变异也逐渐被报道。NGS 在遗传性肺癌相关的多基因检测中更具优势。

其他检查

一、影像学检查

对携带胚系基因变异先证者及家属进行胸部 CT 扫描，通常可见肺叶多处磨玻璃样结节（图 19-4）。

二、肿瘤相关微生物组检查

近年来研究表明，微生物组（microbiome）与肺癌发展和治疗相关，例如，NSCLC 患者肺组织微生物组的 α 多样性减少，而 Veillonella 菌种丰富 [29-33]。肺部微生物组组成复杂，可能来源于口腔和肺消化道轴 [30]。目前有效的评价方法是通过 16S 核糖体 RNA（rRNA）基因谱检测，确定其种类组成。16S rDNA 是细菌上编码 rRNA 相对应的 DNA 序列，存在于所有细菌的基因组中。16S rDNA 在不同菌种中相对保守，可通过扩增测序检出，步骤如下：

（1）肺组织标本通过剪切、酶降解等手段充分溶解微生物组的细胞壁，离心分离提取 DNA。

（2）所提取的 DNA 包括人类 DNA 和微生物 DNA，选取微生物特有的 V1–V9 16S 区域设计 PCR 引物，对 16S rDNA 进行扩增，随后使用 Illumina® 或 Thermo Fisher® 高通量测序平台获得序列信息。

（3）测序结果可用“QIIME”等开源软件进行分析，参考数据库来源包括 Greengenes、SILVA 和 RDP 等。

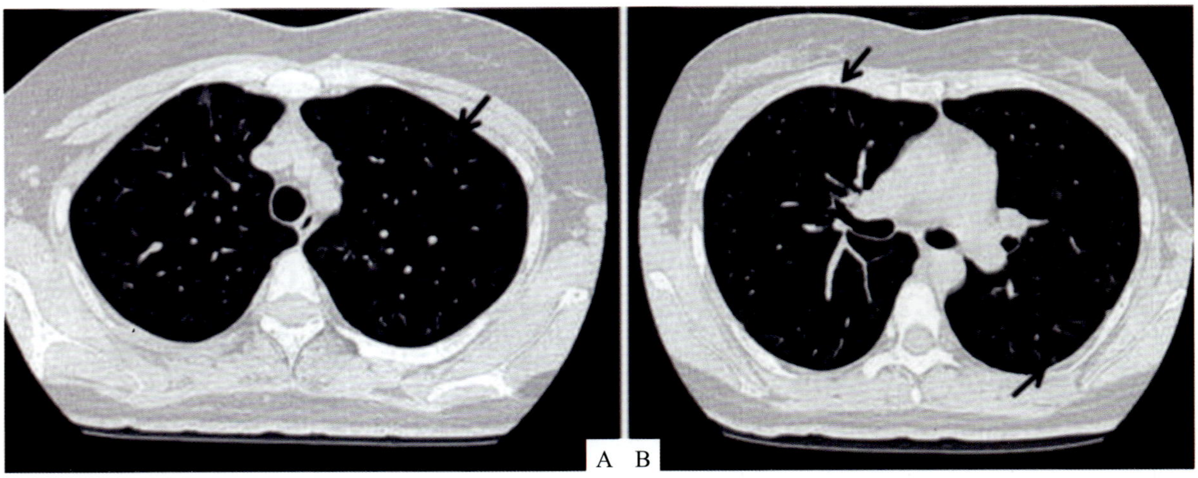

图 19-4　携带 *HER2* G660D 胚系变异肺癌胸部 CT 图像

双肺显示多处磨玻璃样结节

器官特异性微生物类群可能在肺癌的发生过程起作用[34,35]。Lee 等通过对来自肺癌患者支气管肺泡灌洗液进行微生物鉴定研究，发现与肿瘤相关的两个菌类，*Firmicutes* 和 TM7，以及两个菌属 *Veillonella* 和 *Megasphaera*（属 *Firmicutes* 类）[36]。另外，NSCLC 患者的支气管刷洗标本的两项微生物鉴定研究发现，患者肿瘤病变组织中的 α 多样性链球菌（*Streptococcus*），奈瑟氏球菌（*Neisseria*）和 *Veillonella* 低于未病变组织[37,38]。Greathouse 等人的研究结果表明，吸烟者和带有 *TP53* 变异的鳞状细胞癌肺组织富含食酸菌属（*Acido-vorax*）的菌群[31]。

Kovaleva 等在一项含 89 例 NSCLC 患者的研究中，通过 16S rDNA 扩增子测序分析了肿瘤和邻近正常组织中的微生物组，并使用免疫组化对肿瘤基质进行鉴定。研究结果说明：①细菌含量在肿瘤相邻正常组织中明显高于肿瘤组织，但细菌分类学结构和 α 多样性（alpha diversity）相似；②与肺鳞状细胞癌相比，腺癌组织中革兰氏阳性菌的含量显著增加，而肺腺癌的 α 多样性菌群与鳞状细胞癌的没有差异；③通过肿瘤基质炎性浸润的 CD68、iNOS 和 FOXP3 表达水平与肿瘤组织学类型的相关性研究发现，肿瘤组织中高细菌负荷联合 iNOS 表达水平升高是肺癌预后的一个有利因素，而高细菌负荷与 FOXP3 阳性的细胞数量增加是不良预后的标志。这些结果说明，取决于局部抗肿瘤免疫状态，肿瘤组织细菌负荷高低对肿瘤患者生存具有相反的预后[39]。

Routy 等利用含 60 例 NSCLC 和 40 例肾细胞癌患者队列研究上皮肿瘤与微生物组相关性，发现临床使用免疫监测点抑制剂（immune checkpoint inhibitors, ICI）治疗耐受反应与肠道微生物组的异常组成相关，其中低水平的阿克曼曼丝菌属（*Akkermansia muciniphila*）与免疫监测点抑制剂治疗无效相关，而动物实验中显示口服该菌株后可以恢复免疫监测点抑制剂治疗响应[40]。Zhang 等发现，与正常人群相比，肺癌患者肠道 *Firmicutes* 和 *Proteobacteria* 的含量较低，而 *Bideeroidetes* 和 *Fusobacteria* 的含量较高。肺癌患者中硬菌与拟杆菌比例的降低与血循环中低浓度短链脂肪酸（short-chain fatty acids, SCFA）相关，从而可能影响癌症宿主的免疫反应[41]。

正常肺组织中 α 多样性菌种的增加会降低肺癌患者的无病生存（disease-free survival, DFS）和无复发生存（recurrence-free survival, RFS）率；正常肺组织中较大的细菌类杆菌科、鞭毛藻科和鲁米诺球菌科，以及拟杆菌属、费氏细菌、罗斯伯氏菌和鲁米诺球菌属可能与 DFS/RFS 的降低相关，而 *Koribacteraceae*（科里氏菌科）（*Proteobacteria*，变形菌或蛋白菌）与患者良好的 DFS/RFS 有关[42]。

肠道致瘤性菌群与家族性腺瘤性息肉病和 Lynch 综合征相关结直肠癌的发生相关[43,44]，已有越来越多的临床研究说明微生物组对肿瘤的化学、免疫和放射治疗的疗效有一定的影响[45]。微生物组是否直接促成遗传性肺癌发生仍不确定，需要更多的专业研究。迄今为止，绝大部分的肺癌相关菌群特征研究均采用已知序列的 16S rDNA 扩增子测序，获得信息较为局限，利用宏基因组学方法进一步研究可能会获得更全面的微生物序列信息，有望提供来自微生物组的功能数据[46]。

治疗与预后

一、治疗

遗传性肺癌发生率低，临床案例少，仍需更多案例总结，但可参考相关指南中肺癌的标准建立规范性治疗方案。

（一）手术治疗

遗传性肺癌患者可能存在多个原发病灶，包括肺内病灶和其他部位肿瘤。对可手术患者进行肺癌的外科完全切除手术，包括解剖性的肺叶切除术（包括复合肺叶切除）、全肺切除术、支气管或（和）肺血管成形肺叶切除术（包括复合肺叶切除）、全肺切除术和系统性纵隔淋巴结清扫。

（二）放射治疗

放疗可用于因身体原因不能手术治疗的遗传性肺癌患者，根治性治疗、可手术患者的术前及术后辅助治疗，局部晚期病灶无法切除患者的局部治疗和晚期不可治愈患者的姑息减症治疗。

（三）药物治疗

已报道遗传性肺癌的药物治疗包括化学治疗（化疗）、分子靶向治疗。

（1）化疗分为新辅助化疗、辅助化疗、姑息化疗，应当严格掌握临床适应证，并在肿瘤内科医师的指导下施行。化疗应当充分考虑患者的病期、体力状况、不良反应、生活质量及患者意愿，避免治疗过度或治疗不足。应当及时评估化疗疗效，密切监测及防治不良反应，并酌情调整药物和（或）剂量。化疗药物的选择参考相关指南。

（2）对Ⅳ期驱动基因阳性遗传性肺癌，可根据基因变异状态进行靶向治疗，常见的变异形式为 *EGFR* 胚系变异。靶向药物的选择可根据治疗线数参考 CSCO 原发性肺癌指南。

全球首个治疗肺癌的靶向药物吉非替尼于 2004 年在国内上市，这种药物副作用小、口服方便，一旦有效，能够明显延长患者的生存期，而且患者的生存质量也大大改善。吉非替尼并不是对所有的肺癌都有效，而是对经基因检测具有特定基因变异的肺癌患者才有效。在随后的十几年，靶向治疗得到了突飞猛进的发展，通过基因检测找到基因变异点是关键，而其中的 *EGFR* 变异就是肺腺癌里常见的基因变异类型，以吉非替尼为代表的肺癌靶向药也被称为一代靶向药。到此为止，精准靶向治疗的概念才算真正问世，把特定的 *EGFR* 变异称为“靶点”，把攻击这一靶点的药物称为“靶向药物”。然而，在经过一段时间的治疗后，会不可避免地发生“肿瘤耐药”，也就是说，敏感的癌细胞会被靶向药物杀死，而产生耐药的癌细胞在特定的基因组和微环境情况下会重新发展起来。靶向药物的耐药性成为临床面对的挑战，随之的研究，成功地推出第二代、第三代“靶向药物”，其目的是把肺癌逐步转为慢性病，让患者“与癌共存”。

已有部分针对 *EGFR* p.T790M 胚系变异的治疗案例。有报道，在未接受治疗即检出 *EGFR* p.T790M 变异的肺癌患者中，近 50% 与遗传因素携带 *EGFR* p.T790M 胚系变异相关[47]。INHERIT *EGFR* 研究表明[48]，*EGFR* p.T790M 胚系变异的遗传性肺癌患者，常伴发 *EGFR* 体细胞共变异（p.L858R、p.G719X、p.exon19del、p.G719R、p.L861Q、p.H773R、p.V774M）。由于 *EGFR* p.T790M 变异导致 *EGFR* 一代、二代靶向药物耐药，该研究中 8 例先证者服用第三代靶向药物奥希替尼，均无意外毒副作用，其中 4 例持续治疗超过 12 个月。

遗传性肺癌患者也可能携带 *EGFR* 以外的胚系基因变异（详见本章第三节），相关的靶向药物尚处于临床研究阶段。例如一位仅携带 *HER2* p.G660D 胚系变异的遗传性肺癌女性，服用 *HER2* 抑制剂阿法替尼后达部分缓解[49]；一位携带 *BRCA1* 胚系变异的 NSCLC 患者，顺铂、吉西他滨联合 HSP900 抑制剂 DEBIO0931 治疗后得到症状缓解[50]。

二、预后及复发

EGFR p.T790M 胚系变异存在于遗传性肺癌综合征中，相比不吸烟者，遗传因素增加了 31% 的患癌风险[19]。携带 *EGFR* p.T790M 胚系变异的遗传性肺癌患者，CT 扫描中呈现肺磨玻璃样影，肿瘤偏惰性生长[47]。然而目前临床案例较少，诊断时即为晚期，因此预后和复发风险还需更多数据积累。有 *EGFR* p.T790M 胚系变异的遗传性肺癌患者，可能存在多原发灶肿瘤。如下的临床案例说明了 *EGFR* p.T790M 相关遗传性肺癌患者对其他癌症发生的诊断及其预防管理重要性（见本节临床案例一）。

遗传咨询与孕产前诊断

一、携带者／患者筛查与监测管理咨询

首先需要注意的是，除了常见的 *EGFR* p.T790M 变异携带者外[51-53]，还需要注意 *EGFR* 基因其他位点与其他基因，例如 *HER2* 胚系变异[54]。

对 *EGFR* p.T790M 胚系变异携带者肺癌的管理和预防目前尚无共识性的选择。据 Fibaldi 等[55]报道，唯一接受过 TKI 治疗的携带 *EGFR* p.T790M 胚系变异病例是 Tibaldi 等[55]报道的两个姐妹，她们对治疗有部分应答反应。但此类报道很少见，尚无法证实 TKI 对 *EGFR* p.T790M 胚系变异的确切疗效。因此，在没有其他已知或可疑的分子靶点的情况下，常规化疗似乎是首选的一线治疗选择。几种较新的第三代甚至第四代 TKI 已进入临床试验，其中一些旨在克服 p.T790M 介导的耐药性[56,57]，并为将来有效的靶向治疗提供了可能。

EGFR p.T790M 胚系变异可引起罕见的、特征性的遗传性肺癌综合征，其发病人群多为从不吸烟的女性。由于变异携带者以及先证者家系中未受影响的家庭成员患肺癌的风险增加，有必要通过胸部

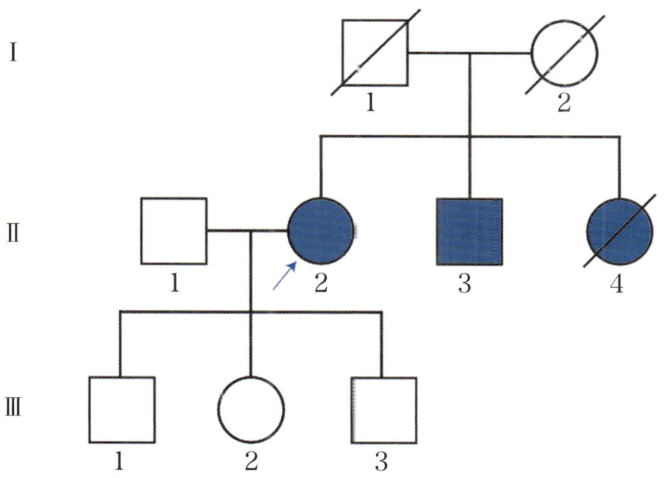

图 19-5 *EGFR* p.T790M 胚系变异多处不同原发肺癌兼有肠腺瘤家系图谱——临床案例一

（本案例由周倩提供）

CT 扫描进行随访跟踪。虽然遗传性肺癌罕见，但这些分子特征可能有助于理解肺癌的发病机制，也可有助于鉴别散发性肺癌。显然，最佳的管理和预防策略将需要从更多的携带者和病例的观察、预防和治疗中获得更多的信息。

二、生育咨询

首先需要做规范性的肿瘤遗传咨询，在先证者基因检测结果确定的基础上，主要包括：①按照常染色体显性遗传方式规律，耐心沟通和选定需要做相关基因检测的家族成员做基因检测以确定基因携带者；②详细解释 50% 的致病基因在下一代的传递概率；③携带者在每 10 年的年龄段肿瘤发生的风险；④肿瘤预防管理措施；⑤对生育期或者有生育愿望的携带者进行定期的生育咨询，包括计划生育前的心理咨询，心态对生育的重要性等；⑥孕产前相应肿瘤基因检测方法。

三、孕产前诊断

孕产前诊断包括胚胎植入前遗传学检测和在 16 ~ 20 孕周的产前遗传学诊断，其不一样的遗传学检查原则和伦理、方法、利弊和结果分析等详见第 1 章和第 8 章。至于肺癌的遗传学基因检测，由于相关致病基因的发现还在初期，除了 *EGFR* 外，还需要注意其他已知的罕见胚系基因变异（详见本章第三节），这将有助于发现更多新的基因变异。

临床案例一

以下介绍一个有多处不同原发肺癌兼有肠腺瘤的案例（图19-5）。先证者（Ⅱ-2）83岁女性，曾有3年烟龄。因肝功能异常体检时发现直径7 cm的十二指肠腺瘤，CT显示肺部存在多处直径1 ~ 2 cm小结节，后续随访发现其中1个左肺上叶小结节直径增大至2.5 cm。经了解患者家族史，先证者弟弟（Ⅱ-3）57岁时诊断为肺癌，病理信息和基因变异状态不明；先证者妹妹（Ⅱ-4）66岁时死于乳腺癌。随后患者接受了手术切除，多结节分别为浸润性腺癌（2.2 cm × 1.3 cm × 1.7 cm）、浸润性腺癌（0.7 cm × 0.5 cm × 0.3 cm）、混合鳞癌（最大直径0.3 cm），以及非典型性腺瘤样增生；其中最大肿瘤（浸润性腺癌）送基因检测，结合患者外周血的基因检测，最后的结果为*EGFR* p.T790M胚系变异合并*EGFR* p.L858R体细胞基因变异。

因此，对遗传性肺癌患者，有必要采用 CT 同时监测多个病灶的进展状况。

临床案例二

如图 19-6，先证者是一位 27 岁男性（Ⅲ-2），吸烟史 7.5 年。2017 年 5 月左肺上叶手术切除标本诊断为肺鳞状细胞癌（约 90% 呈透明细胞形态），转移淋巴结中发现腺癌成分；CT 显示纵隔和心包转移，基因检测发现 *EGFR* p.T790M

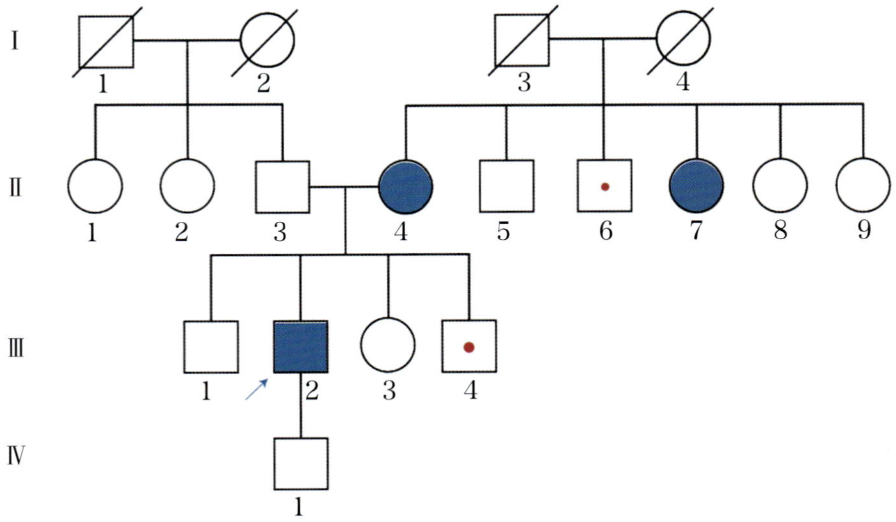

图 19-6 携带 *EGFR* p.T790M 胚系基因变异患者家系——临床案例二

（本案例由周倩提供）

胚系变异和 *EGFR* 19 外显子缺失体细胞基因变异。2017 年 6 月 28 日开始口服奥希替尼，1 个月后心包积液消失，转移淋巴结缩小，影像学评估为完全缓解。该患者持续服用奥希替尼达 30 个月以上，未出现严重的毒副反应。

先证者的母亲（Ⅱ-4）和阿姨（Ⅱ-7）分别在 50 岁和 45 岁发现非小细胞肺癌，基因检测发现有同样的 *EGFR* p.T790M 基因变异。家族其他成员健康状况无异常。但基因检测发现舅舅（Ⅱ-6）和弟弟（Ⅲ-4）是 *EGFR* p.T790M 胚系变异携带者。舅舅没有子女，先证者有一位 5 岁的小孩（Ⅳ-1），暂时不宜做相应的基因检测。针对先证者弟弟的结婚年龄特点而提供肿瘤发生风险以及相关的健康管理方案咨询。

（周清 周承志 陆国辉）

第三节 其他与遗传性肺癌相关的基因

随着全面基因组检测技术在研究和临床的应用，越来越多与遗传性肺癌相关的胚系基因变异及其相关的肿瘤综合征会被发现，这里重点描述几个常见肿瘤基因。

一、*TP53* 基因

Li-Fraumeni 综合征（Li-Fraumeni syndrome，LFS）是一种罕见的遗传性疾病，与 *TP53* 胚系变异相关，这使患者更容易在多个器官中发生癌症，通常是早期发生（详见第 12 章）。统计数据显示，到 30 岁时，约 50% 的携带者会患癌症，男性一生的风险高达 70%，女性高达 100%[58]。

与该综合征相关的典型肿瘤包括乳腺癌、软组织肉瘤、骨肉瘤、脑瘤和肾上腺皮质癌。LFS 患者中 2.3% ~ 6.8% 发生肺癌 [58]，最常见于男性，诊断中位年龄为 48 岁 [59]。经典的 LFS 标准不包括肺癌。2009 年，发布的 Chompret 标准的扩展版本，其中 LFS 肿瘤范围包括了肺癌。先证者患有 LFS 的单个肿瘤包括肉瘤、绝经前乳腺癌、脑肿瘤、肾上腺皮质、白血病或肺癌；支气管肺泡贴壁样生长方式的腺癌确诊于 46 岁以下，且至少一个一级或二级亲属有 LFS 相关肿瘤（如果先证者患有乳腺癌则除外乳腺癌），发病年龄 <56 岁或有多个肿瘤；具有多个肿瘤（多个乳腺癌除外）的先证者，其中两个是 LFS 相关肿瘤，第一个发生在 46 岁以下；被诊断患有肾上腺皮质癌或神经系统脉络丛癌的先证者，无论其家族史如何 [59]。

2017 年的初步数据显示，LFS 患者中肺腺癌的发生率更高，占 22%[60]。在对来自 555 例肺腺癌病例的分析中，鉴定出 5 个基因中的 14 个致病性变异。在带有 *TP53* 变异的患者中，发现的最常见变异是 *TP53* p.R267Q，*TP53* p.P152L 和 *TP53* p.R158L，都与 LFS 相关 [61]。

在某些报告中，患有肺癌的 LFS 患者中检测到

EGFR 变异；p53 功能的丧失可能会上调 *EGFR* 基因的表达，并导致肝癌的发生 [62]。

二、*BRCA* 基因

BRCA 基因变异常与遗传性乳腺癌 / 卵巢癌综合征密切相关（详见第 12 章），但 2017 年的一项研究表明，在符合 *BRCA* 检测条件的患者家庭中，遗传性家庭分支成员的其他癌症发病率高于非遗传家庭分支成员，尤其是肺、肾、肝和喉 [63]。遗传性家庭分支成员患肺癌的可能性更高，不论性别和年龄。

三、*HER2* 基因

HER2 是 *EGFR* 家族中的癌基因。它在乳腺癌患者中过表达的频率为 15% ~ 20%[64]。然而，在肺癌中，*HER2* 的体细胞基因变异是罕见的。在 NSCLC 病例中有 1.6% ~ 2.5% 发现了这种变异 [65]。*HER2* 的体细胞基因变异在不吸烟腺癌患者，特别是亚洲女性中更为常见，并且与较差的治疗反应有关 [65]。2013 年发表的日本研究首次描述了跨膜结构域的 *HER2* 胚系变异具有潜在的肺癌易感性 [66]。通过全外显子组测序在一个肺癌高发的日本家庭中鉴定出了胚系基因变异 p.G660D。

四、*YAP1* 基因

YAP1 基因编码影响组织生长和器官大小的转录共激活因子。2015 年研究结果表明，反转录激活域中的 *YAP1* p.R331W 胚系变异通过一个肺腺癌聚类家庭样本的高通量测序鉴定，并在外部队列中对 1135 名无癌参与者和 1312 例肺腺癌患者进行了验证 [67]。最初家庭的先证者是四个患病女儿及一个未患病儿子的母亲。

在这个家庭中，检测到 *YAP1* 变异的个体，包括吸烟者和从未吸烟者，年龄在 50 ~ 89 岁之间，已被诊断肺腺癌，或者因检查到磨玻璃样病变而受到监测。该等位基因与肺癌发生风险增加 5.9 倍相关 [67]。

2017 年发表的一项研究表明，*YAP1* 可作为 *EGFR* 下游信号分子，调节肺细胞增殖，并且是 *EGFR* 依赖型腺癌的潜在治疗靶点 [68]。

五、*CHEK2* 基因

Kukita 等 [69] 报道了两个同胞在 60 岁时患有多种原发性肺癌的病史。女性患者随后患上乳腺癌，而男性患者则患有前列腺癌和结肠癌。外显子组分析显示 *CHEK2*、*FCGRT*[OMIM: 601437]、*INPP5J*[OMIM: 606481]、*MYO18B*[OMIM: 607] 和 *SFI1*[OMIM: 612765] 中存在非同义的纯合变异。*CHEK2* 中的变异通过破坏 p.R474 和 p.E394 之间的盐桥改变了 *CHEK2* 的三级结构，使其不稳定。这种作用似乎与所描述的家族性癌症有因果关系，因为在其他变异基因中未观察到结构变化。但是，需要进一步的研究来确定 *CHEK2* 变异在人类癌症中的致病作用。

六、Lynch 综合征致病基因

最常见的 Lynch 综合征相关遗传性肿瘤是男 / 女性结直肠癌和女性子宫内膜癌（详见第 13 章，第 14 章）。然而，与 Lynch 综合征相关基因的胚系变异和体细胞基因变异导致非小细胞肺癌的发生早已有报道[70,71]。随着二代测序技术在临床的应用，由 Lynch 综合征相关基因发生胚系致病性变异所导致的肺癌不断被发现 [72-77]，其中以非小细胞肺腺癌多见。由于使用肿瘤组织的 *EGFR* 基因检测已经成为非小细胞肺癌靶向治疗的常规检测，而 Lynch 综合征相关基因变异既可以是体细胞基因变异，也可以是胚系基因变异，而两者对肿瘤患者及其家属成员的健康管理不一样，在发现有 Lynch 综合征相关基因变异的非小细胞肺癌案例时需要特别慎重处理。

下文是一个典型的临床案例。这是一个原诊断为散发性非小细胞肺癌案例而不是遗传性肺癌案例，但在针对肺癌靶向治疗进行基因检测时发现一个“次要发现”的遗传性肿瘤基因变异（见第 1 章），最后证实患者家族有遗传性肿瘤相关的 Lynch 综合征家族史，最后的诊断是 Lynch 综合征相关遗传性非小细胞肺癌。

临床案例三

如图19-7是一个12年前的案例，先证者（Ⅱ-3），52岁，无吸烟史，在中国诊断为右肺癌，3个月后到美国某肿瘤中心诊疗。

根据临床资料和多项相关检查，先证者被确诊为非小细胞肺癌，病理检查证实浸润性腺癌。为了评估吉非替尼的使用，对先证者进行了表皮生长因子受体（epidermal growth factor receptor, EGFR）基因检查。应用二代测序（NGS）、荧光原位杂交（fluorescence in situ hybridization, FISH）和免疫组化（IHC）等方法，进行包括

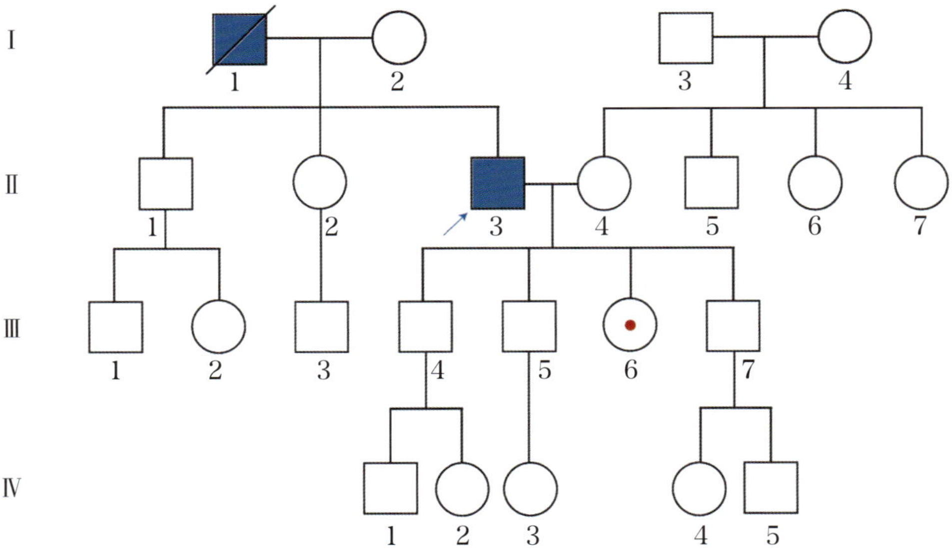

图 19-7　非小细胞肺癌家系图——临床案例三

（本案例由陆国辉提供）

EGFR 基因 21 个位点，特别是第 19 号外显子(exon19) 变异等 53 个基因的基因包检测。使用的标本是先证者随身带上的石蜡包埋肿瘤组织还没有经过 HE 染色处理的病理切片。

基因检测结果没有发现 *EGFR* 基因变异，但发现 *MSH2* p.Q402X 变异，占 9.8%。FISH 检测结果显示 *EGFR* 扩增高达 123 倍（图 19-8）。同时，如图 19-9A、19-9B 和 19-9C，IHC 检查结果：CK(+)，CK5/6(−)，P63(−)，CK7（+），NapsinA（局部+），TTF-1（局部+），Ki67（+，30%），P53（异常表达），

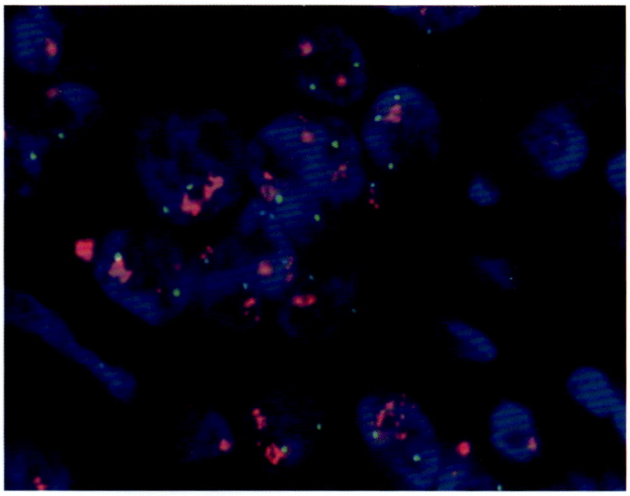

图 19-8　肺癌肿瘤组织荧光原位杂交检测结果（*EGFR* 基因扩增）——临床案例三

Vimentin(+)。病理检查显示浸润性腺癌伴大片坏死（图 19-9D），纵隔淋巴结腺癌转移。

与针对评估先证者使用吉非替尼的*EGFR*基因检测相比，肿瘤组织所发现的*MSH2* p.Q402X 变异属于现在被称之为“次要发现”的基因变异[78]（详见第1章）。结合①*MSH2*[OMIM: 609309]是Lynch综合征相关的最常见5个肿瘤易感基因之一[79]；②遗传性肿瘤相关的肿瘤易感基因也可以在肿瘤组织里检测出来[78]；③Lynch综合征相关的常见肿瘤是在男性和女性中均能发生的结直肠癌，在女性中常发生的肿瘤还有子宫内膜癌，而肺癌也能与Lynch综合征相关[80]；④Lynch综合征的遗传模式属于常染色体显性，变异基因往下一代传递的概率是50%；因此需要对先证者的肿瘤家族史进行详细分析，以排除遗传性肿瘤的可能。先证者的父亲（Ⅰ-1）在59岁时“因为严重咳血死亡”，但因为当时的医疗条件没有得到具体的疾病诊断，更没有机会做相应的基因检测，也没有做*MSH2*变异验证检测。其余家族成员健康。

经过遗传咨询和心理咨询沟通，首先得到陪同先证者治病的儿子（Ⅲ-4）知情同意书的签署，也说服了其他三位同胞（Ⅲ-5，Ⅲ-6，Ⅲ-7）接受使用外周血的 *MSH2* 变异检测。检测结果发现先证者和他的女儿（Ⅲ-6）有同样的 *MSH2* 变

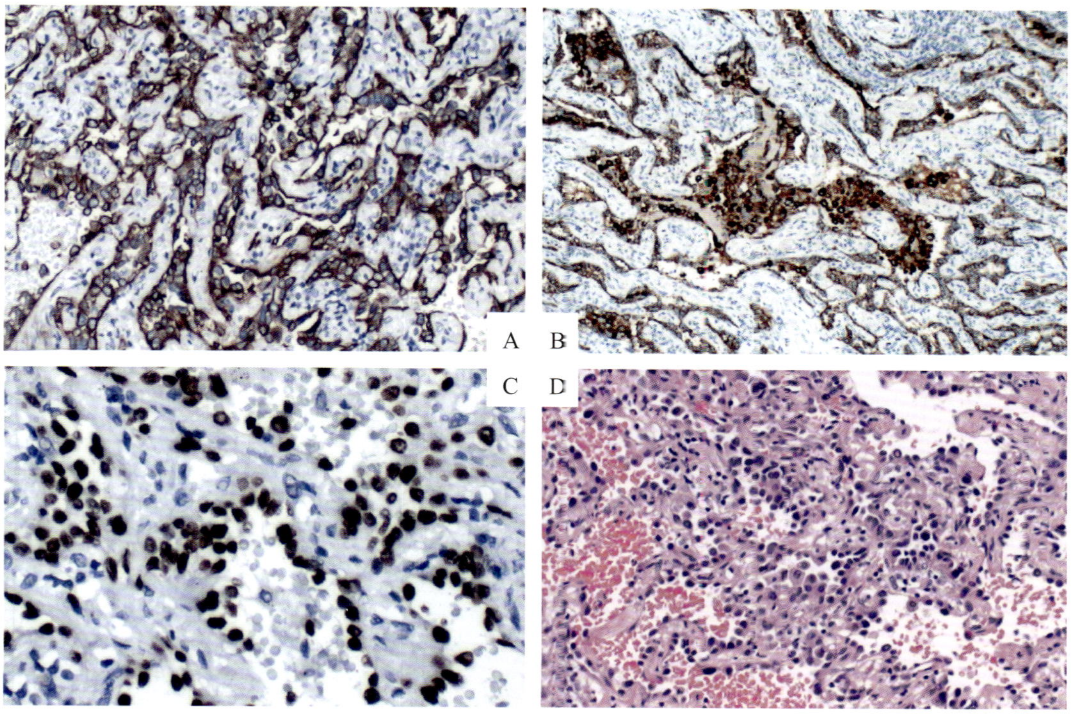

图 19-9 肺癌病理检查结果——临床案例三

图 A、B 和 C，免疫组化检测分别是 CK7（+）、NapsinA（+）、TTF-1（局部+）；图 D，肿瘤组织病理检查浸润性腺癌（腺泡型 15%，贴壁型 5%）。

异，证实了在先证者肿瘤组织里检测到的 *MSH2* 变异属胚系基因变异，而非体细胞基因变异。患者肿瘤组织免疫组化检测发现 *TP53* 异常表达，但血液标本基因检测没有发现 *TP53* 变异，可以排除由 *TP53* 胚系变异导致的 Li-Fraumeni 综合征相关非小细胞肺癌的可能性[58]。然而，*TP53* 体细胞变异与非小细胞肺癌的治疗和预后密切相关，有 *TP53* 体细胞基因变异患者的治疗效果通常不乐观[81,82]，但需要使用肿瘤组织 DNA 对 *TP53* 体细胞基因变异进行验证。

鉴于已有 Lynch 综合征相关肺癌的报道，结合 *MSH2* 胚系变异在先证者及其女儿检测阳性，并且经过变异结果分析，确定 *MSH2* p.Q402X 变异属致病性变异。结合先证者的父亲“因为严重咳血死亡”的家族史，先证者后续进行了肠镜检查而发现肠道息肉，这符合 Lynch 综合征诊断的标准。

经过多次的电话或者远程遗传咨询，甚至难得的亲自在中国一对一的详细遗传咨询，*MSH2* 变异携带者Ⅲ-6 女士放下对肿瘤发生的恐惧感和压力，同时明白了女性子宫内膜癌等肿瘤发生风险及其预防管理，最终改变了她原来不想早结婚的想法。经过后续随访，获知Ⅲ-6 女士现已生育一位健康的女孩。

这一案例突出了在对肿瘤患者进行肿瘤基因检测，检测到与遗传性肿瘤相关的胚系基因变异的“次要发现”时（详见第 1 章“次要发现”相关内容），如何确认和解读胚系“次要发现”的重要性，和把相关的遗传性肿瘤诊断出来的重要性。然而，对如此“次要发现”的肿瘤胚系基因变异的解读和报告，及其相关的遗传性肿瘤诊断及其遗传咨询比较复杂，目前尚没有完善的指南。最近发表的 2020 年美国医学遗传学和基因组学学院（ACMG）一份声明里提出如何处理如此“次要发现”的胚系基因变异，提出在检测报告里需要说明肿瘤胚系基因变异检测的潜在利益、危害和局限性，并包括实验室和临床遗传学专业人员对肿瘤胚系基因变异临床意义的观点，其中的遗传咨询和伦理尤其重要[83]。

（陆国辉　周清　周承志）

参考文献

[1] Sung H, Ferlay J, Siegel RL, et al. Global cancer statistics 2020: GLOBOCAN estimates of incidence and mortality worldwide for 36 cancers in 185 countries. CA Cancer J Clin, 2021,71:209–249.

[2] Li X, Hemminki K. Familial multiple primary lung cancers: a population-based analysis from Sweden. Lung Cancer. 2005,47(3):301-307.

[3] Shen C, Wang X, Tian L, et al. "Different trend" in multiple primary lung cancer and intrapulmonary metastasis. Eur J Med Res, 2015,20(1):17.

[4] Li C, Wang Y, Su K, et al. Presentation of EGFR mutations in 162 family probands with multiple primary lung cancer. Transl Lung Cancer Res, 2021, 10(4):1734-1746.

[5] Haura EB, Camidge DR, Reckamp K, et al. Molecular origins of lung cancer: prospects for personalized prevention and therapy. J Thorac Oncol, 2010, 5 (6), Suppl (3): S207-213.

[6] Park YR, Bae SH, Ji W, et al. GAB2 amplification in squamous cell lung cancer of non-smokers. J Korean Med Sci, 2017, 32 (11): 1784-1791.

[7] Brownson RC, Alavanja M, Caporaso N, et al. Epidemiology and prevention of lung cancer in nonsmokers. Epidemiol Rev, 1998, 20 (2): 218-236.

[8] de Alencar VTL, Formiga MN, de Lima VCC. Inherited lung cancer: a review. Ecancer medical science, 2020, 14: 1008.

[9] Sun S, Schiller J, Gazdar AF. Lung cancer in never smokers—a different disease. Nat Rev Cancer, 2007, 7 (10): 778-790.

[10] Smolle E, Pichler M. Non-smoking-associated lung cancer: a distinct entity in terms of tumor biology, patient characteristics and impact of hereditary cancer predisposition. Cancers (Basel), 2019, 11 (2): 204.

[11] Thun MJ, Hannan LM, Adams-Campbell LL, et al. Lung cancer occurrence in never-smokers: an analysis of 13 cohorts and 22 cancer registry studies. PLoS Med, 2008, 5 (9): e185.

[12] Tobin NP, Foukakis T, De Petris L, et al. The importance of molecular markers for diagnosis and selection of targeted treatments in patients with cancer. J Intern Med, 2015, 278 (6): 545-570.

[13] Popper HH, Ryska A, Timar J, et al. Molecular testing in lung cancer in the era of precision medicine. Transl Lung Cancer Res, 2014, 3 (5): 291-300.

[14] Okazaki I, Ishikawa S, and Sohara Y. Genes associated with susceptibility to lung adenocarcinoma among never smokers suggest the mechanism of disease. Anticancer Res, 2014, 34 (10): 5229-5240.

[15] Li X, Li J, Wu P, et al. Smoker and non-smoker lung adenocarcinoma is characterized by distinct tumor immune microenvironments. Oncoimmunology, 2018, 7 (10): e1494677.

[16] Parry EM, Gable DL, Stanley SE, et al. Germline mutations in DNA repair genes in lung adenocarcinoma. J Thorac Oncol, 2017, 12 (11): 1673-1678.

[17] Yamamoto H, Yatabe Y, Toyooka S. Inherited lung cancer syndromes targeting never smokers. Transl Lung Cancer Res, 2018, 7 (4): 498-504.

[18] Yu HA, Arcila ME, Fleischut MH, et al. Germline EGFR T790M mutation found in multiple members of a familial cohort. J Thorac Oncol, 2014, 9 (4): 554-558.

[19] Gazdar A, Robinson L, Oliver D, et al. Hereditary lung cancer syndrome targets never smokers with germline EGFR gene T790M mutations. J Thorac Oncol, 2014, 9 (4): 456-463.

[20] Sharma SV, Bell DW, Settleman J, et al. Epidermal growth factor receptor mutations in lung cancer. Nat Rev Cancer, 2007, 7 (3): 169-181.

[21] Linardou H, Dahabreh IJ, Bafaloukos D, et al. Somatic EGFR mutations and efficacy of tyrosine kinase inhibitors in NSCLC. Nat Rev Clin Oncol, 2009, 6 (6): 352-366.

[22] Yu HA, Arcila ME, Rekhtman N, et al. Analysis of tumor specimens at the time of acquired resistance to EGFR-TKI therapy in 155 patients with EGFR-mutant lung cancers. Clin Cancer Res, 2013, 19 (8): 2240-2247.

[23] Pao W, Miller VA, Politi KA, et al. Acquired resistance of lung adenocarcinomas to gefitinib or erlotinib is associated with a second mutation in the EGFR kinase domain. PLoS Med, 2005, 2 (3): e73.

[24] Godin-Heymann N, Bryant I, Rivera MN, et al. Oncogenic activity of epidermal growth factor receptor kinase mutant alleles is enhanced by the T790M drug resistance mutation. Cancer Res, 2007, 67 (15): 7319-7326.

[25] Suda K, Onozato R, Yatabe Y, et al. EGFR T790M mutation: a double role in lung cancer cell survival? J Thorac Oncol, 2009, 4 (1): 1-4.

[26] Vikis H, Sato M, James M, et al. EGFR-T790M is a rare lung cancer susceptibility allele with enhanced kinase activity. Cancer Res, 2007, 67 (10): 4665-4670.

[27] Regales L, Balak MN, Gong Y, et al. Development of new mouse lung tumor models expressing EGFR T790M mutants associated with clinical resistance to kinase inhibitors. PLoS One, 2007, 2 (8): e810.

[28] Oxnard GR, Miller VA, Arcila ME, et al. Screening for germline EGFR T790M mutations through lung cancer genotyping. J Thorac Onco, 2012, 7 (6): 1049-1052.

[29] Nagano T, Otoshi T, Hazama D, et al. Novel cancer therapy targeting microbiome. Onco Targets Ther, 2019, 12: 3619-3624.

[30] Christiani DC. The oral microbiome and lung cancer risk. Thorax, 2021,76(3):216-217.

[31] Greathouse KL, White JR, Vargas AJ, et al. Interaction

between the microbiome and TP53 in human lung cancer. Genome Biol, 2018, 19 (1): 123.

[32] Jin C, Lagoudas GK, Zhao C, et al. Commensal microbiota promote lung cancer development via γ δ T Cells. Cell, 2019, 176 (5): 998-1013. e16.

[33] Wojas-Krawczyk K, Krawczyk P, Milanowski J. Beyond PD-L1 markers for lung cancer immunotherapy. Int J Mol Sci, 2019, 20 (8): 1915.

[34] Mao Q, Jiang F, Yin R, et al. Interplay between the lung microbiome and lung cancer. Cancer Lett, 2018, 415: 40-48.

[35] Marsland BJ, Gollwitzer ES. Host-microorganism interactions in lung diseases. Nat Rev Immunol, 2014, 14 (12): 827-835.

[36] Lee SH, Sung JY, Yong D, et al. Characterization of microbiome in bronchoalveolar lavage fluid of patients with lung cancer comparing with benign mass like lesions. Lung Cancer, 2016, 102: 89-95.

[37] Liu HX, Tao LL, Zhang J, et al. Difference of lower airway microbiome in bilateral protected specimen brush between lung cancer patients with unilateral lobar masses and control subjects. Int J Cancer, 2018, 142 (4): 769-778.

[38] Tsay JJ, Wu BG, Badri MH, et al. Airway microbiota is associated with upregulation of the PI3K pathway in lung cancer. Am J Respir Crit Care Med, 2018, 198 (9): 1188-1198.

[39] Kovaleva O, Podlesnaya P, Rashidova M, et al. Lung microbiome differentially impacts survival of patients with non-small cell lung cancer depending on tumor stroma phenotype. Biomedicines, 2020, 8 (9): E349.

[40] Routy B, Le Chatelier E. Gut microbiome influences efficacy of PD-1-based immunotherapy against epithelial tumors. Eur Urol, 2018, 359 (6371): 91-97.

[41] Zhang WQ, Zhao SK, Luo JW, et al. Alterations of fecal bacterial communities in patients with lung cancer. Am J Transl Res, 2018, 10 (10): 3171-3185.

[42] Peters BA, Hayes RB. The microbiome in lung cancer tissue and recurrencefree survival. Cancer Epidemiol. Biomarkers Prev, 2019, 28 (4): 731-740.

[43] Dejea CM, Fathi P, Craig JM, et al. Patients with familial adenomatous polyposis harbor colonic biofilms containing tumorigenic bacteria. Science. 2018, 359 (6375): 592-597.

[44] Mori G, Orena BS, Cultrera I, et al. Gut microbiota analysis in postoperative Lynch syndrome patients. Front Microbiol, 2019, 10: 1746.

[45] Eslami SZ, Majidzadeh AK, Sina Halvaei S, et al. Microbiome and breast cancer: new role for an ancient population. Front Oncol, 2020, 10: 120.

[46] Shaikh FY, Gills JJ, Sears CL. Impact of the microbiome on checkpoint inhibitor treatment in patients with non-small cell lung cancer and melanoma. E Bio Medicine, 2019, 48: 642-647.

[47] Yu HA, Arcila ME, Fleischut MH, et al. Germline EGFR T790M mutation found in multiple members of a familial cohort. J Thorac Oncol, 2014, 9 (4): 554-558.

[48] Oxnard G, Heng J, Chen R, et al. Final report of the INHERIT EGFR study - 33 unrelated kindreds carrying germline EGFR mutations. J Thorac Oncol. 2017, 12 (11): S1758.

[49] Yamamoto H, Toyooka S, Ninomiya T, et al. Therapeutic potential of afatinib for cancers with ERBB2 (HER2) transmembrane domain mutations G660D and V659E. Oncologist, 2018, 23 (2): 150-154.

[50] Cedrés S, Felip E, Cruz C, et al. Activity of HSP90 inhibiton in a metastatic lung cancer patient with a germline BRCA1 mutation. J Natl Cancer Inst, 2018, 110 (8): 914-917.

[51] Lou Y, Pecot CV, Tran HT, et al. Germline mutation of T790M and dual/multiple EGFR mutations in patients with lung adenocarcinoma. Clin Lung Cancer. 2016, 17 (2): e5-e11.

[52] Ancevski Hunter K, Friedland DM, Burns TF, et al. First-line osimertinib in patients with treatment-naive somatic or germline EGFR T790M-mutant metastatic NSCLC. J Thorac Oncol, 2018, 13 (1): e3-e5.

[53] Huo R, Li J, Li X, et al. Significant benefits of osimertinib against adenosquamous carcinoma harboring germline T790M mutation. Oncologist, 2020, 25(10): 826-832.

[54] Lu S, Yu Y, Li Z, et al. EGFR and ERBB2 germline mutations in Chinese lung cancer patients and their roles in genetic susceptibility to cancer. J Thorac Oncol, 2019, 14 (4): 732-736.

[55] Tibaldi C, Giovannetti E, Vasile E, et al. Inherited germline T790M mutation and somatic epidermal growth factor receptor mutations in non-small cell lung cancer patients. J Thorac Oncol, 2011, 6 (2): 395-396.

[56] Ohashi K, Maruvka YE, Michor F, et al. Epidermal growth factor receptor tyrosine kinase inhibitor-resistant disease. J Clin Oncol, 2013, 31 (8): 1070-1080.

[57] Hirsch FR, Janne PA, Eberhardt WE, et al. Epidermal growth factor receptor inhibition in lung cancer: status 2012. J Thorac Oncol, 2013, 8 (3): 373-384.

[58] McBride KA, Ballinger ML, Killick E, et al. Li-Fraumeni syndrome: cancer risk assessment and clinical management. Nat Rev Clin Oncol, 2014, 11 (5): 260-271.

[59] Tinat J, Bougeard G, Baert-Desurmont S, et al. 2009 version of the Chompret criteria for Li Fraumeni syndrome. J Clin Oncol, 2009, 27 (26): e108-e109.

[60] Caron O, Frebourg T, Benusiglic PR, et al. Lung adenocarcinoma as part of the Li-Fraumeni syndrome spectrum: preliminary data of the LIFSCREEN randomized clinical trial. JAMA Oncol, 2017, 3 (12): 1736-1737.

[61] Parry EM, Gable DL, Stanley SE, et al. Germline mutations in DNA repair genes in lung adenocarcinoma. J Thorac

Oncol, 2017, 12 (11): 1673-1678.

[62] Michalarea V, Calcasola M, Cane P, et al. Lung Cancer EGFR-mutated lung cancer in Li-Fraumeni syndrome. Lung Cancer, 2014, 85 (3): 485-487.

[63] Digennaro M, Sambiasi D, and Tommasi S, et al. Hereditary and non-hereditary branches of family eligible for BRCA test: cancers in other sites. Hered Cancer Clin Pract, 2017, 15: 7.

[64] Marano L, Roviello F. The distinctive nature of HER2-positive gastric cancers Eur J Surg Oncol, 2015, 41 (3): 271-273.

[65] Shigematsu H, Takahashi T, Nomura M, et al. Somatic mutations of the HER2 kinase domain in lung adenocarcinomas. Cancer Res, 2005, 65 (5): 1642-1646.

[66] Yamamoto H, Higasa K, Sakaguchi M. Novel germline mutation in the transmembrane domain of HER2 in familial lung adenocarcinomas. J Natl Cancer Inst, 2013, 106 (1): djt338.

[67] Chen HY, Yu SL, Ho BC, et al. R331W missense mutation of oncogene YAP1 is a germline risk allele for lung adenocarcinoma with medical actionability. J Clin Oncol, 2015, 33 (20): 2303-2310.

[68] Lee T, Tseng Y, Chang W, et al. YAP1 is essential for tumor growth and is a potential therapeutic target for EGFR-dependent lung adenocarcinomas. Oncotarget, 2017, 8 (52): 89539-89551.

[69] Kukita Y, Okami J, Yoneda-kato N, et al. Homozygous inactivation of CHEK2 is linked to a familial case of multiple primary lung cancer with accompanying cancers in other organs. Cold Spring Harb Mol Case Stud, 2016, 2 (6): a001032.

[70] Nolan L, Eccles D, Cross E, et al. First case report of Muir-Torre syndrome associated with non-small cell lung cancer. Fam Cancer, 2009, 8 (4): 359-362.

[71] Merlo A, Mabry M, Gabrielson E, et al. Frequent microsatellite instability in primary small cell lung cancer. Cancer Res, 1994, 54 (8): 2098-2101.

[72] Sun S, Liu Y, Eisfeld AK, et al. Identification of germline mismatch repair gene mutations in lung cancer patients with paired tumor-normal next generation sequencing: a retrospective study. Front Oncol, 2019, 9: 550.

[73] Takamochi K, Takahashi F, Suehara Y, et al. DNA mismatch repair deficiency in surgically resected lung adenocarcinoma: microsatellite instability analysis using the Promega panel. Lung Cancer, 2017, 110: 26-31.

[74] Voisin MR, Almeida JP. Perez-Ordonez B, et al. Recurrent undifferentiated carcinoma of the Sella in a patient with Lynch syndrome. World Neurosurg, 2019, 132: 219-222.

[75] Leisibach P, Weder W, Soltermann A, et al. Primary sclerosing epithelioid fibrosarcoma of the lung in a patient with Lynch syndrome. Lung, 2012, 190 (6): 691-695.

[76] Chen X, Li X, Liang H, et al. A new mutL homolog 1 c.1896+5G>A germline mutation detected in a Lynch syndrome - associated lung and gastric double primary cancer patient. Mol Genet Genomic Med, 2019, 7 (8): e787.

[77] Kawashima Y, Nishikawa S, Ninomiya H, et al. Lung adenocarcinoma with Lynch syndrome and the response to Nivolumab. Intern Med, 2019, 58 (10): 1479-1484.

[78] Kalia SS, Adelman K, Bale SJ, et al. Recommendations for reporting of secondary findings in clinical exome and genome sequencing, 2016 update (ACMG SF v2. 0): a policy statement of the American College of Medical Genetics and Genomics. Genet Med, 2017, 19 (2): 249-255.

[79] Lynch HT, Snyder CL, Shaw T, et al. Milestones of Lynch syndrome: 1895-2015. Nat Rev Cancer, 2015, 15 (3): 181-194.

[80] Weber MF, Marshall HM, Rankin N. Cancer screening in Australia: future directions in melanoma, Lynch syndrome, and liver, lung and prostate cancers. Public Health Res Pract, 2019, 29 (2): 2921910.

[81] Canale M, Petracci E, Delmonte A, et al. Concomitant TP53 mutation confers worse prognosis in EGFR-mutated non-small cell lung cancer patients treated with TKIs. J Clin Med, 2020, 9 (4): 1047.

[82] La Fleur L, Falk-Sörqvist E, Smeds P, et al. Mutation patterns in a population-based non-small cell lung cancer cohort and prognostic impact of concomitant mutations in KRAS and TP53 or STK11. Lung Cancer, 2019, 130: 50-58.

[83] Li MM, Chao E, Esplin ED, et al. Points to consider for reporting of germline variation in patients undergoing tumor testing: a statement of the American College of Medical Genetics and Genomics (ACMG). Genet Med, 2020, 22(7): 1142-1148.

第 20 章

遗传性血液系统肿瘤及相关综合征

本章重点阐述与血液系统肿瘤发生相关的常见肿瘤综合征和伴遗传易感性的血液系统肿瘤。这里主要介绍与血液系统肿瘤发生相关的常见肿瘤综合征包括常染色体隐性遗传的 Bloom 综合征、范科尼贫血症（少数与 *FANCB*[OMIM: 300515] 基因相关的属于 X 染色体隐性遗传）和共济失调毛细血管扩张症。这类患者发生的常见血液系统肿瘤是白血病；除血液系统肿瘤外，还常伴有实体肿瘤的发生。本章还将重点介绍伴遗传易感性的髓系肿瘤，其中遗传易感性的骨髓增生异常综合征（myelodysplastic syndrome，MDS）和急性髓细胞性白血病（acute myelogenous leukemia，AML）最为常见。

第一节　Bloom 综合征

Bloom 综合征（Bloom syndrome）又称 Bloom-Torre-Machacek 综合征或先天性毛细血管扩张性红斑，是一种罕见的常染色体隐性遗传病，其分子特征是基因组不稳定，易发生各种类型的恶性肿瘤。截至 2018 年 1 月，Bloom Syndrome Registry 已记录了 277 名患者的临床信息[1]，多数病例发生在德系犹太人（Ashkenazi Jewish）中，大约 1% 的 Ashkenazi 犹太人是 BLM^{Ash} 基因变异的携带者。

主要临床表现

Bloom 综合征的临床特征是出生前后的生长发育迟缓，呈比例性的体格矮小，通常四肢较长，耳朵、手和脚过大；脸又长又窄，鼻子突出，鼻翼小，呈鸟样特征。对阳光照射特别敏感，脸面会出现特征性的毛细血管扩张性红斑。

婴儿中可发现严重的胃食管反流，并可能由于胃内容物的反复微量吸入导致反复发作的中耳和肺部感染。有明显的免疫缺陷，通常一种或多种血浆免疫球蛋白的浓度异常低下。常反复发生细菌感染，主要为耳部和肺部感染，严重者可导致死亡。虽然大多数受影响的患儿具有正常的智力，但是许多仍存在学习障碍。早年发病患者可出现的并发症包括：慢性阻塞性肺病、糖尿病以及各种类型的恶性肿瘤。Bloom 综合征的男性患者还患有无精子症或严重少精症。Bloom 综合征的女性患者虽然可以生育，但常有月经不调，生育能力下降，会过早进入更年期。

恶性肿瘤是 Bloom 综合征最常见的并发症，也是最常见的死亡原因。Bloom 综合征有很高的肿瘤发生风险，恶性肿瘤发生年龄较一般人群更早，肿瘤可发生在多个部位。一位 Bloom 综合征患者可能会患上最多 5 种独立的恶性肿瘤[2,3]。患者并发恶性肿瘤的种类很多，包括白血病、淋巴瘤、骨肉瘤、上消化道肿瘤、结直肠癌、生殖泌尿系统肿瘤、皮肤癌、肾母细胞瘤、髓母细胞瘤、肺癌、胰腺癌以及其他类型肿瘤。儿童期患者的主要恶性肿瘤为白血病，青春期及成年期为淋巴瘤和恶性上皮肿瘤。据 Bloom Syndrome Registry 的一项包含 144

名 Bloom 综合征患者的 223 例恶性肿瘤报告，至少 33.4% 的 Bloom 综合征患者在 25 岁时已罹患恶性肿瘤，到 40 岁时这一数字上升到了 80.9%[1]。

遗传方式与相关致病基因

Bloom 综合征的遗传方式为常染色体隐性遗传，致病基因为 *BLM*[OMIM: 604610]，定位于 15q26.1 区带，编码的蛋白是 RecQ 解旋酶家族成员，有维护基因组稳定性的作用。*BLM* 基因变异引起姐妹染色单体之间发生异常的 DNA 交换，导致基因不稳定，可能导致恶性肿瘤[4,5]。*BLM* 的大多数变异为核苷酸插入、缺失以及无义变异，从而导致蛋白产物的缺失，前者造成 BLM 蛋白在细胞核中不存在，而后者造成 BLM 蛋白截短[6]。又有研究发现，BLM 蛋白限制了炎症干扰素刺激基因（*ISG*）的诱导作用，从而将 DNA 损伤与细胞固有免疫反应关联，可能也是发病原因之一[7]。Bloom 综合征患者的淋巴细胞数量较少，但由于没有严重或机会性感染，免疫缺陷似乎相对较轻。患者具有异常的 B 细胞抗体类别，但还需进一步的研究来阐明 *BLM* 致病基因在抗体类别转换重组中的确切作用[8]。

Bloom综合征患者多为德系犹太人后裔，德系犹太人中最为常见的变异为c.2281delATCTGAinsTAGATTC，也被称为 BLM^{Ash}，此变异为始祖变异，可以追溯到共同的祖先，其他类型变异的发生率很低。有报告显示此变异在纽约和以色列的德系犹太人中携带频率约为 1/100[9,10]。德系犹太人中 c.2281delATCTGAinsTAGATTC 变异最常见而且携带频率高，ACOG 遗传学委员会建议对德系犹太人后裔进行 BLM^{Ash} 携带者筛查[11]。

临床诊断依据

一、临床诊断

Bloom 综合征的诊断是通过临床表现和基因检测识别 *BLM* 胚系双等位基因变异而建立的。对于具有以下任何一项临床或细胞遗传学特征的个体，可临床诊断或拟诊 Bloom 综合征[6]。

（一）临床表现

1. 出生后的中度至重度的发育迟缓，通常包括线性生长、体重增加和头围减小，并持续到婴儿期、儿童期和成年期。

2. 对阳光敏感的红斑性皮疹，通常出现在面部并呈蝴蝶样分布。

3. 出生后的中度至重度发育迟缓和恶性肿瘤发生，恶性肿瘤诊断中位年龄常早于普通人群。

（二）细胞遗传学特征

1. 姐妹染色单体交换增多。

2. 在培养的血液淋巴细胞中 Qrs 增加。 在 Bloom 综合征患者的培养血液淋巴细胞中观察到的 Qrs 平均值为 1% ~ 2%，而无 Bloom 综合征对照组中未观察到 Qrs。

3. 染色单体间隙、断裂和重排。

对于符合上述任一临床表现及细胞遗传学特征的疑似 Bloom 综合征个体，应推荐进行 *BLM* 胚系变异检测。

二、基因检测

对 *BLM* 胚系变异的检测应包括基因全长测序以及基因缺失 / 重复分析。

若个体 *BLM* 变异阴性，但仍表现出 Bloom 综合征临床表现或细胞遗传学特征，应考虑进行包含 *BLM* 以及有类似 Bloom 综合征表现的多种遗传性疾病相关基因的多基因检测，如：*RMI1*[OMIM: 610404]、*RMI2*[OMIM: 612426]、*TOP3A*[OMIM: 601243]、*ATM*[OMIM: 607585] 等。

三、其他实验室检查

在 *BLM* 基因变异未知的情况下，姐妹染色单体交换（sister chromatin exchange, SCE）频率分析可辅助诊断 Bloom 综合征。Bloom 综合征患者中期 SCE 均值为 40 ~ 100（正常 SCE：每个中期 <10 个）[6]。然而，仅 SCE 分析不足以对 Bloom 综合征进行确诊，因为另外三种常染色体隐性遗传疾病（*RMI1*、*RMI2* 和 *TOP3A* 相关疾病）也与 SCE 增加有关，而且与 Bloom 综合征的临床表现相似[12,13]。

治疗

目前对 Bloom 综合征的治疗没有相关指南进行指导。尽早发现并发症和相应治疗有可能改善预后，应呼吁尽早完善相关流程[1]。

针对 Bloom 综合征相关表现及并发症的治疗[1]：

1. 皮肤损伤。 应减少阳光暴露，注意防晒。

2. 生长发育不足。 可考虑进行生长激素治疗，生长激素治疗期间应监测生长反应、血清 IGF1、IGFBP3 水平；如无任何反应，应停止治疗。

3. 智力发育迟缓。 可进行物理治疗、专业治疗和言语治疗。

4. **内分泌异常**。建议根据相关疾病的标准方案进行治疗。

5. **免疫缺陷**。体液免疫缺陷可通过输注丙种球蛋白来控制。咳嗽辅助装置、振动背心和每日鼻腔灌洗可用于支气管扩张的黏膜纤毛清除。

6. **生殖缺陷**。女性患者应注意绝经期提前，考虑冷冻卵子，无法自然受孕者，可考虑辅助生殖；男性患者建议进行精液分析并咨询生育专家。

7. **恶性肿瘤**。①化疗 / 放疗后继发第二原发恶性肿瘤的风险可能增加。② MRI 和超声检查可能优于 CT 扫描、PET 扫描和其他 X 线检查。③ Bloom 综合征患者一般耐受 50% 或低于正常方案剂量的化疗治疗。④不建议使用辐照或烷基化剂（白消安、马法兰或环磷酰胺）。

管理 Bloom 综合征患者需要多学科综合诊治的方法。对患有 Bloom 综合征的儿童使用生长激素似乎不能提高生长速度或成年后身高，并可能增加患肿瘤的风险。使用抗生素可控制感染。普通人群糖尿病中使用的治疗方法也可以治疗 Bloom 综合征相关的糖尿病。皮肤科的建议包括定期进行皮肤检查及避免阳光照射[1,14]。最近的研究结果表明，作为新型的 BLM 蛋白抑制剂，衍生物 isaindigotone 具有干扰 BLM 蛋白的抗癌作用，可能成为 Bloom 综合征相关肿瘤的治疗线索[15]。由于 Bloom 综合征往往具有家族聚集性特点，需要制定相应处理流程，包括：制订恶性肿瘤监测和治疗方案，建立罕见病病患社区，确定 Bloom 综合征社区患者们最感兴趣的研究问题等[16]。

遗传咨询与孕产前诊断

针对 Bloom 综合征的已发布的监测管理建议是根据 Bloom Syndrome Registry[1] 有限的数据和专家意见提出的，目前还没有针对 Bloom 综合征的临床试验或病例对照研究。由于其恶性肿瘤的早发风险较高，通过监测管理可实现疾病的早期诊断和治疗。

一、携带者 / 患者检测与健康管理咨询

1. **白血病**。了解白血病的症状，如苍白、异常出血、淤点、疲劳和不经意的体重减轻。

2. **淋巴瘤**。①了解淋巴瘤的症状，如淋巴结肿大、不明原因发热、盗汗、疲劳、不经意的体重减轻。②从 12 ~ 13 岁开始，每 1 ~ 2 年进行一次全身影像学检查。

3. **结直肠癌**。从 10 ~ 12 岁开始，每年进行一次结肠镜检查和每 6 个月进行一次粪便免疫化学检测（feces immunochemical test, FIT）。

4. **乳腺癌**。从 18 岁开始，每年进行一次乳房 MRI 扫描。

5. **皮肤癌**。减少皮肤对阳光的暴露，采取防晒措施。

6. **肾母细胞瘤**。①了解肾母细胞瘤的症状，如血尿和腹部无痛肿块。②每 3 个月进行一次腹部超声至 8 岁。

7. **内分泌异常**。①了解甲状腺功能减退症的症状，如疲劳、便秘、易感冒和体重增加。②从 10 岁开始每年进行空腹血糖测量、糖化血红蛋白 HbA1c、葡萄糖耐量筛查、甲状腺功能检测和血脂检查。③建议每年进行甲状腺功能检查。

8. **免疫缺陷**。如果患者出现反复、严重或机会性感染，建议进行免疫缺陷筛查，包括免疫球蛋白水平、疫苗抗体应答、B 和 T 淋巴细胞数量的测定，建议对接受化疗或免疫抑制药物治疗的患者进行类似的检测。

9. **生育缺陷**。了解女性潜在的早期绝经；了解男性无精子症，少精子症和弱精子症。

10. **其他**。需要注意一些有生育能力且没有面部“标志性”红斑性太阳敏感性皮肤病变的矮小 Bloom 综合征患者，避免这种罕见的矮小症状相关综合征的漏诊[17]。

二、亲属风险

建议患者家属进行遗传咨询并考虑基因检测。

三、携带者生育咨询与孕产前遗传学诊断

Bloom 综合征属常染色体隐性遗传，夫妇双方都是 *BLM* 基因致病性变异携带者时，所生育的每一后代患病风险为 25%。对于生育期患者，建议选择产前诊断和辅助生殖技术，包括胚胎植入前遗传学诊断。须充分讨论疾病风险、技术的局限性和获益（详见第 1 章）。

（陆国辉 王侃侃 薛恺）

第二节 共济失调毛细血管扩张症

共济失调毛细血管扩张症（ataxia telangiectasia, A-T）是一种罕见的常染色体隐性遗传病，以小脑

性共济失调、毛细血管扩张、免疫缺陷和恶性肿瘤（尤其是恶性淋巴瘤）发病率较高为特征。染色体断裂是典型分子特征。A-T 患者对电离辐射异常敏感。其发病率为 1/100 000~1/40 000，是少儿进行性小脑共济失调最常见的病因。

主要临床表现

经典的 A-T 的特点是 1 ~ 4 岁开始的小脑进行性共济失调，眼动性共济失调，舞蹈性手足运动障碍，结膜毛细血管扩张，免疫缺陷，频繁感染和恶性肿瘤风险增加。A-T 患者伴发恶性肿瘤的风险高达 38%，以白血病和淋巴瘤多见，其他肿瘤包括卵巢癌、乳腺癌、胃癌、黑色素瘤、平滑肌瘤和肉瘤。60% ~ 80% 患者有免疫缺陷，临床表现为反复感染。

遗传方式与相关致病基因

A-T 属常染色体隐性遗传，*ATM*[OMIM: 607585] 变异是其发病的主要原因。该基因定位于染色体 11q22.3 区域，编码一种丝氨酸 - 苏氨酸激酶。该激酶负责 DNA 损伤识别与修复、相关的细胞周期检查点调节 [18]。已知的 *ATM* 基因变异超过 800 种，其中大部分变异可以造成 ATM 蛋白表达缺陷，导致 ATM 蛋白功能丢失。

临床诊断依据

一、临床诊断 [18,19]

对于有以下临床、MRI 和初步实验室检查异常的儿童，应诊断为疑似 A-T。

（一）临床特征

①步态和躯干共济失调；②头部倾斜；③口齿不清；④眼动性失用及眼跳异常。对年幼儿童 A-T 的诊断是最困难的，患者还没有表现出 A-T 所有的临床特征，并且在神经学检查中通常无法配合。

（二）MRI 特征

典型的小脑表现是前、后蚓部和两个半球萎缩。

二、实验室检查

1. **新生儿联合免疫缺陷筛查**。可用于识别降低的 T 细胞受体切割环（T cell receptor rearrangement excision circle, TREC）水平。这种筛查方法可以识别大约 50% 的患淋巴细胞减少症的 A-T 患儿；然而，对于年龄较大的 A-T 患儿（T 淋巴细胞减少症较轻），其敏感性可能较低 [20]。

2. **血清甲胎蛋白检测**。大约 95% 的 A-T 患者血清甲胎蛋白（α-fetoprotein，AFP）浓度高于 10 ng/ml。

3. **染色体分析**。在对 A-T 患者外周血的常规染色体分析中，发现 5% ~ 15% 的细胞存在 7 号与 14 号染色体之间的易位，染色体断裂点通常位于 14q11（T 细胞受体 - α 基因座）或者 14q32[B 细胞免疫球蛋白重链受体（IGH）基因座]。

4. **免疫印迹检测 ATM 蛋白缺失或减少**。可用于解释临床意义不明的基因变异或在仅识别出一个 *ATM* 致病性变异的情况下用于确认诊断。约 90% 的 A-T 患者未检测到 ATM 蛋白，大约 1% 检测到 ATM 蛋白含量接近正常水平，但在此种情况下 ATM 丝氨酸 / 苏氨酸激酶缺乏活性。使用免疫印迹检测能够检测到淋巴母细胞样细胞系（lymphoblastoid cell line, LCL）中 ATM 蛋白的缺失或减少，对 A-T 的敏感性超过 95%，特异性超过 98%[21]。

三、基因检测

对 *ATM* 胚系变异的检测应包括基因全长测序以及基因缺失 / 重复分析。

若个体 *ATM* 基因检测结果为阴性，但仍表现出 A-T 临床表型、MRI 或实验室检查异常，应考虑进行包含 *ATM* 以及有类似 A-T 表型的多种遗传性疾病相关基因的多基因检测。

治疗

目前，针对该疾病的处理需要多学科综合诊治，因为 A-T 有多种多样的表现。目前尚无根治该疾病的方法，但随着医疗条件的改进，A-T 患者的生存时间和生存质量已得到了很大的延长和改善。其中处理与疾病相关的具体症状，并进行监测以预防并发症是至关重要的 [22]。

1. **神经系统治疗**。支持性治疗可以减少流涎、舞蹈症、肌阵挛 / 震颤和共济失调。早期持续的物理治疗，可以减少挛缩和脊柱侧弯的风险。

2. **免疫缺陷治疗**。频繁和严重感染以及 IgG 水平非常低的个体应该考虑静脉注射免疫球蛋白（IVIG）替代治疗。

3. **肺部治疗**。多学科呼吸道管理，强调监测复发感染、肺功能、吞咽、营养、脊柱侧弯和免疫功能 [23]。

4. **恶性肿瘤治疗**。由于来自 A-T 患者的细胞对电离辐射的敏感性比来自对照组的细胞高

30%[19]，传统剂量的电离辐射对 A-T 患者可能是致命的。因此，应谨慎使用放射治疗和一些拟放射化疗药物并密切监测其使用情况。对乳腺癌和卵巢癌应及早发现，可以治愈。血液肿瘤无法预防，但定期监测有利于早期诊断，为后续更佳的疗效创造条件。这些肿瘤的治疗与标准的治疗方法没有明显区别；由于这些患者的放射敏感性，必须考虑特殊护理[24]。

5. **未来治疗方向**。抗氧化剂、反义吗啉寡核苷酸（AMO）、影响 ATM 蛋白功能的氨基糖苷类抗生素，以及以 *ATM* 基因为靶点的不同小分子靶向治疗肿瘤的研究已在开展。一些临床研究也正在进行中，比如旨在通过创新的方法将加载了地塞米松的自体红细胞输回，测试地塞米松的治疗效果[24]。

遗传咨询与孕产前诊断

一、携带者 / 患者检测与健康管理咨询

欧洲呼吸协会（The European Respiratory Society，ERS）关于 A-T 的多学科呼吸道管理指南[23]，强调需要监测免疫功能，反复感染、肺功能、吞咽、营养和脊柱侧弯，以减少呼吸道发病率和死亡率。应建议父母监测可在任何年龄发生的恶性肿瘤的早期征兆，包括体重减轻、淤青和局部疼痛或肿胀。

如果发生严重的复发感染或正在进行免疫调节治疗，则需要监测免疫状态。

二、亲属风险

建议患者家属进行遗传咨询并考虑基因检测。

三、携带者生育咨询与孕产前遗传学诊断

夫妇双方都是 *ATM* 致病性变异携带者时，其每一后代的 A-T 患病概率是 25%。对于生育期患者，建议选择产前诊断和辅助生殖技术，包括胚胎植入前遗传学诊断。需充分讨论疾病风险、技术局限性和获益。在对无症状而携带 *ATM* 致病性变异的夫妇做产前诊断时，需要细致分析家族史，紧密结合家族成员临床表型对胎儿做出准确的诊断[25]。

（王侃侃 陆国辉 薛恺）

第三节 范科尼贫血症

范科尼贫血症（Fanconi anemia，FA）是一种罕见的遗传病，发病率为 1/160 000，具有临床多样性和致病基因异质性[26]，可导致基因组不稳定。临床特征包括主要器官系统发育异常、早发性骨髓衰竭、全血细胞减少、因黑色素沉积导致的外皮斑驳褐色，并伴有多种先天性异常和恶性肿瘤风险增加。FA 的细胞特征是对 DNA 交联剂过敏，染色体畸变频率高，提示 DNA 修复存在缺陷[27]。FA 主要是一种常染色体隐性遗传病，大约 2% 的病例呈 X 染色体连锁隐性遗传。

范科尼贫血症不应与范科尼综合征（Fanconi syndrome）相混淆。范科尼综合征是肾近曲小管的一种缺陷，可导致各种电解质和物质的吸收障碍，这些电解质和物质通常被近曲小管吸收，可能是遗传的，也可能是后天的。

主要临床表现

FA 是先天性再生障碍性贫血的发病原因，也是遗传性血液恶性肿瘤最常见的致病因素之一。FA 的主要临床特征包括身体异常、进行性骨髓衰竭，后者表现为全血细胞减少和恶性肿瘤风险增加。然而，也有一些 FA 患者既没有身体异常，也没有骨髓衰竭。

FA 主要临床表现为[26,27]：

1. **身体异常**。约 75% 的 FA 个体出现一种或多种身体或器官异常，如身材矮小、皮肤色素沉着异常、上肢和下肢骨骼畸形、小头畸形；眼、心脏、内分泌系统、中枢神经系统以及泌尿生殖道异常，听力丧失等。

2. **约 10% 的 FA 患者出现智力发育迟缓或障碍**。

3. **骨髓衰竭**。进行性骨髓衰竭伴全血细胞减少通常出现在前 10 年（平均发病年龄 7.6 岁），通常最初伴有血小板减少或白细胞减少。至 40 岁时，90% 以上的 FA 患者会出现造血异常[23]。

4. **肿瘤风险增加**。急性髓细胞性白血病（acute myeloid leukemia，AML）的相对风险增加约 500 倍，至 50 岁时 AML 的累积发病率为 13%，大多数诊断年龄在 15 ~ 35 岁。实体肿瘤，特别是头颈部、皮肤、胃肠道和泌尿生殖道肿瘤在 FA 个体中常见。其中，头颈部鳞状细胞癌是 FA 患者最常见的实体肿瘤，发病率是普通人群的 500 ~ 700 倍。

遗传方式与相关致病基因

FA 的遗传机制较为复杂，存在遗传异质性。目前，已经鉴定出 22 个 FA 致病基因（表 20-1）。少数患者未检出已发现基因变异，其致病性变异基

因仍有待鉴定。除位于 X 染色体 Xp22.2 区带上的基因 *FANCB* [OMIM: 300515] 相关病例为 X 染色体隐性遗传外，其他的 FA 病例相关基因均位于常染色体上，大部分为常染色体隐性遗传。

这些 FA 基因编码的蛋白共同作用于一个共同的通路，被称为"FA 通路"或"FA-BRCA 通路"，"FA 通路"调节细胞对 DNA 交联剂的耐药性[29,30]。FA 通路是恶性肿瘤发生发展中的一把双刃剑：一方面，通过 FA 基因变异选定的 FA 蛋白的破坏使靶向治疗得以应用；另一方面，FA 通路的异常激活也可促进癌变和耐药性[31,32]。

8 个 FA 相关基因（*FANCA* [OMIM: 607139]、*FANCB* [OMIM: 300515]、*FANCC* [OMIM: 613899]、*FANCE* [OMIM: 613976]、*FANCF* [OMIM: 613897]、*FANCG* [OMIM: 602956]、*FANCL* [OMIM: 608111] 和 *FANCM* [OMIM: 609644]）各自编码的蛋白形成一个 FA 核心复合物，激活 FANCD2 和 FANCI 蛋白的单泛素化，活化的 FANCD2 和 FANCI 蛋白结合形成二聚体，然后在核修复灶中与 FA/BRCA DNA 损伤修复通路中的下游 FA 基因产物相互作用，进而完成 DNA 链间交联损伤修复。这 8 个通路上游基因变异破坏了"FA 通路"活化，导致相应的 FA 临床和细胞表型。这 8 个基因变异导致的 FA 约占病例总数的 90%[33]。FA 通路与其他 DNA 修复机制相互交联，除修复外部 DNA 损伤外，还可在 DNA 复制过程中保持基因组稳定性。通过保护停滞的复制叉，FA 蛋白可防止由于复制与转录之间的协调性差而导致的复制叉损伤，提高复制保真度[34]。

FA 相关基因变异携带者易患血液系统的

表 20-1 FA 相关基因

互补群	基因	该基因变异导致 FA 的概率（%）	染色体位置	遗传模式
FA-A	*FANCA*	60	16q24.3	AR
FA-B	*FANCB*	2	Xp22.2	XLR
FA-C	*FANCC*	14	9q22.32	AR
FA-D1	*FANCD1*（*BRCA2*）	3	13q13.1	AR
FA-D2	*FANCD2*	3	3p25.3	AR
FA-E	*FANCE*	1	6p21.31	AR
FA-F	*FANCF*	2	11p14.3	AR
FA-G	*FANCG*（*XRCC9*）	9	9p13.3	AR
FA-I	*FANCI*（*KIAA1794*）	1	15q26.1	AR
FA-J	*FANCJ*（*BRIP1*）	3	17q23.2	AR
FA-L	*FANCL*（*PHF9/POG*）	<1	2p16.1	AR
FA-M	*FANCM*	<1	14q21.2	AR
FA-N	*FANCN*（*PALB2*）	<1	16p12.2	AR
FA-O	*FANCO*（*RAD51C*）	<1	17q22	AR
FA-P	*FANCP*（*SLX4*）	<1	16p13.3	AR
FA-Q	*FANCQ*（*XPF/ERCC4*）	<1	16p13.12	AR
FA-R	*FANCR*（*RAD51*）	<1	15q15.1	AD
FA-S	*FANCS*（*BRCA1*）	<1	17q21.31	AR
FA-T	*FANCT*（*UBE2T*）	<1	1q32.1	AR

续表

互补群	基因	该基因变异导致 FA 概率 (%)	染色体位置	遗传模式
FA-U	*FANCU*（*XRCC2*）	<1	7q36.1	AR
FA-V	*FANCV*（*MAD2L2/REV7*）	<1	1p36.22	AR
FA-W	*FANCW*（*RFWD3*）	<1	16q23.1	AR

AR, 常染色体隐性；XLR, X- 连锁隐性；AD, 常染色体显性

恶性肿瘤。蛋白组学分析显示，*HIST1H1D* [OMIM: 142210]、*HIST1H3A* [OMIM: 602810]、*PSME1* [OMIM: 600654]、*THRAP3* [OMIM: 603809] 等基因相关蛋白高表达，与 AML 预后不良有关，可用作 FA 进展为 AML 的早期诊断标志物，其中 *PSME1* 或与白血病细胞增殖相关 [35]。与其他 FA 基因变异患者相比，*FANCA* 变异患者的发病年龄明显偏大（分别为 18.5 岁和 5.2 岁）[36]。

此外，FA 相关基因的胚系变异个体的乳腺癌 / 卵巢癌、胰腺癌和其他恶性肿瘤的风险增加有关，如 *FANCD1/BRCA2*[OMIM: 600185]、*FANCJ/BRIP1*[OMIM: 605882]、*FANCN/PALB2*[OMIM: 610355]、*FANCO/RAD51C*[OMIM: 602774]、*FANCP/SLX4*[OMIM: 613278] 和 *FANCQ/XPF*[OMIM: 133520] 等双等位基因变异。涉及 *BRCA2* 的双等位基因变异可导致 FA 并伴随脑和软组织肿瘤（包括髓母细胞瘤和 Wilms 瘤）；涉及 *BRCA1* [OMIM: 113705] 的双等位基因变异也会导致 FA，这说明 *BRCA* 基因也是 FA 疾病发生的致病基因 [37,38]。由于杂合 *BRCA* 变异导致遗传性乳腺癌 / 卵巢癌综合征（hereditary breast and ovarian cancer syndrome，HBOCS），而涉及 *BRCA* 缺失的双等位基因导致 FA，因此这些基因破坏引起的表型可能取决于基因剂量。与 *BRCA* 途径相关的其他 FA 基因，包括 *BRCA2* 的伴侣和定位子基因 *PALB2* 和与 *BRCA1* 相互作用的蛋白羧基末端解旋酶 1 基因 *BRIP1*，与乳腺癌和卵巢恶性肿瘤相关，但目前并未发现 *BRIP1* 变异与乳腺癌之间存在关联 [39]，表明需要通过未来的人口基因组研究来完善与稀有 FA 基因，以及基因型与表型相关性的恶性肿瘤风险估计 [40]。此外，*UBE2T* 纯合子错义变异与轻度 FA 表型相关 [41]。

FA 基因的人群变异频率为北美洲 1/181，以色列 1/93。特定人群由于始祖变异频率增加（大于 1/100），如在德系犹太人的 *FANCC*、*BRCA2/FANCD1*、北欧人的 *FANCC*、南非白种人的 FANCA、撒哈拉以南黑种人的 *FANCG*、西班牙吉普赛人的 *FANCA*[40]。日本 FA 患者中常见 *FANCA* c.2546delC、*FANCG* c.307+1G>C 及 *FANCG* c.1066C>T，而犹太人中的 *FANCC* c.456+4A>T、*FANCA* p.S725Vfs*69 多见 [36,42]。

诊断标准与实验室诊断

一、临床诊断

FA 的临床诊断建议与由 2013 年范科尼贫血研究基金（Fanconi Anemia Research Fund）共识会议上达成的共识一致。

对于具有以下临床和实验室异常的患者，可临床诊断为疑似 FA[44]。

1. 身体特征（约 75% FA 患者受累）。包括①产前和产后身材矮小；②皮肤色素沉着异常，如 café-au-lait 斑、色素减退；③骨骼畸形，如拇指发育不良、桡骨发育不良；④小头畸形；⑤泌尿生殖系统异常。

2. 实验室检查异常。包括①大红细胞症；②胎儿血红蛋白升高，通常发生在贫血之前；③血细胞减少，特别是血小板减少、白细胞减少和中性粒细胞减少。

3. 病理特征。包括①进行性骨髓衰竭；②成人再生障碍性贫血；③骨髓增生异常综合征；④急性髓细胞性白血病；⑤早发实体瘤，如头颈部、食管、外阴鳞状细胞癌、子宫颈癌、肝癌；⑥化疗或放疗产生的毒性过大。

对于符合上述临床和实验室特征的疑似 FA 患者，应推荐进行下述 FA 诊断性检测。

二、实验室检测

FA 的诊断通过识别如下任意一项 FA 诊断性检测结果来建立 [44]。

1. **细胞遗传学检测**。通过二羟丁烷(dihydroxybutane, DEB)和丝裂霉素C(mitomycin C, MMC)对淋巴细胞进行细胞遗传学检测识别染色体断裂和径向形态增加。

由DNA交联剂MMC和DEB诱导的染色体断裂分析是FA诊断中最常见的一线检测方法。该检测是在临床细胞遗传学实验室对患者血液样本进行的检测。经MMC和DEB处理后，如果淋巴细胞染色体断裂和重排明显增加，则认为FA阳性。通常FA患者血液培养的淋巴细胞中，90%以上的淋巴细胞断裂增加。对于检测阳性的患者，应推荐进行基因检测以识别FA致病基因的胚系变异。如果患者的淋巴细胞在MMC和DEB作用下未出现染色体断裂或重排增加，且断裂类型和断裂率在正常范围内，则视为FA阴性。如果染色体断裂分析为阴性，但有强有力的临床证据表明患者可能患有FA，可对皮肤成纤维细胞进行染色体断裂分析，以排除嵌合体的存在。另外，许多染色体不稳定疾病具有与FA相同的临床特征，若患者染色体断裂分析阴性但仍显示FA临床特征，可进行包括FA相关致病基因以及与FA有相似临床特征的其他多种染色体不稳定疾病相关的致病基因的多基因检测。

2. **基因检测**。通过基因检测识别常染色体隐性FA致病基因的胚系双等位基因变异，常染色体显性FA致病基因的胚系杂合变异或导致X-连锁FA的*FANCB*基因的胚系半合子基因变异。

由于*FANCA*变异占FA总数的60%，因此可首先进行*FANCA*胚系变异检测，对*FANCA*胚系变异的检测应包括基因全长测序以及基因缺失/重复分析。若*FANCA*检测阴性，可考虑对FA相关的其他21个致病基因(表20-1)同时进行检测。

若检测结果为*FANCA*变异阴性，但仍显示FA临床特征，可进行与FA有相似临床特征的其他多种染色体不稳定疾病相关的致病基因的多基因检测，如Bloom综合征(*BLM*)、Nijmegen断裂综合征(*NBN*[OMIM: 602667])等。

治疗

FA的治疗建议与由2013年范科尼贫血研究基金(Fanconi Anemia Research Fund)会议上达成的共识相一致。

1. **雄激素治疗**。可改善大约50%的FA患者的红细胞和血小板计数。雄激素治疗的不良反应包括女性男性化、恶心、呕吐、胃肠道不适和肝中毒，如肝酶升高、胆汁淤积、肝纤维化和肝肿瘤。应监测服用雄激素的个体是否患有肝肿瘤，并定期进行肝功能检查以及时发现异常。

2. **粒细胞集落刺激因子**(G-CSF)。治疗可增加某些FA患者的中性粒细胞计数。

3. **造血干细胞移植**(hematopoietic stem cell transplantation, HSCT)。是根治包括再生障碍性贫血、骨髓增生异常综合征、急性髓细胞性白血病在内的血液疾病的唯一疗法。在接受HSCT治疗的FA患者中，发生移植物抗宿主病(graft versus host disease, GVHD)的患者在治疗后10年内头颈部恶性肿瘤症发病率为28%，无GVHD的患者为0%；这一发现指出了最小化GVHD风险的重要性[45]。不可否认，患者的表型和遗传谱较为广泛，骨髓造血功能不良和细胞遗传学异常普遍存在，HSCT的总体结果仍不令人满意。考虑到这种疾病的罕见性和不良预后，需要进行全国性的多中心研究[46]。

4. **MDS/AML治疗**。此治疗仍具有挑战性。可供选择的包括化疗、有或无诱导化疗的HSCT和临床研究[47,48]。化疗应与有FA经验的中心协调进行，因为它可能导致严重、长期或不可逆的骨髓抑制。针对FA患者AML化疗方案的报道较少，且对整体结果的益处不明确。

5. **针对实体肿瘤的治疗**。早期发现和手术切除仍然是治疗的主要方法。确诊为生殖道癌的女性患者应立即咨询妇科肿瘤学家。

遗传咨询与产前诊断

一、携带者/患者检测与健康管理咨询

根据范科尼贫血症研究基金(Fanconi Anemia Research Fund, FARF)2014年第四版范科尼贫血症诊断和管理指南[44]，FA的监测管理建议如下：

(1)由包括内分泌学家在内的多学科团队进行年度评估。

(2)每3～4个月进行一次血细胞计数。

(3)每年进行一次骨髓穿刺活检以评估形态学、细胞性结构、荧光原位杂交和细胞遗传学检查，后两者用于出现恶性克隆的情况。

(4)在出现Sweet综合征有嗜中性粒细胞皮肤浸润的患者中，应及时检查血液疾病进展，包括骨髓评估。与范科尼贫血不同，Sweet综合征是一

种高热嗜中性粒细胞皮肤病，主要临床表现是烦躁不安，嗜中性粒细胞增多症，疼痛性红斑丘疹，在面部、颈部和上肢不对称分布的皮肤结节和斑块[26]。

（5）对接受雄激素治疗的 FA 患者，每 3 ~ 6 个月进行一次肝功能检查，每 6 ~ 12 个月进行一次肝超声检查，检查是否有与雄激素相关的变化，包括肿瘤。

（6）对恶性肿瘤的监测。①从 13 岁开始每年对生殖器损伤进行妇科评估。当女性性行为开始活跃或在 18 岁之前（以较早者为准）进行外阴 - 阴道检查和巴氏涂片检查。对可疑的生殖道病变应进行活检。②从 9 ~ 10 岁开始，每 6 个月进行一次口腔、头颈部恶性肿瘤筛查。筛查应由牙医、口腔外科医生或熟悉 FA 的耳鼻喉科医生进行。从 10 岁开始进行鼻咽镜检查，或在 HSCT 后的第一年进行。有吞咽困难或吞咽疼痛的个体应进行食管癌评估。③有癌前或恶性病变史的患者，每 2 ~ 3 个月进行一次恶性肿瘤监测检查。④携带 *BRCA2* 双等位基因致病性变异患者，每 6 个月进行一次神经母细胞瘤、脑瘤和肾肿瘤筛查。

二、亲属风险

建议患者家属进行遗传咨询并考虑基因检测。在确定相关基因变异后，需要通过家系分析对家族成员进行相应基因变异的检测而确定携带者，并提供肿瘤发生风险及其预防和健康管理措施咨询（详见第 1 章）。

三、携带者生育咨询与孕产前遗传学诊断

除 *FANCB* 基因为 X 染色体隐性遗传外，其他 FA 相关基因的 FA 为常染色体隐性或者少见的常染色体显性遗传。对于常染色体隐性遗传，夫妇双方都是致病性变异基因携带者的每一后代患有 FA 的风险为 25%，基因携带者为 50%。*FANCB* 变异携带者孕妇的每一女性后代为携带者的风险是 50%，而每一男性后代患病风险是 50%。对于生育期女性患者，建议选择产前诊断和辅助生殖技术，包括胚胎植入前遗传学诊断。需充分讨论疾病风险、技术局限性和获益。对有 *FANCB* 变异的患者，由于基因位于 X 染色体上，对基因检测结果分析时需要注意 X 染色体随机失活的影响对女性基因变异携带者的临床表现解读。

对于由于涉及 *BRCA2* 基因的双等位变异导致 FA 发生的家族成员，需要注意妊娠未达到足月而流产的可能情况，其特定的脑或血液系统恶性肿瘤发生率高，对夫妇的遗传咨询具有重要意义[49]。

临床案例一

先证者（Ⅱ-2）（图20-1）女性，28岁，病史：出生后3岁诊断为范科尼贫血，包括22个基因的基因检测发现包括*FANCB* 基因的染色体Xp22.2区域致病性2.3 Mb缺失变异，缺失范围在13,952,193-16,261,676（图20-2）。经过治疗后，一直定期随诊，2012年5月因为感觉疲倦乏力，发热，以及血常规检测结果异常而做骨髓穿刺。病理检查发现严重全细胞减少（pancytopenia）。骨髓细胞培养染色体核型分析结果异常（图20-3A）：显示多个与髓细胞系异常相关的染色体畸形，包括del(5q)、+8、21q22重组等。流式细胞免疫检查（图20-3B）：CD34+，50%，成髓细胞/原粒细胞比例明显升高；CD117+，70%，幼髓细胞（immature myeloid cells）比例升高70%。骨髓涂片细胞形态检查（图20-3C）：髓母细胞/原粒细胞比例升高占50%，粒细胞左移；环状成纤维细胞铁储存正常；网状纤维适度增加。病理诊断：急性髓细胞性白血病。患上急性髓细胞性白血病后，经过造血干细胞移植治疗，患者身体状况保持平稳。

由于急性髓细胞性白血病的诊断，并且发现X-连锁*FANCB*基因致病性缺失变异，遗传咨询后患者家属签署知情同意书，使用外周血进行范科尼贫血基因包基因测序检测，发现缺失变异来自只有皮肤色素沉着临床表现的母亲（Ⅱ-4）。患者母亲存在同样的基因变异但只有轻度的范科尼贫血临床表型，可以用X染色体随机失活机制而降低*FANCB*基因缺失变异的致病机制解释，但仍然给予肿瘤发生风险及其预防性健康管理指导，包括定期血常规检测。随后的其他家族成员基因检测结果没有发现异常。

（陆国辉 王况侃 薛恺）

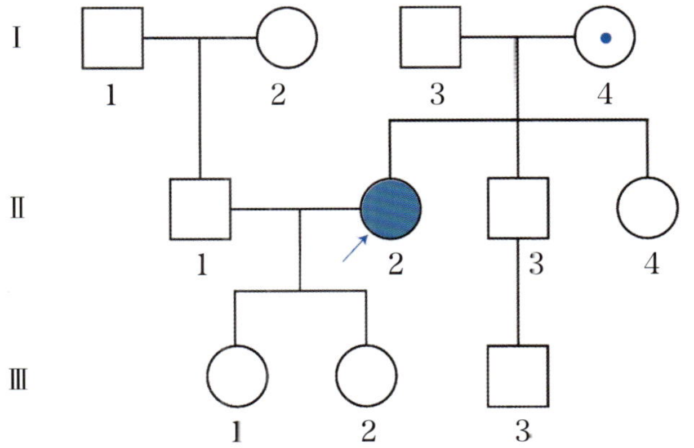

图 20-1 范科尼贫血继发急性髓细胞性白血病家系图——临床案例一

（本案例由陆国辉提供）

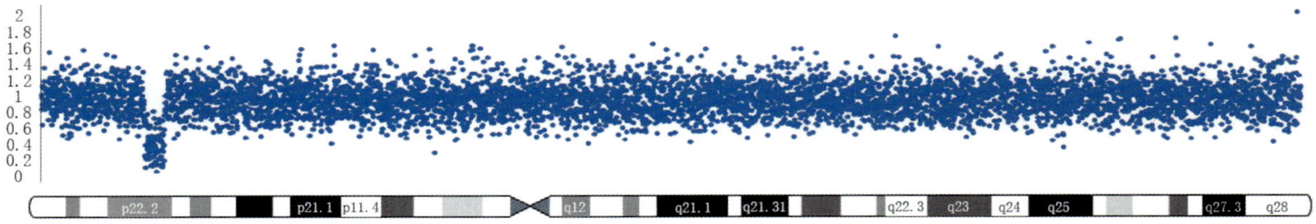

图 20-2 *FANCB* 基因所在区域 2.3 Mb 缺失——临床案例一

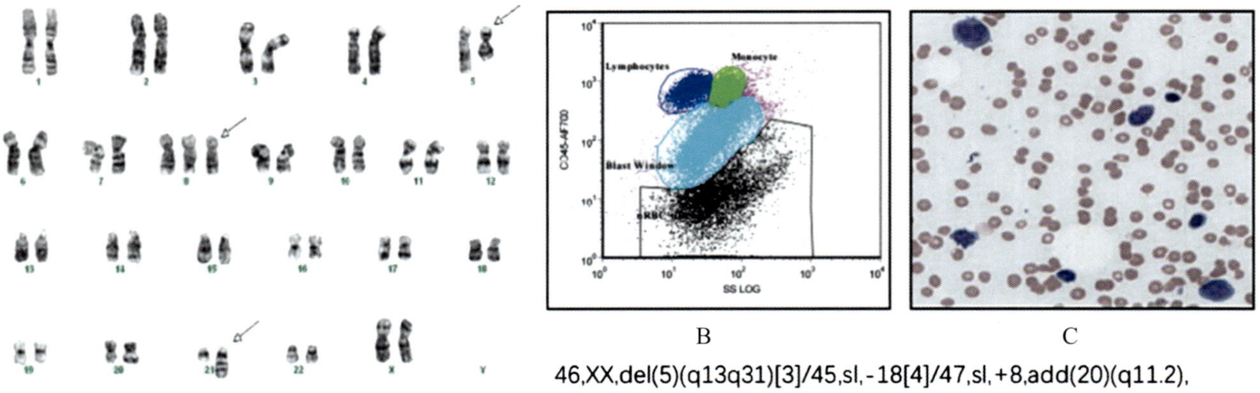

A　　B　　C

46,XX,del(5)(q13q31)[3]/45,sl,-18[4]/47,sl,+8,add(20)(q11.2),add(21)(q22)[7]/46,XX[7]

图 20-3 范科尼贫血继发急性髓细胞性白血病细胞遗传学检测结果——临床案例一

第四节 遗传易感性血液系统肿瘤

除上述遗传性血液系统肿瘤外，近年来，随着检测技术尤其是二代测序技术的发展和应用以及对血液系统肿瘤分子机制研究的深入，越来越多与胚系基因变异相关的遗传易感性血液系统肿瘤被诊断，不仅见于儿童，也见于青少年及成人患者。2016 年版世界卫生组织（World Health Organization，WHO）淋巴造血组织肿瘤疾病分类的新修订版中首次将遗传易感性髓系肿瘤归类为一个独立诊断类别 [50]。该分类包含具有髓系肿瘤易感胚系基因变异的急性髓细胞性白血病和骨髓增生异常综合征。本节将阐述遗传易感性髓系肿瘤的主要临床表现、发病机制、诊断标准以及治疗管理等。

主要临床表现

与散发性髓系肿瘤相比，胚系基因变异相关的髓系肿瘤具有独特的遗传学特性 [51]，因而需要专门的监测管理。过去对所有患者应用传统的、适用于散发性体细胞基因变异型髓系肿瘤的评估标准，患者个人及家族病史中一些独特的临床表现信息的缺失使得遗传易感性被严重低估，遗传性髓系肿瘤往往被忽略，从而延误治疗或错过移植时机 [52]。而早期发现并得到准确诊断的患者则可针对性地采取特殊治疗方案，并可能受益于异体骨髓移植，改善预后；其亲属也将有更多机会规避患病风险。

1. **年龄**。相较于散发性骨髓增生异常综合征（myelodysplastic syndrome，MDS）/AML（诊断中位年龄为 70 岁），遗传易感性髓系肿瘤患者的年龄分布范围较广，儿童及成年时期均可发病，且多在 50 岁以下，以儿童和年轻成年人居多。比较特殊的是 *DDX41*[OMIM: 608170] 胚系变异型髓系肿瘤 [53]，患者发病年龄为 41~88 岁（中位 65 岁），与散发性 MDS/AML 类似。

2. **家族史**。追溯先证者的家系，常可在两代内发现患有造血系统恶性肿瘤或存在造血细胞异常的家族成员，部分患者有多个一 / 二级亲属在年轻时（<45 岁）即患恶性肿瘤（如肉瘤、脑肿瘤、早发型乳腺癌等）。在缺乏更精确的实验室检测结果的情况下，家族史往往是怀疑遗传易感性的首要依据，因而家族史信息的收集尤为重要。

3. **特殊疾病史**。已发现髓系肿瘤的患者常有已知的骨髓衰竭或再生障碍性贫血病史。部分患者在较年轻时即患恶性肿瘤，尤其是食管癌、头颈癌及生殖器癌，如高达 75% 的 FA 患者在 45 岁前即患有非造血系统恶性肿瘤；多发、多部位、多种类肿瘤的发生也偶可见；患者在接受放 / 化疗后还可能发生异常严重的并发症 [51,52]。存在以上情况的患者应引起警惕，及早接受遗传咨询予以判断。

4. **造血系统表现**。除骨髓衰竭及再生障碍性贫血外，最常见的造血系统病理表现即为携带 *RUNX1*[OMIM: 151385]、*ANKRD26*[OMIM: 610855]、*ETV6*[OMIM: 600618] 等胚系变异的髓系肿瘤患者潜在伴随的血小板功能异常 [54]。这类患者从出生起即有轻至中度血小板减少症，并可能存在与血小板计数不成比例的出血，血小板聚集可减少或正常。此外，与 *ANKRD26* 胚系变异相关的髓系肿瘤还可显示血红蛋白、白细胞计数增加，未发生白血病的 *ETV6* 胚系变异患者骨髓活检显示小叶低核巨核细胞以及轻度红细胞生成不足。*GATA2*[OMIM: 137295] 胚系变异导致的 MDS 常表现为低细胞骨髓、多谱系发育异常（巨核系最为突出）及纤维化的增加 [55]。

5. **造血外表现**。携带胚系基因变异的 MDS/AML 伴随独特的非造血系统表现，且常提示遗传易感综合征的存在 [52]。如先天性角化病的病程中可能伴随广泛的非造血性病理表现，包括食管狭窄、股骨头缺血性坏死、肺纤维化和视网膜脱离；具有 *GATA2* 胚系变异的患者除发展为肺泡蛋白沉积病外，还易产生非结核性分枝杆菌或其他条件性致病病原体感染。除上述举例外，还可见无法解释的肝纤维化、内脏病变、免疫缺陷、淋巴水肿等表现。需注意的是，尽管大多数遗传易感综合征患者在儿童时期即确诊，但部分患者几乎没有造血系统以外的表现，直到成人期才伴随 MDS 出现。常见的成人期临床表现包括血细胞减少症、骨髓衰竭、AML 及实体瘤。这些表现并不罕见，但常由于放化疗的过度毒性而无法诊断。

6. **体格检查**。胚系基因变异不仅造血与非造血系统的临床表现，部分患者还表现出早期发育异常 [51]，包括身高、皮肤黏膜、毛发、指甲、骨骼等各方面的特殊体征，如身材矮小、咖啡斑、色素沉着减低、指甲营养不良、口腔白斑、须发早白，拇指异常、指径异常、髋关节发育不良、干骺端发育异常，以及其他先天性畸形。

7. **细胞遗传学特征**。遗传易感性髓系肿瘤患者通常有独特的细胞遗传学异常，包括特征性染色体核型及基因变异异常。如唐氏综合征伴发急性髓细胞性白血病（myeloid leukemia in Down syndrome，ML-DS）由 21 号染色体异常所致；家族性 *CEBPA*[OMIM: 116897] 变异型 AML 通常存在双等位基因变异。更多阐述详见“遗传方式与相关致病基因”部分。

8. **遗传易感综合征**。由胚系基因变异引发的髓系肿瘤相关遗传易感综合征通常为遗传易感性髓系肿瘤的前期病变，可分为四类（表 20-2）。

表 20-2 常见遗传易感综合征的临床表现 [56, 57]

类别	易感综合征名称	特征性临床表现
染色体异常相关疾病	唐氏综合征相关的短暂性异常骨髓生成症（transient abnormal myelopoiesis，TAM）	造血功能异常，巨核 / 红系增殖，淋系原始细胞减低；临床表现差异大，多数无症状、无需治疗，20% 在生命前 5 年内发展为 ML-DS
经典遗传性骨髓衰竭综合征（IBMFS）	范科尼贫血	1q 或 3q 染色体区域扩增，指径异常，咖啡斑，身材矮小，小头畸形，干骺端发育异常，髋关节发育不良，恶性肿瘤易感性
	先天性角化不全（dyskeratosis congenita，DC）	指甲营养不良，皮肤花斑，色素沉着，口腔白斑，肺纤维化，肝纤维化，恶性肿瘤易感性
	Diamond-Blackfan 贫血	身材矮小，先天性畸形（如头颈、心脏、拇指）
	Shwachman-Diamond 综合征	等臂染色体 7q，身材矮小，胰腺功能不全，骨骼畸形
	严重先天性中性粒细胞减少症（severe congenital neutropenia，SCN）	中性粒细胞减少，频繁感染

续表

类别	易感综合征名称	特征性临床表现
MDS/AML 相关其他综合征	Li-Fraumeni 综合征	恶性肿瘤易感性
	Bloom 综合征	身材矮小，免疫缺陷，小头畸形，尖嗓，性腺功能减退
	Noonan 综合征	身材矮小，面部畸形，先天性心脏病
	神经纤维瘤病 I 型	咖啡斑，腋窝 / 腹股沟斑点，神经纤维瘤，Lisch 结节，视神经胶质瘤，骨发育不良
新鉴定的家族性 MDS / AML 综合征	*GATA2* 单倍不足型 MonoMac 综合征	单核细胞减少，非结核分枝杆菌感染，非典型免疫缺陷，肺泡蛋白沉着症
	GATA2 单倍不足型 Emberger 综合征	淋巴水肿，7 号染色单体性疾病，皮肤疣，耳聋
	RUNX1 相关家族性血小板减少症	终生轻至中度血小板减少，血小板计数正常，血小板聚集到胶原蛋白和肾上腺素减少，血小板储存池紊乱（致密颗粒缺乏）导致出血倾向
	ANKRD26 相关血小板减少症	终生轻至中度血小板减少，血小板大小正常，出血少或无，既往 / 疑似诊断免疫性血小板减少症（immune thrombocytopenia，ITP）行免疫抑制疗法无效
	ETV6 相关家族性血小板疾病	终生轻至中度血小板减少，出血倾向，巨噬细胞增多，恶性肿瘤易感性可能与肌病、GERD、食管狭窄及阅读障碍有关
	SRP72 相关家族性发育不良和骨髓增生异常	先天性感音神经性耳聋

遗传方式与相关致病基因

随着人们对于肿瘤等疾病的认知水平不断提升，对疾病的探索也逐渐深入至分子层面。精准医学理念在各领域被广泛接受并运用，肿瘤的诊断技术也随之不断革新，二代测序技术发展使得大量与肿瘤发生发展相关的变异基因得以被检出。2016 年发布的 WHO 造血和淋巴组织肿瘤分类标准修订版中，即以临床表现和变异基因为基准定义了新的独立诊断类别，强调了遗传学信息在髓系肿瘤诊断中的核心地位 [50]。

虽然相对少见，但在一些家族中多名成员发生血液系统恶性肿瘤的现象提示了遗传因素在疾病发生中起到重要作用 [58-61]。有别于体细胞变异基因，胚系变异基因可在家族成员中遗传致病，并可呈年轻化趋势。进一步的研究发现，遗传性髓系肿瘤由胚系基因变异发展而来，其起始与进展受多个控制造血功能的基因组事件的驱动，通常首先引发造血功能异常及多种造血外表现，产生肿瘤相关遗传易感综合征，最终导致髓系肿瘤（表 20-3），其中还有至少一种体细胞基因变异的协同作用 [62]；与之相比，散发性髓系肿瘤主要由体细胞基因变异驱动。胚系基因变异是遗传易感性髓系肿瘤发生过程中的必要条件，其更为复杂的疾病发展过程也是遗传易感性髓系肿瘤预后更差的重要因素。

下文根据 2016 年版 WHO 指南中对遗传易感性髓系肿瘤的分型来阐述常见胚系基因变异基因的遗传学特征及对临床的影响。

表 20-3 常见胚系变异基因与相关遗传易感综合征及髓系肿瘤 [51, 52]

胚系变异基因	易感综合征	髓系肿瘤
CEBPA	/	AML
DDX41	/	MDS，AML
RUNX1 *ANKRD26* *ETV6*	家族性血小板减少症	MDS，AML，CML
GATA2	MonoMac 综合征 Emberger 综合征 慢性中性粒细胞减少症 慢性单核细胞增多症	MDS，AML
FANC	范科尼贫血	MDS，AML
TERT/TERC	先天性角化不全	MDS，AML
SRP72	家族性发育不良和骨髓增生异常	MDS，AML
BLM	Bloom 综合征	MDS，AML
TP53	Li-Fraumeni 综合征	MDS，AML
NRAS，*KRAS*	Noonan 综合征	幼年型粒单细胞白血病（juvenile myelomonocytic leukemia，JMML）
GATA1	TAM Diamond-Blackfan 贫血	ML-DS MDS/AML

一、既往无疾病或器官功能障碍的遗传易感髓系肿瘤相关致病基因

（一）*CEBPA*

CEBPA[OMIM: 116897] 胚系变异型 AML 的致病基因是 CCAAT/ 增强子结合蛋白 α（C / EBPα），编码粒细胞生成所必需的髓系转录因子，可与该转录因子家族其他因子或其他具有相似结构的蛋白二聚化，并与 DNA 同源位点结合。其与启动子和增强子元件的相互作用可诱导表观遗传调控，增加染色质可及性，从而使基因转录有序调控。*CEBPA* 位于 19q13.11，编码 p42、p30 两同工型，受 N 端起始密码子调控。全长 p42 亚型包括两个反式激活结构域（transactivation domain，TAD1/2）、一个 DNA 结合域（DNA binding domain，DBD）和一介导二聚化的亮氨酸拉链结构域（leucine zipper domain，LZD），而较短的 p30 亚型缺少 N 端和 TAD1。在过早产生终止密码子的 N 端移码变异的情况下，p30 被优先翻译而表达增加，p42 可利用性降低。而高度保守的 C 端编码 DBD 及 LZD，框内插入或缺失变异的发生可干扰二聚化及 DNA 结合。*CEBPA* 的 N 端与 C 端变异皆可影响二聚化比例，促进细胞周期进程，阻滞终末分化。小鼠模型证实，C 端变异的纯合表达可导致恶性前造血干细胞的扩充，阻断谱系呈递，不发生急性白血病；而 p30 同工型的纯合表达则对造血干细胞影响极小，可形成髓系原始细胞，并在短暂性中性粒细胞减少后产生 AML。同时携带 N 端和 C 端变异时，AML 的发展将更为迅速 [63]。

CEBPA 胚系变异主要位于 N 端，外显率高，所致 AML 发病年龄在 1.75~46 岁（中位年龄 24.5 岁），几乎都伴有 C 端结构域的第二个 *CEBPA* 体细胞变异或 *GATA2*、*WT1*[OMIM: 607102]、*EZH2*[OMIM: 601573]、*KIT*[OMIM: 164920]、*TET2*[OMIM: 612839] 等协同体细胞基因变异 [64,65]，且与散发性 *CEBPA* 双等位基因变异 AML 具有相似特性，包括 CD7 异常表达、正常核型及 Auer 小体，

对标准方案反应均良好。但是，胚系基因变异型患者具有晚期 AML 复发风险（10 年累积发生率为 56%），且常为独立的白血病发作，携带与先前肿瘤不同的体细胞基因变异。因此，对于具有复发高风险特征的患者，应考虑同种异体造血干细胞移植（allogeneic hematopoietic stem cell transplantation，allo-HSCT）以消除胚系基因变异，提高长期存活率。与 N 端胚系基因变异相反，C 端胚系基因变异发生的频率极低，可能与无症状携带者的临床外显率降低，阻碍了临床检测有关，应引起临床医生的重视。

（二）*DDX41*

位于 5q35.3 的 DEAD-box 解旋酶 41 基因（*DDX41* [OMIM: 608170]）是参与 pre-mRNA 剪接的抑癌基因，其编码的 DEAD-Box 解旋酶蛋白高度保守，对细胞生长及存活至关重要。DDX41 变异造成的 pre-mRNA 异常剪接将导致其肿瘤抑制功能丧失。DDX41 蛋白参与核酸的相互作用及结合活化，并可感测双链 DNA 与细菌衍生的环状二核苷酸。此外，DDX41 还可直接与干扰素应答途径的各种蛋白质结合，参与天然免疫及病毒复制的抑制[53,66]。

DDX41 变异直到 2015 年才初次被发现[67]。相比较其他胚系变异基因，*DDX41* 变异患者发病年龄较大（中位年龄为 65 岁）、潜伏期长，男性占多数（男女比例为 3∶1），约 1/3 患者携带 *TP53* 变异，具有独特的表征，预后不良[68]。*DDX41* 胚系变异主要涉及起始密码子丢失、移码变异及无义变异。在髓系肿瘤中，一个等位基因 N 端上的移码或无义胚系变异绝大多数伴随着相反等位基因上 C 端第二个体细胞错义或框内插入 / 缺失变异的发生，另已发现 19 个其他伴随变异的基因，以 *TP53*、*ASXL1*[OMIM: 612990] 及 *JAK2*[OMIM: 147796] 最为常见。

此外，能导致血液髓系肿瘤发生的胚系变异易感基因包括 *LNK/SH2B3*[OMIM: 605093]/12q24.12、*T1D20*[OMIM: 612520]/12q24.31、*ATG2B*[OMIM: 616226]/14q32、*GSKIP*[OMIM: 616605]/14q32、*RBBP6*[OMIM: 600938]/16p12.2、*SRP72*[OMIM: 602122]/4q11、*TERC*[OMIM: 602322]/3q26 和 *TERT*[OMIM: 187270]/5p15.33[51]。

二、既往有血小板疾病的髓系肿瘤相关致病基因

（一）*RUNX1*

Runt 相关转录因子 1（*RUNX1*[OMIM: 151385]）又称 *AML1*，是核心结合因子转录因子 RUNX 家族的一员，位于 21q22.12，主要包括 1A、1B、1C 三种亚型。1A（250 个氨基酸）及 1B（453 个氨基酸）亚型由远端启动子 P1 转录而来，在羧基末端有所不同，在整个造血分化过程中均表达；而 1C（483 个氨基酸）亚型由近端启动子 P2 转录而来，与 1B 在氨基末端有差异，仅在明确造血干细胞出现时表达。三种亚型都具有保守的 Runt 同源结构域（runt-homology domain，RHD），负责 DNA 结合并介导与核心结合因子 β（core binding factor beta，CBFβ）的异二聚化。*RUNX1* 编码 CBF 转录复合物 α 亚基（CBFα）与 β 亚基（CBFβ）二聚产生功能性转录因子，该因子可结合共有 DNA 序列 YGYGGTY 并激活或抑制转录，参与调控造血分化、核糖体生物发生、细胞周期以及 p53 和转化生长因子 β 信号通路的靶基因的表达[69]。

RUNX1 是白血病发生的关键参与者。除了由 t(8; 21) 生成的 *RUNX1-RUNX1T1* 融合蛋白和由 inv(16) 生成的 *CBFB-MYH11* 相应融合蛋白，还有超过 50 种染色体易位可影响 *RUNX1*。在 MDS、AML、ALL 及慢性粒细胞单核细胞白血病（chronic myelomonocytic leukemia，CMML）中，经常发生 *RUNX1* 体细胞基因变异。而 *RUNX1* 胚系变异包括错义、无义、终止密码子延后、移码与缺失变异，目前已发现了 104 个胚系基因变异位点。与截短变异（无义、移码）相比，错义变异在 RHD 富集，以 p.R201 及 p.R204 变异最为常见[70,71]。

RUNX1 胚系变异导致伴有髓系恶性肿瘤的家族性血小板疾病[54]（familial platelet disorder-myeloid malignancy，FPD-MM）。携带胚系基因变异的患者自出生起就有轻至中度血小板减少症，伴或不伴出血倾向，进一步的检查还可显示聚集到胶原蛋白和肾上腺素的血小板减少以及致密颗粒储存池的缺乏。FPD 患者的 MDS/AML 发生率为 35%~44%，发病年龄在 6~76 岁（中位年龄 33 岁），其血小板减少症的严重程度和髓系肿瘤的患病风险都与 *RUNX1* 的变异位点密切相关。*RUNX1* 胚系变异既可单独引发髓系肿瘤，也常伴随第二个 *RUNX1* 体细胞变异或其他协同体细胞基因变异，常见的

重现性变异主要包括老年患者中的 *ASXL1* 变异和年轻患者中的 *RAS* 变异，*CBL*[OMIM: 165360]、*CDC25C*[OMIM: 157680]、*FLT3*[OMIM: 136351]、*PHF6*[OMIM: 300414]、*SRSF2*[OMIM: 600813]、*WT1* 等的变异也常见。并非所有 FPD/AML 患者都有临床表现，因而对于患有 MDS 和 AML 的年轻患者的家庭，建议对所有 *RUNX1* 编码外显子测序做分子诊断，并进行拷贝数的分析，以避免漏诊。

（二）*ANKRD26*

ANKRD26[OMIM: 610855] 基因位于 10p12.1，是 POTE 家族的远缘同源物，编码包含 N 端锚蛋白重复结构域和 C 端血影蛋白螺旋的蛋白，该基因变异可通过干扰 *ANKRD26* 表达的调控机制，影响巨核细胞和血小板生成。在健康个体中，*RUNX1* 和 *FLI1*[OMIM: 193067] 是重要的转录因子，是巨核细胞生成的调节因子，两者在 *ANKRD26* 基因 5' 非翻译区（untranslated region，UTR）的结合会在巨核细胞生成及血小板发育晚期导致 *ANKRD26* 表达下调。*ANKRD26* 在 5'UTR 的变异可破坏其与 *RUNX1* 和 *FLI1* 的结合，使得 *ANKRD26* 持续表达，继而导致血小板生成素 / 骨髓增生性白血病（myeloproliferative leukemia，MPL）病毒癌基因通路的信号增加以及下游 JAK / STAT、PI3K 及 MAPK / ERK 通路的过度激活，是 MAPK / ERK 通路导致巨核前血小板形成受损。最常见的 *ANKRD26* 胚系变异是位于包含转录因子相关基因（*RUNX1* 和 *FLI1*）结合位点的 5'UTR 中的单核苷酸替换和小缺失变异。N 端截短的 *ANKRD26* 亚型具有很强的激活 MAPK / ERK 途径的能力，易致髓系疾病发生[54]。

ANKRD26 相关的血小板减少症[72]（ANKRD26-related thrombocytopenia，ANKRD26-RT）的特征是终生的轻至中度血小板减少症、血小板大小正常以及无症状相关性，大多无严重自发出血倾向，部分患者可能伴有红细胞增多症和白细胞增多症。*ANKRD26* 胚系变异携带者对于血小板减少症具有近乎完全的外显率。其转化为髓系恶性肿瘤的风险可变，且较 *RUNX1* 和 *ETV6* 的胚系变异转化风险低。在遗传学检测中应注意，必须包含 *ANKRD26* 基因 5'UTR 的序列分析。

（三）*ETV6*

位于 12p13.2 的 *ETV6*[OMIM: 600618] 是参与胚胎发育和造血调控的转录抑制因子。它包含 8 个外显子，编码一个包含 3 个功能域的造血转录因子：一个高度保守的 N 端 PNT 域（pointed N-terminal domain），该域介导同二聚体及异二聚体化作用，并且是蛋白质核定位所必需的结构域；一个中央调控域（central regulatory domain，CRD）；以及一个 C 端 ETS 域，该域为 ETS 家族转录因子共有的 DNA 结合结构域，能结合相同的 DNA 共有序列。通过异二聚化与寡聚化，*ETV6* 抑制其他包含 ETS 域的转录因子相关基因（如 *FLI1*）的活性，同时 DNA 结合能力也受到阻遏机制的调控。*ETV6* 是维持造血干细胞所必需的因子，其表达可刺激血红蛋白合成，增强红系 / 巨核细胞共同原始细胞的增殖，加速红细胞的终末分化[54,73]。

目前已发现的 *ETV6* 胚系变异几乎都影响 ETS 结构域，并在一定程度上影响蛋白质的核定位，以寡聚依赖性方式抑制野生型 *ETV6* 反式表达，损害造血干细胞的增殖。常见胚系变异包括错义、无义、移码及剪接变异等，如 p.N385Vfs、p.Y401N、p.R369W、p.R369Q 等。而热点变异 p.P214L 是其中唯一不影响 ETS 域的形式，其位于保守性较低的中央结构域的丝氨酸 - 脯氨酸磷酸化基序中，可十倍抑制 ETS 结构域与 DNA 的结合，并与共抑制因子 mSin3A 和 SMRT 相互作用。p.P214L 变异造成血小板前体形成及巨核细胞成熟缺陷，改变了血小板前体分布，并使编码细胞骨架蛋白的转录水平降低，*ETV6* 错误定位至胞质。

ETV6 相关血小板减少症（ETV6-related thrombocytopenia，ETV6-RT）患者与ANKRD26-RT类似，常见轻至中度血小板减少症，不同点在于部分患者存在轻至中度出血倾向和（或）巨噬细胞增多。ETV6-RT患者易患淋系、髓系血液恶性肿瘤以及多种实体瘤[73]，其导致的淋巴瘤与髓系肿瘤的比例约为2:1，在急性B淋巴母细胞白血病（B-acute lymphoblastic leukemia，B-ALL）中尤为多见，约20%*ETV6*胚系变异患者被诊断为B-ALL，且多在儿童期，发病年龄较不携带*ETV6*变异者大。而易患包括MDS、AML、慢性粒细胞性白血病（chronic myelomono cytic leukemia CMML)在内的髓系肿瘤及携带*JAK2*体细胞基因变异的真性红细胞增多症，发病年龄较散发性年轻，可能与其他体细胞基因变异的获得有关。

三、伴其他器官功能异常的髓系肿瘤相关致病基因

（一）*GATA2*

GATA2[OMIM: 137295] 是进化保守的转录因子 GATA 家族的一员[74]，该家族可通过与多种启动子和增强子中的共有 DNA 序列 WGATAR（W=T/A，R=A/G）结合调节靶基因的表达。其中，*GATA1*[OMIM: 305371]、*GATA2*[OMIM: 137295] 和 *GATA3*[OMIM: 131320] 主要在造血细胞中表达，*GATA4*[OMIM: 600576]、*GATA5*[OMIM: 611496] 与 *GATA6*[OMIM: 601656] 则限于中、内胚层来源组织，如心脏与其他内脏。*GATA2* 基因位于 3q21.3，由 6 或 7 个外显子组成，包含两个高度保守的锌指结构 N-ZnF（ZnF1）及 C-ZnF（ZnF2），负责调控 DNA 结合能力和与其他蛋白质的相互作用。*GATA2* 在未成熟的造血细胞中高度表达，随着血细胞的成熟而下降，是造血干细胞维持与增殖的关键因子。

GATA2 胚系变异包括缺失、错义、无义、移码、剪接变异等，其中大多数是在 ZnF2 之前或之内发生的截短变异（插入 / 缺失、剪接位点）或 ZnF2 内的错义变异，约 10% 患者中还发现第 4 内含子调控位点内的非编码变异。已知的胚系基因变异均为具有降低 DNA 结合能力和反式激活能力的功能丧失性变异，导致单倍体功能不全。与之相反，髓系肿瘤中的 *GATA2* 体细胞基因变异通常为功能增强变异[75,76]。

以常染色体显性遗传的 *GATA2* 杂合胚系变异通常引起免疫缺陷及骨髓衰竭疾病，包括 *GATA2* 单倍剂量不足型 MonoMac 综合征、Emberger 综合征[75]，并可导致 MDS/AML，发病年龄在 12~35 岁（中位年龄为 19.7 岁）。在具有 MDS 和 7 号染色单体的儿童及青少年中，多达 37% 及 72% 携带 *GATA2* 胚系变异，可能是儿童 MDS 中最多见的基因变异，因而对于所有年轻的 MDS/AML 患者都应筛查 *GATA2* 变异[55]。约 30% 携带 *GATA2* 胚系变异个体的造血组织中存在 *ASXL1* 体细胞变异，并与 CMML 表型和 7 号染色单体相关，表明两者在恶性转化中的协同作用。此外，*GATA2* 相关的 MDS 中常见的体细胞基因变异还有 *SETBP1* 变异。

（二）*TERT/TERC*

目前已鉴定出超过 40 个与经典的遗传性骨髓衰竭综合征（classical inherited bone marrow failure syndrome，IBMFS）相关的基因变异，但因 IBMFS 患者通常具有多器官表现，所以这些基因本身对造血细胞并不具特异性[77]。典型的 IBMFS 相关遗传易感综合征包括范科尼贫血与端粒酶生物学疾病（telomere biology disorders，TBD），其中范科尼贫血前文已述。先天性角化不全（dyskeratosis congenita，DC）是 TBD 的一种，由端粒生物学基因的胚系变异引起，以口腔白斑、指甲营养不良和皮肤色素沉着三联征为特征，还包括严重的再生障碍性贫血（主要死因）、肺纤维化、食管狭窄、肝病、发早白和骨质减少。DC 相关的胚系变异基因包括端粒酶亚基（*DKC1*[OMIM: 300126]、*TERT*、*TERC*、*NOP10*[OMIM: 606471]、*NHP2*[OMIM: 606470]）和端粒生物学相关基因（*WRAP53*[OMIM: 612661]、*TINF2*[OMIM: 604319]、*CTC1*[OMIM: 613129]、*RTEL1*[OMIM: 608833]），可以是 X 连锁隐性、常染色体显性或常染色体隐性遗传[78]。

端粒酶是一种核糖核蛋白（ribonucleoprotein，RNP）复合物，其中包含由端粒酶逆转录酶（telomerase reverse transcriptase，TERT）和非编码端粒酶 RNA（telomerase RNA component, TERC）组成的催化中心，可作为向染色体末端添加端粒重复序列的模板。TERT 包含 N 端结构域、端粒酶 RNA 结合结构域、催化逆转录酶结构域及 C 端延伸。端粒酶活性主要通过控制 *TERT* 转录来调控，该转录决定了 *TERT* 的水平及端粒酶表达的细胞类型。TERC 则包含一个 5' 端 PK/T 域，该域以模板形式添加端粒酶重复序列；一个包含茎环间三向连接的中央域，又称保守区 4/5（conserved region 4/5，CR4/5）；以及一个 3' 端 H/ACA 结构域。其调节通过其 3' 端的转录后成熟过程进行，该过程可确定成熟 TERC 及成熟端粒酶复合物的表达水平[79]。

TERC[OMIM: 602322] 和 *TERT*[OMIM: 187270] 基因中的杂合变异在端粒酶生物学疾病（TBD）中很常见，常导致单倍剂量不足，酶水平降低。*TERC* 中的变异通常减少端粒酶催化或降低 TERC 表达水平。大多数变异发生在 PK/T 结构域内，可损害与 TERT 的结合并降低端粒酶功能，但保留 TERC 表达；CR4/5 结构域中的变异也会通过削弱与 TERT 的结合而降低端粒酶的催化活性；而 H/ACA 域变异通常导致角蛋白结合减少，TERC 表达消失。与 *TERT* 启动子体细胞变异相反，TBD 中的 *TERT* 胚系变异分布在整个阅读框中。尽管许多

变异保留了催化功能，但 *TERT* 变异常导致催化活性降低。*TERT* 基因 N 端结构域或 C 端的变异还会削弱其向端粒的募集，破坏端粒维持。

（三）*GATA1*

GATA1[OMIM: 305371] 是 GATA 家族中另一常见因子，位于 Xp11.23，包括 6 个外显子。与 *GATA2* 类似，其具有特征性的高度保守的双锌指模块，靶向具有共有 DNA 序列的顺式元件，可以依赖或不依赖 FOG-1 的方式激活或抑制靶基因。在正常人类造血中，*GATA1* 基因座剪接可产生两个 mRNA 转录本，其中一个转录本可被翻译为全长 413 个氨基酸的蛋白质 GATA1fl 以及截短的同工型 GATA1s，而缺少第 2 外显子的第二个转录本则只能被翻译为 GATA1s。两种同工型均包含双锌指模块，但 GATA1s 由第 3 外显子上的另一个 ATG 密码子翻译产生，因而缺少 N 端反式激活域。*GATA1* 所有变异均在编码 N 端激活域的基因序列中过早引入终止密码子，阻止了全长 *GATA1* 的合成，但不能阻止下游启动 GATA1s 的合成。N 端截短变异的 GATA1s 可结合 DNA 并与 FOG1 相互作用，其程度与全长 *GATA1* 相同，但具有降低反式激活的潜力。全长 *GATA1* 的表达对于正常红细胞的生成及巨核细胞的正常发育至关重要，缺乏可造成严重的贫血，甚至是胚胎致死性的，还将导致终末巨核细胞生成受阻和明显的血小板减少[80]。

ML-DS 是一种急性巨核细胞 / 类红细胞白血病，独特地存在于唐氏综合征的儿童中。与成人白血病不同，ML-DS 可以较简单地分为三个阶段的单独状态[81,82]：21 三体导致异常的胎儿造血功能，巨核细胞 / 红系增殖而淋系原始细胞减低；其中 30% 胎儿在子宫内获得至少一个 *GATA1* 体细胞变异，导致了白血病前期疾病 TAM；胎儿产出后，大部分无临床表现且无需治疗，但当持续性 *GATA1* 变异状态的细胞获得其他体细胞变异时，20% 的 TAM 儿童将在 5 年内转化为 ML-DS。*GATA1* 的 N 端截短变异是 TAM 和 ML-DS 发生的必要条件。要注意的是，虽然 ML-DS 被列入 2016 版 WHO 遗传易感性髓系肿瘤的分类，但其发生发展过程中并无任何胚系变异的参与。

临床诊断与实验室诊断

在 WHO 的新修订版指南中，“遗传易感性髓系肿瘤”是一个由临床表征和遗传学特征共同定义的诊断类别，因而对遗传易感性髓系肿瘤的诊断包括了对髓系肿瘤的诊断以及对遗传易感性的鉴别。详细的既往病史、家族史和体格检查，以及对关键实验室检查结果的回顾，对于诊断具有遗传易感性髓系肿瘤的患者至关重要[52,83]。而要确诊遗传易感性的存在，则必须以皮肤活检测序分析的胚系基因变异为准。

一、临床诊断

1. **年龄**。多低于 50 岁，但年龄较大患者也不能完全排除。

2. **个人 / 家族史**。①患者已知骨髓衰竭或再生性障碍性贫血的病史；②患者较小年龄即产生多发多部位多种类恶性肿瘤；③患者放 / 化疗后异常严重并发症；④先证者两代内有造血系统恶性肿瘤 / 造血系统异常的家族成员；⑤患者一 / 二级亲属年轻时（<45 岁）即患造血系统恶性肿瘤 / 实体瘤。

3. **临床表现**。典型的髓系肿瘤表现包括贫血、发热、出血等造血功能受到抑制的表现，AML 患者可见白血病细胞浸润的表现，包括肝脾肿大、骨骼关节疼痛、粒细胞肉瘤、牙龈增生肿胀、皮肤紫色突起硬结或斑块及神经浸润等。

除上述特征外，还可见以下表现：①身材矮小；②皮肤黏膜、指甲、毛发变化：湿疹，咖啡斑，色素沉着减低，指甲营养不良，须发早白，肛门生殖器 / 皮肤疣；③五官异常：口腔白斑，龋齿，感音性神经性耳聋，面部畸形；④脏器病变：肺泡蛋白沉着症，特发性肺纤维化，早发性肺气肿，无法解释的肝纤维化，胰腺功能不全，睾丸萎缩；⑤淋巴水肿；⑥骨骼畸形：拇指异常，指径异常，髋关节发育不良，干骺端发育异常；⑦各种先天性畸形（如头颈、心脏、拇指畸形）。

以上特殊临床表现均提示患者应接受进一步实验室检查。但需注意，许多患者的临床表现并不明显，一些胚系变异与孤立的骨髓瘤形成相关，而无其他发现。例如，发育不全或拇指缺失提示考虑范科尼贫血，但仍有约 1/3 患者缺乏这种典型的临床表现。因此，尽管病史和体格检查是诊断遗传易感性的关键组成部分，但正常的检查结果与不明显的病史并不能排除具有胚系易感基因变异的骨髓瘤。

二、非血液学检查

1. **痰 / 咽拭子**。反复频繁的细菌、病毒、真菌感染，如 HPV、非结核分枝杆菌感染。

2. **脑脊液检查**。当出现中枢系统白血病（central

nervous system leukemia，CNSL）时，可见脑脊液压力升高，白细胞数增加、蛋白质增多、糖定量减少，涂片中能找到白血病细胞。

3. **影像学表现**。浅表淋巴结彩超可显示淋巴结肿大征象；胸腹腔超声、X线及CT可见特征性脏器病变表现，如肝脾大、肝硬化、肺纤维化、肺气肿等；怀疑脑出血或白血病性脑膜炎者行CT、MRI可鉴别。

4. **心脏功能检查**。在选择含蒽环类或者蒽二酮类的化疗方案时，应进行心脏功能评估，包括放射性核素显像及心脏超声，尤其是对有心脏疾病既往史的患者。

5. **淋巴结活检**。针对淋巴结肿大甚至怀疑髓细胞肉瘤的患者，可行穿刺活检。

三、血液学检查

遵循血液病MICM标准诊断流程进行评估。

（一）细胞形态学（morpholog, M）检查

血常规显示贫血征象，白细胞计数可高可低，持续的血小板减少考虑*RUNX1*、*ANKRD26*及*ETV6*变异；持续性单核细胞增多见于CMML，单核细胞减少见于*GATA2*胚系变异型患者；出现巨噬细胞增多可能与*ETV6*胚系变异相关，持续性的中性粒细胞减少提示严重先天性中性粒细胞减少症（SCN）[56]。外周血涂片分类镜检可见数量不等的原始细胞及不同时期的幼稚粒/红细胞。血小板功能试验对血小板减少症相关的胚系基因变异鉴别有一定帮助[54]，计数正常、胶原蛋白和肾上腺素异常聚集及储存池紊乱常提示*RUNX1*变异，聚集正常而在纤维蛋白原扩散能力受损则见于*ETV6*变异。

骨髓穿刺活检显示骨髓增生明显或极度活跃，粒系发育异常，伴或不伴红/巨核系发育异常。血小板减少症患者可见小叶低核巨核细胞及轻度红细胞生成不足，多谱系发育异常可能为CMML或与*GATA2*胚系变异相关，明显的骨髓衰竭征象或化疗后的骨髓恢复延迟见于范科尼贫血及先天性角化不全等经典遗传性骨髓衰竭综合征（IBMFS）患者[52,56]。

细胞化学染色可见髓过氧化物酶（MPO）阳性，糖原染色（PAS）呈弥漫性淡红色或细颗粒状，非特异性酯酶（NSE/NEC）阴性或阳性，NAF抑制<50%。

（二）免疫学（immunology, I）检查

流式免疫分型用于髓系与淋系白血病的鉴别，能检测到髓系常见的MPO、CD11b、CD13、CD14、CD15、CD33等抗原表达，标本可来源于外周血、骨髓穿刺活检或淋巴穿刺活检。

（三）细胞遗传学（cytogenetics, C）检查

包括染色体核型分析及荧光原位杂交（fluorescence in situ hybridization，FISH）分析。可诊断范科尼贫血的染色体断裂分析已在第三节中阐述。FISH检测是诊断先天性角化不全的首选技术，该分析通过靶向端粒的荧光标记探针的数量指示流式细胞仪鉴定的白细胞亚群的端粒长度，可用于端粒长度评估[52]。

（四）分子遗传学（molecular, M）检查

1. **融合基因检测**。利用RT-PCR/Q-PCR的手段可检出融合基因的存在，目前常用基因包检测包括*MLL-AF9*、*AML1-ETO*、*PML-RARA*、*BCR-ABL1*、*ETV6-RUNX1*等43种在白血病中常见的融合基因。

2. **基因变异检测**。随着以分子为基础的诊断、预后和治疗方法日益发展以及测序成本的下降，针对每位MDS/AML患者基于二代测序（NGS）靶向基因组测序愈发重要。通常采集患者外周血进行测序，旨在有针对性地鉴定与AML预后相关的获得性变异，主要包含*KIT*、*FLT3*（*ITD*及*TKD*）、*NPM1*[OMIM: 164040]、*CEBPA*、*IDH1/2*[OMIM: 147700/147650]、*TP53*等，其中也包括*RUNX1*、*GATA2*、*ETV6*、*CEBPA*等胚系致病基因的体细胞基因变异。但这种情况下鉴定出的变异可能只是一小部分，起重要作用的胚系基因变异多被忽视[84]。

如何确定髓系肿瘤遗传致病因素主要是获得性基因变异，还是胚系基因变异？当出现与遗传易感性髓系肿瘤相一致的个人/家族史时，这对胚系基因变异的识别有所帮助。然而，在患有多种遗传性骨髓衰竭和遗传易感综合征的人群中，高达40%并未能发现相关病史，可见个人/家族史并不能成为判断遗传易感性的依据。

确诊的首选方法是从患者身上获取少量的皮肤活检样本，培养出原代成纤维细胞，对培养的成纤维细胞进行测序分析[83]。通过组织块培养法或双酶消化法可获得原代成纤维细胞，3次传代后即得纯化的成纤维细胞。这种方法产生的是非造血细胞的纯细胞群，因而能可靠地反映胚系组成。在男性患者，尤其是年龄较小的患者，常使用环切包皮作为

活检样本。取样方法包括手术切除与钻孔法，前者最为常用，在定期安排骨髓活检的患者身上可较轻松地获得皮肤活检，对于无法使用前一方法的患者可使用标准的 3 毫米打孔器取活检。以上方法都须在局麻下进行，并应得到患者的知情同意与伦理委员会的批准。

其他样本在胚系基因变异检测中尚存在各种问题。唾液及口腔拭子也可提供胚系 DNA，但易被血细胞（体细胞基因变异存在于髓系来源细胞）污染，出现假阳性结果。缓解后患者的血样本相对于诊断时体细胞基因变异频率会降低甚至不存在，可能为潜在的胚系基因变异提供证据，但仍很难完全排除可能持续存在并干扰分析的细胞低水平状态或潜在的骨髓增生异常成分。因而还需要对家庭成员采样测序以求证，患者父母的测试结果阴性并不能排除先证者产生获得性变异。指甲、造血干细胞及毛囊也可作为胚系变异基因测序样品的组织来源，但目前并不常用于髓系肿瘤的检测，仅作为无法实行皮肤活检时的替代方法。低等位基因变异频率（variant allele frequency，VAF）不应作为其他胚系检测的排除标准[85]。虽然在已知胚系基因变异病例中未发现肿瘤 VAF<0.4 的情况，但结构畸变（包括单亲二体性、杂合性丧失及引物杂交位点的变异）都可能使 VAF 产生偏斜。因此不论肿瘤 VAF 的高低，都应对所有高风险患者进行遗传评估，包括对结构畸变敏感性的测定。

基于上述因素，目前培养成纤维细胞进行测序分析仍是测定髓系肿瘤中胚系基因变异的金标准方法。但一方面，取皮肤活检需外科医生协助，且为有创操作，患者及亲属的接受度不高；另一方面，足够数量的成纤维细胞培养周期一般在 3~6 周，对实验室也有一定要求，因此该法在国内尚待普及。在急需获知结果的情况下，应在成纤维细胞生长的同时采血检查，若外周血中为阴性结果，则无需担心已知的遗传易感综合征。

髓系肿瘤的特征性核型及预后危险度分层可参见 2016 年 WHO 对髓系肿瘤及急性白血病分类的修订版[50]。对于确诊具有遗传易感性的髓系肿瘤患者，可依据 MICM 诊断分型选择合适的治疗方案。在后续治疗中，患者的细胞和分子遗传学表型也是判定疗效的标准。

治疗与预后

一、携带胚系基因变异而无临床表现者的治疗

这部分人群通常在家族内先证者确诊后进行遗传咨询的过程中发现，出现临床症状前与正常人并无异处，因而大多数人会疏忽检查。但作为患病高风险人群，携带者须提高警惕，定期回访，一旦发现造血系统出现异常或其他疑似病理表现，应及时到专科医院或机构就诊。

在骨髓或血液携带体细胞基因变异而未产生髓系恶性肿瘤的人群中，可检测到克隆性造血的发生[86]。在健康人群中，造血细胞具有随时间积累变异的倾向，每 7~8 年即可出现一个新的体细胞基因变异，到 70 岁时，平均每人体内将携带约 5 个体细胞基因变异。这类变异通常不会影响正常的造血干细胞功能，但其中一些变异可能发生在易感恶性肿瘤的基因中，并驱动造血克隆扩增，最常见的包括 *TET2*、*DNMT3A*[OMIM: 602769] 和 *ASXL1*。这种由易感基因体细胞基因变异导致的克隆性造血的发生率随着年龄增长而增高，但大多数患有克隆性造血的正常个体不会发展为 MDS 或其他血液系统肿瘤，因而将这个现象称为具有不确定性的克隆性造血（clonal hematopoiesis of indeterminate potential，CHIP）。CHIP 与每年 0.5%~1% 的血液系统恶性肿瘤进展风险增加相关[87]，又由于体细胞基因变异可被视作遗传易感性髓系肿瘤中的第二事件[64]，因此，在携带胚系基因变异的健康人中，尤其是超过 50 岁的人群[88]，应重视体细胞基因变异的定期监测。

二、出现造血系统异常者的治疗

在已发生 MDS/AML 的病例中，携带胚系易感性基因变异的患者通常预后较差，具有较高的晚期、多次复发风险，且这种预后在传统的诊断及风险评估中无法体现[83]。标准的联合化疗方案和对症支持治疗的效果不一。在 *CEBPA* 双等位基因变异型 AML，胚系基因变异患者对标准化疗的反应更好；而在 *GATA2* 变异型髓系肿瘤患者中，AML 治疗可能导致血细胞减少症延长加重，并增加感染复发、第二原发肿瘤甚至治疗相关死亡的风险[89]。对于携带 *RUNX1*、*ANKRD26*、*ETV6* 等胚系变异的患者，无症状的血小板减少症无需特殊治疗，仅当分娩或大手术的情况下输注血小板[90]。这类患者还常被误诊为免疫性血小板减少症（ITP）并予类固醇和脾切

除，但对症治疗往往无效。患有典型遗传性骨髓衰竭障碍的MDS患者常在年轻时出现低细胞性骨髓，与非综合征性MDS相反，免疫抑制疗法对这类患者无效甚至可能有害，从而增加了并发症的风险。因此，及时正确的诊断可使患者避免不必要的治疗。

遗传易感性AML，尤其是继MDS或IBMFS发生的AML，与非霍奇金淋巴瘤、急性淋巴性白血病等迅速发作的肿瘤相比更具惰性，常需数月至数年发病。对于其中遗传学预后分层为不良或中等组的患者，如*GATA2*变异型MDS/AML、FA、Shwachman-Diamond综合征（Shwachman-Diamond syndrome, SDS）和SCN，在疾病早期予allo-HSCT可使预后大大改善[89]。在*CEBPA*胚系变异型AML这类预后较好、但化疗后易复发的患者，也可考虑移植以消除胚系基因变异[91]。目前，allo-HSCT是唯一确定的可能根治遗传易感性髓系肿瘤的方法。通过纠正造血缺陷，allo-HSCT还可以缓解或逆转其他并发症，例如与*GATA2*相关的MDS/AML中的免疫缺陷和肺泡蛋白沉积症。移植的最佳时机尚无统一标准，当患者需要定期输血、存在克隆性细胞遗传异常、发育不良、产生明显的髓系恶性肿瘤或反复发作的严重感染时[90]，应考虑同种异体移植。

在为患者寻找allo-HSCT供体时，应注意避免携带相同胚系基因变异的同胞供体，该同胞干细胞可能会增加植入失败或供体细胞白血病的风险。为排除这种情况，必须从患者和供体中获取胚系组织并进行基因检测，但等待检测结果的时间有可能导致移植时机错失。部分患者父母可考虑植入前遗传学诊断，以提供无变异的可移植干细胞；若存在胚系基因变异，则根除具有造血功能的变异的细胞可被视为异体移植的附加优势。

在骨髓移植前/后，还应对患者采取特殊的治疗及护理。例如，以遗传毒性应激敏感性增加为特征的骨髓衰竭障碍患者必须在异体骨髓移植之前采用降低强度的治疗方案。移植后环境中的特殊考量因素包括FA患者中移植物抗宿主病的高发生率和SDS患者的心脏毒性。由于遗传易感性髓系肿瘤临床管理的特殊性，这类患者应优先在具有胚系基因变异治疗经验的医疗机构接受治疗。

遗传咨询与孕产前诊断

一、遗传咨询适应人群

尽管二代测序技术的可用性持续增长，但目前并不建议在所有MDS/AML患者中评估所有基因。根据WHO指南的建议，存在以下情况的患者应进行遗传咨询[52,90]：

（1）急性白血病或MDS患者的一/二级亲属有AML/ALL/MDS，指甲异常或皮肤色素沉着，口腔白斑，特发性肺纤维化，无法解释的肝脏疾病，淋巴水肿，非典型感染，免疫缺陷，先天性肢体异常，身材矮小。

（2）在被诊断出MDS/AML之前有血小板减少症、临床出血倾向或巨噬细胞异常。

（3）年轻时（<45岁）即有造血系统恶性肿瘤的患者，同时一级亲属年轻时（<45岁）患有任意种类恶性肿瘤，或多个一/二级亲属患有恶性肿瘤，尤其是肉瘤、早发型乳腺癌（<50岁）和脑肿瘤。

（4）任何计划为患造血恶性肿瘤或标准方案动员干细胞失败的家庭成员做供体的潜在造血干细胞捐献者，发现其存在任何相关病理表现。

二、携带者/患者检测与健康管理咨询

对于上述患者和亲属，都应遵循以下建议参与长期的临床管理监测[83,89]：

1. **病情评估**。患者应转诊至遗传易感性髓系肿瘤的专业治疗/研究机构，接受完整的病史和体格检查，以评估MDS/AML和其他非肿瘤合并症的体征和症状。医生还应收集并记录患者家族史的变化，针对临床及科学研究的新进展进行讨论，并为患者及亲属提供参与更多临床或转化研究课题组的机会。先证者的所有一/二级亲属都应考虑接受基因检测，筛查是否携带胚系基因变异基因。

2. **关于白血病临床表征的教育**。应向患者及家属普及MDS/AML的常见临床表征，如进行性疲劳、皮肤苍白、发热、淤斑淤痕、脾大等。应告知患者在有关表征出现时尽早求助医生进行评估，包括体格检查及对可能出现的血液学异常进行实验室检查。

3. **向移植专家咨询**。应认识到allo-HSCT可能是疾病治疗的一部分，尤其是对于MDS或BMF恶化的儿童，确诊后应尽快与移植专家讨论。同时，还应考虑孩子、兄弟姐妹和父母的早期HLA分型。

若已知患者易患胚系白血病，则应对其子女、兄弟姐妹和父母进行基因检测，并排除选择变异携带者作为供体。此外，应为接受检测的家庭成员提供测试前后的遗传咨询。

4. **长期监测**。监测遗传易感性髓系肿瘤的实验室检查项目包括临床检查及血液形态学和遗传学检测。具体检测项目与频率因人而异[90]，但对于所有患者，每 6~12 个月应进行一次全血细胞计数（complete blood count，CBC）、血细胞分类镜检与临床检查，骨髓穿刺活检及遗传学检查则应至少每年进行。对于已经完成造血系统恶性肿瘤治疗的儿童，无论是否存在潜在的易感因素，都应密切监测其复发情况。

三、携带者生育咨询与孕产前遗传学诊断

对于生育期患者，建议选择产前诊断和辅助生殖技术，包括胚胎植入前遗传学诊断。需充分讨论疾病风险、技术局限性和获益。在对无症状而携带相关基因变异的夫妇，作产前诊断时，需要细致分析家族史，紧密结合家族成员临床表型对胎儿作准确的诊断。

临床案例二

本案例追踪了一个典型的 *CEBPA* 变异相关家族性急性髓细胞性白血病（AML）的家庭（图 20-4）。该家系中共有 3 名 AML 患者，其中 2 名 AML 患者发现携带 *CEBPA* 基因变异。

2020年初，先证者（Ⅳ-1）是3岁8个月小女孩，因发热和血常规异常被诊断为AML（FAB-M4亚型），进行骨髓穿刺取样作MICM系统骨髓细胞学及流式免疫分型出现异常（图20-5，20-6）；流式免疫分型检查显示幼稚细胞约占骨髓有核细胞的30.5%，主要表达抗原为CD123、HLA-DR、CD117、CD38、CD33及CD133，弱表达CD34，B淋巴细胞和T淋巴细胞标记物均无表达。核型及FISH检查结果均未见异常。基因检测发现*CEPBA*基因N端变异*CEPBA* c.107_113dup（图20-7）。由于先证者*CEPBA*变异的发现，随后临床工作者对其家系进行了遗传咨询，了解到其父亲（Ⅲ-1）在13岁8月龄时被诊断为AML（FAB-M2亚型），治疗后缓解健在，其祖母（Ⅱ-2）在36岁时也被诊断为AML（FAB-M2亚型），但已经去世。

经过遗传咨询签署知情同意书，对其父亲进行*CEBPA*测序，也发现与先证者有同样的*CEBPA* N端变异。追溯曾祖父祖母（Ⅰ-1和Ⅰ-2）的身体情况，该患儿的祖父表示曾听说曾祖母（Ⅰ-2）有过贫血和出血情况，但具体情况不详。综合家族AML患病的分析，*CEPBA* c.107_113dup变异符合胚系基因变异的解释，后来使用外周血的基因检测证实了胚系基因变异。结合先证者祖母于36岁的（FAB-M2亚型）诊断而去世和曾祖母（Ⅰ-2）的贫血和出血病史去世家族史，两者也很可能有同样的*CEPBA*变异而往下代传递。遗传方式是常染色体显性。

CEBPA 变异相关家族性急性髓细胞性白血病的胚系基因变异主要位于 *CEBPA* 的 N 端，外显率近乎完全。*CEBPA* 变异相关家族性急性髓细胞性白血病患者具有发病年龄小和治疗效果理想的特点，但具有晚期 AML 复发的高风险，并且通常发生遗传特征与先前肿瘤不同的独立白血病[92]。

鉴于以上特点，遗传咨询中需要强调对先证者父亲的 AML 复发和新肿瘤发生的监控管理。针对先证者父母亲的年龄和将来的生育需要，解释其后代子女有同样基因变异的概率是50%，建议继续遗传咨询跟进，并且进行孕产前基因检测。

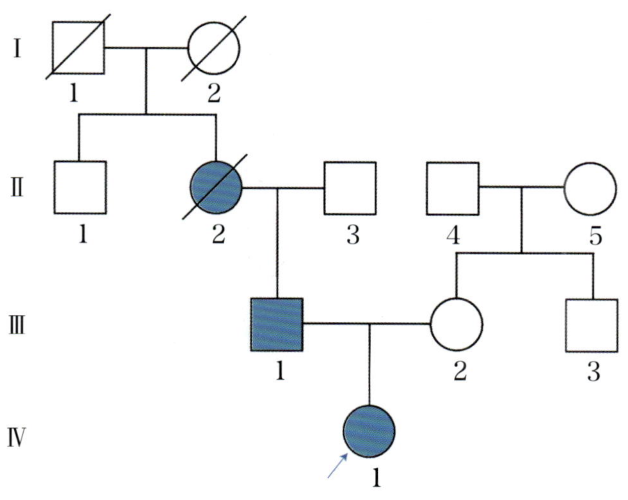

图 20-4 *CEBPA* 变异型 AML 四代家系图——临床案例二
（本案例由王侃侃提供）

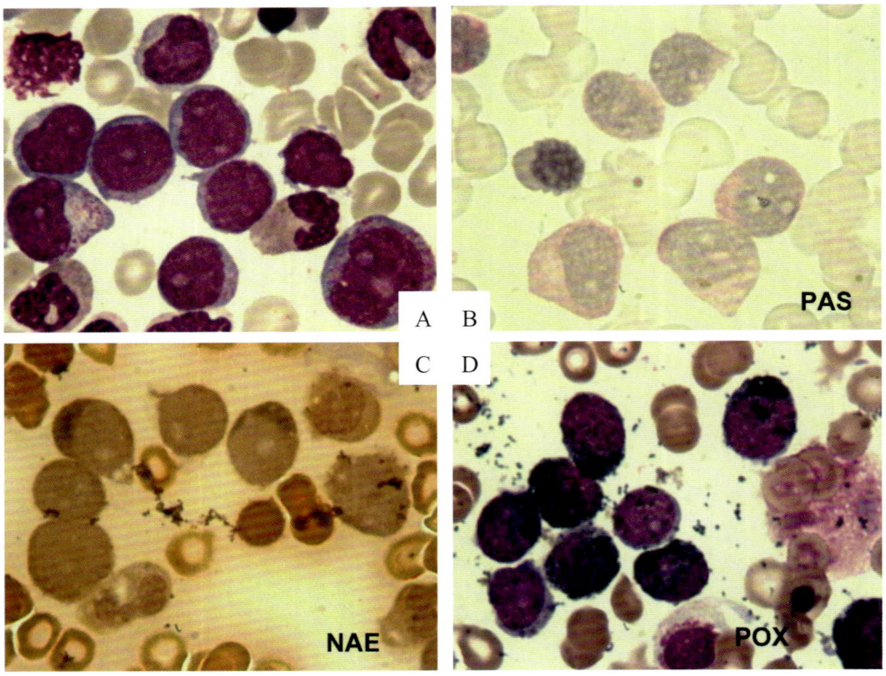

图 20-5　先证者 M4 型急性髓细胞性白血病骨髓细胞学检查——临床案例二

图 A，骨髓涂片镜下可见原始幼稚髓系细胞 36.5%；图 B，细胞糖原染色（PAS）阴性；图 C，α－醋酸萘酚酯酶（NAE）阳性；图 D，过氧化物酶染色（POX）阳性，提示为急性粒单细胞性白血病（M4）

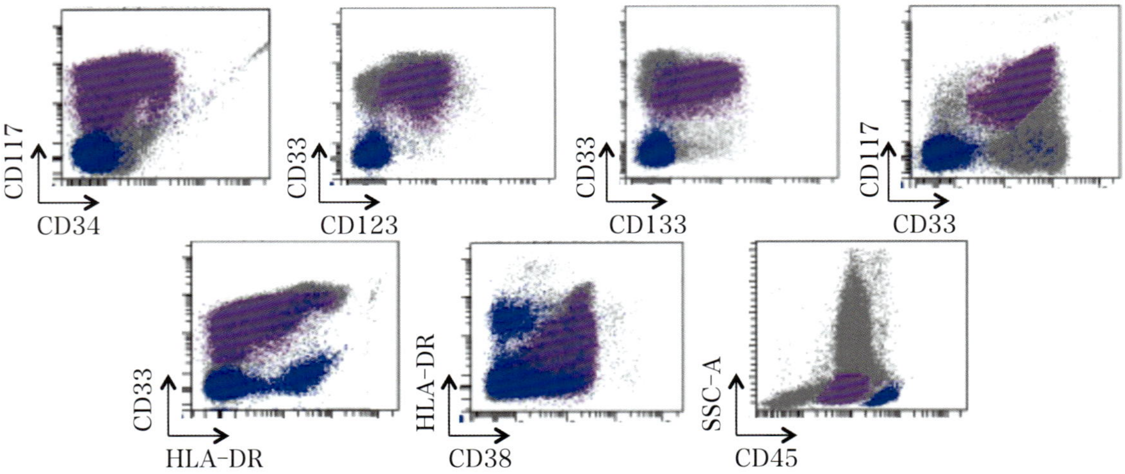

图 20-6　先证者（Ⅳ-1）M4 型急性髓细胞性白血病流式免疫分型检查结果——临床案例二

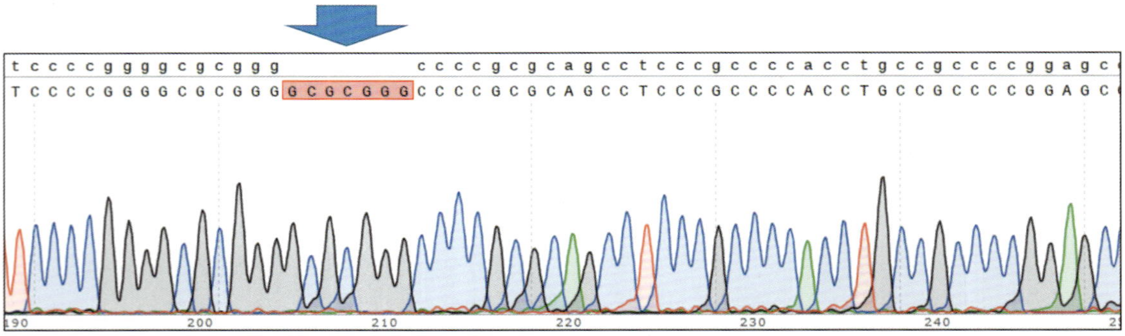

图 20-7　先证者 *CEPBA* 基因 N 端变异位点 TA 克隆测序图——临床案例二

（王侃侃　薛恺）

参考文献

[1] Cunniff C, David AR, Carrubba S, et al. Health supervision for people with Bloom syndrome. Am J Med Genet A, 2018, 176 (9): 1872-1881.

[2] Schierbeck J, Vestergaard T, Bygum A. Skin cancer associated genodermatoses: a literature review. Acta Derm Venereol, 2019, 99 (4): 360-369.

[3] Daum H, Meiner V, Hacohen N, et al. Single-nucleotide polymorphism-based chromosomal microarray analysis provides clues and insights into disease mechanisms. Ultrasound Obstet Gynecol, 2019, 54 (5): 655-660.

[4] Arora H, Chacon AH, Choudhary S, et al. Bloom syndrome. Int J Dermatol, 2014, 53 (7): 798-802.

[5] Amor-Gueret M. Bloom syndrome, genomic instability and cancer: the SOS-like hypothesis. Cancer Lett, 2006, 236 (1): 1-12.

[6] Flanagan M, Cunniff CM. Bloom Syndrome.// Adam MP, Ardinger HH, Pagon RA, et al. GeneReviews®. Seattle (WA): University of Washington, 1993-2021.

[7] Gratia M, Rodero MP, Conrad C, et al. Bloom syndrome protein restrains innate immune sensing of micronuclei by cGAS. J Exp Med, 2019, 216 (5): 1199-1213.

[8] Schoenaker MHD, Henriet SS, Zonderland J, et al. Immunodeficiency in Bloom's syndrome. J Clin Immunol, 2018, 38 (1): 35-44.

[9] Roa BB, Savino CV, Richards CS. Ashkenazi Jewish population frequency of the Bloom syndrome gene 2281 delta 6ins7 mutation. Genet Test, 1999, 3 (2): 219-221.

[10] Shahrabani-Gargir L, Shomrat R, Yaron Y, et al. High frequency of a common Bloom syndrome Ashkenazi mutation among Jews of Polish origin. Genet Test, 1998, 2 (4): 293-296.

[11] Committee Opinion No. 691: Carrier screening for genetic conditions. Obstet Gynecol, 2017, 129 (3): e41-e55.

[12] Hudson DF, Amor DJ, Boys A, et al. Loss of RMI2 Increases Genome Instability and Causes a Bloom-Like Syndrome. PLoS Genet, 2016, 12 (12): e1006483.

[13] Martin CA, Sarlos K, Logan CV, et al. Mutations in TOP3A cause a Bloom syndrome-like disorder. Am J Hum Genet, 2018, 103 (2): 221-231.

[14] Aljarad S, Alhamid A, Rahmeh AR, et al. Bloom syndrome with myelodysplastic syndrome that was converted into acute myeloid leukaemia, with new ophthalmologic manifestations: the first report from Syria. Oxf Med Case Reports, 2018, 2018 (12): omy096.

[15] Yin QK, Wang CX, Wang YQ, et al. Discovery of isaindigotone derivatives as novel Bloom's syndrome protein (BLM)helicase inhibitors that disrupt the BLM/DNA interactions and regulate the homologous recombination repair. J Med Chem, 2019, 62 (6): 3147-3162.

[16] Campbell MB, Campbell WC, Rogers J, et al. Bloom syndrome: research and data priorities for the development of precision medicine as identified by some affected families. Cold Spring Harb Mol Case Stud, 2018, 4 (2): a002816.

[17] Bouman A, Van Koningsbruggen S, Karakullukcu MB, et al. Bloom syndrome does not always present with sun-sensitive facial erythema. Eur J Med Genet, 2018, 61 (2): 94-97.

[18] Lin DD, Barker PB, Lederman HM, et al. Cerebral abnormalities in adults with ataxia-telangiectasia. AJNR Am J Neuroradiol, 2014, 35 (1): 119-123.

[19] Gatti R, Perlman S. Ataxia-Telangiectasia.// Adam MP, Ardinger HH, Pagon RA, et al. GeneReviews ®. Seattle (WA): University of Washington, 1993-2021.

[20] Mallott J, Kwan A, Church J, et al. Newborn screening for SCID identifies patients with ataxia telangiectasia. J Clin Immunol, 2013, 33 (3): 540-549.

[21] Chun HH, Sun X, Nahas SA, et al. Improved diagnostic testing for ataxia-telangiectasia by immunoblotting of nuclear lysates for ATM protein expression. Mol Genet Metab, 2003, 80 (4): 437-443.

[22] Van Os NJH, Haaxma CA, Van Der Flier M, et al. Ataxia-telangiectasia: recommendations for multidisciplinary treatment. Dev Med Child Neurol, 2017, 59 (7): 680-689.

[23] Bhatt JM, Bush A, Van Gerven M, et al. ERS statement on the multidisciplinary respiratory management of ataxia telangiectasia. Eur Respir Rev, 2015, 24 (138): 565-581.

[24] Vecchio D, Frosina G. Targeting the Ataxia Telangiectasia mutated protein in cancer therapy. Curr Drug Targets, 2016, 17 (2): 139-153.

[25] Cao J, Shen R, Zhang W, et al. Clinical diagnosis and genetic counseling of atypical ataxiatelangiectasia in a Chinese family. Mol Med Rep, 2019, 19 (5): 3441-3448.

[26] Auerbach AD. Fanconi anemia and its diagnosis. Mutat Res, 2009, 668 (1-2): 4-10.

[27] Deakyne JS, Mazin AV. Fanconi anemia at the crossroads of DNA repair. Biochemistry (Mosc), 2011, 76 (1): 36-48.

[28] Kutler DI, Singh B, Satagopan J, et al. A 20-year perspective on the International Fanconi Anemia Registry (IFAR). Blood, 2003, 101 (4): 1249-1256.

[29] D'andrea AD. Susceptibility pathways in Fanconi's anemia and breast cancer. N Engl J Med, 2010, 362 (20): 1909-1919.

[30] Deans AJ, West SC. DNA interstrand crosslink repair and cancer. Nat Rev Cancer, 2011, 11 (7): 467-480.

[31] Kais Z, Rondinelli B, Holmes A, et al. FANCD2 maintains fork stability in BRCA1/2-deficient tumors and promotes alternative end-joining DNA repair. Cell Rep, 2016, 15 (11): 2488-2499.

[32] Michl J, Zimmer J, Buffa FM, et al. FANCD2 limits replication stress and genome instability in cells lacking BRCA2. Nat Struct Mol Biol, 2016, 23 (8): 755-757.

[33] Kee Y, D'andrea AD. Molecular pathogenesis and clinical management of Fanconi anemia. J Clin Invest, 2012, 122 (11): 3799-3806.

[34] Schwab RA, Nieminuszczy J, Shah F, et al. The Fanconi anemia pathway maintains genome stability by coordinating

replication and transcription. Mol Cell, 2015, 60 (3): 351-361.
[35] Hou H, Li D, Gao J, et al. Proteomic profiling and bioinformatics analysis identify key regulators during the process from fanconi anemia to acute myeloid leukemia. Am J Transl Res, 2020, 12 (4): 1415-1427.
[36] Steinberg-Shemer O, Goldberg TA, Yacobovich J, et al. Characterization and genotype-phenotype correlation of patients with Fanconi anemia in a multi-ethnic population. Haematologica, 2020, 105 (7): 1825-1834.
[37] Sawyer SL, Tian L, Kähkönen M, et al. Biallelic mutations in BRCA1 cause a new Fanconi anemia subtype. Cancer Discov, 2015, 5 (2): 135-142.
[38] Myers K, Davies SM, Harris RE, et al. The clinical phenotype of children with Fanconi anemia caused by biallelic FANCD1/BRCA2 mutations. Pediatr Blood Cancer, 2012, 58 (3): 462-465.
[39] Easton DF, Lesueur F, Decker B, et al. No evidence that protein truncating variants in BRIP1 are associated with breast cancer risk: implications for gene panel testing. J Med Genet, 2016, 53 (5): 298-309.
[40] Nalepa G, Clapp DW. Fanconi anaemia and cancer: an intricate relationship. Nat Rev Cancer, 2018, 18 (3): 168-185.
[41] Schultz-Rogers L, Lach FP, Rickman KA, et al. Homozygous missense variant in UBE2T is associated with mild Fanconi anemia phenotype. Haematologica, 2021, 106(4): 1188-1192.
[42] Mori M, Hira A, Yoshida K, et al. Pathogenic mutations identified by a multimodality approach in 117 Japanese Fanconi anemia patients. Haematologica, 2019, 104 (10): 1962-1973.
[43] Fiesco-Roa MO, Giri N, Mcreynolds LJ, et al. Genotype-phenotype associations in Fanconi anemia: a literature review. Blood Rev, 2019, 37: 100589.
[44] Mehta PA, Tolar J. Fanconi Anemia.// Adam MP, Ardinger HH, Pagon RA, et al. GeneReviews®. Seattle (WA): University of Washington, 1993-2021.
[45] Guardiola P, Socie G, Li X, et al. Acute graft-versus-host disease in patients with Fanconi anemia or acquired aplastic anemia undergoing bone marrow transplantation from HLA-identical sibling donors: risk factors and influence on outcome. Blood, 2004, 103 (1): 73-77.
[46] Nie D, Zhang J, Wang F, et al. Comprehensive analysis on phenotype and genetic basis of Chinese Fanconi anemia patients: dismal outcomes call for nationwide studies. BMC Med Genet, 2020, 21 (1): 118.
[47] Debureaux PE, Sicre De Fontbrune F, Bonfim C, et al. FLAG-sequential regimen followed by bone marrow transplantation for myelodysplastic syndrome or acute leukemia in patients with Fanconi anemia: a Franco-Brazilian study. Bone Marrow Transplant, 2021, 56 (1): 285-288.
[48] Giardino S, De Latour RP, Aljurf M, et al. Outcome of patients with Fanconi anemia developing myelodysplasia and acute leukemia who received allogeneic hematopoietic stem cell transplantation: a retrospective analysis on behalf of EBMT group. Am J Hematol, 2020, 95 (7): 809-816.
[49] Meyer S, Tischkowitz M, Chandler K, et al. Fanconi anaemia, BRCA2 mutations and childhood cancer: a developmental perspective from clinical and epidemiological observations with implications for genetic counselling. J Med Genet, 2014, 51 (2): 71-75.
[50] Arber DA, Orazi A, Hasserjian R, et al. The 2016 revision to the World Health Organization classification of myeloid neoplasms and acute leukemia. Blood, 2016, 127 (20): 2391-2405.
[51] Bi L, Ma T, Li X, et al. New progress in the study of germline susceptibility genes of myeloid neoplasms. Oncol Lett, 2021, 21(4):317.
[52] Czuchlewski DR, Peterson LC. Myeloid neoplasms with germline predisposition: a new provisional entity within the World Health Organization classification. Surg Pathol Clin, 2016, 9 (1): 165-176.
[53] Cheah JJC, Hahn CN, Hiwase DK, et al. Myeloid neoplasms with germline DDX41 mutation. Int J Hematol, 2017, 106 (2): 163-174.
[54] Galera P, Dulau-Florea A, Calvo KR. Inherited thrombocytopenia and platelet disorders with germline predisposition to myeloid neoplasia. Int J Lab Hematol, 2019, 41(Suppl 1): 131-141.
[55] Mcreynolds LJ, Calvo KR, Holland SM. Germline GATA2 mutation and bone marrow failure. Hematol Oncol Clin North Am, 2018, 32 (4): 713-728.
[56] Baptista RLR, Dos Santos ACE, Gutiyama LM, et al. Familial myelodysplastic/acute leukemia syndromes-myeloid neoplasms with germline predisposition. Front Oncol, 2017, 7: 206.
[57] Lu G, Altman AJ, Benn PA. Review of the cytogenetic changes in acute megakaryoblastic leukemia: one disease or several? Cancer Genet Cytogenet, 1993, 67(2): 81-89.
[58] Song WJ, Sullivan MG, Legare RD, et al. Haploinsufficiency of CBFA2 causes familial thrombocytopenia with propensity to develop acute myelogenous leukaemia. Nat Genet, 1999, 23 (2): 166-175.
[59] Smith ML, Cavenagh JD, Lister TA, et al. Mutation of CEBPA in familial acute myeloid leukemia. N Engl J Med, 2004, 351 (23): 2403-2407.
[60] Hsu AP, Sampaio EP, Khan J, et al. Mutations in GATA2 are associated with the autosomal dominant and sporadic monocytopenia and mycobacterial infection (MonoMAC) syndrome. Blood, 2011, 118 (10): 2653-2655.
[61] Ostergaard P, Simpson MA, Connell FC, et al. Mutations in GATA2 cause primary lymphedema associated with a predisposition to acute myeloid leukemia (Emberger syndrome). Nat Genet, 2011, 43 (10): 929-931.
[62] Babushok DV, Bessler M. Genetic predisposition syndromes: when should they be considered in the work-up of MDS? Best Pract Res Clin Haematol, 2015, 28 (1): 55-68.
[63] Tawana K, Fitzgibbon J. CEBPA-associated familial acute myeloid leukemia (AML).// Adam MP, Ardinger HH,

Pagon RA, et al. GeneReviews®. Seattle (WA): University of Washington, 1993-2021.
[64] Pabst T, Eyholzer M, Haefliger S, et al. Somatic CEBPA mutations are a frequent second event in families with germline CEBPA mutations and familial acute myeloid leukemia. J Clin Oncol, 2008, 26 (31): 5088-5093.
[65] Zhang Y, Wang F, Chen X, et al. Companion gene mutations and their clinical significance in AML with double mutant CEBPA. Cancer Gene Ther, 2020, 78(7-8): 599-606.
[66] Sanders MA. Lifting the veil on germline DDX41 mutations. Blood, 2019, 134 (17): 1368-1370.
[67] Polprasert C, Schulze I, Sekeres MA, et al. Inherited and somatic defects in DDX41 in myeloid neoplasms. Cancer Cell, 2015, 27 (5): 658-670.
[68] Quesada AE, Routbort MJ, Dinardo CD, et al. DDX41 mutations in myeloid neoplasms are associated with male gender, TP53 mutations and high-risk disease. Am J Hematol, 2019, 94 (7): 757-766.
[69] Sood R, Kamikubo Y, Liu P. Role of RUNX1 in hematological malignancies. Blood, 2017, 129 (15): 2070-2082.
[70] Simon L, Spinella JF, Yao CY, et al. High frequency of germline RUNX1 mutations in patients with RUNX1-mutated AML. Blood, 2020, 135 (21): 1882-1886.
[71] Brown AL, Arts P, Carmichael CL, et al. RUNX1-mutated families show phenotype heterogeneity and a somatic mutation profile unique to germline predisposed AML. Blood Adv, 2020, 4 (6): 1131-1144.
[72] Perez Botero J, Dugan SN. Anderson MW: ANKRD26-related thrombocytopenia.// Adam MP, Ardinger HH, Pagon RA, et al. GeneReviews®. Seattle (WA): University of Washington, 1993-2021.
[73] Feurstein S, Godley LA. Germline ETV6 mutations and predisposition to hematological malignancies. Int J Hematol, 2017, 106 (2): 189-195.
[74] Bresnick EH, Katsumura KR, Lee HY, et al. Master regulatory GATA transcription factors: mechanistic principles and emerging links to hematologic malignancies. Nucleic Acids Res, 2012, 40 (13): 5819-5831.
[75] Wlodarski MW, Collin M, Horwitz MS. GATA2 deficiency and related myeloid neoplasms. Semin Hematol, 2017, 54 (2): 81-86.
[76] Churpek JE, Bresnick EH. Transcription factor mutations as a cause of familial myeloid neoplasms. J Clin Invest, 2019, 129 (2): 476-488.
[77] Balakumaran A, Mishra PJ, Pawelczyk E, et al. Bone marrow skeletal stem/progenitor cell defects in dyskeratosis congenita and telomere biology disorders. Blood, 2015, 125 (5): 793-802.
[78] Bertuch AA. The molecular genetics of the telomere biology disorders. RNA Biol, 2016, 13 (8): 696-706.
[79] Roake CM, Artandi SE. Regulation of human telomerase in homeostasis and disease. Nat Rev Mol Cell Biol, 2020, 21 (7): 384-397.
[80] Ahmed M, Sternberg A, Hall G, et al. Natural history of GATA1 mutations in Down syndrome. Blood, 2004, 103 (7): 2480-2489.
[81] Labuhn M, Perkins K, Matzk S, et al. Mechanisms of progression of myeloid preleukemia to transformed myeloid leukemia in children with Down syndrome. Cancer Cell, 2019, 36 (2): 123-138.
[82] Roberts I, Alford K, Hall G, et al. GATA1-mutant clones are frequent and often unsuspected in babies with Down syndrome: identification of a population at risk of leukemia. Blood, 2013, 122 (24): 3908-3917.
[83] Desai AV, Perpich M, Godley LA. Clinical assessment and diagnosis of germline predisposition to hematopoietic malignancies: The University of Chicago Experience. Front Pediatr, 2017, 5: 252.
[84] Tawana K, Drazer MW, Churpek JE. Universal genetic testing for inherited susceptibility in children and adults with myelodysplastic syndrome and acute myeloid leukemia: are we there yet? Leukemia, 2018, 32 (7): 1482-1492.
[85] Drazer MW, Kadri S, Sukhanova M, et al. Prognostic tumor sequencing panels frequently identify germ line variants associated with hereditary hematopoietic malignancies. Blood Adv, 2018, 2 (2): 146-150.
[86] Bejar R. CHIP, ICUS, CCUS and other four-letter words. Leukemia, 2017, 31 (9): 1869-1871.
[87] Ferrone CK, Blydt-Hansen M, Rauh MJ. Age-associated TET2 mutations: common drivers of myeloid dysfunction, cancer and cardiovascular disease. Int J Mol Sci, 2020, 21 (2): 626.
[88] Churpek JE, Pyrtel K, Kanchi KL, et al. Genomic analysis of germ line and somatic variants in familial myelodysplasia/acute myeloid leukemia. Blood, 2015, 126 (22): 2484-2490.
[89] Porter CC, Druley TE, Erez A, et al. Recommendations for surveillance for children with leukemia-predisposing conditions. Clin Cancer Res, 2017, 23 (11): e14-e22.
[90] Churpek JE, Godley LA. How I diagnose and manage individuals at risk for inherited myeloid malignancies. Blood, 2016, 128 (14): 1800-1813.
[91] Majhail NS, Farnia SH, Carpenter PA, et al. Indications for autologous and allogeneic hematopoietic cell transplantation: guidelines from the American Society for Blood and Marrow Transplantation. Biol Blood Marrow Transplant, 2015, 21 (11): 1863-1869.
[92] Tawana K, Fitzgibbon J. CEBPA-associated familial acute myeloid leukemia (AML). // Adam MP, Ardinger HH, Pagon RA, et al. GeneReviews®. Seattle (WA): University of Washington, 1993-2021.

第 21 章 性腺生殖细胞肿瘤

随着肿瘤基因检测技术的发展及其广泛临床应用，越来越多的性腺生殖细胞肿瘤（germ cell tumors, GCTs）被发现并受到重视。本章将首先对性腺生殖细胞肿瘤演化和分类做简单阐述，之后将分别对部分重要的肿瘤进行详细描述。最后对导致肿瘤发生的常见的性别决定相关基因组变异及其表型加以简述，包括含 46,XY-*MAP3K1* 基因变异 - 性发育障碍相关肿瘤、Y 染色体男性特异性基因相关肿瘤、Y 编码睾丸特异性蛋白基因（testis-specific protein, Y-encoded, *TSPY*）相关肿瘤、无精子因子（azoospermia factor, AZF）基因相关肿瘤、Y 染色体的丢失相关肿瘤、含 Y 染色体物质的 Turner 综合征相关肿瘤。

第一节　性腺生殖细胞肿瘤演化和分类

一、性腺生殖细胞肿瘤的演化

生殖细胞发育是一个高度复杂的过程，需要在空间、时间和遗传等因素进行交叉综合比对[1,2]。

人类生殖细胞的发育始于在原肠胚形成（胚胎发育第 2 周）过程中的源于其他体细胞的原始生殖细胞（primordial germ cell，PGC）的特化。这一特化过程由 *BLIMP1* 和 *SOX17* 驱动而成[3]。在 KIT/KITLG 信号指导下，原始生殖细胞在进入胚胎发育的第 5 ~ 6 周时沿着中线从近端外胚层迁移到生殖脊，最后到达终点；而未能到达生殖脊的原始生殖细胞则凋亡。在迁移期间，原始生殖细胞经历全面的去甲基化以准备印记（imprinting）；能到达未分化性腺（在生殖脊中）后的原始生殖细胞，在睾丸内的称为生殖母细胞（gonocyte），而在卵巢内的称为卵原细胞（oogonia）。直到此时，原始生殖细胞能表达出几种标志物，即其组织病理的 OCT3/4 和 PLAP。接下来，一连串的信号传导驱动了性别的决定，之后把发育中的性腺定为男性的睾丸或女性的卵巢。在这个过程中，*SRY* 和 *SOX9* 是促睾丸过程的两个主要驱动基因，但也需要通过 WT1、NR5A1、FGF9/FGFR2、ZFPM2、GATA4 和 FOG2 等多种转录因子的作用完成[3]。已证明这些基因的变异都能导致性发育障碍的发生。卵巢发育不是由 SRY 蛋白驱动，而是由 WNT4、RSPO1、β-catenin 和 FOXL2 等下游信号通路主动驱动[4-6]（图 21-1）。在性腺（睾丸、卵巢、非典型或者非二态性腺）确定后，性腺则成为性别分化的驱动因素。把非典型组织形态的性腺称之为非二态（non-dimorphic）性腺。到第 9 周，发育中的典型睾丸的 Leydig 和 Sertoli 细胞已分化并且产生睾酮、INSL3 和抗苗勒管激素（anti-Müllerian hormone，AMH）标志物，而到第 11 周时，卵巢则产生卵泡膜细胞（theca cell）和颗粒细胞（granulosa cell）。

在生殖细胞发育的每个步骤中，都存在生殖细胞发育不良的可能。生殖细胞是胚胎形成后人体中最多能的细胞；生殖细胞的低甲基化和基因表达与胚胎干细胞和 iPS 细胞最相似[1]，任何对生殖细胞位置或环境有足够大的影响，但能使细胞存活的发育紊乱都可成为致癌的潜在因素。相反，对能诱导生殖细胞死亡的恶性环境则可以防止性腺生殖细胞肿瘤的发生，这包括完全雄激素不敏感综合征和

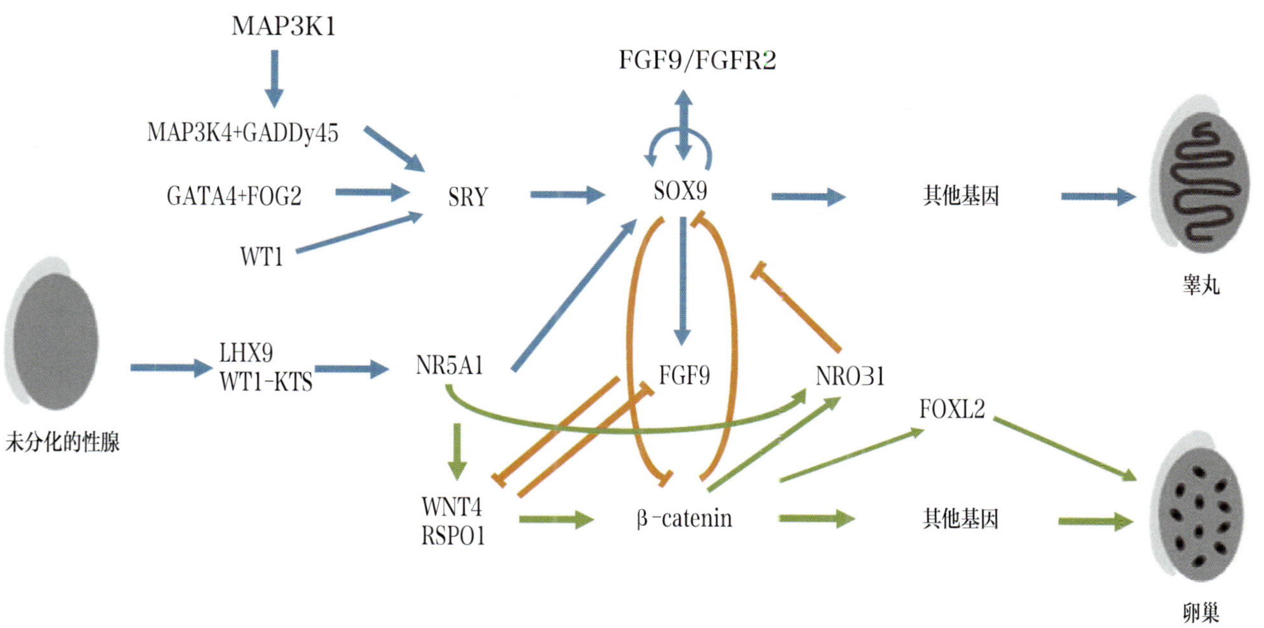

图 21-1 男性和女性性别发育重要的基因及其相互作用[6]

蓝色：男性性发育重要驱动基因；绿色：女性性发育重要驱动基因；橙色：男性和女性性发育途径相互拮抗的基因和相互作用。其他基因见表 21-2［译自：Baetens D, et al. Best Pract Res Clin Endocrinol Metab,2019,33（3）:101271］

Turner 综合征的一些变异型。

由于生殖细胞的多功能性，性腺生殖细胞肿瘤可以分为生殖细胞样均质瘤（如根据睾丸、卵巢、非二态性腺或性腺外的生理位置区分的精原细胞瘤）、无性细胞瘤或生殖细胞瘤（图 21-2），或者由更多不同胚胎细胞系（如非精原细胞瘤、非无性细胞瘤或非生殖细胞瘤等）组成的性腺生殖细胞瘤，包括胚胎癌、绒毛膜癌、卵黄囊瘤、畸胎瘤；畸胎瘤又包括成熟畸胎瘤、皮样囊肿、不成熟畸胎瘤以及畸胎瘤恶性转移。

尽管细胞类型多样，大多数性腺生殖细胞肿瘤具有共同的遗传特征，包括普遍的低甲基化和 12 号染色体短臂（12p）重复。通常，性腺生殖细胞肿瘤可以被识别，包括发生在卵巢或非二态性腺的性腺母细胞瘤（gonadoblastoma，GB），或在睾丸的生殖细胞原位瘤（germ cell neoplasia in situ，GCNIS），而通常把这些病变统称为性腺母细胞瘤/生殖细胞原位瘤（GCNIS/GB）。

目前，根据睾丸生殖细胞瘤（testicular germ cell tumor, TGCT）发生模型，认为生殖细胞原位瘤出生时就以胎儿发育缺陷的形式存在，并在平均年龄为 20 ~ 35 岁时就 100% 发展成恶性肿瘤；相反，

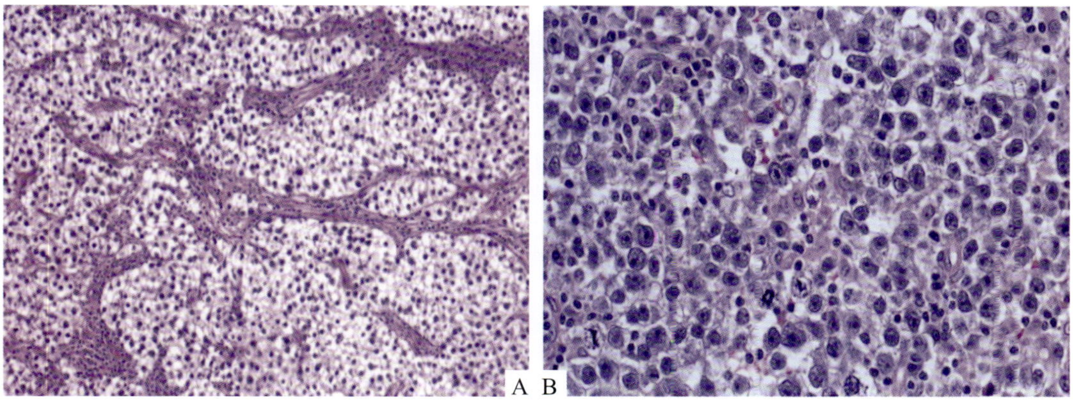

图 21-2 精原细胞瘤/无性细胞瘤

图 A，精原细胞瘤，低倍镜下肿瘤细胞被纤细的纤维束分隔成多个小叶，纤维束中有丰富的淋巴细胞浸润（HE 染色，100×）；图 B，高倍镜下肿瘤细胞大而圆，高核浆比，胞核居中，核仁大而明显，核分裂明显（HE 染色，400×）。精原细胞瘤/无性细胞瘤为最常见的睾丸和卵巢生殖细胞肿瘤，二者在形态学特征和免疫组化表达上完全一致（本病理图片由罗丕福提供）

性腺母细胞瘤可以在出生时或者出生后发生，但只有 50% 会发展成恶性肿瘤[7]。然而，在出生后 6 个月甚至 12 个月之前，在组织学上难以把 GCNIS/GB 与生殖母细胞发育延迟区分[8]。性腺发育延迟可见于多种遗传病，包括性发育障碍和非性发育障碍综合征，如唐氏综合征（21- 三体综合征）。这种长期的生殖母细胞不成熟状态增加了肿瘤转化的风险[9]。因此，专门用于像唐氏综合征（21- 三体综合征）等疾病的性腺生殖细胞肿瘤风险评估的性腺活检应推迟到 1 岁以后。

二、性腺生殖细胞肿瘤的分类

人类生殖细胞肿瘤（germ cell tumor, GCT）源自早期胚胎和生殖系的干细胞。GCT 的发展潜力取决于其原始细胞的潜能状态，这些潜能状态可以被重新编程为全能或多能干细胞。根据其发展潜力可分为七种类型（0、Ⅰ、Ⅱ、Ⅲ、Ⅳ、Ⅴ和Ⅵ），每种类型都有独特的流行病学和基因组特征[10]。它们可发生在性腺（卵巢和睾丸）中，也发生在性腺外部位。根据性腺部位，可分为两类：①发生在卵巢或非二态性腺（non-dimorphic gonad）的性腺母细胞瘤（GB）；②发生在睾丸内的生殖细胞原位瘤（GCNIS）。与 GCT 发生相关的疾病分为两类：①性发育障碍（differences/disorders of sex development，DSD）疾病，与 GCT 发生比较密切；②非性发育障碍疾病[11]。性腺生殖细胞肿瘤发生的风险差异很大，这取决于上述这些疾病相关的基因组异常及其外显率。

性发育障碍，也曾称为模棱两可的生殖器（ambiguous genitalia），发生在包括多种表现为染色体异常、非典型性腺或性器官解剖结构异常的先天性疾病，其中部分的先天性疾病患者表现出非二态（non-dimorphic）生殖器。DSD 具有表现度的显著差异性及高度遗传异质性，是一系列难以归类、难以诊断的复杂性疾病。DSD 早于 2006 年有其共识命名分类，随着近代的基因组检测技术及其临床应用而有新的发现。DSD 分为三类（表 21-1）：46,XY-DSD（主要与睾丸分化发育异常及雄激素合成、利用障碍有关）；46,XX-DSD（主要与 *SRY* 基因易位、雄激素过量有关）；性染色体 DSD（主要与性染色体核型异常有关）[8,11,12]。此外，性发育

表 21-1 性发育障碍（DSD）的分类及病因[8, 11, 12]

分类	病因	疾病
性染色体 DSD	性染色体异常	45, X（Turner 综合征）、47, XXY（Klinefelter 综合征）、45, X/46, XY 嵌合体、46, XX/46, XY 嵌合体、45, X 兼有 Y 染色体物质、47, XXX 综合征、48, XXYY 综合征
46, XY-DSD	性腺（睾丸）发育异常	完全 / 部分型性腺发育不良（*SRY*、*SOX9*、*SF1*、*WT1*、*DHH* 等）、卵睾性 DSD、睾丸退化综合征
	睾酮合成和功能障碍	LH/HCG 受体变异（*LHCGR*）、先天性类脂肾上腺增生（*STAR*）、胆固醇侧链裂解变异（*CYP11A1*）、3β- 羟基甾体 2 型脱氢酶（*HSD3B2*）变异、17α- 羟化酶 / 17，20 裂解酶（*CYP17A1*）变异、P450 氧化还原酶（*POR*）变异、Smith-Lemli-Opitz（*DHCR7*）变异、17β- 羟基类固醇脱氢酶 3 型（*HSD17B3*）变异、5α- 还原酶 2 型（*SRD5A2*）变异、细胞色素 b5（*CYB5A*）、3α- 羟类固醇脱氢酶缺乏症（*AKR1C2* 和 *AKR1C3*）、Denys-Drash 综合征（*WT1*）、雄激素不敏感综合征（*AR*），药物和药物环境作用
	其他	男性性腺发育相关综合征（如泄殖腔畸形、手足生殖器综合征、Robinow 综合征、Aarskog 综合征、窝翼状赘蹼）、苗勒管永存综合征（persistent Müllerian duct syndrom, PMDS）、睾丸缺如综合征、单纯性尿道下裂（*CXORF6*）、先天性低促性腺激素性性腺发育不良、隐睾（*INSL3*、*GREAT*）

续表

分类	病因	疾病（相关基因）
46, XX-DSD	性腺（卵巢）发育异常	卵巢发育不良、卵睾性 DSD、睾丸性 DSD（*SRY+*，重复 *SOX9*、*RSPO1*）
	雄激素过量	雄激素诱导、先天性肾上腺皮质增生症（*CYP21A2*）、3β-羟基甾体 2 型脱氢酶症（*HSD3B2*）、胎盘芳香酶缺乏症、糖皮质激素受体变异、芳香酶（*CYP19*）缺乏、产妇分泌雄激素、妊娠期黄体瘤、雄激素药物（去甲炔诺酮、乙孕酮、炔诺酮、甲羟孕酮、达那唑）、睾丸疾病
	其他	泄殖腔畸形、低抗苗勒管激素（*AMH*）、正常或高抗苗勒管激素（*AMHR2*）、MRKH 综合征、MURCS、解剖改变（泄殖腔外翻 / 膀胱萎缩、阴囊置换、阴道闭锁）

MRKH 综合征，Mayer-Rokitansky-Kuster-Hauser 综合征；MURCS，Müllerian hypoplasia, renal agenesis, cervicothoracic somite dysplasia，苗勒管发育不全，肾发育不全，颈胸段体节发育不良

注：表中疾病括号中的斜体英文是相关基因

障碍还包括最近发现的一种疾病：46,XY-*MAP3K1* 变异 - 性发育障碍。

具有 GCT 发生风险的非性发育障碍（即生殖器明确）的多种先天性疾病，其中包括唐氏综合征（21-三体综合征）、含 Y 染色体物质的 Turner 综合征、Klinefelter 综合征等染色体疾病；以及具有 GCT 发生风险的 Russell-Silver 综合征和 Schinzel-Giedion 综合征（与 GCT 典型相关，特别是与性腺外成熟新生儿骶尾部畸胎瘤相关）。二态性发育障碍包括 MRKH 综合征或者苗勒管永存综合征（persistent Müllerian duct syndrome，PMDS）等的性腺外肿瘤发生风险升高，特别是子宫平滑肌瘤的风险增加。

（陆国辉　严提珍）

第二节　性腺母细胞瘤

主要临床表现

性腺母细胞瘤（gonadoblastoma，GB）为罕见性腺肿瘤，多发于青春期前后，主要集中在 16~25 岁。大部分患者都表现出性别发育障碍和核型异常。流行病学调查显示 80% 的患者性别表型为女性，仅极少数可成功受孕。部分患者还伴有其他发育异常症状，如含 Y 染色体物质的 Turner 综合征、Frasier 综合征等。此外，35% 的性腺母细胞瘤会进一步演化为无性细胞瘤和精原细胞瘤等恶性肿瘤。

遗传方式与相关致病基因

性腺发育是一个复杂的过程，大约在妊娠 5 周后，性腺开始复杂的分化，而导致性腺分化障碍的遗传因素都有可能导致性腺母细胞瘤的发生。最近研究表明，Y 编码睾丸特异性蛋白（testis-specific protein, Y-encoded，TSPY）相关基因（*TSPY*）可能促成性腺母细胞瘤发展。*TSPY* 是 Y 染色体上编码的特异性基因。在人类中，TSPY 主要在胎儿和成人睾丸中表达，在胎儿和新生儿发育期间，其表达仅局限于生殖母细胞和前精原细胞中，在成人睾丸中其表达限于精原细胞、初级精母细胞和球形精子细胞，并能上调 C-KIT 与 OCT3/4 等性腺母细胞瘤的分子标记物的表达。因此，所有导致性发育障碍相关基因和混合性腺核型都可能导致性腺母细胞瘤发生（表 21-2）[6]。

性腺母细胞瘤通常为散发，遗传方式多变，主要表现为保留了 Y 染色体 / 部分 Y 染色体的外生殖器女性患者。因此，46, XY-DSD 相关基因都是性腺母细胞瘤的潜在致病基因（表 21-2）。

临床诊断依据

性腺母细胞瘤多发生于性腺发育不全和核型异常女性，好发于年轻患者，平均发病年龄 18 岁。性腺母细胞瘤的诊断主要依据临床病史和病理特征综合分析。但是由于性腺母细胞瘤常伴随其他肿瘤的发生，如两性母细胞瘤、生殖细胞肿瘤和性索间质细胞瘤等，因此单纯采用病理特征不易将性腺母细胞瘤与其他肿瘤进行区分。对于性腺母细胞瘤确诊，染色体核型分析和分子遗传学诊断技术是重要手段。研究者发现性腺组织中的 TSPY 和 OCT3/4 蛋白表

表 21-2 已知的人类性发育障碍（DSD）基因 [6]

类型	相关基因
46,XY-DSD	*AMH*、*AMHR2*、*AR*、*ARX*、*ATRX*、*BMP4*、*CBX2*、*DHH*、*DMRT1*、*ESR2*、*FGFR2*、*GATA4*、*HHAT*、*HOXA13*、*INSL3*、*MAMLD1*、*MAP3K1*、*NR0B1 (DAX1)*、*NR5A1*、*RXFP2*、*SOX8*、*SOX9*、*SRY*、*TSPYL1*、*WT1*、*WWOX*、*ZFPM2*、*ZNRF3*
46,XX-DSD	*CYP21A2*、*ESR2*、*FSHR*、*LHX1*、*NR2F2*、*NR5A1*、*NUP107*、*PSMC3IP*、*RSPO1*、*SOX3*、*SOX9*、*SOX10*、*SRY*、*WNT4*、*WT1*、*WWOX*
类固醇激素生物合成	*AKR1C*、*CYB5A*、*CYP11A1*、*CYP17A1*、*CYP21A1*、*HSD3B2*、*HSD17B3*、*POR*、*SRD5A2*、*STAR*

达水平可作为评估性腺母细胞瘤发生风险的生物标志物，指出 TSPY 蛋白水平可用于直接诊断由 Y 染色体引起的性腺母细胞瘤；性腺组织中 β-联蛋白（β-catenin）表达水平也可作为恶性生殖细胞肿瘤的诊断分子指标 [13,14]。临床可综合环境因子、遗传多态性、分子生物标志物和表观遗传变异等风险因子建立生殖细胞肿瘤发生、诊断及治疗方式的判别模型。

主要病理诊断特征

性腺母细胞瘤是一种包含性腺的混合型肿瘤，包括大量原始的生殖细胞、未成熟的支持细胞或颗粒细胞以及性腺间质细胞 [14,15]：

（1）大多数为实性，体积小，一般不超过 3cm。切面褐色或灰白色，常有砂砾感。

（2）低倍镜下见纤维结缔组织间质分割圆形的细胞巢，细胞巢由性索型细胞围绕原始生殖细胞形成腺泡样、裂隙样或花冠样结构，腺泡内可见钙化和玻璃样变基底膜样物，使腺泡融合成为桑葚样团块 [15]。

（3）生殖细胞类似于先天性细胞瘤细胞，大而圆，透亮或嗜双色性，胞质丰富，核空泡状，核仁突出，可能有核分裂象。

（4）性索细胞核小、深染，胞质多少不等，嗜双色性。

（5）腺泡可因生殖细胞增生浸润而变形，部分病例生殖细胞可浸润间质，可能是向精原细胞瘤转化的早期表现。

（6）超过 60% 的病例间质可见 Leydig 细胞或黄体细胞。

（7）生殖细胞表达 PLAP、D2-40、CD117、OCT、NANOG、TSPY、SALL4，性索细胞常表达 WT1、FOXL2，不表达 SOX9 [14]。

（8）基因组检测：90% 的性腺母细胞瘤患者有异常核型，常见单纯性腺发育不全 46,XY（Swyer 综合征），混合性腺发育不全 45,X/46,XY，完全雄激素不敏感 46,XY 性腺发育不全，也可发生于 Turner 综合征。对于性腺母细胞瘤患者都应进行染色体核型分析，若核型检测为 46,XY，则可通过高通量测序技术对 DSD 相关基因（表 21-2）进行检测 [15,16]。

其他检查

进行性激素水平检测，包括血清卵泡刺激激素（follicle-stimulating hormone，FSH）、黄体生成素（luteinizing hormone，LH）、雌二醇（estradiol，E2）、睾酮（testosterone，T）、孕激素水平；相关肿瘤标志物包括甲胎蛋白（alpha-fetoprotein，AFP）、糖类抗原 125（carbohydrate antigen 125，CA125）、人绒毛膜促性腺激素 β（human chorionic gonadotropin，β-HCG）、乳酸脱氢酶（lactate dehydrogenase，LDH）。盆腔超声是主要手段，用以评价子宫及性腺大小、性腺肿瘤有无及大小。若病例需要，则行腹盆腔、胸部及头颅电子计算机断层扫描（computer tomography，CT）。

治疗与预后

性发育障碍患者常表现为不孕症，可通过激素和性腺切除术进行治疗。

对于预防性性腺手术切除术，必须提供手术风险 / 效益分析。当考虑社会心理学因素时，建议进行性腺切除术的决定是个性化；然而，预防性手术缺乏基于遗传病因学的科学精确性。曾有尝试将风险因素（包括年龄、性腺位置、TSPY 阳性检测和生殖器表型）作为临床决策工具，但尚未被普遍采用[17]。随着对更多导致性发育障碍的基因的识别，临床遗传科医生可以遵循合理的基因 - 特异性指南进行分子诊断以对恶性GCT进行筛查和预防。然而，即使在家庭成员中，性腺形态和 GCT 风险也存在高度异质性。因此，基因型和 GCT 风险表型之间的关系通常不是直接的。

对预防性性腺切除术进行风险 / 效益分析时，需要考虑替代筛查和早期治疗策略的成功率。对于那些保留性腺的性发育障碍患者，恶性 GCT 的主动监测具有挑战性。腹腔性腺的成像检查已被证明不足以监测 GCT[18,19]。替代的方案已经被提出，包括在活检腹腔镜或腹股沟管附近重新定位性腺，以更容易地检查和成像。对依从性强的患者，可以通过培训后做自我检查来进行非腹部和可接近的（阴囊）性腺预防性筛查。

由于患者的罕见性，与性发育障碍特定病因相关的恶性 GCT 治疗结果的数据很少。睾丸 GCT 相对较少（终生风险为 0.4%），而睾丸癌的 10 年生存率超过 95%[20,21]，高存活率不完全性地与 GCT 原始分化状态和对铂基制剂的精确敏感性有关。卵巢 GCT 更为罕见，终生风险仅为 0.07%，尽管对腹腔内肿瘤难以进行自我检查，使用铂类疗法治疗也具有较高的存活率（5 年时为 95%）。GCT 治疗后并发症包括心血管疾病和代谢综合征、不孕症，需要考虑对激素补充的需求[22]。从睾丸和卵巢 GCT 分析，可以推断出性腺 GCT 对治疗有效并且存活率很高。

性腺母细胞瘤为一种混合型肿瘤，35% 会进一步演化为精原细胞瘤和无性细胞瘤等恶性肿瘤，治疗方式为手术切除，并在内分泌科的支持下提供相应的激素治疗。对于不同分类的 DSD 患者，应采用不同的手术方案。对于混合性腺发育不全的患者（45,X/46,XY），在确诊后，应尽快进行双侧性腺切除手术，即使未发展为性腺母细胞瘤。30%~66% 混合性腺发育不全患者最终发展为性腺母细胞瘤。单纯型性腺母细胞瘤采用手术切除性腺，术后密切随访，预后较好。混合型性腺母细胞瘤由于其混合的生殖细胞肿瘤类型不同，预后差异较大。文献报道，当性腺母细胞瘤与无性细胞瘤相关时，预后较好；但性腺母细胞瘤与其他生殖细胞肿瘤（诸如胚胎性癌、卵黄囊瘤、未成熟畸胎瘤、绒毛膜癌等）相关时，预后不良[14]。

遗传咨询与孕产前诊断

一、携带者 / 患者检测与健康管理咨询

准确诊断对于预测特定疾病的自然史、识别相关特征、监测内分泌功能和肿瘤风险以及就遗传方式向家庭提供咨询非常重要。在某些情况下，诊断可能会影响性别分配（sex assignment）或社会性别（gender）。DSD 的检查和管理需要富有经验的多学科团队。儿科内分泌学家在儿童和青少年时期发挥关键作用，而成人内分泌学家需要参与过渡期间诊治及长期管理，如激素替代和骨骼健康。除了妇科医生、泌尿科医生、遗传学专家和生物化学专家的意见外，有经验的心理学专家的心理支持对 DSD 患者的个人和家庭生活也是至关重要。在对 46, XY-DSD 患者的性别决定、手术和激素治疗管理过程中，需对患者的生殖潜力予以考虑，特别需要注意心理健康的咨询指导，这也是患者及家属面临的常见问题[23]。在疾病获得有效治疗且生活质量改善的基础上，育龄期患者往往有生育需求。

二、携带者生育咨询

1. 首先需要对相关疾病的明确诊断。DSD 诊断鉴别策略见图 21-3 和图 21-4。

2. 明确患者性器官的外部表型和性腺形态变化特点，从而针对性地提供性器官异常的心理咨询。通常，在患者已经是有性别认知的年龄，其性别就以公众认可的性别而定，而不要根据生物学核型中的性染色体组成 XX 女性，或者 XY 男性定性别，并且需要注意其性别私隐的保护，以规避性别更变带来的精神或者社会压力；但在特殊情况下，这可以通过反复的心理咨询，并且严格经过知情同意而慎重考虑其社会性别的更改。

3. 明确相关疾病的激素环境变化，以方便提供相关激素治疗方案。

4. 明确相关疾病的核型、基因组或者致病性变异基因，以方便指导患者做相应的临床基因组或者基因检测。

5. 必须考虑社会心理会因素，包括患者对 GCT 风险的舒适度以及对性腺切除术决策的自我决定。

6. XY 核型性发育障碍患者的性腺肿瘤（性腺母细胞瘤或无性细胞瘤）的发生率约为 30%。

7. 评估性发育障碍相关疾病的性腺生殖细胞肿

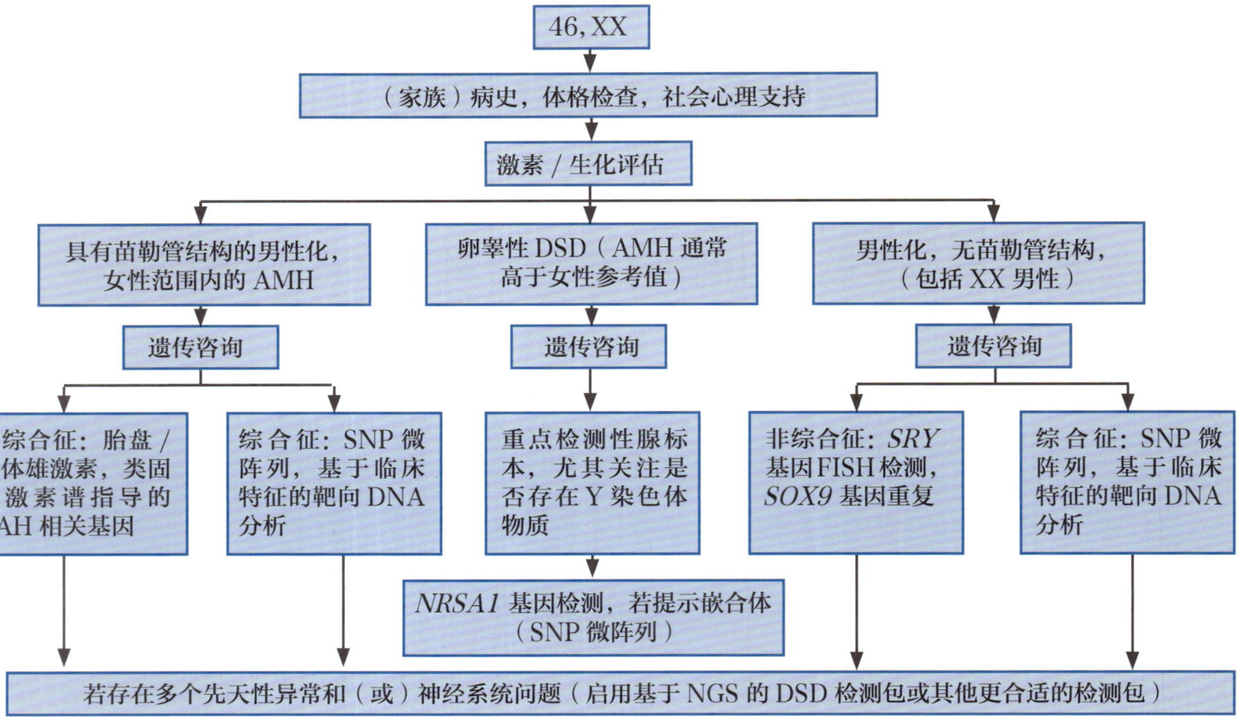

图 21-3　46,XX 性发育障碍（DSD）诊断策略[24]

NGS，二代测序；CAH，先天性肾上腺皮质增生症；AMH，抗苗勒管激素；SNP，单核苷酸多态性

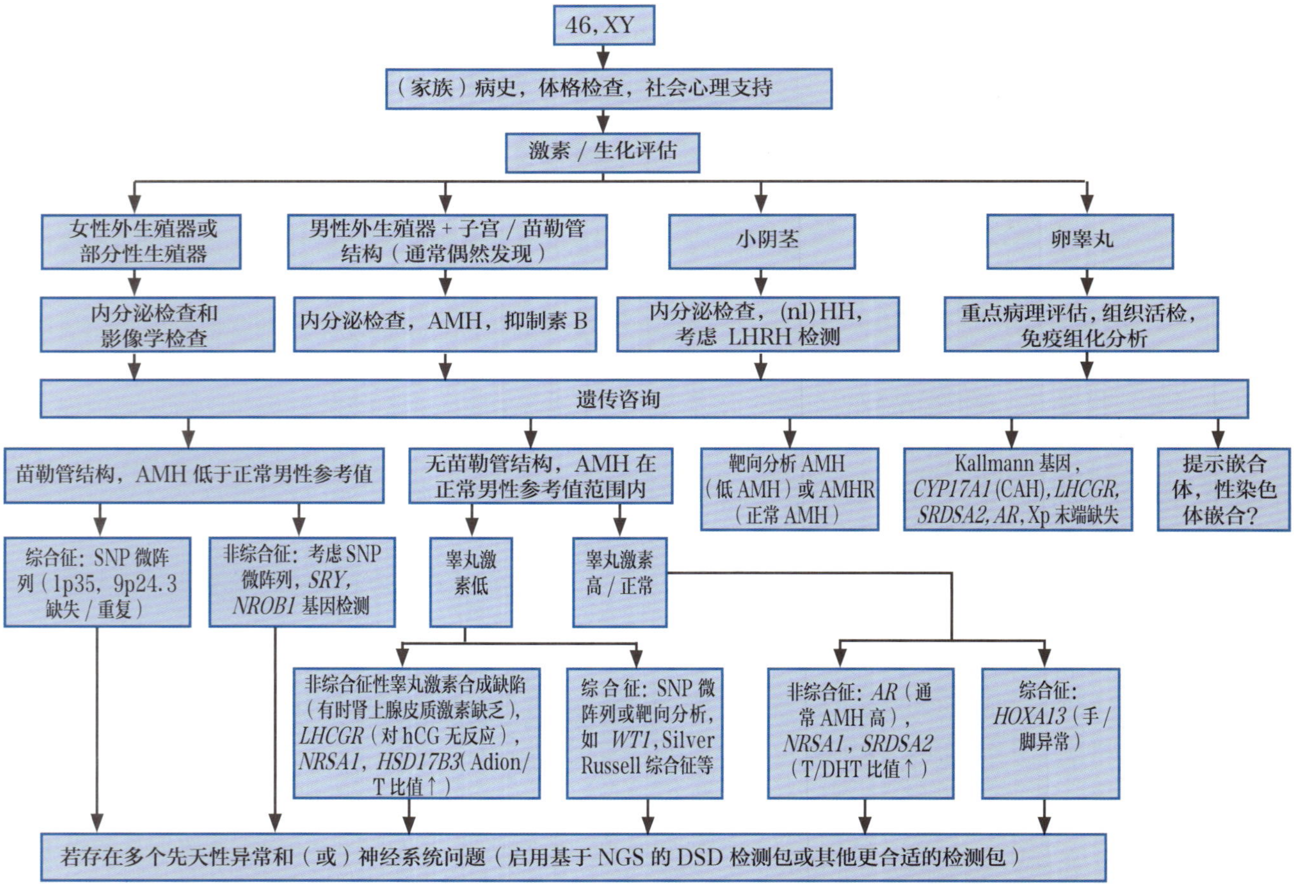

图 21-4　46,XY 性发育障碍（DSD）诊断策略[24]

NGS，二代测序；AMH，抗苗勒管激素；LHRH，促性腺激素释放激素；CAH，先天性肾上腺皮质增生症；SNP，单核苷酸多态性

表 21-3 性发育障碍相关疾病性腺母细胞瘤 / 生殖细胞原位瘤终生发生风险

DSD 分型	GCNIS/GB 终生风险（%）
TSPY 阳性 +*WT1* 基因变异（Frasier 综合征、Denys-Drash 综合征）	40 ～ 60
TSPY 阳性	12 ～ 40
PAIS	15 ～ 20
CAIS	0.8 ～ 15
卵睾性 DSD	2.6

DSD，性发育障碍；TSPY，睾丸特异性蛋白 Y- 连锁区域；PAIS，部分雄激素不敏感综合征；CAIS，完全雄激素不敏感综合征；GCNIS/GB，性腺母细胞瘤 / 生殖细胞原位瘤

瘤发生风险（表 21-3）。

三、孕产前遗传学诊断

DSD 是一类比较复杂的疾病，需要内分泌科、泌尿外科、肿瘤外科、小儿妇科、心理科、检验科、遗传学科等诸多学科共同参与。产前 DSD 疾病的诊断策略见图 21-5[24]。

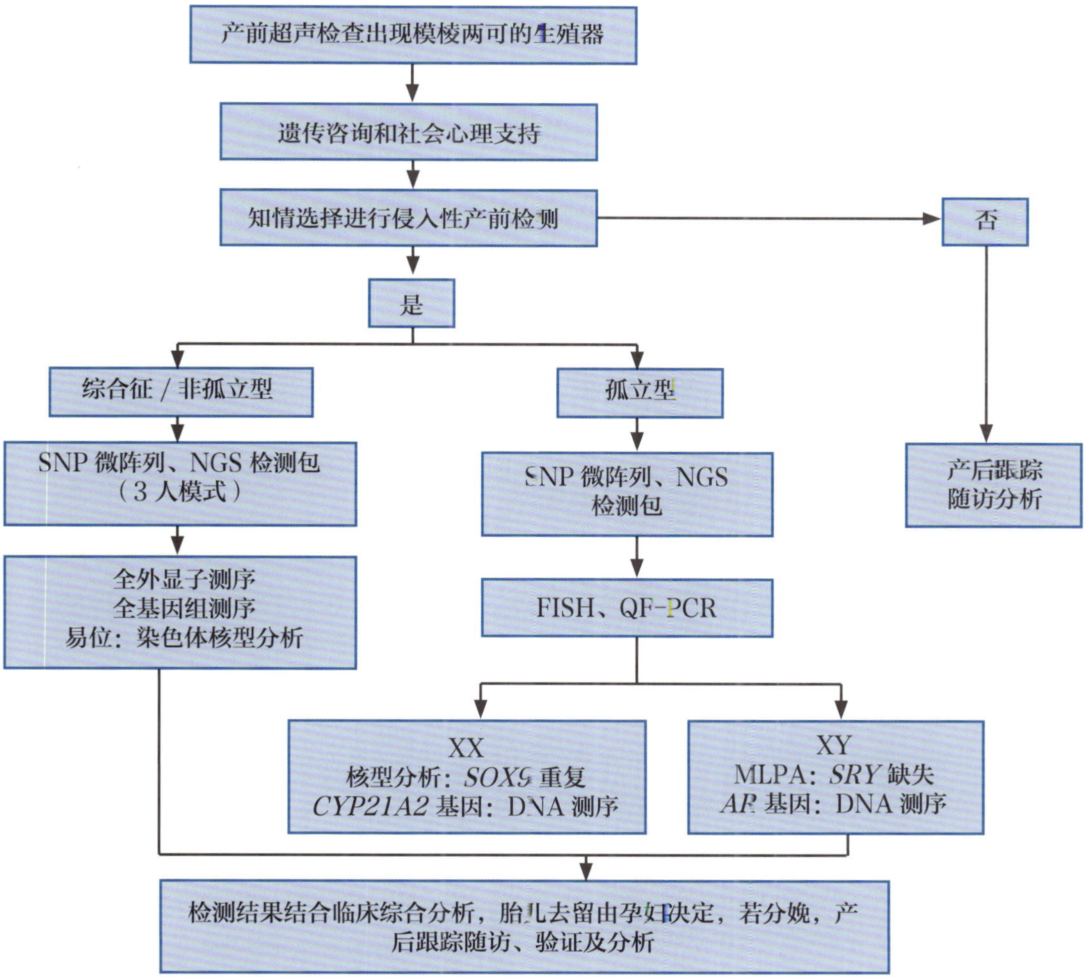

图 21-5 产前性发育障碍（DSD）疾病的诊断策略[24]

NGS，二代测序；FISH，荧光原位杂交；QF-PCR，荧光定量 PCR；MLPA，多重探针链接扩增

临床案例

2016 年，北京大学肿瘤医院暨北京市肿瘤防治研究所肿瘤妇科张乃怿医生等[25]报道了一例 46 XY 单纯性腺发育不全合并恶性混合性生殖细胞肿瘤病例，15 岁患者（社会性别为女性）于 2012 年行开腹左卵巢活检术和右卵巢肿物剥除术，术中见左卵巢条索状，右卵巢 22 cm×18 cm×16 cm 多房囊实性肿物，子宫呈幼稚型，术后 6 天查糖类抗原 125（CA125）为 45.6 U/ml，甲胎蛋白（AFP）为 5710 ng/ml。术后病理结果显示左卵巢组织纤维化骨化及伴钙化，右卵巢未成熟畸胎瘤Ⅱ级，部分区域见腺管状或疏网状结构，细胞有异型性。患者病理会诊结果为右侧卵巢混合性恶性生殖细胞肿瘤（75% 为未成熟畸胎瘤Ⅱ级和 25% 为卵黄囊瘤），左侧卵巢组织表面有团状钙化，钙化灶与未成熟畸胎瘤和卵黄囊瘤不在同侧，团状钙化强烈提示性腺母细胞瘤，复查甲胎蛋白为 51.3 ng/ml。患者未来月经，无性别异常家族史，体重 47.5 kg，身高 165 cm，无喉结，双乳平坦，乳晕苍白，乳头小，腋毛稀疏，大阴唇内及双侧腹股沟未触及包块，阴毛较稀疏，幼女型外阴，阴道通畅，单指检查可触及宫颈样结构，未触及子宫及附件结构。激素水平检测显示卵泡刺激素（FSH）为 134.4 IU/L，雌二醇（E2）为 5.21 pg/ml，孕激素为 0.227 nmol/L，睾酮（T）为 0.033 ng/ml。外周血核型检测结果为 46,XY，考虑单纯性腺发育不全合并恶性混合型生殖细胞肿瘤，建议患者切除双侧性腺。医生与患者及家属就肿瘤治疗、性别选择及生育功能方面充分沟通后，患者及家属选择女性，2013 年行全子宫＋双性腺及输卵管切除＋后陷凹肿物切除术。肉眼检查双侧卵巢呈条索状，未见结节，输卵管和性腺进行组织学检查，结果显示双侧输卵管未见异常，双侧性腺均可见性腺母细胞瘤以及无性细胞瘤并出现钙化，后陷凹结节为畸胎瘤（只有成熟成分，无未成熟成分）。宫颈未见异常，子宫肌层未见异常，子宫内膜不活跃。术后诊断结果为 46,XY 单纯性腺发育不全，双侧性腺母细胞瘤，双侧性腺无性细胞瘤；右侧性腺未成熟畸胎瘤Ⅱ级；右侧性腺卵黄囊瘤。患者术后行 BEP（博来霉素＋依托泊苷＋顺铂）方案化疗 4 个疗程。

（严提珍　陆国辉）

第三节　睾丸原位生殖细胞肿瘤

主要临床表现

睾丸原位生殖细胞肿瘤（germ cell neoplasia in situ, GCNIS）临床常表现为睾丸萎缩、不育、睾丸异常下降和性别异常。GCNIS 通常视作所有睾丸生殖细胞肿瘤（germ cell tumor, GCT）的前期病变，但不包括老年男性的精母细胞型精原细胞瘤以及婴儿中的卵黄囊瘤和成熟畸胎瘤。然而，GCNIS 不是上皮病变，因此不应命名为生殖细胞原位癌[26]。因为肿瘤细胞局限在曲细精管内，所以 GCNIS 是非浸润性肿瘤。GCNIS 源于原始生殖细胞，限于精原干细胞龛（spermatogonial niche），是目前公认的睾丸生殖细胞肿瘤前驱病变。小管内生殖细胞肿瘤超出精原干细胞龛范围，则列入分化类型，在各类生殖细胞肿瘤名称前加上“小管内”一词命名。它代表 GCNIS 和浸润性生殖细胞肿瘤之间的中间状态，以小管内精原细胞瘤和小管内胚胎性癌最常见。小管内生殖细胞肿瘤细胞学特征及免疫表型与相应浸润性肿瘤一致，可资鉴别。GCNIS 儿童资料较少，在成人肿瘤常呈斑片散布于整个睾丸内，受累曲细精管数量多少不一，可仅少数曲细精管受累，也可 100% 受累。

睾丸肿瘤通常表现为一侧睾丸出现结节或无痛性肿胀，可被患者自己或其性伴侣偶然发现。偶尔可见先前较小的萎缩性睾丸增大。30% ~ 40% 的患者主诉下腹部、肛周区或阴囊有钝痛或沉重感，而急性疼痛是 10% 患者的主诉症状。

遗传方式与相关致病基因

绝大多数 GCNIS 为散发，只有 1%~2% 有家族性[27]，通常患者的亲兄弟与父亲分别增加 8 ~ 10 倍与 4 ~ 6 倍的风险。目前并没有明确的 GCNIS 的遗传性致病基因，而被认为风险增加因素有 Y 染色体缺失，*PDE11A*[OMIM: 604961]、*KITLG*[OMIM: 184745]、*SPRY4*[OMIM: 607984] 以及 *BAK1*[OMIM: 600516] 等基因变异。现有研究推测，GCNIS 可能是遗传与环境共同作用导致。

临床诊断依据

大多数睾丸肿瘤男性表现为睾丸无痛性肿块。

少见情况下，局部症状（如下腹疼痛或沉重感）、男性乳房发育或因转移灶引起的症状可能是首发表现。对于疑似睾丸肿瘤男性的初始评估应包括阴囊的体格检查，辅以超声检查以区别肿瘤与鞘膜积液或附睾炎。初始评估应该包括检测血清肿瘤标志物：人绒毛膜促性腺激素的 β 亚单位（β-HCG）、甲胎蛋白（AFP）和乳酸脱氢酶（LDH）。影像学检查应包括胸部 X 线片以及腹部和盆腔 CT 或 MRI，以寻找是否存在局部淋巴结转移的证据。

此外，因为绝大多数患者为年轻男性，所以在最初的诊断性评估时，应考虑生育问题和精子冷冻保存。如有可能，在放射影像学诊断评估前应行基线精子计数和精子储存，以避免精子暴露于辐射。

主要病理诊断特征

一、组织细胞病理检查

睾丸原位生殖细胞肿瘤典型病理改变是受累精曲小管生精细胞基本消失，精曲小管底膜与支持细胞间可见单层肿瘤细胞，肿瘤细胞质丰富，透明或泡沫样，PAS 染色阳性，核大，不规则，染色质粗，有 1 个或多个大而不规则核仁。低倍镜下可观察到细胞核单层排列，呈现串珠状连成线，平行于基底膜，多见病理性核分裂象。后期肿瘤细胞可增生，呈现多层，肿瘤细胞群与基底膜分离，脱落到精曲小管管腔内。肿瘤细胞也呈 paget 样向周围扩展，可扩展到睾丸网，间或见生精现象。精曲小管和周围常常伴有淋巴细胞反应，偶见骨化和钙化。在淋巴管或间质内可观察到孤立的恶性生殖细胞，提示有微小浸润[26]（图 21-6）。

二、免疫组化染色检查

免疫组化染色可见 TSPY、CD117、OCT3/4、D2-40、PLAP、NANOG、SOX17 和 SALL4 阳性，CD30（BerH2）、cytokeratin 和 α-fetoprotein 均为阴性。

三、分子病理检测

约 90% 的 GCNIS 的体细胞有 12 号染色体短臂重复。通过免疫组化染色（IHC）检测睾丸生殖细胞肿瘤（TGCT）各亚型对于不同抗体的阳性表达情况，并运用荧光原位杂交（FISH）技术检测各亚型中 12 号染色体短臂等臂和重复的发生率[26]。

TGCT 各亚型的免疫表型各有不同，人类婆罗双树样基因 -4（SALL4）及胎盘碱性磷酸酶（PLAP）最广谱、敏感性高，CD117 及人八聚体结合转录因子 4（OCT4）在浸润性精原细胞瘤和原位生殖细胞肿瘤（GCNIS）中强阳性表达，而在正常生精小管不表达。卵黄囊瘤显著表达人磷脂酰肌醇蛋白聚糖 3（GPC3），表达范围和强度均优于人调节 T 细胞特异转录因子 3（GATA3）和甲胎蛋白（AFP）。胚胎癌表达人广谱细胞角蛋白（CKpan）、OCT4、CD30。绒癌表达人绒毛膜促性腺激素（HCG）。浸润性 TGCT 中 12 号染色体短臂发生等臂和重复的阳性率为 96.7%（29/30）[26]。

其他检查

进行性激素水平检测，包括血清卵泡刺激素（FSH）、黄体生成素（LH）、雌二醇（E2）、睾酮（T）水平；相关肿瘤标志物包括甲胎蛋白（AFP）、糖链抗原 125（CA125）、β-HCG、乳酸脱氢酶（LDH）。影像学检查包括胸部 X 线、腹部和盆腔 CT 或 MRI。

治疗与预后

参考性腺母细胞瘤“治疗与预后”。

遗传咨询与孕产前诊断

参考性腺母细胞瘤“遗传咨询与孕产前诊断”。

（严提珍 陆国辉）

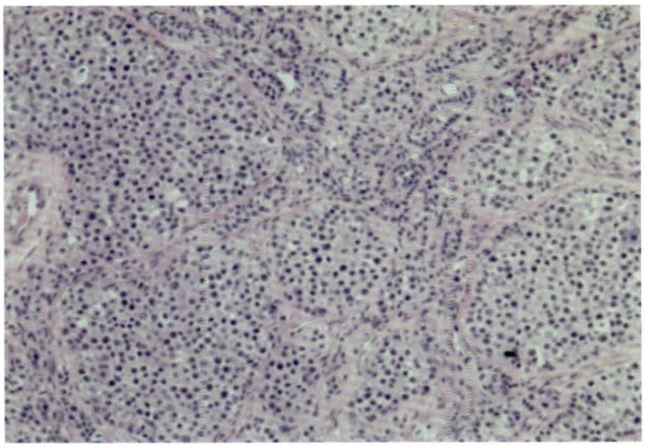

图 21-6 精原细胞瘤

低倍镜下肿瘤细胞被纤维分割为大小不等的小叶，纤维束中有淋巴细胞浸润，HE 染色，100×（本病理图片由邰红艺提供）

第四节 其他性腺生殖细胞肿瘤

一、46, XY-*MAP3K1* 变异 - 性发育障碍相关肿瘤

MAP3K1 已在前几年被确定为与性发育障碍有关，其变异占核型为 46, XY 性腺发育不全患者的 13% ～ 18%[6]。携带 *MAP3K1* 变异核型为 46, XX 的个体似乎没有性腺发育不全，而核型为 46, XY 个体的性腺形态可有性腺发育不全、条纹性腺和睾丸组织缺失等变化[28]。在同一家族中，性发育障碍表型的范围可以从轻度的尿道下裂并能保留男性生育能力到阴蒂肥大和完全性腺发育障碍，功能获得性 *MAP3K1* 变异巧妙地改变促睾丸（SOX9/FGF9）和促卵巢（WNT4/β - 连环蛋白）体外信号传导的平衡[29]；而在 *MAP3K1* 发生功能丧失性变异之后，MAPK 信号传导通路被上调，能在多种类型肿瘤表达（特别是乳腺癌）。对于 46, XY-*MAP3K1* 变异 - 性发育障碍进一步的临床认识，越来越多的临床资料和案例被报道[30-34]。

46, XY- 性发育障碍包括多种的不同临床分型，46, XY- 性腺发育不全（gonadal dysgenesis）和 46, XY- 睾丸退化综合征（testicular regression syndrome, TRS）是其中的主要两个。到目前为止，已经发现数个基因与 46, XY- 性腺发育不全发病相关，包括 *AMH*、*AMHR2*、*AR*、*ARX*、*ATRX*、*BMP4*、*CBX2*、*DHH*、*DMRT1*、*ESR2*、*FGFR2*、*GATA4*、*HHAT*、*HOXA13*、*INSL3*、*MAMLD1*、*MAP3K1*、*NR0B1*（*DAX1*）、*NR5A1*、*RXFP2*、*SOX8*、*SOX9*、*SRY*、*TSPYL1*、*WT1*、*WWOX*、*ZFPM2* 和 *ZNRF3*（表 21-2），但只约占其总病例的 40%[6]。

最近一项含 145 个 46, XY- 性发育障碍病例的研究首次发现与 46, XY- 性腺发育不全和 46, XY- 睾丸退化综合征患者相关的以错义变异为特点的 *DHX37*[OMIM: 617362] 致病基因[35]。其中与 46, XY- 性腺发育不全发生相关的基因变异所导致相应氨基酸变化的有 p.T304M、p.R308Q、p.R334L、p.R674Q 等，占 11%（9/81）；与 46, XY- 睾丸退化综合征相关的包括 p.R308Q、p.R334W、p.S626L、p.G1030E 等，占 25%（4/16）。*DHX37* 基因变异占研究组 145 名性发育障碍患者的 9%，其他变异与相关肿瘤的关系还在研究中。

二、Y 染色体男性特异性基因相关肿瘤

男性和女性在性别上因各自的性染色体组成而不同，即 XY 为男性，XX 为女性。男性特异性 Y 染色体区域（male specific region of the Y chromosome, MSY）含有男性性别决定的男性特异性基因（图 21-7，表 21-4）[36-38]，包括单拷贝基因和基因家族，在生殖细胞分化和各种组织的男性化中起关键作用[37]。MSY 区域基因变异可影响性别决定、精子发生，可导致男性不育，也可以导致泌尿生殖系统恶性肿瘤（如前列腺癌）[36,37]。

来自 Y 染色体的性别决定基因 *SRY* 的缺失或易位会引起性发育障碍（以前称为双性病）与发育不良的性腺。性腺发育的失败不仅会导致不育，还能导致生殖细胞肿瘤（GCT）的风险增加，例如性腺母细胞瘤和各种类型的睾丸 GCT。Y 染色体的丢失或 Y 染色体基因的异位表达与各种男性偏好的疾病密切相关，包括某些特定的体细胞癌。根据

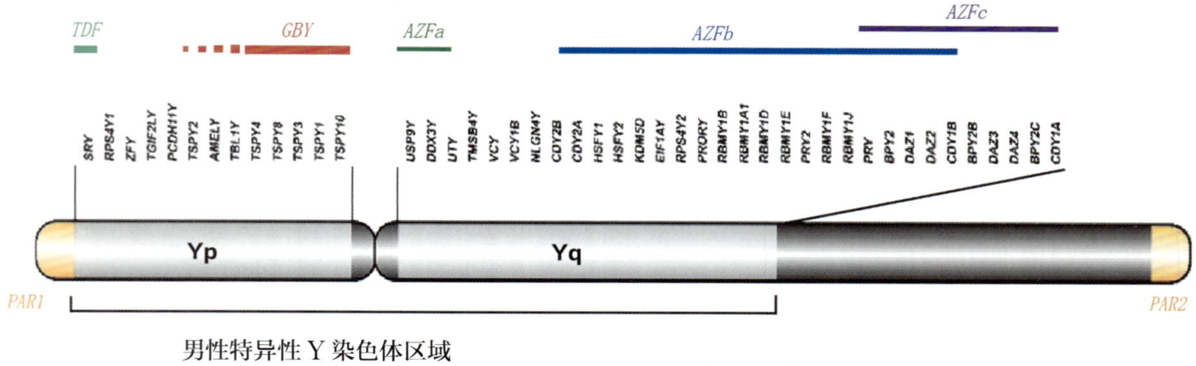

图 21-7 男性特异性 Y 染色体区域（MSY）及其所含基因[38]

研究观察结果，Y- 连锁基因与男性健康和疾病相关的频率高于预期，与 Y- 连锁基因相关的肿瘤也不断被发现。

三、Y 编码睾丸特异性蛋白基因相关肿瘤

人类 Y 编码睾丸特异性蛋白（testis-specific protein, Y-encoded, TSPY）基因 *TSPY*[OMIM: 480100] 最初被鉴定为在睾丸中特异性表达的 Y- 连锁基因[39]，位于 Y 染色体的短臂上，在高度同源单位 20.3 kb 中以 21 ~ 35 拷贝的范围内串联重复。Y 染色体上的 *TSPY* 在胚胎睾丸中的生殖细胞和精原细胞，以及成人睾丸中的从细线前期（preleptotene）至偶丝期（zygotene）的前期 I 精母细胞中表达[40]。*TSPY* 重复单元定位于 Y 染色体短臂（Yp）上的具有 *GBY* 基因位点的关键区域，在男性生殖细胞分化，有丝分裂和减数分裂中起正常作用，但在含有 Y 染色体物质（包括 TSPY）的性发育障碍（DSD）患者中可促进性腺母细胞瘤的发生。实际上，已经在性腺母细胞瘤和各种类型的生殖细胞肿瘤（GCT）中观察到 TSPY 表达，包括原位癌或者未分类的管内生殖细胞肿瘤（CIS /ITGCNU）、精原细胞瘤、颅内 GCT[41]。除 GCT 外，TSPY 常在某些体细胞

表 21-4　男性特异性 Y 染色体基因[39]

基因 / 基因家族	多拷贝基因成员	表达
AMELY		睾丸特异性
BPY2	*BPY-2, 2B, 2C*	睾丸特异性
CDY	*CDY-1, 1B, 2A, 2B*	睾丸特异性
DAZ	*DAZ-1, 2, 3, 4*	主要在睾丸，但也在其他组织表达
DDX3Y（*DBY*）		在各种不同组织普及性表达
EIF1AY		在各种不同组织普及性表达
HSFY	*HSFY-1, 2*	睾丸特异性
KDM5D（*SMCY*）		在各种不同组织普及性表达
NLGN4Y		在各种不同组织普及性表达
PCDH11Y		在各种不同组织普及性表达
PRY	*PRY, PRY2*	在睾丸、心脏、肺、全血细胞表达
RBMY	*RBMY-1 1A,1B,1C,1D,1E,1F/J*	睾丸特异性
RPS4Y	*RPS4Y1, RPS4Y2*	在各种不同组织普及性表达
SRY		主要在睾丸，但也在其他组织表达
TBL1Y		在各种不同组织普及性表达
TGIF2LY		睾丸特异性
TMSB4Y（*TB4Y*）		在各种不同组织普及性表达
TSPY	超过 40 个拷贝	主要在睾丸，但也在其他组织表达
USP9Y（*DFFRY*）		在各种不同组织普及性表达
UTY		在各种不同组织普及性表达
VCY	*VCY, VCY1B*	主要在睾丸，但也在其他组织表达
XKRY	*XKRY, XKRY2*	睾丸特异性
ZFY		在各种不同组织普及性表达

癌中表达，包括肝癌[42]、黑色素瘤[43]和前列腺癌[44]，这表明TSPY可被视为肿瘤-睾丸抗原（cancer-testis antigens，简称“CT-抗原”）。CT-抗原是在正常条件下的主要或者特异性地在睾丸中的细胞表面蛋白，而在体细胞癌中异位表达[45]，可作为癌症免疫疗法的癌抗原靶点[45,46]。在各种恶性肿瘤中CT-抗原的表达是异质性的，常与肿瘤的进展有关。CT-抗原在肝癌、黑色素瘤、膀胱癌、肺癌以及小儿肿瘤（如神经母细胞瘤）中均有表达。

由于TSPY常在CIS和性腺母细胞瘤中表达，特别在GCT发生的早期阶段，推测它在未成熟生殖细胞谱系的肿瘤发生的早期阶段中起重要作用。因此，TSPY阳性的GCT发生或者进展的风险高于TSPY阴性病例。如上所述，TSPY可通过其在细胞周期、蛋白质合成和组蛋白或者染色质修饰和基因调节中的功能加速GCT的进展。

四、无精子因子基因相关肿瘤

Y染色体上存在着精子发生调控因子，即无精子因子（azoospermia factor，AZF），其缺失引起的生精障碍是导致男性不育的重要原因，表现为原发性无精子症或少精子症。研究表明，在无精子症和少精子症患者中，Y染色体微缺失者（在男性不育领域Y染色体微缺失特指*AZF*基因缺失）占10%~15%，发生率仅次于Klinefelter综合征（47,XXY），是居于第二位的遗传因素。据报道睾丸癌中*AZF*缺失发生率存在种族差异，芬兰人中有76%的睾丸癌起源于*AZF*缺失，非芬兰睾丸癌病例*AZF*缺失发生频率（25%）明显低于芬兰睾丸肿瘤病例。这种频率差异可能是由于芬兰人群的遗传分离情况，以及该族裔人群中与恶性肿瘤相关的*AZF*缺失起源的遗传因素的普遍流行相关[47]。

Y-连锁RNA结合基序蛋白（RNA-binding motif protein，Y-linked，RBMY）由AZF区域内的重复基因编码，在无精子症患者中经常发现该基因的缺失。RBMY功能的丢失能导致减数分裂失败，而异常表达的RBMY在36%的男性肝细胞癌病例中观察到，在正常肝脏组织中未观察到[48,49]。这表明RBMY的异位表达可能有助于肝细胞癌的发生。*BPY2*、*DAZ*和*CDY1*基因的多个拷贝也被定位在AZFc微缺失区域上，而这些AZF区域里基因的缺失与精原细胞瘤的风险增加有关[50,51]。

五、Y染色体的丢失相关肿瘤

Y染色体丢失（loss of Y chromosome，LOY）在男性肿瘤细胞中十分常见，当在外周血中发现LOY的细胞时，男性已处于患癌的极高风险阶段。Y染色体的嵌合丢失是男性体细胞的常见变异。嵌合LOY可能存在于后合子细胞，发育中的胚胎、儿童/年轻人和老年人中。嵌合LOY的临床表型根据受影响个体的年龄而变化很大（图21-8）。可表现为肺癌、非血液癌症、结肠癌、前列腺癌、家族性睾丸GCT、腹主动脉瘤、实体瘤、自身免疫性甲状腺炎、原发性胆汁性肝硬化、阿尔茨海默病和认知能力下降、黄斑变性、糖尿病、心脏病发作或卒中、精神分裂症、骨髓增生异常综合征等[52,53]。

根据最近一项流行病学研究结果，外周血的LOY与较短的癌症存活期和较高的男性癌症发病风险明显相关[54,55]。老年男性经常观察到外周血的LOY[56]，Forsberg等人[54]根据临床表现进行了40多年的随访研究，发现外周血的LOY与所有原因导致的死亡率和癌症死亡率增加的风险相关，这特别反应在非血液癌症。Cáceres等人[57]分析了10 642份Y染色体基因组数据，并在GTEx项目的47个未患病人群的组织样本中测量Y染色体基因表达极端下调（extreme down-regulation of chromosome Y gene expression，EDY），发现EDY与男性癌症发生率升高相关，6个关键Y染色体基因（*DDX3Y*、*EIF1AY*、*KDM5D*、*RPS4Y1*、*UTY*和*ZFY*）功能的丧失将增加癌症风险，体内细胞存在EDY现象的男性，癌症发生率比正常人高了2.66倍。EDY可能发生在多种未患病的组织中，与EGFR酪氨酸激酶抑制剂耐药途径显著相关。EGFR过表达和显著扩增，伴随着*NRY*的高甲基化和*SRY*的低甲基化，使男性的癌症风险显著升高。研究也发现暴露于烟草等其他有害环境可能影响染色体功能和表观遗传学修饰，可能导致基因变异概率增加[58]。

LOY可通过染色体核型分析、荧光原位杂交（fluorescence in situ hybridization，FISH）、SNP-微阵列、实时荧光定量PCR（real-time quantitative PCR，RT-qPCR）、液滴数字PCR（droplet digital PCR，ddPCR）和全基因组测序（whole genome sequencing，WGS）进行检测[52]。

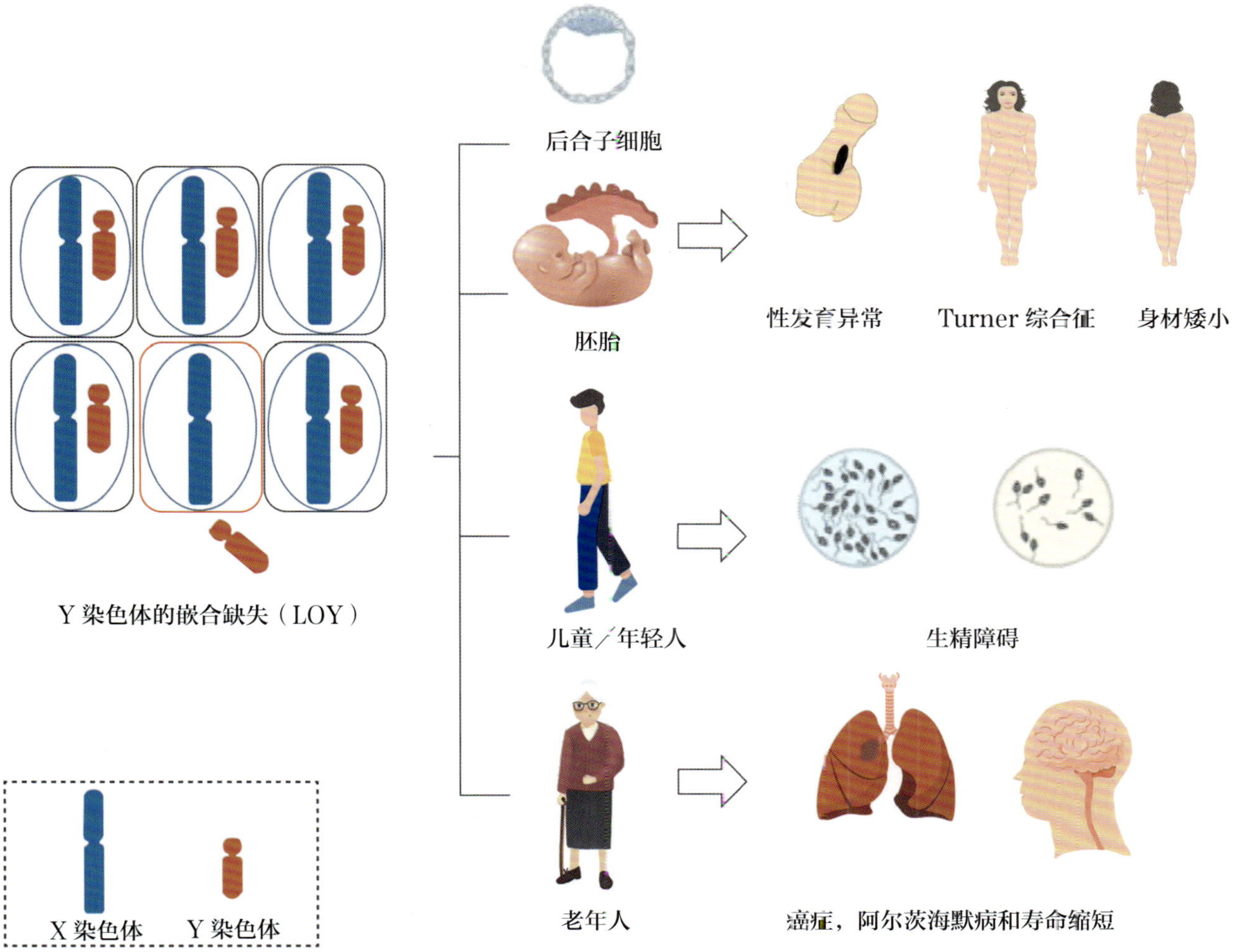

图 21-8 嵌合 LOY 的表型后果[53]

［译自：Miyado M, et al. FASEB Bioadv,2019,1（6）:350-352］

六、含 Y 染色体物质的 Turner 综合征相关肿瘤

Turner 综合征（Turner syndrome，TS）是一类由于染色体异常导致原发性卵巢功能不足的遗传疾病，在活产女婴中的发病率为 1/2500~1/2000[11,58]。Turner 综合征的主要特征包括女性表型，身材矮小，缺乏第二性征，颈部带状，条纹卵巢，主动脉瓣狭窄，心脏异常以及肾的结构或位置异常等。Turner 综合征患者中 45,X 核型占多数，而其他患者已知的染色体核型有多种（如环状、缺失、标记 X 染色体嵌合体），而核型为 45,X 兼有 Y 染色体或者 Y 染色体物质的 Turner 综合征嵌合体患者的比例高达 4.8%。近年来，国外陆续出现了 Turner 综合征患者发生性腺肿瘤的报道，这些患者经血液检查往往含有 Y 染色体基因片段[59-67]。

在含 Y 或者 Y 染色体物质的 Turner 综合征嵌合体患者，容易导致性腺母细胞瘤，GCT 的发生风险高。含 Y 染色体上 *TSPY* 基因区域的 Turner 综合征患者的 GCNIS/GB 发生的风险高达 12% ~ 40%[11]。患有无性细胞瘤的患者年龄在 13 ~ 24 岁之间，其恶性 GCT 风险随年龄增长而升高；即使在幼年时期，此类患者常见条纹性腺，并且可能是双侧的，在青春期应该建议考虑做预防性腹腔镜性腺切除术治疗条纹性腺。

Turner 综合征患者含有 Y 染色体成分，该类患者性腺生殖细胞肿瘤发生风险明显增加。发生肿瘤者手术及化疗治疗有效，病情稳定后恢复激素治疗。临床上可考虑对 Turner 综合征患者常规行 Y 染色体基因片段筛查（如 *SRY* 基因检测），阳性者建议手术切除双侧性腺，有益于预防肿瘤发生，从而对 Turner 综合征疾病更好的管理和随访。

（陆国辉　严提珍）

参考文献

[1] Tang WW, Kobayashi T, Irie N, et al. Specification and epigenetic programming of the human germ line. Nat Rev Genet, 2016, 17 (10): 585-600.

[2] Hersmus R, van Bever Y, Wolffenbuttel KP, et al. The biology of germ cell tumors in disorders of sex development. Clin Genet, 2017, 91 (2): 292-301.

[3] Nikolova G, Vilain E. Mechanisms of disease: transcription factors in sex determination-relevance to human disorders of sex development. Nat Clin Pract Endocrinol Metab, 2006, 2 (4): 231-238.

[4] Parma P, Radi O, Vidal V, et al. R-spondin 1 is essential in sex determination, skin differentiation and malignancy. Nat Genet, 2006, 38 (11): 1304-1309.

[5] Uhlenhaut NH, Jakob S, Anlag K, et al. Somatic sex reprogramming of adult ovaries to testes by FOXL2 ablation. Cell, 2009, 139 (6): 1130-1142.

[6] Baetens D, Verdin H, De Baere E, et al. Update on the genetics of differences of sex development (DSD). Best Pract Res Clin Endocrinol Metab, 2019, 33 (3): 101271.

[7] Boccellino M, Vanacore D, Zappavigna S, et al. Testicular cancer from diagnosis to epigenetic factors. Oncotarget, 2017, 8 (61): 104654-104663.

[8] Cools M, Nordenström A, Robeva R, et al. Caring for individuals with a difference of sex development (DSD): a consensus statement. Nat Rev Endocrinol, 2018, 14 (7): 415-429.

[9] Nižetié D, Groet J. Tumorigenesis in Down's syndrome: big lessons from a small chromosome. Nat Rev Cancer, 2012, 12 (10): 721-732.

[10] Oosterhuis JW, Looijenga LHJ. Human germ cell tumours from a developmental perspective. Nat Rev Cancer, 2019, 19 (9): 522-537.

[11] Pyle LC, Nathanson KL. A practical guide for evaluating gonadal germ cell tumor predisposition in differences of sex development. Am J Med Genet C Semin Med Genet, 2017, 175 (2): 304-314.

[12] 巩纯秀, 秦淼, 武翔靓. 儿科内分泌医生对性发育异常患儿的评估和管理. 中国循证儿科杂志, 2014, 9 (2): 140-149.

[13] Lau YF, Li Y, Kido T. Gonadoblastoma locus and the TSPY gene on the human Y chromosome. Birth Defects Res C Embryo Today, 2009, 87 (1): 114-122.

[14] 余莉莉, 董琬如, 陈明会, 等. 性腺母细胞瘤的分子遗传机制研究进展. 遗传, 2015, 37 (11): 1105-1115.

[15] Hughes LA, McKay-Bounford K, Webb EA, et al. Next generation sequencing (NGS)to improve the diagnosis and management of patients with disorders of sex development (DSD). Endocr Connect, 2019, 8 (2): 100-110.

[16] 吴鼎文, 吴德华, 郑静. 46, XY 性发育异常与单基因变异的相关性研究. 临床小儿外科杂志, 2019, 18 (3): 191-195.

[17] van der Zwan YG, Biermann K, Wolffenbuttel KP, et al. Gonadal maldevelopment as risk factor for germ cell cancer: towards a clinical decision model. Eur Urol, 2015, 67 (4): 692-701.

[18] Alaniz VI, Kobernik EK, Dillman J, et al. Utility of ultrasound and magnetic resonance imaging in patients with disorders of sex development who undergo prophylactic gonadectomy. J Pediatr Adolesc Gynecol, 2016, 29 (6): 577-581.

[19] Hartigan S, Tasian GE. Unnecessary diagnostic imaging: a review of the literature on preoperative imaging for boys with undescended testes. Transl Androl Urol, 2014, 3 (4): 359-364.

[20] Fosså SD, Cvancarova M, Chen L, et al. Adverse prognostic factors for testicular cancer-specific survival: a population-based study of 27, 948 patients. J Clin Oncol, 2011, 29 (8): 963-970.

[21] Palumbo C, Mistretta FA, Mazzone E, et al. Contemporary incidence and mortality rates in patients with testicular germ cell tumors. Clin Genitourin Cancer, 2019, 17 (5): e1026-e1035.

[22] Travis LB, Beard C, Allan JM, et al. Testicular cancer survivorship: research strategies and recommendations. J Natl Cancer Inst, 2010, 102 (15): 1114-1130.

[23] Godfrey LM. Mental health outcomes among individuals with 46, XY disorders of sex development: a systematic review. J Health Psychol, 2021, 26 (1): 40-59.

[24] Bever YV, Brüggenwirth HT, Wolffenbuttel KP, et al. Under-reported aspects of diagnosis and treatment

addressed in the Dutch-Flemish guideline for comprehensive diagnostics in disorders/differences of sex development. J Med Genet, 2020, 57 (9): 581-589.

[25] 张乃怿, 曹登峰, 郑虹, 等. 46 XY 单纯性腺发育不全合并恶性混合性生殖细胞肿瘤一例. 中华肿瘤杂志, 2016, 38 (12): 951-952.

[26] Moch H, Cubilla AL, Humphrey PA, et al. The 2016 WHO classification of tumours of the urinary system and male genital organs-part A: renal, penile, and testicular tumours. Eur Urol, 2016, 70 (1): 93-105.

[27] Kratz CP, Mai PL, Greene MH. Familial testicular germ cell tumours. Best Pract Res Clin Endocrinol Metab, 2010, 24 (3): 503-513.

[28] Eggers S, Sadedin S, van den Bergen JA, et al. Disorders of sex development: insights from targeted gene sequencing of a large international patient cohort. Genome Biol, 2016, 17 (1): 243.

[29] Loke J, Pearlman A, Radi O, et al. Mutations in MAP3K1 tilt the balance from SOX9/FGF9 to WNT/β-catenin signaling. Hum Mol Genet, 2014, 23 (4): 1073-1083.

[30] Pearlman A, Loke J, Le Caignec C, et al. Mutations in MAP3K1 cause 46, XY disorders of sex development and implicate a common signal transduction pathway in human testis determination. Am J Hum Genet, 2010, 87 (6): 898-904.

[31] Baxter RM, Arboleda VA, Lee H, et al. Exome sequencing for the diagnosis of 46, XY disorders of sex development. J Clin Endocrinol Metab, 2015, 100 (2): E333-E344.

[32] Granados A, Alaniz VI, Mohnach L, et al. MAP3K1-related gonadal dysgenesis: six new cases and review of the literature. Am J Med Genet C Semin Med Genet, 2017, 175 (2): 253-259.

[33] Xue M, Wang X, Li C, et al. Novel pathogenic mutations in disorders of sex development associated genes cause 46, XY complete gonadal dysgenesis. Gene, 2019, 718: 144072.

[34] Chamberlin A, Huether R, Machado AZ, et al. Mutations in MAP3K1 that cause 46, XY disorders of sex development disrupt distinct structural domains in the protein. Hum Mol Genet, 2019, 28 (10): 1620-1628.

[35] McElreavey K, Jorgensen A, Eozenou C, et al. Pathogenic variants in the DEAH-box RNA helicase DHX37 are a frequent cause of 46, XY gonadal dysgenesis and 46, XY testicular regression syndrome. Genet Med, 2020, 22 (1): 150-159.

[36] Colaco S, Modi D. Genetics of the human Y chromosome and its association with male infertility. Reprod Biol Endocrinol, 2018, 16 (1): 14.

[37] Signore F, Gulìa C, Votino R, et al. The role of number of copies, structure, behavior and copy number variations (CNV)of the Y chromosome in male infertility. Genes (Basel), 2019, 11 (1): 40.

[38] Rido T, Lau YF. Roles of the Y chromosome genes in human cancers. Asian J Androl, 2015, 17 (3) 373-380.

[39] Arnemann J, Epplen JT, Cooke HJ, et al. A human Y chromosomal DNA sequence expressed in testicular tissue. Nucleic Acids Res, 1987, 15 (21): 8713-8724.

[40] Honecker F, Stoop H, de Krijger RR, et al. Pathobiological implications of the expression of markers of testicular carcinoma in situ by fetal germ cells. J Pathol, 2004, 203 (3): 849-857.

[41] Vogt PH, Besikoglu B, Bettendorf M, et al. Gonadoblastoma Y locus genes expressed in germ cells of individuals with dysgenetic gonads and a Y chromosome in their karyotypes include DDX3Y and TSPY. Hum Reprod, 2019, 34 (4): 770-779.

[42] Kido T, Lau YC. The Y-linked proto-oncogene TSPY contributes to poor prognosis of the male hepatocellular carcinoma patients by promoting the pro-oncogenic and suppressing the anti-oncogenic gene expression. Cell Biosci, 2019, 9: 22.

[43] Gallagher WM, Bergin OE, Rafferty M, et al. Multiple markers for melanoma progression regulated by DNA methylation: insights from transcriptomic studies. Carcinog enesis, 2005, 26 (11): 1856-1867.

[44] Kido T, Lau YF. The Y-located gonadoblastoma gene TSPY amplifies its own expression through a positive feedback loop in prostate cancer cells. Biochem Biophys Res Commun, 2014, 446 (1): 206-211.

[45] Gordeeva O. Cancer-testis antigens: unique cancer stem cell biomarkers and targets for cancer therapy. Semin Cancer Biol, 2018, 53: 75-89.

[46] Taherian-Esfahani Z, Dashti S. Cancer-testis antigens: an update on their roles in cancer immunotherapy. Hum Antibodies, 2019, 27 (3): 171-183.

[47] Richard SM, Bianchi NO, Bianchi MS, et al. Ethnic variation in the prevalence of AZF deletions in testicular cancer. Mutat Res, 2004, 554 (1-2): 45-51.

[48] Tsuei DJ, Lee PH, Peng HY, et al. Male germ cell-specific RNA binding protein RBMY: a new oncogene explaining male predominance in liver cancer. PLoS One, 2011, 6 (11): e26948.

[49] Kido T, Tabatabai ZL, Chen X, et al. Potential dual functional roles of the Y-linked RBMY in hepatocarcinogenesis. Cancer Sci, 2020, 111 (8): 2987-2999.

[50] Sen S, Ambulkar P, Hinduja I, et al. Susceptibility of gr/gr rearrangements to azoospermia or oligozoospermia is dependent on DAZ and CDY1 gene copy deletions. J Assist Reprod Genet, 2015, 32 (9): 1333-1341.

[51] Moreno-Mendoza D, Casamonti E, Paoli D, et al. gr/gr deletion predisposes to testicular germ cell tumour independently from altered spermatogenesis: results from the largest European study. Eur J Hum Genet, 2019, 27 (10):

1578-1588.

[52] Guo X, Dai X, Zhou T, et al. Mosaic loss of human Y chromosome: what, how and why. Hum Genet, 2020, 139 (4): 421-446.

[53] Miyado M, Fukami M. Losing maleness: somatic Y chromosome loss at every stage of a man's life. FASEB Bioadv, 2019, 1 (6): 350-352.

[54] Forsberg LA, Rasi C, Malmqvist N, et al. Mosaic loss of chromosome Y in peripheral blood is associated with shorter survival and higher risk of cancer. Nat Genet, 2014, 46 (6): 624-628.

[55] Forsberg LA, Halvardson J, Rychlicka-Buniowska E, et al. Mosaic loss of chromosome Y in leukocytes matters. Nat Genet, 2019, 51 (1): 4-7.

[56] Forsberg LA. Loss of chromosome Y (LOY)in blood cells is associated with increased risk for disease and mortality in aging men. Hum Genet, 2017, 136 (5): 657-663.

[57] Cáceres A, Jene A, Esko T, et al. Extreme down-regulation of chromosome Y and cancer risk in men. J Natl Cancer Inst, 2020, 112 (9): 913-920.

[58] 中华医学会内分泌学分会性腺学组. 特纳综合征诊治专家共识. 中华内分泌代谢杂志, 2018, 34 (3): 181-186.

[59] Costagliola G, Cosci O di Coscio M, Masini B, et al. Disorders of sexual development with XY karyotype and female phenotype: clinical findings and genetic background in a cohort from a single centre. J Endocrinol Invest. 2021, 44(1):145-151.

[60] Murdock DR, Donovan FX, Chandrasekharappa SC, et al. Whole-exome sequencing for diagnosis of Turner syndrome: toward next-generation sequencing and newborn screening. J Clin Endocrinol Metab, 2017, 102 (5): 1529-1537.

[61] Silva-Grecco RL, Trovó-Marqui AB, Sousa TA, et al. Identification of Y-chromosome sequences in Turner syndrome. Indian J Pediatr, 2016, 83 (5): 405-409.

[62] 黄禾, 田秦杰. Turner 综合征合并性腺生殖细胞恶性肿瘤临床特征分析—附 2 例病例分析. 生殖医学杂志, 2016, 25 (11): 957-996.

[63] Nagai T, Hasegawa K, Motegi E, et al. Usefulness of imprint cytology of gonadoblastoma with dysgerminoma in a patient with Turner syndrome and a Y chromosome: a case report and literature review. Diagn Cytopathol, 2019, 47 (11): 1203-1207.

[64] Kwon A, Hyun SE, Jung MK, et al. Risk of Gonadoblastoma development in patients with Turner syndrome with cryptic Y chromosome material. Horm Cancer, 2017, 8 (3): 166-173.

[65] Dabrowski E, Johnson EK, Patel V, et al. Turner syndrome with Y chromosome: spontaneous thelarche, menarche, and risk of malignancy. J Pediatr Adolesc Gynecol, 2020, 33 (1): 10-14.

[66] Debo B, Van Loocke M, De Groote K, et al. Multidisciplinary approach to the child with sex chromosomal mosaicism Including a Y-containing cell line. Int J Environ Res Public Health, 2021,18(3):917.

[67] Rojek A, Obara-Moszynska M,Kolesinska Z, et al. Molecular detection and incidence of Y chromosomal material in patients with Turner syndrome. Sex Dev, 2017, 11 (5-6): 254-261.

第 22 章 遗传性骨和软组织肿瘤

有多种遗传性肿瘤综合征会伴发先天性和遗传性骨和软组织肿瘤，包括：家族性腺瘤性息肉病（familial adenomatous polyposis，FAP），McCune-Albright 综合征，视网膜母细胞瘤（retinoblastoma，RB），Rothmund-Thomson 综合征，Beckwith-Wiedemann 综合征，Werner 综合征和 Gardner 综合征等。而原发为骨和软组织的遗传性肿瘤仅有多发性骨软骨瘤，它也会伴发其他系统和器官的肿瘤。先天性内生性软骨瘤常为散发型或者非遗传性疾病，但少数家族里可以出现多名成员有同样的病症，并且以先天性出现，故世界卫生组织（WHO）把它也归类于先天性和遗传性骨和软组织肿瘤[1-3]，在临床上需要仔细鉴别诊断。

第一节 遗传性多发性骨软骨瘤

遗传性多发性骨软骨瘤（hereditary multiple exostoses, HME），也称为遗传性多发性外生骨软骨瘤病（hereditary multiple osteochondromas，HMO），由 Berger 于 1814 年首先描述，是一种常染色体显性遗传性骨和软骨肿瘤，以骨骼系统多发外生性骨疣为特征。肿瘤常见于肢体长骨和躯干骨，后者包括肋骨、盆骨和椎骨的骺板，导致一系列的并发症，如疼痛、肢体畸形、局部血管和神经压迫、骨折和恶变等，严重影响患者的生活质量。在西方国家，遗传性多发性外生骨软骨瘤病的发病率 1∶50 000，有的地区高达 1∶1000，约占全部骨和软骨肿瘤的 10%[4]。80% 患者有明显家族史，呈现完全外显，男∶女 =1.5∶1，少数病例为散发。目前对本病治疗方式、手术时机等未形成统一标准。

主要临床表现

HME 的主要临床表现为多个和双侧长骨干骺端骨软骨瘤，造成肢体畸形和功能障碍，压迫周围神经、血管和软组织而引起疼痛。患者一般因发现全身多处可视和可触及包块而就诊，骨瘤常达 6 个以上，造成明显畸形，如尺骨缩短、尺桡分离、膝外翻、足外翻、肢体不对称和脊椎侧弯等等[4]。因骨软骨瘤引起的关节炎和关节脱位也常常可见。骨软骨瘤可发生在颅面骨以外的任何骨骼系统，好发于长骨骨骺附近，好发部位依次为胫骨上端、股骨上下端、肱骨上端、胫骨下端。手和足的短骨和躯干骨，如骨盆、肩胛骨、髌骨、肋骨等扁骨和脊椎，跟骨等不规则骨亦可发生。最近报道脊椎的多发性外生骨软骨瘤的发病率高达 68%，且侵犯椎管的比例也比预期高[5]。

骨软骨瘤恶变率为 5% ~ 25%，多见于儿童，10 岁前发病，也可延至 20 岁左右。受累部位为软骨内骨化中心受到干扰，引起遗传性软骨发育不良、骨干续连症、各种畸形，如肢体不等长、各种关节畸形及骨骼变形和多发性骨软骨瘤。肿瘤恶变风险随着年龄的增大而升高，应该密切观察、随访和跟踪。

EXT1 基因变异的患者其骨软骨瘤的发病范围更广，由肿瘤引起的并发症更多、身材更短、四肢骨软骨瘤恶变率更高，并且盆骨更容易受累[6-9]。

遗传方式与相关致病基因

HME 为常染色体显性遗传，主要由 *EXT1* [OMIM: 608177]/8q24.11和*EXT2*[OMIM: 608210]/11p11.2 两个基因的变异引起疾病的发生，分别占 44% ~ 46% 和 27%，少数病例与 *EXT3*[OMIM: 600209]/19p 变异相关[6-11]。在西方国家，以 *EXT1* 变异最常见，但中国以 *EXT2* 变异多见[10,11]。

EXT 基因家族属于抑癌基因[4-7]，编码体内硫酸肝素（heparan sulfate, HS），是调节骨生长和软骨增殖的关键分子。无论缺乏或者存在短链均会使软骨的分化和增殖通路发生严重的改变，因此，*EXT* 变异导致其编码的蛋白功能缺失，触发多发性骨软骨瘤的发生。HS 多聚酶失活剂或微小核糖核酸也能够抑制 *EXT* 基因的转录[4]。

临床案例一

图 22-1 显示的是一个由 *EXT1* 变异引起的遗传性多发性骨软骨瘤家族，先证者（Ⅲ-3），男，23 岁，从小发现多发骨软骨瘤，手指脚趾、上臂、小腿有突出骨瘤，曾行手术切除，其他 6 位亲属也有同样的疾病，包括外祖母（Ⅰ-2）、母亲（Ⅱ-2）、舅舅（Ⅱ-4）、哥哥（Ⅲ-2）、侄子（Ⅳ-1）和侄女（Ⅳ-2），其中先证者的母亲、哥哥和侄女的临床症状轻微，没有手术治疗。先证者刚结婚，考虑家族里有多个骨异常疾病同意进行基因检测，发现 *EXT1* 致病性剪接变异 c.1285-2A>G（图 22-2），确诊为遗传性多发性骨软骨瘤，其病理表现如图 22-3 所示。随之的基因检测也发现包括他母亲的 6 位患病家属都有同样的 *EXT1* 变异。

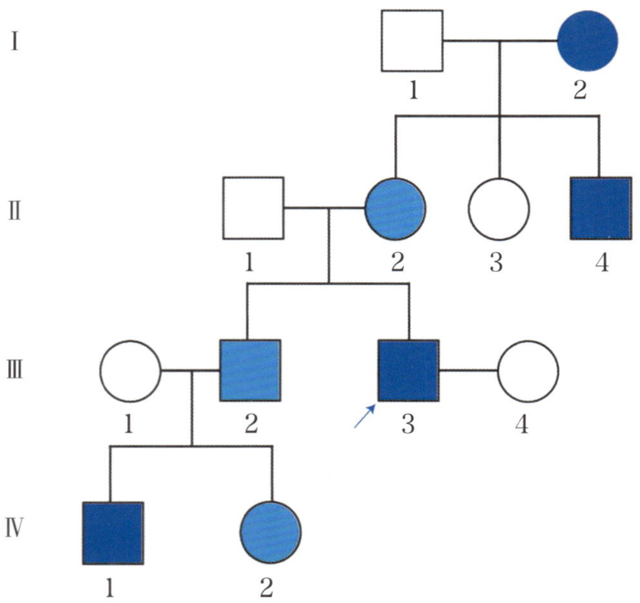

图 22-1 *EXT1* 变异 HME 家族——临床案例一

（本案例由陆国辉提供）

临床诊断依据[1, 2, 4-7]

本病临床表现为多个和双侧长骨干骺端骨软骨瘤，严重时造成肢体畸形和功能障碍。除肿瘤外，患者还表现为身材矮小。

影像学发现上下肢多个部位的长骨有多个有柄或无柄的骨软骨瘤。

病理检查蘑菇状肿瘤，自表面到深部可分为软骨膜、软骨帽和骨柄骨质三层（图 22-4）。若软骨帽或软骨岛周围肿瘤细胞大量增生，细胞显著异形，核仁明显和多个核分裂，背景见大量骨样基质、出血和坏死，表明肿瘤恶变为骨肉瘤或者软骨肉瘤。

基因检测发现外周血 *EXT* 基因家族的胚系变异，包括 *EXT1*、*EXT2* 和 *EXT3* 点变异、外显子缺失或更大范围的基因片段缺失可确定诊断。

主要病理诊断特征

一、大体标本检查

肉眼下形态：由骨皮质向外突出的肿块，呈蘑菇状或分支状，有柄肿瘤可见稍细而窄的骨茎，表面骨质被以软骨帽，基底宽窄不一，肿瘤自表面到深部可分为软骨膜、软骨帽和骨柄骨质三层（图 22-4）。

二、组织细胞病理检查

（一）骨软骨瘤

光镜下病理改变可见三层结构：纤维软骨膜、软骨帽和成熟的骨小梁（图 22-4 和图 22-5）。停止生长的肿瘤完全被软骨帽覆盖，其下为不规则和纵横交错的松质骨和骨髓腔（图 22-6A）。深层软骨随着年龄增大而形成软骨内化骨，排列为柱状骨小梁和大小不等的骨髓腔（图 22-6B）。在大的骨软骨瘤内，骨髓腔内可见正常的骨髓成分，坏死的骨和软骨岛，软骨细胞位于陷窝内。

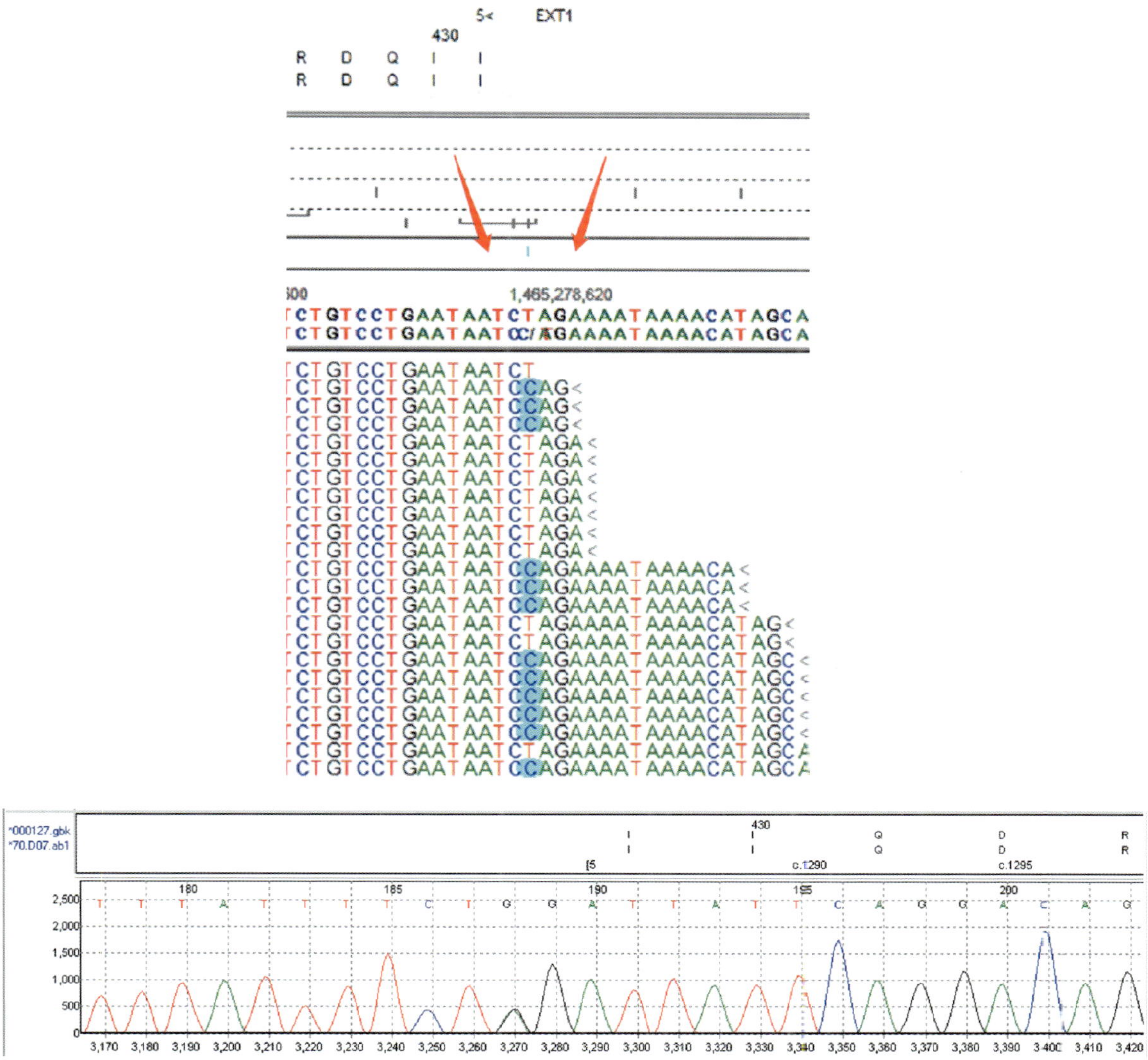

图 22-2 *EXT1* 基因剪接变异 c.1285-2A>G——临床案例一

（上图：二代测序图；下图：一代测序图）

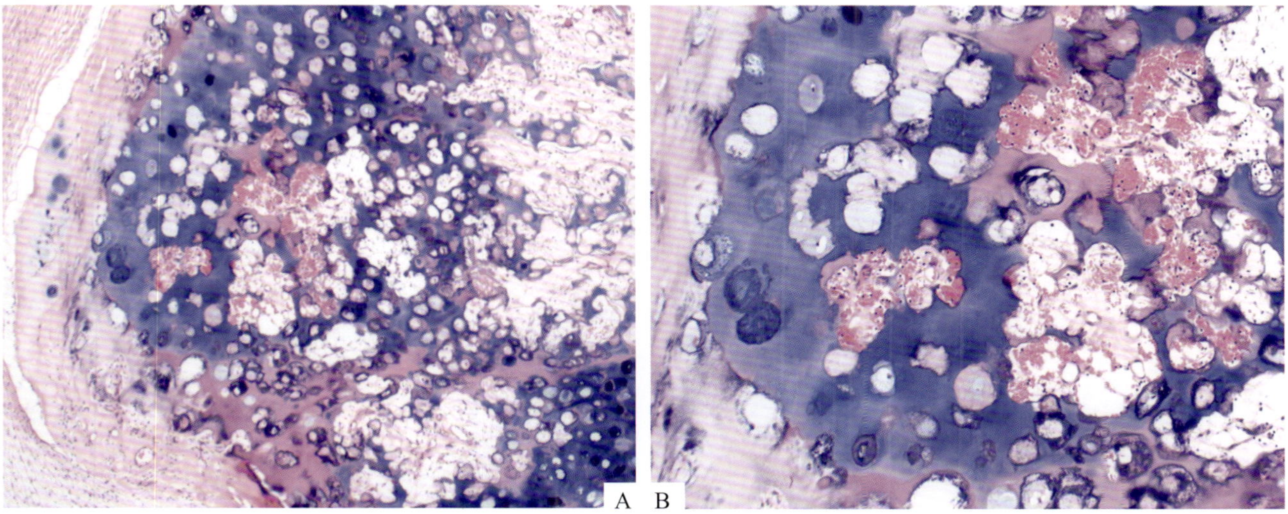

图 22-3 *EXT1* 基因变异所致 HME 的组织病理——临床案例一

图 A，低倍镜下从左到右显示纤维软骨膜、软骨帽骨质、骨髓腔（HE 染色，40×）； 图 B，高倍镜下显示软骨帽与骨质交界处，两者互相交错，血管丰富，充血和少量骨髓成分（HE 染色，200×）

（二）恶性转化

虽然多发性外生骨软骨瘤发生恶性转化的概率很低，为 2% ~ 4%。肿瘤的软骨帽可以恶变为分化型软骨肉瘤，少数病例转化为去分化软骨肉瘤和骨肉瘤。脊柱的骨软骨瘤恶变率更高，可高达 12%。若成人的骨软骨瘤均衡增大，特别是当软骨帽增厚超过 2.0cm 时，应该警惕和仔细检查恶变的可能性（图 22-5C）。若骨软骨瘤切除后发生复发、快速增大和浸润性生长，提示向肉瘤转化，应及时手术和治疗[12-14]。

恶变的形态特征表现为软骨帽或软骨岛周围肿瘤细胞大量增生，细胞显著异形，核仁明显和多个核分裂。骨肉瘤的肿瘤细胞产生大量骨样基质，背景可见出血、坏死和大量骨样基质（图 22-7）。

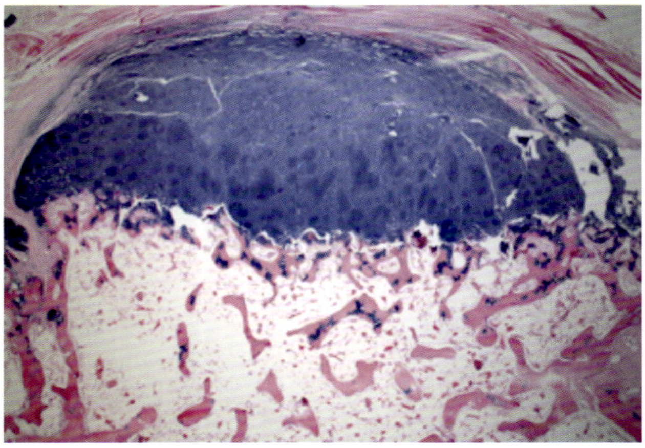

图 22-4 骨软骨瘤分层

低倍镜下骨软骨瘤由上至下分为软骨膜（上）、软骨帽（中）和成熟骨质（下）（HE 染色，20×）

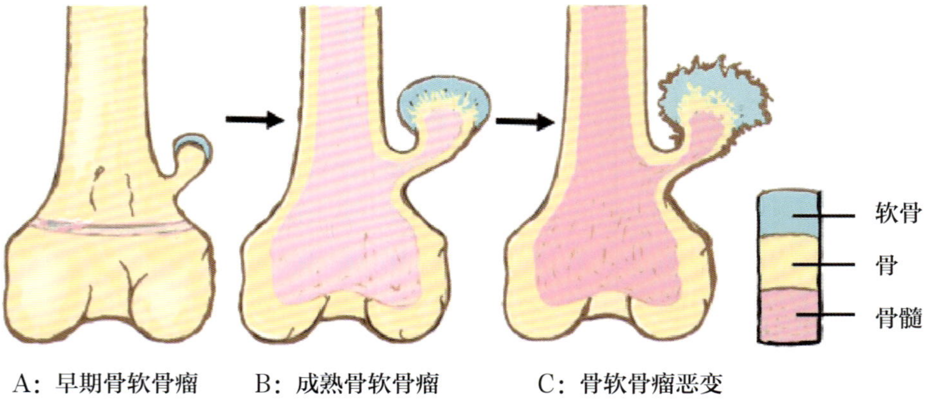

图 22-5 遗传性多发骨软骨瘤的发生、发展和恶变过程示意图

早期骨软骨瘤（A）发展为成熟骨软骨瘤（B）和骨软骨瘤恶变为软骨肉瘤或者骨肉瘤（C）。恶变特征为软骨帽增生增厚、细胞恶变和产生骨样质、骨膜反应和浸润周围软组织

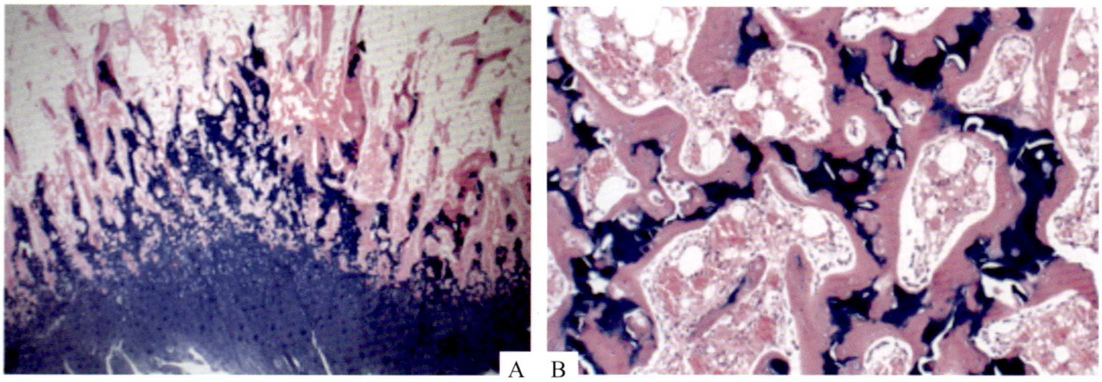

图 22-6 骨软骨瘤病理特征

图 A，骨软骨瘤软骨帽下松质骨（HE 染色，20×）；图 B，高倍镜下松质骨和骨髓腔，骨髓腔内可见碎片骨和局灶出血（HE 染色，200×）

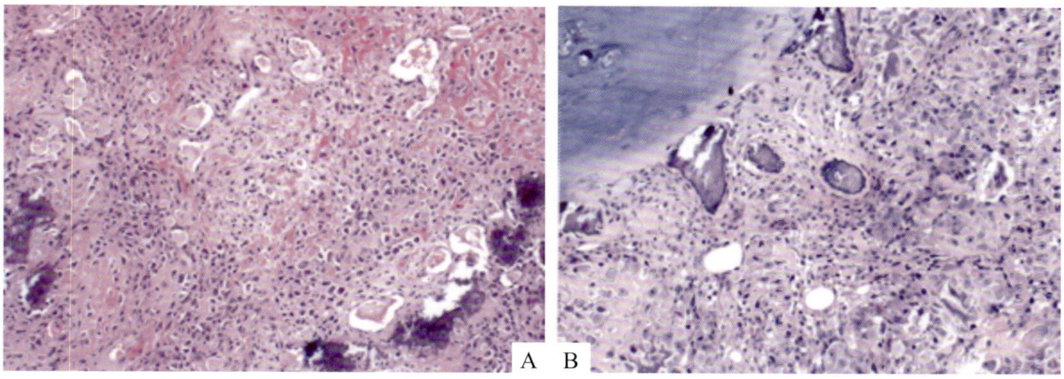

图 22-7 骨软骨瘤恶性转化的病理特征

图 A，软骨边缘恶变细胞大量增生，背景见大量骨样基质和出血（HE 染色，400×）；图 B，高倍镜下肿瘤细胞高度异形、明显核仁和多个核分裂（HE 染色，400×）

三、分子病理检测

若患者有明显的家族史，临床容易建立 HME 的诊断。若没有明显的家族史，应用外周血筛查 *EXT* 基因的胚系变异，包括 *EXT1* 和 *EXT2*。90% 以上的患者能够发现点变异或者大的基因片段缺失[5-8]。在切除的骨软骨瘤、骨肉瘤或软骨肉瘤标本中，也可能检测到 8 号和 11 号染色体缺失或者 *EXT* 基因变异[4,15]。

四、免疫组化染色检查

免疫组化染色对于多发性骨软骨瘤的诊断可起到鉴别诊断的作用。

免疫组化标志物应根据肿瘤起源、特性、诊断和鉴别诊断合理选用。例如：骨软骨瘤可选 S100、Sox10、STAB2。Ki67 或者 MIB1 是肿瘤细胞增殖标志物，其指数（%）可用于区别良性或恶性肿瘤；其他软组织肿瘤标志物包括 SMA、Desmin、CD34、STAT6 等；血管肿瘤可选用 CD31、CD34、D2-40、ERG 和 INI1 等标志物。

其他检查

一、影像学检查

根据特征性的临床表现和畸形，影像学检查是必要的。检查手段包括 X 线检查、CT 检查、磁共振成像（MRI）和放射性核素扫描。

（一）X 线检查

影像学发现多个骨软骨瘤，累及上下肢多个部位长骨（肱骨，尺桡骨，股骨，胫腓骨）或者不规则骨。肿瘤分为有柄和无柄两种，由骨质、骨柄和软骨帽组成。早期肿瘤较小，X 线片上长管状骨的骨表面上可见与骨干垂直的骨性突起，借骨柄与干骺相连，并由骨皮质及骨松质组成（图 22-8）。由于软骨帽盖及纤维包膜不能在 X 线片显影，X 线片所呈现的不能代表整个肿瘤的状态。

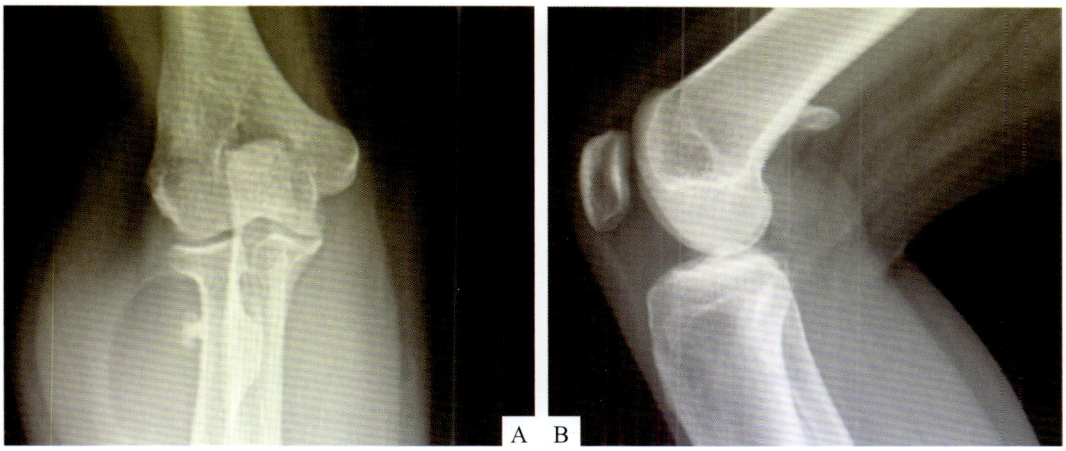

图 22-8 遗传性多发性骨软骨瘤的早期 X 线影像

图 A，尺桡骨；图 B，股骨下端

随着肿瘤增大和增多，肢体变形、压迫和对周围组织的破坏更加严重。X线检查有利于帮助发现多发性骨软骨瘤所致的畸形、外翻、轴心偏移、肢体变短和不对称性等，还可以发现肿瘤的环形、弧形和爆米花样钙化[7,16]。

（二）CT检查

CT扫描能够更清晰地观察肿瘤的软骨帽和骨皮质破坏，肿瘤中的环形、弧形和爆米花样钙化，周围组织、神经和血管的压迫等等。

软骨帽的测量是评价和预测骨软骨瘤恶变的可靠方法。应从肿瘤到骨质面沿肿瘤茎测至软骨帽最厚处。若成人骨软骨瘤的软骨帽超过2.0cm，其恶变预测的敏感性和特异性达95%。软骨帽表面不规则，肿瘤出现溶骨性改变、散在和不规则钙化，与周围软组织分界不清也提示恶变[7,14,16]。

（三）MRI检查

当肿瘤的软骨骤然增生，钙化和骨化作用增加，要考虑肿瘤发生恶变，可行MRI或增强MRI及骨扫描检查。软骨基质和透明软骨含水量大，在MRI影像上表现为T1低信号区和T2增强肿瘤影。当肿瘤周围出现神经和血管压迫征或受累关节滑囊炎时，应用MRI查清肿瘤大小、状态、位置和神经血管受压程度和严重性。脊柱的骨软骨瘤高达68%，容易造成脊髓压迫、脊髓病（0.6%）和神经根压迫，应尽早检查和解除压迫，缓解症状，以免造成难以恢复的损伤[7,10,13,16,17]。

（四）PET-CT检查

氟^{18}代脱氧葡萄糖（^{18}F-FDG）正电子扫描（PET）通过葡萄糖的标准摄取值（standard uptake value, SUV）能够定量和半定量评估恶性肿瘤以及转移状态。SUV越高，恶性肿瘤的可能性越大[7]。

二、其他检查

测定硫酸肝素（HS）和硫酸软骨素（chondroitin sulfate, CS）也可以帮助诊断。HS/CS的比值可用于儿童遗传性多发性骨软骨瘤的预测生化指标。患者HS/CS的比值通常只有正常人的一半。

治疗与预后

一、治疗

（一）保守治疗

约有1/3患者的骨软骨瘤会自行消退，不建议激进手术。应该对症治疗、密切观察和精准跟踪。

（二）手术治疗

对于症状严重的骨软骨瘤和怀疑恶变的肿瘤，应该手术切除。

1. **手术目标**。切除肿瘤，矫正肢体畸形，包括膝外翻、踝外翻、腕变形等；切除后骨移植，重建和内固定。对于恶变肿瘤，应该做广泛切除，减少复发。

2. **手术时机**。应在青春期骨骼发育高峰期后，避免随骨骼的发育而导致肢体畸形复发；若骨骺闭合后行手术，肿瘤切除彻底，可降低复发率，避免多次手术；做好术前计划及术后评估，达到适当的外科边界，完全切除软骨帽，以避免局部复发。

3. **尽早手术的指征**。①影响干骺端塑形的瘤体；②瘤体位于关节附近，影响关节功能或瘤体生长造成关节畸形；③肿瘤本身发生骨折；④骨骼发育已经停止，肿瘤继续生长；⑤瘤体的长大对附近脊髓、神经、血管、肌腱和皮肤产生压迫症状；⑥有恶变征兆，包括：肿瘤近期突然增大；肿瘤表面的分叶状或环形钙化带突然中断不连续，软骨帽明显增厚；局部出现软组织肿块；钙化带密度减低，软组织肿块内出现散在斑点状、低密度钙化环或不规则的钙化；大部分钙化带模糊，密度减低，局部骨皮质发生破坏或出现骨膜反应；瘤体内发生象牙质样瘤骨。

（三）治疗进展

骨软骨瘤恶性转化手术切除后，应进行术后治疗。可以选用常规化疗和放疗[17,18]，但是治疗效果往往不佳。应该寻找靶向治疗或者免疫治疗等新的治疗手段。靶向治疗主要针对*EXT1*和*EXT2*变异靶点。除此之外，Palovarotene（R667，PVO），一种核视网膜酸受体γ（RARγ）选择性激动剂，用于治疗进行性骨化性纤维发育不良的靶向药物对遗传性多发性骨软骨瘤有效[19,20]。

二、预后

多发性骨软骨瘤为良性病变，通常不会影响患者的正常寿命。骨软骨瘤的位置、大小和形态，特别是肢体畸形、血管和神经压迫和术后并发症是影响遗传性多发性骨软骨瘤预后和生活质量的主要因素[4]。应该教育和指导患者自己观察和监测病变和肿瘤的生长和变化。特别需要注意监控青春期后有无新的骨软骨瘤出现。

临床跟踪：临床应该记录肿瘤的形态、大小、数量和与骨皮质的连续性。用 X 线片记录多发性骨软骨瘤的基础状况，然后每两年一次影像检查跟踪肿瘤的变化。定期跟踪能够早期发现恶变，及时采取适当的治疗措施。MRI 结合加权增强序列是发现恶变最有效的方法。

多发性骨软骨瘤的恶变率为 1% ~ 5%，恶变后应该做扩大切除。切除后约有 3% 局灶复发，若切除不适当，其复发率高达 23%。继发性软骨肉瘤的预后取决于肉瘤的病理分级，高分化软骨肉瘤十年成活率为 83%，而低分化软骨肉瘤 10 年成活率仅为 29%。定期跟踪预防复发和早期发现复发，采取及时的治疗措施控制和治疗肿瘤复发。

遗传咨询与孕产前诊断

一、携带者 / 患者检测与健康管理咨询

基因检测可以确定携带者。对有遗传家族史的新生儿可进行基因检测。需要对携带致病性变异的新生儿跟进，预测病变的出现。儿童临床确诊的中位年龄为 3 岁，一半以上的儿童在 5 岁时发生骨软骨瘤，80% 患者在 10 岁时出现肿瘤，所有的患者在 10 ~ 12 岁时完全确诊。

二、携带者生育咨询

遗传咨询应该包括核实家族史和讨论疾病的临床过程，包括疾病发生的风险和与疾病管理相关的问题。多发性骨软骨瘤的外显率可达 100%。患者把变异的基因传递给下代的概率是 50%。临床资料发现一半以上患者的基因变异由患者的父母传递而来，并且通常是父亲[6]。

三、孕产前遗传学诊断

对有 *EXT1/2* 致病性变异而有生育要求的家族成员，经过遗传咨询，可以选择在妊娠 10 ~ 13 周进行绒毛穿刺取样或妊娠 16 ~ 22 周作羊膜腔穿刺抽取羊水进行胎儿细胞的 *EXT1/2* 基因检测。

临床案例二

如图 22-9 先证者（Ⅲ-5），男，24 岁，结婚后太太（Ⅲ-6）怀孕 15 周到产科做常规产前诊断检查。产前遗传咨询得知他从幼年开始有骨骼疾病，双膝两侧有多个部位大小不均的骨刺，肋骨和脚踝也有骨刺，在骨科医院诊断为“多发性骨软骨瘤”。遗传咨询过程了解到先证者父亲（Ⅱ-2）也有同样的骨科疾病，病情严重，于 21

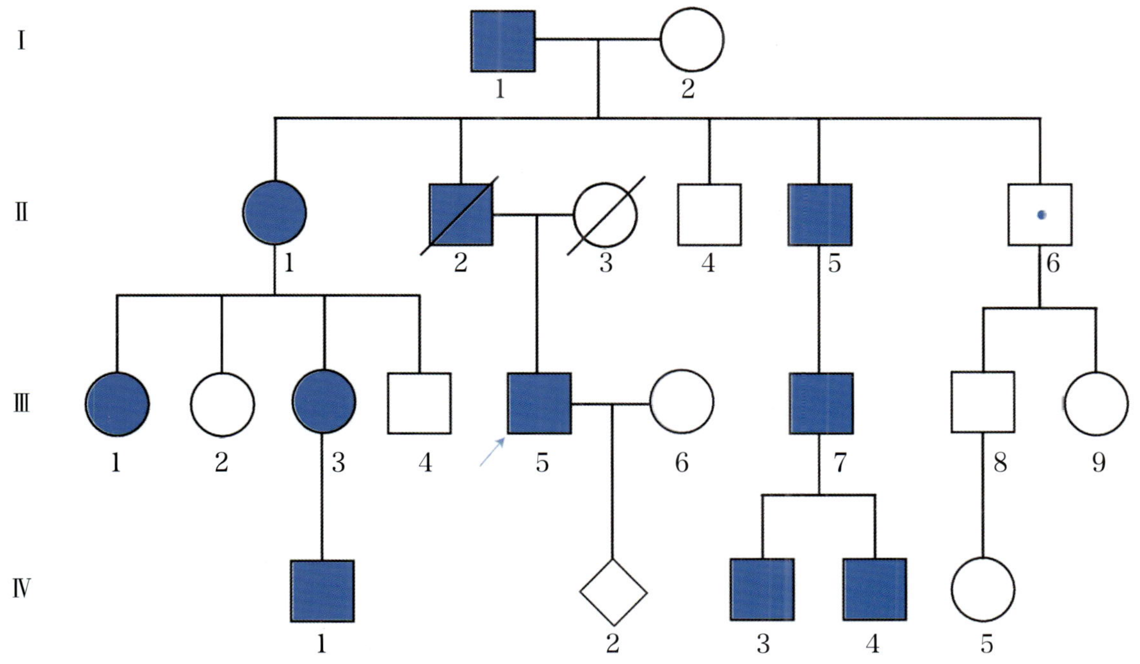

图 22-9 *EXT1* 变异阳性遗传性多发性骨软骨瘤家系图——临床案例二

（本案例由陆国辉提供）

岁走路过马路时摔倒去世。进一步的家族史咨询得知先证者爷爷（Ⅰ-1）及其家系其他9位家属有同样的骨骼疾病，包括姑妈（Ⅱ-1）、叔叔（Ⅱ-5）、两位表姐（Ⅲ-1、Ⅲ-3）、一位堂弟（Ⅲ-7）、一位外甥（Ⅳ-1）和两位侄子（Ⅳ-3、Ⅳ-4）。各患者发病年龄在2岁（Ⅲ-1）到20岁（Ⅲ-3）不等，临床症状轻重不一样（先证者父亲Ⅱ-2病情严重早年去世），男性比女性严重。先证者母亲（Ⅱ-3）没有相应临床表现，于10年前因为“肺病”去世。家系史分析结果说明疾病的传递方式是常染色体显性遗传，致病性变异很可能传递于先证者的爷爷。

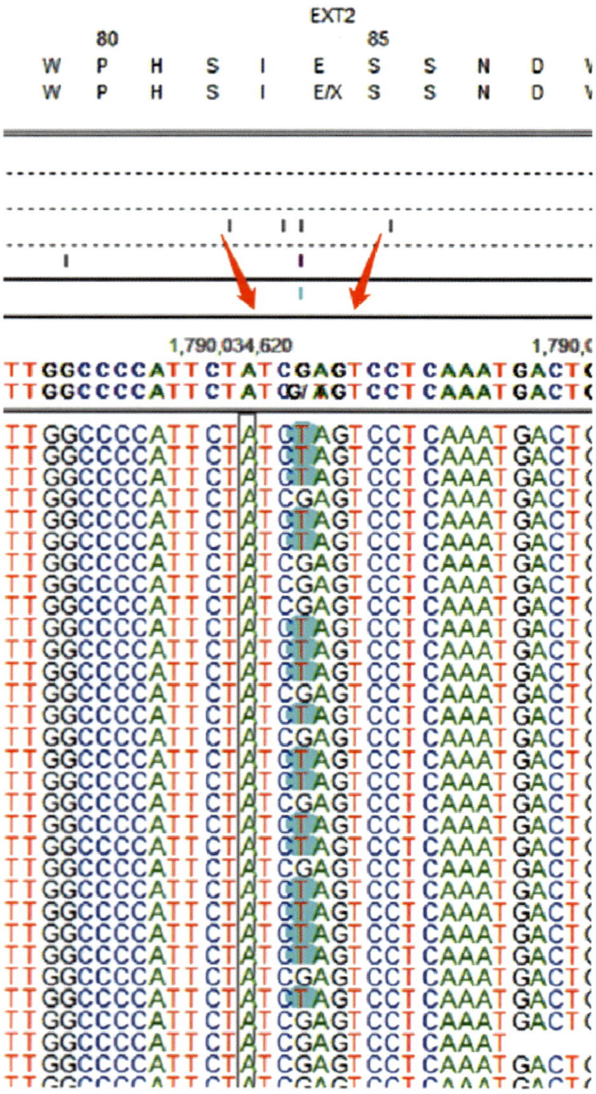

图22-10 *EXT2* 基因无义变异 c.250G>T 二代测序图——临床案例二

经过详细的疾病解释，先证者夫妇了解到胎儿有50%的患病风险概率而签署“知情同意书”，在16孕周时做羊膜穿刺抽羊水和夫妇外周血做家系基因检测，发现先证者是 *EXT2* 致病性无义变异 c.250G>T 杂合子（图22-10）。

对 *EXT2* 变异 c.250G>T 进行分析：①预测此变异能导致相关蛋白质合成提前出现氨基酸的终止密码；②在相关临床病例中已经有报道；③到目前为止，这个变异在所知道的正常人群基因数据库中没有报道；④该变异所在区域是 *EXT2* 编码的蛋白的重要组成部分，而不同物种的氨基酸序列高度保守。结合送检者的临床表现和家族多位患者的分析，依据美国ACMG变异分类指南，这个变异定为致病性变异。因此，患者确诊遗传性多发性骨软骨瘤。

EXT2 基因相关的遗传性多发性骨软骨瘤的临床表现主要为骨软骨瘤、骨骼畸形、关节活动受限和身材矮小等。部分患者临床表现有家族内差异性和外显不全的现象[4,5]，这符合案例里多个患者具有不同形式和程度的临床表现。

经过多次对不同家族成员的遗传咨询，在对疾病了解的基础上，全家族共16位其他家族成员都同意做相关的基因检测，检测结果发现有临床症状的10位患者都有相同的 *EXT2* 变异。已经53岁而没有临床症状的叔叔（Ⅱ-6）也是变异基因携带者，充分体现 *EXT2* 基因外显不全的特点。但他的两代子女的检测结果都是阴性，得知结果，叔叔终于放心了。

（罗丕福　陆国辉）

第二节　其他遗传性骨和软组织肿瘤综合征

McCune-Albright 综合征，Rothmund-Thomson 综合征，Werner 综合征，视网膜母细胞瘤综合征，Gardner 综合征等也会伴发遗传性骨和软组织肿瘤。这些综合征已经在其他章节重点描述，本节中只列表概述突出他们在骨和软组织肿瘤方面的临床表现、病理特征和基因变异特征等（表22-1）。读者可参考相应章节的详细绪述。

（罗丕福）

表 22-1 其他遗传性骨和软组织肿瘤综合征

名称	McCune-Albright 综合征(MAS)[22-24]	Rothmund-Thomson 综合征(RTS)[25-27]	Werner 综合征(WS)[28,29]	视网膜母细胞瘤(RB)[30]	Gardner's 综合征(GS)[31,32]
定义	*GNAS* 变异引发的散发性多发性骨纤维发育不良，皮肤咖啡牛奶斑和内分泌亢进症(性早熟、甲状腺功能亢进等)	RTS 分为两型，1 型由 *ANAPC1* 变异所致系列皮肤异常，骨骼缺陷和少年白内障。2 型由 *RECQL4* 基因双等位基因变异引起的系列皮肤异常，骨骼缺陷和多种恶性肿瘤	常染色体隐性遗传综合征，由 *WRN* 基因变异引起。患者 20 ~ 30 岁出现早衰和衰老引起的各种肿瘤，包括软组织肉瘤、甲状腺癌、恶性黑色素瘤、骨肉瘤、脑膜瘤和血液恶性肿瘤等	由 *RB1* 基因变异引起的胚胎性神经视网膜恶性肿瘤，家族性和双侧肿瘤。患者还发生骨肉瘤、软骨肉瘤、纤维肉瘤、尤文肉瘤、上皮恶性肿瘤、淋巴瘤和恶性黑色素瘤(恶黑)等肿瘤综合征	常染色体显性遗传，结肠性腺瘤样息肉 *APC* 基因变异引起的家族消化道多发性腺瘤样息肉、肠外多发性骨瘤、纤维瘤、上皮囊肿、牙源性黏液瘤和面部畸形
发病率	可发生任何年龄，20 ~ 30 岁最常见；发病率 1/1 000 000 ~ 1/100 000，男女均等	发病率低，全球约 400 病例，男性多发，男:女 = 2:1	发病率 1/100 000 ~ 1/22 000，因种族而异	为最常见的眼内儿科肿瘤，发病率 1/25 000 ~ 1/3500，无男女差异	发病率 1/12 000 ~ 1/4000；高加索人多见，无男女差异。70% 患者有牙齿异常、畸形、囊肿和龋齿
临床特征	典型三联征包括皮肤多发性咖啡牛奶斑色素沉着；多发性骨纤维发育不良和性早熟。骨纤维发育不良包括颅骨、股骨、盆骨和胫骨肿胀和脊柱侧弯，疼痛、突眼、畸形和病理性骨折；内分泌功能亢进，包括性早熟、垂体瘤、甲状腺功能亢进、Cushing 综合征和胃肠息肉等	婴儿前 6 个月皮肤光敏性红斑疹，从面部扩展至肢体和臀部；随后出现皮肤异色病和血管扩张，表现为花白相间大理石样色素沉着和萎缩；其他特征包括身材矮小、脱发早白、牙和指甲萎缩和免疫功能缺陷，少年白内障(1 型)等和多种肿瘤(2 型)	10 岁后和青春期发病，缺乏快速生长期，身材矮小，鸟样面和发声高而尖；20 ~ 30 岁出现双侧白内障、头皮脱发早白、萎缩和硬皮病、性功能低下；继而出现老年病，如糖尿病、骨质疏松和早发性动脉粥样硬化心血管疾病以及各种肿瘤	肿瘤从视网膜前突至玻璃体，眼球突出，可为单眼或双眼，单灶或多灶。90% 病例在 3 岁前确诊。双眼病例发生早，12 个月左右，单眼病例稍晚在 18 个月诊断。RB 可为 13q 缺失综合征的一部分，患者还有生长和智力缺陷，宽鼻梁、短鼻子、耳牙畸形和肌张力减退	典型的家族性胃肠多发腺瘤息肉，13 ~ 31 岁出现，100% 结直肠癌风险；肠外多发性骨瘤、纤维瘤、上皮囊肿、牙源性黏液瘤和面部畸形。头面部和牙的症状和体征先于胃肠道，如多发额骨、上颌骨结节和牙源性肿瘤等，提示 GS 的可能性，应该警惕
骨和软组织肿瘤	多发性骨纤维发育不良、骨囊肿、1% 病例恶变为纤维肉瘤、骨肉瘤和软骨肉瘤；其他恶性肿瘤如甲状腺癌等。若发生肌间黏液瘤，则称为 Mazabraud 综合征，也可恶变	30% 以上 2 型 RTS 患者有不寻常部位骨肉瘤，中位年龄为 11.5 岁；其次为皮肤癌，常为鳞状细胞癌和其他肿瘤	WS 患者早期发生广泛肿瘤，包括骨肉瘤和多种软组织肉瘤、多种甲状腺癌(滤泡癌多见)、恶黑、脑膜瘤、多种白血病、骨肉瘤、皮肤癌和肝胆管癌等	除视网膜母细胞瘤外，还有骨肉瘤、纤维肉瘤、软骨肉瘤、尤文肉瘤，上皮恶性肿瘤，血液淋巴恶性肿瘤，恶黑，脑肿瘤和松果体母细胞瘤等	70% 以上患者出现肠外多发性骨瘤，先于肠息肉，颅面骨和上颌骨瘤提示 GS；软组织肿瘤包括纤维瘤、脂肪瘤、平滑肌瘤和神经纤维瘤

续表

名称	McCune-Albright 综合征(MAS)[22-24]	Rothmund-Thomson 综合征(RTS)[25-27]	Werner 综合征(WS)[28,29]	视网膜母细胞瘤(RB)[30]	Gardner's 综合征(GS)[31,32]
基因变异	位于染色体 20q1332 上的体细胞合胞子后 *GNAS*[OMIM:139320] 基因变异；8 号外显子的胞嘧啶取代胸腺嘧啶，精氨酸取代 201 位半胱氨酸；8 号外显子的鸟嘌呤取代腺嘌呤，精氨酸取代 201 位组氨酸	60% ~ 65% 的 2 型 RTS 患者发现染色体 8q24.3 上 *RECQL4*[OMIM:603780] 解旋酶的双等位基因变异：主要为纯合子或杂合子复合变异，包括移码变异、无义变异和缺失等	染色体 8p12，34 个外显子上 *WRN*[OMIM:604611] 基因变异，改变 WRN 蛋白编码 DNA 解旋酶和核酸外切酶活性。*WRN* 基因变异为无义变异、纯合子和杂合子功能丢失，导致 DNA 复制、修复和转录障碍而影响染色体端粒长度	家族性双侧视网膜母细胞瘤为 *RB1*[OMIM:614041] 胚系变异所致(第 1 次)，*RB1* 为重要的抑癌基因，位于染色体 13q14.1。第 2 次变异为体细胞基因变异，使 *RB1* 在 DNA、RNA 和蛋白水平功能丢失，导致多种原发和继发性恶性肿瘤	*APC* 基因 [OMIM:611731] 位于染色体 5q22.2，其基因变异位点多达 300 ~ 1400 余处；变异区决定了 GS 的肠外表现和 10 ~ 15 年后发生息肉恶变
诊断依据	典型临床表现包括多发性骨纤维发育不良，皮肤咖啡牛奶斑和性早熟等内分泌亢进症；影像发现股骨牧羊杖畸形，多处骨硬化毛玻璃影和溶骨改变；活检证实骨纤维发育不良；基因检测发现 *GNAS* 基因变异	上述 RTS 患者典型临床表现；基因检测鉴别出 *RECQL4* 解旋酶基因变异；1 型 RTS 患者极少，临床表现类似，但没有骨肉瘤等恶性肿瘤，也缺乏 *RECQL4* 解旋酶双等位基因变异，代之以 *ANAPC1* 基因变异	典型的早衰临床特征、早发心血管疾病、多器官病变、多发性肿瘤和至少下列任意两项证据，包括：① 24h 尿透明质酸增高；②外周血淋巴细胞和纤维母细胞中 WRN 蛋白丢失；③染色体 8p *WRN* 基因变异	眼科检查发现瞳孔白斑，肿瘤引起斜视、眼球红痛和青光眼，视力减退和视网膜脱离等；CT、MRI 等影像学表现视网膜肿瘤凸至玻璃体；病理见小圆蓝色细胞肿瘤，肿瘤细胞形成玫瑰花瓣样组构	多发额骨、颌骨结节、牙源性肿瘤、先天缺牙和颌面畸形；影像学表现多发性头面部高密度骨瘤、先天缺牙和颌面畸形；胃肠镜发现多个息肉；病理诊断多个胃肠腺瘤；基因检测证实 *APC* 变异。对于可疑患者，应该争取早诊断
遗传咨询	*GNAS* 变异同时引起 MAS，多发性和单发性骨纤维发育不良和孤立垂体腺瘤；也引起激素抵抗内分泌疾病，如：1a 型假性甲状腺功能减退，糖皮质激素缺乏，肾源性尿崩症。咨询家族史，确定有无垂直遗传特征和环境病因	对 RTS 患者应做遗传咨询，基因检测区别 1 型或 2 型。2 型患者应加强骨肉瘤等恶性肿瘤监测、多学科管理和长期临床跟踪	WS 患者具有早发上皮、间叶、恶黑、血液等多种恶性肿瘤的危险性，这些恶性肿瘤与 RECQ 解旋酶缺乏综合征、RTS 和 Bloom 综合征所发生的肿瘤重叠。WS 患者终身增加 30 倍危险性发生多种恶性肿瘤，1 000 倍危险性发生恶黑	高达 40%RB 为家族性，常染色体显性遗传，近完全外显(>90%)。家族遗传咨询、流行调查、染色体和基因检测分析非常重要，弄清 *RB1* 胚系或体细胞基因变异。50% 患者将 *RB1* 变异传给后代	10% FAP 患者有 GS，75% 患者有来自父亲或母亲的遗传基因缺陷，25% 患者属于散发性变异；早期诊断困难在于肠外表现多种多样，无特异性；皮肤、牙齿和骨的病变要早于肠道多发性息肉 10 年；新发病例应追踪家族史；GS 患者后代在 10 ~ 15 岁前应做全面检查

续表

名称	McCune-Albright 综合征 (MAS) [22-24]	Rothmund-Thomson 综合征 (RTS) [25-27]	Werner 综合征 (WS) [28,29]	视网膜母细胞瘤 (RB) [30]	Gardner's 综合征 (GS) [31,32]
治疗和管理	无症状患者可通过影像检查跟踪观察；症状严重者行刮骨、手术和骨移植。治疗内分泌亢进症状	光治疗改善皮肤血管扩张和皮疹等；手术置换和治疗白内障；按指南治疗恶性肿瘤，5 年存活率达 60% ~ 70%	密切跟踪患者，多种癌症早期筛查和早期治疗，准确诊断和精准治疗	力争早诊断早治疗，眼内小肿瘤治愈率 95% 以上；治疗方案视肿瘤大小和眼内部位而定。双眼及颅内中线肿瘤预后最差	骨瘤切除，矫正畸形，解除功能障碍，筛查胃肠息肉，基因筛查和检测。FAP 患者 100% 发生结直肠癌（平均年龄 40 岁），早诊早治是关键

APC 结肠多发腺瘤样息肉（adenomatous polyposis coli）；GNAS，鸟嘌呤核苷酸结合蛋白 α 刺激活性多肽；*ANAPC1* 基因：后期促进复合物 / 细胞周期体成分 1 （APC/C）

第三节　内生性软骨瘤

内生性软骨瘤包括 Ollier 病（Ollier disease）和 Maffucci 综合征（Maffucci syndrome），是少见的先天性儿童骨和软组织发育不良疾病，表现为单个或者多发性软骨肿瘤，常累及肢体的长骨和短骨。若患者同时发现 3 个或以上内生性软骨瘤，则称为内生性软骨瘤病，此病由 Ollier 于 1899 首先描述和报道，故又称 Ollier 病 [1-3,32]。有的患者同时伴有皮肤、软组织和内脏血管瘤，称为 Maffucci 综合征 [32,33]。此病的发病率约为 1/100 000，男：女比例为 1 ： 2[33,34]。按照内生性软骨瘤的发病部位分为中心型和边缘型。若发生在骨内称为中心型，发生在骨表面称为边缘型（骨膜软骨瘤）[33,35]。

近期研究表明，Ollier 病和 Maffucci 综合征出现异柠檬酸脱氢酶（isocitrate dehydrogenase, IDH）1 和 2（*IDH1/IDH2*）体细胞嵌合变异 [32,36-40]，少数病例可见 *PTH1R* 变异。Ollier 病和 Maffucci 综合征的单发或者多发软骨瘤本身虽然为良性肿瘤，但 *IDH1* 或者 *IDH2* 变异会导致这些肿瘤恶性转化和伴随与之相关的恶性肿瘤 [32,40,41]。高达 30% 的内生性软骨瘤病患者可转变为软骨肉瘤和其他良性或者恶性肿瘤，包括胶质母细胞瘤、少年卵巢颗粒细胞瘤、垂体腺瘤等等 [32,39-43]，应该密切观察和跟踪。

目前认为 Ollier 病和 Maffucci 综合征与体细胞基因变异相关，由于其相关的软骨瘤的临床和病理特征与第一节里介绍的遗传性多发性骨软骨瘤类似，也常常是先天性的或者在儿童期发生的，这里主要介绍多发性内生性软骨瘤常见的 Ollier 病和 Maffucci 综合征，以供鉴别诊断。

主要临床表现

Ollier 病的单发性病灶常生长缓慢，体积小，可长期无症状。多数表现为无痛性不对称长度的指趾肿胀 [2,34,44,45]，手足部的管状骨内生性软骨瘤会导致手指或足趾的肿胀和变形。特别是在四肢长骨，大部分内生性软骨瘤均无症状，仅因其他疾病或病理骨折在拍 X 线片时才被发现。若肿瘤持续不对称膨胀生长，变成可触及骨肿瘤和造成明显畸形，会刺激骨膜和周围组织引起局部肿痛，也可以因病理骨折引起疼痛。

多发性内生性软骨瘤在幼儿期即表现出症状或体征，包括肢体短缩、弯曲畸形和身材矮小等。在手部，病变呈球形或结节样肿胀，病变严重时，手指短缩，偏离轴心，一般无疼痛；在肢体长骨的干骺端，可有轻微的膨胀。随着骨骼的发育和肿瘤的生长，出现短缩畸形和明显结节状隆起。Ollier 病可发生在手、足、四肢长骨和不规则骨，造成明显畸形。

Maffucci 综合征是以多发性内生性软骨瘤与多发性软组织海绵状血管瘤和淋巴管瘤组合为特征。

80% 以上的患者携带 *IDH1/IDH2* 体细胞基因基因变异[37]，并且 *IDH1/IDH2* 变异驱动恶性转化。其恶性转化一般是内生性软骨瘤转化为软骨肉瘤，而海绵状血管瘤转化为血管肉瘤。其他恶性肿瘤包括恶性胶质瘤和罕见的多种器官腺癌，如胆管腺癌、胰腺癌等[2,32,40-44]。尤其值得注意的是，有的 Ollier 病和 Maffucci 综合征患者同时存在多种恶性肿瘤，如：软骨肉瘤、乳腺癌和肺癌等[12,40-44，47-50]。

遗传方式相关致病基因

81%Ollier 病和 77%Maffucci 综合征的肿瘤患者有体细胞基因变异，表现为 *IDH1*[OMIM: 147700]/2q34 体细胞杂合变异，少数为 *IDH2*[OMIM: 147650]/15q26.1 变异[35]。深度测序能发现肿瘤内体细胞嵌合变异，主要是 *IDH1* 基因 4 号外显子 c.394C>T 变异。变异导致 132 位置氨基酸改变，由精氨酸变为半胱氨酸[38]。*IDH1* 的变异与下游基因的超甲基化和表达下调相关[37]。*IDH1/IDH2* 变异导致三羧酸循环中琥珀酸脱氢酶和延胡索酸水合酶异常而致病[36]。*IDH1/IDH2* 的体细胞变异能导致各种不同恶性肿瘤（胶质母细胞瘤和髓系白血病等）的发生和进展[38]。

临床诊断依据

幼儿期手指、足趾和四肢长骨的肿胀和变形，多发和不对称病变呈球形或结节样肿胀，严重时出现畸形。

Maffucci 综合征除有上述表现外，还伴多处软组织和内脏海绵状血管瘤和淋巴管瘤。

影像学表现为多发性不对称干骺端低密度膨胀生长的溶骨性病变，以髓腔为中心的圆形或卵圆形病变，常伴软骨钙化。

病理检查发现多个骨中心具有分叶状结构，含丰富透明软骨细胞肿瘤。大量细胞出现异形，明显核仁和核分裂时应诊断为恶性变，软骨肉瘤。

基因检测发现体细胞变异 *IDH1* c.394C>T，*IDH1* c.395G>A 或者 *IDH2* c.516G>C，结合先天性软骨瘤可以确定诊断。

主要病理诊断特征

一、大体标本检查

内生性软骨瘤位于骨的中心（图 22-11A）。肉眼所见内生性软骨瘤为蓝灰色分叶状，可有黏液样变性区及白垩色小颗粒状钙化点。肿瘤与骨和骨髓交界处有一层界限清楚的皮质骨样反应层（图 22-11B）。

二、组织细胞病理检查

（一）内生性软骨瘤病理特征

低倍镜下内生性软骨瘤形成分叶状结构，丰富透明软骨细胞由骨膜和软骨膜包裹（图 22-11）。高倍镜下可见大量透明软骨肿瘤细胞分布于蓝色和粉红色基质中，肿瘤细胞常为双核，背景可见黏液样基质（图 22-12A）。可见灶性钙化、软骨骨化，

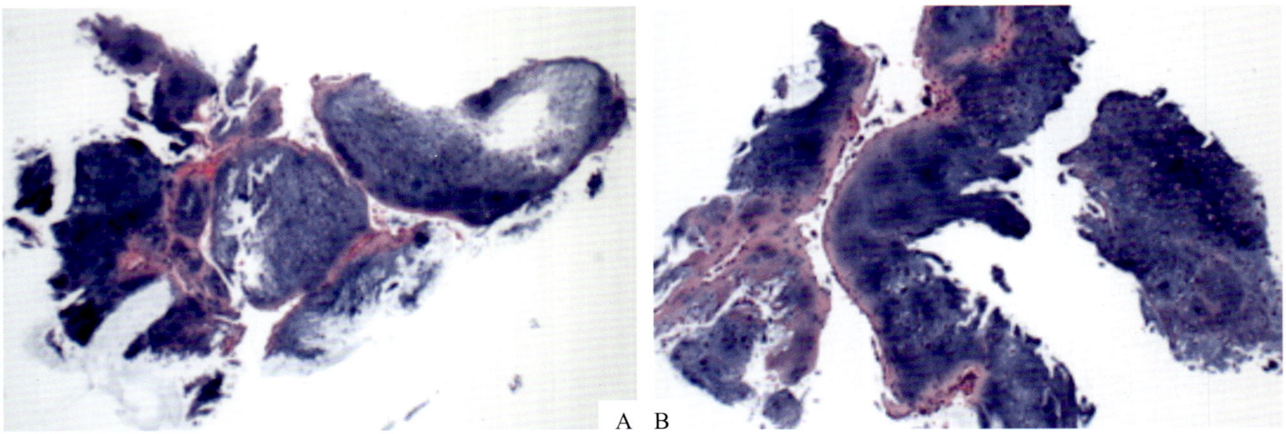
A B

图 22-11 6 岁男孩内生性软骨瘤大体病理标本和低倍镜下所见
图 A，多发性内生性软骨瘤呈分叶状（HE 染色，20×）；图 B，软骨细胞由骨膜和软骨膜包裹（HE 染色，40×）

局灶缺血坏死。Ollier 病和 Maffuci 综合征的内生性软骨瘤可见细胞增多、不典型胞核和缺血坏死（图 22-12B），应与低级别软骨肉瘤鉴别。镜下见肿瘤增殖活跃，形成分叶状结构，软骨细胞成“簇”或“花样”排列，与无细胞和成熟的碱性基质分开。在病灶的外围，小叶的周围有一薄层由软骨内化骨生成的成熟骨，软骨小结节向病灶周围的髓腔增殖，并在骨皮质内层产生锯齿样痕迹。

（二）内生性软骨瘤恶变为软骨肉瘤病理特征

约 20% ~ 46% 或以上的内生性软骨瘤患者会发生恶变，转化为软骨肉瘤，主要发生在长管状骨和扁平骨[38,42,49]。软骨肉瘤恶变患者年龄在 10 ~ 69 岁，平均年龄为 52 岁[2,13,42,50]，恶变的首要症状为肿块出现疼痛。恶变为软骨肉瘤的组织学征象是：呈结节样和簇样分布的软骨细胞突然变成大量片状或实性排列的较幼稚组胞（图 22-13A），高核浆比，细胞质较少，细胞异形，明显核仁和核分裂（图 22-13B）。背景可见出血和坏死（图 22-13A）。

（三）Ollier 病和 Maffucci 综合征相关骨和软组织外肿瘤病理特征

Ollier 病和 Maffucci 综合征中，内生性软骨瘤除了恶变为软骨肉瘤外，*IDH1*/*IDH2* 变异也会驱动骨和软组织外的良性和恶性肿瘤，包括儿童胶质母细胞瘤、少年卵巢颗粒细胞瘤、垂体腺瘤和血管瘤等。这些肿瘤可能成为发现患者患有 Ollier 病和 Maffucci 综合征的先驱症状和体征。应该根据其相关或合并肿瘤的病理特征建立诊断，如胶质母细胞

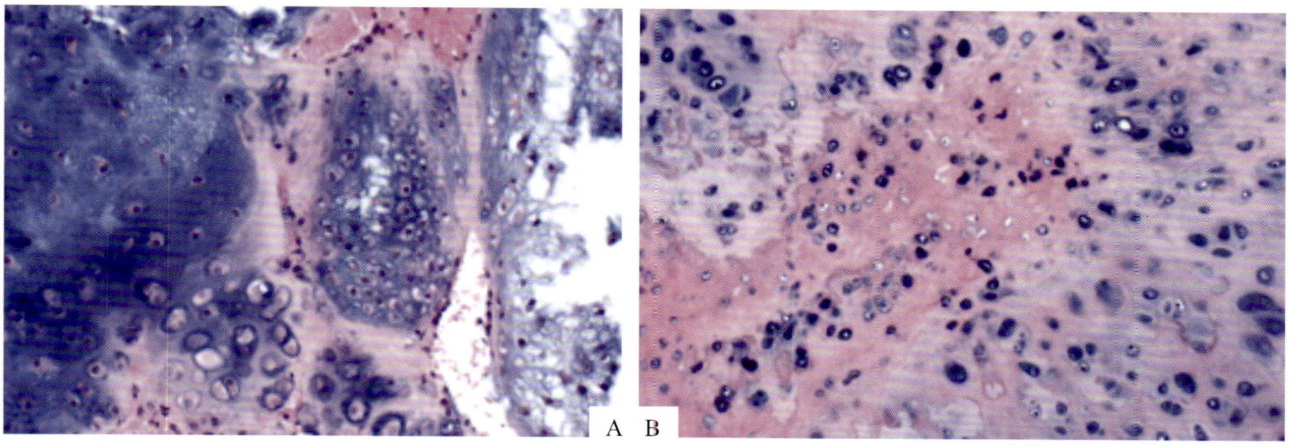

图 22-12 内生性软骨瘤病理特征

图 A，双核肿瘤细胞分布于蓝色和粉红色基质中，背景可见黏液样基质（HE 染色，100×）；图 B，肿瘤细胞呈现不典型胞核和缺血坏死（HE 染色，200×）

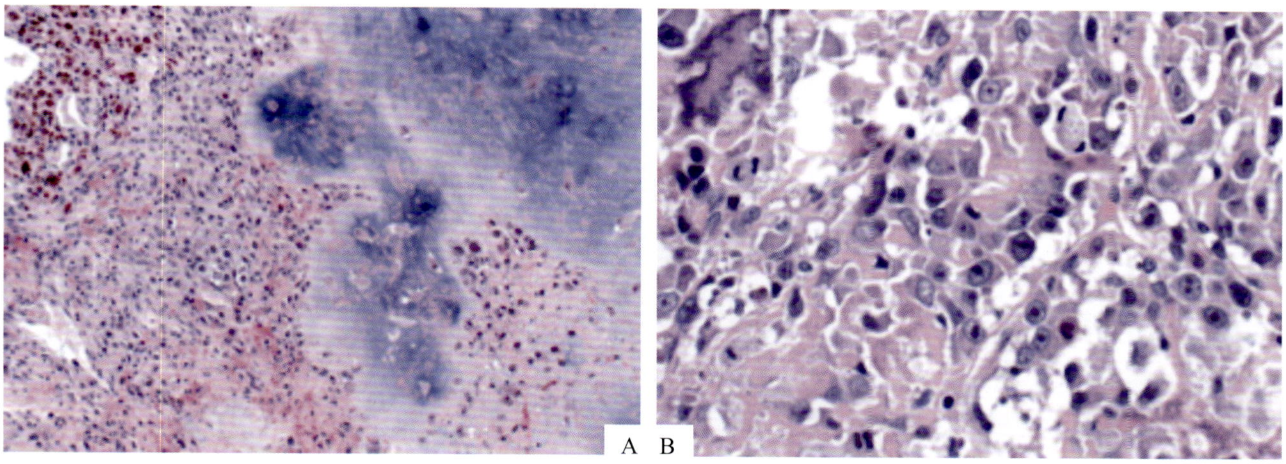

图 22-13 58 岁男性股骨近端内生性软骨瘤恶变的病理特征

图 A，肿瘤恶变为软骨肉瘤，肿瘤出血坏死，细胞增多（HE 染色，100×）；图 B，核异形、明显核仁和核分裂增加（HE 染色，400×）

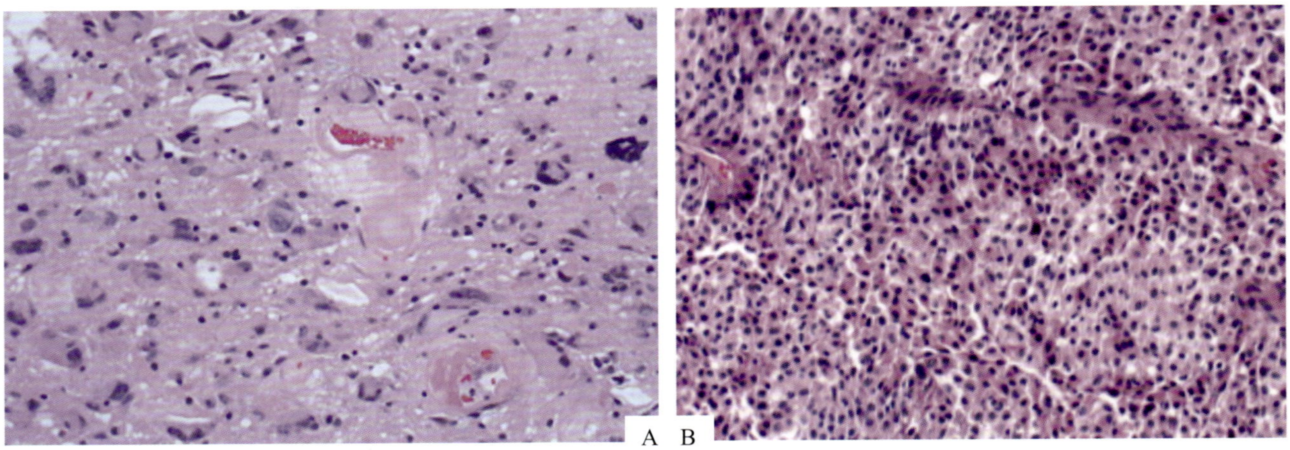

A B

图 22-14　内生性软骨瘤伴胶质母细胞瘤和垂体腺瘤

图 A，胶质母细胞瘤（HE 染色，400×）；图 B，垂体腺瘤（HE 染色，100×）

瘤，表现为大量胶质母细胞增生、细胞高度异形和高增殖指数（图 22-14A），伴丰富血管增生和栅栏状坏死。年轻患者内分泌功能异常和垂体肿瘤，具有神经内分泌肿瘤特征（图 22-14B），免疫组化表达 CD56、Synaptophysin 和垂体激素（GH, TSH 等）标记阳性。这些骨或软组织外肿瘤患者若同时存在内生性软骨瘤，提示 Ollier 病和 Maffucci 综合征的可能性，应该结合遗传咨询、临床检查和分子基因检测，一步步建立诊断。

（四）鉴别诊断

Ollier 病和 Maffucci 综合征的诊断基于临床特征，软骨病变的形态和位置，X 线影像 [12,34,43,44,51]，典型病理特征和基因检测。它们虽是非遗传性骨和软骨肿瘤，但与其他遗传性骨和软骨肿瘤特征部分重叠或类似，容易混淆，必须加以鉴别。这些肿瘤包括：

- 遗传多发性骨软骨瘤。
- 遗传性多发性外生骨疣。
- 骨纤维异常增殖症。
- 骨巨细胞瘤。
- 软骨母细胞瘤。
- 动脉瘤样骨囊肿等。

三、分子病理检测

在 Ollier 病和 Maffucci 综合征中，*IDH1/IDH2* 体细胞变异高达 87%[32,36-38]。另有报道称，NGS 测序在所有内生性软骨瘤组织中均发现有 *IDH1/2* 变异，其中 *IDH1* 变异占 98%，*IDH2* 变异占 2%。*IDH1* 在软骨肿瘤中的变异与过度甲基化和几个基因的下行调节有关。因此，临床怀疑 Ollier 病和 Maffucci 综合征的患者均应送检肿瘤材料做 NGS 测序，发现 *IDH1/IDH2* 基因变异可建立诊断。

从新鲜肿瘤或福尔马林固定石蜡包埋的切片中提取和纯化 DNA，做相应 PCR 扩增，确定有足够和纯化的 DNA，然后进行 *IDH1*、*IDH2* 等基因外显子测序和生信分析。可根据需要选用 Sanger、NGS 测序，DNA 甲基化谱分析或全基因组进行分析。可选取患者的外周血、肌肉和唾液检测和用正常组织或细胞做对照，以鉴别 *IDH1/IDH2* 胚系变异。

测序发现体细胞变异基因 *IDH1* c.394C>T, *IDH1* c.395G>A 或者 *IDH2* c.516G>C 可以确定诊断。因为这些变异只出现在 Ollier 病和 Maffucci 综合征的肿瘤中，如 *IDH1*，4 号外显子出现 c.394C>T 变异，此变异导致 132 位置氨基酸改变，由精氨酸变为半胱氨酸，出现在大多数 *IDH1* 阳性的肿瘤 [37-39]。*IDH1* 和 *IDH2* 这一高变异率证明该基因是 Ollier 病和 Maffucci 综合征的肿瘤驱动因素，而不是伴随现象。应该指出的是，*IDH1/IDH2* 变异更常见于手和足的孤立性和中心型内生型软骨瘤，而不是长骨或扁平骨的肿瘤 [33]，这点可以为测序取材提供参考依据，提高检测阳性率。少数 Ollier 病的肿瘤会出现 *PTH1R* 变异（约占 8%）。

若在软骨肿瘤中发现 *EXT* 基因（*EXT1*，*EXT2*）变异，提示遗传性多发性骨软骨瘤病 [5-10]。此为本病的重要鉴别诊断，已经在本章第一节详述。

其他基因，如 *GNAS*（鸟嘌呤核苷酸结合蛋白 α 刺激活性多肽）激活相关的 *RECQL4*、*WRN*、*RB1*、*APC* 等变异，与骨和软组织肿瘤综合征（如 McCune-Albright 综合征）相关[21-23]，请详见本章第二节“其他遗传性骨和软组织肿瘤综合征”。

无论是 Ollier 和 Maffucci 综合征的肿瘤恶化为软骨肉瘤或血管肉瘤，或者合并其他良、恶性肿瘤，例如，恶性胶质瘤和各种癌等，都应该取肿瘤组织做基因测序，分析 *IDH1/IDH2* 体细胞杂合变异，以确定其与 Ollier 和 Maffucci 综合征的关系。确认这些肿瘤是 *IDH1/IDH2* 变异驱动或者与 Ollier 病和 Maffucci 综合征碰撞和共存关系。分子病理检测也可以预示肿瘤的预后，例如具有 *IDH1/IDH2* 变异的脑胶质肿瘤预后良好。

四、免疫组化检测

免疫组化染色（IHC）对于 Ollier 病和 Maffucci 综合征的肿瘤诊断可起到辅助作用。

IDH1-R132H 免疫组化阳性染色提示 *IDH1/IDH2* 变异，建议用切除或刮出的内生性软骨瘤和相关的肿瘤组织。IHC 结果与 DNA 测序的一致性可高达 88%。但由于免疫组化的敏感性和特异性的局限性，对于临床怀疑而 IHC 阴性的病例，建议用分子病理检测证实 *IDH1/IDH2* 变异。

其他免疫组化标志物应根据肿瘤起源、特性、诊断和鉴别诊断合理选用。如：内生性软骨瘤可选 S100 和 Sox10。Ki67 或者 MIB1 是肿瘤细胞增殖标志物，其指数（%）可用于区别良性或恶性肿瘤；血管肿瘤可选用 CD31、CD34、D2-40、ERG 和 INI1；胶质细胞肿瘤 GFAP 阳性，神经内分泌肿瘤用 CD56、突触素（Synaptophysin）、Chromogranin 标记；GH、ACTH 和 LH 等则是垂体瘤的激素分泌标志物。

其他检查

影像学检查

影像学检查是发现和诊断内生性软骨瘤病的主要手段，包括 X 线检查，CT 检查，磁共振成像（MRI）和放射性核素扫描。

（一）X 线检查

X 线表现为圆形或卵圆形、不规则、结节样低密度病灶，内有点状钙化，与皮质的交界处呈不规则的“扇贝样”透亮区。内生性软骨瘤的早期 X 线表现为手足和四肢不明显或局灶溶骨性改变（图 22-15A）。随病情进展表现为多发性干骺端的低密度膨胀生长的溶骨性病变，常伴软骨钙化，呈单侧不对称出现，圆形或卵圆形病变位于中心，占据整个髓腔（图 22-15B）。多发性内生性软骨瘤在短管状骨可侵袭整个骨骼，呈梭形膨胀和变形。在骨破坏透亮区中可见到钙化，形成戒指或弧形改变。病灶在长骨可出现在肱骨、尺桡骨、股骨和胫腓骨干骺端[45]，早期表现为干骺端不规则增宽，内有斑点状和条状钙化，肿瘤组织可侵入骨皮质的内缘产生沟嵴。躯干骨病灶可出现在肋骨、盆骨和髂骨等。

（二）CT 检查

内生性软骨瘤的 CT 切面也呈膨胀性改变，低密度灶，中心有斑点状钙化灶。30% ~ 50% 内生性软骨瘤可发生恶性转化，主要转化为软骨肉瘤。恶性转化的征象包括骨皮质破坏，肿瘤表面不规则，与周围组织界限不清，延伸浸润周围软组织。如果肿瘤出现非骨化成分，应警惕恶变的可能性[42,45,51]。

（三）MRI 检查

内生性软骨瘤在 MRI 影像下受累骨呈分叶状病变，在 T1 加权像上呈低信号。病灶呈长圆形或卵圆形的多房状，边界清楚。在 T2 加权像上为明显的中高信号，内部钙化点为低信号。增强后可

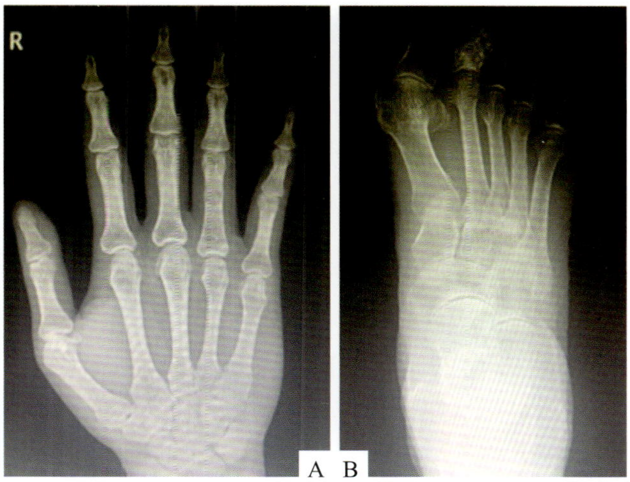

图 22-15 内生性软骨瘤 X 线影像

图 A，早期手和足病变不明显，局灶溶骨性改变；图 B，稍晚出现多个蹠趾膨胀性和溶骨性病变

呈环形或不规则形强化。多数情况下不用MRI检查，X线检查若发现特征性病变，结合临床足以做出诊断。MRI下，若长骨病变恶变为软骨肉瘤，T1增强下为不均一低密度实质性损伤，在T2增强脂肪抑制序列中为高密度异质性病变，且病变周围显示大量分布不均小灶低密度影和坏死区。骨干周围肌肉或软组织出现弥漫性水肿，高度提示病理性骨折。病变周围呈现跳跃性病灶，可能为肿瘤转移灶[50]。

（四）放射性核素扫描

对内生性软骨瘤做放射性核素扫描示活跃的2期放射性核素摄取量增多，恶变时放射性核素摄取量会明显增加。

治疗与预后

一、治疗

（一）传统治疗

1. **保守治疗**。局限在手、足等部位无症状的内生性软骨瘤不需任何特殊治疗。告知患者，在肿瘤出现疼痛症状或发展迅猛时需及时就诊。

2. **手术治疗**。手术治疗依然是切除内生性软骨瘤和预防恶变最有效的方法。手术包括刮除，先刮除肿瘤，刮除后内壁用95%乙醇、石炭酸等彻底灭活，病灶内应用自体骨、异体骨或人工骨植骨，然后做内固定[52]。刮除后的肿瘤组织进行病理学检查。若怀疑内生性软骨瘤有恶变时，应做广泛肿瘤切除术。病理检查证实恶性转化，特别是位于躯干骨或近躯干骨者，应积极采用彻底和广泛的肿瘤切除术。由于反复复发。治疗Ollier病和Maffucci综合征的肿瘤恶变是一个长期和艰巨的任务[46]。

（二）治疗进展

恶变的软骨肉瘤对化疗不敏感，除广泛肿瘤切除外，结合放射治疗能够明显改善恶变的软骨肉瘤的生存率[17]。由于内生性软骨瘤受IDH1/IDH2驱动恶变为软骨肉瘤，广谱IDH1/IDH2的抑制剂AG-881、诺华的IDH305、FT-2102（Forma Therapeutics）已经进入早期临床试验，可望成为晚期软骨肉瘤有效治疗靶向药物[49]。IDH1和IDH2抑制剂艾伏尼布（ivosidenib, AG-120）和恩西地平（enasidenib, AG-221）已经被美国FDA批准成为IDH1和IDH2驱动难治性粒细胞白血病的靶向药物[49]。另外，PD-1拮抗剂派姆单抗和纳武单抗也在二期临床试验中，将用于晚期软骨肉瘤的治疗[18]。

二、预后与复发

成人的内生性软骨瘤病变已静止，治疗后复发率极低。而儿童患者的肿瘤较活跃，刮除后复发率为30%。恶变肿瘤治疗后，除例行肿瘤复查外，建议每年全身MRI检查和跟踪，以尽早发现和预防复发[17,53]。

对于未手术切除的单个内生性软骨瘤，应用X线摄像和存储肿瘤大小和性质，用做肿瘤比较和跟踪。对于多个内生性软骨瘤应用锝同位素扫描。周期性地影像跟踪和评价肿瘤的稳定性和变化，以便早期发现恶变[46,53]。若出现症状和体征，因尽早应用CT和MRI检查和发现骨外合并肿瘤。

遗传咨询

由于目前对Ollier病和Maffucci综合征的遗传学研究尚处于研究阶段，还没有明确的资料说明疾病的遗传性，对于先天性案例需要进行外周血的基因检测，以便与遗传性多发性骨软骨瘤鉴别诊断。

临床案例三

患者，女，22岁，身材矮小，近期发现原因不明视力减退。因左前臂深蓝色斑块破溃，并发感染和溃疡，担心恶性黑色素瘤来医院就诊。患者自幼年发现双手背指掌骨粗大，部分区域呈结节状，曾诊断为“大骨节病”。几年前曾因骨结节增大，影响功能和美观，到当地医院手术切除，病理诊断为多发性内生性软骨瘤（图22-16A）。门诊眼科检查发现双眼颞叶视野缺损，视力减退。双手背掌指多结节硬质隆起和突出，大小0.5～1.5cm，有的结节融合成片。肢体和躯干可见6个散在深蓝色色斑，大小0.8～2.5cm，边缘稍不规则。其中左前臂深蓝色斑块破溃，周边红肿和溃疡。X线检查发现双手掌指多个不对称钙化结节和溶骨性改变，符合内生性软骨瘤。患者收住入院，行进一步检查、手术和治疗。

入院检查和诊断：患者全身CT检查未发现其他肢体和躯干骨骼异常，也未发现双指掌软骨瘤恶变。肝右叶富于血管肿瘤，2.8cm×3.0cm，边缘清晰，倾向于良性海绵血管瘤。头颅 CT 发现鞍上垂体肿瘤，最大径 1.2cm。血清学检测催乳激素（PRL）、生长激素（GH）、促肾上腺皮质激素（ACTH）和甲状腺刺激激素（TSH）均在正常范围。

手术活检和肿瘤切除：开颅手术切除垂体肿瘤并手术活检左前臂深蓝色斑块，送病理检查和诊断。

病理诊断：皮肤深蓝色斑块活检病理诊断为海绵状血管瘤伴炎症和坏死（图 22-16B），未见黑色素病变。垂体肿瘤诊断为垂体腺瘤（图 22-16C），免疫组化显示 Synaptophysin（+），Chromogranin（+），IDH1（+，图 22-16D）。调取患者既往掌指结节病理切片显示骨膜内生性软骨瘤。建议患者及其家庭做基因检测，因费用昂贵而拒绝。

综合患者临床表现和体征、影像学特征、病理检查和免疫组化染色，诊断为多发性内生性软骨瘤，伴皮下和肝脏海绵状血管瘤和垂体腺瘤，符合 Maffucci 综合征的诊断。

遗传咨询：咨询医生对患者和家庭成员进行了随访和咨询，未发现患者家族中有类似的临床症状和体征患者，提示患者的 Maffucci 综合征可能为非遗传性疾病或散发病例。患者的父母和兄妹均未发现任何内生性软骨瘤、Ollier 病和 Maffucci 综合征。因检测费用等原因，患者及家庭成员均未做基因检测。咨询医生为患者和家庭成员提供了有关 Maffucci 综合征的宣传和教育，建议患者定期随访，注意内生性软骨瘤的恶变和其他相关内脏恶性肿瘤。

2016 年，北京天坛医院神经外科 Hao 医生等报道一例类似的 Maffucci 综合征病例[32]，28 岁男性患者罹患多发性内生性软骨瘤，患者发生软骨肉瘤恶变，并合并有垂体腺瘤。用 PNA-PCR（肽核酸钳制 PCR）方法提取该患者软骨肉瘤 DNA 进行测序，发现 *IDH1* c.394C>T 变异。又提取患者垂体腺瘤 DNA 做 Sanger 测序发现同样的 *IDH1* c.394C>T 变异。对剩余垂体瘤组织用 PNA-PCR 进一步检测，也证实了 *IDH1* 变异[39]。

（罗丕福）

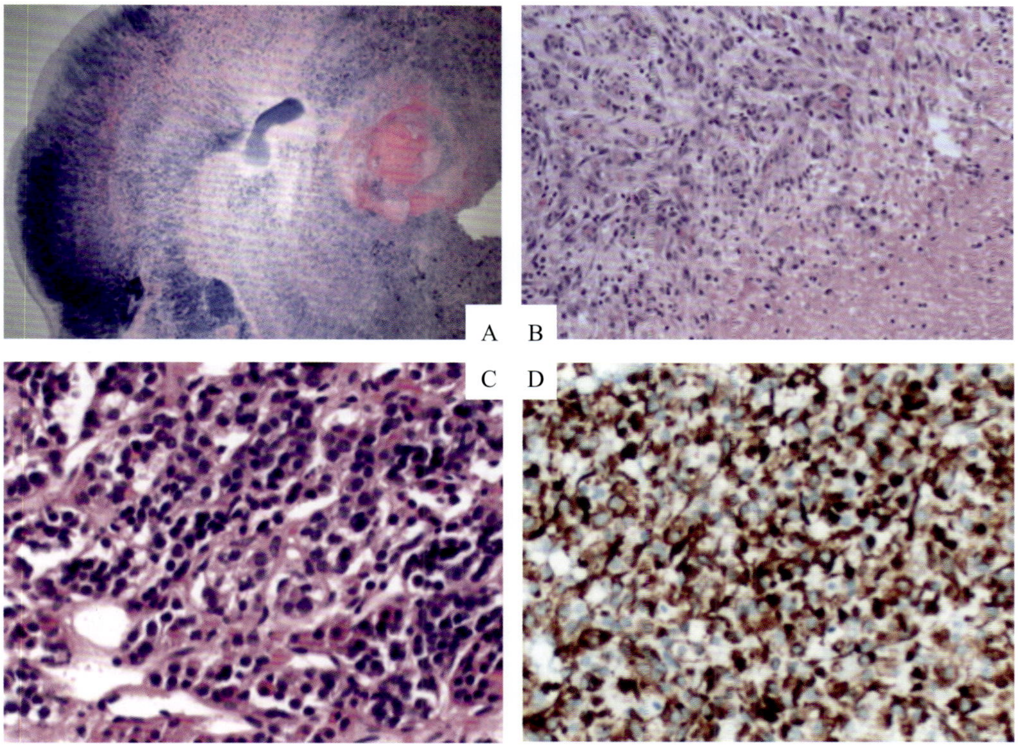

图 22-16　Maffucci 综合征患者病理特征——临床案例三

图 A，骨膜内生性软骨瘤（HE 染色，20×）；图 B，皮下和肝脏海绵状血管瘤（HE 染色，40×）；图 C，脑垂体腺瘤（HE 染色，200×）；图 D，垂体腺瘤 IDH1 免疫组化阳性（200×）

参考文献

[1] Mertens F, Unni KK. Enchondromatosis: Ollier disease and Maffucci syndrome, in Fletcher CDM, Unni KK and Mertens F. Pathology & Genetics Tumours of Soft Tissue and Bone, WHO Classification of Tumours. Lyon: IARCPress, 2002: 356-357.

[2] Jurik AG, Multiple hereditary exostoses and enchondromatosis. Best Pract Res Clin Rheumatol, 2020, 34(3): 101505.

[3] El Abiad JM, Robbins SM, Cohen B, et al. Natural history of Ollier disease and Maffucci syndrome: Patient survey and review of clinical literature. Am J Med Genet, 2020, 182 (5): 1093-1103.

[4] D'Arienzo A, Andreani L, Sacchetti F, et al. Hereditary multiple exostoses: current insights. Orthop Res Rev, 2019, 11: 199–211.

[5] Hameetman L, Bovée JVMG, Taminiau AHM, et al. Multiple osteochondromas: clinicopathological and genetic spectrum and suggestions for clinical management. Hered Cancer Clin Pract, 2004, 2 (4): 161-173.

[6] Wuyts W, Van Hul W. Molecular basis of multiple exostoses: Mutations in the EXT1 and EXT2 genes. Hum Mutat, 2000, 15 (3): 220-227.

[7] Wuyts W, Van Hul W, De Boulle K, et al. Mutations in the EXT1 and EXT2 genes in hereditary multiple exostoses. Am J Hum Genet, 1998, 62 (2): 346–354.

[8] Stickens D, Clines G, Burbee D, et al. The EXT2 multiple hereditary exostoses gene defines a family of putative tumor suppressor genes. Nat Genet, 1996, 14 (1): 25–32.

[9] Alvarez C, Tredwell S, De Vera M, et al. The genotype-phenotype correlation of hereditary multiple exostoses. Clin Genet, 2006, 70 (2): 122–130.

[10] Xu L, Xia J, Jiang H, et al. Mutation analysis of hereditary multiple exostoses in the Chinese. Hum Genet, 1999, 105 (1-2): 45-50.

[11] Chen ZH, Bi Q, Kong MX, et al. A novel EXT2 frameshift mutation identified in a family with multiple osteochondromas. Oncol Lett, 2018, 16 (4): 5167-5171.

[12] Suster D, Hung YP, Nielsen P. Differential diagnosis of cartilaginous lesions of bone. Arch Pathol Lab Med, 2020, 144 (1): 71-82.

[13] Jurik AG, Jørgensen PH, Mortensen MM. Whole-body MRI in assessing malignant transformation in multiple hereditary exostoses and enchondromatosis: audit results and literature review. Skeletal Radiol, 2020, 49 (1): 115-124.

[14] Sajid S, Yousaf A, Nabi U, et al. Sarcomatous transformation of recurrent scapular osteochondroma in a patient with the hereditary multiple osteochondromas: a case report and literature review. Cureus, 2019, 11 (12): e6308.

[15] Hecht JT, Hogue D, Strong LC, et al. Hereditary multiple exostosis and chondrosarcoma: linkage to chromosome 11 and loss of heterozygosity for EXT-linked markers on chromosomes 11 and 8. Am J Hum Genet, 1995, 56 (5): 1125–1131.

[16] Kok HK, Fitzgerald L, Campbell N, et al. Multimodality imaging features of hereditary multiple exostoses. Br J Radiol, 2013, 86 (1030): 20130398.

[17] Herget GW, Strohm P, Rottenburger C, et al. In-sights into enchondroma, enchondromatosis and the risk of secondary chondrosarcoma. Review of the literature with an emphasis on the clinical behaviour, radiology, malignant transformation, and the follow up. Neoplasm, 2014, 61 (4): 365-378.

[18] Gao ZY, Lu T, Song H, et al. Prognostic factors and treatment options for patients with high-grade chondrosarcoma. Med Sci Monit, 2019, 25: 8952-8967.

[19] Chow WA. Chondrosarcoma: biology, genetics, and epigenetics. F1000 Res, 2018, 7: F1000 Faculty Rev-1826.

[20] Shimono K, Tung WE, Macolino C, et al. Potent inhibition of heterotopic ossification by nuclear retinoic acid receptor γ agonists. Nat Med, 2011, 17 (4): 454–460.

[21] Pacifici M. Hereditary multiple exostoses: new insights into pathogenesis, clinical complications and potential treatments. Curr Osteoporos Rep, 2017, 15 (3): 142–152.

[22] Fletcher CDM, Unni KK, Mertens F. World Health Organization classification of tumours. Pathology & Genetics Tumours of Soft Tissue and Bone. Lyon: International Agency for Research on Cancer (IARC) Press, 2002.

[23] Putnam AR, Thompson KS, Wallentine JC, et al. Diagnostic Pathology Pediatric Neoplasms (2nd Edition). Philadelphia: ELSEVIER, 2018.

[24] Dumitrescu CE, Collins MT. McCune-Albright syndrome. Orphanet J Rare Dis, 2008, 3: 12.

[25] Ajeawung NF, Nguyen TTM, Lu LC, et al. Mutations in ANAPC1, encoding a scaffold subunit of the anaphase-promoting complex, cause Rothmund-Thomson syndrome type 1. Am J Hum Genet, 2019, 105 (3): 625–630.

[26] Colombo EA, Locatelli A, Sánchez LC, et al. Rothmund-Thomson syndrome: insights from new patients on the genetic variability underpinning clinical presentation and cancer outcome. Int J Mol Sci, 2018, 19 (4): 1103.

[27] Larizza L, Roversi G, Volpi L. Rothmund-Thomson syndrome. Orphanet J Rare Dis, 2010, 5: 2.

[28] Oshima J, Sidorova JM, Monnat RJ. Werner syndrome: clinical features, pathogenesis and potential therapeutic interventions. Ageing Res Rev, 2017, 33: 105-114.

[29] Tokita M, Kennedy SR, Risques RA, et al. Werner syndrome through the lens of tissue and tumour genomics. Sci Rep, 2016, 6: 32038.

[30] Parma D, Ferrer M, Luce L, et al. RB1 gene mutations in Argentine retinoblastoma patients. Implications for genetic counseling. PLoS One, 2017, 12 (12): e0189736.

[31] Yu D, Ng Cw B, Zhu HY, et al. Bone and dental abnormalities as first signs of familial Gardner's syndrome in a Chinese family: a literature review and a case report. Med Sci (Paris), 2018, 34: 20-25.

[32] Salti L, Rasse M, Alouf K. Maxillofacial radiographic study of Gardner's syndrome presenting with odontogenic myxoma: a

rare case report. Stomatologija, 2018, 20 (2): 59-64.
[33] Lee S, Kambhampati M, Almira-Suarez MI, et al. Somatic mosaicism of IDH1 R132H predisposes to anaplastic astrocytoma: a case of two siblings. Front Oncol, 2020, 9: 1507.
[34] Dhemesh Y, Tawekji T, Abdul-Baki MN, et al. Ollier disease: the first report in Syria. Oxf Med Case Reports, 2020, 2020 (1): omz145.
[35] Godkin O, Ellanti P, O'Toole G. Ollier's disease: features of the hands. BMJ Case Rep, 2017. doi: 10. 1136/bcr-2017-220009.
[36] Kumar A, Jain VK, Bharadwaj M, et al. Ollier disease: pathogenesis, diagnosis, and management. Orthopedics, 2015, 38 (6): e497–e506.
[37] Schaefer IM, Hornick JL, Bovée JVMG. The role of metabolic enzymes in mesenchymal tumors and tumor syndromes: genetics, pathology, and molecular mechanisms. Lab Invest, 2018, 98 (4): 414-426.
[38] Pansuriya TC, van Eijk R, d'Adamo A, et al. Somatic mosaic IDH1 or IDH2 mutations are associated with enchondroma and spindle cell hemangioma in Ollier disease and Maffucci syndrome. Nat Genet, 2012, 43 (12): 1256-1261.
[39] Amary MF, Damato S, Halai D, et al. Ollier disease and Maffucci syndrome are caused by somatic mosaic mutations of IDH1 and IDH2. Nat Genet, 2011, 43 (12): 1262-1265.
[40] Hao SY, Hong CS, Feng J, et al. Somatic IDH1 mutation in a pituitary adenoma of a patient with Maffucci syndrome. J Neurosurg, 2016, 124 (6): 1562-1567.
[41] Wang P, Dong Q, Zhang C, et al. Mutations in isocitrate dehydrogenase 1 and 2 occur frequently in intrahepatic cholangiocarcinomas and share hypermethylation targets with glioblastomas. Oncogene, 2013, 32 (25): 3091-3100.
[42] Burgetova A, Matejovsky Z, Michal Zikan M, et al. The association of enchondromatosis with malignant transformed chondrosarcoma and ovarian juvenile granulosa cell tumor (Ollier disease). Taiwa J Obstet Gynecol, 2017, 56 (2): 253-257.
[43] Mazingi D, Mbanje, C, Jakanani G, et al. Maffucci's syndrome in association with giant tubular adenoma of the breast: case report and literature review. Int J Surg Case Rep, 2019, 63: 147-152.
[44] Huang XD, Jiao HS, Yang Z, et al. Sclerosing angiomatoid nodular transformation of the spleen in a patient with Maffucci syndrome: a case report and review of literature. Diagn Pathol, 2017, 12 (1): 79.
[45] Sadiqi J, Rasouly N, Hamidi H, et al. Radiographic features of Ollier's disease – two case reports. BMC Med Imaging, 2017, 17 (1): 58.
[46] Ngai C, Ding DY, Rapp TB. Maffucci syndrome. an interesting case and a review of the literature. Bull Hosp Jt Dis , 2015, 73 (4): 282-285.
[47] Boer LL, Boek PLJ, van Dam AJ, et al. History and highlights of the teratological collection in the Museum Anatomicum of Leiden University, The Netherlands. Am J Med Genet, 2018, 176 (3): 618-637.
[48] Prokopchuk O, Andres S, Becker K, et al. Maffucci syndrome and neoplasms: a case report and review of the literature. BMC Res Notes, 2016, 9: 126.
[49] Triki W, Belem A, Labbene E, et al. Malignant transformation of Maffucci syndrome. J Clin Rheumatol, 2020. doi: 10. 1097/RHU. 0000000000001424.
[50] Aycan OE, Sebastiani E, Bianchi G, et al. Coexistence of secondary chondrosarcoma and lung carcinoma metastasis in the humerus of a patient with Ollier's disease: a case report. Acta Orthop Traumatol Turc, 2019, 53 (1): 68-73.
[51] Sunny G, Hcisala VR, Cicilet S, et al. Multiple enchondromatosis: olliers disease: a case report. J Clin Diagn Res, 2016, 10 (1): TD01-TD02.
[52] Lu H, Chen Q, Shen H, et al. Three different methods for treating multiple enchondromatosis in one hand. Int J Clin Exp Med, 2015, 8 (8): 13417-13420.
[53] Verdegaal SH, Bovee JV, Pansuriya TC, et al. Incidence, predictive factors, and prognosis of chondrosarcoma in patients with Ollier disease and Maffucci syndrome: an international multicenter study of 161 patients.Oncologist, 2011, 16 (12): 1771-1779.

第23章 遗传性神经系统肿瘤

本章描述的不是神经胶质瘤（glioma）或者髓母细胞瘤（medulloblastoma）等中枢神经系统肿瘤（central nervous system tumor），而是归属于伴发神经系统肿瘤的狭义遗传病，并且只重点描述常发的神经纤维瘤病（neurofibromatosis, NF）和结节性硬化复合症 （tuberous sclerosis complex, TSC）。

第一节 神经纤维瘤病Ⅰ型、Ⅱ型

神经纤维瘤病（NF）是由于基因缺陷导致神经嵴细胞发育异常而引起多系统损害的常染色体显性遗传病。根据临床表现和基因定位，可将NF分为神经纤维瘤病Ⅰ型（NF Ⅰ型） 和Ⅱ型（NF Ⅱ型）。NF Ⅰ型是由von Recklinghausen （1882）首次描述，主要特征为皮肤咖啡牛奶斑（café-au-lait macules）和周围神经多发性神经纤维瘤，外显率高，基因位于染色体17q11.2区域。NF Ⅰ型和NF Ⅱ型的发病率分别为1/3000和1/33 000，50%有家族遗传史，新发变异率为1/10 000，为大多数单基因遗传病的100倍[1, 2]。NF Ⅱ型又称中枢神经纤维瘤或双侧听神经瘤病，基因位于染色体22q12区域[3]。

主要临床表现

一、神经纤维瘤病Ⅰ型

1. **皮肤症状**。①几乎所有病例出生时就可见到皮肤咖啡牛奶斑，形状及大小不一，边缘不整，不凸出皮肤，好发于躯干不暴露部位（图23-1和23-2）；青春期前有6个以上大于5 mm的皮肤咖啡牛奶斑（青春期后大于15 mm）者具有高度的诊断价值，全身和腋窝雀斑也是特征之一（图23-2）[4]。②大而黑的色素沉着常提示簇状神经纤维瘤，如果位于中线提示有脊髓肿瘤；③皮肤纤维瘤和纤维软瘤在儿童期发病，多呈粉红色，主要分布于躯干和面部，也可见于四肢皮肤；数目不定，可达数千；大小不等，多为柑橘到芝麻绿豆般大小，质软；软瘤固定或有蒂，触之柔软而有弹性；浅表皮神经上的神经纤维瘤表现为似可移动的珠样结节，可引起疼痛、压痛、放射痛或感觉异常；丛状神经纤维瘤是神经干及其分支的弥漫性神经纤维瘤，常伴有皮肤和皮下组织大量增生而引起该区域或肢体弥漫性肥大，称神经纤维瘤性象皮病[5]。

2. **神经系统症状**。约50%患者有神经系统症状，主要由中枢或周围神经肿瘤压迫引起；其次为胶质细胞增生、血管增生、骨骼畸形所致[1]。①颅内肿瘤：NF Ⅰ型颅内以胶质瘤为主，多为视神经毛细胞星形细胞瘤，视神经、三叉神经及后组脑神经均可发生；尚可合并多发性脑膜瘤、神经胶质瘤、脑室管膜瘤、脑膜膨出及脑积水等。少数病例可有智能减退、记忆障碍及癫痫发作；②椎管内肿瘤：脊髓任何平面均可发生单个或多个神经纤维瘤、脊膜瘤等，尚可合并脊柱畸形、脊髓膨出和脊髓空洞症等；③周围神经肿瘤：全身的周围神经均可受累，以马尾好发，肿瘤沿神经干分布，呈串珠状，一般无明显症状，若肿瘤突然长大或引起剧烈疼痛可视为恶变（图23-3）。

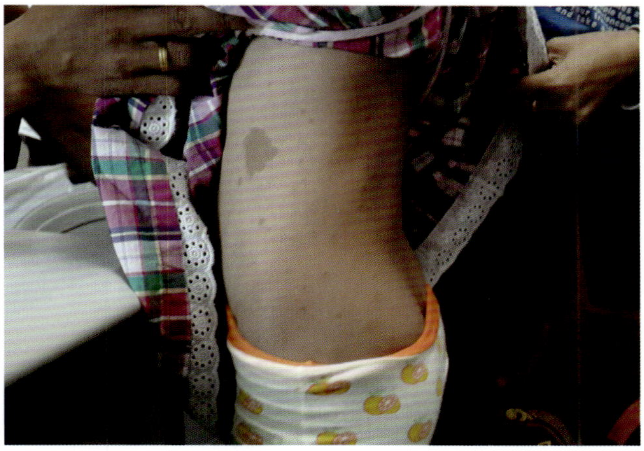

图 23-1 神经纤维瘤病 I 型患者的皮肤咖啡牛奶斑

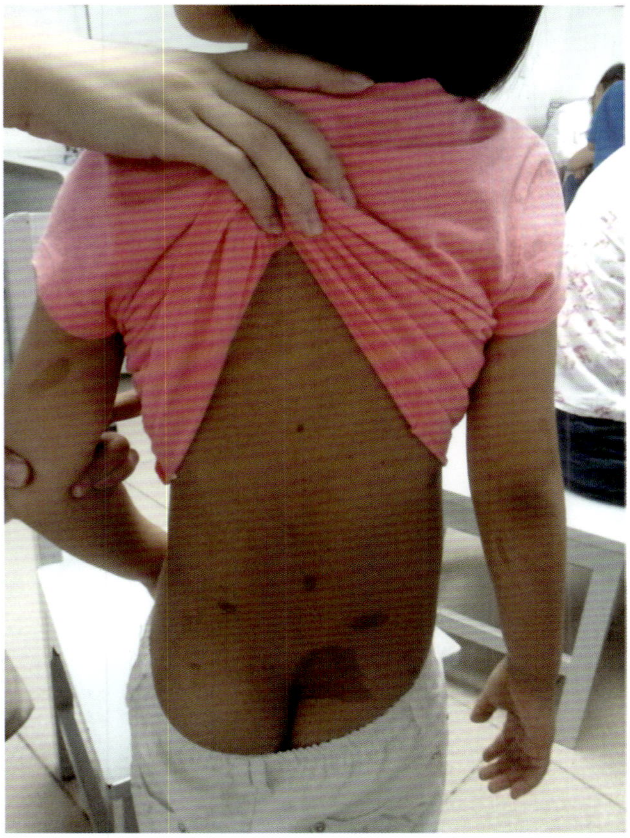

图 23-2 NF I 型患者在青春期前皮肤咖啡牛奶斑直径大于 5 mm

3. **眼部症状**。上睑可见纤维软瘤或丛状神经纤维瘤，眼眶可扪及肿块和突眼搏动，裂隙灯可见虹膜有粟粒状橙黄色圆形小结节，为错构瘤，也称 Lisch 结节，可随年龄增大而增多，为 NF Ⅰ 型所特有。眼底可见灰白色肿瘤，视神经乳头前凸；视神经胶质瘤可致突眼和视力丧失。

4. **其他症状**。常见的先天性骨发育异常为脊柱侧突、前突、后突、颅骨不对称、缺损及凹陷等。肿瘤直接压迫也可造成骨骼改变，如听神经瘤引起内听道扩大，脊神经瘤引起椎间孔扩大、骨质破坏，长骨、面骨和胸骨过度生长、肢体长骨骨质增生、骨干弯曲和假关节形成也较常见；肾上腺、心、肺、消化道及纵隔等均可发生肿瘤。

二、神经纤维瘤病Ⅱ型

NF Ⅱ 型的主要特征是双侧听神经瘤，并常合并脑膜脊膜瘤、星形细胞瘤及脊索后根神经鞘瘤。除了双耳听力下降外，其他症状与 NFI 型的临床表现相似 [3, 6, 7]。

遗传方式与相关致病基因

NF Ⅰ 型和 Ⅱ 型均为常染色体显性遗传，致病基因分别为 *NF1* 和 *NF2*。*NF1*[OMIM: 613113] 基因位于染色体 17q11.2，其基因组跨度 350 kb，cDNA 长 11 kb，含 59 个外显子，编码 2 818 个氨基酸，组成 320 kD 的神经纤维素蛋白（neutofibronin），该蛋白属于肿瘤抑制蛋白 GTPase 活化家族，可调节 RAS/MAPK 信号通路，与 mTOR 的活性有关，具有控制神经细胞和神经胶质细胞分化的功能 [1]。*NF1* 基因是一肿瘤抑制基因，当该基因发生易位、缺失、重排或点变异时，其肿瘤抑制功能丧失而致病。大约 50% 的 NF Ⅰ 型患者的致病性变异为新发变异，因此很多患者并没有家族史。而有家族史的患者所携带的遗传性致病性变异，具有很高的外显率，但临床症状的轻重差异较大，可能与修饰基因有关。*NF1* 基因变异主要是无义变异，以及有缺失和重复等形式，目前已有 1500 种位于该基因全长的不同的变异被鉴定。

NF2[OMIM: 607379] 基因位于染色体 22q12.2，其产物为 Merlin 蛋白，又称施万膜蛋白（schwannomin），由 587 个氨基酸组成，其失活与 NF Ⅱ 型发生密切相关。Merlin 蛋白参与多种细胞活动，具有调节细胞生长的功能。因此，*NF2* 变异会使得细胞分化、生长失控而引起施万细胞瘤（Schwannoma）和脑膜瘤 [6]。50% 以上的患者的致病性变异为新发变异，因而缺乏家族史。

临床诊断依据

1. **NF Ⅰ 型诊断标准** [5]。① 6 个或 6 个以上咖啡牛奶斑，且在青春期前最大直径大于 5 mm（图 23-3），青春期后大于 15 mm；②腋窝和腹股沟区雀斑；③ 2 个或 2 个以上神经纤维瘤或丛状神经纤

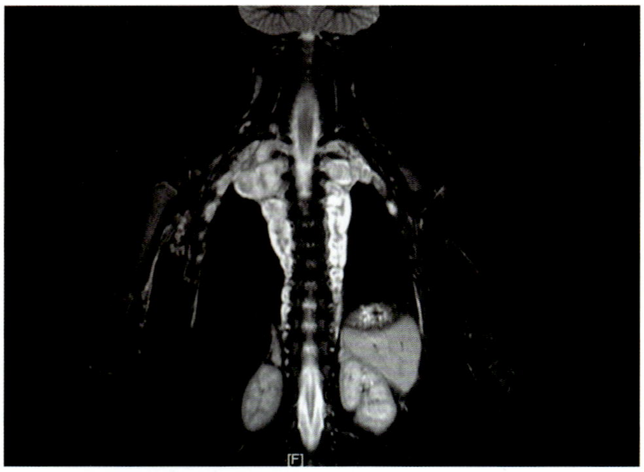

图 23-3 神经纤维瘤病Ⅰ型患者颈胸椎冠状位 MR STIR
颈胸椎两侧多发结节影，沿神经干分布

维瘤；④视神经胶质瘤；⑤一级亲属中有 NF Ⅰ型患者；⑥ 2 个或 2 个以上 Lisch 结节；⑦骨损害。满足 2 个及以上标准即可诊断 NF Ⅰ型。

2. NF Ⅱ型诊断标准[7]。①影像学确诊为双侧听神经瘤；一级亲属患 NF Ⅱ型伴一侧听神经瘤，或伴发下列肿瘤中的两种：神经纤维瘤，脑脊膜瘤、胶质瘤、施万细胞瘤、青少年后囊下晶状体浑浊。

NF1 和 *NF2* 基因胚系致病性变异是神经纤维瘤病确诊的重要依据。

主要病理诊断特征

一、组织细胞形态病理检查

神经纤维瘤病的主要病理特征是：外胚层结构的神经组织发育不良、过度增生和肿瘤形成。

NF Ⅰ型特征性的病理改变是神经纤维瘤（皮肤、局部神经内及丛状神经纤维瘤）、胶质瘤（毛细胞星形细胞瘤，尤其发生于视神经）及恶性外周神经鞘瘤（malignant peripheral nerve sheath tumor, MPNST）。10% 的丛状神经纤维瘤可以恶变成 MPNST。神经纤维瘤好发于周围神经远端、脊神经根，尤其是马尾。皮肤或皮下神经纤维瘤多位于真皮或皮下组织，多数无包膜（图 23-4），可为单个、多个或丛状。皮肤色素斑由表皮基底细胞内黑色素沉积所致。

皮肤神经纤维瘤多呈息肉状，大体检查边界清楚但无包膜（图 23-4A），弥散型神经纤维瘤呈斑块状。显微镜下肿瘤位于真皮内，细胞核卵圆形、梭形或扭曲波浪状（图 23-4B），与丰富的“胡萝卜”

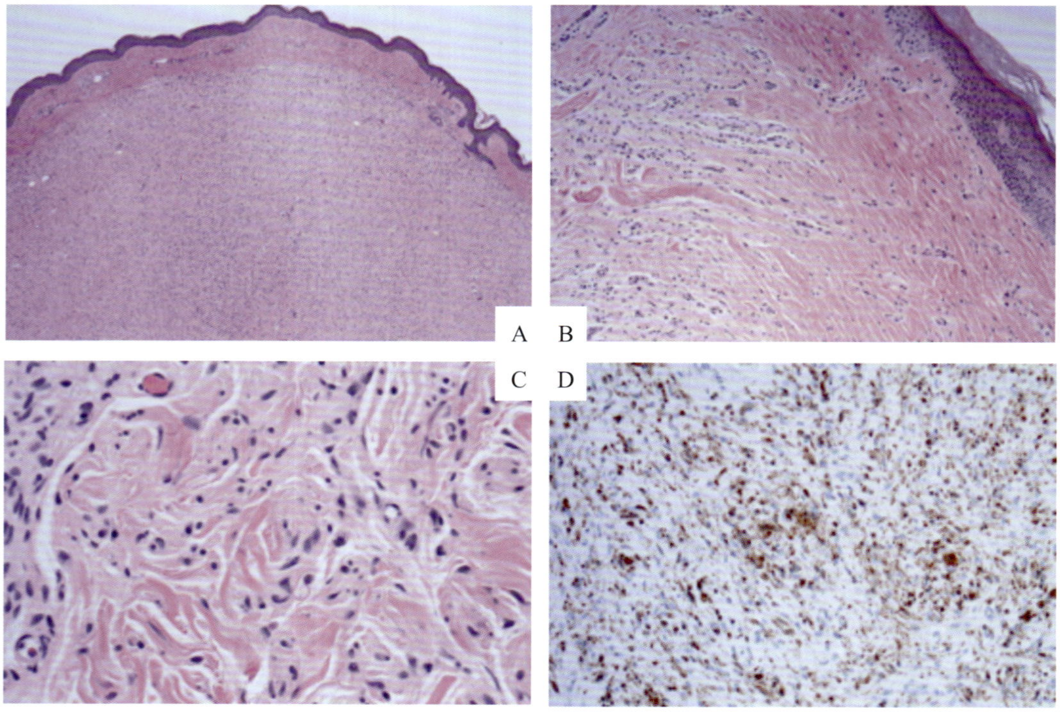

图 23-4 神经纤维瘤病Ⅰ型真皮神经纤维瘤病理特征

图 A，低倍镜下真皮内神经纤维瘤特征（HE 染色，40×）；图 B，肿瘤位于真皮层（HE 染色，100×）；图 C，肿瘤以梭形细胞为主，混合胶原纤维呈波浪状排列，肿瘤中偶见肥大细胞（HE 染色，400×）；图 D，免疫组化显示肿瘤细胞 S100 阳性（100×）（病理图片由罗丕福提供）

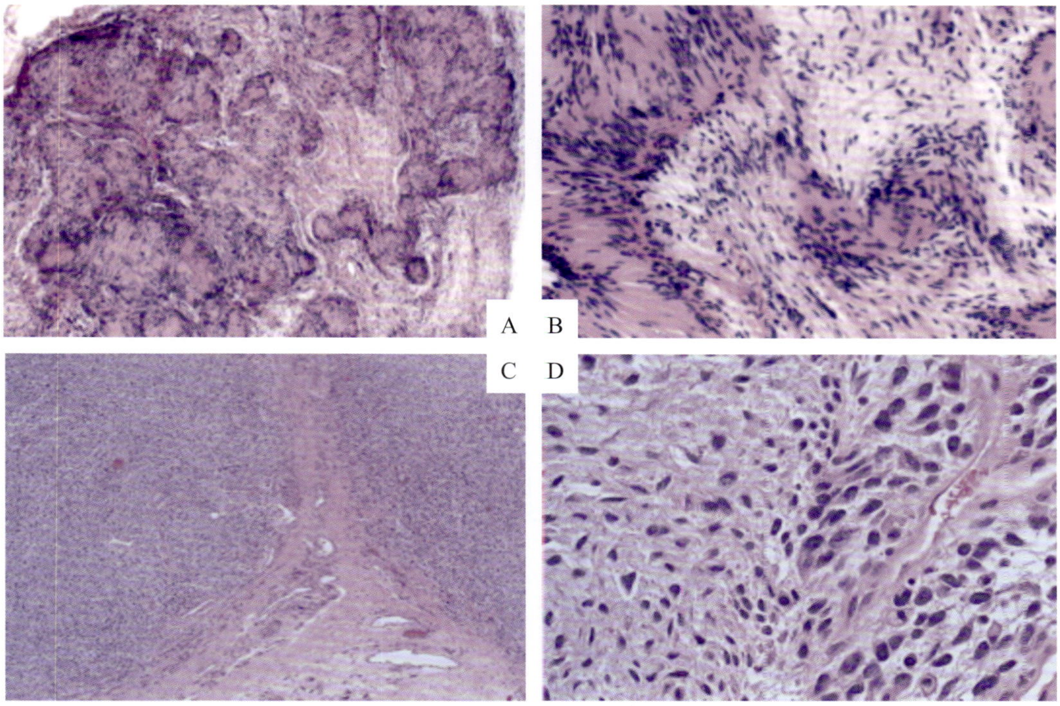

图 23-5 神经纤维瘤病 Ⅱ 型病理形态特征

图 A，施万神经瘤，低倍镜下病理特征（HE 染色，40×）；图 B，肿瘤显示典型细胞密集栅栏状的“Antoni A”和细胞疏松的“Antoni B”区（HE 染色，200×）。图 C，神经鞘瘤恶变为细胞密集的恶性外周神经鞘瘤 （HE 染色，40×）；图 D，高倍镜下高度异形梭形肿瘤细胞，可见核分裂、坏死和黏液样背景（HE 染色，400×）（病理图片由罗丕福提供）

样胶原纤维交织一起，形成疏密不等和随意的漩涡状结构（图 23-4C）。高倍镜下偶尔可见神经鞘瘤和胞核位于中心的肥大细胞。

NF Ⅱ 型以双侧听神经瘤和其他颅神经的神经鞘瘤（如视神经和三叉神经）为特征。典型的肿瘤起源于前庭听神经，称之为施万细胞瘤（图 23-5A、B）。

神经鞘瘤的病理特征为分叶状有包膜的肿瘤沿神经干膨起和突出幕上脑膜瘤是 NF Ⅱ 第二特征性病变。梭形和波浪状肿瘤细胞排列疏密交错，形成疏密不等的区域，称之为“Antoni A”和“Antoni B”区 （图 23-5A）。Antoni A 区肿瘤细胞致密，形成栅栏状排列；Antoni B 区肿瘤细胞少而稀，排列疏松，常有黏液样背景（图 23-5B）。

二、免疫组化染色检查

染色检查 NF I 型和 Ⅱ 型的肿瘤及恶性外周神经鞘瘤常常显示 S100 或 SOX10 阳性（图 23-4D）， Ⅳ 型胶原染色阳性，CD34 局部阳性，但恶性外周神经鞘瘤（MPNST，图 23-5C，D）可能会丢失 S100 免疫组化染色，肿瘤细胞增殖指数（Ki67）增高，常大于 20%。

三、分子病理检测

NF1 基因变异类型包括无义、移码、错义、缺失、重复等形式。目前已有 1 500 种位于基因全长的不同的变异被鉴定。*NF2* 基因以点变异为多（图 23-6）。对于 *NF1* 和 *NF2* 基因的检测应包括基因全长测序以及基因缺失 / 重复分析。

其他检查

1. MRI/CT。有助于发现 NF Ⅰ 型的中枢神经系统肿瘤，具有明显的占位效应。对于多发性脊神经根肿瘤，有良好的诊断价值 （图 23-7）。

2. **脑干诱发电位对听神经瘤有较大诊断价值。**

3. **皮肤、皮下结节或神经干包块的活检可确诊。**

治疗与预后

一、治疗

（一）传统治疗

1. **对症治疗**。依据患者的临床症状给予相应的治疗，脑内的神经纤维瘤若有癫痫发作，则抗癫痫治疗。若有头痛，则进行头痛的治疗等。

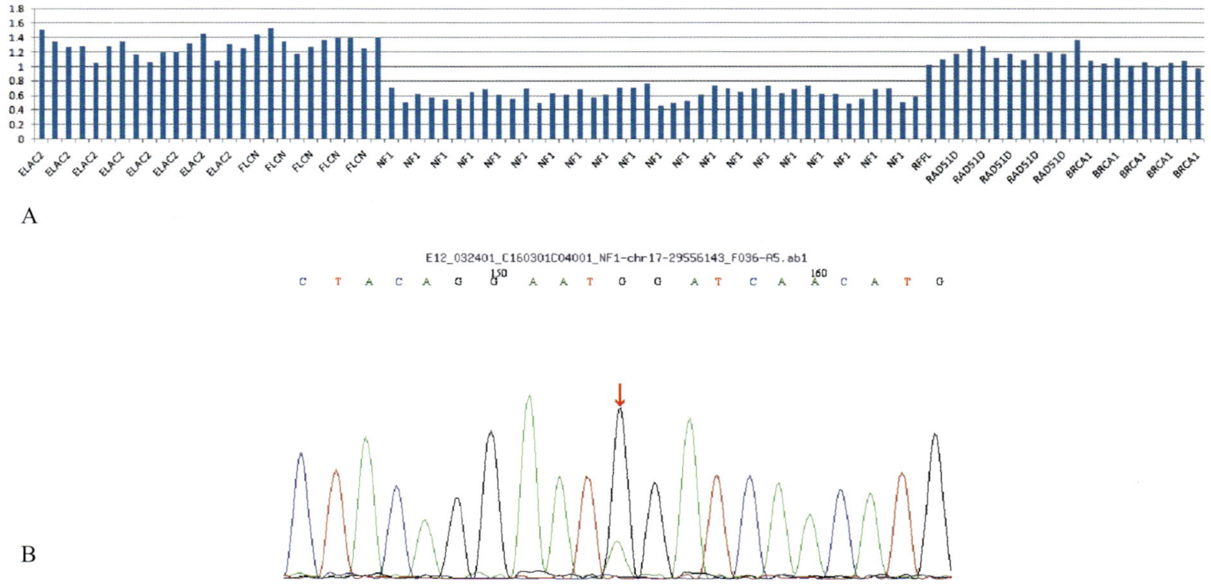

图 23-6 *NF1* 基因检测图

图 A，*NF1* 基因大片段缺失；图 B，*NF1* 基因 17 号外显子杂合变异：c.2510G>A

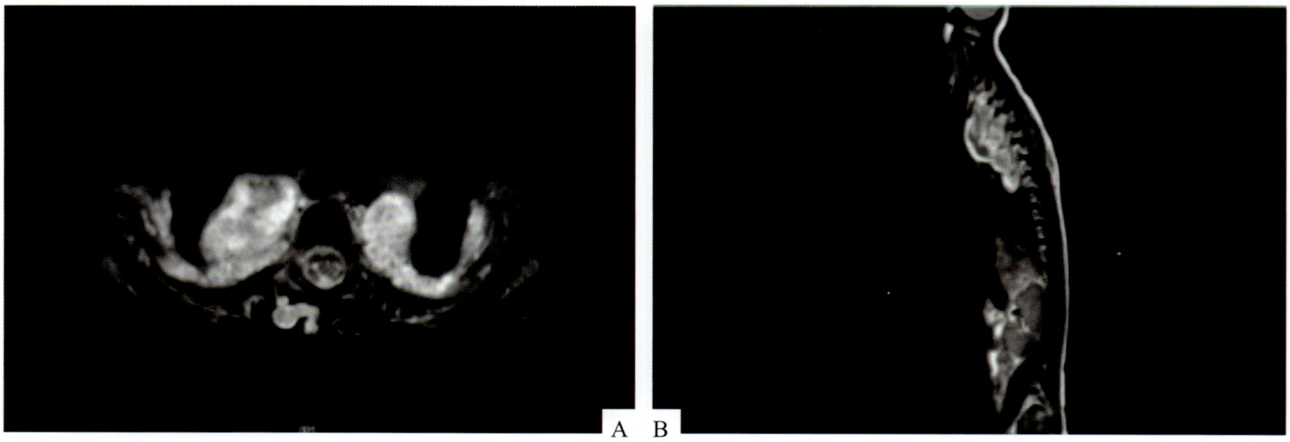

图 23-7 神经纤维瘤病Ⅰ型患者颈胸 MR 图像

图 A，横断位示胸背部肌群内结节影；图 B，矢状位见胸椎旁多发结节影

2. **手术治疗**。依据肿瘤是否对神经及周围组织有压迫症状、占位症状，是否有恶变倾向，来考虑是否对肿瘤组织进行手术切除。手术的方式有直接切除激光治疗等。如果有明显颅内占位性症状如头痛、呕吐、视力下降、桥小脑角压迫，或病灶累及皮层出现癫痫症状，则应进行手术治疗。如果患者为多发性病变，或者没有明显临床症状，如皮下神经纤维瘤、神经根纤维瘤等，暂时不考虑手术治疗。

（二）药物治疗

目前还没有特异性的治疗药物，但有一些药物进入了临床试验。譬如，雷帕霉素可抑制小鼠视神经胶质瘤的生长，故也在用于治疗 NF Ⅰ型相关胶质瘤的临床研究。用伊马替尼（针对 C-KIT 信号通路）治疗 NF Ⅰ型相关的丛状神经纤维瘤的临床试验，也正在进行中。目前把洛伐他汀（非选择性 RAS 抑制剂）应用于儿童 NF Ⅰ型相关的认知症状进行临床试验[8]。也有临床研究使用贝伐单抗（VEGF 抗体）治疗进展性 NF Ⅱ型，至少 50% 的患者有听力改善，肿瘤体积缩小。另外，拉帕替尼、厄洛替尼、依维莫司等也正在进行 NF Ⅱ型治疗的临床试验[8]。不远的将来，转基因治疗和干细胞治疗有望成为 NF Ⅰ型治疗的突破性方法。

二、预后

神经纤维瘤病一般预后良好，多数不影响患者寿命。但当肿瘤侵犯重要脏器，引起脑内占位压迫，导致梗阻性脑积水，或肿瘤压迫脑组织引起明显的瘫痪、严重的癫痫发作，若控制不佳，则预后不良。

遗传咨询与孕产前诊断

一、携带者 / 患者检测与健康管理咨询

NF Ⅰ型和 NF Ⅱ型均为常染色体显性遗传，若父母一方患病，其子代的患病概率为 50%。遗传咨询应该包括核实家族史和讨论疾病的临床过程，包括疾病发生的风险和与疾病管理相关的问题。对于没有家族史的家系，只要先证者的症状突出，应常规做基因检测。若为阳性，应对其家族中有血缘关系的成员进行基因检测，以发现症状不典型的患者。这对遗传咨询很重要。一般来讲，通过基因检测容易确定携带者，不管其表型如何变化。但 *NF1* 和 *NF2* 基因区域较大，临床上多有新发变异。因此，在临床上，对于可疑的患者，即使没有家族史，也应该进行 *NF1* 或 *NF2* 基因检测。

二、携带者生育咨询

应该与咨询者及相关家人一起，一步一步地对下列事项进行核对和确认，回答和讨论咨询者的问题。需充分讨论生育的风险、技术局限性和获益。

（1）首先需要确定咨询者家系中 NF Ⅰ型或 NF Ⅱ型的临床诊断，建立遗传档案。确定临床诊断包括典型的皮肤咖啡牛奶斑、MRI 发现脑内或神经根有无神经纤维瘤；眼裂隙镜确定有虹膜错构瘤；常染色体显性遗传家族史；基因检测确定患者有 *NF1* 基因或 *NF2* 基因变异类型。

（2）绘制咨询者的家系图，是否符合常染色体显性遗传规律，系谱中代代均有患者，男女不限。有些家系可能无阳性家族史，可能的原因有：先证者为继父母收养、先证者双亲早亡、未能及时诊断家族成员的神经纤维瘤病、先证者双亲发病延迟或外显不全、先证者新发变异、父母为胚系嵌合体。在由于独生子导致的小家系可能不会体现常染色体显性染色体遗传规律。

（3）核对先证者 *NF1* 或 *NF2* 基因检测结果，确定相应的基因致病性变异。若考虑为父源性精子嵌合体，可对先证者父亲的精子进行二代测序，找到精子嵌合体的证据。

（4）若配偶未携带相同致病性变异基因，则先证者生育的子代 50% 为患者，50% 为正常人。若配偶携带相同致病性变异基因，则先证者生育的子代 75% 患病，25% 正常，男女机会均等。

（5）若确认先证者父亲的精子为嵌合体，或怀疑先证者的母亲为胚系嵌合体，可对胎儿进行产前诊断，或胚胎植入前遗传学诊断。

三、孕产前遗传学诊断

对于有意愿进行孕前遗传学诊断（如胚胎植入前遗传学诊断）的 NF Ⅰ型或 NF Ⅱ型患者，遗传咨询医生应与之讨论生殖遗传学检测技术的选择，在妊娠 10 ~ 13 周进行绒毛穿刺取样或孕 16 周以后羊膜腔穿刺抽取羊水进行胎儿细胞的 *NF1* 基因或 *NF2* 基因检测，以及各自的利弊等。

临床案例一

患儿（Ⅲ-1，图23-8），女，4岁半，主因“出生时发现右眼周及躯干多个咖啡牛奶斑”于2015年5月到医院门诊就诊。患者父母在患儿出生时即发现患儿右眼周、躯干、后背多发咖啡牛奶斑，逐年增大，边缘不整，不凸出皮肤，无疼痛等。患儿生长发育如同龄儿童。其父亲腰骶部有咖啡牛奶斑。体格检查：神清，脑神经检查无明显异常。右侧腋窝为中心大片咖啡牛奶斑，不凸出于

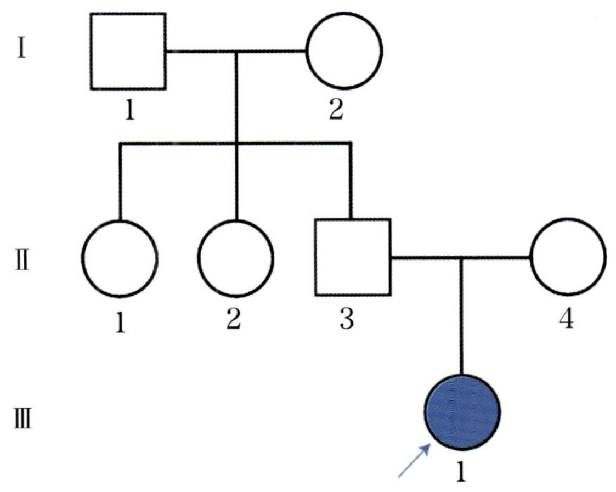

图 23-8 神经纤维瘤病Ⅰ型家系图——临床案例一

（本案例由利婧和张成提供）

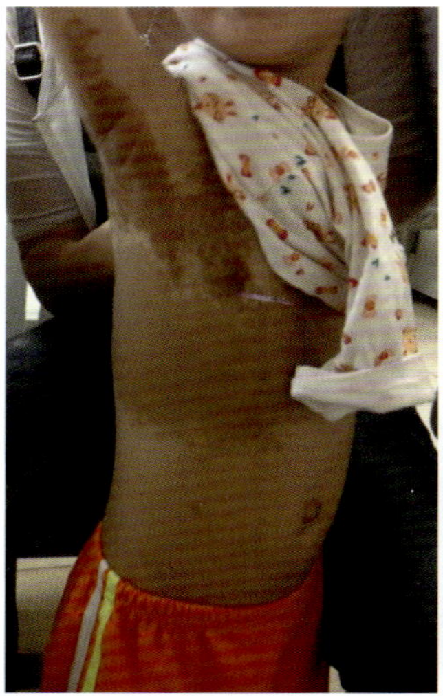

图 23-9 患儿以右侧腋部为中心大片咖啡牛奶斑——临床案例一

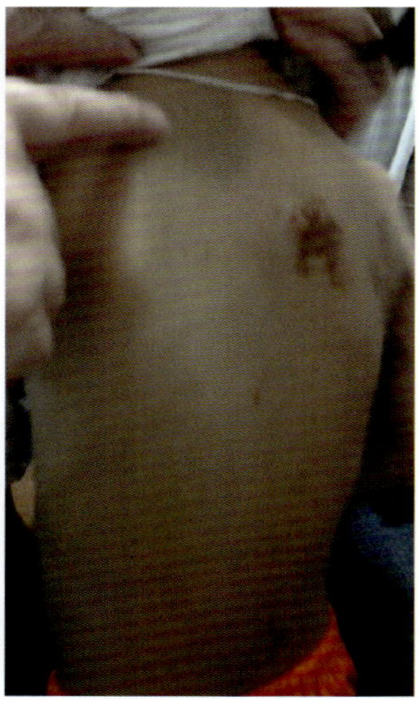

图 23-10 患儿背部多个散在咖啡牛奶斑——临床案例一

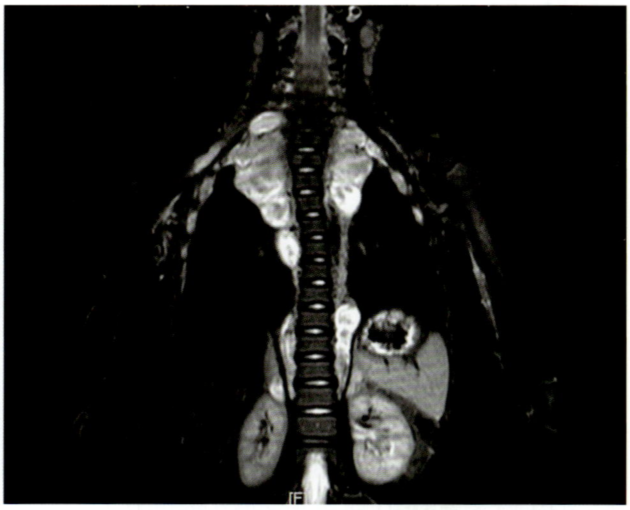

图 23-11 患儿颈胸腰椎 MRI 示胸廓入口处至左肾门脊柱两侧旁多发结节影——临床案例一

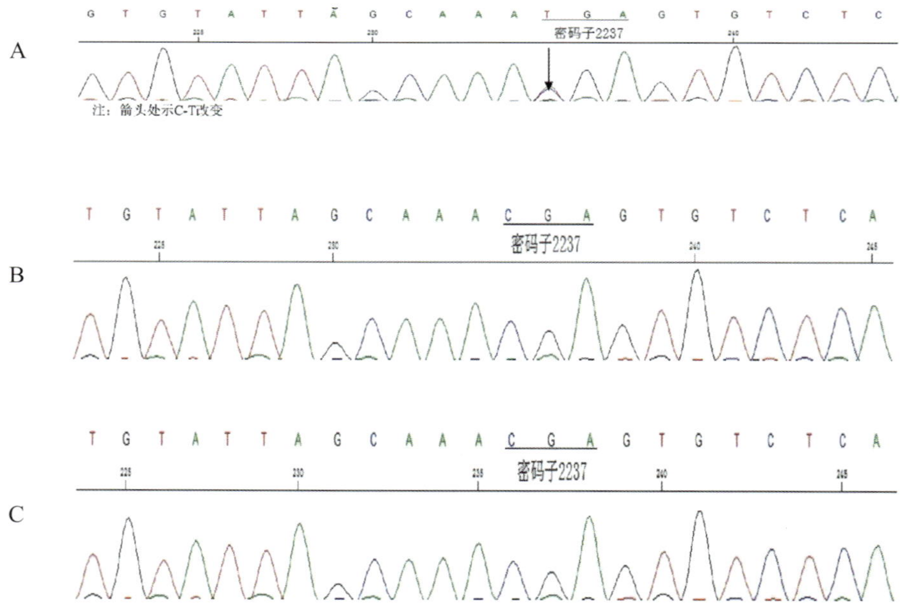

图 23-12 神经纤维瘤病患儿基因检测结果——临床案例一

图 A，示患儿 *NF1* 基因 45 号外显子 c.6709C>T，杂合变异；图 B 及图 C，分别为患儿父母 *NF1* 基因检测图，均未检测到 45 号外显子 c.6709C>T 变异

皮肤（图23-9），颈背有散在大小不一咖啡牛奶斑（图23-10）。四肢肌力肌张力正常，腱反射对称，病理征（—）。外院查头颈胸腰椎MRI平扫及增强提示：胸廓入口处至左肾门脊柱两侧旁、两侧胸廓上部内侧壁、右侧腋窝区、右侧胸部背部上部肌群内广泛多发结节状影（图23-11），考虑神经纤维瘤病可能性大；颅脑MRI平扫未见异常。予送检*NF1*基因及*NF2*基因测序，发现患者*NF1*基因45号外显子变异c.6709C>T（图23-12A），为无义变异，其父母未检测到上述变异（图23-12B和C）。

结合该患儿临床表现存在典型皮肤牛奶咖啡斑，辅助检测提示多发性神经纤维瘤，可确诊为NF Ⅰ 型。目前患者无明显临床症状，建议定期复查 MR Ⅰ 明确多发性神经纤维瘤有无增大。患儿

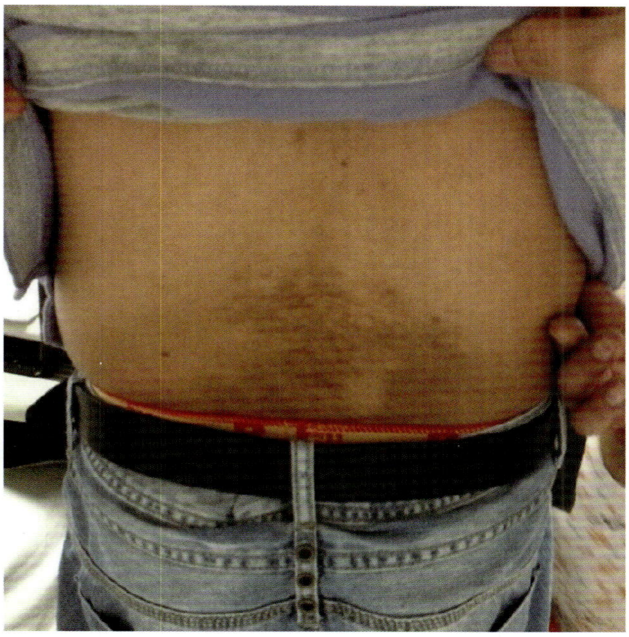

图 23-13 神经纤维瘤病患儿父亲后腰部见片状咖啡牛奶斑——临床案例一

父母外周血检测 *NF1* 基因未发现相关位点的点突变，但患儿父亲存在背部大片牛奶咖啡斑（图 23-13），仍不能排除患儿父亲为存在胚系嵌合体可能，建议患者父母如想生育时，建议对胎儿进行产前诊断，或胚胎植入前遗传学检查。

（张成 利婧 陈映丽）

第二节 结节性硬化复合症

结节性硬化复合症（tuberous sclerosis complex, TSC）是由于肿瘤抑制基因 *TSC1/TSC2* 变异引起的一种以多器官出现错构瘤和中枢神经系统 / 非中枢神经系统良性肿瘤为特征的神经皮肤遗传病，为常染色体显性遗传性疾病。新生儿发病率 1/10 000 ~ 1/6000，男女之比约 2∶1。临床三联征为智力低下、癫痫和皮肤纤维血管瘤 [9, 10]。

主要临床表现

结节性硬化复合症典型临床表现为面部皮肤纤维血管瘤、癫痫发作和智力减退 [9, 10]。本病具有临床异质性，相同基因变异可表现为轻重不等的临床表现。

一、神经系统症状

神经系统症状最为常见的，也是该病致死性和难治性的原因。主要包括癫痫、脑皮质下结节等错构瘤形成和认知障碍、自闭症等神经发育异常。

1. **癫痫**。约 90% 的结节性硬化复合症患者会出现癫痫，其中 70% 的癫痫在 1 岁前出现。早期出现的癫痫通常是局部发作或婴儿痉挛。婴儿痉挛是严重的癫痫类型，常随后出现其他癫痫发作类型如强直、阵挛或强直阵挛发作，75% 的患者最后发展成难治性癫痫（图 23-14）。

2. **错构瘤**。颅内异常包括皮质下结节、室管膜下结节（subependymal nodule, SEN）及室管膜下巨细胞星形细胞瘤（subependymal giant cell astrocytoma, SGEA）（图 23-15）。大约 80% ~ 90% 患者出现皮下结节，皮下结节越多的患者，出现认知障碍的可能性越大，癫痫发作越难控制。大约 90% 的患者出现室管膜下结节，室管膜下结节常无临床症状，且其数量多少跟疾病的严重性无关。室管膜下结节可能增大及发展为室管膜下巨细胞星形细胞瘤。5% ~ 20% 的结节性硬化复合症患者出现室管膜下巨细胞星形细胞瘤，此肿瘤在室间孔旁生长，可阻碍脑脊液循环引起脑积水，导致患者死亡。

3. **精神发育障碍**。患者常伴有一系列不同程度的神经精神症状，统称为结节性硬化复合症相关神经精神症状（tuberous sclerosis complex related neuropsychiatric disorders, TAND）。最常见的行为问题包括过度活动、冲动、偏执和睡眠困难，常见的是焦虑、情绪波动和严重的攻击行为；不太常见的是抑郁情绪、自我伤害和强迫症行为。患者常因自闭症（40% ~ 50%）和注意力缺陷多动症（30% ~ 50%）等常见症状而被诊断为精神疾病。大约 50% 的结节性硬化复合症患者智力正常，剩下的有不同程度的智力障碍。

二、皮肤损害

色素脱失斑是结节性硬化复合症最常见的皮肤症状，超过 90% 的患者出现此症状，这些脱失斑常在患者出生时即已存在，为 1mm 长树叶形、卵圆形或不规则形色素脱失斑，在紫外灯下观察尤为明显，见于四肢及躯干，可随着患者年龄增长而增大或增多。面部纤维血管瘤是第二常见的皮肤症状，特征是口鼻三角区对称蝶形分布，呈淡红色或红褐色，为针尖至蚕豆大小的坚硬蜡样丘疹，按之稍褪色。约 75% 患者皮肤活检显示患者纤维血管瘤含

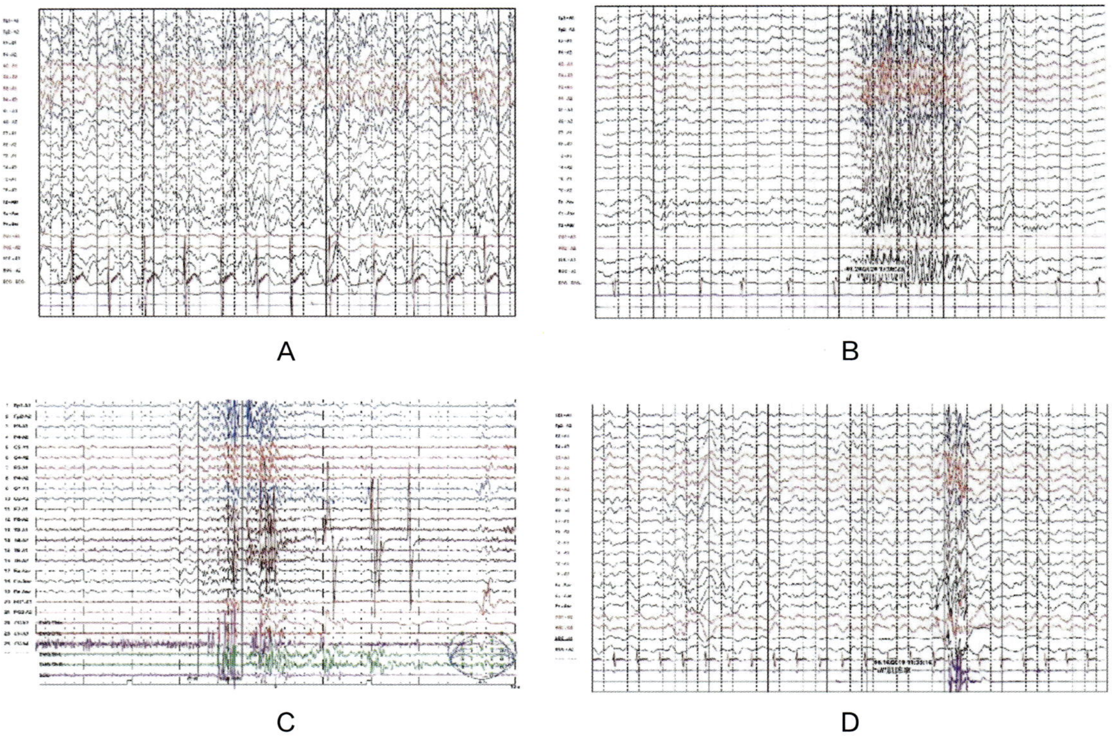

图 23-14 结节性硬化复合症不同发作类型脑电图改变

图 A，间期多灶性放电。图 B，间期广泛性棘波节律阵发。图 C，肌阵挛 - 失张力发作。图 D，肌阵挛发作

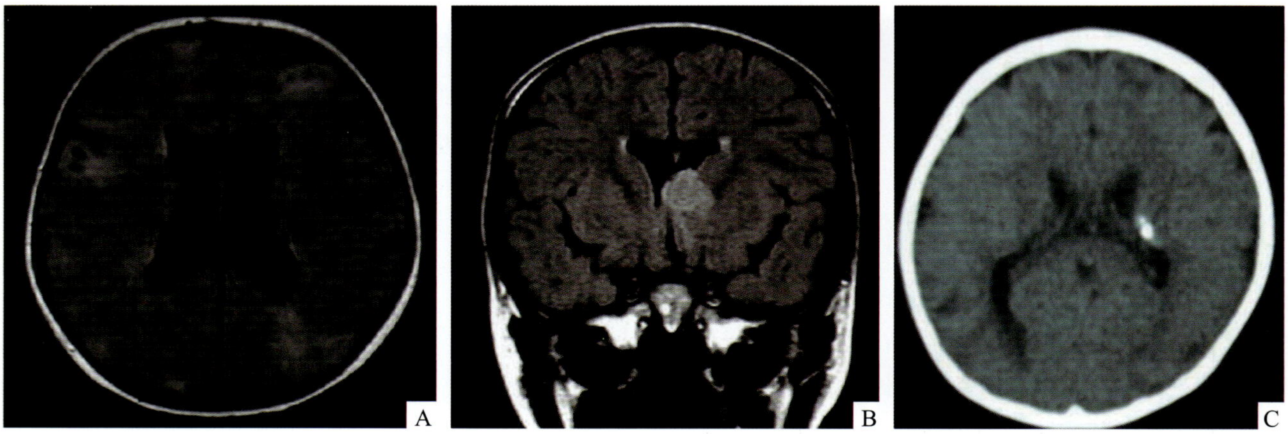

图 23-15 结节性硬化复合症头颅影像学检查

图 A，头颅 MRI 示多发皮质下异常信号。图 B，侧脑室室管膜下巨细胞星形细胞瘤。图 C，头颅 CT 示侧脑室室管膜下结节性高信号

有血管及结缔组织。此外，20% ~ 30% 患者腰部出现鲨鱼皮样斑，年长儿或成人较常见。甲周纤维瘤是一种平滑、坚韧的结节，常出现在指甲边，脚趾比手指常见，常出现于成人。此外还有部分患者在颈部或头部出现突出于皮肤表面的质软、肉色带蒂的皮肤软疣。其他皮肤症状还包括皮肤纸屑样改变、前额斑块等（图 23-16）。

三、肾病变

超过 80% 的患者伴有肾损害，如肾血管平滑肌脂肪瘤（renal angiomyolipoma, RAML）、肾囊肿或肾细胞癌等，小的肾血管平滑肌脂肪瘤常无临床症状，但直径大于 4cm 的肿瘤就容易出现危及生命的大出血。尽管肾细胞癌在结节性硬化复合症患者和普通人的发病率相近，但结节性硬化

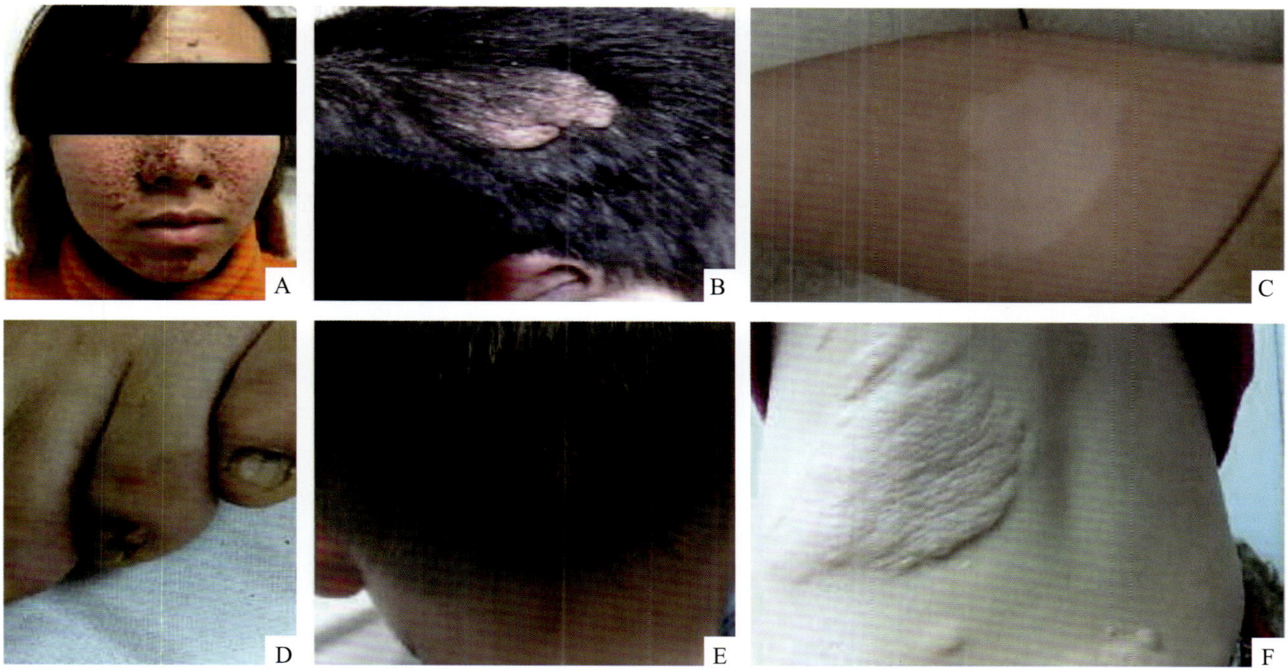

图 23-16 结节性硬化复合症不同皮肤改变

第一行从左至右（A、B、C）分别为面部皮肤纤维血管瘤、皮肤软疣、色素脱失斑。第二行从左至右（D、E、F）分别为甲周纤维瘤、头发色素缺失、皮肤鲨鱼皮斑

复合症患者肾细胞癌的平均发病年龄比普通人群早 25 年。

四、肺部病变

肺淋巴管平滑肌瘤病（pulmonary lymphangioleiomyomatosis, PLAM）主要出现在育龄期女性患者，提示雌激素可能具有促进作用。肺淋巴管平滑肌瘤病常无临床症状，部分患者出现呼吸困难、自发性气胸的表现 [11]。

五、其他

结节性硬化复合症患者还可出现心脏横纹肌瘤、视网膜结节等。心脏横纹肌瘤常于孕 22 ~ 29 周出现，且随着患儿年龄增长自行消退，若无并发症可不需要特殊治疗。视网膜结节常无临床表现，部分患者出现视力问题而发现。

遗传方式与相关致病基因

结节性硬化复合症与 *TSC1* 和 *TSC2* 两个基因相关，为常染色体显性遗传。*TSC1*[OMIM: 605284] 基因位于常染色体 9q34.13，跨度 55 kb，包含 23 个外显子，mRNA 长度为 8.6 kb，编码 1164 个氨基酸，组成分子量为 130 kD 的错构瘤蛋白（hamartin）。*TSC2*[OMIM: 191092] 基因位于常染色体 16p13.3，跨度 40 kb，包含 41 个外显子，mRNA 长度为 5.5 kb，编码 1807 个氨基酸，组成分子量为 180 kD 的结节蛋白（tuberin）。错构瘤蛋白和结节蛋白在多个器官中表达，包括肾、脑、肺及胰腺。结节蛋白主要定位在中心体，而错构瘤蛋白在高尔基体及细胞核中。

结节蛋白和错构瘤蛋白形成蛋白二聚体，通过 GTP 酶激活蛋白区域能水解 GTP 为 GDP，使 Ras 家族蛋白从有活性的 GTP 连接状态转变为无活性的 GDP 连接状态，抑制哺乳动物雷帕霉素靶蛋白（mammalian target of rapamcin，mTOR）通路活性。在生理状态下，mTOR 通路促进细胞生长、增殖和分化，并整合细胞的营养信号。研究发现结节性硬化复合症患者肿瘤组织中 mTOR 通路过度活跃，引起细胞过度增殖，从而导致肿瘤的发生 [12]。结节性硬化复合症的发生机制是由于 *TSC1* 基因或 *TSC2* 基因变异，其基因产物结节蛋白和错构瘤蛋白形成蛋白二聚体的功能障碍，不能抑制 mTOR 通路活性，mTOR 通路过度活跃导致体内多种细胞的过度生长和增殖。

临床诊断依据

目前结节性硬化复合症的诊断主要依据临床标准，基因检测可以明确相关基因及其和变异类型，并为患者家系分析、遗传咨询和产前诊断提供依据。

根据2012年第二届国际结节性硬化复合症共识会议的建议，结节性硬化复合症的诊断标准包括以下主要和次要特征[10]。

1. 主要特征

（1）色素缺失斑（≥ 3个，直径≥ 5mm）。

（2）血管纤维瘤（≥ 3个）或头部纤维斑块。

（3）甲周纤维瘤（≥ 2个）。

（4）鲨鱼皮斑。

（5）多发性视网膜错构瘤。

（6）皮质发育不良。

（7）室管膜下结节。

（8）室管膜下巨细胞星形细胞瘤。

（9）心脏横纹肌瘤。

（10）淋巴管平滑肌瘤病。

（11）肾血管平滑肌脂肪瘤（≥ 2个）。

2. 次要特征

（1）皮肤“斑驳状”或“纸屑样”改变。

（2）牙釉质凹陷（>3处）。

（3）口腔内纤维瘤（≥ 2个）。

（4）视网膜色素斑。

（5）多个肾囊肿。

（6）非肾错构瘤。

对具有2个主要特征或具有至少2个次要特征和1个主要特征的患者，诊断为确定的结节性硬化复合症，而对具有1个主要特征或至少2个次要特征的患者，则诊断为疑诊的结节性硬化复合症。

*TSC1*或*TSC2*基因胚系致病性变异是结节性硬化复合症确诊的重要依据。

主要病理诊断特征

一、组织细胞病理检查

室管膜下巨细胞星形细胞瘤是结节性硬化复合症患者最常见的中枢神经系统（central nervous system, CNS）肿瘤，而且也是TCS诊断的主要标准之一。结节性硬化复合症的病理改变为神经胶质细胞增生性硬化结节（图23-17A，C），广泛发生于大脑皮质、白质、基底节和室管膜下。 皮质发育不良可表现为多种形式，如巨大脑回征，皮层增厚，皮层分层结构紊乱，海马硬化和室管膜下结节（图23-17B），常伴有钙质沉积，可有异位症及血管增生等特征。这些都是患者癫痫和难治性癫痫的结构基础。皮肤的血管纤维瘤是由皮肤神经末梢、增生的结缔组织和血管组成。视网膜上可见胶质瘤、神经节细胞瘤，为未分化的成胶质细胞过度增生。骨质硬化和囊性变，还可有脊柱裂、多趾（指）畸形等。心、肾、肺、肝等内脏也可有肿瘤发生。

肾血管平滑肌脂肪瘤（renal angiomyolipoma, RAML）由厚壁血管、平滑肌和脂肪三部分组成，病理改变表现为增生和排列紊乱的厚壁血管、平滑肌增生和脂肪细胞浸润（图23-17D）。肿瘤可为多结节状或多个肿瘤，也可伴有肾囊肿或肾细胞癌等。小的肾血管平滑肌脂肪瘤常无临床症状，但直径大于4cm的肿瘤就容易出现危及生命的大出血。

肺淋巴管平滑肌瘤（pulmonary lymphangioleiomyoma, PLAM）主要出现在生育期女性患者，出现肺多囊性肿瘤（图23-17E）。肿瘤由大小不等的囊腔组成，囊壁为平滑肌增生，形成厚薄不等的结节状和肺气肿样改变。小的局灶性肺淋巴管平滑肌瘤病常无临床症状，大的肿瘤会发生自发性气胸和血胸，患者出现呼吸困难。

二、免疫组化染色检查

肾血管平滑肌脂肪瘤与肺淋巴管平滑肌瘤病一样，肿瘤表现为特征性的HMB45和SMA免疫组化阳性染色（图23-17F）。以及细胞免疫组化显示HMB45和SMA阳性染色（图23-17F）为肺淋巴管平滑肌瘤病的诊断依据。

三、分子病理检测

基因测序可检测*TSC1*/*TSC2*各种变异类型。迄今为止，报道*TSC1*基因有约1 117种不同的基因变异，而*TSC2*基因有约3222种变异（http://www.lovd.nl/TSC1, http://www.lovd/TSC2）。患者基因变异类型各异，包含错义、无义变异，剪接位点变异或其他插入/缺失，但没有发现变异热点。75% ~ 95%的结节性硬化复合症患者基因检测呈阳性（图23-18），有10% ~ 25%的患者经常规基因检测未能检出基因变异，不能排除结节性硬化复合症的诊断[13, 14]。

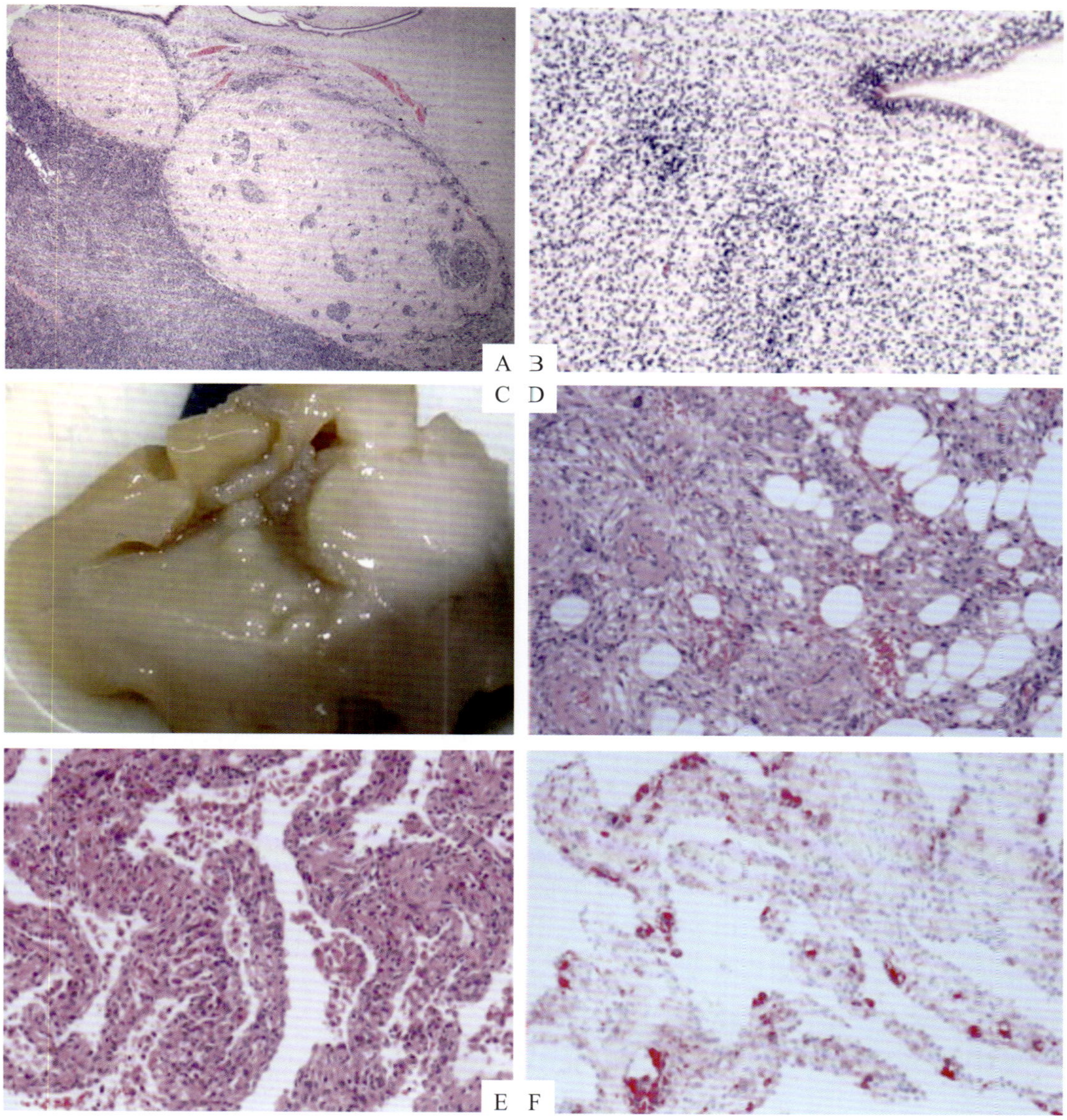

图 23-17 结节性硬化复合症病理表现

图 A，室管膜下皮质发育不良，神经元呈多结节状（HE 染色，40×）；图 B，结节性硬化复合症的典型病理改变为神经元和胶质细胞结节性增生 （HE 染色，100×）；图 C，大体图显示硬化结节突入脑室内，形成影像上特有的“烛泪”征；图 D，肾血管平滑肌脂肪瘤（RAML），（HE 染色，200×）； 图 E，肺淋巴管平滑肌瘤（PLAM），肿瘤呈囊状结构（HE 染色，200×）；图 F，HMB45 免疫组化阳性标记，证实 RAML 和 PLAM 的诊断（200×）（病理图片由罗丕福提供）

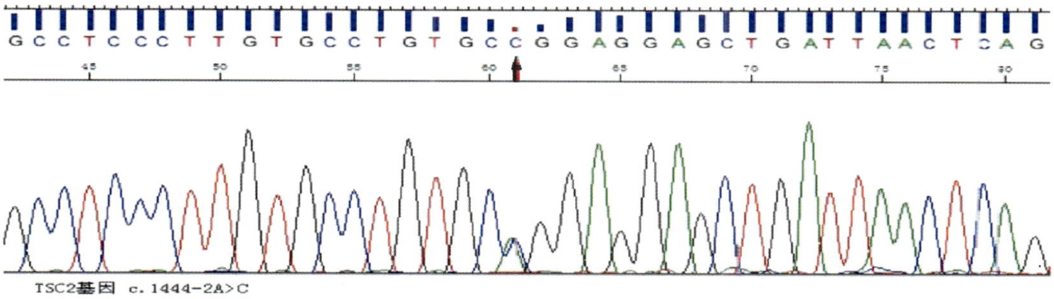

图 23-18 *TSC2* 基因检测图

图示 *TSC2* 基因 c.1444_2A>C 变异

其他检查

1. **头颅 MRI**。用于识别室管膜下结节和室管膜下巨细胞星形细胞瘤等；对于年龄小于 25 岁的成人和儿童，每隔 1 ~ 3 年进行一次磁共振成像（MRI），以监测室管膜下巨细胞星形细胞瘤。如果室管膜下巨细胞形细胞瘤较大，生长或压迫脑室，则应更频繁地进行 MRI。25 岁后，如果没有室管膜下巨细胞形细胞瘤，则可能不再需要定期扫描。若硬化结节突入脑室内，可形成影像上特有的“烛泪”征（图 23-17C），若阻塞室间孔、第三脑室等可引起脑积水和颅内压增高。

2. **脑电图**。了解脑电背景并确认癫痫发作。

3. **腹部 MRI**。了解肾血管平滑肌脂肪瘤（RAML），MRI 优于 CT 或超声。对无临床症状且肾血管平滑肌脂肪瘤最大直径≤ 3 cm 的结节性硬化复合症患者，尤其是对未成年患者，建议主动监测，每 1 ~ 3 年进行腹部 MRI 评估肾血管平滑肌脂肪瘤病变进展，每年至少评估 1 次肾功能并监测血压。在成年女性中，测试肺功能并执行胸部的高分辨率计算机断层扫描。

4. **超声心动图**。在 3 岁以下的婴儿中，进行超声心动图检查横纹肌瘤。

5. **眼底照像**。检查视网膜错构瘤或无色斑块。

治疗与预后

一、治疗

（一）传统治疗

1. **抗癫痫治疗**。早期和积极的癫痫发作控制可以减轻癫痫对神经发育的不利影响。对于婴儿痉挛，氨己烯酸（vigabatrin）是一线治疗药物，类固醇和经典抗癫痫药物（antiepileptic drugs，AEDs）适合二线治疗。在欧洲专家一致建议氨己烯酸是所有 1 岁以下儿童癫痫发作的一线药物[15,16]。对于其他发作类型的年长儿童和成人也可以考虑使用。传统的抗癫痫药物选择与其他癫痫患者相同。国内杨娟等人研究提示氨己烯酸在结节性硬化复合症伴痉挛发作患者中疗效显著，对痉挛发作患者应早期选用或添加氨己烯酸治疗[17]。mTOR 靶点抑制剂依维莫司[everolimus，起始剂量 1mg/(m^2.d)]的治疗也减少了癫痫发作[18]。邹丽萍等人研究发现在结节性硬化复合症并癫痫患者原有抗癫痫药基础上加用雷帕霉素总有效率为 73.08%[19]。此外，mTOR 抑制剂可能具有整体的疾病修饰作用。有少量临床应用和文献报道显示生酮饮食可以减少癫痫发作[20]。Cannabidiol 在结节性硬化复合症难治性癫痫治疗中的作用尚待证实。手术切除致痫灶在部分难治性癫痫患者中有效，手术应当在保护功能的前提下切除致痫结节及相关皮质[21]。神经调控及姑息性手术是针对于不能进行手术切除的难治性癫痫患者。术后需要长期药物治疗及随访。

2. **皮肤病学评估**。可能有助于早期识别血管纤维瘤，这些肿瘤可能最终导致美容缺陷，这些缺陷可能需要激光治疗或手术切除。

3. **肾血管平滑肌脂肪瘤的治疗**。对于急性出血性肾血管平滑肌脂肪瘤的患者，动脉栓塞和皮质类固醇是首选治疗方法。肿瘤内有直径 >5mm 的微小动脉瘤的患者可以考虑选择性动脉栓塞 + 类固醇激素治疗；对于无症状者，生长中的肾血管平滑肌脂肪瘤最大直径 >3cm 的成年结节性硬化复合症患者首选依维莫司治疗。在不良反应可控的前提下，优先推荐长期足量使用依维莫司，不建议长时间停用依维莫司；在足量治疗维持时间 >6 个月的基础上，可以试行间歇性治疗模式或低剂量治疗模式。对于 mTOR 抑制剂治疗无效或进展的患者可考虑外科手术治疗，以保肾手术治疗为主，尽量避免全肾切除术[22]。依维莫司可以用于少部分在治疗上具有高度挑选的 TSC-RAML 患者（孤立的或数目少的大体积 RAML）的术前治疗选择性动脉栓塞 + 类固醇激素为二线治疗方案。

4. **急性室管膜下巨细胞星形细胞瘤（sabependymal gaint cell astrocytoma，SEGA）的治疗**。外科切除有症状的 SEGA，然而，死亡率和合并症（包括偏瘫、出血、感染及认知能力下降）都有显著增加。无症状性 SEGA 可通过手术切除或用 mTOR 抑制剂治疗。FDA 已批准依维莫司治疗有症状的 SEGA 而不适于手术的 TSC 患者。

5. **肺淋巴管肌瘤病的治疗**。肺淋巴管肌瘤病多见于育龄妇女，提示雌激素可能参与刺激肺部平滑肌细胞生长。孕酮激素治疗和（或）卵巢切除术可减少雌激素产生，但治疗效果个体差异较大。也有研究显示 mTOR 抑制剂对肺淋巴管肌瘤病有效[23]。同样 FDA 也尚未批准此适应证。

（二）靶向治疗

西罗莫司（sirolimus），又称雷帕霉素，是一类新的大环内酯类抗生素成员，通过抑制 mTOR 活性具有天然大环免疫抑制和抗血管生成作用。后来，西罗莫司被人工改制成一种亲水性更强的口服生物利用形式，称为依维莫司（everolimus, RAD001）。西罗莫司和依维莫司通过结合和抑制 mTOR，在 G1 期和 S 期引起细胞周期阻滞。到目前为止，科学证据和临床试验支持在某些结节性硬化复合症表现上使用 mTOR 抑制剂，包括 SEGA、肾血管平滑肌脂肪瘤和肺淋巴管肌瘤病[24, 25]。此外，在肾移植后免疫抑制治疗中使用 mTOR 抑制剂是结节性硬化复合症患者的首选治疗方法。除了对这些病变的影响外，雷帕霉素还被发现对面部血管纤维瘤、癫痫、心脏横纹肌瘤、纤维瘤病和肾细胞癌患者有积极作用[12]。依维莫司在肝中由细胞色素 CYP3A4 代谢。这种细胞色素是由几种抗癫痫药物诱导的。对于正在使用此类药物治疗癫痫的患者以及需要使用依维莫司治疗 SEGA 的患者，应仔细评估。mTOR 抑制剂的副作用可能会降低 mTOR 抑制剂在所有结节性硬化复合症患者中的广泛应用，其有益作用必须与可能的长期副作用相权衡。它主要副作用是黏膜炎伴口腔炎，肺毒性（以间质性肺病的形式存在或由于白细胞减少引起机会性感染）、皮肤反应如红斑或瘙痒或皮肤干燥、贫血、胃肠道反应（恶心、腹泻）、高脂血症（但偶尔会失去食欲和体重）、血糖控制障碍、骨髓抑制（尤其是儿童）、肾功能异常和水肿、性功能障碍、伤口愈合并发症、暂时性闭经和男女生育能力下降，移植物血栓形成等。必须谨慎考虑依维莫司治疗的更严重不良事件。

二、预后与预防

临床异质性及长期管理不同导致每个患者都会呈现不同的疾病表现及预后，强调对确诊患者进行长期监测，并对常见并发症进行筛查。总体上讲，mTOR 抑制剂并配合综合治疗，可以大大地改善结节性硬化复合症患者的预后，控制癫痫发作、改善智力、减轻皮损，大大提高患者的生活质量，部分患者达到正常生命期限。

结节性硬化复合症患者需要长期服用 mTOR 抑制剂，停用有可能引起细胞增殖过度活跃，上述临床症状的复发。对于手术治疗的室管膜下巨细胞星形细胞瘤、肾血管平滑肌脂肪瘤和肺淋巴管肌瘤病的患者，也要持续服用 mTOR 抑制剂，可预防复发。

遗传咨询与孕产前诊断

一、携带者 / 患者检测与健康管理咨询

本病为常染色体显性遗传，若父母一方患病，其子代的患病概率为 50%。遗传咨询应该包括核实家族史和讨论疾病的临床过程，包括疾病发生的风险和与疾病管理相关的问题。一般来讲，通过基因检测容易确定携带者，不管其表型如何变化。但结节性硬化复合症基因（*TSC1* 和 *TSC2*）跨度较大，临床上多有新发变异。因此，在临床上，对于可疑的患者，应该进行 *TSC1* 和 *TSC2* 基因检测。

二、携带者生育咨询

应该与咨询者及相关家人一起，一步一步地对下列事项进行核对和确认，回答和讨论咨询者的问题。需充分讨论生育的风险、技术局限性和获益。

（1）首先需要确定咨询者家系中结节性硬化复合症的临床诊断，建立遗传档案。确定临床诊断包括典型的皮肤血管瘤、癫痫发作及智能减退；头颅 CT 检查有颅内钙化灶及室管膜下结节；常染色体显性遗传家族史；基因检测确定患者有 *TSC1* 基因或 *TSC2* 基因变异类型。

（2）绘制咨询者的家系图，是否符合常染色体显性遗传规律，系谱中代代均有患者，男女不限。有些家系可能无阳性家族史，可能的原因有：先证者为继父母收养、先证者双亲早亡、未能及时诊断家族成员的结节性硬化复合症、先证者双亲发病延迟或外显不全、先证者新发变异、父母为胚系嵌合体。注意小家系会影响常染色体显性遗传规律的体现。

（3）核对先证者 *TSC1* 或 *TSC2* 基因检测结果，确定相应的基因致病性点变异。若考虑为父源性精子嵌合体，可对先证者父亲的精子进行二代测序，找到精子嵌合体的证据。

（4）若配偶未携带相同致病性变异基因，则先证者生育的子代一半为患者，一半为正常。若配偶携带相同致病性变异基因，则先证者生育的子代 75% 患病，25% 正常。男女患病机会均等。

（5）若确认先证者父亲的精子为嵌合体，或怀疑先证者的母亲为胚系嵌合体，可对胎儿进行产前诊断，或胚胎植入前遗传学诊断。

三、孕产前遗传学诊断

对于有意进行孕前诊断（如胚胎植入前诊断）

的结节性硬化复合症患者，遗传咨询医生应与之讨论生殖遗传学检测技术的选择，譬如，在妊娠10 ~ 13周进行绒毛穿刺取样或孕16周以后羊膜腔穿刺抽取羊水进行胎儿细胞的 *TSC1* 基因或 *TSC2* 基因检测的利弊等。

临床案例二

先证者（Ⅲ-1，图23-19），男，2岁5个月，主因“反复意识丧失伴抽搐 2 年”，于 2011 年12月19日到医院就诊。先证者为第一胎第一产，足月顺产，体重3.2kg，无缺氧窒息抢救史。生长发育与同龄儿无明显差异。母亲诉该先证者于 4 月龄时开始无明显诱因出现眨眼、流涎，呼之不应，症状持续数秒钟。反复发作，症状逐渐加重至双眼上翻、双下肢先伸直后四肢抽动，口唇青紫、呼之不应，每次发作时间持续约3 min，发作后有嗜睡。发作频次从数日1次至4～5次/日。曾在当地医院就诊考虑“癫痫”予以卡马西平（0.05 g，2次/日）、苯妥英钠（0.05 g，2次/日）和丙戊酸钠（0.20 g，2次/日）等口服抗癫药物联合治疗，因未严格遵医嘱服药，先证者癫痫发作控制欠佳。体格检查：精神尚可，脑神经检查无明显异常。皮肤可见面部皮脂腺瘤、色素脱失斑、局部头发色素缺失。四肢肌力肌张力正常，腱反射对称，病理征（—）。

经病史询问获知该先证者外祖父（Ⅰ-1）、母亲（Ⅱ-1）、两个阿姨（Ⅱ-3，Ⅱ-4）均有面部皮脂腺瘤。对其母亲进行体格检查可见肘部白斑脱失、背部鲨鱼皮斑、色素脱失斑、脚趾纤维甲瘤、皮肤软疣。先证者外祖父、母亲、

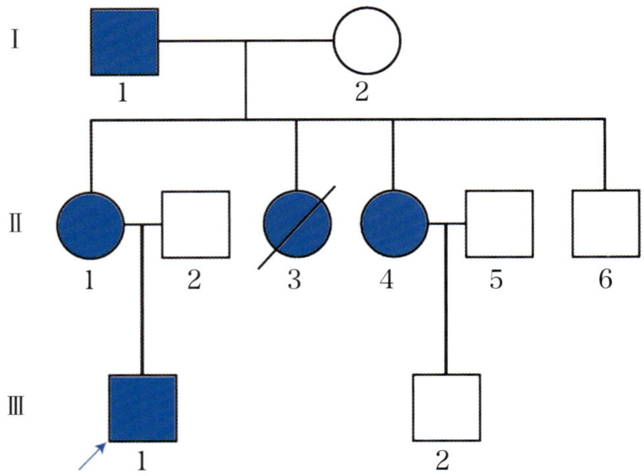

图 23-19 结节性硬化复合症家系图——临床案例二

（本案例由利婧和张成提供）

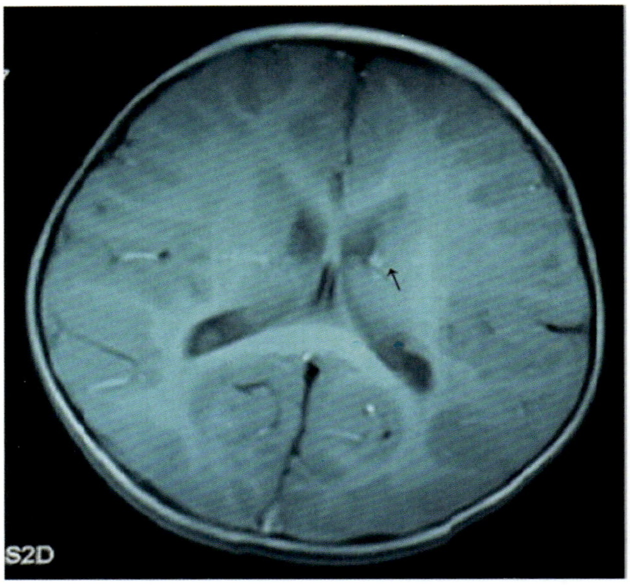

图 23-20 结节性硬化复合症患者头颅 MRI 示室管膜下结节（箭头所示）——临床案例二

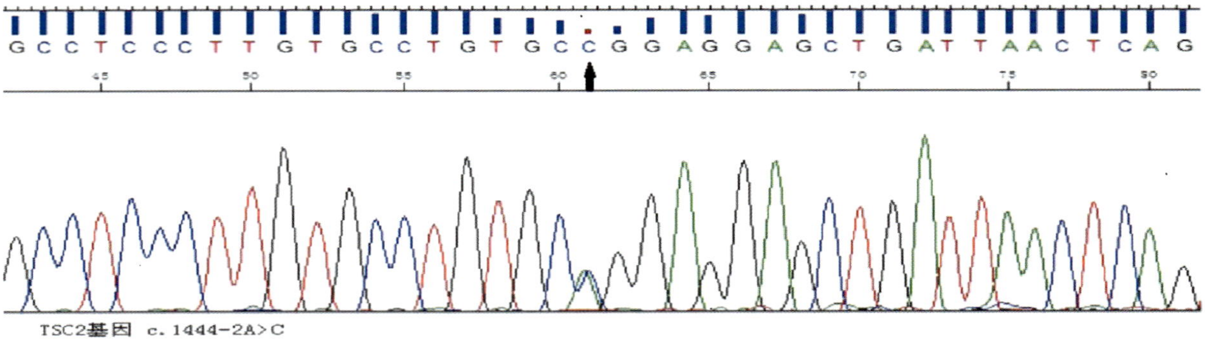

图 23-21 结节性硬化复合症患者 *TSC2* 基因检测示 c.1444_2A>C 变异——临床案例二

两个阿姨也有癫痫发作。外祖父及母亲均于1年内停止发作；大姨（Ⅱ-3）25岁时去世，死因不明；二姨（Ⅱ-4）未予特殊治疗，癫痫发作于18岁时停止；外婆（Ⅰ-2）、父亲（Ⅱ-2）和舅舅（Ⅱ-6）健康。

辅助检查：

1. 头颅影像学检查：先证者头部MRI扫描提示侧脑室前角室管膜下结节状异常信号影（图23-20）。

2. 基因检测：先证者*TSC2*基因检测示c.1444-2A>C变异（图23-21）。

该家系中具有多个有临床症状的患者，但临床表现轻重不一。所有患者均有皮肤表现，癫痫发作。临床表现重的大姨（Ⅱ-3）未治疗，于25岁时过世，死因不详。外祖父、大姨和二姨都有癫痫发作，未特殊治疗，自行停止。母亲和二姨均有面部纤维血管瘤、皮肤软疣，曾皮肤科手术治疗，后来症状有所反复。先证者主要问题为难治性癫痫，经丙戊酸钠+卡马西平+苯妥英钠治疗后效果不佳。后尝试加用雷帕霉素，并继续服用传统抗癫痫药，症状有所控制。

此家系三代均有患者，男女均发病数相等，是一个典型的常染色体显性遗传的结节性硬化复合症家系。患者的基因诊断得到确诊。

遗传咨询知情同意后，对先证者父母（Ⅱ-1，Ⅱ-2）进行基因检测，发现母亲有同样的*TSC2*c.1444-2A>C致病性变异。在进行生育咨询时，与先证者母亲一起细心沟通交流，明确她是*TSC2*变异患者。然后与咨询者一起分析，如果她怀孕，50%的机会是正常胎儿，患胎的概率是50%。可以在孕9～11周行绒毛膜组织的基因检测，或者在孕15～20周行羊水细胞基因检测，并讨论了这两种检测方法的利弊。同时，讨论了胚胎植入前遗传学诊断的利弊。

对先证者的外祖父（Ⅰ-1）和二姨（Ⅱ-4）进行遗传咨询后，也同意进行基因检测，发现都有同样的基因变异，并且跟进遗传咨询。二姨22岁，遗传咨询后提出生育的要求，明确后代患病风险，并选择自然受孕。她3个月后怀孕，遗传咨询过程一直关注和随访，我们给予帮助，于孕10周进行了绒毛膜组织的基因检测，很幸运，胎儿的基因检测正常。在孕38周，顺利分娩了一个3.4 kg儿子，复查*TSC2*基因检测正常，大家都很高兴，因为这是该结节性硬化复合症家族第三代中第一个正常男胎。

（利婧 张成 陈映丽）

参考文献

[1] Gutmann DH, Ferner RE, Listernick RH, et al. Neurofibromatosis type 1. Nat Rev Dis Primers, 2017, 3: 17004.

[2] Farschtschi S, Mautner VF, McLean ACL, et al. The neurofibromatoses. Dtsch Arztebl Int, 2020, 117 (20): 354-360.

[3] Halliday D, Parry A, Evans DG. Neurofibromatosis type 2 and related disorders. Curr Opin Oncol, 2019, 31 (6): 562-567.

[4] Bernier A, Larbrisseau A, Perreault S. Café-au-lait macules and neurofibromatosis type 1: a review of the literature. Pediatr Neurol, 2016, 60: 24-29.

[5] Ferner RE, Huson SM, Thomas N, et al. Guidelines for the diagnosis and management of individuals with neurofibromatosis 1. J Med Genet, 2007, 44 (2): 81-88.

[6] Ruggieri M, Praticò AD, Serra A, et al. Childhood neurofibromatosis type 2 (NF2) and related disorders: from bench to bedside and biologically targeted therapies. Acta Otorhinolaryngol Ital, 2016, 36 (5): 345-367.

[7] Ruggieri M, Pratico AD, Evans DG. Diagnosis, Management, and new therapeutic options in childhood neurofibromatosis type 2 and related forms. Semin Pediatr Neurol, 2015, 22 (4): 240-258.

[8] Blakeley JO, Plotkin SR. Therapeutic advances for the tumors associated with neurofibromatosis type 1, type 2, and schwannomatosis. Neuro Oncol, 2016, 18 (5): 624-638.

[9] Crino PB, Nathanson KL, Henske EP. The tuberous sclerosis complex. N Engl J Med, 2006, 355 (13): 1345-1356.

[10] Krueger DA, Northrup H. Tuberous sclerosis complex surveillance and management: recommendations of the 2012 International Tuberous Sclerosis Complex Consensus Conference. Pediatr Neurol, 2013, 49 (4): 255-265.

[11] 刘杰，钟南山，陈荣昌，等. 结节性硬化复合症相关型和散发型肺淋巴管肌瘤病30例临床回顾研究. 中华肺部疾

病杂志(电子版), 2017, 10 (5): 514-520.

[12] Franz DN, Capal JK. mTOR inhibitors in the pharmacologic management of tuberous sclerosis complex and their potential role in other rare neurodevelopmental disorders. Orphanet J Rare Dis, 2017, 12 (1): 51.

[13] 李亚勤, 操基清, 杨娟, 等. 结节性硬化复合症家系临床特点与基因分析. 中国现代神经疾病杂志, 2012, 12 (03): 300-306.

[14] 黄国强, 翟琼香, 汤志鸿, 等. 国内结节性硬化复合症基因变异与临床表型综合分析. 中国现代神经疾病杂志, 2015, 15 (04):322-328.

[15] O'Callaghan FJ, Edwards SW, Alber FD, et al. Safety and effectiveness of hormonal treatment versus hormonal treatment with vigabatrin for infantile spasms (ICISS): a randomised, multicentre, open-label trial. Lancet Neurol, 2017, 16 (1): 33-42.

[16] Jozwiak S, Slowinska M, Borkowska J, et al. Preventive antiepileptic treatment in tuberous sclerosis complex: a long-term, prospective trial. Pediatr Neurol, 2019, 101: 18-25.

[17] 杨娟, 邓小鹿, 陈晨, 等. 儿童结节性硬化复合症合并癫痫 51 例临床分析. 中国医师杂志, 2018, 20 (09): 1284-1287.

[18] Curatolo P, Nabbout R, Lagae L, et al. Management of epilepsy associated with tuberous sclerosis complex: updated clinical recommendations. Eur J Paediatr Neurol, 2018, 22 (5): 738-748.

[19] 邹丽萍, 刘玉洁, 庞领玉, 等. 雷帕霉素治疗儿童结节性硬化复合症合并癫痫的临床效果及安全性观察. 中华儿科杂志, 2014, 52 (11): 812-816.

[20] 廖建湘. 生酮饮食疗法在难治性癫痫中的应用. 中国实用儿科杂志, 2016, 31 (01): 41-45.

[21] 丁平, 关宇光, 梁树立, 等. 结节性硬化复合症相关癫痫外科治疗中国专家共识. 中国当代儿科杂志, 2019, 21 (08): 735-742.

[22] 中国抗癌协会泌尿男生殖系肿瘤专业委员会结节性硬化协作组. 结节性硬化复合症相关肾血管平滑肌脂肪瘤诊疗与管理专家共识. 中国癌症杂志, 2020, 30 (01): 70-78.

[23] 田欣伦, 王俊, 徐凯峰. 淋巴管肌瘤病：从分子研究到靶向治疗. 国际药学研究杂志, 2017, 44 (02: 151-156.

[24] Li C, Chen H, Lan Z, et al. mTOR-dependent upregulation of xCT blocks melanin synthesis and promotes tumorigenesis. Cell Death Differ, 2019, 26 (10): 2015-2028.

[25] 李亚勤, 张成. 雷帕霉素治疗结节性硬化神经系统症状的研究进展. 中华神经科杂志, 2015, 48 (5): 422-424.

第24章 肿瘤高风险相关狭义遗传病

随着临床基因或者基因组检测的开展，越来越多的狭义遗传疾病（或者称之为“单基因遗传病”）得到准确诊断，而医疗卫生人员面临着对具有肿瘤发生高风险的遗传病患者，或者相关致病性变异基因携带者如何进行相关肿瘤发生的健康管理挑战。这样的狭义遗传病在第23章里介绍了神经纤维瘤病和结节性硬化复合症，本章重点描述毛发上皮瘤、Peutz-Jeghers综合征、着色性干皮病、Birt-Hogg-Dubé综合征和Beckwith-Wiedemann综合征等5个疾病，其余少见的则在最后列表简单介绍。

第一节 Peutz-Jeghers综合征

Peutz-Jeghers综合征（Peutz-Jeghers syndrome，PJS），又称遗传性黏膜皮肤色素沉着胃肠道息肉病（简称“黑斑息肉综合征”），是一种以皮肤黏膜色素沉着、消化道多发错构瘤性息肉、肿瘤易感性为临床特征的常染色体显性遗传病。PJS是一种罕见病，人群发病率为1/200 000 ~ 1/50 000[1]。PJS色素斑无需特殊处理，但多发胃肠道错构瘤息肉可继发肠套叠、肠梗阻、胃肠道出血等并发症，病程迁延、治疗困难。

主要临床表现

Peutz-Jeghers综合征（PJS）的特征性表现为皮肤黏膜色素沉着、胃肠道多发错构瘤性息肉并具有肿瘤易感性。

约95%的PJS患者出现皮肤黏膜色素沉着，出生时少见，而多于幼年期出现，常见于唇及口周区域、颊黏膜、手掌和足底（图24-1），亦可发生在鼻、肛周、生殖器等处，极少见于肠道。呈蓝灰色至黑褐色，扁平，颜色均匀，通常为1 ~ 5 mm，部分可融合呈斑片状。通常出现于出生后至2岁前，在随后数年内变大、增多，最终除颊黏膜外的色素沉着于青春期后褪去。目前尚无研究证实PJS患者的皮肤黏膜色素沉着具有恶变倾向[2]。

PJS患者消化道息肉最常见于小肠，也可见于包括胃和结肠在内的整个胃肠道。另外可出现在消化道以外的部位，如胆囊、膀胱、输尿管、肾盂、子宫、支气管、鼻旁窦及鼻腔等。PJS患者胃肠道息肉的病理类型主要为错构瘤性息肉[3]。胃肠道息肉形成于0 ~ 9岁，随着年龄增长而逐渐生长，大部分患者在10 ~ 30岁出现症状[4]。可引起肠套叠、肠梗阻、胃肠道出血等严重并发症，其中以小肠套叠最常见。导致肠套叠的息肉直径一般>15 mm，其中95%的肠套叠发生于小肠，多数需接受手术治疗[5]。胃肠道息肉可导致肠梗阻与肠套叠反复发作，使得患者需要经历多次开腹手术与肠段切除。另外，胃肠道息肉引起的长期消化道出血将导致缺铁性贫血。其他少见的并发症有肛门息肉脱垂、胆道梗阻等[6]。

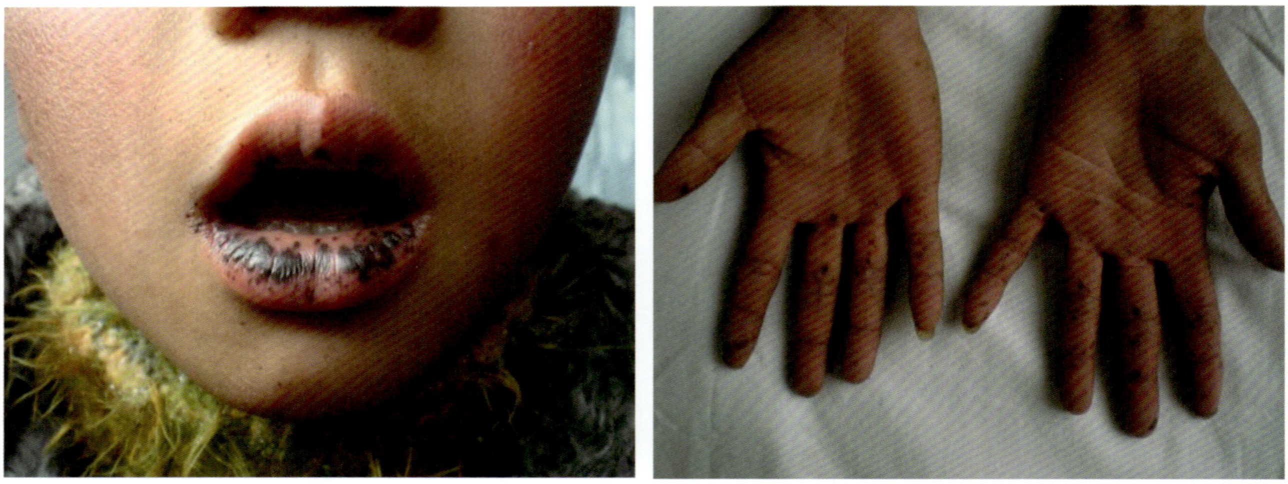

图 24-1 Peutz-Jeghers 综合征皮肤损害的临床表现

口唇及手掌呈蓝灰色至黑褐色，扁平斑片

PJS 患者的胃肠道和非胃肠道癌症风险均增高，常见的为大肠癌、胃癌、乳腺癌、宫颈癌、胰腺癌等，其他罕见的有甲状腺癌、肺癌、卵巢癌、胆管癌等[7]。PJS 患者可伴发某些性腺肿瘤，含有环状小管的性索间质细胞瘤（sex cord-mesenchymal tumor）见于女性患者；而大细胞钙化型睾丸支持细胞瘤（large cell calcifying Sertoli cell tumor，LCST）则见于男性患者[8]。

遗传方式与相关致病基因

PJS 是一种常染色体显性遗传病，最常由位于染色体 19p13.3 的丝氨酸－苏氨酸激酶 11/ 肝激酶 B1（*STK11/LKB1*）[OMIM: 602216] 基因变异引起。*STK11* 基因变异可分为缺失、插入、错义变异和剪接变异等[9]。然而，仅有 50% ~ 80% 的家庭中检测到 *STK11* 基因变异，提示存在其他 Peutz-Jeghers 综合征相关致病基因的可能[10]。

临床诊断依据

PJS 主要通过家族史、临床特征、影像学以及内镜下胃肠道息肉进行综合诊断。目前公认的诊断标准主要为 2007 年马略卡会议提出的欧洲共识[11]，符合以下任意 1 项可以诊断为本病：①两处以上组织学确定的 PJS 型错构瘤性息肉；②任何数量的 PJS 型息肉 + 至少一个直系亲属有 PJS 史；③典型皮肤黏膜色素沉着 + 至少一个直系亲属有 PJS 史；④任何数量的 PJS 型息肉 + 典型皮肤黏膜色素沉着。

如果未发现符合 PJS 临床诊断标准的个体存在 *STK11* 基因致病性变异，且其家族无已知致病性变异，并不能排除 PJS 的诊断。对于这些个体及其有发病风险的亲属，仍需定期进行内镜监测，以便对整个胃肠道息肉进行切除，并筛查是否出现肠外肿瘤。

STK11 胚系致病性变异的发现是 PJS 确诊的重要依据。

PJS 需要与其他肿瘤综合征鉴别诊断。幼年型息肉病综合征（juvenile polyposis syndrome，JPS）是一种常染色体显性遗传疾病，由于 *BMPR1A*[OMIM: 601299]、*SMAD4*[OMIM: 600993] 或 *ENG*[OMIM: 131195] 基因变异而出现小肠错构息肉，但没有 PJS 的皮肤临床表现。Bannayan-Rriley Ruvalcaba 综合征和 Cowden 综合征与 *PTEN*[OMIM: 601728] 基因变异相关，都存在胃肠道息肉，但色素病变最常见于阴茎头。且 Bannayan-Rriley Ruvalcaba 综合征患者出现大头畸形、发育迟缓、脂肪瘤和血管异常；而 Cowden 综合征患者可出现毛根鞘瘤、面部丘疹、口腔乳头状瘤和肢端角化。口内色素性皮肤黏膜斑可见于 Laugier-Hunziker 综合征，但一般在童年期以后出现，且患者脚趾和手指指甲上有纵向色素沉着带（黑甲），无胃肠道息肉[12，13]。

主要病理诊断特征

PJS 息肉病理改变主要为错构瘤，包绕和组成腺体的平滑肌增生呈树枝状分布，导致息肉上皮组织被插入到黏膜肌层以下成上皮错构样改变。通常认为 PJS 息肉恶变途径为错构瘤 - 腺瘤 - 腺癌[12]。

其他检查

一般影像学检查包括腹部超声、CT、MRI、消化道造影、胃肠镜。PJS 息肉可出现在整个消化道，息肉大小不一、分布不均匀，整个消化道可多达数百个。对于胃与大肠的息肉可通过胃十二指肠镜及结肠镜进行诊断，并可在内镜下取活检行病理检查。对于较难发现的小肠息肉，目前主要通过多层螺旋 CT、小肠 CT 造影、磁共振小肠造影、胶囊内镜、气囊辅助小肠镜等手段进行检查。

通过胃肠道内镜检查，PJS 息肉无具有区别性的特征，可能为无蒂、有蒂或为分叶状。息肉数量的范围从每一肠段 1 ~ 20 个甚至以上，有些患者表现为单发性病变。

治疗与预后

一、治疗

（一）传统治疗

PJS 患者的皮肤黏膜色素沉着由于无恶变可能，一般无需特殊治疗。如患者出于美容心理，可以使用遮盖用品或行激光手术治疗。

目前对息肉的治疗多采用内镜下切除，必要时行外科手术治疗。对于已确诊的 PJS，建议对 >1cm 的息肉进行干预治疗，治疗的目的在于降低消化道出血、贫血、肠梗阻、肠套叠等并发症出现的可能，并降低胃肠道息肉恶变的风险。气囊辅助内镜（balloon assisted enteroscopy，BAE）技术由于可以在诊断的同时予以息肉摘除等处置，避免了患者行外科手术治疗，目前已经成为 PJS 小肠息肉的主要检查与治疗手段。

（二）治疗

分子靶向药物为代表的相关药物现处于探索阶段，目前研究比较多的药物包括选择性环氧合酶 -2（cyclooxygenase 2，COX-2）抑制剂和 mTOR 抑制剂雷帕霉素。

二、预后

由于 PJS 患者消化道息肉多发性且不断生长、有癌变倾向，需要进行定期随访。

对于术后或内镜下切除后的患者，应每年复查一次，以观察息肉变化。如有复发，应及时处理，对于息肉难以清除的多息肉型患者或发生过癌变的患者，建议半年复查一次内镜。

美国胃肠病学会（American College of Gastroenterology, ACG）指南建议 PJS 患者及其一级亲属应进行规律随访[14]：① 8 岁后每 3 年行胃镜检查、全消化道钡餐造影、结肠镜检查。② 30 岁后每年行腹部超声检查，了解肝、胰腺、肾等情况。有条件者每 2 年行超声内镜检查 1 次。③男性患者 14 岁后每年行睾丸检查 1 次。④女性患者 25 岁后每年行盆腔检查了解子宫、卵巢情况，每年行乳房检查。

遗传咨询与孕产前诊断

一、携带者 / 患者筛查检测与健康管理咨询

临床上如发现典型的皮肤损害和胃肠道息肉，均需要做腹部超声、CT、MRI、消化道造影、胃肠镜组织病理等相关检查以明确诊断，同时需要做均需要做本病致病基因 *STK11* 基因变异检测。如发现致病性变异，则在知情同意的前提下对该患者家族中的至少三代亲属进行该基因致病性变异检测，以明确变异形式及变异类型。

虽然本病皮肤损害较为特异，但仍然需要与 Laugier-Hunziker 综合征等相关疾病进行鉴别。PJS 患者具有肿瘤易感性，包括消化道和非消化道等多种类型的肿瘤，因此一旦临床诊断该病，均需要完善包括胃肠镜以及相关影像学检查以筛查相关肿瘤，并建立资料库以做好定期随访。

本病皮肤损害出于美容考虑可进行遮盖或者激光治疗。但是对于胃肠道息肉，均需要根据具体临床表现实施切除术。同时需要做好医患沟通，消除患者恐惧的心理，早期干预，帮助患者建立良好的心理和正确积极的生活态度。

二、孕产前遗传学诊断

（一）生育期患者

由于本病不仅影响美观，而且患者具有一定的肿瘤易感性，对于生育期患者，须做好疾病全面的介绍。在患者强烈要求及知情同意的前提下，可行产前诊断，或者借助于辅助生殖技术。但是需要充分考虑相关技术的风险性和局限性以及患者的获益。

（二）亲属风险

本病为常染色体显性遗传，如患者为杂合变异基因型，其与正常人婚配，子女患病风险为 50%；与杂合变异患者婚配，子女患病风险为 75%；与纯合变异患者婚配，子女患病风险为 100%，均无性别差异。若先证者为纯合变异基因型，只要婚配，其子女患病风险均为 100%，无性别差异。

（三）孕产前诊断

本病在充分医患沟通和知情同意的前提下可行孕产前诊断。首先对胎儿 DNA 样本（可以孕早期取绒毛细胞，中期取羊水细胞）进行提取，根据先证者的变异类型采用相应的遗传学检测技术进行基因诊断。明确基因变异后，要与患者进行充分的遗传咨询，由患者及其家属决定是否继续妊娠。对于产前基因诊断后出生的新生儿，应进行随访和记录。

（高敏）

第二节　Birt-Hogg- Dubé 综合征

Birt-Hogg-Dubé 综合征（BHD 综合征）是一种以肺部囊状改变、皮肤良性肿瘤，以及多种类型的肾肿瘤为特征的常染色体显性遗传性罕见疾病。目前 *FLCN*[OMIM: 607273] 是唯一已知的与 BHD 综合征相关的基因[15]。1977 年由加拿大的 3 名医生 Birt、Hogg 和 Dubé 报道了一个具有纤维毛囊瘤、毛盘瘤、软垂疣为特征的家系，遂命名为 Birt-Hogg-Dubé 综合征。

主要临床表现

一、肺部表现

患者通常无症状，肺部受累主要表现为囊状改变，常为双侧，多发性病变。高分辨率 CT 发现近 90% 的患者可出现肺部囊性改变。肺部囊性改变为薄壁，形状不规则、大小不一、多位于双下肺及临近纵隔区域（图 24-2）。尽管肺部存在多发囊状病变，但肺功能常不受影响[16]。但患者自发性气胸的风险升高，24% ~ 30% 的患者有自发性气胸的病史，气胸多发生在 40 岁之前。患者发生气胸的风险是无 BHD 家族成员的 50 倍[17]。

二、皮肤表现

皮肤损害主要表现为纤维毛囊瘤（图 24-3）；可伴有毛盘瘤、软垂疣。纤维毛囊瘤为特征性表现，90% 的患者出现纤维毛囊瘤[18]。纤维毛囊瘤为多发，淡黄色或白色，突出平面，圆形且平滑，直径为 1 ~ 5 mm 的丘疹。皮肤损害主要分布在面部，颈部以及上躯干。

三、肾表现

BHD 综合征患者肾肿瘤的发生率为 19% ~ 34%，其中肾脏恶性肿瘤的病理类型半数为混合型嗜酸细胞瘤和嫌色细胞癌（嗜酸细胞瘤和嫌色细胞癌混合类型），34% 为嫌色细胞癌[19,20]。同一个肾可以出现不同的肿瘤类型，同一个家系的肾肿瘤类型也有所不同。典型的肾肿瘤表现为双侧，多发，通常缓慢生长，但偶尔也会出现转移。肾肿瘤的中位诊断年龄为 50 岁左右。患者发生肾肿瘤的风险是正常人的 7 倍[17]。我国的研究中共计 142 例患者，合并肾恶性肿瘤的报道共 5 例[21-25]。

四、其他表现

BHD 综合征少见的临床表现包括大肠癌、腮腺嗜酸细胞瘤、黑色素瘤、口腔丘疹、甲状腺癌等。有多例患者发生结肠息肉及结肠癌的个案报道，但

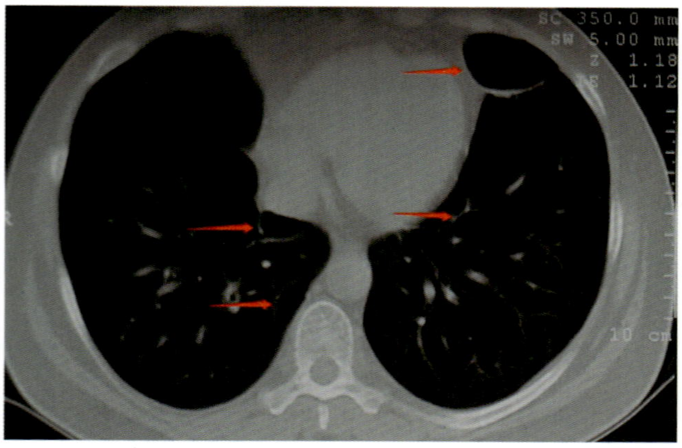

图 24-2　Birt-Hogg-Dubé综合征 CT 表现

患者 56 岁女性，因喘息就诊，发现双肺多发肺大泡，形态不规则，大小不一，下肺和临近纵隔区域。有肺大泡家族史

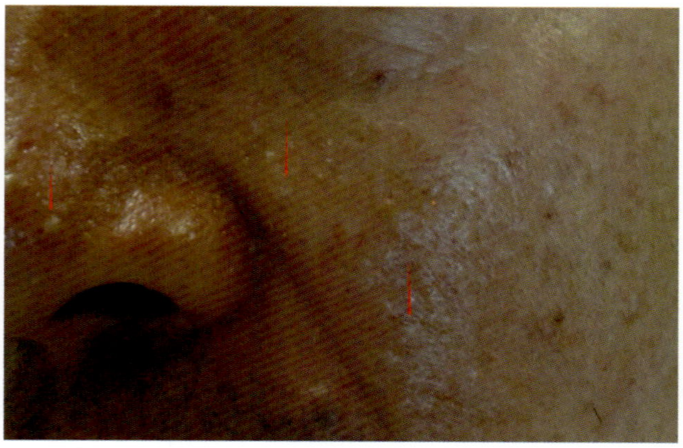

图 24-3　Birt-Hogg-Dubé综合征的皮肤损害

患者为 55 岁男性，自 29 岁开始反复自发行气胸。2012 年被确诊，同时发现皮肤多发纤维毛囊瘤。表现为面部多发丘疹，淡黄色或白色，突出平面，圆形且平滑，直径为 1 ~ 5 mm

是一项研究指出 BHD 综合征患者结肠息肉及结肠癌发生风险没有高于同族的兄弟姐妹 [17]，另有欧洲的注册登记研究发现 BHD 综合征患者的结肠癌发生率高于普通人群 [26]。

遗传方式与相关致病基因

BHD 综合征为常染色体显性遗传病。患者携带有 *FLCN* 基因丧失功能变异，该基因位于 17p11.2，共有 14 个外显子（NM_144997），编码 FLCN 蛋白。目前报道的 *FLCN* 基因变异有 100 余种。*FLCN* 基因属于抑癌基因家族中的一员，抑癌基因还包括如 *BRCA1/BRCA2* 等基因（可以导致家族性乳腺癌和卵巢癌）或是 *STK11* 基因（可导致 Peutz-Jeghers 综合征）。这些基因变异可能通过细胞周期或是凋亡的调控异常机制增加了肿瘤发生的可能性。*FLCN* 基因编码了毛囊素（folliculin）。它与卵泡刺激素相互作用蛋白 1（folliculin interacting protein 1，FNIP1）以及卵泡刺激素相互作用蛋白 2（folliculin interacting protein 2，FNIP2）相互作用，参与了哺乳动物雷帕霉素靶蛋白（mammalian target of rapamycin，mTOR）等多种信号通路的作用 [27,28]，但毛囊素的功能尚未被全面认识。目前还未发现 *FLCN* 基因与 mTORC1 信号通路有直接的功能链接，有研究发现，mTORC 信号通路的活化可以导致 *FLCN* 基因的失活 [29-31]。FLCN 和 AMP 活化蛋白激酶（AMP-activated protein kinase，AMPK）信号通路也可能存在联系，AMPK 信号通路可以通过阻止无氧糖酵解干扰肿瘤的发生。*FCLN* 基因表达减少增加了细胞生物能，并使得细胞对应激更具耐受性。BHD 综合征诱导的肿瘤中观察到了细胞的糖原聚集的现象 [32]。

临床诊断依据

可以参考表 24-1 的诊断标准进行诊断。基因检测发现相关基因致病性变异是确诊的重要依据。

主要病理诊断特征

一、组织细胞病理检查

表皮大致正常，真皮可见含有成层角质及角质碎屑的囊状扩张的毛囊样结构，其周围有结缔组织增生。另外可见 2 ~ 4 层细胞构成的上皮细胞条索相互吻合成类似脚手架样外观（图 24-4）。

BHD 综合征合并的肾肿瘤病理类型多样，最常见的两种类型是肾嫌色细胞癌和嗜酸细胞瘤，嫌色细胞癌约占半数 BHD 综合征患者的肾恶性肿瘤（图 24-5）。透明细胞和乳头状细胞癌相对少见。有些患者可以出现肾多灶性的上皮细胞增生，目前还不清楚这种病变是恶性肿瘤的先兆还是一种良性的表现。

二、免疫组化染色检查

BHD 综合征患者如果合并肾恶性肿瘤，免疫组化的特征与其他肾癌并无不同。肾病理的免疫组化中 CK、CK7、EMA、CD117 和上皮钙黏素（E-cadherin）阳性是肾嫌色细胞癌常用标记物。有学者认为，糖蛋白非转移性 B（glycoprotein nonmetastatic B，GPNMB）在 BHD 综合征肾癌中高表达，有助于区分 BHD 综合征和散发肾癌 [27]，但并未得到公认。

表 24-1 Birt-Hogg-Dubé 综合征诊断标准 [33]

主要标准	（1）5 个以上的纤维毛囊瘤或毛盘瘤，其中至少有 1 个经过病理证实，成人起病 （2）存在 *FLCN* 基因变异
次要标准	（1）多发肺部囊性改变：病变位于肺双侧，无其他明确病因；有或无原发性自发性气胸病史 （2）肾肿瘤：早期发病（<50 岁）；双侧或多发肾肿瘤；病理类型为混合性嗜酸细胞瘤或嫌色细胞癌 （3）1 级亲属确诊 Birt-Hogg-Dubé 综合征

备注：符合 1 条主要标准或者 2 条次要标准可以诊断 Birt-Hogg-Dubé 综合征

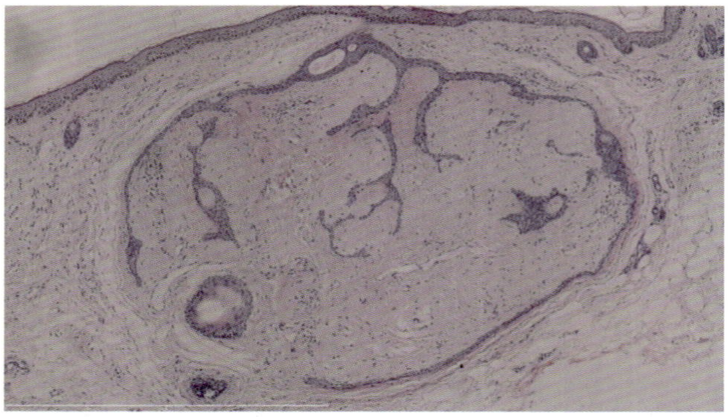

图 24-4　Birt-Hogg-Dubé综合征皮肤病理检查结果

毛盘瘤的皮肤改变，真皮浅中层局部结缔组织增生，其周围及内部可见条索状、扭曲的毛囊结构（HE 染色，50×）（本图由北京协和医院皮肤科渠涛医师提供）

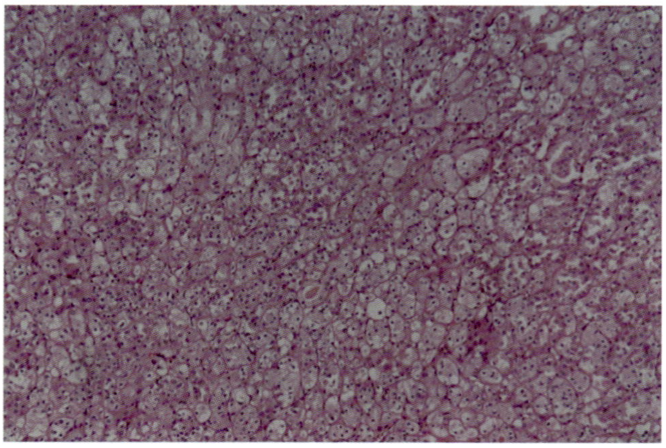

图 24-5　Birt-Hogg-Dubé综合征肾肿瘤病理组织检查结果

患者为 65 岁女性，体检发现右肾上极占位，1 年前体检胸部 CT 发现双肺多发肺大泡。肺大泡家族史。术后病理：肾嗜酸细胞/嫌色细胞混合性肿瘤（HE 染色，100×）（本图由北京协和医院病理科冯瑞娥医师提供）

三、分子病理检测

对 *FLCN* 基因变异检测可用于确诊 BHD 综合征，且能用于其他弥漫囊性病变的鉴别诊断。*FLCN* 基因是目前已知唯一的 BHD 综合征致病基因。可以使用 Sanger 测序辅以多重连接探针扩增技术（multiplex ligation-dependent probe amplification，MLPA）检测 *FLCN* 基因全部 14 个外显子及包含剪接位点的侧翼序列，也可以使用二代测序技术对 *FLCN* 基因全长测序以及缺失/重复分析。

（1）采用直接测序以及 MLPA 能检测到绝大多数 BHD 患者在 17 号染色体的 p11.2 上的 *FLCN* 基因变异。多数变异导致 mRNA 降解或是蛋白质功能缺陷。国外研究表明，*FLCN* 外显子 11 中 8 个胞嘧啶片段（c.1285dupC/delC）中一个胞嘧啶的插入/缺失是最常见的变异[34,35]。

（2）除了遗传性的基因变异，大约半数的 BHD 综合征相关肾癌患者出现体细胞基因变异或是杂合性丢失，从而导致 *FLCN* 等位基因的继发失活。片段性的单亲二体（segmental uniparental disomy）罕见。后者的特征是任一单亲 17p 染色体片段复制，而肿瘤中缺乏来自另外一个亲本那条正常的染色体。然而，由于并不是所有肾肿瘤都具有体细胞基因变异，肿瘤基因并不一定出现 *FLCN* 的纯合缺失[36]。

（3）对于家族中 *FLCN* 基因变异未知的，大部分情况下，考虑到成本经济效益，基因变异检测是作为二线检测进行。BHD 综合征的肾肿瘤发生率似乎高于正常人群，建议家系成员可以较早开始肾肿瘤的影像学检查作为初始筛查检测。

四、常规肿瘤筛查标准

目前国内外尚无针对 *FLCN* 基因变异肿瘤筛查的诊疗规范。由于 BHD 综合征的早发肾癌趋势，国外推荐 BHD 综合征确诊者 25 岁后开始规律的肾肿瘤筛查。但其成本经济效益尚无研究。

（一）肾脏肿瘤组织病理检查

大约 50% 的 BHD 综合征往往会合并双侧或单侧的肾良性或恶性肿瘤，目前对于肾肿瘤的发生风险的估计差异比较大，在 12% ~ 34%。国外资料显示，肾恶性肿瘤见于 12.8% ~ 14.3% 的患者，且有早发的报道，但是平均发病年龄在 45 ~ 55 岁。我国文献报道的 BHD 综合征肾癌的发生率较低，总结中国裔的 BHD 综合征患者，共计 142 例进行了肾的影像学筛查，共有 5 例肾癌（3.5%）的报道，另外 17 例发现肾囊肿（11.9%），还有 4 例报道了肾错构瘤（2.8%），发生肾肿瘤的总体发生率为（25/142，17.6%）[21-24,37-48]。还有一篇文献记录了 16 个出现自发性气胸的 BHD 综合征家系，其中 1 个家系诊断了肾癌，但是文中未记录肾癌在这组患者中的发生率[49]。

（二）皮肤肿瘤组织病理检查

多数 BHD 综合征患者的皮肤改变发生在中年，病变包括纤维毛囊瘤（fibrofolliculoma）、毛囊周围间质（perifollicular mesenchyme）、毛囊瘤（trichofolliculoma）、表现为光滑皮肤表面出现的 2 ~ 4 mm 大小的白色丘疹，常分布在脸颊（鼻翼两侧）、颈部，特别是耳后区域以及躯干上部，病变的数目在不同患者中差异很大。这些病变的形态和分布虽然有明显特征，但是仍在临床上常常被误诊为晚发的痤疮，多发性脂肪囊瘤等，多年后才能得到正确的诊断。

BHD 综合征患者还可以出现良性的软纤维瘤（acrochordon）和毛盘瘤（trichodiscoma），后者的组织病理学被分为滤泡旁间充质错构瘤，这些病变目前被认为也是纤维毛囊瘤。

我国 BHD 综合征患者出现上述皮肤病变的比例为 24.2%（38/157），其中 1 例出现了皮肤肉瘤，其余均为皮肤良性肿瘤 [21,23,24,37-41,43,46-48]。另有报道 16 个家系中 3 个家系出现了皮肤良性肿瘤，未具体描述家系中的发病人数、比例以及类型 [49]。但是不排除一部分患者并未咨询有经验的皮肤科医生，低估了发生率 [22]。

（三）其他部位肿瘤组织病理检查

结肠癌是 BHD 综合征患者中被研究相对多的一种恶性肿瘤。1975 年最早报道了 BHD 综合征患者出现结肠息肉和结肠癌 [50]。2010 年英国的研究认为 BHD 综合征将增加结肠癌 4 倍的发生率 [51]。但是，美国国家卫生研究院（NIH）并未在 111 位 BHD 综合征患者以及他们的家人中获得相似的结果 [52]。结果不一致的原因可能与种族以及环境因素都相关。目前中国已报道的 108 个 BHD 综合征家系中 216 例患者未见结肠癌的报道。还无法估计其发生率与人群中结肠癌发生率的差异。

BHD 综合征患者合并乳腺癌、肺癌、甲状腺癌、甲状旁腺癌、脂肪瘤、黑色素瘤和腮腺嗜酸细胞瘤等均有个案报道，但是目前还不知这些肿瘤是否确实在 BHD 综合征患者中高发，还是仅为偶然现象 [53]。

其他检查

一、胸部影像学检查

绝大多数 BHD 综合征患者可以出现双肺多发囊性改变。胸部 CT 可见肺部弥漫分布的囊状改变，常为双侧，囊性改变为薄壁，形状不规则，大小不一，多位于双下肺及临近纵隔或胸膜下的区域。

二、腹部影像学检查

BHD 综合征患者常出现肾肿瘤，包括良性的肾囊肿、肾错构瘤，以及肾癌。腹部超声的敏感性不高，对于直径小于 1 cm 的肿瘤可能漏诊。腹部增强 CT 或腹部磁共振成像检查是目前推荐的肾肿瘤检测方法。

治疗与预后

一、治疗

（一）传统治疗

1. 皮肤损伤的治疗。BHD 综合征患者皮肤损害常为良性肿瘤，无需处理以及定期随访。但是患者常常苦恼于对外貌的影响，因此可以采用削刮、皮肤磨削术或是激光等手段来治疗。由于病变起源于真皮层，彻底清除病变往往会导致瘢痕，因此术后病变的复发率较高。

2. 肺部的治疗。大多数 BHD 综合征患者肺功能正常，目前无进行性加重患者的报道，所以无需定期复查肺功能以及肺部 CT。但是患者有自发性气胸的风险，当患者出现胸痛，呼吸困难等不适时，需要警惕气胸的发生。气胸的治疗与普通气胸患者无异，对于反复气胸的患者，可考虑胸膜粘连，肺大泡局部切除。

根据 2010 年英国胸科协会 BHD 综合征指南，对于没有气胸的患者，可以乘坐飞机，但一些研究认为存在肺大泡的 BHD 综合征患者应避免潜水蹦极等剧烈运动。近期研究发现患者乘坐飞机气胸的发生率高于正常人 [54]。

3. 肾的治疗。尚无针对病因的治疗方法。如果未发现肾肿瘤，建议患者从 25 岁开始，每 2 ~ 3 年行腹部增强磁共振成像检查，随诊。BHD 综合征相关的肾恶性肿瘤常具有生长缓慢、相对侵袭性低的特点。发现肾肿瘤后，检查时间间隔取决于肿瘤的大小及生长速度；超声检查可能遗漏肾小肿瘤，因此，应在条件许可时使用 CT 或磁共振成像技术进行检查。尽管大多数肾肿瘤发展缓慢，但有病情进展迅速的报道。肾肿瘤的唯一治疗方法是手术。若主要肾肿瘤直径 <3 cm，应积极监测；若肿瘤直径 $\geqslant 3$ cm，考虑到手术后肿瘤复发、再次手术的风险，则应尽量采取保留肾单位的术式 [21]。肾肿瘤切除后建议定期随访。对于直径小于 3 cm 的肾肿瘤，建议定期行 MRI 检查，如果不能进行 MRI，可行腹部增强 CT [21]。

（二）治疗进展

目前尚无针对 *FLCN* 基因变异的靶向治疗。由于 mTOR 通路可能参与了 *FLCN* 基因的作用，有文献尝试使用 mTOR 抑制剂依维莫司对 BHD 综合征肾癌患者进行治疗，但是疗效并不确定 [27]。

二、预后与复发

BHD综合征总体预后良好，肺部疾病进展慢，对肺功能影响较小。因此，患者的预后主要与是否患有恶性肿瘤以及肿瘤的分期相关。及时发现和治疗肿瘤是改善预后的关键因素。

由于目前尚无证据表明BHD综合征患者将出现肾癌之外的其他肿瘤风险明确增高，暂无必要进行常规的其他部位肿瘤的额外筛查。

遗传咨询与孕产前诊断

一、携带者/患者检测与健康管理咨询

BHD综合征为常染色体显性遗传病。患者的父母之一应该也为BHD综合征患者，如果患者的双亲均正常，则该患者可能有*FLCN*基因新发变异。患者的同胞患病的可能性取决于患者的双亲之一是否为BHD综合征患者，即是否也携带*FLCN*基因变异。如果患者的双亲均正常，则患者的同胞患病可能性较低，但应高于一般群体，因为患者的父母也可能为生殖腺嵌合；如果患者的双亲之一也患病，则患者的同胞50%患病。患者的子女有50%的可能罹患本病。BHD综合征患者家系中的高危成员，可进行症状前基因检测，排除BHD综合征的可能性。

BHD综合征一般为成年发病且病情可以控制，除非家庭成员有此意愿，一般无需进行产前诊断。高危成人家庭成员可以通过适当的遗传咨询进行症状前检测。

二、携带者生育咨询

（一）生育期患者

1. 建议选择产前诊断和辅助生殖技术，进行胚胎植入前遗传学诊断。需充分讨论肿瘤风险、技术局限性和获益。

2. 需要咨询罕见的常染色体隐性遗传的体质性错配修复缺陷（constitutional mismatch repair deficiency，CMMRD）综合征的风险。

（二）亲属风险

由于BHD是常染色体显性遗传病，患者的一级亲属有50%的患病风险。

三、孕产前遗传学诊断

孕前诊断（例如胚胎植入前遗传性检测）和产前诊断对有生育需求的*FLCN*基因变异携带者的最大挑战是携带者的心理损害，然而，这种心理影响会随着时间的延长而递减。由于多数该病患者的寿命并无明显缩短，且对日常生活的影像不大，因此孕产前诊断的需求并不高。

临床案例一

先证者（图24-6，Ⅱ-2），65岁女性，于2018年3月体检时行泌尿系超声提示右肾上极2.8cm×3.1cm×3.3cm低回声结节，大部分突出肾被膜外，边界清；腹部CT尿路成像（computed tomographic urography，CTU）及CT三维重建检查示右肾上极占位大小约3.3cm×2.6cm，增强扫描可见病变呈快进快出样强化，中心强化略低于边缘（图24-7A）。既往先证者曾于2017年11月体检胸部CT发现双肺多发肺大泡（图24-7B），无咳嗽、胸痛、呼吸困难等不适，既往无自发性气胸病史。母亲生前患过肾癌和肺大泡，2个弟弟（Ⅱ-3，Ⅱ-6）、1子（Ⅲ-1）、1女（Ⅲ-2）曾体检发现肺大泡，其中1弟（Ⅱ-3）及1子（Ⅲ-1）曾发生自发性气胸。查体：头颈部皮肤无明确特征性丘疹。双肺叩诊呈过清音。两侧肾区无隆起，无叩痛，沿两侧输尿管走行区无压痛，膀胱区无充盈。先证者于2018年4月8日行后腹腔镜下右肾部分切除术，术后病理：肉眼见灰黄结节，大小3.6cm×3.1cm×3cm，实性、质中，边界尚清，断面距离肾被膜最近距离0.2cm；镜下见嗜酸细胞性/嫌色细胞混合性肿瘤（图24-5），累及肾被膜，免疫组化结果为PAX-8（+）、CA9（—）、CD117（+）、AE1/AE3（+）、CD10（—）、CK7（部分+）、EMA（+）、P504（部分+）、RCC（—）、TFE3（—）、Vimentin（—）。患者术后3个月随访双肾无异常。

采集患者外周静脉血行DNA序列分析，发现17号染色体17p11.2区域里*FLCN*基因存在移码变异，c.823_824delGA，其所在基因编码蛋白在第290位提前终止，导致蛋白质功能缺陷。

从上述病历可知，先证者的2位兄弟（Ⅱ-3，Ⅱ-6）和子女（Ⅲ-1，Ⅲ-2）均患有肺大泡，有明确的肺大泡、气胸的家族史。更为特殊的是，先证者的母亲（Ⅰ-2）生前患有肾癌和肺大泡。该家系具有明显的常染色体显性遗传模式。很明显，

从临床资料分析，先征者母亲的“肾癌”很可能是患有与 BHD 综合征相关的肾癌。遗憾的是，家族成员未对 *FLCN* 基因 c.823_824delGA 进行验证。

鉴于该家系可确诊为 BHD 综合征，且先证者及其母亲具有明确的肾癌家族史，先证者的 *FLCN* 基因变异 c.823_824delGA 应该从去世了的母亲传递下来。对于该家系的遗传咨询应该包括继续对母系家属成员和先证者两个小孩及其后代的基因检测，对基因携带者的患病风险评估以及肾癌的筛查。本例患者及其亲属应终身定期随访并行影像学检查，以监测肾肿瘤的发生。

（田欣伦）

第三节 Beckwith-Wiedemann 综合征

Beckwith-Wiedemann 综合征（Beckwith-Wiedemann syndrome, BWS）又称贝 - 维综合征、脐疝 - 巨舌 - 巨大发育综合征，是一种体细胞生长调节障碍和胚胎性肿瘤倾向性疾病。主要表现出过度生长（脐膨出、巨舌、巨内脏）、不对称生长（偏侧肢体肥大）、腹壁缺损（脐膨出、脐疝、腹直肌分离）、高胰岛素 - 低血糖，耳朵特殊折痕和胚胎性肿瘤易感性等特征[55,56]。据国外报道 BWS 发病率约为 1/13 700，辅助生殖技术胎儿 BWS 患病率有所升高[57-59]。

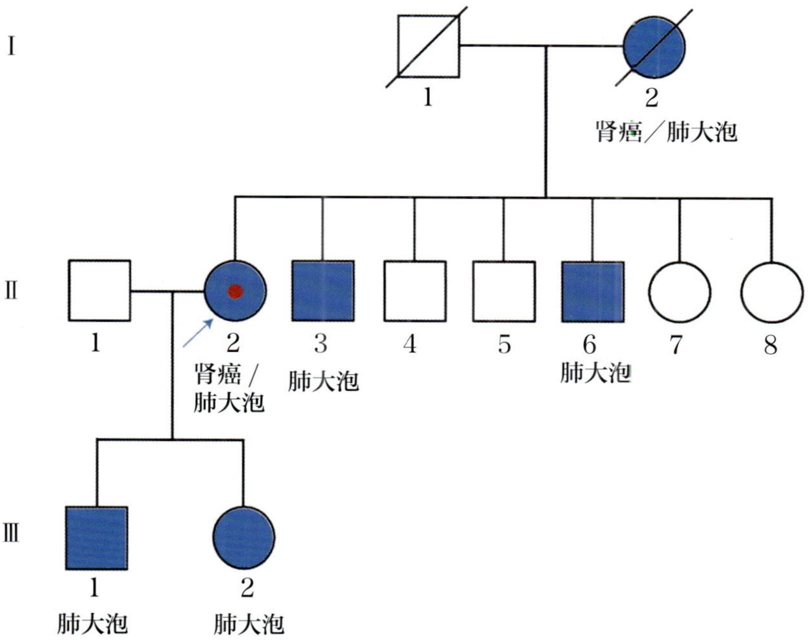

图 24-6 Birt-Hogg-Dubé 综合征家系图——临床案例一

（本家系曾于 2019 年发表在《协和医学杂志》[25]，经过作者同意修改采用）

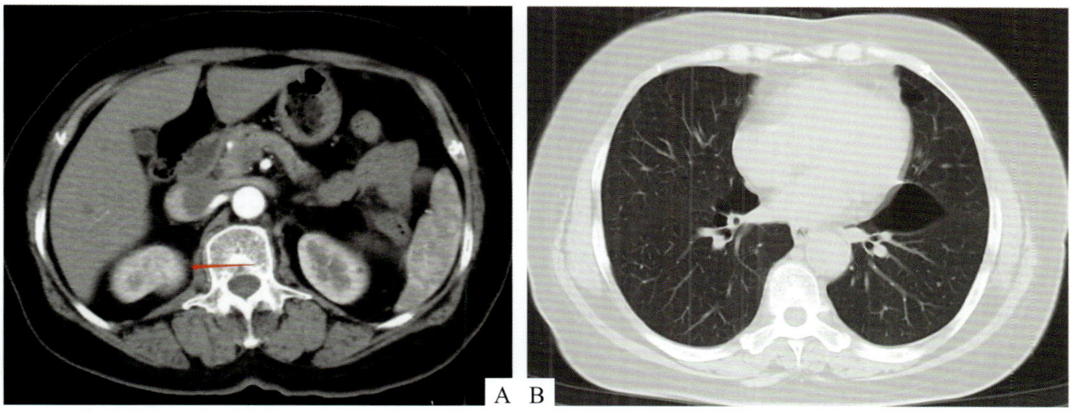

图 24-7 Birt-Hogg-Dubé 综合征 CT 检查结果——临床案例一

图 A，右肾 CT 显示上极占位（箭头）；图 B，胸部 CT 发现双肺多发肺大泡

主要临床表现

BWS 患儿在母亲孕中晚期和产后的幼年期内表现出过度生长[60-63]。生长参数的典型表现是身高、体重在第 97 百分位，头围第 50 百分位，成年后身高则一般在正常范围内。偏侧肢体肥大和巨舌也是常见的临床表现；巨舌可导致喂养困难、发音困难，偶尔可造成睡眠呼吸暂停。BWS 患儿常合并腹壁缺损（脐膨出、脐疝、腹直肌分离）、单一或者多个内脏肥大（如肝、脾、胰腺、肾和肾上腺肥大）。BWS 面部特征性表现为眼外凸和眼眶下折痕、鲜红斑痣、面中部发育不良、下颌前突、耳前折痕等，但在儿童期逐步正常化。其中巨舌见于约 90% 的经典 BWS 患儿，据报道 30% ~ 50% 的 BWS 患儿合并低血糖，其原因可能是胰岛细胞肥大和高胰岛素血症。肾上腺皮质增生是 BWS 特征性表现之一，肾畸形包括单侧或者双侧的髓质海绵肾表现（肾上腺髓质发育不良、肾钙质沉着和肾结石）。13%~20% 的患儿存在先天性心脏病，其中约 50% 为可自行消退的心脏肥大，也可见动脉导管未闭、卵圆孔未闭、室间或室间缺损等；心肌病较为罕见，有 *KCNQ1*[OMIM: 607542] 基因失活导致的长 QT 综合征的报道[64]。近年研究认为 BWS 患者临床表现差异大，巨大儿之前曾被认为是 BWS 的一个主要特征，但回顾研究发现只有 1/2 的 11p15.5 区域内基因组缺陷患者存在巨大儿表现[60-63]。此外，不同种族群体存在表型差异，高加索患者 BWS 的外观特征（脐膨出、巨舌症、偏侧肢体肥大）发生率更高，而非白种患者则更容易出现外观上不明显的临床特征（如高胰岛素血症、肾肥大等）[65]。

BWS 患儿最需要关注的是胚胎性肿瘤的发生。BWS 患儿胚胎瘤发生率升高 30 倍以上，大部分发生在 8 ~ 10 岁。最常见的是肾母细胞瘤（Wilms 肿瘤）和肝母细胞瘤，其他胚系肿瘤包括横纹肌肉瘤、肾上腺肿瘤和神经母细胞瘤、星形细胞瘤等，其他良恶性肿瘤也偶有报道。目前报道 BWS 患儿发生肿瘤的风险在 4%~20%，平均约 7% 左右[66-69]。肿瘤高风险相关的临床特征包括偏侧肢体肥大、肾肥大和其他肾源性疾病；肿瘤发生的和其遗传分子生物学发生机制有关，11p15 父源性单亲二倍体和该区域甲基化获得为胚胎性肿瘤的高发人群[57-72]。BWS 肿瘤相关的分子特征见表 24-2。

遗传方式与相关致病基因

BWS 遗传基础主要是 11p15.5 区域生长调控基因的表观遗传学修饰异常和基因变异导致的亲本等位基因表达异常[56,59,60]。11 号染色体短臂末端 11p15.5 区域包含父源性表达的 *IGF2*[OMIM: 147470]、*INS*[OMIM: 176730] 和 *LIT1*（KCNQ1OT1）[OMIM: 604115] 基因，和母源性表达的 *H19*[OMIM: 103280]、*CDKN1C*[OMIM: 600856] 和 *KCNQ1*[OMIM: 607542] 基因。这些基因分布在两个主要印记控制区（imprinting control region, ICR），即 ICR1 和 ICR2。ICR1 包含 *IGF2* 基因和 *H19* 基因。*IGF2* 是父源表达胎儿生长因子，*H19* 是非编码 RNA。*H19* 基因相关的 ICR1 通常是对母源染色体非甲基化、对父源染色体甲基化。正常情况下 *H19* 基因母源等位表达，而 *IGF2* 父源等位基因表达。ICR1 甲基化获得约见于 5% 的 BWS 患者，这种异常获得的甲基化导致 *IGF2* 基因产生双等位基因表达以及 *H19* 等位基因的沉默。ICR2 包含印记基因 *KCNQ1*、lncRNA 调控基因、*KCNQ1OT1* 和细胞周期抑制基因 *CDKN1C*。ICR2 包含 *KCNQ1OT1* 启动子，该基因的父源非编码转录本调控 ICR2 母源表达基因的顺式表达调控。*CDKN1C* 和 *KCNQ1OT1* 基因位于着丝粒区，由 KCNQ1OT1:TSS-DMR 控制。ICR2 的甲基化缺失约见于 50%BWS 患者。该甲基化异常导致 *CDKN1C* 基因表达减少[60]。

约 80% 的 BWS 患者可以检测到遗传学异常，主要包括 11p15.5 区域染色体重复 / 缺失、染色体倒位 / 插入、印记中心（imprinting center, IC）甲基化改变、单亲二倍体和印记基因变异等[56,73]（表 24-2）。目前研究表明：ICR2 的甲基化缺失约见于 50%BWS 患者，ICR1 甲基化获得约见于 5% BWS 患者，11p15.5 区域父源性单亲二倍体（uniparental disomy，UPD）约占 20%，*CDKN1C* 致病性变异约占 5%~10%，11p15 染色体区域的缺失 / 重复约占 5%、11 号染色体的易位 / 倒位等结构重排 <1%。ICR1 甲基化获得和 ICR2 甲基化缺失如果同时存在 11p15.5 区域结构异常，例如拷贝数变异（copy number variation, CNV）、单核苷酸变异（single nucleotide variant, SNV），呈常染色体显性遗传，遗传概率为 50%，但致病性取决于亲本来源；如

表 24-2　Beckwith-Wiedemann 综合征（BWS）发生的分子机制、发生率、再发风险及典型临床特征

分子缺陷	在 BWS 患者中发生率	再发风险	典型临床特征（与其他分子亚群相比）
IC1 区甲基化获得	5%	• 如果没有遗传异常存在，<1% • 如果有遗传异常（例如拷贝数变异、致病性 SNV）存在，50%；取决于亲本来源	• 脐疝低风险 • Wilms 瘤高风险
IC2 区甲基化丢失	50%	• 如果没有发现遗传异常，<1% • 如果存在顺式作用的遗传异常，50%；取决于亲本来源	• 脐疝高风险 • Wilms 瘤低风险
UPD（11 号染色体）pat（父源单亲二倍体）	20%	<1%	• 偏侧过度生长高风险 • 脐疝低风险 • Wilms 瘤和肝母细胞瘤高风险
CDKN1C 变异	5% ～ 10%（40% 存在家族病例）	50% 母系遗传	• 脐疝高风险 • Wilms 瘤低风险
dup (11) (p15.5)pat（父源 11p15.5 重复）	2% ～ 4%	• 50% 父系遗传 • SRS 在母系遗传风险	——
11p15 缺失	1% ～ 2%	取决于 CNV 的范围和位置以及亲本来源	——
嵌合性父源单亲二倍体（全基因组父系 UPD）	占 upd（11 号染色体）pat 病例的 10%	低	肿瘤高风险
MLID	占 IC2 甲基化丢失病例的 33%	低，除非发现反式遗传变异	不明确

UDP，单亲二倍体；MLID，多位点印记紊乱；SRS，Silver-Russell 综合征；pat，父源；SNV，单核苷酸变异；IC，印记中心

果仅仅为甲基化异常，则遗传风险 <1%。BWS 患者 *CDKN1C* 基因变异一般是母亲来源，呈常染色体显性遗传。UPD 患者遗传风险 <1%。此外，不同基因型患者对不同肿瘤的易感性也不同，ICR1 甲基化获得和 UPD 与肾母细胞瘤发生有关，肝母细胞瘤常见于 UPD 患者；而 *CDKN1C* 基因变异和 ICR2 甲基化缺失患者肿瘤发生少见 [67,69-75]。

临床诊断依据

BWS 目前无统一临床诊断标准[68,85]。一般认为符合 2 项主要表现或者 1 项主要表现和 2 项次要表现即可临床确诊。按照欧洲先天性表观遗传学疾病协作组（European Network for Congenital Imprinting Disorders）推荐[56]，患者评分≥ 4 分可临床诊断为典型 BWS（此临床诊断不需要 11p15 的分子诊断确认异常）。患者评分≥ 2 分（包括经典 BWS ≥ 4 分）的患者推荐应当进行基因检测，为 BWS 的遗传咨询和诊断提供更明确依据。得分 <2 分的患者不推荐基因检测。临床评分≥ 2 分的患者如果基因检测结果阴性，应考虑修改诊断和（或）转诊给 BWS 专家进行进一步评估（表 24-3）。BWS 存在较大的临床异质性。据报道曾有 11p15 表观遗传学改变的患儿仅仅表现为 Wilms 瘤[69,76]。但是如果有阳性的分子诊断结果，即使有较少的临床表现仍然可以确立诊断。因此，在临床处理上，对于肿瘤相关的临床特征，即使仅有较轻临床表现（比如舌外突、内脏肥大）也应该引起足够的重视。

主要病理诊断特征

一、组织细胞病理检查

BWS 相关肿瘤多样，其病理特征符合疾病各自特点。每一种肿瘤的病理特点和临床诊断请参考各自标准。目前我国已发布《儿童肾母细胞瘤病理诊断共识》《儿童肝母细胞瘤诊疗规范（2019 版）》《儿童神经母细胞瘤诊疗规范（2019 版）》等临床指南性文献。

二、分子病理检测

BWS 分子致病机制多样，为临床基因检测带来挑战，有时可能需要结合多种技术才能够最终明确分子病理诊断。甲基化特异性多重链接探针扩增（methylation-specific multiplex ligation-dependent probe amplification，MS-MLPA）因可以同时检测甲基化状态和拷贝数变异，为 BWS 的首选分子病理检测手段。如果检测到 IC1 甲基化获得或者 IC2 甲基化缺失，但未检测到 CNV，可以采用单核苷酸多态性微阵列技术（single nucleotide polymorphism array, SNP-array），分析是否存在更大范围的拷贝数重复、缺失以及单亲二倍体。SNP-array 染色体微阵列芯片目前被认为是分析低比例嵌合型单亲二倍体（1%~5%）的最佳方案。嵌合型父系单二倍体影响多达 10% 的单亲二体患者，并且与肿瘤发展风险增加相关，因此，临床可疑患者应建议考虑 SNP-array 或微卫星 DNA 分析检测是否存在嵌合体，通过对血液检测结果为阴性患者的病理组织标本进行检测能明显提高分子诊断诊断率[75-83]。20% 以上的 IC1 甲基化获得患者在差异甲基化区域区存在

表 24-3 Beckwith-Wiedemann 综合征诊断的临床依据

主要依据（每条 2 分）
• 巨舌，巨大儿（一般定义为体重 / 身长大于第 97 百分位）
• 脐膨出
• 偏侧肢体过度生长肥大
• 多灶和（或）双侧肾母细胞瘤或肾母细胞瘤病
• 高胰岛素血症（持续 1 周以上，需要逐步治疗）
• 病理结果：肾上腺皮质细胞肥大、胎盘间质发育不良或胰腺腺瘤病
次要依据（每条 1 分）
• 出生体重高于平均值 2SD
• 单纯性面部鲜红斑痣
• 羊水过多和（或）胎盘肥大
• 耳折痕和（或）凹陷
• 短暂低血糖（持续 <1 周）
• 典型的 BWS 相关肿瘤（神经母细胞瘤、横纹肌肉瘤、单侧肾母细胞瘤，肝母细胞瘤、肾上腺皮质癌或嗜铬细胞瘤）
• 肾大和（或）肝大
• 脐疝和（或）腹直肌分离

CMA 无法检测到的小 CNV 或者 MS-MLPA 无法检测到的 SNV[82-84]；因此对于 BWS 家族史阳性，且 MS-MLPA 检测到 IC1 甲基化获得，但是 CNV 检测阴性的患者，应当进一步进行 SNV 分析。染色体核型分析、荧光原位杂交技术可以用于鉴别是否存在染色体易位。

如果一线检测方案甲基化检测结果呈阴性的病例，可能存在原因是：低于检测水平的低比例嵌合体、*CDKN1C* 基因变异、罕见染色体平衡重排、基因检测阴性的 BWS（目前约 20% 的 BWS 患者未得到基因检测阳性结果）或者临床诊断错误。此时应当综合分析，适当选择是否进行其他检查。如大多数情况下，嵌合体存在于散发性 BWS 病例中，不同组织受影响细胞比例可能不同。除外周血白细胞 DNA 进行，外也可考虑使用口腔拭子、成纤维细胞或间充质细胞［例如，从外科手术切除和（或）增生组织］培养物的 DNA 进行分析[83,84]。*CDKN1C* 基因变异发生于约 5% 的散发性 BWS 和 40% 的家族遗传性 BWS 病例。因此，对于高度可疑的 BWS 患者，应当考虑 *CDKN1C* 基因序列分析[72,75]。

欧洲先天性表观遗传学疾病协作组推荐的基因检测方案如图 24-8。

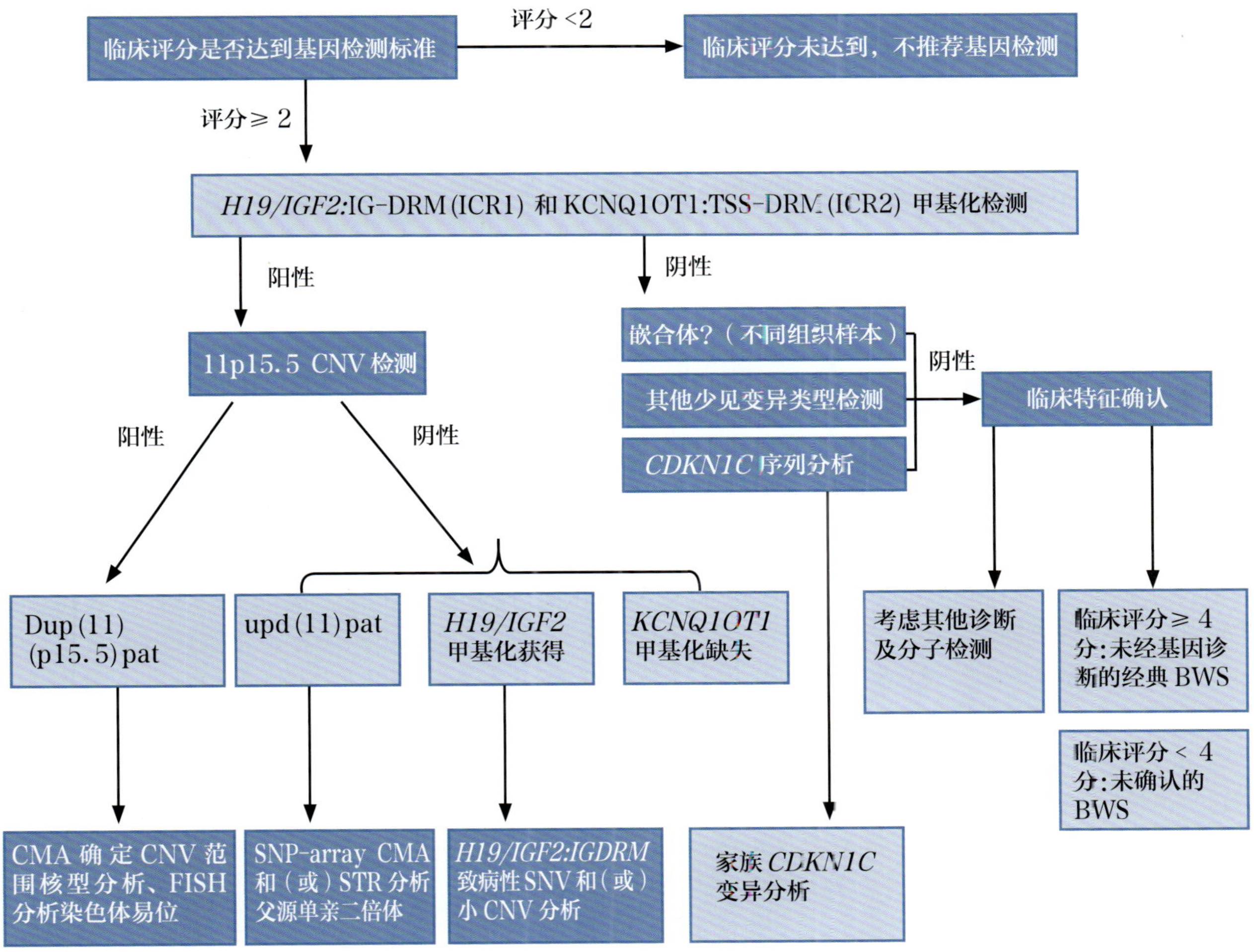

图 24-8 欧洲先天性表观遗传学疾病协作组推荐的基因检测方案

CMA，染色体微阵列分析；CNV，拷贝数变异；SNP，单核苷酸多态性；STR，短串联重复序列；BWS，贝—维综合征；pat，父源

［引自文献 2：Yiltok SJ，et al. Niger J Clin Pract，2010，13（2）:230-232.］

其他检查

多普勒超声检查是BWS，尤其是胎儿期BWS诊断的主要辅助手段。计算机断层扫描（CT）或磁共振成像（MRI）检查对于肾、肝、胰腺、肾上腺胚胎性肿瘤的诊断具有辅助作用[85-87]。目前研究认为，确诊的BWS患儿在8岁前，应当每季度或者半年进行腹部超声检查，评估肾、肝、胰腺、肾上腺胚胎性肿瘤的风险。如果超声成像显示可疑的发现，则应该进一步进行CT或MRI检查。如果体检或者影像学检查发现可疑肾或者肾源性疾病，建议请儿科肿瘤专家会诊详细检查。甲胎蛋白（alpha fetal protein，AFP）可以作为肿瘤标志物用于患儿4岁之前的肝母细胞瘤早期检测。AFP的检测间隔一般在2 ~ 3个月。如果发现AFP水平升高，应在4周内进行重复检查、肝功能检查及腹部影像学检查；如果复查AFP下降、影像学检查和肝功能检查正常，则每4~6周检查一次AFP，直至恢复正常水平[56,88]。神经母细胞瘤在BWS患儿中的发生率较低，目前不建议常规儿茶酚胺和影像学检查。BWS患儿由髓质海绵肾导致的肾钙质沉着或肾结石的发病可能会延迟到青春期，因此，每年进行一次肾超声监测直至青春期中期是合理的。

治疗与预后

一、治疗

（一）传统治疗

BWS的治疗手段包括支持性治疗和外科手术治疗，后者主要针对脐膨出修复、巨舌矫形和BWS相关胚胎性肿瘤。

对于临床怀疑或确诊BWS的新生儿，诊断性禁食试验（包括足月婴儿禁食6h后测量血糖、胰岛素和酮类，早产儿则应在出生后48h和出院前进行）出生后6h内血糖<50mg/dl（<2.75mmol/l），或者之后的时间内血糖<60mg/dl（<3.5mmol/l）符合新生儿低血糖诊断。患儿应该转诊至新生儿重症监护室监护、治疗。脐膨出多见于ICR2甲基化丢失或者*CDKN1C*基因变异，其临床处理遵循一般临床处理原则。BWS患儿如果怀疑有巨舌导致的严重的气道阻塞，应仔细评估睡眠（多导睡眠图），进行肺科会诊和耳鼻咽喉会诊，考虑是否进行腺样扁桃体切除术伴或不伴舌折减术。如果有巨舌症相关的进食问题、持续流口水、言语困难和牙齿错牙合等问题一般应在1岁后考虑舌减压术。术后随访应持续到16岁。虽然部分BWS患儿巨舌症状可缓解（舌生长速度下降和下颌骨生长增加），但最终仍有约40%的儿童BWS患者接受手术减舌[56,89,90]。

BWS相关胚胎性肿瘤临床处理原则是定期检测，及早发现病灶，及时进行外科手术治疗。BWS相关胚胎性肿瘤发生率及检测方案见表24-4。与患有肾母细胞瘤的非综合征儿童比较，BWS相关的肾母细胞瘤由于发现早较少发生转移；两者具有相似的生存时间（大于90%）；但是BWS患者相对具有更高的双侧肾脏肿瘤发病率。其常规治疗方法是肾切除术和保留肾功能的部分肾切除术，以及手术前后的放、化疗等。神经母细胞瘤的治疗目前已有较成熟的规范指南，一般按照国际神经母细胞瘤危险分组标准进行分层个体化综合治疗。常采用的方法包括化疗、外科手术切除肿瘤、放疗等。肝母细胞瘤主要治疗手段为外科手术切除肿瘤、介入治疗、化疗、肝移植等[56,73]。具体请参考《儿童肾母细胞瘤病理诊断共识》《儿童肝母细胞瘤诊疗规范（2019版）》《儿童神经母细胞瘤诊疗规范（2019版）》等临床指南性文献。

（二）治疗进展（靶向治疗、免疫）

免疫治疗研究为临床难治性或者复发性肾母细胞瘤（Wilms瘤）的治疗提供了前景。目前研究发现化疗前后肾母细胞瘤都被免疫细胞（$CD45^+$）浸润；与血液中循环的自然杀伤细胞（natural killer cell，NK细胞）水平相比，浸润肿瘤标本的NK细胞水平增加。肿瘤组织中存在T细胞，尤其是$CD4^+$和$CD8^+$T细胞；肿瘤浸润性CD4和CD8 T细胞表现为活化表型，表现为人类白细胞抗原（human leucocyte antigen，HLA）DR同型（HLA-DR）、程序性死亡蛋白1（programmed death-1, PD1）和CD57的表达增加。这些表明儿童肾母细胞瘤同样存在肿瘤免疫反应，可以参考成人肾肿瘤免疫治疗方案[91]。另一项研究构建了特异于WT1235-243/HLA-a*2402复合物的CAR-T细胞，在肾母细胞瘤异种移植模型中证实存在疗效，且证明通过接种带有相应抗原的树突状细胞（dendritic cell, DC）疫苗可增强CAR-T治疗效果[92]。

神经母细胞瘤的探索治疗也一直在进行。外周

表 24-4 Beckwith-Wiedemann 综合征相关胚胎性肿瘤发生率及检测方案

肿瘤发生率（%）	检测肿瘤类型	检测方法	检测时机
IC2 甲基化缺失			
• 总体风险（2.6%） • 肝母细胞瘤（0.7%） • 神经母细胞瘤（0.5%） • 横纹肌肉瘤（0.5%） • 甲状腺癌（0.3%） • Wilms 瘤（0.2%） • 黑色素瘤（0.1%）	肿瘤发生风险较其他分子亚型偏低，腹部肿瘤占一半	• 不需要常规超声检测 • 超声检测取决于临床症状和患儿父母要求	/
IC1 甲基化获得			
• 总体风险（28.1%） • Wilms 瘤（24%） • 神经母细胞瘤（0.7%） • 胰母细胞瘤（0.7%）	Wilms 瘤	腹部超声检查	从确诊起每 3 个月一次，至 7 岁
upd（11）pat			
• 总体风险（16%） • 肾母细胞瘤（7.9%） • 肝母细胞瘤（3.5%） • 神经母细胞瘤（1.4%） • 肾上腺皮质癌（1.1%） • 嗜铬细胞瘤（0.8%） • 淋巴细胞白血病（0.5%） • 胰母细胞瘤（0.3%） • 血管瘤（0.3%） • 横纹肌肉瘤（0.3%）	• Wilms 瘤 • 肝母细胞瘤 • 肾上腺肿瘤	腹部超声检查	从确诊起每 3 个月一次，至 7 岁
***CDKN1C* 基因变异**			
• 总体风险（6.9%） • Wilms 瘤（1.4%） • 神经母细胞瘤（4.2%） • 急性淋巴细胞白血病（1.4%）	• 神经母细胞瘤	腹部超声检查	从确诊起每 3 个月一次，至 7 岁
经典 BWS 缺乏基因证据			
• 总体风险（6.2%） • Wilms 瘤（4.1%） • 神经母细胞瘤（0.6%） • 肝母细胞瘤（0.3%） • 横纹肌肉瘤（0.3%） • 肾上腺皮质癌（0.3%）	• Wilms 瘤	腹部超声检查	从确诊起每 3 个月一次，至 7 岁

IC1，印记中心 1；IC2，印记中心 2

血干细胞移植在大剂量强化化疗的基础上，加用干细胞动员剂（如重组粒细胞集落刺激因子），采集外周造血干细胞进行干细胞移植治疗，目前部分研究者认为该方案有助于神经母细胞瘤的临床治疗。神经母细胞瘤的免疫和靶向治疗也在探索之中，目前研究认为神经母细胞瘤可能通过单克隆抗体治疗靶向肿瘤相关抗原（tumor-associated antigen, TAA）包括神经节苷脂 GD2、GD3、GM3 和糖蛋白 CD56，L1-CAM 和 GP95。Ⅱ期临床试验显示，ch14,18 抗体联合白细胞介素 -2、粒细胞 - 巨噬细胞落刺激因子治疗组较单纯使用 ch14,18 组的 2 年生存率和无病生存率均较高 [93]。关于神经母细胞瘤靶向信号通路抑制剂研究也在进行中。

二、预后与复发

BWS 相关胚胎性肿瘤的治疗目前已有较大进展。肾母细胞瘤经综合治疗后，5 年生存率 >90%；肝母细胞瘤经综合治疗后 5 年生存率 >80%；神经母细胞瘤治疗后 5 年生存率约 50%。早期发现早期治疗，完整的瘤体外科切除及根治手术，以及定期复查都是高生存率、预防复发的关键环节。

遗传咨询与孕产前诊断

一、携带者 / 患者检测与健康管理咨询

BWS 患者中约 85% 为散发性病例，15% 为家族遗传性病例。遗传性病例多见于 *CDKN1C* 基因变异、11p15 拷贝数异常和 ICR1 遗传学改变。其遗传方式多为常染色体显性遗传，但是再发风险取决于受影响等位基因的亲本来源。先证者一经遗传学确诊，建议对家族中有生育需求的亲属进行携带者筛查。筛查对象和筛查方法应根据先证者致病机制确定。如果先证者致病机制为 11p15.5 区域 UPD，则患儿父母双方不推荐进行遗传学检查，这是因为从理论上 UPD 是合子后体细胞重组形成的。其他类型基因组改变则推荐进行父母双方相应的遗传学检查。当先证者父母双方未检测到变异时，除了考虑合子后体细胞新发变异外，还要考虑到生殖腺嵌合体的可能性。

之前发表文献显示辅助生殖技术胎儿印记障碍性疾病发病率升高，尤其是 BWS 患病率提高 4~9 倍 [57,58]；但是 2020 年一项针对丹麦和荷兰 7 万余名（近 20 年）“试管婴儿”的研究统计认为，辅助生殖技术胎儿 BWS 患病率升高约仅 2.8 倍，且这种发病率的升高可能仅限于 BWS，而不包括其他常见印记障碍性疾病如 Prader-Willi 综合征、Silver-Russell 综合征和 Angelman 综合征 [59]。

二、携带者生育咨询

携带者生育咨询的主要依据是患儿及其家庭成员的全面诊断评估和遗传学检查结果。母源性 11p15.5 染色体易位、*CDKN1C* 基因变异、父源性 11p15.5 重复，以及 11p15.5 微缺失再发风险相对较高（表 24-2）。*CDKN1C* 基因变异和 11p15.5 染色体易位 / 倒位，如果变异来自于母亲，子代有 50% 的再发风险 [72,73,77]。理论上所有 11p15 区域 CNV 和平衡易位都有 50% 的复发风险，其表型依赖于致病等位基因来源 [86-88]。父源性重复的再发风险未确切定义。在由于易位或倒位的不平衡分离导致的 11p15 父系重复的情况下，携带平衡重排的父系个体往往具有正常表型（染色体易位携带者），但再次生育再发风险相对较高。ICR1 内部的 CNV 和 SNV 如果发生在母源等位基因上时，临床表现可能存在不完全外显，复发风险高达 50%，少数家族性 BWS 可能是由母源基因变异（例如 *NLRP2*[OMIM: 609364] 或 *NLRP5*[OMIM: 609658] 变异）导致 [94,95]，此时存在较高的复发风险相关。

对于家族史阳性者，即使先证者遗传学检查未发现异常，再发风险仍然较高，要考虑到生殖腺嵌合体的存在。

三、孕产前遗传学诊断

如果先证者致病性变异确定，可以通过绒毛、羊水或者脐带血取样及相应遗传学检查进行产前基因诊断。产前基因诊断为 BWS 诊断的金标准。先证者为新发变异的家庭，考虑到生殖腺嵌合体的存在，也可以进行相应产前诊断。BWS 家族史者对产前诊断更有利，目前已有多例家族性累及 11p15 染色体结构性重排病例的报道。

对于无法提供基因诊断的产前病例，超声检测为检测 BWS 的主要辅助手段。孕期超声发现前腹壁缺损、巨舌症或者巨大儿、内脏肿大、羊水过多、胎盘肿大或胰腺过度生长是 BWS 可能诊断 [56-62]。产前生化检查，例如妊娠早期 β-HCG 水平偏高和（或）妊娠中期的甲胎蛋白（AFP）水平增加可能与胎儿 BWS 相关 [98]。在已知胎儿 BWS 高风险的妊娠中，单一典型超声结构异常（例如脐膨出）可能有助于做出诊断推论。

对于无 BWS 病史的孕妇，少数胎儿出生前可检测到孤立性的 BWS 特征表现。据报道 10%~20% 产前诊断胎儿表现为孤立脐膨出，约 20% 表现为胎盘间质发育不良。这两种情况下细胞遗传学和（或）大多数微阵列分析进行产前确认或排除 BWS 可能对胎儿父母有所帮助[56,68,73]。对于不典型性BWS特征（例如，尿路异常和心脏缺陷），是否进一步检测可能取决于是否同时存在多个 BWS 相关影像学表现。

临床案例二

Beckwith-Wiedemann 综合征（BWS）以新生儿低血糖、巨舌、巨体、巨内脏、偏身生长过度、腹壁缺陷为特点，是最常见的生长过度综合征之一，大多数病例属于散发。已有报道大多为新生儿期或是儿童期诊断，产前诊断病例都是在中、晚孕期影像学提示后诊断，本案例在早孕期通过采集绒毛并应用多种遗传学技术确诊了 1 例家族性 BWS，推断母亲为生殖腺嵌合体变异携带者。

1. 基本资料：孕妇（图 24-9A，Ⅱ-2），29 岁，G3P0A2，因“停经 13 周，外院超声发现胎儿脐膨出”前来就诊。夫妇双方既往体健，非近亲，否认家族史。孕妇初婚，2016 年曾因胎儿脐膨出孕 20 周引产 1 次，引产胎儿（Ⅲ-1）未行遗传学相关检查，个人原因人工流产 1 次（Ⅲ-2）。

2. 诊疗经过：复查孕早期胎儿（Ⅲ-3）超声，宫腔内见一胎儿回声，头臀径 68 mm，胎儿颈后透明层厚度（nuchal translucency，NT）1.7 mm。胎儿脐部见一包块向外突出，大小约 11 mm×7 mm，周边可见包膜，内部为肠管回声。胎盘位于子宫后壁，厚 30 mm，胎盘内可见多个细小无回声区，提示胎儿脐膨出声像。胎盘异常声像（图 24-9B）。2016 年孕 17 周胎儿超声，BPD41 mm，胎盘位于子宫前壁，厚 35 mm，成熟度 0 度。胎盘内可见多个小无回声区。胎儿脐部见一包块向外突出，大小约 22 mm×19 mm，周边可见包膜，内部主要为肠管回声，提示胎儿脐膨出声像。胎盘增厚，胎盘内无回声声像。

3. 遗传咨询：考虑到孕妇有不良生育史，超声表现同样为脐膨出和胎盘囊性增厚，提示可能存在某种家族遗传病。经过详细的遗传咨询，使孕妇及其家人了解了遗传病的基本概念、种类；针对胎儿遗传病目前可用的诊断策略、各种检测技术的优缺点以及可能出现的检测结果种类，告知各种可能结果的临床意义以及下一步对应的处理方案。

充分沟通知情同意后，采集绒毛进行 SNP-array 检测，提示 11p15.5 区域有 176 kb 的杂合缺失（图 24-10A），该区域包括 *KCNQ1* 基因 5′端 UTR 区域，胎儿父母后续 SNP-array 及核型分析未见异常。进一步用 MS-MLPA 检测胎儿 11p15 区域 *H19* 和 *KCNQ1* 基因的甲基化状态和拷贝数变化，结果提示 ICR2 甲基化完全丧失（图 24-10B）。检测结果提示胎儿为 BWS 基因型。

考虑到预后不良，胎儿父母慎重讨论后选择引产。孕 27 周引产物尸检结果提示：男胎，脐

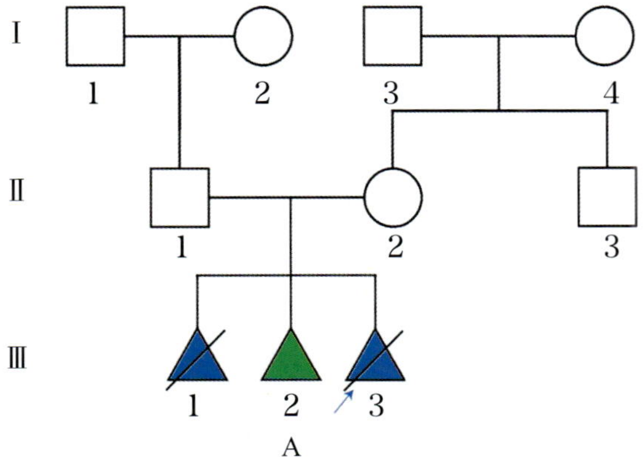

A

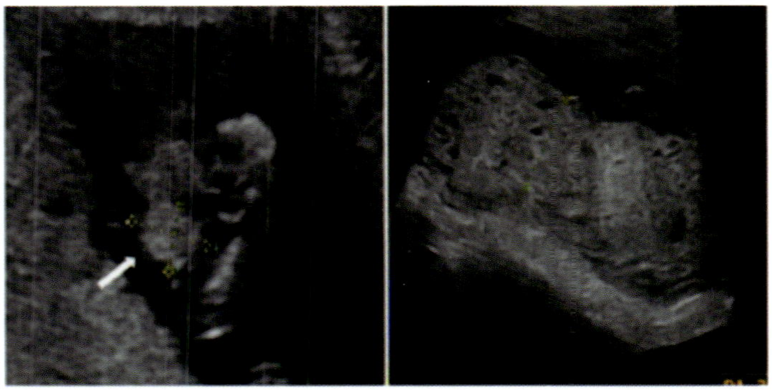

B

图 24-9 Beckwith-Wiedemann 综合征家系图与胎盘异常声像——临床案例二

图 A，家系图：母亲（Ⅱ-2）和父亲（Ⅱ-1）为健康成人，Ⅲ-3 为先证者。Ⅲ-1 为第一次妊娠患胎。Ⅲ-2 为早期人工流产，表型未知。图 B，本次妊娠孕 13 周超声：左图箭头所示Ⅲ-3 胎儿脐膨出超声表现，右图为胎盘征象

带根部可见肠管膨出至脐带内，自旋3周。嘴微张，舌体较大。双侧肢体生长对称，无明显半身肥大(图24-11A）。左肾 4 cm×2 cm×1.5 cm，重 6 g。右肾 3.5 cm×2 cm×1.5 cm，重 6.5 g，大于孕周正常肾大小，肝和脾未见明显增大（图 24-11B）。

4. 启示。BWS 是一种表型多样的基因组印记疾病，以新生儿低血糖、巨舌、巨体、巨内脏、偏身生长过度、腹壁缺陷为特点，有些还表现为胚胎肿瘤的易感性，它是最常见的生长过度综合征之一，大多数病例为散发[96]。在产前，BWS 约 50% 表现为羊水过多、早产和胎儿巨大儿。其他常见的特征包括脐膨出、巨舌、肾肥大、脐带过长和胎盘增厚，胎盘间质发育异常，胎儿体重可以是同样胎龄下正常体重的 2 倍[97]。妊娠合并 BWS 胎儿常常会早产，早产的风险与羊水过多和胎儿过度生长有关[98]。

BWS 的遗传原因很复杂，通常是由于染色体 11p15.5 区域的基因组印记异常导致的。BWS 相关的两个印记区域，分别为印记区域 1 和印记区域 2。区域 1 位于近端粒区，由印记控制区域 1（imprinting control，IC1）调控，调节 *IGF2* 和 *H19* 基因表达，IC1 通常只在父系等位基因甲基化；区域 2 位于 *KCNQ1* 基因内含子 10 中（图 24-12)，在近着丝粒区，由印记控制区域 2(IC2）调控。IC2 通常只在母系等位基因甲基化，甲基化缺失是发生 BWS 最常见的原因（50%~60%），其他原因包括父源 11p15 单亲二倍体（uniparental disomy，UPD）（20%）、IC1 在母系等位基因高甲基化（5%）[99]，来自母体的 *CDKN1C* 基因致病性杂合变异（5%）[100]，11p15.5 重复、倒位或易位（~1%）[101] 等。

产前诊断 BWS，胎儿超声表现尤为重要，该病例胎儿超声表现主要是脐膨出与胎盘囊性增厚。以往研究发现导致 BWS 的不同分子机制伴随不同的临床表型，IC2 甲基化丧失和 *CDKN1C* 基因变异一般与脐膨出相关，父源性 11p15 单亲二体与半身肥大相关，IC1 高甲基化和父源性 11p15 单亲二体患者患 Wilms 瘤的风险显著高于其他，但并不存在绝对特异性，当产前发现 BWS 相关表现时建议同时对多种机制进行排查[102]。

另一方面，根据产前胎儿影像学表现选择合适的遗传学检测方法进行 BWS 产前诊断至关

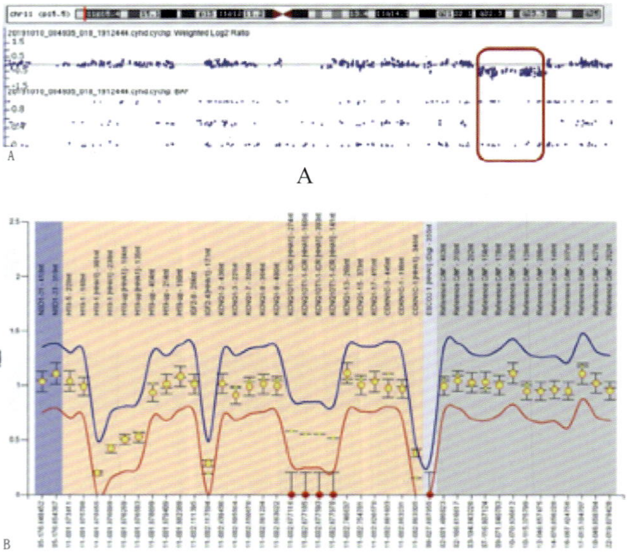

A

B

图 24-10 Beckwith-Wiedemann 综合征遗传学检测结果——临床案例二

图 A，Ⅲ -3 胎儿绒毛 SNP-array 提示 arr[hg19] 11p15.5（2,344,807-2,520,511）x1；图 B，Ⅲ -3 胎儿绒毛 MS-MLPA 提示 *KCNQ1* 基因甲基化水平减少，ICR2 的异常甲基化结果用红点突出显示。

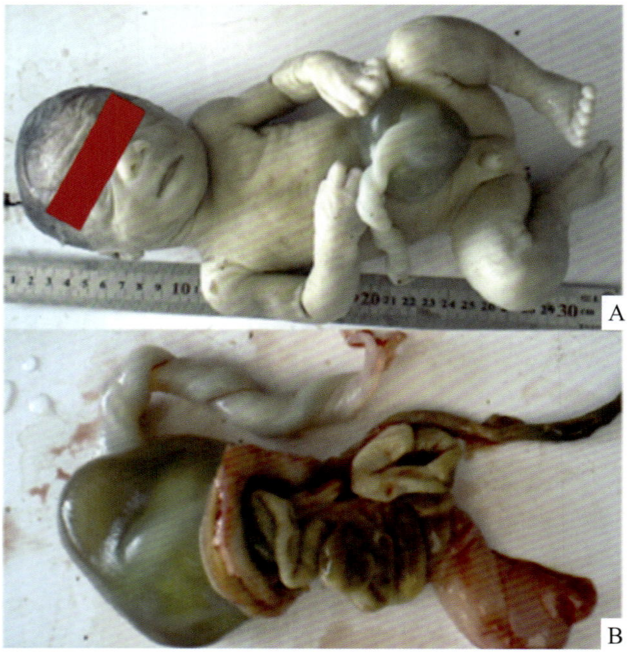

A

B

图 24-11 BWS 胎儿及附属物引产病理解剖——临床案例二

图 A，胎儿脐膨出，直径超过 4cm，脐带自旋扭转；图 B，膨出物可见肠管

重要。由于 BWS 发生机制较多，本例为微缺失导致 IC2 甲基化缺失，如若胎儿为非拷贝数变异的单纯 IC2 甲基化缺失或 IC1 高甲基化，SNP-array 则不能检出异常，即便送检家系 WES 检查也会造成漏诊。IC2 低甲基化、IC1 高甲基化、

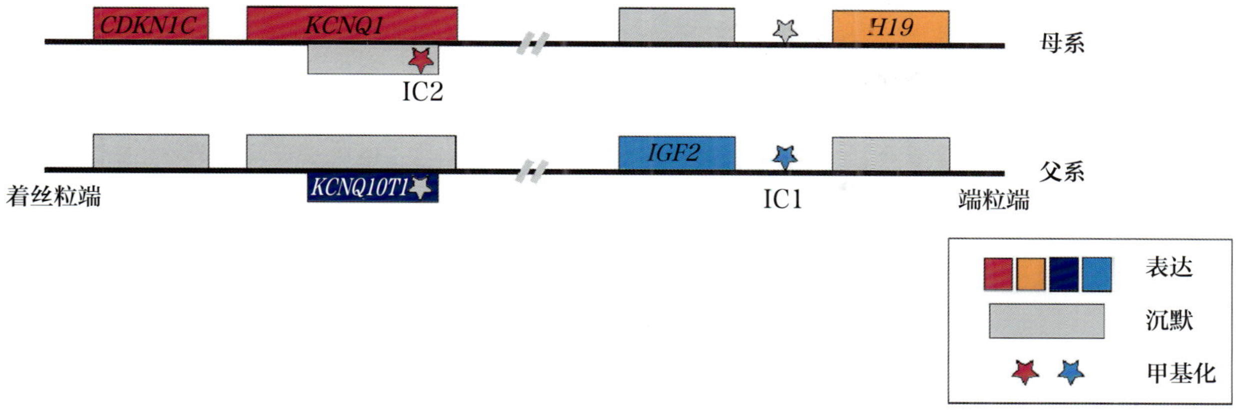

图 24-12 在正常情况下，11p15.5 区域 Beckwith-Wiedemann 综合征相关印迹基因亲本表达示意图——临床案例二

一些拷贝数变异（CNV）和父源性 11p15 单亲二体均可出现异常甲基化，所以有专家共识建议将 IC1 和 IC2 甲基化检查作为 BWS 一线分子检查[103]。

鉴于该孕妇 2016 年胎儿同样超声表现（脐膨出和胎盘囊性增厚），临床可诊断其同样为 BWS 患胎（符合 3 个主要表现：脐膨出、胎盘间质发育异常、有诊断为 BWS 的家系成员）[104]。为评估再发风险，胎儿父母行 SNP-array 检查和染色体 G 显带核型分析，结果均未发现异常。2 次妊娠 BWS 胎儿，一种可能是减数分裂过程中发生了 2 次同种变异，但考虑到 BWS 的发病率为 1/13 700~1/10 500，而且两次变异发生在同一条母源染色体这种概率极低；另一种可能是孕妇存在该变异的生殖腺嵌合。推测该孕妇下次妊娠胎儿仍有 1/2 的可能为 BWS，建议她下次妊娠早孕期行超声检查注意胎儿脐部和胎盘情况，并行介入性产前诊断。

综上所述，BWS 产前确诊病例非常罕见，期望本病例能增强临床医生对 BWS 的认识，当临床怀疑胎儿为 BWS 时，建议在常规产前诊断的基础上进一步行针对性检测予以明确诊断。

（侯巧芳 张彦）

第四节 着色性干皮病

着色性干皮病（xeroderma pigmentosum，XP）是一组罕见的具有遗传异质性的神经皮肤疾病，患者对于肿瘤易感。XP 的临床特征包括对紫外线敏感性增高，容易晒伤，幼年出现雀斑样皮损等色素改变，易患皮肤肿瘤，部分患者出现神经系统症状。皮肤科医生 Moriz Kaposi 在 1874 年首次报告了 XP 的患者。XP 包括 8 种互补型，即 7 种经典型 XP（XP A-G 型）和变异型 XP（XP-V），缺陷的基因包括核苷酸切除修复（nucleotide excision repair，NER）通路分子或 DNA 合成聚合酶每个分型分别对应一个受累基因：*XPA*[OMIM: 611153]，*ERCC3*[OMIM: 133510]，*XPC*[OMIM: 613208]，*ERCC2*[OMIM: 126340]，*DDB2*[OMIM: 600811]，*ERCC4*[OMIM: 133520]，*XPG*[OMIM: 278780]，*POLH*[OMIM: 603968]。XP 都为常染色体隐性遗传模式。不同亚型的临床表现有一定差异。

主要临床表现

XP 最主要的症状出现在皮肤，常常为出生后发现日晒后红斑，严重的可以有水疱、糜烂等日晒损伤。之后陆续出现曝光部位的雀斑样表现，随着病程发展，可以出现色素减退斑片，皮肤干燥萎缩（图 24-13）。如果没有注意避免日晒，青春期可以出现皮肤恶性肿瘤。根据一项美国的研究，XP 患者在 8 岁时有 70% 出现皮肤恶性肿瘤，比普通美国白种人提前 50 年。其中 57% 为基底细胞癌或者鳞状细胞癌，22% 为黑色素瘤。患者出现皮肤恶性肿瘤的概率是普通人的 10 000 倍[105]。

神经系统症状常常出现在 A 亚型和 D 亚型，患者可以有神经反射异常，步态不稳，语言困难，认知能力和智力障碍。病情往往随着年龄增长而加重。眼睛的损害在年龄较大的患者常常出现，包括畏光、结膜炎、血管翳、翼状胬肉、干眼症，严重的可造成角膜瘢痕及失明。部分亚型的 XP 患者出

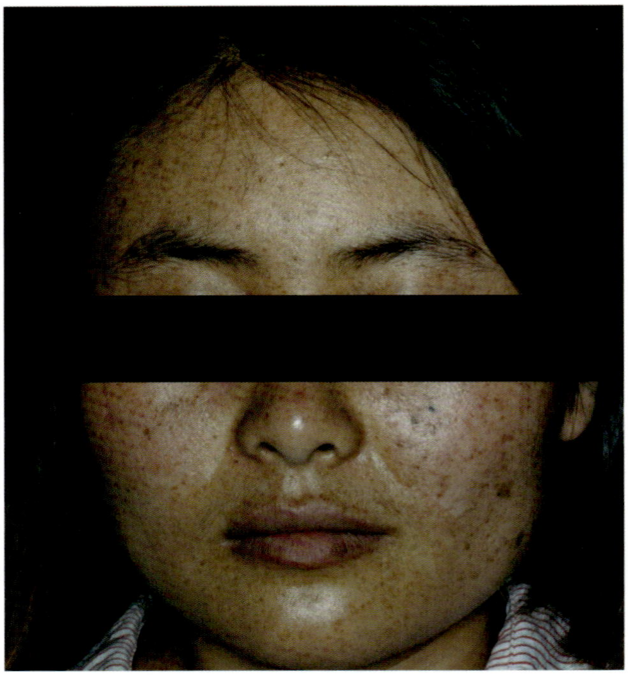

图 24-13 成人着色性干皮病患者典型的临床表现：面部多发雀斑样皮损，色素减退斑片和皮肤萎缩

现生长发育迟缓，表现为 Cockayne 综合征。除了皮肤症状，还并发幼年出现的矮小，早老症样表现。

遗传方式与相关致病基因

XP 的各种亚型都为常染色体隐性遗传。各亚型对应的致病基因分别是：A 型对应 *XPA* 基因（9q22.33），B 型对应 *ERCC3* 基因（2q14.3），C 型对应 *XPC* 基因（3p25.1），D 型对应 *ERCC2* 基因（19q13.32），E 型对应 *DDB2* 基因（11p11.2），F 型对应 *ERCC4* 基因（16p13.12），G 型对应 *XPG* 基因（13q33.1），V 型对应 *POLH* 基因（6p21.1）。这些基因编码的蛋白在紫外线引起的 DNA 损伤修复过程中发挥重要作用。

国内经基因检测确诊报道的着色性干皮病病例约 50 例，其中相对多见的是 A 型、C 型和 V 型 [106]。国内至今尚无比较大规模的 XP 流行病学调查资料，而 XP 在西欧本土人群发病率为每百万新生儿 0.9 例；在美国，XP 发病率估算为每百万新生儿 1 例；在日本和北非，XP 的发病率显著上升，其中大约 1% 的日本人携带 XP 始祖变异（founder mutation）。

XPA 基因编码一种 DNA 损伤结合蛋白，能够识别 DNA 损伤，并协助 DNA 解开。*XPC* 基因编码一种内切酶，功能缺陷使其无法识别 DNA 的损伤。其他导致 XP 的基因也在 DNA 损伤修复和合成中发挥重要作用。

临床诊断依据

临床诊断 XP 主要依据其典型的临床表现：如儿时反复出现的日晒伤，曝光部位出现多发雀斑样改变和色素减退斑片，早发的皮肤肿瘤及神经系统症状，如有符合常染色体隐性遗传病遗传规律的家族史则更加提示 XP 的诊断。

基因检测是确诊的重要条件，如在临床考虑 XP 的患者相关的 8 个基因中发现纯合或者复合杂合致病性变异则可以明确其诊断。

主要病理诊断特征

一、组织细胞病理检查

早期的 XP 皮疹病理学可以为雀斑样痣的改变，不具有特征性。后期发展为恶性皮肤肿瘤，最常见的是基底细胞癌，其次是鳞状细胞癌和黑色素瘤（图 24-14）。

二、分子病理检测

XP 皮损的分子病理学中，除了可发现其致病基因的变异及相关蛋白质的表达下降，在继发的肿瘤中常常可以发现多种癌基因或者抑癌基因的变异。患者皮肤细胞的紫外线敏感度检测，细胞互补实验等，对于 XP 的确诊有帮助，但是比较复杂。对于可疑神经系统或者眼部受累的患者，需要进行相关专业的辅助检查。XPG 蛋白在核苷酸切除修复过程中起关键作用，与个体癌症易感相关。*XPG* 基因变异（例如 rs1047768C 和 rs873601A）与小儿神经胶质瘤高风险相关，其变异的检测有利于肿瘤的早期诊断 [107]。

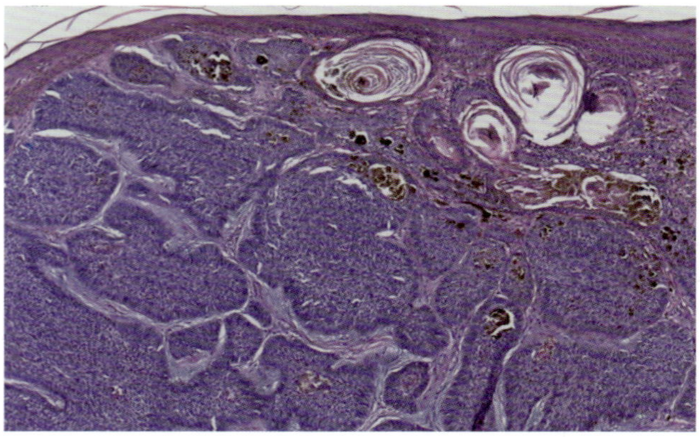

图 24-14 着色性干皮病患者面部基底细胞癌的组织病理学改变

基因检测：对于临床怀疑 XP 的患者，应该进行相关的基因检测。由于不同亚型的 XP 临床差异并不明显，采用皮肤病相关的基因检测组合是比较方便快捷的方法。如果在 8 个致病基因中发现患者存在同一个基因的纯合或者复合杂合致病性变异，则可以确诊 XP。

治疗与预后

目前没有针对 XP 特别有效的治疗措施，重点在于防护和对症治疗。治疗的目标是减少恶性肿瘤的发生，及早发现和治疗恶性肿瘤，尽可能提高患者的生活质量。减少 XP 患者恶性肿瘤的最有效方法是严格防晒。应该对患者和他们的护理人员进行健康宣教，以将紫外线照射降到最低。如果必须在日光下出门，防晒霜需要每 2h 涂抹一次。患者应穿长袖、长裤等防晒衣物。他们还应该戴上帽子和带侧护罩的太阳镜。家里、汽车和学校的所有窗户都应该涂上防紫外线膜。患者还应避免暴露在荧光灯和卤素灯下，因为它们也会发出紫外线。由于严格的防晒，患者应定期补充维生素 D。

患者应该在皮肤科医生处定期进行全身皮肤检查。如果有可疑的皮肤恶性肿瘤，应该及早切除。较小的皮损可以采用冷冻或者激光治疗。口服维甲酸类药物对于延缓皮肤肿瘤的发展有一定效果。由于眼睛也是经常受累的器官，定期的眼科检查也是非常重要的。对于 XP 患者的神经系统症状，可以采用对症支持疗法 [108]。

遗传咨询与孕产前诊断

XP 是常染色体隐性遗传病，患者多为散发性，通常看不到连续传递的现象。对家族中有 XP 患者的夫妇，应进行遗传咨询和下一胎产前诊断。先证者的后代均为致病性变异基因携带者。确认先证者的临床表型和 XP 相关基因的致病性变异，并确认先证者父母是 XP 相关基因致病性变异携带者，再对胎儿进行针对性产前诊断。也可选择胚胎植入前遗传学诊断，避免患胎的治疗性流产。

临床案例三

如图 24-15 是一个 XP 家族。先证者（Ⅴ-2），男，11 岁，主诉为面部皮疹 11 年（图 24-16）。患者出生后日晒皮肤容易出现红斑，随着年龄增加，面部皮肤出现多数黄褐色斑点，并且逐年增多，面部皮肤干燥。患者平素体健，否认其他病史。其父母有血缘关系，家族中无类似患者。

查体：系统检查未见异常。无神经系统及眼部症状。皮肤科查体：面部多发黄褐色斑点，直径 1 ~ 3mm 不等，形状不规则，散在分布于曝光部位。毛发及甲无异常。

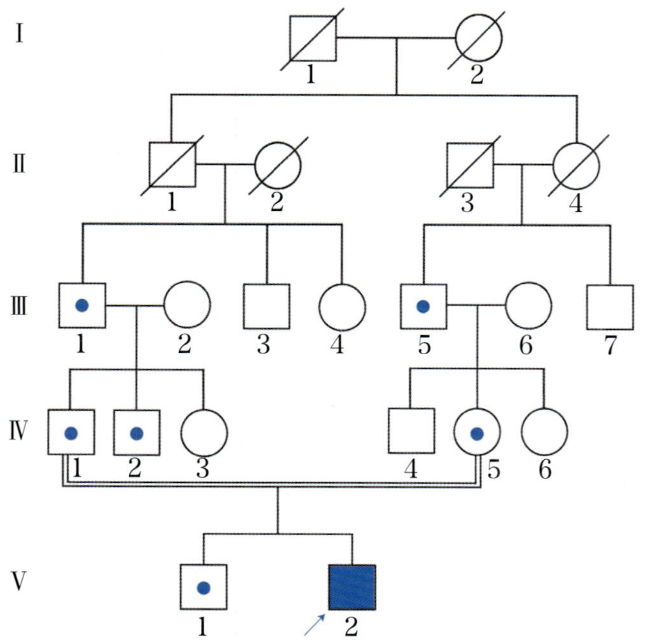

图 24-15　着色性干皮病家系图——临床案例三

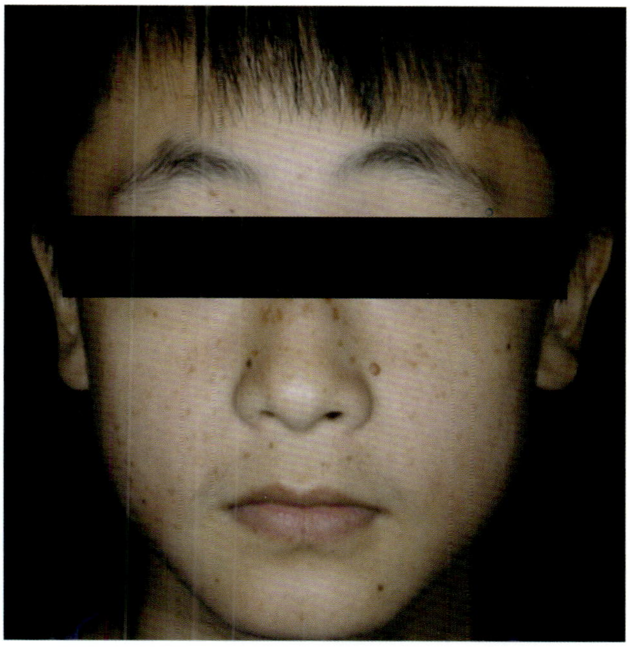

图 24-16　XP 患者皮肤病变——临床案例三

结合患者的临床表现及家族史，临床诊断XP，建议行基因检测。

通过皮肤遗传病基因包检测，发现先证者存在*POLH*基因的纯合错义变异，该变异未见于HGMD和ExAC等数据库，经SIFT及Mutation Taster等软件预测为有害变异。结合临床表现，确诊为变异型XP。经过耐心的遗传咨询，知情同意后，对先证者的父母（Ⅳ-1，Ⅳ-5）进行基因验证检测，发现都是同样的基因变异携带者；随后也对父母双方家族成员进行基因检测，发现先证者祖父（Ⅲ-1）、叔叔（Ⅳ-2）、外公（Ⅲ-5）和已经成年人的哥哥（Ⅴ-1）都携带同样的基因变异。遗传咨询过程还发现有近亲结婚的家族史，先证者父亲的爷爷（Ⅱ-1）和母亲的奶奶（Ⅱ-4）是亲兄妹。

患者得出疾病诊断后，给予包括严格注意避免日晒，出门外用防晒霜，戴墨镜等健康管理指导。建议家中窗户贴防紫外线膜，避免暴露于荧光灯下。定期复诊检查皮肤及眼睛改变。如有增生性皮疹及时就医，必要时切除。父母如再次生育，建议做产前诊断。

（杨勇）

第五节　其他狭义遗传病相关肿瘤

在本章前五节中已经详细描述了几个重要肿瘤发生高风险的狭义遗传病，表24-5列出其他有肿瘤发生风险的遗传病及其相关肿瘤，体现各类疾病的特征性临床表现以及不同的风险发生的肿瘤[109]。

（高敏　崔勇）

表24-5　其他肿瘤发生风险相关狭义遗传病

疾病名称	相关基因/染色体位置	遗传方式	特征性临床表现	发生风险肿瘤
中枢性性早熟（central precocious puberty，CPP）	*KISS1R*[OMIM: 604161]/19p13.3	常染色体显性	女童表现为乳房发育，阴道黏膜和小阴唇增厚、色素增深甚至可有分泌物溢出，或因雌激素水平上升后再下降时发生撤退性阴道出血。男童表现为阴囊变松、色素增深，阴茎增长、增粗，至中、后期喉结呈现或变声等。男或女童的阴毛和腋毛可与以上性征伴同出现，也可呈孤立性早现。其中性腺发育、增大是CPP的重要特征。以上发育过程呈持续、进行性直至达到最后性成熟，并具备生育能力	乳腺癌，子宫内膜癌
家族性男性性早熟（familial male-limited precocious puberty，FMPP）	*LHCGR*[OMIM: 152790]/2p16.3	常染色体显性	多数病例在4岁前（多在1～3岁）出现第二性征，未治疗的病例由于骨骺过早闭合而导致成年矮身材。有报道提示，此病患者成年后还可出现生育方面的问题，在成年患者睾丸活检提示曲细精管异常，个别病例可表现为无精或少精并伴FSH增高。对家族性病例，结合同性外周性性早熟和限于男性发病的显性遗传方式	间质细胞瘤，肾上腺肿瘤

续表

疾病名称	相关基因 / 染色体位置	遗传方式	特征性临床表现	发生风险肿瘤
遗传性大疱性表皮松解症（hereditary epidermolysis bullosa，HEB）	*KRT5*[OMIM: 148040]/12q13.13、*KRT14*[OMIM: 148066]/17q21.2、*EXPH5*[OMIM: 612878]/11q22.3、*TGM5*[OMIM: 603805]/15q15.2、*LAMB3*[OMIM: 150310]/1q32.2、*COL17A1*[OMIM: 113811]/10q25.1、*LAMC2*[OMIM: 150292]/1q25.3、*LAMA3*[OMIM: 600805]/18q11.2、*COL7A1*[OMIM: 120120]/3p21.31	常染色体隐性 / 常染色体显性	可有部分或完全性秃发、口鼻部可形成高度增生的肉芽组织，累及鼻孔导致鼻孔狭窄；全身泛发水疱、糜烂和萎缩性瘢痕、皮肤脆性增高，常见甲营养不良、甲脱落、甲床被瘢痕组织覆盖；小口畸形、舌系带短缩、食管狭窄、少数患者幽门闭锁；乳牙和恒牙牙釉质发育不良	基底细胞癌，鳞状细胞癌，恶性黑色素瘤
汗毛角化症（毛囊角化病）（Darier's disease，DD）	*ATP2A2*[OMIM: 108740]/12q24.11	常染色体显性	临床上以皮脂分泌旺盛的部位如前胸、腹部、腋窝、头面部等处角化性、脂溢性丘疹及过度增生性损害为特征，有时可伴有掌跖及指甲的损害	鳞状细胞癌
先天性角化不良（dyskeratosis congenita，DC）	*DKC1*[OMIM: 300126]/Xq28、*TERC*[OMIM: 602322]/3q26.2	X- 连锁隐性、常染色体显性和常染色体隐性	典型临床表现为皮肤黏膜三联征，包括黏膜白斑、皮肤色素异常、指（趾）甲营养不良，同时可累及多脏器、多系统	鳞状细胞癌（头颈部），肛门与生殖器肿瘤
色素失禁症（incontinentia pigmenti，IP）	*NEMO*[OMIM: 300248]/Xq28	X- 连锁显性	新生儿期的红斑、水疱，病理发现嗜酸细胞小囊泡；典型线状色素沉着，主要分布在躯干部，成年后减轻；皮肤呈线状萎缩，秃发	甲下角化型肿瘤
白化病（albinism）	*TYR*[OMIM: 606933]/11q14.3、*OCA2*[OMIM: 611409]/15q12-q13.1、*TYRP1*[OMIM: 115501]/9p23、*SLC45A2*[OMIM: 606202]/5p13.2、*SLC24A2*[OMIM: 609838]/9p22.1-p21.3、*LRMDA*[OMIM: 614537]/10q22.2-q22.3、*GPR143*[OMIM: 300808]/Xp22.2	常染色体隐性、常染色体显性和 X- 连锁	皮肤呈粉红色或乳白，柔嫩发干，易角化；毛发为淡白或淡黄；虹膜和视网膜色素减少，视力减退、视神经错位，眼震，眼球震颤	基底细胞癌，鳞状细胞癌

续表

疾病名称	相关基因 / 染色体位置	遗传方式	特征性临床表现	发生风险肿瘤
汗孔角化症（porokeratosis，PK）	*POROK5*[OMIM: 612293]/1p31.3-p31.1、*PMVK*[OMIM: 607622]/1q21.3、*FDPS*[OMIM: 134629]/1q22、*POROK2*[OMIM: 175850]/12q24.1-q24.2、*MVK*[OMIM: 251170]/12q24.11、*POROK4*[OMIM: 607728]/15q25.1-q26.1、*MVD*[OMIM: 603236]/16q24.2、*POROK6*[OMIM: 612353]/18p11.3、*SLC17A9*[OMIM: 612107]/20q13.33	常染色体显性	皮损特征为一个或多个离心性环状斑，中央呈轻度萎缩，边缘堤状角质嵴围绕	鲍温病，基底细胞癌，鳞状细胞癌
酪氨酸血症（tyrosinemia）	*FAH*[OMIM: 613871]/15q25.1、*TAT*[OMIM: 613018]/16q22.2、*HPD*[OMIM: 609695]/12q24.31	常染色体隐性	呕吐、腹泻，肝大、黄疸、腹水、凝血功能障碍，可发展为肝癌或肝硬化、肾小管性肾功能障碍，体重不增、低磷性佝偻病、掌跖角化过度，卟啉症性神经危象、精神发育迟滞、癫痫发作、智力残疾，眼睛疼痛和红肿、过度撕裂、畏光	肝细胞癌
糖原累积病Ⅲ型（glycogen storage disease type Ⅲ，GSD Ⅲ）	*AGL*[OMIM: 610860]/1p21.2	常染色体隐性	低血糖，肝酶升高，以及进行性发展的肌无力和心脏受累	肝细胞癌
糖原累积病Ⅰ型（glycogen storage disease type Ⅰ，GSD Ⅰ）	*G6PC*[OMIM: 613742]/17q21.31、*SLC37A4*[OMIM: 602671]/11q23.3	常染色体隐性	智力低下、肥胖，矮小、皮肤暗淡；面颊部脂肪沉积出现娃娃脸表现、易反复鼻出血；软弱呕吐、无力、出汗、惊厥和昏迷；肝脾大甚至占据整个腹腔	肝腺瘤，肝细胞癌，皮肤黄色瘤
家族性乳糜微粒血症（familial hyperchylomicronemia syndrome，FCS）	*LPL*[OMIM: 609708]/8p21.3	常染色体隐性	伴随腹痛出现的高TG血症，血浆TG水平通常在11.3 mmol/L以上；发疹性黄色瘤，约50%的患者会出现，最常见于躯干和四肢的伸侧，也可见于身体皮肤和黏膜的任何部位，当血浆TG浓度超过22.6 mmol/L时可突然出现；肝脾肿大，其大小程度随血浆TG的含量变化；当血浆TG浓度超过45.2 mmol/L时可出现脂性视网膜炎，此现象是可逆的，视力不受影响；反复发作急性胰腺炎，可能与乳糜微粒栓子阻塞胰腺毛细血管有关，严重时可危及生命。大多数患者在10岁以前出现症状，约25%的患者在1岁内发病。症状的严重程度与乳糜微粒血症的严重程度相关	皮肤黄色瘤

续表

疾病名称	相关基因 / 染色体位置	遗传方式	特征性临床表现	发生风险肿瘤
毛发上皮瘤（trichoepithelioma，TE）	*CYLD*[OMIM: 605018]/16q12.1	常染色体显性	沿鼻唇沟对称分布的多发性半球形坚实丘疹或结节，呈正常肤色，半透明	基底细胞癌，粟丘疹，圆柱瘤，汗管瘤
屈肢骨发育不良（campomelic dysplasia）	*SOX9*[OMIM: 608160]/17q24.3	常染色体显性	本病胎儿期起始生长不良，骨成熟迟滞，出生时长度 35 ~ 49cm，脑髓大及显著的胚胎结构紊乱；脸小且扁平，鼻梁低，颏小伴有对下颌角点的切迹，眼裂小、胫骨前方弯成弓形，凹缘的皮质增厚，凸区皮肤出现小陷窝，足内翻，椎骨短且有些扁，肩胛骨发育不全，胸廓小，气管及支气管软骨发育不良伴支气管软化症；偶见巨头，耳位低，眼距宽，颈椎异常	/
AD 多囊肾病（autosomal dominant polycystic kidney disease，ADPKD）	*PKD1*[OMIM: 601313]/16p13.3、*PKD2*[OMIM: 173910]/4q22.1、*GANAB*[OMIM: 104160]/11q12.3	常染色体显性	双侧肾形成多个液性囊泡，囊肿进行性长大，造成肾结构和功能的损害，最终可引起终末期肾衰竭；多囊肾病除影响肾外，还累及全身多个器官，如颅内动脉瘤、二尖瓣脱垂、肝、胰、脾囊肿、腹壁疝及结肠憩室等	肾腺瘤，颅内动脉瘤，胆管癌，肝动脉瘤，胸或腹主动脉瘤
AR 多囊肾病（autosomal recessive polycystic kidney disease，ARPKD）	*PKHD1*[OMIM: 606702]/6p12.3-p12.2	常染色体隐性	主要影响肾和胆道系统的一种遗传性和进行性疾病，以肝门脉系统发育不全为特征，包括胆管板重塑缺陷，胆管增生和先天性肝纤维化；多发于新生儿期和婴儿期，约 50% 的病例可于产前诊断，但也有少数病例可在儿童期，甚至是成年期才发病	结直肠癌（尚未明确）
α1- 抗胰蛋白酶缺乏症（alpha-1-antitrypsin deficiency，AATD）	*SERPINA1*[OMIM: 107400]/14q32.13	常染色体显性	主要表现为血清 α1- 抗胰蛋白酶（AAT）缺乏；可因 AAT 水平下降，无法抑制弹性蛋白酶活性，导致肺组织破坏，或因错误 AAT 蛋白在肝细胞内的聚合导致肝损伤	肝部肿瘤

续表

疾病名称	相关基因 / 染色体位置	遗传方式	特征性临床表现	发生风险肿瘤
甲状旁腺功能亢进（hyperparathyroidism）	*CDC73*[OMIM: 607393]/1q31.2	常染色体显性	分为原发性、继发性、三发性和假性四种。原发性甲状旁腺功能亢进症（PHPT）是由于甲状旁腺本身病变引起的甲状旁腺素（parathyroid hormone，PTH）合成、分泌过多。继发性甲状旁腺功能亢进症是由于各种原因所致的低钙血症，刺激甲状旁腺，使之增生肥大，分泌过多的PTH，见于肾功能不全、骨质软化症和小肠吸收不良等。三发性甲状旁腺功能亢进症是在继发性甲状旁腺功能亢进症的基础上，由于腺体受到持久和强烈的刺激，部分增生组织转变为腺瘤，自主地分泌过多的PIH，主要见于肾衰竭和长期补充中性磷后。假性甲状旁腺功能亢进症是由于某些器官，如肺、肾和卵巢等的恶性肿瘤，分泌IyrH或PTHr P，致血钙水平增高	肾错构瘤，下颌骨和上颌骨多发骨化性纤维瘤，单发甲状旁腺腺瘤 甲状旁腺癌，肾母细胞瘤，胰腺癌，肾皮质腺瘤，乳头状肾细胞癌，Hurthle细胞甲状腺腺瘤
苗勒管永存综合征（persistent Müllerian duct syndrome，PMDS）	*AMHR2*[OMIM: 600956]/12q13.13、*AMH*[OMIM: 600957]/19p13.3	伴有男性性别限制的常染色体隐性	一种少见的男性假两性畸形，其特点是存在苗勒管结构或苗勒管退化不全产物，而且基因型都是正常男性	精原细胞瘤，畸胎瘤，混合性生殖细胞瘤，卵黄囊瘤
自身免疫性多内分泌腺病综合征（autoimmune polyendocrine syndromes，APS）	*AIRE*[OMIM: 607358]/21q22.3	常染色体隐性、常染色体显性	由自身免疫引起、同时或先后发生2种或2种以上的内分泌腺病，合并或者不合并其他自身免疫病	长期念珠菌感染可致癌
17β-羟类固醇脱氢酶3型缺陷症（17β-hydroxysteroid dehydrogenase type 3，17-HSD3）	*HSD17B3*[OMIM: 605573]/9q22.32	常染色体隐性	在正常女性的卵巢中无17β-HSD3表达，故46, XX患者通常无假两性畸形，临床可仅表现为月经紊乱，雄烯二酮、促性腺激素水平轻度升高等。46, XY患者临床表现主要取决于17β-HSD3残余酶活性。因此，可表现出一系列不同的临床特征，从正常的女性外生殖器官表现到不同程度的外生殖器模棱两可均有报道。该病的典型表现为出生时呈现女性外观，但查后可见阴囊融合、阴道盲端、轻度的阴蒂增大、腹股沟区可及未下降的睾丸等畸形	/

续表

疾病名称	相关基因 / 染色体位置	遗传方式	特征性临床表现	发生风险肿瘤
甲状腺激素抵抗综合征（resistance to thyroid hormone，RTH）	*THRB*[OMIM: 190160]/3p24.2	常染色体显性、常染色体隐性	以血清游离 T3（free triiodothyronine，FT3）和（或）游离 T4（free thyroxine，FT4）升高，伴有不适当（升高或正常）的促甲状腺素（thyroid stimulating hormone，TSH）水平为基本特征的一组疾病	良性腺瘤，甲状腺微小癌
遗传性口形红细胞增多症（hereditary stomatocytosis，HST）	*KCNN4*[OMIM: 602754]/19q13.31、*RHAG*[OMIM: 180297]/6p12.3、*PIEZO1*[OMIM: 611184]/16q24.3	常染色体显性	红细胞膜异常的先天性溶血性贫血，其红细胞形态异常	/
先天性纯红细胞再生障碍性贫血（Dianond-Blackfan anemia，DBA）	*RPS19*[OMIM: 603474]/19q13.2、*RPL11*[OMIM: 604175]/1p36.11、*RPL5*[OMIM: 603634]/1p22.1、*RPS27*[OMIM: 603702]/1q21.3、*RPS7*[OMIM: 603658]/2p25.3、*RPL15*[OMIM: 604174]/3p24.2、*RPL35A*[OMIM: 180468]/3q29、*RPS10*[OMIM: 603632]/6p21.31、*DBA2*[OMIM: 606129]/8p23.3-p22、*RPL35*[OMIM: 618315]/9q33.3、*RPS24*[OMIM: 602412]/10q22.3、*RPS26*[OMIM: 603701]/12q13.2、*RPS29*[OMIM: 603633]/14q21.3、*RPS17*[OMIM: 180472]/15q25.2、*RPS15A*[OMIM: 603674]/16p12.3、*RPL26*[OMIM: 603704]/17p13.1、*RPL27*[OMIM: 607526]/17q21.31、*RPS28*[OMIM: 603685]/19p13.2、*RPL18*[OMIM: 604179]/19q13.33、*TSR2*[OMIM: 300945]/Xp11.22	常染色体显性、X-连锁隐性	源于骨髓红系细胞显著减少或缺如所致的单纯红细胞增生障碍性骨髓衰竭性疾病，主要表现为贫血、先天畸形、肿瘤易感性增加	急性髓细胞白血病，骨髓增生异常综合征，霍奇金淋巴瘤，非霍奇金淋巴瘤，急性淋巴细胞白血病，实体瘤，骨肉瘤，乳腺癌，肝癌，胃癌，阴道黑色素瘤，恶性纤维组织细胞增生症

续表

疾病名称	相关基因 / 染色体位置	遗传方式	特征性临床表现	发生风险肿瘤
Shprintzen-Goldberg 综合征（Shprintzen-Goldberg syndrome，SGS）	*SKI*[OMIM:164780]/ 1p36.33-p36.32	常染色体显性	表现为颅缝早闭貌和马方综合征（Marfan syndrome）的一系列特征，前者包括颅骨狭长、面颅不对称、突眼、眼裂不对称、尖颏，低位耳等；后者则与马方综合征极为相似，其心血管系统的畸形即为主动脉根部扩张和（或）和二尖瓣脱垂；该类患者还伴有骨骼发育异常，如漏斗胸或鸡胸、脊柱侧弯、小指屈曲和足拇指外翻等；部分患者可有智力发育迟缓、腹股沟疝等表现	主动脉根部瘤

参考文献

[1] Beggs AD, Latchford AR, Vasen HF, et al. Peutz-Jeghers syndrome: a systematic review and recommendations for management. Gut, 2010, 59 (7): 975-986.

[2] Meserve EE. Peutz-Jeghers Syndrome: Pathobiology, pathologic manifestations, and suggestions for recommending genetic testing in pathology reports. Surg Pathol Clin, 2016, 9 (2): 243-268.

[3] Latchford A, Cohen S, Auth M, et al. Management of Peutz-Jeghers Syndrome in children and adolescents: a position paper from the ESPGHAN polyposis working group. J Pediatr Gastroenterol Nutr, 2019, 68 (3): 442-452.

[4] Duan SX, Wang GH, Zhong J, et al. Peutz-Jeghers syndrome with intermittent upper intestinal obstruction: A case report and review of the literature. Medicine (Baltimore), 2017, 96 (17): e6538.

[5] van Lier MG, Mathus-Vliegen EM, Wagner A, et al. High cumulative risk of intussusception in patients with Peutz-Jeghers syndrome: time to update surveillance guidelines? Am J Gastroenterol, 2011, 106 (5): 940-945.

[6] 陈志祥，孟立娜. Peutz-Jeghers综合征研究进展. 胃肠病学，2019，24 (06)：377-380.

[7] Van Lier MG, Wagner A, Mathus-Vliegen EM, et al. High cancer risk in Peutz-Jeghers syndrome: a systematic review and surveillance recommendations. Am J Gastroenterol, 2010, 105 (6): 1258-1265.

[8] McGarrity TJ, Kulin HE, Zaino RJ. Peutz-Jeghers syndrome. Am J Gastroenterol, 2000, 95 (3): 596–604.

[9] Daniell J, Plazzer JP, Perera A. An exploration of genotype-phenotype link between Peutz-Jeghers syndrome and STK11: a review. Fam Cancer, 2018, 17 (3): 421-427.

[10] Resta N, Pierannunzio D, Lenato GM, et al. Cancer risk associated with STK11/LKB1 germlinemutations in Peutz-Jeghers syndrome patients: results of an Italian multicenter study. Dig Liver Dis, 2013, 45 (7): 606-611.

[11] Beggs AD, Latchford AR, Vasen HF, et al. Peutz-Jeghers syndrome: a systematic review and recommendations for management. Gut, 2010, 59 (7): 975-986.

[12] Wu M, Krishnamurthy K. Peutz-Jeghers Syndrome. // StatPearls [Internet]. Treasure Island (FL): StatPearls Publishing; 2020.

[13] Shaco-Levy R, Jasperson KW, Martin K, et al. Morphologic characterization of hamartomatous gastrointestinal polyps in Cowden syndrome, Peutz-Jeghers syndrome, and juvenile polyposis syndrome. Hum Pathol, 2016, 49: 39-48.

[14] Syngal S, Brand RE, Church JM, et al. ACG clinical guideline: genetic testing and management of hereditary gastrointestinal cancer syndromes. Am J Gastroenterol, 2015, 110 (2): 223-262.

[15] Schmidt L, Warren M, Nickerson M, et al. Birt-Hogg-Dubé syndrome, a genodermatosis associated with spontaneous pneumothorax and kidney neoplasia, maps to chromosome 17p11. 2. Am J Hum Genet, 2001, 69 (4): 876-882.

[16] Toro JR, Pautler SE, Stewart L, et al. Lung cysts, spontaneous pneumothorax, and genetic associations in 89 families with Birt-Hogg-Dubé syndrome. Am J Respir Crit Care Med, 2007, 175 (10): 1044-1053.

[17] Zbar B, Alvord W, Glenn G, et al. Risk of renal and colonic neoplasms and spontaneous pneumothorax in the Birt-Hogg-Dubé syndrome. Cancer Epidemiol Biomarkers Prev, 2002, 11 (4): 393-400.

[18] Toro JR, Wei MH, Glenn GM, et al. BHD mutations, clinical and molecular genetic investigations of Birt–Hogg–Dubé syndrome: a new series of 50 families and a review of published reports. J Med Genet, 2008, 45 (6): 321-331.

[19] Stamatakis L, Metwalli AR, Middelton LA, et al. Diagnosis and management of BHD-associated kidney cancer. Fam Cancer, 2013, 12 (3): 397-402.

[20] Sattler EC, Reithmair M, Steinlein OK. Kidney cancer characteristics and genotype- phenotype-correlations in Birt-Hogg-Dubé syndrome. PLoS One, 2018, 13 (12):

e0209504.
[21] Liu Y, Xu Z, Feng R, et al. Clinical and genetic characteristics of chinese patients with Birt-Hogg-Dubé syndrome. Orphanet J Rare Dis, 2017, 12 (1): 104.
[22] Liu L, Yang K, Wang X, et al. Detection of folliculin gene mutations in two chinese families with Birt-Hogg-Dubé Syndrome. Biomed Res Int, 2017, 2017: 8751384.
[23] Li T, Ning X, He Q, et al. Novel germline mutations in FLCN gene identified in two Chinese patients with Birt-Hogg-Dubé syndrome. Chin J Cancer, 2017, 36 (1): 4.
[24] Lin Z, Gong K, Pang B, et al. Birt-Hogg-Dubé syndrome with clear cell renal cell carcinoma in a Chinese family. Intern Med, 2014, 53 (24): 2825-2828.
[25] 谢飞, 毛全宗. Birt-Hogg-Dubé 综合征合并肾嗜酸 / 嫌色细胞混合性肿瘤一例. 协和医学杂志，2019，10 (2): 162-165.
[26] Nahorski M, Lim D, Martin L, et al. Investigation of the Birt-Hogg-Dubé tumour suppressor gene (FLCN) in familial and sporadic colorectal cancer. J Med Genet, 2010, 47 (6): 385-390.
[27] Schmidt LS, Linehan WM. Molecular genetics and clinical features of Birt-Hogg-Dubé syndrome. Nat Rev Urol, 2015, 12 (10): 558-569.
[28] Schmidt LS, Linehan WM. FLCN: The causative gene for Birt-Hogg-Dubé syndrome. Gene, 2018, 640: 28-42.
[29] Zhong M, Zhao X, Li J, et al. Tumor suppressor folliculin regulates mTORC1 through primary cilia. J Biol Chem, 2016, 291 (22): 11689-11697.
[30] Hartman TR, Nicolas E, Klein-Szanto A, et al. The role of the Birt-Hogg-Dubé protein in mTOR activation and renal tumorigenesis. Oncogene, 2009, 28 (13): 1594-1604.
[31] Hudon V, Sabourin S, Dydensborg AB, et al. Renal tumour suppressor function of the Birt-Hogg-Dubé syndrome gene product folliculin. J Med Genet, 2010, 47 (3): 182-189.
[32] Yan M, Gingras MC, Dunlop EA, et al. The tumor suppressor folliculin regulates AMPK-dependent metabolic transformation. J Clin Invest, 2014, 124 (6): 2640-2650.
[33] Menko FH, van Steensel MA, Giraud S, et al. Birt-Hogg-Dubé syndrome: diagnosis and management. Lancet Oncol, 2009, 10 (12): 1199-1206.
[34] Lim DH, Rehal PK, Nahorski MS, et al. A new locus-specific database (LSDB)for mutations in the folliculin (FLCN) gene. Hum Mutat, 2010, 31 (1): E1043-E1051.
[35] Wei MH, Blake PW, Shevchenko J, et al. The folliculin mutation database: an online database of mutations associated with Birt-Hogg-Dubé syndrome. Hum Mutat, 2009, 30 (9): E880-E890.
[36] Iribe Y, Yao M, Tanaka R, et al. Genome-wide uniparental disomy and copy number variations in renal cell carcinomas associated with Birt-Hogg-Dubé syndrome. Am J Pathol, 2016, 186 (2): 337-346.
[37] Hou X, Zhou Y, Peng Y, et al. Birt-Hogg-Dubé syndrome in two Chinese families with mutations in the FLCN gene. BMC Med Genet, 2018, 19 (1): 14.
[38] So SY. Spontaneous pneumothorax due to Birt-Hogg-Dubé syndrome in a Chinese family. Respirology, 2009, 14 (5): 775-776.
[39] Liu Z, Xu KF, Hu C, et al. Use of whole-exome sequencing for the diagnosis of atypical Birt-Hogg-Dubé syndrome. J Genet Genomics, 2014, 41 (8): 449-451.
[40] Ding Y, Zhu C, Zou W, et al. FLCN intragenic deletions in Chinese familial primary spontaneous pneumothorax. Am J Med Genet A, 2015, 167a (5): 1125-1133.
[41] Ding Y, Zou W, Zhu C, et al. Promoter methylation is not associated with FLCN irregulation in lung cyst lesions of primary spontaneous pneumothorax. Mol Med Rep, 2015, 12 (5): 7770-7776.
[42] Xing H, Liu Y, Jiang G, et al. Clinical and genetic study of a large Chinese family presented with familial spontaneous pneumothorax. BMC Med Genet, 2017, 9 (7): 1967-1972.
[43] Liu K, Xu W, Tian X, et al. Genotypic characteristics of Chinese patients with BHD syndrome and functional analysis of FLCN variants. Orphanet J Rare Dis, 2019, 14 (1): 223.
[44] Han J, Hao J, Liu R, et al. Birt-Hogg-Dubé syndrome caused by a mutation of FLCN gene in a CVST patient: a case report. Int J Rheum Dis, 2020, 130 (5): 438-442.
[45] Yang CY, Wang HC, Chen JS, et al. Isolated familial pneumothorax in a Taiwanese family with Birt-Hogg-Dubé syndrome. J Postgrad Med, 2013, 59 (4): 321-323.
[46] Hao S, Long F, Sun F, et al. Birt-Hogg-Dubé syndrome: a literature review and case study of a Chinese woman presenting a novel FLCN mutation. BMC Pulm Med, 2017, 17 (1): 43.
[47] Zheng CM, Hu XX, Gao YL, et al. Recurrent primary spontaneous pneumothorax in a large Chinese family: a clinical and genetic investigation. Chin Med J (Engl), 2019, 132 (20): 2402-2407.
[48] Luk HM, Tong TM, Lo IF. Birt-Hogg-Dubé syndrome: a rare cause of familial spontaneous pneumothorax. Hong Kong Med J, 2017, 23 (4): 416. e4-e5.
[49] Liu Y, Xing H, Huang Y, et al. Familial spontaneous pneumothorax: importance of screening for Birt-Hogg-Dubé syndrome. Eur J Cardiothorac Surg, 2020, 57 (1): 39-45.
[50] Hornstein OP, Knickenberg M. Perifollicular fibromatosis cutis with polyps of the colon-a cutaneo-intestinal syndrome sui generis. Arch Dermatol Res, 1975, 253 (2): 161-175.
[51] Nahorski MS, Lim DH, Martin L, et al. Investigation of the Birt-Hogg-Dubé tumour suppressor gene (FLCN)in familial and sporadic colorectal cancer. J Med Genet, 2010, 47 (6): 385-390.
[52] Zbar B, Alvord WG, Glenn G, et al. Risk of renal and colonic neoplasms and spontaneous pneumothorax in the Birt-Hogg-Dubé syndrome. Cancer Epidemiol Biomarkers Prev, 2002, 11 (4): 393-400.
[53] Palmirotta R, Savonarola A, Ludovici G, et al. Association between Birt-Hogg-Dubé syndrome and cancer predisposition. Anticancer Res, 2010, 30 (3): 751-757.
[54] Johannesma PC, van de Beek I, van der Wel JWT, et al. Risk of spontaneous pneumothorax due to air travel

and diving in patients with Birt–Hogg–Dubé syndrome. Springerplus, 2016, 5 (1): 1506.
[55] Mussa A, Russo S, De Crescenzo A, et al. Prevalence of Beckwith-Wiedemann syndrome in North West of Italy. Am J Med Genet, 2013, 161A (10): 2481-2486.
[56] Brioude F, Kalish JM, Mussa A, et al. Clinical and molecular diagnosis, screening and management of Beckwith-Wiedemann syndrome: an international consensus statement. Nat Rev Endocrinol, 2018, 14 (4): 229-249.
[57] Lim D, Bowdin SC, Tee L, et al. Clinical and molecular genetic features of Beckwith-Wiedemann syndrome associated with assisted reproductive technologies. Hum Reprod, 2009, 24 (3): 741–747.
[58] Horsthemke B, Ludwig M. Assisted reproduction: the epigenetic perspective. Hum Reprod Updat, 2005, 11 (5): 473–482.
[59] Henningsen AA, Gissler M, Rasmussen S. Imprinting disorders in children born after ART: a nordic study from the CoNARTaS group. Hum Reprod, 2020, 35 (5): 1178-1184.
[60] Weksberg R, Shuman C, Beckwith JB. Beckwith-Wiedemann syndrome. Eur J Hum Genet, 2010, 18 (1): 8-14.
[61] Edmondson AC, Kalish JM. Overgrowth syndromes. J Pediatr Genet, 2015, 4 (3): 136-143.
[62] Õunap K. Silver-Russell syndrome and Beckwith-Wiedemann syndrome: opposite phenotypes with heterogeneous molecular etiology. Mol Syndromol, 2016, 7 (3): 110-121.
[63] Eggermann T, Brioude F, Russo S, et al. Prenatal molecular testing for Beckwith-Wiedemann and Silver-Russell syndromes: a challenge for molecular analysis and genetic counseling. Eur J Hum Genet, 2016, 24 (6): 784-793.
[64] Gurrieri F, Zollino M, Oliva A, et al. Mild Beckwith-Wiedemann and severe long-QT syndrome due to deletion of the imprinting center 2 on chromosome 11p. Eur J Hum Genet, 2013, 21 (9): 965-969.
[65] Duffy KA, Sajorda BJ, Yu AC, et al. Beckwith-Wiedemann syndrome in diverse populations. Am J Med Genet A, 2019, 179 (4): 525-533.
[66] DeBaun MR, Tucker MA. Risk of cancer during the first four years of life in children from the Beckwith-Wiedemann Syndrome Registry. J Pediatr, 1998, 132 (3 Pt 1): 398-400.
[67] Borjas Mendoza PA, Mendez MD. Beckwith Wiedemann Syndrome.//StatPearls [Internet]. Treasure Island (FL): StatPearls Publishing; 2021.
[68] Maas SM, Vansenne F, Kadouch DJ, et al. Phenotype, cancer risk, and surveillance in Beckwith-Wiedemann syndrome depending on molecular genetic subgroups. Am J Med Genet A, 2016, 170 (9): 2248-2260.
[69] Cöktü S, Spix C, Kaiser M, et al. Cancer incidence and spectrum among children with genetically confirmed Beckwith-Wiedemann spectrum in Germany: a retrospective cohort study. Br J Cancer, 2020, 123(4): 619-623.
[70] DeBaun MR, Niemitz EL, McNeil DE, et al. Epigenetic alterations of H19 and LIT1 distinguish patients with Beckwith-Wiedemann syndrome with cancer and birth defects. Am J Hum Genet, 2002, 70 (3): 604-611.
[71] Mussa A, Peruzzi L, Chiesa N, et al. Nephrological findings and genotype phenotype correlation in Beckwith-Wiedemann syndrome. Pediatr Nephrol, 2012, 27 (3): 397-406.
[72] Gaston V, Le Bouc Y, Soupre V, et al. Analysis of the methylation status of the KCNQ1OT and H19 genes in leukocyte DNA for the diagnosis and prognosis of Beckwith-Wiedemann syndrome. Eur J Hum Genet, 2001, 9 (6): 409-418.
[73] Duffy KA, Cielo CM, Cohen JL, et al. Characterization of the Beckwith-Wiedemann spectrum: diagnosis and management. Am J Med Genet C Semin Med Genet, 2019, 181 (4): 693-708.
[74] Mussa A, Molinatto C, Baldassarre G, et al. Cancer risk in Beckwith-Wiedemann syndrome: a systematic review and meta-analysis outlining a novel (Epi)genotype specific histotype targeted screening protocol. J Pediatr, 2016, 176: 142-149. e1.
[75] Baker SW, Duffy KA, Richards-Yutz J, et al. Improved molecular detection of mosaicism in Beckwith-Wiedemann syndrome. J Med Genet, 2021, 58(3): 178-184.
[76] MacFarland SP, Duffy KA, Bhatti TR, et al. Diagnosis of Beckwith-Wiedemann syndrome in children presenting with Wilms tumor. Pediatr Blood Cancer, 2018, 65 (10): e27296.
[77] Bliek J, Snijder S, Maas SM, et al. Phenotypic discordance upon paternal or maternal transmission of duplications of the 11p15 imprinted regions. Eur J Med Genet, 2009, 52 (6): 404-408.
[78] Vals MA, Kahre T, Meeet P, al. Familial 1. 3-Mb 11p15. 5p15.4 duplication in three generations causing Silver-Russell and Beckwith-Wiedemann syndromes. Mol Syndromol, 2015, 6 (3): 147-151.
[79] Algar E, Dagar V, Sebaj M, et al. An 11p15 imprinting centre region 2 deletion in a family with Beckwith-Wiedemann syndrome provides insights into imprinting control at CDKN1C. PLoS One, 2011, 6 (12): e29034.
[80] Prawitt D, Enklaar T, Gärtner-Rupprecht B, et al. Microdeletion of target sites for insulator protein CTCF in a chromosome 11p15 imprinting center in Beckwith-Wiedemann syndrome and Wilms' tumor. Proc Natl Acad Sci U S A, 2005, 102 (11): 4085-4090.
[81] Poole RL, Leith DJ, Docherty LE, et al. Beckwith-Wiedemann syndrome caused by maternally inherited mutation of an OCTbinding motif in the IGF2/H19-imprinting control region, ICR1. Eur J Hum Genet, 2012, 20 (2): 240-243.
[82] Baker SW, Duffy KA, Richards-Yutz J, et al. Improved molecular detection of mosaicism in Beckwith-Wiedemann syndrome. J Med Genet. 2021,58(3):178-184.
[83] Eggermann K, Bliek J, Briude F, et al. EMQN best practice guidelines for the molecular genetic testing and reporting of

chromosome 11p15 imprinting disorders — SilverRussell and Beckwith-Wiedemann syndrome. Eur J Hum Genet, 2016, 24 (10): 1377-1387.
[84] Russo S, Calzari L, Mussa A, et al. A multi-method approach to the molecular diagnosis of overt and borderline 11p15. 5 defects underlying Silver-Russell and Beckwith-Wiedemann syndromes. Clin Epigenetics, 2016, 8: 23.
[85] Kagan KO, Berg C, Dufke A, et al. Novel fetal and maternal sonographic findings in confirmed cases of Beckwith-Wiedemann syndrome. Prenat Diagn, 2015, 35 (4): 394-399.
[86] Gocmen R, Basaran C, Karcaaltincaba M. et al. Bilateral hemorrhagic adrenal cysts in an incomplete form of Beckwith-Wiedemann syndrome: MRI and prenatal US findings. Abdom Imaging, 2005, 30 (6): 786-789.
[87] Nayeri UA, West AB, Grossetta Nardini HK, et al. Systematic review of sonographic findings of placental mesenchymal dysplasia and subsequent pregnancy outcome. Ultrasound Obstet Gynecol, 2013, 41 (4): 366-374.
[88] Guanciali-Franchi P, Di-Luzio L, Iezzi I, et al. Elevated maternal serum α-fetoprotein level in a fetus with Beckwith-Wiedemann syndrome in the second trimester of pregnancy. J Prenat Med, 2012, 6 (1): 7-9.
[89] Style CC, Cruz SM, Lau PE, et al. Surgical outcomes of patients with Beckwith-Wiedemann syndrome. J Pediatr Surg, 2018, 53 (5): 1042-1045.
[90] Naujokat H, Möller B, Terheyden H, et al. Tongue reduction in Beckwith-Wiedemann syndrome: outcome and treatment algorithm. Int J Oral Maxillofac Surg, 2019, 48 (1): 9-16.
[91] Dome JS, Graf N, Geller JI, et al. Advances in Wilms Tumor Treatment and Biology: Progress through international collaboration. J Clin Oncol, 2015, 33 (27): 2999-3007.
[92] Akahori Y, Wang L, Yoneyama M, et al. Antitumor activity of CAR-T cells targeting the intracellular oncoprotein WT1 can be enhanced by vaccination. Blood, 2018, 132 (11): 1134-1145.
[93] Sait S, Modak S. Anti-GD2 immunotherapy for neuroblastoma. Expert Rev Anticancer Ther, 2017, 17 (10): 889-904.
[94] Meyer, E. Lim D, Pasha S, et al. Germline mutation in NLRP2 (NALP2) in a familial imprinting disorder (Beckwith-Wiedemann syndrome). PLoS Genet, 2009, 5 (3): e1000423.
[95] Docherty LE. , Rezwan FI, Poole RL, et al. Mutations in NLRP5 are associated with reproductive wastage and multilocus imprinting disorders in humans. Nat Commun, 2015, 6: 8086.
[96] Choufani S, Shuman C, Weksberg R. Beckwith-wiedemann syndrome. Am J Med Genet C Semin Med Genet, 2010, 154C (3): 343-354.
[97] Wilson M, Peters G, Bennetts B, et al. The clinical phenotype of mosaicism for genome-wide paternal uniparental disomy: two new reports. Am J Med Genet A, 2008, 146A (2): 137-148.
[98] Shieh HF, Estrcff JA, Barnewolt CE, et al. Prenatal imaging throughout gestation in Beckwith-Wiedemann syndrome. Prenat Diagn, 2019, 39 (9): 792-795.
[99] Weksberg R, Nishikawa J, Caluseriu O, et al. Tumor development in the Beckwith-Wiedemann syndrome is associated with a variety of constitutional molecular 11p15 alterations including imprinting defects of kcnq1ot1. Hum Mol Genet, 2001, 10 (26): 2989-3000.
[100] Brioude F, Netchine I, Praz F, et al. Mutations of the imprinted cdkn1c gene as a cause of the overgrowth Beckwith-Wiedemann syndrome: Clinical spectrum and functional characterization. Hum Mutat, 2015, 36 (9): 894-902.
[101] Slavotinek A, Gaunt L, Donnai D. Paternally inherited duplications of 11p15. 5 and Beckwith-Wiedemann syndrome. J Med Genet, 1997, 34 (10): 819-826.
[102] Eggermann T. Netchine I, Temple IK, et al. Congenital imprinting disorders: EUCID. net - a network to decipher their aetiology and to improve the diagnostic and clinical care. Clin Epigenetics, 2015, 7 (1): 23.
[103] Luk HM. Clinical and molecular characterization of beckwith-wiedemann syndrome in a chinese population. J Pediatr Endocrinol Metab, 2017, 30 (1): 89-95.
[104] Shuman C, Beckwith JB, Weksberg R. Beckwith-Wiedemann Syndrome. // Adam MP, Ardinger HH, Pagon RA, et al. GeneReviews R. Seattle (WA): University of Washington, 1993-2021.
[105] Bradford PT, Goldstein AM, Tamura D, et al. Cancer and neurologic degeneration in xeroderma pigmentosum: long term follow-up characterises the role of DNA repair. J Med Genet, 2011, 48 (3): 168-176.
[106] Zhou EY, Wang H, Lin Z, et al. Clinical and molecular epidemiological study of Xeroderma Pigmentosum in China: A case series of 19 patients. J Dermatol,2017,44 (1): 71-75.
[107] Yuan L, Hu WM, Chen K, et al. XPG gene polymorphisms and glioma susceptibility: a two-centre case-control study. Br J Biomed Sci. 2021,5:1-6.
[108] Lucero R, Horowitz D. Xeroderma Pigmentosum. [Updated 2019 Nov 27]. In: StatPearls [Internet]. Treasure Island (FL): StatPearls Publishing, 2020
[109] 陆国辉, 张学. 产前遗传病诊断. 2 版, 广州：广东科技出版社, 2020.

特邀章稿

第 25 章

癌症治疗的“生命观”：经历和体验、反思和探索

本书主编陆国辉教授约我写一篇癌症治疗“人文医学”，我有些踌躇，感到与这本学术大著似乎有点文不对题。但主编说“很重要”，要我“弥补”当今这方面的“缺失”。正巧手边有一本姚志彬教授写的《让人文照亮医学》[1]，于是沿着该书“生命”这个主题脉络，“填上”我的一些所历所为所思所想，权当对自己半世纪从医的审视。

本文分为两部分，第一部分主要介绍从医几十年来一些经历和体验，第二部分则反思当今治疗，讲到一些观念和探索。

第一部分：经历和体验

必须说明，这不是宣扬技术，因为这些技术都是“常规”“人所共有”；也不是宣扬“成就”，只是叙说心得，所讲的都是常见的疾病，列举的病例，是“个案”，“证据”级别很低，患者之所以能“起死回生”，也许是偶然，或是“运气”而已。但绝对真实。其实，临床医生每天面对的都是一个个“真实”，就是所谓的“真实世界”。

珍惜生命：两个“畸胎瘤”小孩的人生

同情生命是人的本能。见死相救，珍惜生命，是人的道德底线。

第一个病例源自《羊城晚报》的呼救。2001 年 11 月 22 日下午 3 时，该报第一版发表了一篇文章“谁愿为铭仔切除巨瘤？”文章讲到一对来自广东怀集县的年轻夫妇带着他们的孩子铭仔：一个下颌长了巨大肿瘤的 6 岁小男孩，来到晚报编辑部，希望好心人救救他[2]。

铭仔家在怀集县泰来镇东区二度村。1 年多前，铭仔下巴长了一个小瘤，先白果大，1 个月后长得像鹌鹑蛋一样大。最近两个月，瘤子已长成和铭仔的头部一般大小了。医生认为是血管瘤，无法手术。

当天下午 4 时，在羊城晚报记者陪同下，我们驱车 300 公里，当夜将铭仔接来住院。

肿瘤从颈前部长出来，已将铭仔的牙床和口腔底结构破坏。他的上下颌的牙齿已无法合拢，嘴仅能张开 2 cm，进食非常困难，每餐仅食稀粥。铭仔体重从原来 19 kg 下降到 15 kg。患儿面色苍白，表情呆滞，不愿意说话，也发不出声音。

给他做了 X 线和 CT 检查，发现显示肿瘤内有牙齿，穿刺发现肿瘤内有皮肤，找到恶性细胞。诊断为恶性畸胎瘤。

面对这样一个幼小的脆弱的生命，我们一度束手无策。会诊认为：第一，手术切除是唯一的根治方法，但铭仔肿瘤太大，已侵犯整个口腔底部，如果切除，术中出血量将会超过 3000 ml，而铭仔全身血液不超过 1200 ml；第二，手术需要插管麻醉，肿瘤在颌下颈部，不能气管切开，鼻口腔插管也很困难，如何麻醉？第三，肿瘤本身是恶性，预期生命不超过 1 年，即使手术成功，可能也难以长期生存；第四，肿瘤性质是肉瘤，对化疗不会敏感，而且患

者的全身情况也难以耐受化疗。

推己及人。小铭仔太可怜了。常规治疗不行，只能采用非常规的手段。铭仔接受了介入治疗。2周后，铭仔的肿瘤开始变软，接着给予放疗加热疗。其后，几经波折，多次抢救。1年后，2002年11月6日《羊城晚报》刊登照片新闻："铭仔变靓仔"。

我们资助铭仔进了学校，直到2016年大专毕业。目前，已经成人的铭仔在广州一家公司从事IT工作，并有了几项小发明。

第二个病例源自中东一家媒体的求救[3]。2011年10月初，一份E-mail发到我的邮箱，附上一张照片。一个年仅11个月的小女孩，身上插了6根管子：胃管、气管切开氧气管、静脉输液管、腹腔引流管、导尿管。全身皮肤橘黄色，腹部高高隆起，像个大气球，腹部皮肤菲薄，透着皮下根根蓝色血管。邮件说：在当地医院她被诊断为腹腔恶性肿瘤，接受了化疗，并发"败血症"，又因接受"腹腔穿刺"发生腹膜炎。

10月26日，我们从白云机场接来这个小孩。她叫娜娜，入院时体温41°C，外周血白细胞28 000。

这是比铭仔的治疗更困难的难题。娜娜来自中东一富裕之国，在北京的大使馆来电话，要求我们"救好她"。"救好"？可能吗？

机会给予有心人。在接受了全方位的支持性对症治疗后，全身状态出现了神奇般改善。进而，我们质疑原先的"恶性"的诊断，给予开腹手术，不仅切除了3.5 kg肿瘤，而且修复了被"穿刺"损伤的肠管。病理证明：良性畸胎瘤。小女孩起死回生了。

娜娜的父母给他们的女儿起一个中国名字："粤悦"。她的事迹被卡达尔半岛电视台播送后，轰动整个中东。如今的粤悦已是亭亭玉立的小学生了，她和她的父母到处讲述"中国故事"。

著名作家冰心说："生命像一棵小树，从地底聚集起许多策略，在冰雪下欠伸，在早春润湿的泥土中，勇敢快乐的破壳出来。"两个幼小的生命在医学帮助下，成长起来，绽放出人生的光彩。在此，医学的两个特性，即工具理性和价值理性得到充分显示。前者以技术为导向，即医疗行为和设备、设施；而后者以价值为导向，主体是人，特质是救助、关怀。

敬畏生命：胰腺癌治疗的困惑

胰腺导管癌被认为是"癌王"。如何让不能手术切除的进展期胰腺癌患者尽可能无痛苦"与癌共存"，是技术问题，但更是医者的理念和策略。在此列举4位胰腺癌患者的经历[4,5]：

第一位：马来西亚小提琴家、指挥家陈先生。2009年5月在吉隆坡，当我首次见到他时，这位年仅40岁的男子已被胰腺癌折磨了大半年。他接受了正规的化疗，但胰腺肿瘤增大了，又新增了肝转移。剧烈的背痛让他不能仰睡，终日弓着身子。疾病本身和化疗让他无法进食，174cm高的身躯体重只有40kg。他知道歌唱家意大利的帕瓦罗蒂，同样是患胰腺癌，手术后只活了13个月。他说"我也在等待那一天"，眼中翻滚着泪花。

陈先生来到中国，在我院接受了"冷冻、粒子、免疫"等治疗（图25-1），获得难以想象的"改善"，回到马来西亚，重新走上他原先的音乐课堂。3年后，2012年12月21日，我应邀去到吉隆坡文化中心，观赏了这位陈先生全程指挥的圣诞交响音乐会。整整2h的指挥中，他容光焕发，精神抖擞。音乐会结束后，陈先生风一般走下指挥台，与我紧紧拥抱。我享受到医学的神圣和医者的荣耀。

第二位和第三位，分别是江苏的一位大学教授和印尼的一位家庭主妇。2016年2月26日我在医院一个病区查房，走廊两边，门对门，同时住着上述两位病者，都是患晚期胰腺癌，都是年过花甲。江苏的教授患病4个月，在当地接受了Whipple手术

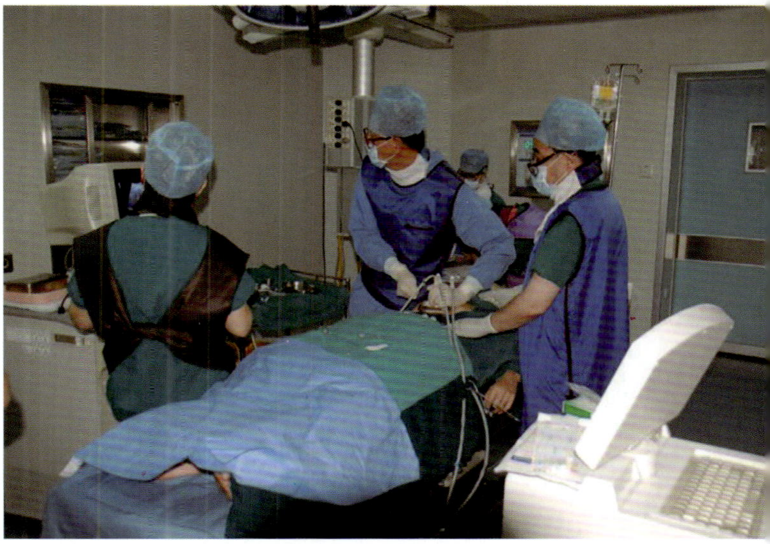

图25-1 陈先生的胰腺癌正在我院接受冷冻治疗

和辅助化疗，目前已有肝内多发性转移和腹腔转移。

印尼的主妇 2 年前因为黄疸来我院检查，发现了胰腺癌，已经不能手术，接受了经皮冷冻消融和血管介入、免疫等治疗。后曾发生肝转移，又接受了“肝冷冻”。

江苏的教授入院时血液胆红素高达 200 μmol，有大量腹水。难忍的腰痛让她彻夜难眠。痛心的是，她已经不可能接受任何“抗癌”治疗了。这位学富五车的教授只希望“无痛苦地离开”；印尼主妇目前外表“正常”。这次来院主要是“复查”，做一些诸如“介入”“免疫”抗复发治疗，顺便回老家福建“看看亲属”。

第四位是一位抗日将领的后代，海峡对岸的著名体育明星，84 岁的 F 先生。2017 年 9 月，因为上腹疼痛被查出胰腺癌伴肝转移。他拒绝手术，也拒绝化疗，只接受了内镜下胆总管置管消除黄疸。每天服用吗啡止痛。他不堪难忍的疼痛，去到有安乐死立法的瑞士，取得了死亡“通行证”[6]。

正在为赴死做准备时，F 先生获得一部“氢氧气雾化机”。通过面罩，他在家中吸入氢氧混合气（氢气 67%、氧气 33%），每天至少 5 小时。2018 年 3 月，在我的邀请下，他来到我院，接受了一些非特异性免疫治疗。神奇的是，他的疼痛几乎完全消失了，复查 CT，结果显示“胰腺头部肿瘤稳定”，肝内“无转移证据”。他的食量大增，一个月内体重增加 5 kg。

上述 4 位胰腺癌患者中，第一位活了近 4 年，用他的父亲的话说，是“完成了该完成的事情后”“驾鹤西去”的；第二位的结局悲惨，这是预期的；第三位据说还在生存；第四位本来可以更长地活下来，但他为了一个“信仰”，又因“名人难过媒体关”，谢绝了我们的“挽留”，在和家人唱完“圣歌”后，走向了“安乐的天堂”。

这 4 位患者的生死经历一直让我不断思考：是偶然还是必然？这是一个难解的困局。

一方面，诊治疾病已经深入到亚细胞和分子水平，另一方面，患者得到的实际好处并没有成比例地增加。器官移植是医学技术的巨大进步，但许多肝癌患者肝移植后复发，常常是无可挽回的“毁灭性”结局。层出不穷的胰腺癌化疗方案绘成一篇篇“高分值”论文，但其所带来的“几个月”生存期延长，往往以难以述说的不良反应为代价[7,8]。

这就是现代医学发展出现的悖论，集中表现为医学技术的发展与医学目标之间的悖异[1]。

生命的神圣，不仅在于时间的长短，还在于生存的幸福感。人与机器人的区别在于人是有情感的。“人生自是有情痴，此恨不关风和月”（宋，欧阳修）。尊重人的感觉，实际上就是敬畏生命。

生如春花之灿烂，死如秋叶之静美。有人说，有尊严的死亡是生命的新形态。医者设计的治疗应该尊重这种生命的尊严。

维护生命：异国乳腺癌女士的“生命梦”

有这样 4 位乳腺癌朋友，来自异国，她们有着共同的期待，她们“串联”在一起，成为命运共同体。

2012 年 12 月，一位美国的女士来到我院。随身带来一封美国 Peter 医生的信，说是一位患乳腺癌的加拿大女士将来到我院，希望接受冷冻治疗。美国女士自我介绍说：她是作家和画家，名叫 Laura。10 年前，她患了乳腺癌。为了保护乳房，到处寻找无痛苦的“保乳”方法。最后找到了底特律的 Peter 医生，并幸运地成为 Peter 医生进行经皮冷冻治疗的第一例患者。此后，她建立了宣传乳腺癌冷冻治疗的网站，名叫“They're Mine”[9]。

就在 2012 年 9 月，居住加拿大温哥华的 Fe 女士乳腺癌手术后复发，化疗失败。看了网站后，联系上 Laura，又联系上 Peter 医生。Peter 说，Fe 的乳腺癌是“进展性”的，建议她找中国的复大肿瘤医院。并说他已接到该院院长 Dr Xu 的邀请，将去广州参加 Dr Xu 主办的“肿瘤治疗国际论坛”。

于是，在 Laura 到达我院的第二天，Peter 医生和 Fe 女士几乎同时来到我院。Peter 在论坛会上报告了“冷冻治疗乳腺癌进展”，然后，参加了对 Fe 的会诊。Fe 女士接受了乳腺复发性肿瘤的冷冻消融，又给予辅助性血管介入治疗。作为一个作家，Laura 记录了 Fe 治疗的全过程，又访问了医生护士和住院患者。

完成治疗的 Fe 女士，兴奋地回到祖居国菲律宾探亲。她是一个十分健谈十分开放的人。她康复的消息不翼而飞地传到正在欧洲一个国家皇室当“管家”的 Rena 那里。Rena 也是菲律宾人，她的主人是伊女士，大家尊称她“夫人”。

2014 年，已经 70 岁的夫人被查出乳腺癌。皇家医生理所当然地建议"立即手术切除"，她拒绝了。她的丈夫和唯一的兄弟均患癌，接受了常规治疗，几个月后均"去世"。亲人生病后到"离开"前的痛苦，难以消弭她心头的伤痛。她决定在全世界寻找"无痛""不毁形"的治疗。这时，她的管家 Rena 记起了加拿大的 Fe 在中国接受的冷冻治疗[4,5]。

夫人在 Rena、秘书、护卫和护士的陪同下，从欧洲直飞广州。刚进入我院病房，Rena 就转告夫人 3 条要求：一是治疗"完全无痛"，二是"完全保留乳房"，三是"完整保护头发"。Rena 私下告诉我们：夫人每天梳头至少花 2 小时。

夫人个子高大，典型的西方贵族夫人风采，显得高傲而显贵，但讲话谦和，文静，尊重科学和事实。在我院治疗的过程和产生的效果让她折服了。此后，夫人每年至少"回院"一次，主要是"复查"和接受"防复发"治疗。2016 年，她第三次回院，我院正巧举办另一次"肿瘤治疗论坛"，夫人要求上台发言，当着来自几十个国家的专家，她说："我在这里的治疗是创新的。世界千万不能忘记东方这个伟大的中国。"

就在夫人来我院治疗期间，Laura 在丈夫 Alex 陪同下，再次来到我院，希望"保健"一下她的乳房，同时带来她和 Alex 以及 Peter 医生合写的一本书 *They're Mine and I'm Keeping Them*（图 25-2）。这本在美国出版的厚达 400 多页的书，用近 1/3 的篇幅记载了 Laura 在我院的所闻所见。书中写道："生命的美丽在于人体的完美。乳房是女性的风采。Keeping 乳房是为了维护生命的美丽。" Laura 将此称为"生命梦"。

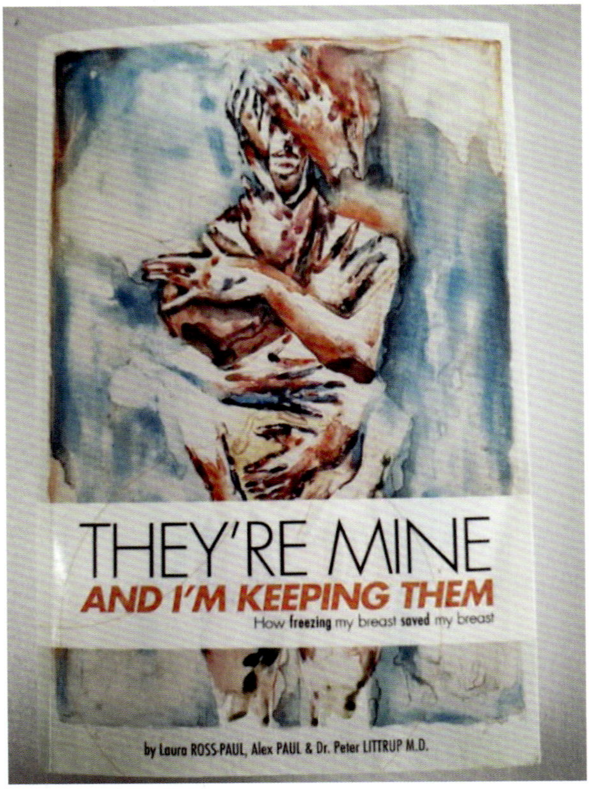

图 25-2 Laura 等主编的书籍

Laura 说，这本书的部分内容早就在她的网站上发表。她告诉我们，网站曾经帮助了另一位家住美国加州的 Marta 女士。

世界就是一个"地球村"。Laura 说的 Marta 早在 2010 年就来到我院治疗。我们找到了 Marta 的住院病历。Marta 当时 63 岁。2008 年发现左乳房内肿块，未接受手术等治疗。2 年后肿瘤增大，出现骨转移。在姐姐的陪同下，Marta 于 2010 年 11 月 5 日飞来中国，在我院接受了冷冻消融、粒子植入和免疫等综合治疗。我们问她怎么知道我院，她说是从美国一个网站知道了"冷冻消融"，再在网上搜寻到我院[3]。

2011 年 8 月，Marta 回院复查，乳房内肿瘤已无活性，骨转移基本控制。此事惊动了中国 CCTV《科技之光》频道，他们于 2012 年 3 月专门赴美采访了 Marta 姐妹，2 个月后播出，题目是《美国姐妹的中国梦》（上下集）。

四位乳腺癌女士来自不同的国家，她们身份地位不同，但不约而同在广州交汇，并通过一位十分善良的 Laura 女士串成了一个命运共同体。她们有一个共同的"生命梦"，就是维护生命，"保护乳房""维护生命的美丽"。

生命中不是永远快乐，也不是永远痛苦，快乐和痛苦是相生相成的。人的寿命越长，物质福利越丰富，人们对生命过程的享受的期待就越高。医者的责任在于协助病者化痛苦为快乐，让生命感受阳光，维护生命尊严[10,11]。

拯救生命：两位女士的绚丽人生

一位诗人说过："苦难是个山头，翻过它，你就可看到美丽的日出。"有这样两位女子，她们都漂亮，都患上重病，都被认为生命"走到了尽头"，但都活下来了，活出了绚丽人生。

第一位叫彭细妹[2]。2009 年 12 月 18 日，在广东湛江一家医院的义诊中，一个腹大如鼓的女子，在几个好心人搀扶下来到我的面前。她就是细妹，28岁。苍白而消瘦的面庞、高高隆起的腹部和粗如象腿的水肿的下肢，显示出她已病入膏肓，但大大的发亮的眼睛透露出她的天生丽质。3年前就在这家医院，她被诊断出卵巢癌。医生说"只能活3年"。为不连累家人，她独自外出流浪。3年过去了，她已体衰力竭，于是回到原先给她作出诊断的这家医院，希望在医院内"流浪"中离开世界。

恻隐之心发挥了力量。3天后，细妹被接来广州。我院护士花3个小时为她洗头洗身。但日益增大腹腔高压引发了心肺衰竭，她被送入ICU抢救。

看着为她抢救的医护人员，细妹非常感动，决心要活下来。她说：一年前一个夜晚，一场雷暴雨后，她来到一座桥上，看着桥下，她突然想跳进滔滔流水，从这个世界消失。她将一条腿跨上桥栏杆，趁着微弱的路灯光，她突然隐隐约约看到一群蚂蚁，正在沿着桥杆匆匆上爬，那是在躲避路面的积水，猛然想到：蚂蚁都知道逃生，我为什么要死呢？

善良的细妹拉着医护人员的手，说："你们不要太费心了。我活下来，就终身做义工，回报社会，活不下来，遗体捐给医学院做研究。"

细妹接受了营养支持、抗感染、维护心肺功能，再腹腔放液常规的处理。20天后，妇科、腹部外科、泌尿外科医生一起，花了4个小时，为细妹切除了卵巢肿瘤和被癌肿侵犯的子宫、肠管、输尿管，清除了包裹的囊液，总重量55 kg。

细妹履行了自己的承诺。手术后1个月，就开始在医院做义工。她用自己的经历进行"话疗"，鼓励了许多失去生存信心的癌症患者。她成立了家庭，被评为优秀志愿者。

第二位是来自黑龙江哈尔滨的冰冰，与细妹同样"苦命"[4]。2014年7月的一天，时仅12岁的她，在父母的搀扶下，挺着硕大的肚皮，艰难地来到我办公室。4年前，因为腹腔内"瘤子"接受过手术，据说诊断为腹腔恶性肿瘤。她接受了化疗。但不久腹内瘤子又长起来，越长越快，如今，肚皮已经鼓得让她"几年看不到自己的脚了"。她辍学在家，本应风华正茂的小姑娘变得面黄肌瘦，下肢水肿。

冰冰父母说，找了很多医院，被认为肿瘤"与血管、肠管连在一起"，"不可能"手术，因此只能南下，寻找"最后的希望"。

CT显示腹腔内肿瘤已占据80%的空间，看来是"不可能"切除。但再耐心仔细看看，似乎肿瘤与血管、肠管之间还有细细的隐隐的间隙。冰冰入院后接受了胃肠和血管造影。

最后，肿瘤完整地被"搬"出来了，两个足球那么大，整整15 kg。病理显示：冰冰的肿瘤并不是"恶性"，而是良性畸胎瘤。

如今这位来自松花江畔的冰城淑女已经"无瘤"生存6年。因为成绩优异，她连跳几级，已在中学读书，每年暑期，总来广州，一方面"复查"，另一方面看望为她治病的叔叔阿姨。我们承诺：资助她到大学毕业。

回顾上述两位女士的治疗过程，都没有采用"特殊"技术，所有的治疗都是"常规"的。但都从"不可能"有救变成有救。关键是"坚守"。一是患者坚守。生命是一条艰险的狭谷，只有勇敢的人才能通过。她们走到了生命的险谷，没有停步，而是寻找"最后希望"；二是医者的坚守。人命至重，有贵千金。医者的作用在于在关键时刻挺住即将坠入险谷的病者，给她们希望，把"不可能"的生命旅行变为前进的坦途。在这里，用"心"最重要，有了"心"，即使"简单"的技术也能催生神奇。

创造生命：以"奇"制胜

面对一个身患"绝症"身陷"绝境"的患者，医者是和患者一起"绝望"，还是充分发挥思考的力量，"绝路逢生"？

《孙子兵法》言："凡战者，以正合，以奇胜"。"正"是基础，"奇"是灵魂。治疗癌症时，在沿用"指南"的基础上，要出奇制胜，让快要结束的生命创造出"新生"[10]。

2016年8月来自江苏南通的家乡人老王入住我院[5]。2010年他被查出左肺肿瘤，活检为腺癌。接受化疗和靶向治疗后，肿瘤一度"稳定"，但不到一年，肿瘤又长大，并出现骨转移。到了2016年8月，左肺肿瘤长到8 cm。在我院，他接受了CT下微创冷冻消融。1个月后，肿瘤坏死，中心形成大空洞。1个月后，突然大咳血，系由于肿瘤侵蚀了血管。在胸腔镜下为他紧急切除了左上肺叶。出血成功地止住了，但肿瘤仍有大块残余，病理上手术切缘满布癌细胞。这是预料的，因为手术是抢救，不是"根治"。复发和加剧是必然的。

老王拒绝化疗。他从境外买了抗 PD-1 药物，但因为他的肿瘤有 *EGFR* 变异，不宜采用。以"正"不行，只能出"奇招"。于是给他采用了以复合性细菌疫苗为主的非特异性免疫治疗。

3 个月后，2017 年元旦，老王带来了在上海肿瘤医院检查的结果：胸部 CT 检查报告显示"未发现肿瘤证据"血液肿瘤标志物 CA125 从 102 U 降到正常范围（图 25-3 和图 25-4）。

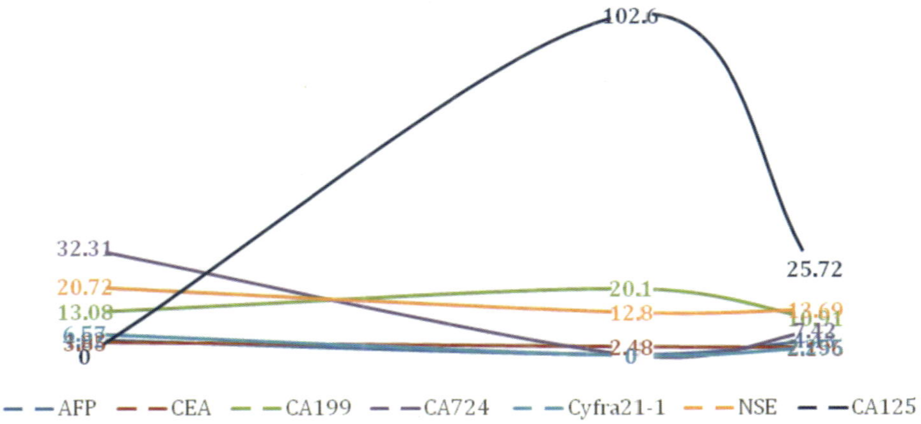

图 25-3 老王在接受非特异性免疫治疗 3 个月后肿瘤标志物全部降到正常

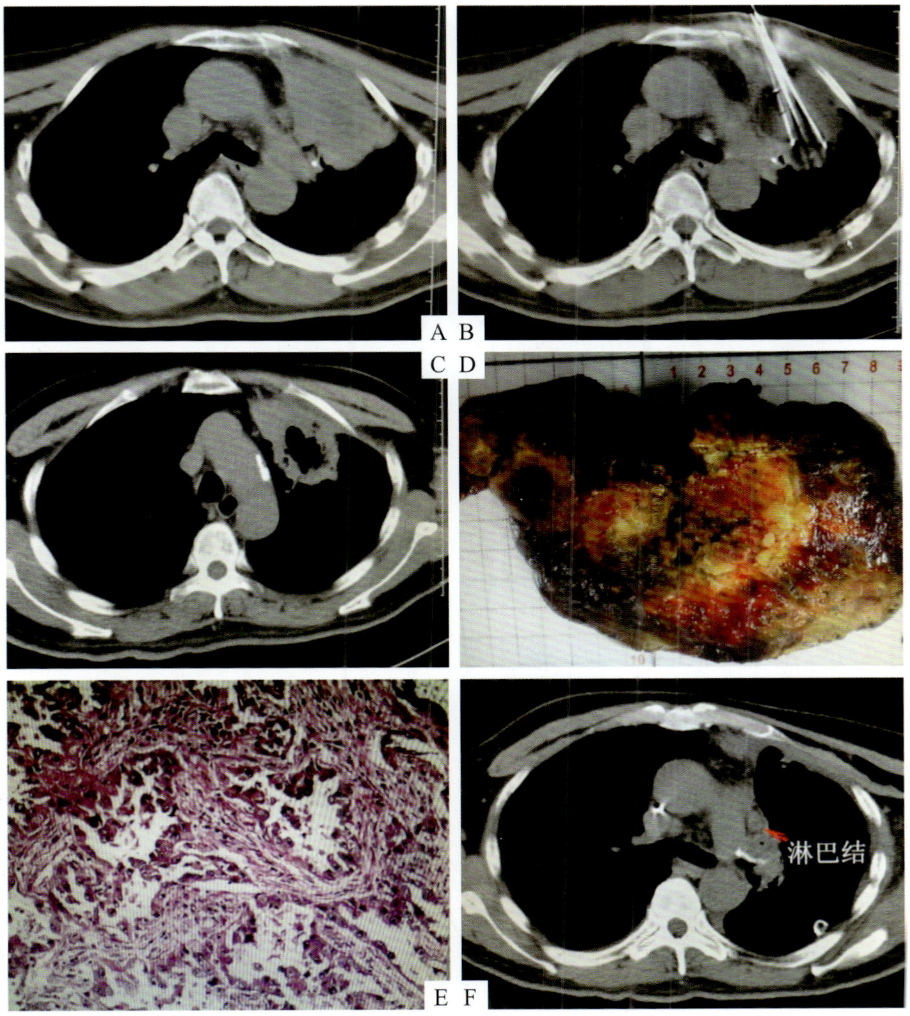

图 25-4 老王的肺 CT、手术切除标本和病理改变

图 A, 左上肺瘤块；图 B, 肺肿瘤经皮冷冻消融；图 C, 冷冻消融的瘤块内形成空洞；图 D，切除下的瘤块；图 E，瘤块切缘大量癌细胞；图 F，非特异性免疫治疗后 3 个月复查 CT，除肺门小淋巴结外，肺实质"无癌症证据"

2017 年 3 月 31 日，我回到家乡南通，又一个家乡人施先生在几个人的搀扶下来到酒店看我。他刚在当地医院输了 300 ml 血。近年来，每周都要输血，否则血红蛋白就要掉 60g/L 以下。施先生 54 岁，2015 年被查出左肾肾癌，接受了左肾切除。病理显示透明细胞癌，分化Ⅱ级。近期 PET-CT 和 MR 显示，右肺多发性转移、右侧胸膜多发性转移、肝多发性转移、纵隔淋巴结多发性转移、右肾转移，以及左肱骨、左肩胛骨、第 6 前肋骨、腰 1 椎体、腰 4 附件、骶骨、右侧髂骨、坐骨和髋臼转移，部分有周围软组织受累。右侧咽部扁桃腺处，见瘤块，表面不平，出血，已做活检，显示腺癌（图 25-5）。他的女儿告诉我们：美国医院给他的预期生存期是 3~6 个月。正在国外做研究生的女儿恳求道："父亲太痛苦了，希望给他做点临终关怀？"

4 月 3 日，施先生来到广州入住我院。患者已在上海和美国接受了化疗和分子靶向治疗。上述多发性转移正是在治疗过程中发生的。常规治疗显然不可能有效了。前述老王治疗的经验让我们先给他试用非特异性免疫治疗。

2 周后，施先生原先不能用力的下肢"有些松动"，疼痛减轻，止痛剂用量减少了，水肿消退；扁桃体转移瘤开始缩小；体重增加 2 kg；4 周后，扁桃体转移消失，左胸壁转移瘤缩小，肝、肺的转移也"稳定"下来；贫血改善，不需要输血了……（图 25-6）[12]

施先生的病情出现意想不到的逆转，正如他自己所说："从鬼门关那里归来"。

汤钊猷主张治疗癌症应该"消灭 - 改造并举"[7]，我在 2016 年出版一书，提出《与癌共存》。老王和施先生病情的改善显然是"改造"的成效。对他们来说，目的不是消灭全部癌瘤，而是"与癌共存"。

2018 年 9 月 21 日，我院入住一位来自福建泉州的潘老太，72 岁。2017 年 11 月，她就被诊断为胆囊癌，伴肝脏、肝门部及胰头周围转移。活检确诊为胆囊中分化腺癌Ⅲ a 期。曾接受口服替吉奥治

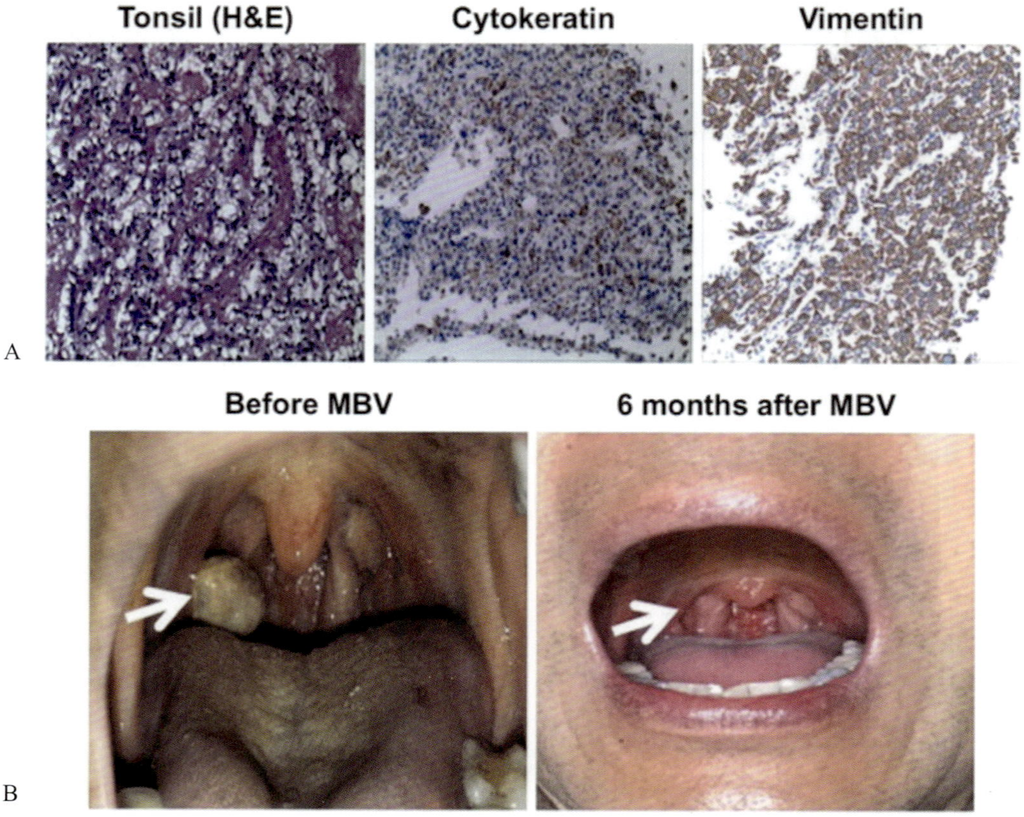

图 25-5 施先生咽扁桃体转移及组织学改变

图 A，施先生扁桃体转移在病理上显示来源于肾癌；图 B，扁桃体肿块在治疗后完全消失

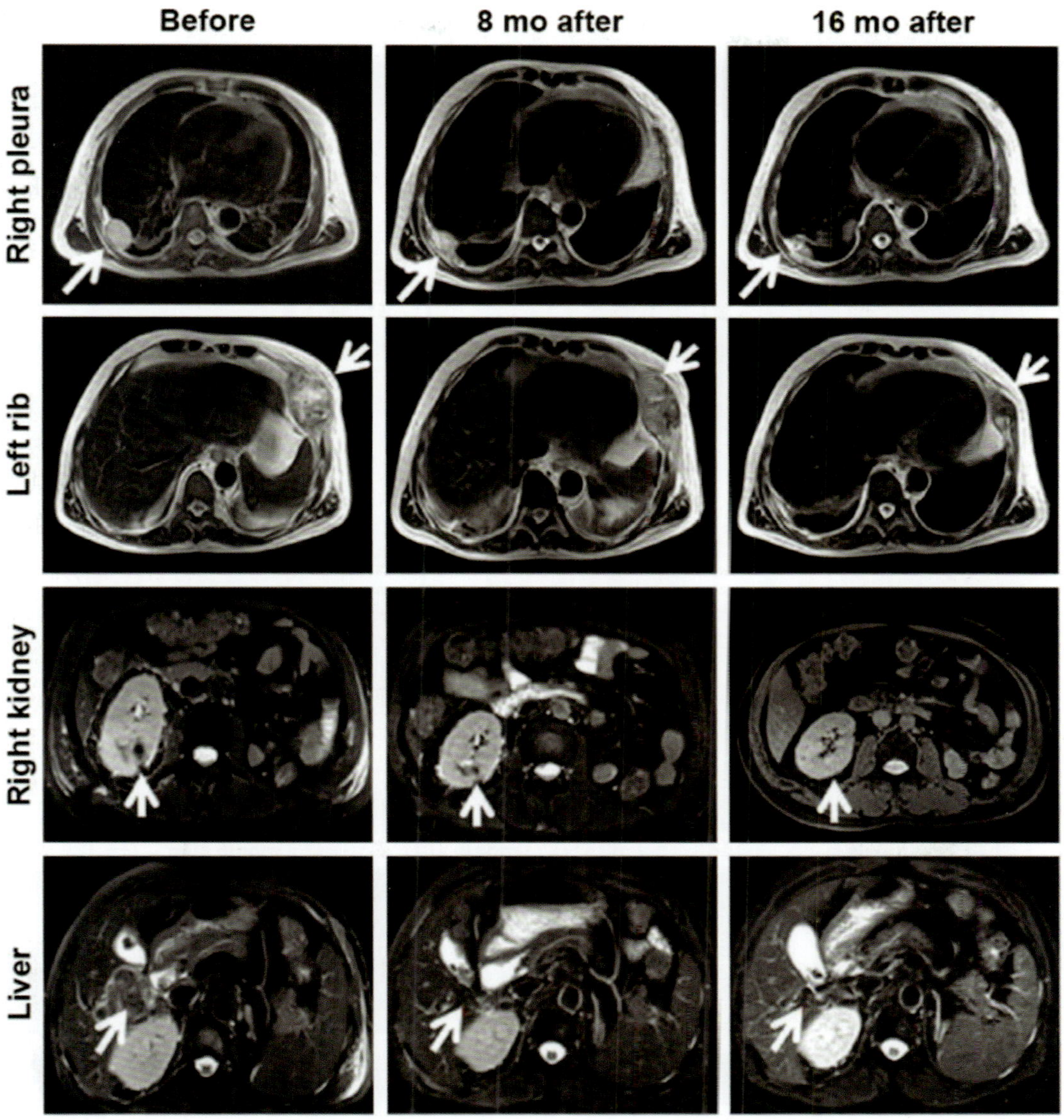

图 25-6 施先生的多发性转移在非特异性免疫治疗后相继退缩

（引自 Chen and Xu, et al[12]）

疗，无明显效果。此次入院时患者气喘、气急、频繁呕吐，住进 ICU。当时患者重度贫血，血红蛋白只有 37 g，血清白蛋白 25.6 g，CA19-9 88 U，AFP 14.11 U，CEA：39.68 ng；心功能不全；肿瘤压迫十二指肠造成肿瘤—肠瘘和肠梗阻；肝脏被转移瘤占据了大半。给予紧急对症处理，包括吸氧、输注红细胞和血浆、禁食、插胃管给予胃肠减压、胃肠外营养等。鉴于病情极为严重，病区反复向家属说明病情。但家属坚持在医院抢救。

10 月初，患者接受抗 PD-1。注入一针后，患者出现严重乏力、腹泻、皮肤痕痒、低血钾，放弃使用。

在无可奈何情况下，家属要求试验“吸氢”治疗，并自行带来一部氢氧气雾化机。患者经过鼻导管吸入氢氧气混合气（H_2 67%，O_2 33%），流量每分钟 3 L。每天吸入 4 ～ 8 小时。除了维持生命的对症处理外，患者未接受其他任何抗肿瘤治疗。

半个月后，患者的全身情况逐步改善，第 51 天，拔除胃管，开始进食，能坐起，进而下地行走。贫血逐步改善，血液红细胞、血红蛋白上升，血清白蛋白升至正常范围．与此同时，患者的血液 3 种肿瘤标志物同步逐步下降，直至降至正常（图 26-7）。CT 随访显示胆囊原发肿瘤缩小 2/3，肝转移缩小 40% 以上。4 个月后，2019 年 1 月 18 日，患者步行出院。随访至今，患者已经恢复正常生活，CT 显示肿瘤进一步缩小 [13]（图 25-8）。

氢气，自然界中分子量最小的分子，具有选择性抗氧化（仅仅中和“毒性”活性氧）、抗炎症等生物学特性，并已被证明对肿瘤有抑制作用。初步研究还发现，氢气能“拯救”耗竭的 CD8 T 细胞，抑制 PD-1，维护机体免疫功能平衡 [14]。

上述三位患者都曾经濒临死亡，但都活下来了，不是“多”活了几十天、几个月，而是 1 年、几年，而且还在活下去。医学是科学、技术和艺术的结合。实践是检验真理的唯一标准。医生面对的是人，是

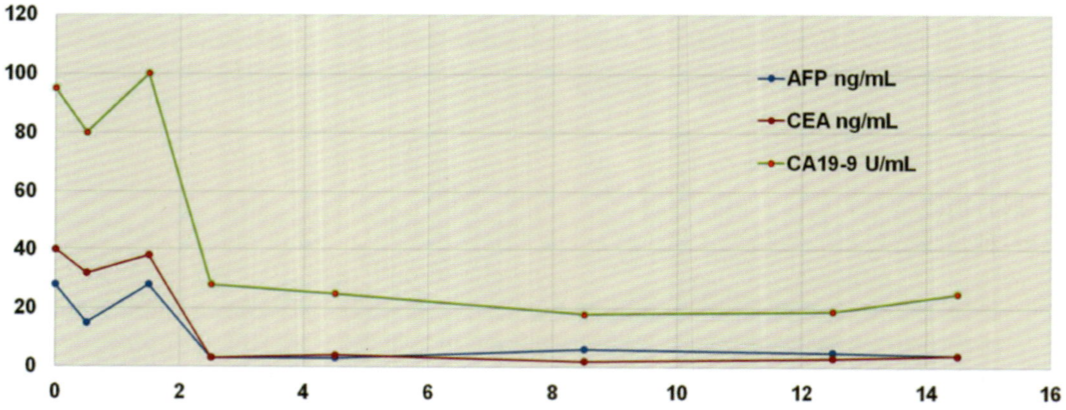

图 25-7　氢氧气吸入疗法后标志物随时间（周）变化

氢氧气吸入 2 个月后，肿瘤标志物全部降到正常

A

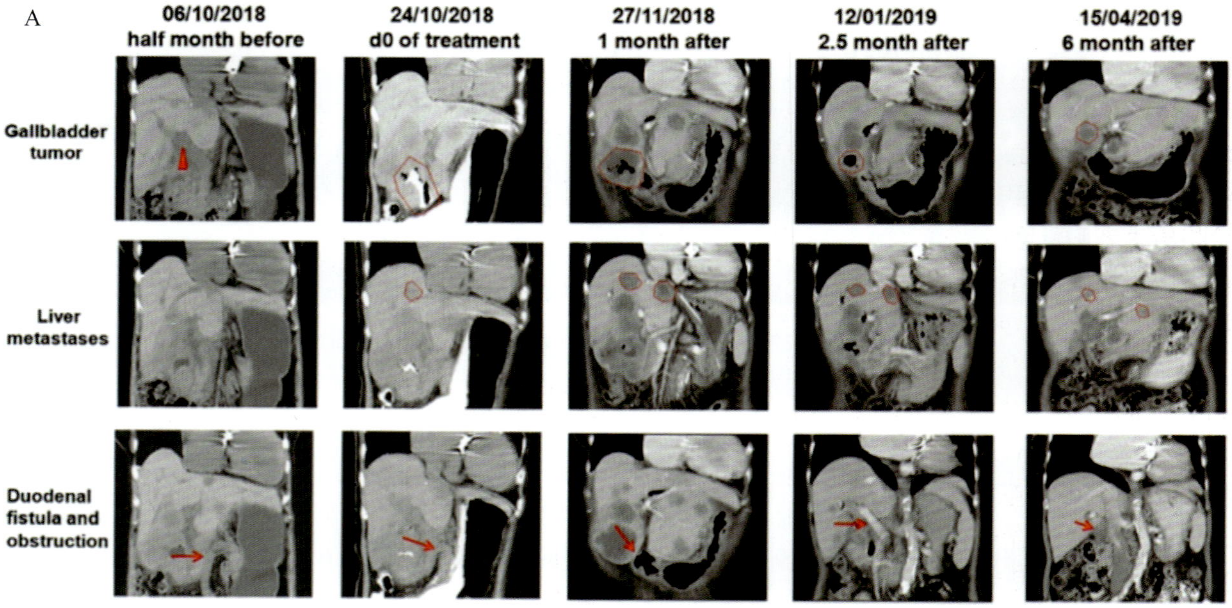

B

	Gallbladder tumor	Liver metastases	Pancreas head lymph node	Sum of the tumor main diameters	Effect evaluation
D 0 of hydrogen inhalation	6.3×4.9 cm	3.2×2.6 cm	2.7×2.1 cm	12.2 cm	
1 month after	6.7×6.3 cm	4.2×4.0 cm (large) 3.6×3.2 cm (small)	2.2×1.8 cm	16.7 cm	PD
2.5 month after	3.7×3.6 cm	4.0×3.3 cm (large) 3.2×2.8 cm (small)	2.0×1.6 cm	12.9 cm	SD
6 month after	2.8×2.6 cm	2.5×2.4 cm (large)	2.8×2.4 cm	8.1 cm	PR

图 25-8　氢氧气吸入后肿瘤先“假性增大”，在 2.5 个月后原发瘤和转移瘤逐步缩小

（引自 Chen and Xu, et al[13].）

渴求康复、活下来的病人。医疗实践成功的唯一标准就是患者活下来。活下来是“硬道理”。这就是创造生命。

（徐克成）

第二部分：反思和探索

以上所列举的病例，如何活过来的？在某种意义上，得益于医者的反思和观念创新，以及在此基础上团队的“革新”和探索。

为了对癌症实施最有效治疗，除了学习，反思甚为必要。以质疑为起点，挑战缺陷和困难，思考、改进和整合现有治疗方法，是一种创新。我们对患者实施的每一种治疗，都是为了维护患者的生命。从生命的高度，讨论癌症治疗及其革新，是医者的职责所在。

癌症治疗的反思

癌症现代治疗已有200年历史。全世界投入癌症研究的总经费高达数千亿美元，发表论文数百万篇。人类已从几乎对癌症成因全然无知到积累了大量知识[15]，研制的化疗药和分子靶向药物以最快的速度获得批准，投放了临床。在全球范围内，每年抗癌药物的支出约为1000亿美元，预计到2020年将增至1500亿美元。在美国，一种新型抗癌药物每年的常规治疗费用超过100 000美元。高昂的药品价格给患者和社会带来巨大负担，药物的新颖性又往往吸引患者不惜代价去接受。那么，这些药物有没有给癌症患者带来实际的好处？[16]

2004年，美国《Fortune》杂志发表了一篇由癌症患者访问数名癌症专家后写成的文章：“Why we're losing the war on cancer？”[17]文章说：癌症患者的生存期比过去延长了，但这种延长是以月而不是以年计的。少数治愈率高或患者生存期得到大幅度提高的癌症往往发病率不高，如霍奇金淋巴瘤和白血病。作者认为，几十年前，癌症患者的总体5年生存率为50%，现在这一数字仅提高到63%。在这小幅提高中，能够归功于新型抗癌药的部分少之又少，而主要归功于早期诊断的进步。“如果把肺癌、肠癌、乳腺癌和前列腺癌等几大癌症按确诊的不同阶段，即按癌细胞是否扩散和扩散程度分析，那几十年来中晚期癌症患者的5年生存率几乎没有变化。”

2017年，Kim等[18]报道：2008—2012年，美国FDA批准的大多数抗癌药物，没有获得生存期或生活质量明显改善的证据（67%，36/54）。在36项此类批准中，只有5种（14%）在市场中位数使用时间4.4年后，与现有疗法或安慰剂相比，产生较高的生存率。

2017年，《英国医学杂志》（The BMJ）报道一篇回顾性研究[19]。从2009年到2013年，欧盟EMA批准使用48种抗癌药物治疗68种适应证。总体生存获益的时间为1.0 ~ 5.8个月（中位数为2.7个月）。在市场批准之时，68个适应证中仅有7个改善了生活质量（10%）。在上市后，有证据表明可以延长寿命的仅有7%的患者。研究表明，大多数药物进入市场时都没有证据表明对患者生存或生活质量有好处。在进入市场至少3.3年后，仍然没有确凿证据表明这些药物可以延长或改善大多数癌症患者的寿命。作者认为，与现有治疗方案或安慰剂的生存率提高相比，这些药物的效果微不足道。

2019年，美国JAMA发表文章质疑许多基于缓解率批准的抗癌药物的缓解率[20]。大多数药物上市前研究仅招募了100多名患者。回顾2006—2018年美国FDA根据反应率（RR）批准的抗癌药物。59种药物有85种适应证。有29种（55%）系加速批准后来被转换为常规批准。该29种适应证中，仅有6种（21%）显示患者总体生存获益，16种（55%）后期确定无进展生存获益。85个适应证中，RR的中位数为41%。81位参与者的平均完全RR仅为6%。导致批准的研究中，样本量的中位数仅为117。

Prasad[21]认为，抗癌药的小受益通常发生在无代表性的患者人群中，这些患者比一般临床人群年轻且并存疾病少。如果将边际药物优势应用于现实人群，则这种小受益可能消失。

癌症治疗面临严酷的现实。2018年Martin和Anderson[22]发表评论，认为所有癌症治疗方法，包括放射疗法、化学疗法、外科手术，甚至细针穿刺活检和麻醉，虽然是当今临床治疗最重要的难以或缺的手段，但均可能促进肿瘤进展和转移。这是癌症治疗面临的挑战，也就是“悖论”。

建立“与癌共存”的“控癌”理念

什么是癌症？癌症是机体长期内外失衡引起的“内乱”，是以局部细胞遗传特性改变为主要特征的全身性慢性疾病[23]。著名血液病专家Mel Greaves[24]在他的《癌症：进化的遗产》中，提出癌症“既涉及非常古老的进化遗产，也牵涉近期的进化”，“进化过程本身依赖基因变异带来的遗传变异。基因内没有变化就不会有进化，也不会出现癌症”。癌症“在某种意义上是自然的一个天然组成部分”，“是偶然性在规则控制下作用的结果”，这一过程受到进化史的限制，但同时也被其推动，是“进化的必然产物”[25]。

目前，比较公认的观点是：癌细胞原本是正常细胞。人体细胞有40万亿～60万亿个，有3.5万个基因，每个基因含有数千个碱基对，当DNA受到损坏或刺激时，基因易发生变异。人体内每天要通过细胞分裂制造多达1千亿个血细胞，小肠也要产生类似数目的细胞，其他器官、组织产生的分裂细胞合计出来更是天文数字。人体内每一秒钟就有400万个细胞复制它们的DNA和分裂。在如此浩大的细胞分裂中，基因复制发生错误在所难免。粗略地说，每100万个基因拷贝中会有一个发生序列错误或变化。如果一个细胞中1%的基因变异，这个细胞就可形成癌细胞。而且，在细胞分裂时，基因复制产生的随机错配也可以引起基因变异[26]。

细胞变异可源于基因本身缺陷，但这种情况只占10%左右，大多数情况下，细胞变异是由于微环境的改变。细胞内基因不是真空那样密封在染色体上，而是与“社会”密切接触，不可避免地暴露于有害环境中。我们的组织天生就处在混乱边缘的摇摆状态。细胞和组织处于长期或持续压力之下，包括接触内源性和外环境中的化学物。一些具有电离活性的射线，如γ射线，尤其在紫外线作用下，会通过能量转移传递电荷或电离，改变我们细胞内的水分子和DNA结构。生物体自身可生成大量毒素、毒物，以及无所不在的化学物质、杀虫剂和病原微生物，均可直接或间接导致DNA损伤或变异，进而形成癌细胞[27]。

宇宙学家Paul Davies认为：癌症是一古老产物。人类基因组里存在一个“远古留下的遗传工具组”，远古以前的细胞就是使用这种工具，形成单细胞生物的群落，即多细胞生物的前身。十亿年前，地球上就有很多长得像肿瘤一样的软体。癌细胞就是重新启动的这个古老的软体。癌症实际上就是一种返祖现象。

发现致癌基因和抑癌基因的著名科学家Robert Wenberg和Douglas Hanahan合作，发明“单株理论”，阐述癌症是正常细胞累积变异的产物。这种分裂就是常态。只要活得够久，几乎每个人最终都会患上癌症。这个错误不但是无法避免的，更是演化的动力。说到底，演化就是随机变异和天择的结果，而变异是最后的推手。换句话说，细胞变异在我们体内，每时每刻都在发生，伴随着我们无法摆脱的自身衰老、再生、愈合、繁殖的生理过程，发展到生病、癌变过程。因此，从某种角度来看，我们无法摆脱癌症。像人类这样的生命体，在很多情况下，都是“与癌共存”，癌细胞在我们每个人身上都会存在[24,28]。

进一步研究发现，癌症不一定完全是基因变异产物，即不一定需要有DNA的缺失、插入或重组，只要在基因上连接一个分子片段甲基，即甲基化，就可以改变基因携带的遗传信息。甲基化的干扰，可引起基因组扭曲和变形。在此影响下，肿瘤抑制基因可失去抑制细胞分裂的功能，而引起细胞无止尽地分裂，增加DNA复制错误，导致癌细胞形成增加。致癌物可以在没有直接造成DNA变异的情况下，通过甲基化，引发癌细胞生成[23,27]。

当然，机体内也存在细胞自我修复和更新的机制，它们能抑制细胞变异和癌变。人体内先天存在一些抑制癌变的基因，如*TP53*，它编码蛋白质产物，起到约束或看守作用，包括侦察和修复受损的DNA、解毒和抗氧化，或促使已形成的癌细胞“休眠”或凋亡。我们食物中的微量元素、维生素、抗氧化剂，也有抑制细胞变异的作用。特别是免疫系统，对体内变异的细胞和癌细胞具有免疫监护作用。免疫细胞可以识别“异质”的癌细胞，将其消灭。在正常情况下，体内的“促癌”和“抑癌”两种因素处于平衡状态[29]。

归结起来：第一，癌细胞是生物体细胞基因变异的结果，是生命过程的一部分，是体内不可避免出现的“新常态”，或者说是进化的产物；第二，基因变异的发生可以是“天生”的，但来自体内或外界的毒性物质，给基因变异提供了肥沃“土壤”，促进了变异发生；第三，癌细胞形成后，会停在原地“休眠”或凋亡，不一定长成看得见的新生物；第四，新生物从“良性”转化为恶性，需时多年，乃至数十年。“恶性”的发生是体内“促癌”力量过强、“抑癌”减弱的结果[23,24]。

早在1858年，魏尔啸在他编著的《细胞病理学》一书中就说：“人体内的细胞就像一个国家的人民，能力各有不同，但拥有相同的权利，彼此相互依赖，使人体得以存续。”认识机体一直在“与癌共存”具有重要意义：首先，癌症不可怕，患了癌症不等于生命的结束。“共存”是常态。癌症是可以控制的慢性病；其次，治疗癌症要“手下留情”，对癌症是“控制”，而不是“消灭”。过度治疗会适得其反[24,29]。

《孙子兵法》中有一句话“穷寇勿追”很有哲学思维，就是说，对身陷绝境的敌人不要穷追猛打，逼迫过甚。过度猛打不舍，必然自己要付出重大代价，同时会让穷途末路之敌负隅顽抗，甚至狗急跳墙，变得更疯狂。正确的方法是“劝降”，让其“归安”，和平共处，太平无事。前述的“治疗促进癌症进展”就是“穷追猛打”。与癌共处，让带有癌瘤的人长期生存下来是癌症治疗的根本目的。以下介绍的各种治疗设计和革新符合“与癌共存”的“控癌”理念。

要点和建议

综上所述，对癌症治疗，尤其对进展性癌症，建议遵循以下事项：

- 仔细检查，认真分析，慎重判断，不轻易放弃每一个可以挽救的癌症患者；
- 癌症治疗的目标是患者获得有生活质量的长期生存。所有的治疗不仅立足于肿瘤“消除”，更应基于患者全身状态的改善；
- 力忌严酷治疗。不恰当的过度治疗，包括各种常规治疗，均可促进肿瘤进展和转移；
- 权衡治疗的得和失。改造和改善现有的治疗手段。节拍化疗适用于多数进展期癌症，特别值得在常规治疗后采用，免疫原性化疗和适应性化疗给临床实践有益启示；
- 对于不适宜手术切除的癌症，精准消融是重要选择。冷冻和不可逆性电穿孔消融具有互补的优点。冷冻免疫以及冷冻加免疫疗法具有“远隔”效应；
- 重视非特异性免疫。常规的“普通”简单的免疫促进和调节治疗不容忽视；
- “治疗”之后的康复是一长期过程，对于维持患者良好生活质量求得尽可能长的生存期极为必要。氢医学的临床应用为癌症患者康复提供了最简单的安全的手段。

进展性癌症的治疗不仅需要技术，更涉及人文因素，需要患者及其家属的信心、支持和理解，更需要医者从“以人为本”的高度去权衡、考虑各种技术的应用。要避免和最大程度的消除现有常规治疗的“反作用”，改变治疗方式，将生存期延长作为唯一治疗目标。“与癌共存”，生命至上，让患者在维持良好生活质量前提下，长期生存。

（徐克成）

参考文献

[1] 姚志彬. 让人文照亮医学. 广州：花城出版社，2016.
[2] 徐克成. 我对癌症患者讲实话. 广州：广州出版社，2010.
[3] 徐克成. 跟着我抗癌. 北京：人民卫生出版社，2010.
[4] 徐克成. 与癌共存. 广州：广州出版社，2016.
[5] 徐克成. 践行中国式控癌. 广州：羊城晚报出版社，2018.
[6] 徐克成. 氢气控癌：理论和实践. 广州：羊城晚报出版社，2019.
[7] 汤钊猷. 消灭与改造并举：院士抗癌新视点. 上海：上海科技出版社，2011.
[8] 汤钊猷. 控癌战，而非抗癌战. 上海：上海科技出版社，2017.
[9] Ross-Paul L, Paul A, Littrup P. They're Mine and I'm Keeping Them. Cover Artwork ©2002. Laura Ross-Poul. USA.
[10] 汤钊猷. 中国式抗癌：孙子兵法中智慧. 上海：上海科技出版社，2014.
[11] 汤钊猷. 西学中，创中国新医学. 上海：上海科技出版社，2019.
[12] Chen JB, Lv YY, Xu KC, et al. Long-term response of metastatic renal clear cell carcinoma following a subcutaneous injection of mixed bacterial vaccine: A case report. Onco Targets Ther, 2019, 12:2531-2538.
[13] Chen J, Mu F, Xu K, et al. A gallbladder carcinoma patient with pseudo-progressive remission after hydrogen inhalation. Onco Targets Ther, 2019, 12:8645-8651.
[14] Xu KC, Chen JB. Clinical Hydrogen Oncology. Singapore: World Sci Pub, 2020.
[15] DeVita VT Jr, Rosenberg SA. Two hundred years of cancer research. N Engl J Med, 2012, 366(23):2207-2214.

[16]Prasad V, De Jesús K, Mailankody S. The high price of anticancer drugs: origins, implications, barriers, solutions. Nat Rev Clin Oncol, 2017, 14(6):381-390.
[17]Leaf C. Why we're losing the war on cancer (and how to win it). Fortune, 2004, 149(6): 76-82.
[18]Kim C, Prasad V. Cancer drugs approved on the basis of a surrogate end point and subsequent overall survival: an analysis of 5 years of US Food and Drug Administration approvals. JAMA Intern Med, 2015, 175(12):1992-1994.
[19]Davis C, Naci H, Gurpinar E, et al. Availability of evidence on overall survival and quality of life benefits of cancer drugs approved by the European Medicines Agency: retrospective cohort study of drug approvals from 2009-2013. BMJ, 2017, 359: j4530.
[20]Chen EY, Raghunathan V, Prasad V. An overview of cancer drugs approved by the US Food and Drug Administration based on the surrogate end point of response rate. JAMA Intern Med, 2019,179(7):915-921.
[21]Prasad V. Overestimating the benefit of cancer drugs. JAMA Oncol, 2017. doi: 10.1001/ jamaoncol, 2017.0107 pmid:28715568.
[22] Martin OA, Anderson RL. Editorial: therapy-induced metastasis. Clin Exp Metastasis, 2018, 35(4): 219-221.
[23] 悉达多·穆克吉（Siddhartha Mukherjee）. 众病之王：癌症传. 北京：中信出版社, 2013.
[24] 麦尔·格里夫斯, 陈赛娟, 王一煌, 等. 癌症：进化的遗产. 闻朝君, 译. 上海：上海世纪出版集团, 2010.
[25] 徐鹰, 王岩. 肿瘤信息学. 北京：科学出版社, 2016.
[26] Valastyan S, Weinberg RA. Tumor metastasis: molecular insights and evolving paradigms. Cell, 2011, 147(2):275–292.
[27] Hanahan D, Weinberg RA.Hallmarks of cancer: the next generation. Cell, 2011, 144 (5) : 646-674.
[28] Gatenby RA. A change of strategy in the war on cancer. Nature, 2009, 459(7264):508-509.
[29] Gatenby RA, Brown J, Vincent T. Lessons from applied ecology: cancer control using an evolutionary double bind. Cancer Res, 2009, 69(19):7499-7502.

索 引

A

B

C

D

E

F

G

H

N

O

P

Q

R

S

T

V

W

X

Y

Z